THE HUMAN BONE MANUAL

법의인류학

필드 매뉴얼

저자 TIM D. WHITE, PIETER A.FOLKENS

역자 김이석 · 박태균 · 이우영 · 이상섭

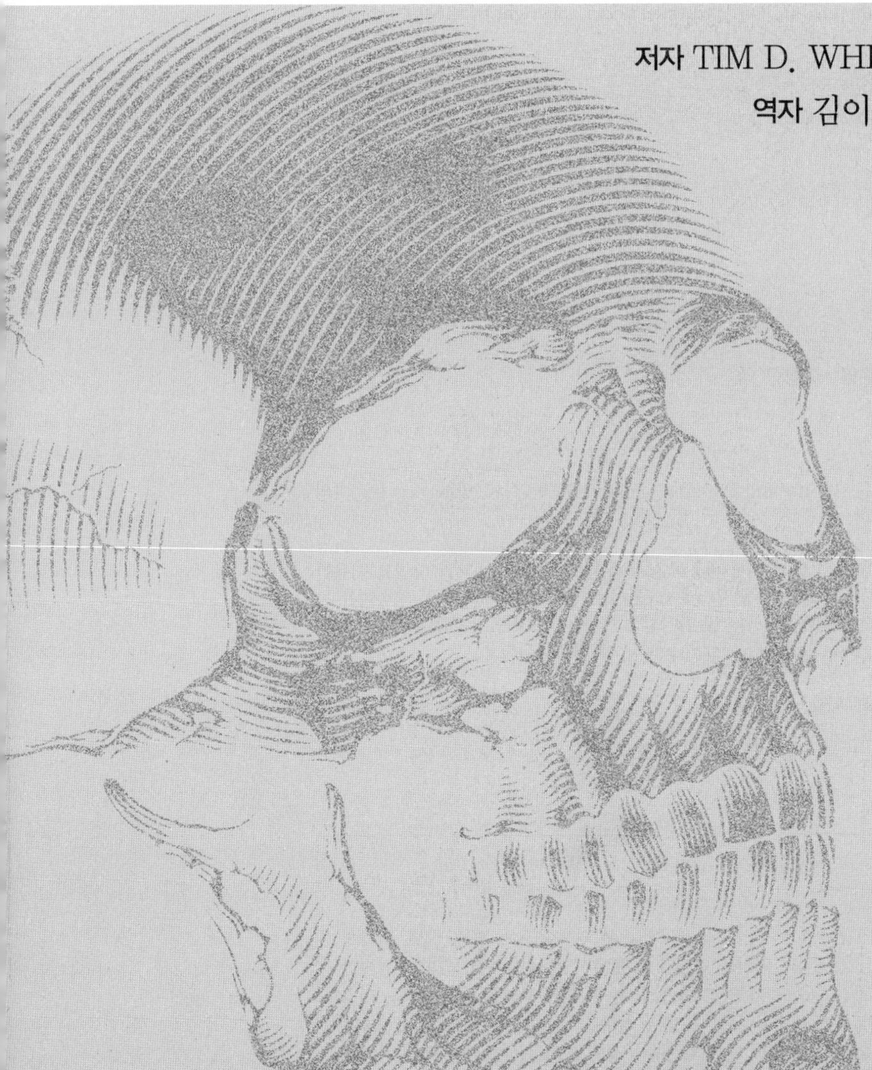

메디컬사이언스
MEDICAL SCIENCE

ELSEVIER

The Bone Manual

Copyright © 2005 by Elsevier Inc. All rights reserved.

ISBN: 9780120884674

This Korean edition of The Bone Manual, 9780120884674 by Tim D. White and Pieter A. Folkens is published by arrangement with Elsevier Inc.

법의인류학 필드 매뉴얼, 김이석 · 박태균 · 이우영 · 이상섭 역

Korean ISBN
979-11-90217-40-8

The Bone Manual, 9780120884674 by Tim D. White and Pieter A. Folkens의 번역서는 Elsevier Inc.와의 계약을 통해 메디컬사이언스에서 출간되었습니다.

Notices

본 편역서는 Elsevier Inc.의 책임 하에 출간되었습니다. 연구자들과 실무자는 본 서에 기술된 정보, 방법, 화합물 또는 실험을 평가하고 사용하는 데 있어서 자신의 경험과 지식을 언제나 의지해야 합니다. 특히, 의학의 급속한 발전으로 인해 진단 및 약물 투약에 대한 독립적인 검증도 이루어져야 합니다. 본 서에 포함된 방법, 제품, 지침 또는 아이디어의 사용 또는 작동과 관련하여 본 서를 번역함에 있어, 법의 최대한의 범위 내에서Elsevier, 저자, 편집자 또는 기고자는 제품 책임, 과실 또는 기타 이유로 인명 또는 재산상의 상해 또는 손상에 대해 책임을 지지 않습니다.

Printed in Korea by Medical Science Publishing, Co.

법의인류학

필드 매뉴얼

TIM D. WHITE, PIETER A. FOLKENS
김이석 · 박대균 · 이우영 · 이상섭

메디컬사이언스
MEDICAL SCIENCE

법의인류학
필드 매뉴얼

2022년 1월 3일 인쇄
2022년 1월 7일 발행

저 자 TIM D. WHITE, PIETER A. FOLKENS
역 자 김이석·박대균·이우영·이상섭
발 행 인 하재용
발 행 처 메디컬사이언스
등 록 등록 제 2016-000295 호
주 소 서울시 마포구 동교로 23길 21 (동교동 205-8) 윤호빌딩 402호
전 화 (02) 6091-7584 팩스 (070) 7664-5776
이 메 일 mspub@mspub.kr
홈 페 이 지 medicalscience.imweb.me

ISBN 979-11-90217-40-8
정가 30,000원

역자 소개

김이석 가톨릭대학교 의과대학 해부학교실

박대균 순천향대학교 의과대학 해부학교실

이우영 가톨릭대학교 의과대학 해부학교실

이상섭 가톨릭대학교 의과대학 해부학교실

Preface

Forensic scientists, law enforcement personnel, osteologists, paleontologists, and archeologists frequently encounter human remains in their work. These researchers can use skeletal remains to investigate both the recent and the ancient past. For them, an illustrated human osteology manual represents an important tool for identification and analysis, both in the field and in the laboratory.

In the field setting, professionals and students are often required to do fast, accurate identification without laboratory resources. This book is designed to be the primary resource in the field setting: a smaller, lighter, and more durable book for forensic scientists, law enforcement personnel, archeologists, osteologists, zooarcheologists, and paleoanthropologists.

The two-dimensional images in this manual are valuable tools in field identification, instruction, and learning involving human skeletal remains. They have been carefully crafted to show a maximum amount of anatomical information, and scaled to provide easy comparison. Organized for ease of use as a manual, this book emphasizes the basics while providing an introduction to the human skeleton and access to a wide range of modern work in human osteology.

Whatever success we have achieved in developing a useful manual we owe largely to the students and colleagues who have diligently used the first and second editions of our textbook, Human Osteology —the direct predecessor of The Human Bone Manual. Many colleagues made those volumes possible. Bill Woodcock at Academic Press first suggested the text. Bruce Latimer and Lyman Jellema of the Cleveland Museum of Natural History helped us to obtain the Hamann–Todd postcranial skeleton illustrated here. Mitchell Day assisted in providing specimens for illustrations from the University of the Pacific School of Dentistry's Atkinson Cranio–Osteological Collection of the A.W. Ward Museum. Thanks go to Bob Jones of Berkeley's Museum of Vertebrate Zoology for removing the grease from the illustrated skeleton. For forensic advice and consultation we thank Richard Thomas and Ellen Moore.

The manual illustrates human bones from additional institutions that are gratefully acknowledged here, particularly the Phoebe Apperson Hearst Museum of Anthropology at U.C.

Berkeley (where TW is a Faculty Curator). We gratefully acknowledge the assistance of the U.S. Army Central Identification Laboratory, Hawaii; the FBI Laboratory Division; and the Armed Forces Institute of Pathology.

The following colleagues have graciously provided access to illustrative material in the manual: Suzanne Sundholm and Kent Lightfoot of the University of California Archaeological Research Facility, Larry Zimmerman of the University of South Dakota, Doug Ubelaker of the Smithsonian Institution, Jerry Fetterman of Woods Canyon Archaeological Consultants, George Gill of the University of Wyoming, Owen Lovejoy of Kent State University, and Steadman Upham of New Mexico State University kindly granted permission to reprint their photographs and drawings, and Scott Simpson provided much help in obtaining illustrative material. Requests for reuse of the photographs and artwork in this book should be made directly to the authors, or, in the case of credited illustrations, to the individual(s) or institution(s) identified in the appropriate figure caption.

The following colleagues and students contributed in their own ways to the manual, and they are all gratefully acknowledged: Elizabeth Agrilla, Michael Black, Jose Miguel Carretero, Susan Chin, Brianne Daniels, David DeGusta, Henry Gilbert, Eugene Hammel, Walter Hartwig, Bill Kimbel, Clark Larsen, Jeni McKeighen, Yoel Rak, Gary Richards, and Susan Standen. Chuck Crumley was responsible for moving this project from idea to reality, as were David Cella, Kelly Sonnack, Nancy Maragioglio, Brandy Lilly, and Cate Barr. We thank all of them. The Human Bone Manual was an idea of William Woodcock in the early 1980s. A quarter-century later, it is an idea whose time has come. Toss the manual in your trunk, suitcase, glove compartment, or backpack. Good hunting.

Tim D. White

Pieter A. Folkens

역자 서문

뼈와 관련된 수많은 책 중에서도 이 책이 지닌 가장 큰 특징은 발굴현장에 들고 가서 바로 펼쳐볼 수 있다는 것이다. 법의인류학에서 중요하게 다루는 뼈대의 성별, 나이, 키, 인구집단 등에 대한 정보를 직관적으로 획득할 수 있을 뿐만 아니라 실제 크기 또는 실제 크기의 반이라는 단순 비율로 촬영된 이 책의 뼈 사진을 통해 현장에서 직접 비교하여 뼈에 대한 판단을 신속하고 정확하게 내릴 수 있다. 비록 한 권의 책이라는 한정된 공간 안에 폭넓은 지식을 모두 담을 수는 없었겠지만 반드시 필요한 내용만을 추려 현장에서 쓸모 있도록 엮은 데에는 책장에 꽂힌 채 동면하지 않고 발굴현장에서 활용되는 책이기를 바란 원저자의 뜻이 반영된 것이다. 이러한 책의 특징은 현장을 통해 되도록 많은 경험을 하고 스스로 시행착오를 거치며 몸으로 체득하는 법의인류학의 학문적 특성과도 밀접한 관련이 있음을 시사한다.

이 책의 전반부에는 체질인류학(physical anthropology) 내용이 구성되어 있어 뼈의 일반적인 구조적 특징을 자세하게 기술하고 있으며, 이를 토대로 법적 · 사회적 문제를 해결하는 응용 분야인 법의인류학(forensic anthropology) 내용이 이 책의 후반부에 구성되어 있다. 두 학문이 주로 뼈를 다루기 때문에 연구방법 및 결과의 해석이 대동소이하다는 점에서 구태여 구분할 필요가 있을까 하는 견해도 있지만, 전자는 민족적 자료의 구축을 통해 인구집단의 형태생물학적 특징을 규명하려는 해부학(anatomy)의 한 분야인 반면, 후자는 뼈대의 신원 및 사망의 종류와 방법을 알아내려는 법의학(forensic medicine)의 한 분야라는 점에서 접근시각에 대한 근본적인 차이는 엄연히 존재한다. 이 책은 앞선 두 학문의 차이를 절충하여 책의 구성에 맞게 적절히 안배하였는데, 제1장~제6장은 고고학을 포함한 인류학 전반에 대한 소개 및 뼈에 대한 기초지식을 다루었고, 제7장~제16장은 각 뼈에 대한 해부학적 특징을 다루었으며, 제17장~제18장은 병리학적 소견 및 기초 인류학 실험실과 관련된 내용을 다루었고, 제19장은 뼈대의 신원확인에 필요한 법의인류학 및 법치의학적 내용을 다루었다.

이 책은 시대의 흐름에 맞추어 모두 한글용어로 번역하였으며, 대한해부학회에서 발간한 해부학용어집(2015, 6판)과 대한의사협회에서 발간한 의학용어집(2020, 6판)을 그 기준으로 삼았다. 그리고 원서의 일부 해부학용어는 국제표준용어체계인 "Terminologica Anatomica(1998)"에 따라 수정하기도 하였으며, 전체적으로 읽기 쉽도록 매끄러운 문장으로 다듬으려 노력하였다.

이 책은 골학과 관련된 고고학, 인류학, 생물학, 해부학 등의 여러 학문 분야에 실무적인 지식을 전달하는 데 매우 유용한 책이라고 생각하며, 특히 이제 막 관련 분야에 발을 들여놓는 학생 및 연구원에게 좋은 기초 참고자료로 쓰일 수 있을 것이다. 앞으로 본 연구자들뿐만 아니라 다양한 분야의 여러 연구자와 함께 교류하여 한국인을 포함한 동양인에 대한 실무적 자료를 풍부하게 마련한 교과서를 꾸밀 수 있기를 기대해 본다. 끝으로 이 책이 나올 수 있도록 많은 지원을 아끼지 않으신 메디컬사이언스 대표 및 임직원께 고마움을 표하며, 지난 세월 저희 후학들의 열정을 묵묵히 귀담아 헤아려 주신 여러 교수님 및 전문가들께 깊은 감사의 뜻을 전합니다.

2022년 1월 7일

가톨릭대학교 의과대학 해부학교실 **김이석**
순천향대학교 의과대학 해부학교실 **박대균**
가톨릭대학교 의과대학 해부학교실 **이우영**
가톨릭대학교 의과대학 해부학교실 **이상섭**

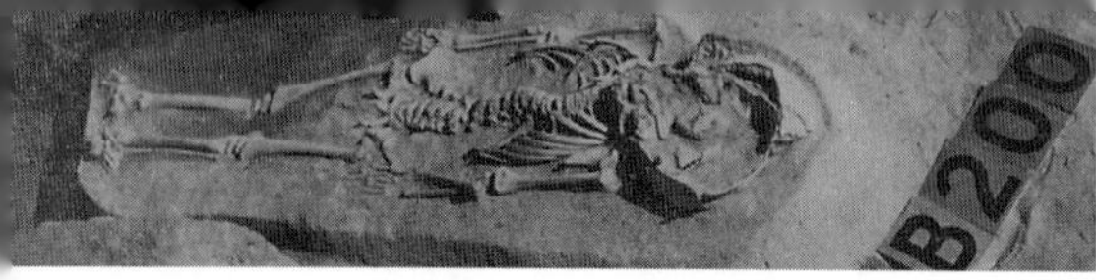

목차

Chapter 05 사망이후 뼈대변형 / 57

Chapter 06 해부학용어 / 77

Chapter 07 온머리뼈 (Skull) / 89

Chapter 08 치열 (Dentition) / 147

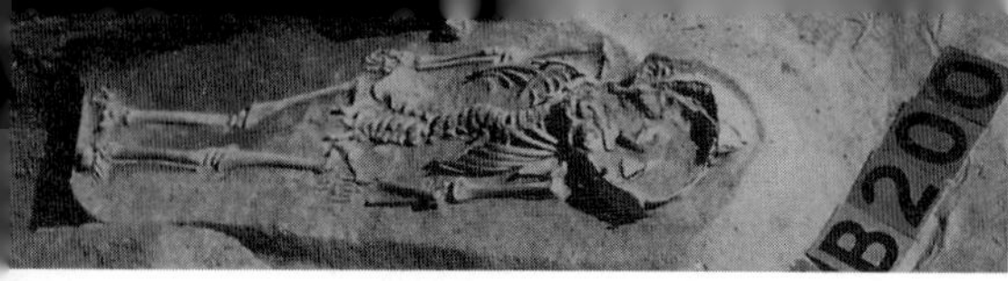

Chapter 15 다리뼈: 넙다리뼈, 무릎뼈, 정강뼈, 종아리뼈 / 287

Chapter 16 발: 발목뼈, 발허리뼈, 발가락뼈 / 321

Chapter

01

서론(Introduction)

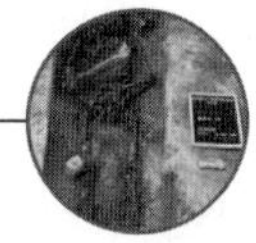

에티오피아(Ethiopia)의 아파르(Afar) 분지에서 발굴한 초기인류의 화석은 고대의 호수나 늪, 강바닥에 묻힌 채 수백만 년 동안 퇴적되어 있었던 뼈였다. 침식으로 인해 고대지층이 깎여나가면서 퇴적되었던 뼈화석이 오늘날 아파르 불모지의 표층에 노출된 것이다. 이 초기인류의 뼈와 치아는 반짝이고 얼룩진 작은 뼈조각의 형태로 부서진 채 묻혀 있었는데, 표층 화석의 바로 위 땅 표면에는 악어, 거북이, 하마, 기린, 육식동물, 원숭이, 돼지, 말, 영양 및 기타 여러 동물의 무수한 뼈와 치아가 함께 흩어져 있었다. 선사시대 인류의 생활상에 대한 열쇠를 찾기 위하여 고생물학자(paleontologist)가 아파르 지층을 탐사할 때 다른 곳의 고고학자(archeologist)는 베수비오산(Mount Vesuvius)의 화산 폭발로 인해 멸망한 헤르쿨라네움(Herculaneum) 사람들의 매장된 뼈를 유물과 함께 발굴하고 있다. 또한 지구의 다른 한편에서는 인류학자(anthropologist)가 나치 전쟁으로 희생된 사람들의 뼈가 묻힌 근대의 무덤을 조사하여 발굴하고 있다.

1 사람골학

발굴과 관련된 수많은 조사 및 연구 중에서 가장 중요한 학문은 바로 사람의 뼈를 탐구하는 **사람골학(human osteology)**이다. 사람의 뼈대에 대한 지식이 있어야 뼈를 발굴할 수 있고 발굴한 뼈의 의미를 해석할 수 있다. 해부학 및 의학을 떠나서 사람골학이 필요한 분야는 크게 세 가지이다. 첫째는 백골화된 현대인을 대상으로 법적 문제를 해결하기 위하여 그 신원을 확인하는 작업이다. 이러한 작업은 흔히 법정에서 공개적으로 증명해야 하는 경우가 많기 때문에 이른바 **법의인류학(forensic anthropology)**의 한 분과인 법의골학(forensic osteology)이라고 한다. 사람뼈에 대한 지식이 필요한 다른 두 분야는 모두 역사학과 관련이 깊다. 하나는 아프리카의 초기인류(Pliocene pre-cultural hominids)와 같이 아주 먼 고대를 연구하는 **고생물학(paleontology)**이다.

다른 하나는 **고고학(archeology)**으로서 상대적으로 현대에 가까운 시대를 연구하는 학문이다. 예를 들면, 멕시코의 아즈텍(Aztec) 중심지에서 발견된 사람뼈는 역사 기록에 의하면 스페인의 멕시코 정복 때 사망한 몇백 년이 지난 뼈였다. 이와 같이 문화적 배경을 갖는 뼈에 대한 분석은 보통 고고학 연구의 한 부분이 된다. 물론 고고학자는 많은 관심을 거주자의 문화적 유물에 집중하겠지만 고대인의 뼈대에서도 가치 있는 정보를 얻을 수 있다고 기대한다. 최근 고고학적 측면에서 사람뼈를 연구하는 **생물고고학(bioarcheology)**이 유행처럼 번지고 있으나, 생물학 자료 중에서 사람뼈가 차지하는 비율은 매우 작으며, 대부분의 고고학 발굴현장에서 사람뼈가 발견되는 경우는 생각처럼 그리 많지 않다.

원시인류뿐만 아니라 근현대 사람의 뼈에서 얻은 정보를 가지고 재구성을 하면 그 사람의 중요한 행동양식을 알아낼 수 있다. 치아를 포함한 뼈대는 유전자와 환경의 작용이 조합된 산물이기 때문이다. 뼈대는 몸의 틀을 구성하고, 치아는 개체와 환경 사이의 직접적인 연결고리를 제공한다. 살아 있는 동안 근육, 인대, 힘줄, 동맥, 신경, 정맥 및 장기 등의 물렁조직(soft tissue)이 일으킨 작용은 뼈의 **형태(morphology)**에 그대로 영향을 미친다. 비록 물렁조직은 사망 후에 부패되어 없어지지만 뼈대는 그 작용의 증거를 오랫동안 간직할 수 있다.

뼈와 치아는 잘 부패되지 않기 때문에 개인의 존재를 알려주는 마지막 자료에 해당한다. 뼈와 치아를 이용하여 개인의 나이, 성별, 그리고 키를 추정할 수 있다. 뼈를 통해서 생전에 겪었을 여러 병리학적 소견도 확인할 수 있다. 개인으로 이루어진 집단을 분석하면 선사시대 인구집단의 구조, 생물학적 혈연관계, 문화생활, 질병의 양상 등을 알아낼 수도 있다.

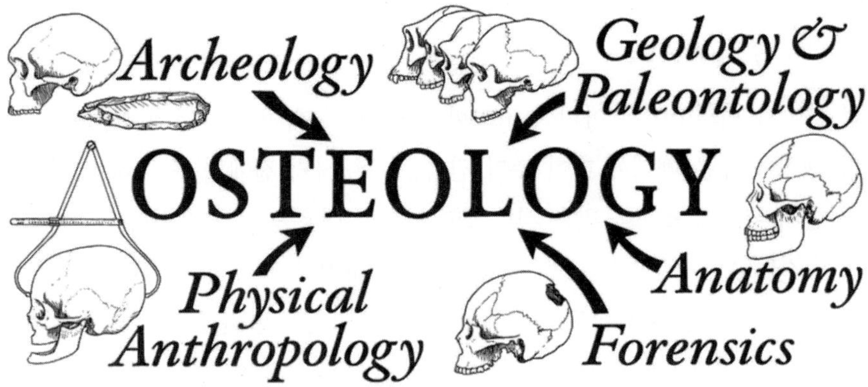

▶ 그림 1.1 골학(osteology)과 관련이 있는 여러 과학 분야.

뼈와 치아를 기록한 화석 자료를 통하여 인류의 진화에 대한 역사를 살펴볼 수도 있다. 그림 1.1은 골학과 관련이 있는 여러 과학 분야를 나타낸 그림이다.

2 이 책에 대한 안내

법의골학(forensic osteology)의 최종 목적은 신원불상자의 신원을 확인하는 것이다. 최근 사망한 사람의 개인적인 신원을 확인해 나가는 과정을 **개인식별(individuation)**이라고 한다. 법의인류학자는 신원확인(skeletal identification)에 대한 가능성을 높이기 위해 우선 조사대상이 사람인지 아닌지를 판단한 다음 나이, 성별, 키 등의 개체 특징을 밝혀내며, 이 결과를 알려진 실종자의 기록과 비교한 후 배제해나간다. 고고학적 측면에서의 뼈전문가는 이와 같이 신원확인 작업을 수행하기보다는 식생활, 건강, 생물학적 혈연관계, 집단의 이주 등에 대한 인구집단의 생물학적 특징에 더 많은 관심을 기울인다. 고생물학적 측면에서의 뼈전문가는 선사시대의 희귀한 화석을 대상으로 인구집단의 생물학적 특징을 연구하거나 인류의 진화론적 연결에 더 집중하고 있다.

고대의 것이든 근현대의 것이든 뼈대는 이들 각 분야의 학자들에게 지나간 과거에 대한 의미 있는 정보를 제공한다. 이 정보를 제대로 이용하기 위해서는 몇 가지 기본사항을 반드시 유념하고 있어야 한다. 그중에서도 다음의 기본적인 두 가지 질문에 대해서는 법의학, 고고학, 고생물학 등의 학문 분야를 떠나 반드시 그 답이 마련되어 있어야 한다.

- *사람의 뼈가 맞는가?*
- *몇 사람의 뼈가 함께 있는 것인가?*

학문적 분야가 법의학이든 아니면 고고학이나 고생물학이든지 간에 이러한 일차 수준의 의문에 대한 답변은 뼈대에 대한 추가 검사를 수행하기 전에 반드시 해결되어야 한다. 이 책은 사람의 뼈대에 초점을 맞춘 사람골학에 대한 내용을 다루고 있다. 물론 뼈가 조각난 상태로 발견되었을 경우에는 이를 동물뼈와 구별하기가 그리 쉽지 않다. 이러한 측면을 볼 때 사람뼈와 동물뼈를 효과적으로 구별할 수 있는 일반적인 원칙은 존재하지 않으며, 오직 그 첫 단계로서 여러 모양과 크기로 이루어진 다양한 사람뼈에 대하여 많이 보고 접하는 형식에 친숙해지는 방법 밖에는 없다. Ubelaker (1989, Fig. 63)가 자신의 책에 사람뼈와 헛갈리기 쉬운 포유동물의 전신 뼈를 사진으로 제공하였지만 실제로 온전한 뼈가 발견되었을 경우에는 사람뼈와 혼동되는 일이 거의 없다. 조각난 사람뼈가 가장 문제가 되며 더 자주 맞닥뜨리게 된다. 일단 현대 사람의 뼈에 대한 다양한 변이를 경험하면 멸종하였거나 현존하는 포유동물의 뼈와 구별하는 것이 훨씬 쉬워진다. 경험이 쌓일수록 사람뼈와 동물뼈를 구별하는 비교골학(comparative osteology)의 역량이 월등해지며 그 경험을 토대로 신원확인에 대한 기본능력도 함께 올라갈 것이다.

백골화시신(skeletonized individual)의 나이, 성별, 키 등과 같은 신원확인에 대한 내용을 이 책의 19장에서 살펴볼 수 있다. 다만 이러한 이차 수준의 의문들은 생체역학적 물성, 계통발생학적 관계, 지리적 혈연관계 등의 기타 의문과 함께 개체나 뼈대의 해부학적 식별이 제대로 이루어진 다음에야 그 정확한 답을 도출할 수 있다. 해부학적 기초 확인 작업을 간과하거나 성급하게 처리하는 경우를 흔히 볼 수 있는데, 이러한 경우 추가로 이루어진 분석에 대해 그 결과를 신뢰하기 어려운 경우가 발생할 수도 있다.

이 책의 핵심 내용은 7장부터 16장까지이다. 온머리뼈(skull)를 시작으로 해서 해부학적 뼈부위를 차례대로 짚어나갔으며, 치아(dentition)는 독립된 장으로 구성하였다. 각 장의 서론에는 해당하는 몸부위 및 뼈부위에 대한 계통발생학적 내용을 간단하게 기술하여 넓은 의미의 진화론적 틀 안에서 뼈를 접근할 수 있도록 안배하였다. 이 서론의 내용은 대부분 Cartmill, Hylander와 Shafland(1987)가 기술한 「Functional human anatomy」에서 인용한 것이며, 더 자세한 내용을 알고 싶거나 다른 책이 필요한 경우에는 Jarvik(1980)의 문헌을 참고하기 바란다.

7장에서 16장까지는 기술한 각 뼈를 개별적으로 살펴볼 수 있도록 다양한 방향에서 찍은 사진을 함께 게재하였다. 모든 뼈는 비교하기 쉽도록 실제 크기로 촬영하였으며, 치아는 실제 크기의 두 배로 확대하여 촬영하였다. 쌍으로 이루어진 뼈는 오른쪽만 찍었고 그렇지 않은 경우에는 좌우를 따로 표시하였다. 머리뼈는 상황에 맞게 일반적인 방법으로 촬영하였으며, 기타 뼈들은 해부학자세(anatomical position)와 일치하도록 촬영하였다. 예를 들면, 앞을 가리키는 뜻의 “앞모습(anterior view)”이란 해당 뼈의 앞면을 바라보고 촬영한 사진을 일컫는다. 이들 표본에 대한 준비 및 사진촬영에 대한 자세한 내용은 White와 Folkens(2000)을 참고하기 바란다.

사람뼈를 다룬 일반적인 책에서 마치 뼈대 및 각 뼈부위가 거의 같은 의미를 지니고 있는 것처럼 취급한 사진을 볼 수 있다. 제공된 사진만으로는 뼈대를 이루는 각 부위 사이의 상대적인 크기 차이를 거의 알아볼 수 없다. 더욱이 뼈에 대한 비율척도가 제대로 표시되어 있지 않고, 심지어 여러 사람의 뼈에서 필요한 각 부위를 모아 한 사람의 것인양 제시하는 경우도 흔하게 볼 수 있다. 이러한 경우 뼈에 대한 비율정보의 추가 인식을 방해하여 모양에만 의존하는 사고를 키우는 좋지 못한 결과를 유발한다. 이를 해결하기 위해서 이 책에서는 한 사람의 머리이후뼈대(postcranial skeleton)만을 이용하여 각 뼈부위 사진을 마련하였다. 7장에서 16장까지의 뼈는 Hamann-Todd collection에서 얻은 857번의 머리이후뼈대로서 키 170cm, 몸무게 62.6kg, 나이 24세의 현대인이었다. 상대적으로 형태의 변이가 적었고 그 뼈구성이 완전하게 갖춰져 있었으며 잘 보존되어 있었기 때문에 이 뼈대를 선택하게 되었다. 7장 및 8장에서 보는 연결머리뼈(articulated cranium)와 치아는 현대 중앙아메리카인(Mesoamerican)의 것이었고 머리조각뼈(disarticulated cranium)는 현대 남아시아인(Southern Asia)의 한 사람의 것이었다. 머리조각뼈는 16세 청소년의 것으로서 머리뼈의 관절부위가 이미 온전하게 분리된 상태로 보존되어 있던 것이다. 이 머리조각뼈는 아직 어린 상태의 뼈이기 때문에 연결머리뼈의 사진에서 볼 수 있는 뚜렷한 표지점이 잘 나타나 있지 않다.

7장에서 16장까지의 내용은 다음과 같이 체계적으로 구성되어 있다. 각 단원에서 뼈를 제목으로 제시한 다음 이와 관련된 그림 번호를 표시하였다. 각 단원의 “형태(Anatomy)”에서는 중요하거나 의미 있는 구조를 굵은 글씨로 표시한 다음 이어서 기술하였다.

각 구조와 관련된 기능 및 물렁조직에 대한 용어를 비스듬한 글씨로 표시하였다. 근육의 이는곳(origin)과 닿는곳(insertion)을 자세히 기술하기보다는 근육뼈대계통(musculoskeletal system)이라는 종합적인 관점에서 물렁조직이 뼈의 모양에 영향을 미치는 기능적 의미를 되새기고자 노력하였다.

각 뼈의 뼈발생(ossification)은 해당 장의 **성장(Growth)**이란 항목에 기술하였다. 여러 뼈의 발생에 대한 자세한 내용은 19장에 따로 기술하였다. **감별사항(Possible Confusion)** 및 **쪽가늠(Siding)** 항목은 뼈 사진에 대한 보충설명으로서 뼈가 개체에서 떨어져 나왔거나 조각나 있을 때 효과적으로 알아 맞출 수 있도록 그 내용을 구성하였다. 참고로 이 책에 기술되어 있는 계측값은 골학에서 쓰고 있는 일반적인 미터법을 사용하였다(Carter 1980).

3 뼈전문가의 자원

뼈전문가에게 있어서 가장 중요한 기본 자원은 바로 뼈대이다. 연구실에 나이, 성별, 직업, 질환 등의 기록이 남아있는 뼈부위별 모음이나 성장에 따른 변화를 볼 수 있는 뼈대들이 체계적으로 마련되어 있으면 가장 이상적이다. 다양한 종류의 동물 뼈대들도 갖춰져 있으면 매우 좋다. Scheuer와 Black(2000, 2004)의 문헌을 통해 이 책의 부족한 내용을 보완할 수 있으며, 특히 미성숙한 사람의 뼈대에 대한 그림을 많이 볼 수 있다.

사람의 뼈와 치아는 항상 과학적 연구의 대상으로 다루어야 한다. 어떤 의미에서 뼈는 도서관에 소장된 책들과 같은 가치를 가지고 있다. 뼈와 치아에는 그 사람이 숨쉬며 살아있을 당시의 정보가 잠재되어 있기 때문이다. 따라서 뼈를 다룰 때에는 매우 조심스럽게 행동해야 하며, 그렇지 않으면 뼈를 부서뜨리게 되거나 돌이킬 수 없는 상황을 초래할 수 있다.

발굴한 뼈에 대한 조직적이고 체계적인 작업방법을 마련해 놓아야 한다. 잠깐이라도 다른 사람의 뼈와 치아가 서로 섞이지 않도록 주의해야 한다. 섞인 뼈대에서 얻은 정보는 혼란을 가중시키며 오히려 뼈를 부서뜨린 것보다 못한 결과를 초래한다. 도서관에서 역사책이 생물학책들 사이에 잘못 분류되어 있으면 그 책을 보려는 역사학자는 평생 찾아보지 못할 수도 있다. 마찬가지로 뼈도 한번 잘못 놓이게 되면 거의 제자리를 찾기 힘들다고 보면 된다.

마지막으로 나 이전에 뼈를 다루었던 사람들을 배려할 줄 알아야 한다. 또한 신분이 분명한 학생이나 전문가만이 뼈를 만져야 하며, 나 이후에 그 뼈를 다루게 될 이러한 사람들에 대한 배려도 항상 갖추고 있어야 한다.

연구실의 기반시설뿐만 아니라 장비, 표본, 출판물 등도 뼈전문가의 전통적 자원에 해당한다. 한편 전자출판이나 교육용 소프트웨어 또는 인터넷의 등장으로 인해 뼈전문가가 유용할 수 있는 자료의 범위가 폭발적으로 늘어나고 있다. 이러한 자료들은 빠르게 성장하고 진화하며 가변적인 측면이 있지만 뼈전문가들도 반드시 유념할 필요가 있다. 이 책의 부록(Appendix)에 사람뼈와 관련된 중요하고 쓸모가 많은 인터넷 사이트 주소를 수록하였다.

4 뼈의 식별

뼈를 식별할 때에는 항상 비교해볼 수 있는 뼈대가 준비되어 있어야 하는데, 그 뼈대는 바로 자신의 몸속에 있는 뼈이다. 발굴한 뼈를 자신의 몸에 대고 눈으로 확인하거나 손으로 만져보는 것이다. 특히 치아를 식별하고 쪽을 알아맞힐 때 뼈전문가의 입안에 고스란히 노출되어 있는 치아를 참고하면 매우 유용하다. 노뼈(radius)를 식별하기 위해서 자신의 좌우 아래팔에 번갈아 대보는 뼈전문가를 우습게 보면 안 된다. 그 뼈전문가는 아주 정확하게 노뼈의 쪽을 가늠해낼 것이다. 해부학적으로 식별된 뼈의 쪽을 알아맞히려면 뼈의 위 및 아래, 가쪽 및 안쪽, 앞 및 뒤의 세 축을 판별해야 한다. 이 책의 뼈사진을 참고하면 뼈를 식별하고 그 방향성을 알아내는 데 많은 도움을 줄 것이다.

뼈를 식별할 때 유용한 두 번째 비결은 판정에 대한 우선순위를 마련하는 것이다. 즉 발굴한 뼈가 절대로 해당할 수 없는 부위를 먼저 판정한다. 예를 들어 노뼈(radius)의 조각은 쉽게 식별되는 머리뼈(cranium)나 치아로 판정할 수 없고, 정강뼈(tibia)나 위팔뼈(humerus)로 판정하기에 너무 작으며, 발허리뼈(metatarsal)로 판정하기에 너무 크고, 심지어 서로 모양이 다른 종아리뼈(fibula)로 판정할 수는 없다. 이러한 방식으로 접근하면 빠른 배제를 통하여 정확한 결과를 도출할 수 있다.

발굴한 뼈나 치아의 식별을 여러 번 틀리더라도 절대로 포기하면 안 된다. 평소에 관절이 연결된 뼈대만 보거나 온전한 머리뼈만 보는 것은 큰 도움을 주지 못한다. "모든 실수는 내 배움의 대상이다"라는 말처럼 실수를 통해 깨달음을 얻는 자만이 훌륭한 뼈전문가가 될 수 있다. 또한 실수 자체를 분류하고 분석해야 한다. 만일 미성숙한 뼈에 대한 실수가 반복된다면 성장에 따라 분류되어 있는 뼈대를 통해 어떤 형태의 변화가 존재하는지를 깨달아야 한다. 만일 동물뼈에 대한 실수가 반복된다면 다양한 사람의 뼈대를 통해 어떤 형태의 변이가 존재할 수 있는지를 깨달아야 한다. 만일 단순히 뼈부위가 헛갈리는 경우라면 조각나 있을 때의 모양이 비슷한 뼈끼리 모아서 집중적으로 관찰하고 이 책의 감별사항(Possible Confusion)이란 항목을 주의 깊게 살펴볼 필요가 있다. 이 책을 항상 휴대하기를 바란다. 뼈대를 들고 다니는 것보다 간편하며 실제 크기로 촬영한 뼈사진을 통해 뼈의 비교 및 식별이 훨씬 수월해질 것이다.

Chapter

02

현장에서 뼈대를 수습하는 과정

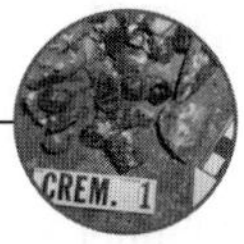

화석 발견의 첫 보고(White 등, 2003)부터 여러 인구집단이 포함되어 광범위한 처치가 필요한 발굴(Larsen, 2001)에 이르기까지 사람 뼈대를 주제로 한 많은 연구가 매년 발표되고 있고, 이들은 모두 현장작업(fieldwork)에서부터 시작한다. 이 장에서는 뼈대를 발굴하는 데 유용한 과정들을 소개할 것이며, 그 과정은 대략 시간의 흐름(chronological manner)에 따라 구성된다. 우선 발견(discovery)의 양상과 발굴(excavation) 및 복구(retrieval) 기술을 살펴보고, 그 다음 발굴된 뼈대를 이동하는 방법을 살펴볼 것이다. 실험실에서 뼈대를 다루는 과정과 뼈대를 기록하는 방법은 18장에서 소개할 것이다.

현장이나 실험실을 막론하고 뼈대 분석의 모든 상황에서 상식을 따르는 것이 매우 중요하다. 그러나 하나의 최우선 규칙이 있다면 행동하기 전에 생각하라는 것이다. 모든 현장 상황에 적용할 수 있도록 하나로 정해진 공식, 묘안 또는 과정은 없다. 뼈대의 발견 배경이 매우 다양하고 뼈의 보존상태가 다를 수 있다. 공동묘지 발굴은 고립된 뼈대를 발굴하는 것과 다르고, 화석 뼈는 현대 뼈와 다르고, 법의학 사건은 고고학 연구계획과 다르며, 침수된 매장 상황은 사막에서 발견된 미라와 다르다. 그러나 뼈대가 관련된 대부분의 현장에 적용되는 일반적인 원칙이 존재한다.

뼈대를 포함하는 대부분의 법의학 조사(forensic investigation)에서 지켜져야 하는 공식적인 정부기관 지침서(government protocols)가 있다. 하와이 신원확인센터(미국 육군; CILHI), 육군법의검시관(육군병리학연구소; AFIP)과 미연방조사국(FBI) 등은 모두 사람 뼈대를 다루는 것에 대해 문서화된 지침을 따른다. "SOP"라고 불리는 이들 표준업무처리절차(Standard Operating Procedures)는 조사에 참여한 개개인이 어떻게 뼈대를 다루어야 하는가를 제시한다. 표준업무처리절차에서 여러 절차의 목적은 증거물인 뼈대의 온전함, 뼈대의 보수관리 및 뼈대의 보완을 보장하는 데 있다. 표준업무처리절차는 현장진행, 검사표본채취, 실험실절차, 기록, 보관, 의장 및 안전관리절차를 포괄한다. 법의학 조사에 연관될 때 뼈전문가(osteologist)는 언제나 이들 공식적인 지침서와 절차를 잘 알고 있어야 한다. Skinner 등(2003)은 현대 법의학에서 매우 유용하고 포괄적인 지침을 제안하였고 특히 집단 매장지의 뼈대를 발굴하는 것을 중심으로 기술하였다.

1 탐색

전문가에 의해서, 비전문가들의 측량 결과에 의해서 또는 아주 우연히 뼈대들은 법의학적, 고고학적 또는 고생물학적 정황에서 발견된다. 미리 계획된 탐색(search) 방법은 고생물학적 탐험대에서부터 사망 또는 실종 조사에 이르기까지 매우 다양하다. 큰 규모의 탐색은 넓은 화석 발견 현장에서 흩어져 있는 유골들을 발견하는 경우이며, 국소적인 탐색은 다윗파 사건의 건물 속에서 검게 그을린 시신의 파편을 수습하거나(Owsley 등, 1995) 폭발물에 의해 형성된 오래된 분화구 속에서 실종 군인을 탐색하는 경우이다(Hoshower, 1998). Davenport(2001)와 Buck(2003)는 법의학에 응용된 다양한 원격탐사 방법을 정리하였고, Banning(2002)은 고고학적 측량법을 소개하였으며, Pearson(2001)은 죽음과 매장에 대한 고고학의 비교문화적 개관을 설명하였다.

가끔 경찰이나 법의관(medical examiners)은 묘지에서 발굴된 뼈대의 사망원인이 제3자의 폭력에 의한 것인지 또는 자연스러운 사망인지에 대해 관심을 갖는다(Berryman 등, 1991). 다른 한편, 법의인류학자들은 항공사진이나 훈련된 냄새탐지견을 이용하여 은닉된 매장지를 탐색하기도 한다(France 등, 1992; Komar, 1999). 물론, 모든 탐색이 발견으로 이어지지 않아서 많은 고생물학자가 빈손으로 돌아가기도 한다. Garrison(2003)은 모든 뼈대가 발굴될 수 있는 가상적 정황에서 지리고고학의 유용하고 광범위한 개관을 제시하였고, Connor와 Scott(2001), Haglund(2001), Crist(2001) 그리고 Owsley(2001)는 법의 조사과정에서 고고학이 어떤 도움을 줄 수 있는지 검토하였다. Steadman(2003)은 법의인류학적 탐색의 개관을 제시하였다. 탐색방법들은 독특한 정황에 따라 변하는 골학 연구관점의 차이 때문에 매우 다양해질 수 있다. 그러나 일단 뼈대가 발견되면 그 다음 절차는 일반적인 과정을 따른다.

2 발견

뼈대들은 주로 우연히 발견된다. 산악자전거를 타는 사람이나 건설근로자가 자주 백골화된 뼈(osteological material)를 발견하고 발견한 사람은 보통 지역 내의 경찰에게 신고한다. 대부분 들판의 표면에는 개, 말, 소와 염소 등의 뼈가 사람의 뼈보다 많이 존재하기 때문에, 이와 같은 동물 뼈대는 일반인 또는 비전문가에게 흔히 사람의 뼈대로 잘못 인식된다. 법의인류학자는 처음 뼈대를 접한 경찰(심지어 어떤 경우는 검시관)이 분리되거나 조각난 뼈대에 대해 정확한 의견을 설명하기 어렵다는 것을 명심해야 할 것이다. 해외에서는 차량화재에서 죽은 애완동물이 유아로 오인된 사례가 있었다. 법의인류학자들은 뼈대의 형태학적 특징을 통해 사람과 동물의 뼈대를 쉽게 구별할 수 있다(Ubelaker 등, 1991). 범죄현장에서 가능한 한 모든 실마리를 습득하기 위해서 법의인류학자와 경찰이 서로 협조해야 한다(Wolf, 1986; Maples와 Browning, 1994; Dirkmaat와 Adovasio, 1997).

뼈대 검사를 의뢰받았을 때, 법의인류학자는 다음 세 가지 중요한 질문과 대면하게 된다.

- 사람의 뼈가 맞는 것인가?
- 몇 사람의 뼈가 있는 것인가?
- 어느 시대의 뼈인가?

처음 두 개의 질문에 답하려면 경험이 가장 필수적이다. 잘 모르면 비교할 수 있는 뼈대를 보거나 이 책에 있는 사진들을 참조하기 바란다.

보통 세 번째 질문은, 특히 발견된 정황 정보를 잘 알 수 없을 때 정확하게 답하는 것이 가장 어렵다. 어느 시대의 뼈인가를 답하는 것이 불필요한 수사력을 낭비하는 것을 방지할 수 있다. 뼈의 물리적인 상태는 뼈가 놓여 있었던 주변의 물리적 환경에 의해 주로 영향을 받기 때문에, 뼈 자체의 상태는 시간의 흐름에 대한 정보를 많이 제공하지 못한다. 뼈의 풍화작용과 퇴화작용은 직사광선, 고열, 심한 일교차와 습도 차이, 생물의 영향 그리고 토양의 산성도에 의해 촉진된다. 이 변수들이 최소한으로 유지될 때 뼈의 퇴화작용은 매우 천

천히 진행될 수 있다. 뼈대의 **시대(antiquity)**를 평가하기 위해서 정황을 주요하게 고려하여야 한다. 뼈대들이 최근에 손상되었는가? 어떤 종류의 유물이 뼈대들과 함께 발견되었는가? 만약 뼈대들과의 실제 연관성이 확립된다면 의치, 치과 충전물(dental fillings), 동전, 구슬, 도자기, 관에 사용한 못과 다른 물질적인 문화재의 흔적은 뼈대의 시대를 결정하는 데 매우 중요할 수 있다. 치아의 마모도는 가끔 뼈대의 기원에 대한 실마리를 제공하기도 한다. 많은 경우에서 요즘 사람의 치아는 옛사람의 뼈대에서 발견된 치아보다 덜 닳아있는 모습을 나타낸다. 정황적인 정보가 뼈대의 시기와 기원의 정확한 결정에 매우 중요하기 때문에, 뼈전문가는 가능한 한 현장에 참여하여야 하며 누적된 역사와 뼈대의 연관성에 대한 직접적인 평가와 기록을 남겨야만 한다.

3 발굴과 복구

일반적으로 뼈대의 수집과 이어지는 실험실 분석이 올바르게 실행되어야 뼈대를 적절히 평가할 수 있다. 사람의 뼈나 화석이 발견되면 뼈대를 들어내는 것, 즉 뼈대를 모으는 데 뼈전문가들은 관심을 기울인다. 발견현장에서 뼈를 바로 수집하는 것은 바람직하지 않은데, 그 이유는 뼈들이 더 이상 있는 그대로의 모습을 유지하지 못하기 때문이다. 발견된 상황을 훼손하기 전에 먼저 기록(recording)과 발굴(recovery)에 대한 전략을 수립해야 한다. 동시에, 필수적 인원이 아닌 사람들은 발견현장에 가까이 오지 못하도록 한다. 현장에서 뼈대들과 모든 정황적 정보를 얻기 위한 최적의 전략을 세우기 위해서는 시간 투자를 아끼지 말아야 한다. 현장기록(field note)의 자세한 작성은 이러한 계획 수립에 매우 필수적이다.

발견의 감동과 흥분이 가라앉고 나면 신중하고 객관적인 발견현장에 대한 평가를 시작하며, 다음의 문제들을 매우 조심스럽게 고려하여야 한다.

- 발굴이 진행될 때 반드시 지켜야 할 어떤 행정적이고 법적인 제약이 있는가? Goldstein (1995)은 이와 관련된 증례보고를 하였다. 뼈전문가들은 관련 법규를 준수하고 있는지와 관련 단체에 대한 정보 제공에 대해 발굴책임자와 협의해야 한다. 어떤 현장에서는 유해물질들이 발굴과 복구과정에 영향을 미치기도 한다.
- 뼈가 어떤 상태인가?
- 뼈가 노출되면서 뼈에 어떤 일이 생겼나? 자연적 또는 인위적 부식이 어떻게 발견되었고 뼈들이 현장에 어떻게 흩어져 있었는가?
-

- 어떤 정황적 정보가 유용한가?
- 뼈를 복구하는 데 어떤 선택권이 있는가? 일할 수 있는 시간, 필요한 일손과 장비들을 구상한다. Hoshower(1998)가 언급했듯이, 유동적인 발굴전략(excavation strategy)이 성공적인 복구(recovery)에 필수요소이다.

그림 2.1부터 2.12는 고고학적 상황에서 뼈대를 복구하는 여러 양상을 보여준다. 이 밖의 예들은 Mays(1998), Ubelaker(1989), 그리고 White와 Folkens(2000)의 책을 참조하기 바란다. 18장에서 방부제, 유전자검사용 검체채취와 예방조치를 포함하는 특별 고려사항을 자세히 살펴보기로 한다.

뼈대를 복구할 때 다음의 일반적 절차들을 지킬 것을 권고한다.

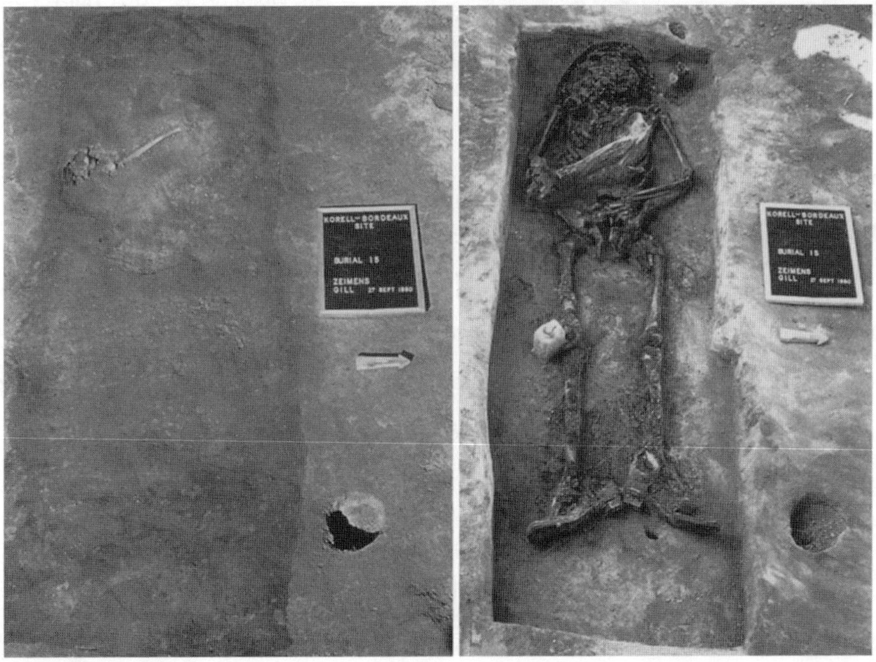

▶ 그림 2.1 **와이오밍주 남동쪽에 있는 역사적으로 유명한 보르도교역소(Bordeaux Trading Post) 근처에서 발굴된 미국 개척시대의 매장지.**
교역소와 연관되었거나 오리건통로(Oregon Trail) 근처와 연관된 것으로 보이는 이 무덤은 George Gill의 감독하에 고고학 종사자들이 1980년에 발굴함. *(왼쪽)* 무덤을 비스듬한 방향에서 찍은 것으로, 땅을 판 곳을 채운 짙은 흙으로 된 경계선에 의해 매장지가 구별됨. 무덤의 위쪽 끝부분에 오른쪽 자뼈(ulna)가 노출되어 있음. 뼈대와 함께 발견된 유품은 결혼반지, 그 반지와 나란히 착용한 죽음을 애도하는 검은색 반지와 동전 세 개임. *(오른쪽)* 발굴 이후의 모습(Gill 등, 1984). 사진에는 가죽장화와 얼굴을 덮고 있는 검은색 챙 넓은 모자가 보임. 오른쪽 자뼈의 이동된 조각은 오른쪽 무릎뼈(patella) 옆에 있는 받침대에 놓여 있음.

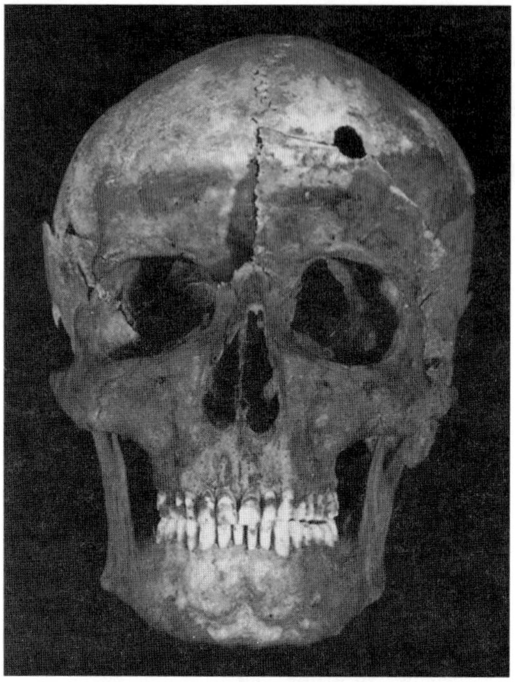

▶ 그림 2.2 **그림 2.1의 무덤에서 발굴된 개척자 머리뼈의 정면 사진.**
44구경 또는 45구경에 의한 총상 흔적이 이마부분에 보임. 검사결과 엉덩이에서 사망 무렵에 발생한 두 번째 총상 및 골절되었다가 치유된 갈비뼈가 최소 3개 발견됨. 결혼반지와 검은색 반지를 함께 착용한 것으로 보아 부인이 망자보다 먼저 사망했던 것으로 보이며, 1869년 또는 1870년에 총상에 의해 사망한 것으로 판단됨(Gill 등, 1984).

- 만약 뼈대의 일부가 부식에 의해 흩어져 있다면 각각의 조각에 작은 깃발을 표시하고 뼈가 흩어진 정도를 평가하여 나머지 조각들이 발견될 수 있는 곳을 예측한다.
- 뼈대 발견에 이어 현장 또는 실험실에서 진행되는 모든 작업의 최우선적인 관심사는 뼈대에 더 이상의 손상을 주지 않는 것이다. 발굴손상과 채취손상은 뼈대를 발굴할 때 흔하게 생기기는 하지만 최소화해야 한다. 만약 실행할 수만 있다면, 부러지기 쉬운 뼈는 발견된 그대로의 상태에서 경화과정을 거치는 것을 고려해볼 수 있다.
- 특히 **정황(context)**에 관련된 정보는 가능한 한 모두 수집해야 한다. 법의학적 정황이든 고고학적 정황이든 유골들은 모두 오직 하나뿐인 것이며 재활용될 수 없는 재원이다. 현장에서 발견된 일부의 뼈, 한 사람의 뼈, 매장지 또는 공동묘지는 유일한 존재이기 때문에 완전하고 정확하게 유골들을 채취할 수 있는 기회는 오직 한 번뿐이라는 것이다. 발굴한 결과는 발굴자보다 오랫동안 남겨지기 때문에 뼈전문가들은 발굴할 때 강한 책임감을 가져야 할 것이다.
- 발굴에 필요한 적당한 장비를 확보해야 한다. 표 2.1은 뼈전문가가 현장으로 출발하기 전에 참고하면 유용한 보급품과 장비의 목록이다. 뼈대와 주변의 정황이 당장 발굴을 해야 할 상황이 아니라면 적당한 도구들의 활용이 가능할 때까지 발굴은 늦춰져야만 한다. 상황의 긴급성에 대한 판단은 뼈전문가의 몫이다.

표 2.1 발굴현장에서 필요한 장비 및 보급품

팀 장비(TEAM EQUIPMENT)	팀 보급품(TEAM SUPPLIES)
Compass Tape measures Hammers (carpenter's and geological) Nails or stakes Twine (yellow or white) Line levels Shovels and picks, axes and saws Trowels, buckets Digging probes (dental and bamboo) Brushes (various sizes and stiffnesses) Screens Metal detector (forensic cases) Step ladder Camera tripod Cameras (video, digital, Polaroid, film) Camera flash attachment and cable release Photo scale, 18% gray card, directional arrow Photo information board (dry erase board) Pliers, wrenches, cutters, files Ropes, tarpaulins, field umbrellas Aerial photographs, stereo photo viewer Travel and excavation permits Tape recorder Portable tables and chairs Bush clippers Global positioning instrument Laptop computer(s)	Film and protective film bags Compact flash cards (digital media) Video tapes Audio tapes Glue Tape (masking, gaffer's, transparent) Preservative Solvent for preservative Packing material Containers (boxes, bags, vials) Aluminum foil Tissue paper Newspaper for wrapping Notebooks Writing utensils Labeling pens and ink Batteries (flashlight and camera) Wire Jacketing supplies Plaster Gauze Water Acetate sheets Nail polish Syringes
개인 장비(PERSONAL EQUIPMENT)	**개인 보급품(PERSONAL SUPPLIES)**
Digging instruments Pocket knife, scissors Radio Hand lens Flashlight, extra bulbs and batteries Camera, film, batteries, flash, lenses Measuring tape, caliper Photo background, cable release, scale, strap Small photo mirrors Travel documents (passport, tickets, health certificate, insurance forms, permission letters) Hat and bandanas, gloves Tent Sunshower, towel Plate, cup, utensils, canteen Sleeping bag and pad Needle and thread Small preparation kit Sunglasses, extra glasses or lenses	Money Writing utensils, notebook, calculator Lens cleaning fluid and papers Film Institutional letterhead and envelopes Gaffer's tape Medicines, water purifier Plastic bags Permanent ink Marking pens Rubber bands, paper clips Toiletries Soap and shampoo Toothbrush and paste Sunscreen, lip balm Insect repellent

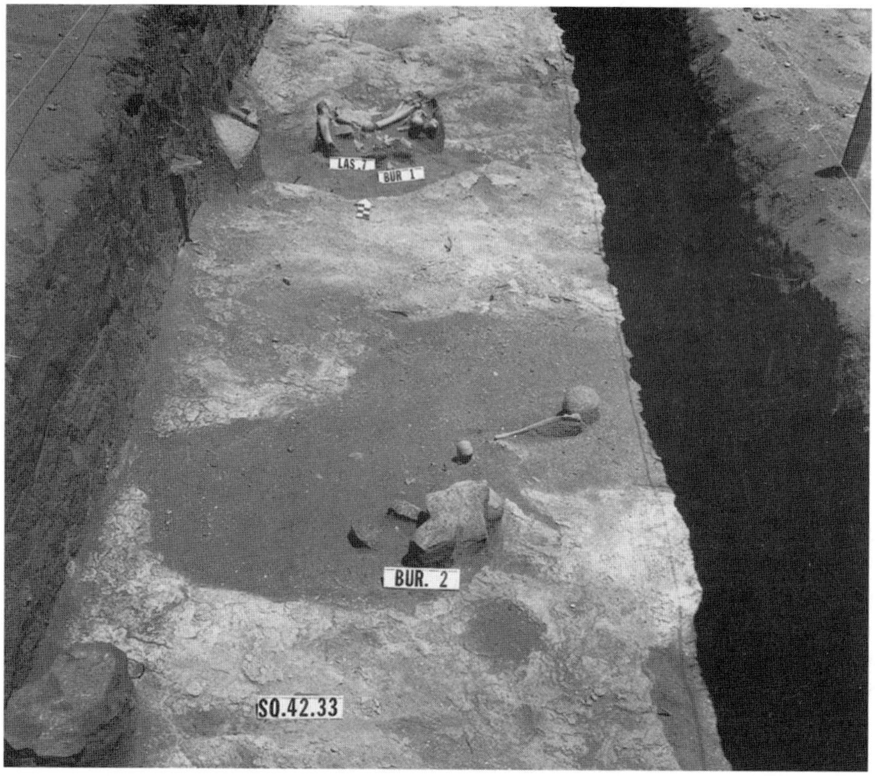

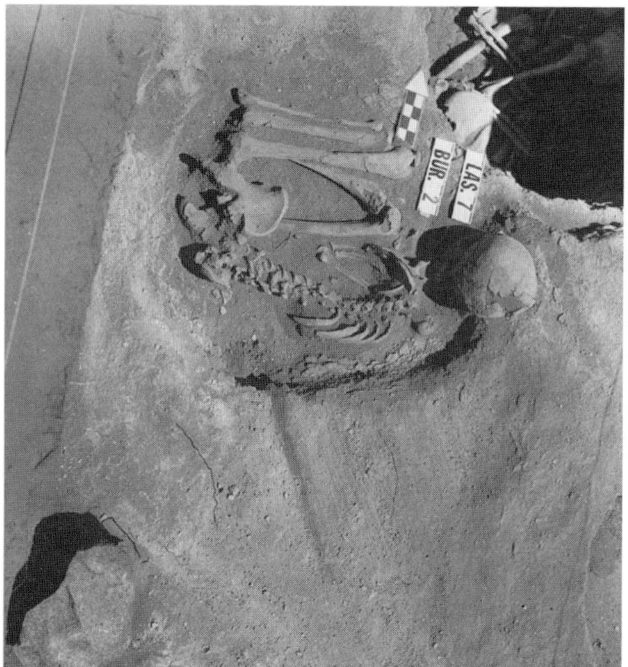

▶ 그림 2.3 **북부 캘리포니아에서 발굴된 선사시대 고고학적 매장지의 발굴 전과 발굴 이후의 모습.**
(위쪽) 구별선과 원형 무덤 구덩이의 짙은 흙이 발굴하려고 판 도랑의 바닥 쪽에서 보임. 축척은 인치. *(왼쪽)* 팔다리가 굽혀진 시신이 2번 시신의 무덤 구덩이 위에 약간 중첩된 것을 알 수 있음. 이 매장지에서 두 구의 시신이 발견되었고 모두 팔다리가 굽혀진 상태임. 두 사진의 왼쪽 아래쪽 구석부분에 같은 크기의 큰 돌이 보임.

- 현장을 훼손하기 전에 중요한 모든 것에 대한 기록과 사진을 남긴다. 절대 기억만을 믿어서는 안 된다. 현장의 표면을 가로지르는 말뚝과 끈으로 이루어진 격자를 이용하여 기준이 되는 좌표를 설정하는 것이 매우 효과적이다. 발견된 모든 물체는 좌표와 연관되어야 한다. 이런 내용을 적절하게 상기시키기 위해 Wolf(1986)는 증거물이 흩어져 있는 범죄현장을 접근할 때 마치 지뢰밭을 청소하듯이 해야 한다고 조언한다. 과거에는 즉석 사진기와 35mm 흑백필름이 실용적으로 통용되었으나 요즘은 디지털 영상이 더 많이 사용되고 있다(18.9절 참조). 사진촬영이나 비디오 녹화를 할 때, 장비의 고장이나 조작자의 실수에 대비하기 위해 항상 여벌의 복사본을 제작한다. 눈금자와 방향지시 화살표는 모든 모식도와 사진에 포함되어야 한다. 발굴의 연속적인 상황들을 여러 적당한 각도에서 사진 촬영해야 한다. 사진을 찍기 전에 모든 도구, 식물 뿌리와 흙덩어리를 치운다. 특히 발굴하는 곳에서 빛이 적어 사진을 찍는 데 문제가 된다면 표본을 밝게 하기 위해 흰 종이, 알루미늄 호일 또는 플래시를 사용한다. 사진을 잘 찍기 위한 핵심은 빛을 잘 조절하는 것이다. 만약 표본이 결정적으로 중요한 것이라면, 교육, 강의와 법의학에 활용하기 위해 비디오 촬영을 하는 것이 좋다.
- 필요하다면 보존처리를 시작한다(경화제와 여러 방부제, 18장 참조).
- 심지어 뼈조각이 사람의 것으로 판단되지 않더라도 현장의 표면에 노출된 모든 뼈를 수집한다. 필요하다면 신발을 벗고 땅에 엎드려서 뼈조각을 가까이에서 관찰한다. 이런 행동을 하기 전에 빛이 적당한지를 확인한다. 흙 속에 묻혀있는 작은 뼈조각은 식별하기 어려운데, 비가 뼈의 표면을 깨끗하게 했다면 그 뼈를 인지하는 데 도움이 된다. 왜냐하면 흙을 제거하다 보면 작은 뼈조각을 인지하는 것이 더 어려워질 수 있기 때문이다. 유골과 유물을 밟고 서지 않도록 천천히 그리고 조심스럽게 움직인다.
- 뼈대를 덮고 있는 표면의 모든 흙을 조사한다. 이때 배부위의 흙은 식이상태를 알아내거나 임신과 관련된 태아뼈대를 발견하는 데 도움이 된다. 체판 크기가 1.0mm 이면 대부분의 중요한 조각들을 걸러낼 수 있다. 체판에 걸러진 물체를 물로 씻으면 작은 조각들이 더 잘 보인다.
- 뼈대들이 서로 관절을 이루고 있다면 연결된 뼈대들을 함께 노출시킨다. 사람 매장 풍습은 문화적 및 민족지리학적 차이에 따라 다양하다. 그런데 일반적인 몇몇 매장 방식에 대해서는 뼈전문가도 알고 있어야 한다. **일차매장(primary interment)**은 그 묘지 속에 모든 뼈대가 해부학자세로 자연스러운 배열을 하고 있는 매장지이다. 이런 매장지들은 가끔 팔다리부분이 펴졌는지 또는 굽혀졌는지에 따라 분류되기도 한다. 확실한 분류기준은 없지만, 한 장의 사진을 보면 쉽게 이들의 차이를 이해할 수

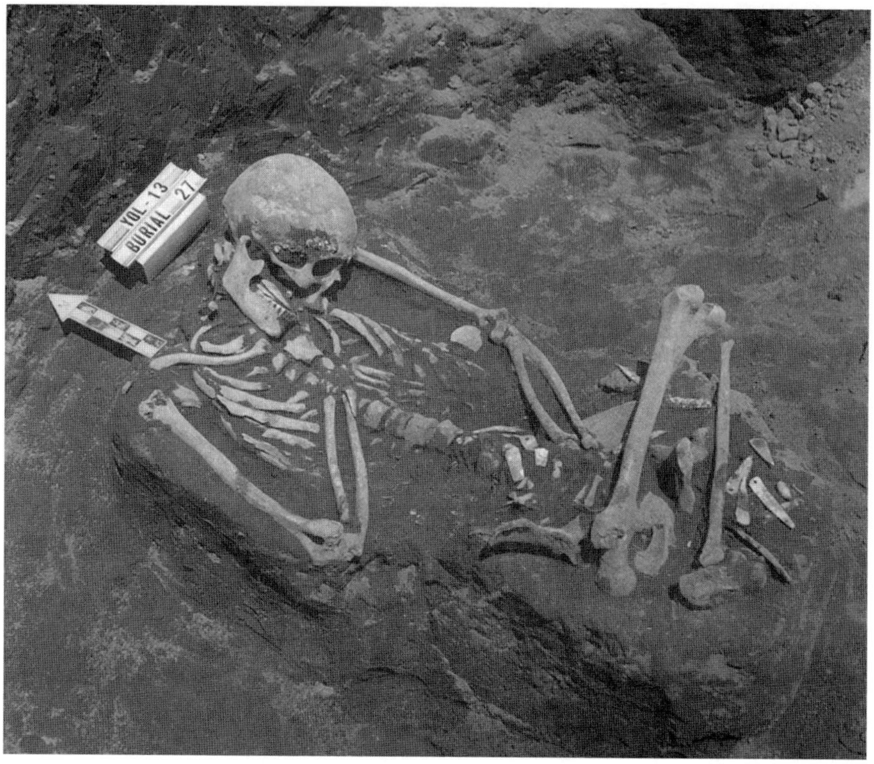

▶ 그림 2.4 **묘지 부장품을 지닌 팔다리가 굽혀진 시신.**
조개로 된 구슬은 머리에 붙어 있고, 입 속에 돌이 있으며, 다른 구슬과 장신구들이 머리이후뼈대(postcranial skeleton) 주변에서 보임. 선사시대, 북부 캘리포니아. 축척은 인치.

있다. **이차매장(secondary interment)**은 그 묘지 속에 놓인 뼈대들이 "자연스러운" 해부학적 배열을 하고 있지 않고 뼈대의 전체 또는 일부분의 관절이 분리된 채 함께 모여서 묻혀 있는 매장지이다. 보통 이런 매장지는 뼈들의 묶음들로 구성된다. **뭇매장(multiple interment)**은 두 사람 이상이 함께 매장된 것이다. 납골당, 두 사람 이상이 포함된 매장 항아리와 그 밖의 여러 형태의 매장이 뭇매장에 포함된다. **화장(cremation)**은 시신을 의도적으로 태우는 매장양식이다. 화장은 가끔 유익한 정보를 제공할 수 있다. 충분하게 불에 타지 않을수록 시신에서 더 많은 정보를 얻을 수 있다. Micozzi(1991)는 전 세계에서 이루어지는 매장양식을 고찰하였다.

- 매장지를 발굴할 때 적당한 도구를 조심스럽게 사용해야 한다. 치과용 탐침자(dental explorer)는 발굴에 유용한 도구이지만 날카로워 쉽게 뼈를 손상시킬 수도 있다. 나무 또는 대나무로 된 도구가 적당할 때도 있고, 다양한 크기와 다양한 강도의 붓들이 꼭 필요하다. 갈비뼈들의 바깥쪽부분 중에서 가능한 곳부터 발굴을 시작한다. 탐사하는

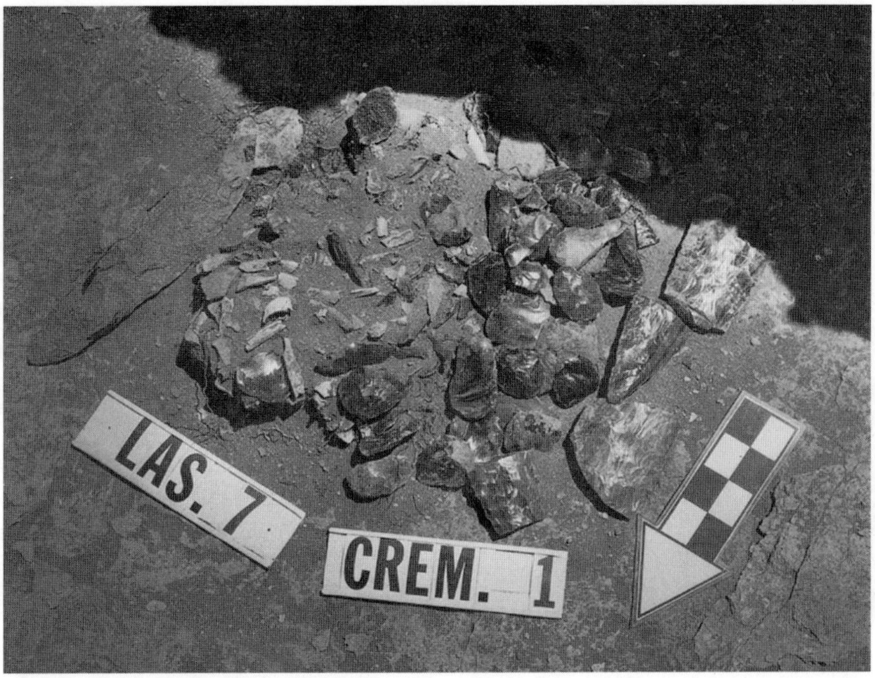

▶ 그림 2.5 **고고학적 발굴에 의한 선사시대 화장매장지.**
검게 그을린 유물들은 화장과 연관된 것임. 불에 탄 뼈조각들은 지시표 LAS. 7 위쪽 부분에서 보임. 선사시대, 북부 캘리포니아. 축척은 인치.

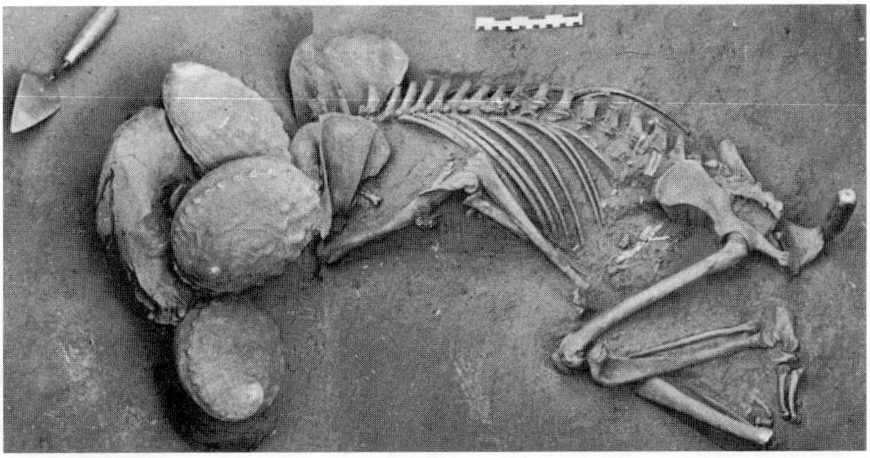

▶ 그림 2.6 **의식용 곰 매장지.**
세 개의 큰 전복 껍질이 곰의 머리뼈를 덮고 있음. 대개 크기가 큰 포유류의 뼈는 식용으로 이용되므로 이들의 뼈대들은 고고학적 쓰레기 매장지에서 흔히 조각난 상태로 발견됨. 이 사진처럼 뼈대가 온전하게 발견된 것은 매우 예외적인 경우임. 선사시대, 북부 캘리포니아.

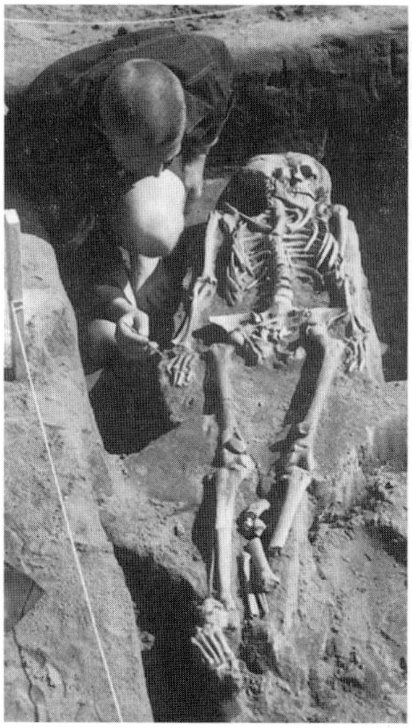

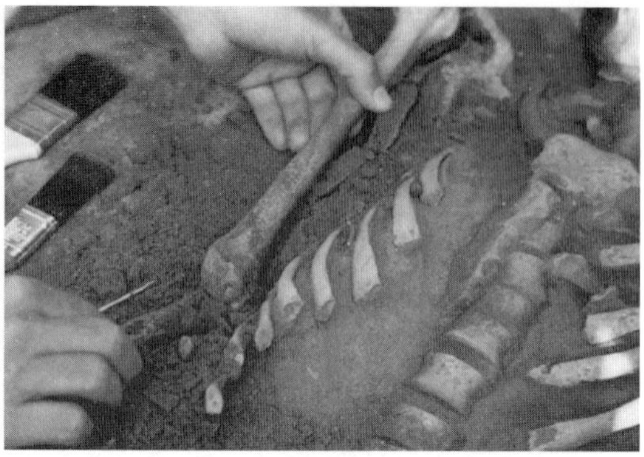

▶ 그림 2.7과 2.8 **오하이오주 Libben 지역에서 발굴된 팔다리가 펴진 유골의 선사시대 매장지.**
이 매장지의 중앙부분을 깨끗이 한 다음, 발굴자는 손가락뼈들을 치과용 탐침자로 조심스럽게 노출시키고 있음*(왼쪽)*. 모든 기록과정이 끝난 후, 고고학자는 조심스럽게 자뼈(ulna)와 위팔뼈(humerus)를 옮기고 있음*(위쪽)*. 갈비뼈들은 모식도를 그리고 사진을 찍기 위해 노출되었으나, 발굴하는 동안 움직이지 않고 놓아 두었음.

목적이 아니라면 모종삽은 땅을 휩쓸듯이 사용하지 않는다. 최종적으로 발뼈와 손뼈를 노출시키는 순간까지 될 수 있는 한 모든 뼈를 깨끗이 노출시킨다. 흙의 색깔과 질감의 변화, 설치류나 식물뿌리에 의한 손상, 지형, 부패한 식물, 나무, 곤충, 석탄류와 뚜껑 또는 구슬 같은 인공구조물을 주의 깊게 관찰한다. 머리카락, 피부, 지문과 인대를 포함하여 남아있을 수 있는 모든 물렁조직이 있는지 꼼꼼히 확인한다. 기록을 적거나 녹화한다. 기억은 만족스럽지 않을 때가 있다. 몸이 굽혀진 각도, 몸과 머리의 방향성, 표면으로부터 뼈가 발견된 깊이와 나머지 정황적인 세부항목들을 기록한다. 적당한 곳에서 흙 표본을 채취한다. 고고학적 또는 법의학적 발굴에서 모든 정황의 세부항목들이 보존되어야만 한다는 것을 기억하라. 고고학적 상황에서 정황은 종종 대단히 많은 양의 인간행동연구에 대한 정보를 제공한다. 현장 발굴은 정황을 파괴하고, 기록되지 않은 정황적 정보들은 영원히 사라져버린다.

• 생화학적 분석과 조직학 표본(18장 참조)은 오염되는 것을 방지하기 위해 뼈를 발굴하자마자 장갑을 착용하고 멸균된 도구를 사용하여 멸균용기 속에 채취해야 한다. Nielsen-Marsh 등(2000)이 뼈가 어떻게 화학적으로 퇴화하는지를 고찰한 연구를 읽어보기 바란다.

뼈대를 노출시키고 사진촬영과 모식도를 그린 다음, 실제로 뼈를 이동시키는 것은 발굴의 마지막 단계 중 하나이다. 뼈의 경화작용을 돕기 위해, 노출된 뼈가 햇볕이 들지 않는 그늘에서 완전히 마르도록 한다. 각각의 뼈를 부드럽게 움직인다. 힘을 사용하지 않는다. 뼈의 얇은 부분(어깨뼈, 골반) 위의 토양은 이동하는 동안 뼈가 손상되지 않도록 하기 위해 제거하지 않아도 된다. 뼈를 현장에서 너무 깨끗하게 하려고 시도하지 않는다. 뼈를 깨끗하게 하는 과정은 빛, 도구, 물이 충분하고, 편안하고, 비교 대상물과 시간이 풍부한 실험실에서 시행한다. 각각의 뼈를 한 개씩 꺼내 검사를 진행하면서, 특히 갈비뼈나 척추뼈들은 순서대로 꼬리표를 붙인다. 손, 발과 갈비뼈는 오른쪽과 왼쪽을 구별하여 다른 용기에 보관한다. 융합되지 않은 뼈끝부분은 연관된 뼈와 함께 보관한다. 뼈를 이동하면서 태아뼈, 종자뼈, 신장결석, 담낭결석 그리고 작은 인공구조물이 있는지 주의 깊게 살펴본다. 심지어 사람의 것이 아니라고 판단되는 것을 포함한 모든 것을 보존한다. 정확한 식별은 현장보다 실험실에서 하는 것이 더 쉽다. 발굴 후의 문화적 및 환경적 영향을 고려하여 미성숙한 뼈대 부분이나 발굴된 매장지를 소홀하게 생각하지 말아야 한다.

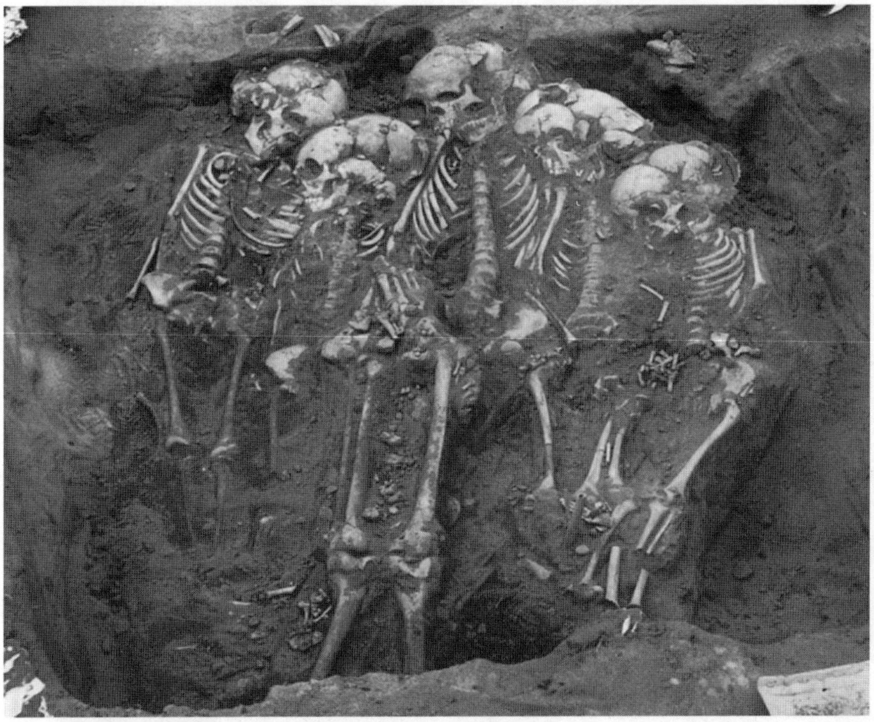

▶ 그림 2.9 **Libben지역에서 발굴된 네 명의 아이뼈대들과 한 명의 어른뼈대가 함께 묻힌 선사시대 뭇매장지.**
어른뼈대 쪽으로 확장된 아이의 다리뼈와 발뼈는 사진의 아래쪽에서 보는 것처럼 발굴장소 쪽으로 튀어나와 어른뼈대와 겹쳐 있음. 토착 원주민들이 무덤을 만들 때표면에 기념물을 만들지 않기 때문에 다른 매장지들이 서로 중첩된 경우를 흔히 볼 수 있음.

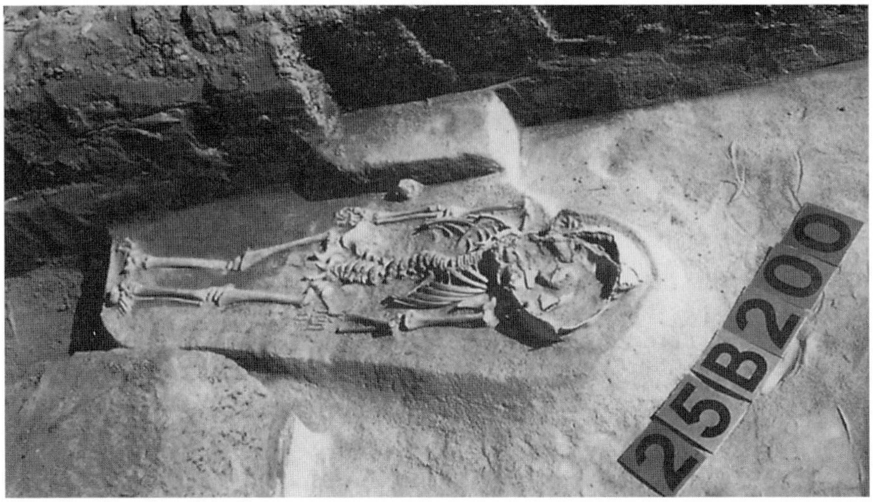

▶ **그림 2.10 Libben지역에서 발굴된 팔다리가 펴진 미성숙 시신의 선사시대 매장지.**
이렇게 어린 사람의 융합되지 않은 뼈대들을 복원할 때 훨씬 더 많은 주의를 기울여야 함.

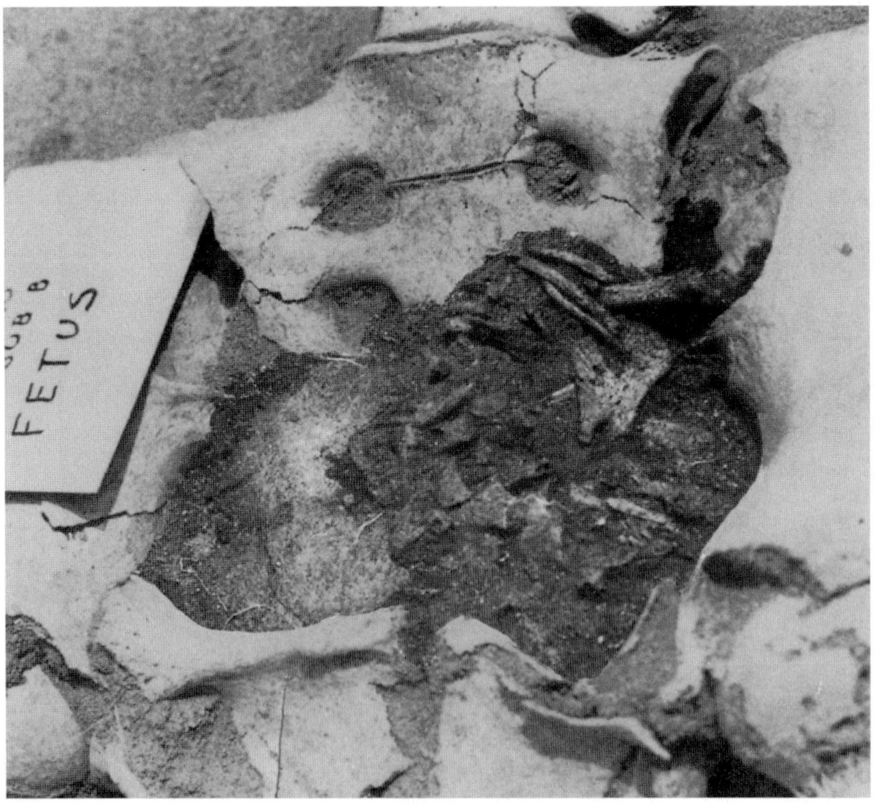

▶ **그림 2.11 선사시대 Libben지역의 여성뼈대 골반안에서 발견된 태아뼈대.**
태아의 위팔뼈(humerus), 갈비뼈(rib)와 어깨뼈(scapula)가 엉치엉덩관절 바로 앞에 있음.

뼈를 이동한 다음에도 뼈가 여전히 축축하다면, 그늘에서 완전하게 건조시킨다. 현장에서 수세 또는 포장을 하면서 표본들을 섞지 않는다. 매장된 바로 그 곳에 남아있는 모든 흙을 검사하여 구슬과 치아 및 큰 뼈대를 옮기면서 유실될 수 있는 작은 뼈조각들을 확인한다.

발굴현장에서 유물들을 수세하는 것에 대한 결정은 발굴자의 판단에 맡겨두는 것이 좋다. Brothwell(1981)은 일반적으로 뼈의 강도를 예측하는 것은 뼈의 형태를 살펴보면 알 수 있기 때문에 큰 문제가 되지 않는다고 하였다. 보통 손을 대면 뼈대가 부서질 수 있는지를 발굴하는 과정에서 확실하게 판단할 수 있다. 만약 물을 쓸 수 있고 뼈가 잘 보존되어 있다면, 현장에서 뼈대를 수세하는 것도 가능할 수 있다. 머리뼈 속공간과 눈확에 있는 토양은 토양이 축축한 상태에서 제거하는 것이 좋다. 현장에서 뼈대를 재구성하려고 노력하지 말고 그냥 함께 보관하기만 한다.

방부제를 사용하는 것에 대한 결정은 반드시 뼈를 노출하면서 이루어져야 하며, 방부제는 뼈를 이동하기 이전에 사용하여야 한다(18.2절 참조). 알루미늄 호일은 뼈대를 들거나 수송하는 동안 뼈대를 안정화시키고 보호하며, 연관된 뼈들을 함께 보관하는 데 사용할 수 있는 값이 싸면서도 효율적인 물질이다. 호일을 꽉 쥐어 모든 뼈대 주변과 울퉁불퉁한 부분을 감싸준다.

어떤 발굴자들은 발굴기록양식을 사용한다. 만약 성별, 나이와 다른 특징들이 이들 양식에 의해 신속하게 결정될 수 있도록 고안되었다면 이들 양식은 유용할 수 있다. 다만, 현장 상황에서 개인식별에 대한 추정을 예비적으로 하였다고 기록하는 것을 명백하게 하여야 한다.

4 수송

뼈대의 노출, 사진촬영과 모식도 그리기가 끝나면, 뼈대들은 고고학적 정황에서부터 벗어날 수 있다. 법의학적 정황에서 범죄현장의 책임자가 뼈대를 이동하기 위한 결정을 한다. 이 결정에 의해 뼈전문가가 반드시 지켜야 하고 글로써 문서화해야 하는 "증거관리 연속과정(chain of custody)"이 시작되는 것이다(Melbye and Jimenez, 1997).

만약 뼈대들이 잘 보존되어 있다면, 뼈대들은 각각 이동될 수 있다. 일단 뼈들이 발굴되고 현장이 깨끗해지면, 뼈대들을 포장하고 실험실로 수송할 준비가 된 것이다. 수송을 위한 차량과 포장물질은 매우 다양하다. 따라서 수송은 어떤 것이 이용 가능한지에 따라 달라진다. 하지만 모든 상황에서 한 가지 기본적인 규칙이 언제나 지켜져야 한다. 뼈대가 더 이상 손상되거나 오염되거나 섞이지 않아야 한다는 것이다.

가끔 매장현장 전체 또는 일부를 연구나 전시를 위해 지지틀 속에 넣어 이동해야 할 때도 있다. 매장현장 전체를 옮기기 위해서 **피복법(jacketing)**이라는 고생물학적 기법을 사용한다. 피복법을 하기 위해서는 우선 흙으로 만든 받침대 위에 표본을 옮겨 놓는다. 뼈가 노출된 그 위에 여러 겹의 젖은 종이를 덮는다. 그 다음, 석고에 담가두었던 올이 굵은 붕대로 표본 및 그 주변을 둘러싸도록 덮는다. 필요하다면 쇠막대나 나무막대를 사용하여 둘러싼 부분의 틀을 강화시킨다. 석고가 단단하게 굳은 다음, 표본의 아랫부분을 자르고 나서 표본을 옮긴다. 재료, 시간, 사람의 노력 등을 고려해보면 이 기법은 값비싼 작업이고 숙련된 경험이 요구되기 때문에 꼭 필요한 경우에만 사용한다.

일단 발굴현장에서 뼈들을 수세 및 건조하고 나면, 손뼈, 발뼈와 갈비뼈는 쪽가늠을 하여 같은 쪽끼리 포장하고, 척추뼈는 같은 부위별로 포장한다. 뼈를 옮기는 순간에 이들 뼈에 대해 표시를 남기면 나중에 실험실에서 해부학자세로 배열하는 것이 매우 쉬워진다. 섬세한 세척과 뼈조각 붙이기는 실험실에서 진행해야 한다. 수집을 위한 모든 봉투와 상자는 유성잉크로 꼬리표를 작성한다. 종이봉투는 오랜 기간 동안 보관한다면 쉽게 변형될 수 있으나, 습기를 제거할 수 있기 때문에 축축한 상태에 있는 뼈를 발굴 후에 정리하거나 이동할 때에 비닐봉투보다 훨씬 더 유용하게 사용된다. 이동할 때, 뼈에 물이 닿지 않게 한다. 뼈들이 원래 있던 곳에서 실험실로 옮겨질 때 혼동되지 않도록 인식표를 붙이고 뼈의 원래 상태를 유지하는 것이 매우 중요하다.

뼈를 포장할 때, 용기 속에서 뼈가 움직이는 것을 방지하기 위해 많은 양의 완충물이나 신문지를 함께 넣어 포장한다. 용기의 아래쪽에 무겁고 단단한 뼈를 놓고 쉽게 부러질 수 있는 어깨뼈, 골반과 머리뼈들은 그 위쪽에 포장한다. 이동하는 동안 어쩔수 없이 용기들끼리 부딪히지만, 모든 뼈가 원래 담았던 용기에 놓여있는지를 잘 살펴본다. 머리뼈의 얼굴부분은 깨지기 쉽기 때문에 특별히 더 주의를 기울여야 한다. 머리뼈와 아래턱뼈는 분리하여 각각 포장하여야 하고, 이동하는 동안 치아가 턱뼈의 원래 위치에서 빠지지 않도록 주의하여야 한다.

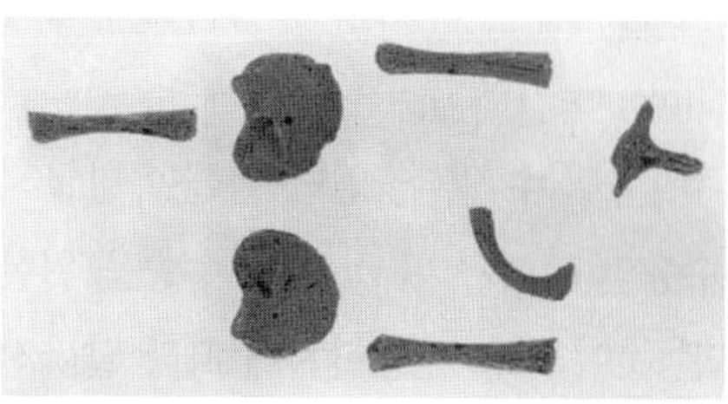

▶ 그림 2.12 **선사시대 Libben지역의 이 태아뼈대는 발굴된 가장 작은 시신 가운데 하나.**
매우 세심한 발굴과 동반된 좋은 보존법이 있었기 때문에, 이 고고학적 장소로부터 발굴된 뼈대 수집물이 선사시대 인구학 연구를 위해 활용할 수 있는 최고의 발굴 장소로 인정되고 있음(19장 참조). 실제 크기.

Chapter

03

골학에서의 윤리(Ethics)

윤리는 품행과 도덕적 판단의 기준에 대하여 고민하는 학문이며 행동규범을 구체화시키는 평가제도이기도 하다. 무엇이 옳고 그른지에 대한 판단은 평가방식마다 다르고 문화적이어서 과학자에게는 윤리적일 수 있지만 종교지도자에게는 비윤리적인 상황으로 판단할 수 있다. 각기 다른 윤리체계는 법의학부터 고고학, 고생물학에 이르는 골학과 관련된 다양한 분야에 걸쳐 상충한다. Walker(2000)와 Ubelaker(2000)는 사람의 뼈를 다루는 데 있어 발생할 수 있는 윤리적 문제를 역사적으로 조망하여 보고한 바 있다.

사람의 유골을 다루는 전문가는 종종 윤리적 판단을 해줄 것을 요청받는다. 이 장에서는 뼈전문가들이 보편적으로 적용시키는 골학 분야 고유의 윤리기준을 배울 것이다. 몇몇 쟁점에 있어서는 해결방안이 쉽게 나오지 않을 것이고 어떠한 행동규범도 정해져 있지 않다(그림 3.1).

법의인류학자는 법적, 정치적, 사회적 그리고 경제적 이해관계 속에서 언론의 조명을 받으면서 직무를 수행하는 경우가 흔하며, 이러한 상황은 과학적 관점을 왜곡시킬 수 있다. 1993년에 미국 텍사스 웨이코(Waco)에서 일어난 다윗파 진압 사건에서 사망한 사람의 수(Owsley 등, 1995), 미국의 인디언전쟁 시 리틀빅혼(Little Big Horn)에서 사망한 군인들의

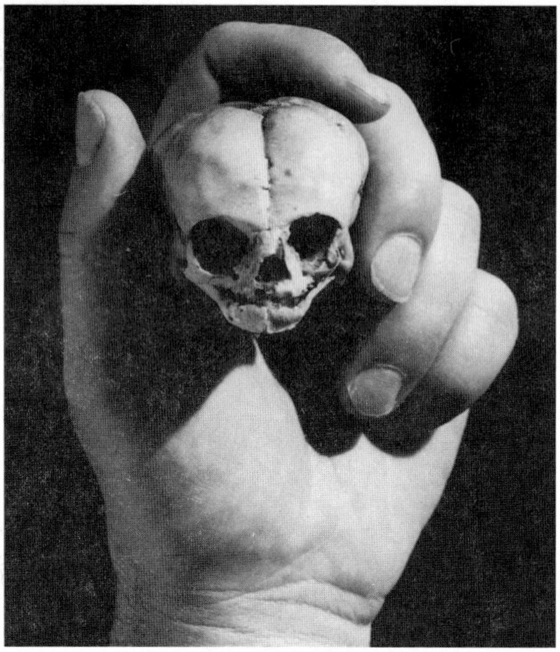

▶ 그림 3.1 **사람 태아의 머리뼈.**
태어나지 않은 개인 유골을 박물관에 보관하는 것이 과연 옳은 일인가? 이 논쟁에 대해 생각하는 윤리적 관점에 따라 사람들마다 각기 다른 답변을 하게 됨.

외상 양상(Scott 등, 2002), 케네윅(Kennewick)에서 발견된 수천 년 전에 죽은 사람의 인종 구분(Morell, 1998) 등이 쟁점화된 바 있다. 법의인류학자는 추론, 미신, 선입견, 경제적 이해관계, 정치적 이익보다는 과학적 접근과 사실을 따라야 한다.

1 법의골학에서의 윤리

사람의 유골은 법적인 문제를 유발한다. 법의인류학자는 유골이 사람의 것인지, 그렇다면 나이, 성별 그리고 얼마나 오래되었는지 등의 신원확인에 대한 질문을 받는다. 이러한 질문들에 대한 답을 어떻게 도출하는가는 19장에 기술하였다. 또한 법의인류학자는 경찰에 의해 신원확인을 하고, 보고서를 제출하며, 사안을 종료시켜줄 것을 의뢰받기도 하며(18장 참조), 경우에 따라서는 법제도 속으로 더욱 깊숙이 관여하는 상황도 발생한다.

많은 나라에서 법은 기소인과 변호인이 법정에서 공방을 취하는 당사자주의(adversarial system)로 시행되고 있으며, 범죄 또는 유산상속과 같은 이해관계가 첨예한 심각한 문제들이 사망인의 신원확인과 관련되기도 한다. 이러한 법적 사안에서 법의인류학자는 감정과 증언을 위해 어느 한쪽 편으로부터 고용될 수 있다. 이러한 이유 등으로 인해 미국법과학회는 공식적으로 체질인류학을 하나의 분과로 포함시켜왔다.

1) 증거물의 한계

뼈와 관련된 작업, 특히 법의골학의 작업에서 분석자는 다음 두 가지 사항을 항상 명심해야 한다. 첫째, 보고서에 적힌 결론은 방어적이어야 한다. 즉, 법의인류학자는 검증된 최신 분석방법을 사용함으로써 어떠한 반박에 대해서도 대응할 수 있어야 한다. 둘째, 법의인류학자는 뼈라고 하는 증거물 자체가 갖는 한계를 넘어서지 말아야 한다. 바꾸어 말하면, 법의인류학자는 사람 뼈에 대한 전문가일뿐 범죄학, 병리학, 독성학, 공학 또는 수사에 전문가이어야 할 필요는 없다.

법의인류학자는 증거물인 뼈를 통해 알 수 있는 내용 안에서 자신의 전문분야 원리에 따라 보고하고 증언을 해야 한다. 법의인류학자는 모든 관련된 이해집단에게 증거물 자체가 갖는 한계 및 수행된 신원확인 작업과 관련하여 확신이 어려운 부분을 주지시켜야 한다.

이 기본적인 원칙을 따르지 않아 심각한 대가를 치른 한 사례가 있다. 베트남전쟁과 이와 관련된 동남아시아 분쟁은 수백, 수천의 사상자를 냈으며 이중에는 미군도 포함된다. 귀국하지 못한 미국인 그리고 미국인으로 밝혀지지 않은 시신은 MIA(missing in action, 전투 중 행방불명자) 목록에 올라간다. 1972년 라오스(Laos)에서 미국군 13명이 탑승한 AC-130 건십(기관총이 구비된 구형 프로펠러식 수송기)이 추락하였고 이들은 MIA 목록에 올라갔다. 10년 후에 추락지점에 대한 발굴이 이루어져 5만여 개의 뼈조각을 발견하였다. 길이가 13cm인 뼈가 가장 길었으며, 대부분의 뼈조각은 최대 크기가 1cm 정도였다. 미육군의 분석을 거친 후에 단지 해부학적 사실만을 근거로 뼈조각들이 실종된 13명의 것임을 공표하였다. 유골은 장례를 위해 가족들에게 인도되었으나 승무원의 친족들이 신원확인에 대해 문제를 제기하면서 이 뼈조각에 대한 독자적인 조사가 이루어졌다. 그러나 전문적인 뼈 전문가들에 의해 조사가 시행되었지만 나이, 성별, 인종 그리고 개인식별에 대한 조사결과는 뼈조각이라는 증거물의 한계점을 넘어선 결과인 것으로 판명되었다(Getlin, 1986).

과학은 다행스럽게도 자가검증 능력이 있다. 위의 사례처럼 증거물은 여러 조사자에 의해 검사되며 잘못된 분석은 알려지게 되어 있다. 하지만 이러한 과정 속에서 많은 사람의 삶은 법의인류학자의 판단에 영향을 받는다. 따라서 법의인류학자는 뼈라는 증거물이 갖는 한계성을 넘어서지 말아야 할 의무가 있다.

2) 전문가로서의 증인

법정 절차상 증인은 진실만을 말하고 진실이 아닌 어떤 것도 말하지 않을 것을 선서한다. 법의인류학자로서의 증인 또한 이 원칙에 충실해야 한다. 전문가 증언에 대한 자세한 내용은 Kogan(1978), Stewart(1979), Feder(1991) 그리고 Steadman(2003)의 문헌을 참조하고 법정에서 과학의 역할에 대해서는 Haack(2003)의 문헌을 참조하길 바란다. 여러 나라의 재판제도가 다른 방식으로 전문가를 대할지라도 과학전문가에 의한 증언은 전 세계적으로 증가 추세이다. 예를 들어 독일에서는 법원이 전문가에게 증언을 요청하는 반면, 미국의 경우 사건의 어느 한쪽 변호사가 전문가를 고용한다. 과학자의 증언은 사법판결에 있어 극적인 영향을 미친다. 특히 증언이 윤리적이고 명료하며 적합한 분야의 전문가의 증언인 경우 더욱 그러하다. Hollien(1990)은 과학자가 전문가로서 증언을 하는 것에 몇 가지 중요한 문제점가 있음을 제기하였다. 대부분의 과학자는 법정에 익숙하지 않고 전문가로서의 자질이 매우 다양하며 의뢰받은 쪽에 대한 부담감을 느끼는 것이다.

윤리적이고 잘 훈련되고 경험이 많고 증거물이 갖는 한계를 잘 알고 있는 뼈전문가의 경우에는 이러한 문제점들이 무의미하다. 불행하게도 모든 전문가가 이러한 자질을 갖추고 있지는 않다. 법정마다 과학적 증거를 인정하는 각기 다른 기준을 가지고 있다. 미국의 법정은 전통적으로 1923년의 판결 이후 명명된 "프뤼에 명령(Frye rule)"을 따른다. 이 명령은 전문가의 증언은 잘 알려진 과학적 원리 또는 발견에 기초해야 하며, 이러한 원리 또는 발견은 속해 있는 특정 학문 분야에서 일반적으로 용인되어야 한다는 내용을 담고 있다. 일반적으로 용인되는 실험은 법정이 전문가의 증언을 평가하는 데 있어 도움을 줄 수 있다. 1993년 미국의 Daubert 고등법원의 판결은 증언에서 인용한 방법과 기술은 검증된 적이 있거나 검증될 수 있는지, 출판된 적이 있는지, 오차율은 어느 정도인지를 고려해야 한다고 제안하였다.

미국의 체질인류학자이며 전문가 증인으로서 활약한 Louise Robbins 박사의 경우를 보면(Hansen, 1993), 그녀는 스스로를 발자국 개인식별의 전문가로 칭하였고 신발, 양말, 맨발에 의해 남겨진 자국에 기초하여 개인을 식별할 수 있는 능력으로 많은 재판에서 증언을 하였다. 그녀는 자신의 기술이 한 사람이 신었던 다른 신발들을 분석함으로써 그 사람만의 특정한 발자국을 설명할 수 있으며, 개인식별에 있어서 발자국이 지문보다 더 좋은 척도라고 주장하였다. 많은 판결이 이 기술에 영향을 받았던 10년 동안, 다른 전문가들은 그녀의 주장을 옹호하거나 혹은 반박하였다. 그녀가 죽은 뒤 몇 년 후에 그녀의 기술과 감정결과들이 공개되었고 켄트주립대학의 체질인류학자인 Owen Lovejoy는 그녀가 자신의 말을 너무 과신했는지 모르나 과학에 기초할 때 그녀의 결과는 사기라고 평가하였다(Hansen, 1993).

그녀 또는 그녀를 고용한 변호사의 눈에는 Robbins 박사가 전문가적이고 윤리적인 행동을 하는 것으로 보였으나 다른 과학자의 눈에는 그녀가 비윤리적인 것으로 비추어졌을 것이다. 결국 그녀의 감정결과는 신뢰할 수 없는 것으로 판명되었고, 그녀가 도운 판결들이 폐기되거나 소송을 당하게 되었다.

법의전문가들의 의견이 서로 일치하지 않는 경우가 종종 있으나 상대 법의전문가가 비윤리적이고 자질이 떨어지기 때문에 일치하지 않는 것은 아니다. 자질이 충분하고 정직한 두 명의 법의전문가들끼리 의견이 일치하지 않을 경우에 이 문제를 어떻게 이해할 것인가? 이에 대해 Nordby(1992)는 보는 것과 관찰하는 것을 구분해야 한다고 주장하였다. 사람이라면 사물을 볼 수 있다. 그러나 법의전문가라면 지식, 신념, 가치 그리고 목적에 맞추어 각각의 사물을 관찰해야 한다. 전문가로서 증인의 역할은 해석에 영향을 미칠 수도 있는 숨겨진 가능성을 늘 조사함으로써, 전문가의 이해를 바탕으로 관찰된 정황을 정리하는 데 있다. 전문가는 항상 자기비판적이어야 하며 "알 수 없다"라는 결론이 유일한 결론이 되는 상황도 감수할 수 있어야 한다. 전문가라면 알 수 없는 것에 대해서도 정당한 이유를 제시할 수 있어야 한다. 아는 것과 모르는 것 모두 과학적 방법을 적용시켜봄으로써 도달하는 정보이다. 검사의 결과가 논리적으로 하나의 결론에 도달하지 못한다면 왜 그런지에 대해 알려고 노력해야 한다.

2 고고골학에서의 윤리

법의학 환경에서 일하는 뼈전문가에게는 공인되고 잘 기술된 윤리적 그리고 법적 지침이 있는 반면 고고학 환경에서 일하는 뼈전문가에게는 명확한 윤리적, 법적 지침이 없다. 증거, 논리, 이성 그리고 과학적 조사방법은 법의학 분야에서 매우 중요한 가치로 평가받는다. 법제도에서는 과학적 증거와 영적인 증거를 같은 위치에서 보지 않는다. 당연히 과학적 증거가 우위를 차지하며 고고학의 영역에서도 마찬가지였다. 그러나 최근에는 종교적 또는 영적인 내용을 과학이라는 이름으로 보증받을 수 있게 해주는 법들이 공표됨으로써 전 세계적으로 고고학적 정황에서 뼈와 관련된 작업을 하는 여건이 주변의 상황에 따라 복잡해지고 유동적이게 되었고 정치적 영향을 받게 되어 혼란스러워졌다. 따라서 그러한 여건을 조성한 원인들이 무엇인지를 파악해야 하고, 유골로부터의 결과가 어떠한 의미를 함축하는지를 알아야 한다.

1) 의견대립에서의 윤리

골학은 사람의 대표적인 경조직인 뼈를 연구하는 학문이나 대부분의 사람들은 뼈의 발굴과 연구를 그리 달가워하지 않는다. 죽은 사람을 다루는 해부학 연구도 그 시초부터 논란거리가 되었고 초기 해부학자들은 비밀리에 시신을 구해 해부할 수밖에 없었다. 그러나 오늘날에는 시신이 살아있는 사람에 관한 지식을 얻을 수 있는 중요한 자료임을 알고 있으며, 골학의 경우도 마찬가지이다.

고대나 현대 사람들이 죽음에 관한 관습과 의식을 매우 다양하게 발전시켜온 사실을 보더라도 죽음은 숭고한 정서적 가치를 지닌다. 고고학자와 체질인류학자는 유골을 발굴함으로써 과거에 장례를 어떻게 지냈는지에 대해 알아왔으며 지금도 연구하고 있다. 이 책의 다른 부분에서 언급하겠지만, 유골에 대한 심도 깊은 분석은 식습관, 생활환경, 인구구성, 유전적 관계, 건강 그리고 인류의 진화에 대한 사항을 알 수 있게 해준다. 현대 사회에서는 사람뼈로부터 알아낸 정보가 죽음이라는 감정적 상황과 겹쳐지면서 감정이 실린 논쟁을 일으키게 되고, 이러한 논쟁은 뼈전문가와 고고학자를 윤리적 딜레마에 빠지게 한다.

몇 백년 전 북아메리카와 호주의 원주민과 유럽의 탐험가들이 만난 후에 두 대륙에서는 유럽문명이 발전함에 따라 원주민과 그들의 문화적 유산이 감소하였고 때로는 단절되기도 하였다. 두 대륙에 남아 있는 원주민은 여전히 불평등에 시달리고 있으며, 원주민의 유골을 처분하거나 발굴하려는 개발자, 행정가, 박물학자 그리고 인류학자로부터 냉대를 받는 경우가 종종 있다. 원주민의 유골에 비해 유럽 사람의 유골을 보다 신중하게 처리한 사례가 소개되기도 하였다(McGuire, 1989; Hubert, 1989).

이스라엘의 초정통파 유대인은 고고학 연구를 제한시키려고 노력하고 있고, 뉴욕의 아프리카계 미국흑인은 노예들의 유골을 아프리카계 미국흑인 뼈전문가에 의해서만 연구하도록 주장하고 있으며, 북아메리카 또는 호주의 원주민이 결성한 단체에 의해 고고학 발굴과 유골의 연구가 축소되거나 중단되기도 하였다. 유골의 발굴과 발굴 후의 처치 및 처분에 관한 문제는 여러 사람에게 다양한 상징적인 의미를 갖는다. 어떤 지역에서는 고고학 연구가 주변의 방해로 더 이상 진행되지 못해 발굴이 중단되고 문화적 사료와 유골들이 다시 묻히는 경우도 있었다. 유골의 발굴, 분석 그리고 다시 재매장하는 데 있어서 윤리적 문제점을 알아보기 위해서는 사례를 살펴보는 것이 가장 좋은 방법이다(Meighan, 1992; Klesert와 Powell, 1993; Goldstein과 Kintigh, 1990; Jones와 Harris, 1998; Webb, 1987; Williams, 2001; Zimmerman, 1987a, b, 1989, 1997).

현재 사우스다코타(South Dakota)의 수(Sioux) 인디언(라코타(Lakota), 다코다(Dakota), 나코타(Nakota) 부족으로 이루어진 인디언 종족) 거주지역에 있는 크로우크릭(Crow Creek)에는 콜럼버스가 신세계를 발견하기 전인 6백년 전에 요새화된 마을이 있었고, 그곳에 천명에 가까운 원주민이 거주하고 있었다. 아리카라(Arikara)로 추정되는 이 고대 마을은 공격을 받아 500명 정도의 거주민이 살해당했다. 이 사건에 관한 역사적 기록은 없지만 대량학살이 있었음을 보여주는 유골들이 1978년에 이 지역에서 발견되었고 미육군공병대,

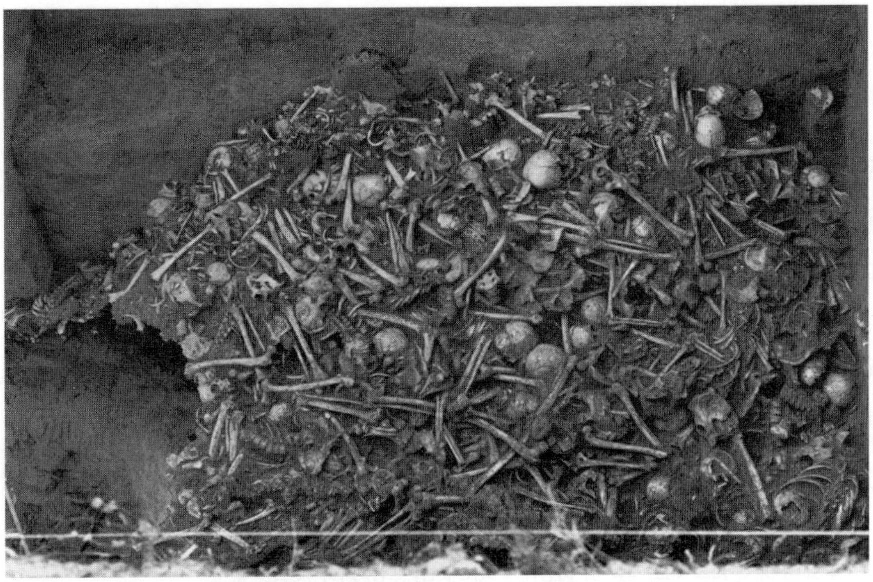

▶ 그림 3.2 **크로우크릭에서 발견된 대량학살의 뼈무덤.**

연구사업의 고고학자 그리고 수족 인디언은 발굴에 대해 동의하였다(그림 3.2, Willey와 Emerson, 1993).

그러나 크로우크릭에서 발굴된 대량의 유골에 대한 분석은 충분한 시간을 가지고 연구되지 못한 채 금박을 입힌 콘크리트 관 속으로 들어가 재매장되었고 발굴은 더 이상 진행되지 못했다. 연구사업의 뼈전문가였던 테네시대학교(University of Tennessee)의 P. Willey는 당시의 상황을 다음과 같이 요약하였다.

> "분석을 위해 다섯 달의 기간만이 주어졌고 나와 다른 체질인류학자들은 가능한 한 분석을 완료하기 위해 노력했다. 그러나 분석이 진행되면서 정해진 기간 내에 연구목적에 맞는 결과를 내기 힘들어졌고 현존하는 인디언들에게 만족할 만한 분석결과를 제시하기 어려워졌다. 추가적인 연구가 진행된다면 미국 원주민에게 더 많은 도움을 줄 수 있을 것이다. 우리의 분석결과는 인디언의 토지소유권 주장을 도와줄 생물학적 관계를 규명하고 현존하는 미국 원주민의 고통을 덜어줄 고대 질병에 대한 정보를 제공한다. 질병에 대한 우리의 연구결과가 단 한 명의 어린 아이의 생명을 구하는 데 도움을 줄 수 있다면 분석을 완료하고 뼈를 보관하는 것이 올바른 처사이므로 본 연구와 같은 방식으로 연구가 허용된 것은 옳지 않다. 모든 인종의 모든 유골에 대한 연구

는 포괄적이고 완전한 결과를 얻을 수 있도록 진행되어야 한다(Willey 1981, p. 26).”

크로우크릭의 사례를 통해 발굴, 분석 그리고 재매장에 대한 논쟁이 부각하였고 하나의 사건을 넘어서 큰 파장을 일으켰다. 미국 원주민 중 일부는 모든 고고학자가 인종차별주의자이고 신성한 고대유적지를 유린하고 있다고 주장한다. 일부 고고학자는 갈등을 조장하지 않거나 신뢰를 주기 위한 방편으로 발굴된 유골들을 재매장해주기도 하고 경우에 따라서는 어떠한 것은 아예 발굴하지 않기도 한다. 다른 고고학자와 체질인류학자는 인간의 것이든 아니든 현장에서 나온 모든 뼈를 재매장하고 연구기간 동안 찍은 사진과 필름도 매장하며 유골 주변에서 나온 모든 유물도 매장한다는 법적 구속력이 있는 동의서에 서명하기도 한다. 유골들을 박물관으로부터 가져와 재매장하기도 하며, 일부 체질인류학자들은 이러한 현상을 하나밖에 없는 원본을 파괴하는 것에 비유하기도 한다.

미국의 고고유물보존위원회(American Committee for Preservation of Archeological Collections)는 유골을 포함한 고고학적 수집품의 관리를 고고학자의 전문가적 그리고 윤리적 의무의 일부로 보고 있다. 이 위원회는 고고학자에게 연구를 통한 수집품을 양도하는 어떠한 연구사업, 계약 또는 과정에 참여하지 말 것을 강력히 주장한다. 만약 고고학적 유물의 파괴를 방치하였거나 또는 이에 연루되었을 경우 관련 학술단체로부터 연구자를 제명할 것을 권고한다.

유골이 지닌 잠재적 정보의 가치를 알고 있는 많은 체질인류학자는 재매장을 통해 이러한 정보가 사라지는 것에 대해 매우 민감하게 반응해왔고 유골의 재매장을 반대해왔다. 백인 고고학자들은 “그들 자신의 조상은 발굴하지 않기에” 사실상 고고학적 인종차별을 실천하는 것으로 비난받아 왔으나 Buikstra가 말하였듯이, 전문 고고학자 중 대부분의 백인이 북아메리카와 호주의 원주민에 대해 연구한 사람이라는 사실만으로 인종차별주의를 실천하고 있다고 볼 수 없다. 와이오밍(Wyoming)에서 발견된 백인 개척자들의 유골에 대한 발굴부터(Gill 등, 1984; 2장 참조) 스피츠버겐(Spitsbergen)에서 17~18세기 사이에 형성된 유럽 고래잡이들의 무덤과 유골에 대한 분석에 이르기까지 고고학자와 체질인류학자들은 근대 서양문화와 연관된 유골에 대해 꾸준히 연구하고 있다. 더욱이 체질인류학자들이 이용하는 가장 규모가 크고 잘 연구된 뼈 표본 수집품은 케이스웨스턴리저브대학교(Case Western Reserve University) 의과대학에서 해부된 백인과 흑인의 뼈들로 구성되어 있고, 이 뼈대들의 상당수는 종교를 포함한 신상정보가 알려진 개인으로부터 기증받았다. 또한 뼈전문가들에 의해 널리 쓰이는 성별 그리고 나이 추정방법을 개발할 때 한국전쟁에서 사망한 미국백인을 분석자료로 사용하였다(19장 참조). 유골을 보관하는 것이 살아있는 사람에게 아무 도움을 줄 수 없다는 생각이 잘못되었다고 계속해서 지적받고 있다. 한 예로, Ubelaker(1990)는 파인리지(Pine Ridge) 인디언보호구역에서 발생한 미국 원주민 살인범의 신원을 확인하였고, 이러한 결과는 비교가 가능한 미국 원주민에 대한 뼈 표본을 이용할 수 있었기 때문이다.

2) NAGPRA와 그 파장

1970년대와 1980년대에 걸쳐 아메리카 원주민 중 일부가 박물관에 보관된 유골 중 일부는 현존하는 원주민의 선조이므로 유골의 처리는 전적으로 현재 살고 있는 원주민이 관리하여야 한다고 주장했다. 많은 주의 법에서 이와 같은 주장을 다루었고 1990년 11월 16일 부시 미국대통령은 아메리카 원주민 무덤의 보호 및 반환에 관한 법(Native American Graves Protection and Repatriation Act, NAGPRA)을 공법 101−106으로 승인하였다. 연방법인 이 법은 연방기금을 받은 미국 연방 내의 모든 박물관과 연구실이 모든 유골과 관련된 부장품의 목록을 작성하고 그중 어떠한 것들이 연방정부에서 인정한 현존하는 부족과 관련이 있는지를 결정하며, 관련이 있는 경우 그 부족과 상의하여 그들의 바람에 따라 유골과 부장품을 처리하도록 지시하고 있다. 통상적인 생각과 달리, NAGPRA는 재매장할 것을 명령하지 않으며 오히려 유골의 최종 처분을 원주민에게 넘겨준다. 원주민은 장기 보관 및 관리를 위탁할 수 있으며, 이러한 선택사항이 원주민 사이에서 고려된다면 이에 대한 자문을 제공해주어야 한다.

미국의 많은 인류학자가 그들 학문의 철학적 기원에 대해 고민하고 있을 때 NAGPRA가 법으로 제정되었다. Zimmerman은 "고고학자와 아메리카 원주민 사이의 불화는 각자가 생각하는 과거에 대한 개념이 근본적으로 다르기 때문에 생긴다. 아메리카 원주민에게 발굴이 과거를 알 수 있는 유일한 방법이라는 개념은 터무니없는 생각일 뿐이다(Zimmerman, 1994)."라고 언급하였다. 많은 인류학자는 영적으로 편향된 생각, 문화상대론자, 반과학적인 관점에 호의적이고 그들 중 일부는 객관적 진실은 절대 존재하지 않는다는 개념에 공감하기도 한다. NAGPRA의 법령은 일종의 "문화재 등록(cultural affiliation)"에 기초하며 관련학회와 잠재적인 반환 청구자에게 생물학부터 지리학, 민속, 구전에까지 이르는 모든 증거물의 우위에 따라 "문화재 등록"을 하도록 명하고 있다. 이것들이 어떻게 평가될까? "문화재 등록"이 되어버리면 유골들은 반환될 수도 있다. 그래서 유골과 영적인 연결을 느낀다는 개인에 의해 발생할 수 있는 잠재적인 청구에도 대응할 수 있도록 NAGPRA에 의해 기관에 보관 중인 유골 수집품이 공개되고 있다.

사람 유골의 발굴, 연구 그리고 재매장에 대한 논쟁은 케네윅 사건처럼 여전히 법정에서 계속 이어지고 있다(Gould, 2004). 다양한 측면에서 바라본 논쟁에 대한 모든 윤리적 고찰이 법에 반영되고 그러한 과정을 계속해서 거쳐나가기를 바란다. 하지만 법 제도를 벗어나서는 의사소통이 이와 같은 논쟁을 해결하기 위한 가장 효과적 방법이다. 전문적인 고고학자와 뼈전문가는 교육에 대해 큰 책임감을 가져야 하고, 논쟁에 참여하는 사람들은 과거가 아닌 현재의 서로에 대해 말하는 진행형의 대화를 해야 한다. 이 논쟁의 주제들은 공공교육과 체질인류학자를 대상으로 아메리카 또는 호주 원주민에 대한 장기간의 교육을 실시함으로써 진정될 것이다.

3) 미래

조그만 가정에서부터 인종에 이르기까지 사람들로 이루어진 집단이 그들 선조들의 유산을 잘 이해하고 평가할 때 그들의 현재와 미래에 대해 잘 대처할 수 있다. 골학 연구를 포함한 선사시대에 대한 연구는 그 유물을 완전히 공개하여도 큰 문제가 없다. 고고학적 정황에서 가장 안타까운 점은 유골에 대한 논쟁이 가끔 고고학자를 후손 그리고 친족들에 대해

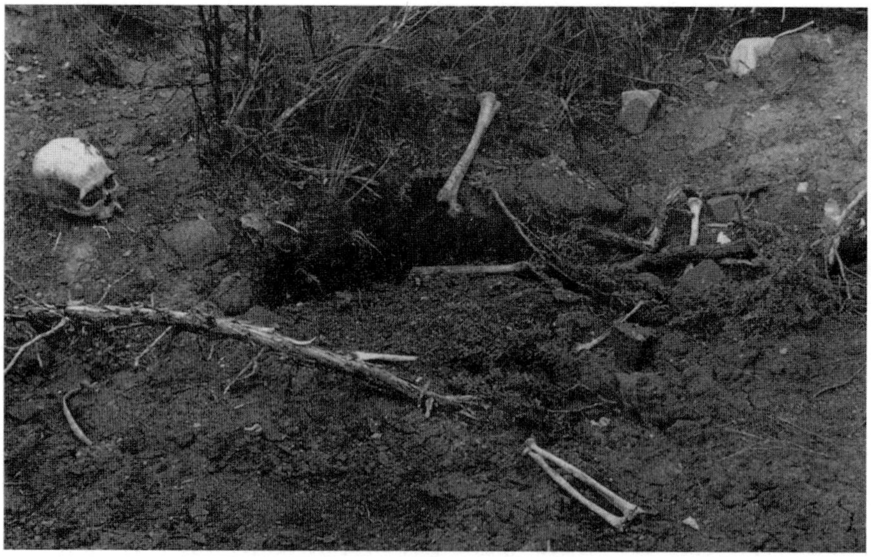

▶ 그림 3.3 *(위 및 다음 쪽의 사진)* **고고학적 정황에서 발견된 유골의 파괴 현장.**
아리조나(Arizona)주의 중앙에 위치하고 서기 1280~1425년 사이에 거대 부락이 있었던 누바크웨타카(Nuvakwewtaqa)의 발굴에서 찍은 두 장의 사진이 도굴의 증거를 보여줌. 도굴꾼들은 부장품을 찾으면서 유골들을 헤집어 놓았고 이로 인해 뼈들이 파괴되고 뼈들이 놓여 있던 원래의 정보들이 영원히 소실되었음. 고고학적 기록은 한번 훼손되면 재생 불가능하며 이러한 약탈에 의해 사라지게 됨. 이 사진은 Peter Pilles와 코코니노국유림(Coconino National Forest)의 허가를 받은 사진임.

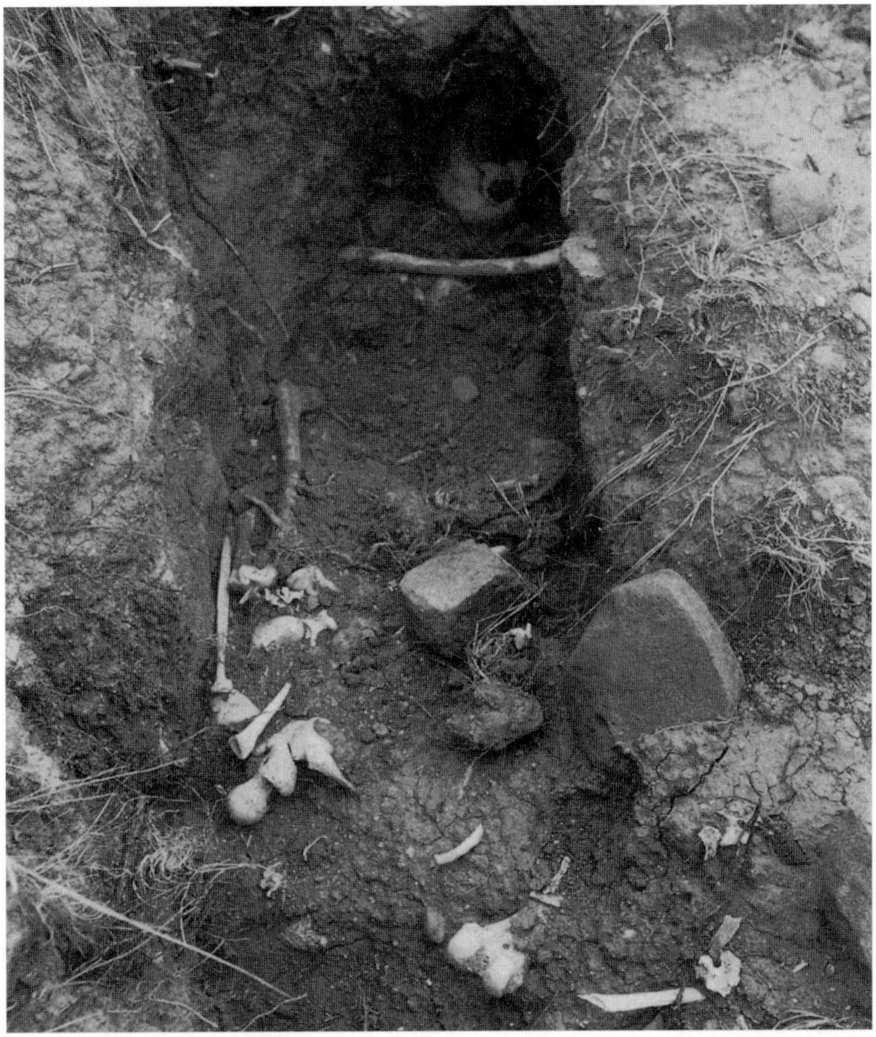

▶ 그림 3.3 (계속)

적대적인 사람으로 만드는 것이다. 이러한 상황은 개발자와 도굴꾼에 의해 북아메리카와 호주의 고고학적 유물들이 사라지던 시기에 발생했다(그림 3.3). 과거에 대한 유일한 기록이 사라지는 가운데 재매장에 대한 논쟁을 계속하는 것은 유물과 관련된 모든 사람에게 이롭지 못하다. 과학 단체와 원주민 모임은 유물들이 사라지기 전에 과거의 유산을 보호하는 데 총력을 기울여야 할 필요가 있다.

홍적세와 완신세의 유골 또한 사람과 관련된 화석이다. 이러한 화석들이 발견되는 지역들은 학문적 그리고 과학적 기반이 취약한 경우가 많아 그 지역을 식민화시켰던 나라로 이 화석을 보내 외국의 전문가에 의해 연구되고 때로는 외국의 박물관과 대학에서 전시되거나

기약 없이 보관되기도 하였다. 아프리카와 아시아의 식민지 통치권을 그 지역 사람들에게 양도하면서 이와 같은 상황이 종결되었고, 이 지역들에서 진행 중인 고대인류에 대한 연구를 지원하는 기구를 구성하고 인재를 양성하는 일에 관심을 가지면서 서서히 발전하고 있다. 특히 아프리카의 경우 초기 학자들이 연구 기반을 조성하는 데 크게 기여함으로써 이를 바탕으로 세계 수준의 연구를 수행하고 있다. 선진국의 외국인에 의해 화석을 도굴해가거나 착취하는 사례들도 있지만 아프리카와 아시아에서 자국의 학자와 국외의 학자들 사이의 국제적 공동연구가 진행되기도 한다.

다른 나라에서 연구를 수행하는 데 관심이 있는 뼈전문가는 연구 초기에 그 나라의 정부 관리자와 관련 학자에게 공개적인 연락을 반드시 취해야 한다. 중단 없이 생산적인 연구를 수행할 수 있는 연구환경을 보장받기 위해서는 협력관계를 잘 유지해야 한다.

Chapter

04

뼈의 생물학 및 변이

결합조직(connective tissue) 및 구성요소로서의 뼈를 다음과 같이 몇 가지 범주로 나누어 설명할 수 있다. 여러 사람의 뼈대에서 얻은 정보를 재구성하면 **집단생물학(population biology)**이 된다(19장 참조). 하나의 뼈대를 이루는 각 뼈에 대한 정보를 종합하면 개체의 생물학적 소견을 밝혀낼 수 있다(17, 19장 참조). 이러한 모든 내용은 사람뼈대를 이루고 있는 각 **뼈부위(bony element)**의 해부학적 식별을 기본 전제로 하고 있으며, 이와 관련된 자세한 내용은 7장부터 16장까지 기술되어 있다. 사람의 뼈대에 대한 개별적인 사항을 다루기 전에 뼈의 생물학적 특성을 짚어볼 필요가 있으며, 따라서 이 장은 뒤에 언급할 각론에 대한 중요한 디딤돌에 해당한다.

뼈가 가지고 있는 조직 및 장기로서의 다양한 기능을 주의 깊게 살펴볼 필요가 있다. 뼈는 **근육뼈대계통(musculoskeletal system)**의 필수기능인 역학과 직접적인 관련이 있다. 근육과 힘줄(tendon) 및 인대(ligament) 등의 물렁조직(soft tissue)을 보호하고 지지하며, 근육의 수축을 통해 운동이 일어날 수 있는 지렛대로서 작용한다. 뼈는 생리학적으로도 중요한 기능을 담당하고 있는데, 혈액세포(blood cell)를 생산하고 지방(fat)을 축적하며 혈액응고와 근육 수축에 필수적인 칼슘(calcium)과 같은 전해질의 저장소이다. 뼈조직은 이와 같은 다양한 역학적 및 생리학적 기능을 수행하기에 적합한 맨눈구조 및 현미경구조로 이루어져 있으며, 이 장에서 그 내용을 살펴보게 될 것이다. 뼈는 개체발생(ontogeny) 동안 뼈세포에 의해 그 모양이 재형성되는 역동적인 조직이다. 이로 인해 살아있는 동안에도 뼈의 **형태(morphology)**는 계속 변한다. 한 개체 내에서뿐만 아니라 개체 사이에서도 뼈 및 치아의 모양과 크기가 서로 다르다. 분자, 세포, 조직 등의 수준에서 뼈생물학을 이야기하기 전에 모든 생물학적 구조의 다양성을 살펴볼 필요가 있으며, 이를 변이(variation)라고 한다. 사람뼈대에 대한 작업을 수행할 때 뼈 및 치아의 변이를 이해하는 것은 매우 중요하다.

1 변이

여러 인구집단에서 무작위로 남녀 각각 50명을 선별한 다음 신체적 특징을 통해 이들을 서로 식별해내는 일은 크게 어렵지 않다. 변이를 통해 인구집단을 분류할 수 있고, 쉽게 구별하기 어려운 일란성 쌍둥이를 가려낼 수도 있다. 이는 다른 종과 마찬가지로 인류도 사람마다 다른 변이를 가지고 있기 때문이다. 이러한 변이는 뼈나 치아에도 존재한다.

친구들을 서로 구별하기 위해서 우리는 변이를 인지하는 능력을 사용한다. 신체적 특징에 변이가 없다면 집단이나 개체를 구별하는 것이 불가능할 것이다. 인지할 때 사용하는 물렁조직의 변이는 이미 물려받은 자연적인 형태이다. 그러나 아주 묘하게도 골학을 배우는 학생들은 뼈와 같은 경조직(hard tissue)의 변이는 잘 인지하지 못한다. 사람의 뼈 및 치아의 모양과 크기는 매우 다양하며, 이러한 변이에 대한 분석은 초보자나 전문가 모두에게 도전의 대상이 되는 과제이다.

사람의 뼈대에 변이를 유발하는 인자는 크게 네 가지가 있다. 첫째 인자는 **개체발생(ontogeny)** 또는 성장(growth)이다. 태아(fetus)에서 성인으로 성장하면서 변화하는 뼈의 모양과 크기가 가장 대표적인 변이인 것이다. 이러한 변이를 이용하여 뼈전문가는 뼈를 보고 사망 당시의 나이를 추정할 수도 있다.

뼈대에 변이를 일으키는 둘째 인자는 성별이다. 사람은 일반적으로 성별에 따라 몸집의 크기가 다른 **남녀차이(sexually dimorphism)**를 가지고 있는데, 뼈대에서도 여성의 뼈 및 치아가 남성의 것보다 상대적으로 작은 차이를 확인할 수 있다. 이러한 크기에 대한 변이는 모양에 대한 변이도 함께 동반하기 때문에 이를 이용하여 선사시대뿐만 아니라 현대인의 뼈에서 성별을 구별할 수 있다(19장 참조).

변이를 일으키는 셋째 인자는 **지리적(geographic)** 또는 **인구집단(population)**에 따른 차이이다. 서로 다른 인구집단에 따라 다양한 뼈 및 치아의 변이가 존재한다. 이러한 변이를 이용하여 흔히 인종이라 불리는 뼈대의 지리적 정보를 얻을 수 있다(19장 참조).

마지막으로 나이, 성별, 인구집단이 같은 사람들끼리도 해부학적 구조에는 많은 차이가 존재한다. 일란성 쌍둥이를 제외하고 겉모습의 크기나 모양이 똑같은 사람은 아무도 없다. 뼈대도 예외는 아니어서 나이, 성별, 인구집단이 같은 뼈에서 정상적인 변이를 볼 수 있으며, 이를 **개체특이(idiosyncratic)**에 의한 변이라고 한다. 이러한 변이는 그 범주가 매우 방대함에도 불구하고 쉽게 지나치는 경우가 많다. 그림 4.1은 발목뼈(tarsal bone)의 하나인 목말뼈(talus)를 대상으로 개체발생, 성별, 개체특이에 따른 형태의 변이를 나타낸 것이다.

뼈화석에 대한 분류가 너무 세밀한 경향이 있는데, 이는 뼈대의 정상적인 변이를 제대로 인식하지 못하거나 분류학(taxonomy)의 기본 개념을 잘 이해하지 못한 채 수행되었기 때문이다. 가계도(family tree)로 정리해보면 잘못된 종(species)과 속(genus)이 서로 의미 없이 연결되어 있는 것을 보게 된다. 현존하는 종에서 볼 수 있는 정상 변이가 발견되었을 경우에는 이를 따로 분류할 것이 아니라 과거에 살았던 종의 한 변이로서 분류해야 한다. 이 때문에 현대인의 정상 변이를 잘 모르는 뼈전문가가 고대인에서 비슷한 변이를 보게 되면 서로 다른 종으로 착각하게 된다. 이러한 실수를 하지 않기 위해서 고생물학자(paleontologist)는 고릴라나 침팬지 등의 대형 유인원뿐만 아니라 현대인의 뼈에 대한 정상 변이를 반드시 숙지하고 있어야 한다. 그러기 위해서 서로 다른 나이의 뼈대를 통해 개체발생에 따른 모양과 크기의 변화를 습득할 필요가 있다. 과거에 서로 다른 기원을 가지는 것으로 확인된 성인 뼈대에서 정상 변이를 판정하려면 그 전에 성별이 다른 다양한 사람의 뼈대를 먼저 관찰해야 한다. 그림 4.1부터 4.4까지는 캘리포니아 선사시대의 뼈모음에서 선별한 남녀 뼈들의 크기 및 모양에 대 한 변이를 나타낸 것이다.

형태학적 변이의 실체를 밝히려는 노력이 **유형학(typology)**을 만들어냈는데, 이는 종을 대표할 수 있는 하나의 개체를 선택하고자 하는 학문으로서 실제로 사람의 골학(osteology)과 진화(evolution)를 이해하는 데에는 그리 적합하지 않은 학문이다. 그럼에도 불구하고 뼈의 해부학 및 식별에 대한 기본 개념을 얻기 위해서는 종종 이를 이용할 필요가 있으며, 따라서 이 책의 7장부터 16장까지 각 뼈에 대한 대표적인 사진을 골라 제시하였다. 그러나 절대로 그 형태가 전형적인 뼈의 모습은 아니다. 이 세상에 "전형적인" 사람은 존재하지 않기 때문이다. 이 책에 크기와 모양이 다른 다양한 변이의 뼈사진을 실어 놓았으며, 이를 통해 생물학적 구조의 변이가 정상이라는 것을 인지하기 바란다.

(위) **개체특이변이(idiosyncratic variation).** 성인 남녀 50명의 뼈대에서 골라낸 6개의 남성 목말뼈. 뼈의 전체 윤곽뿐만 아니라 각 부분 및 여러 표지점의 크기 및 모양에 대한 변이가 존재하는 것을 확인할 수 있음.

(중간) **성별변이(sex variation).** 성인 남녀 50명의 뼈대에서 무작위로 골라낸 3개의 여성 목말뼈(왼쪽)와 3개의 남성 목말뼈(오른쪽). 영장류의 관점에서 볼 때 호모사피엔스(Homo Sapiens)는 고릴라보다 남녀차이(sexual dimorphism)가 작고 침팬지보다는 그 차이가 뚜렷한 중간 정도의 변이를 나타냄. 사람뼈의 남녀차이에 대한 자세한 내용은 19장 참조.

(아래) **개체발생변이(ontogenetic variation).** 제일 왼쪽에 있는 것은 신생아의 목말뼈임. 그 다음 각각 1.5세, 6세, 10세, 12세, 18세의 목말뼈로서 개체발생에 따른 뼈의 크기 및 모양의 변화를 확인할 수 있음.

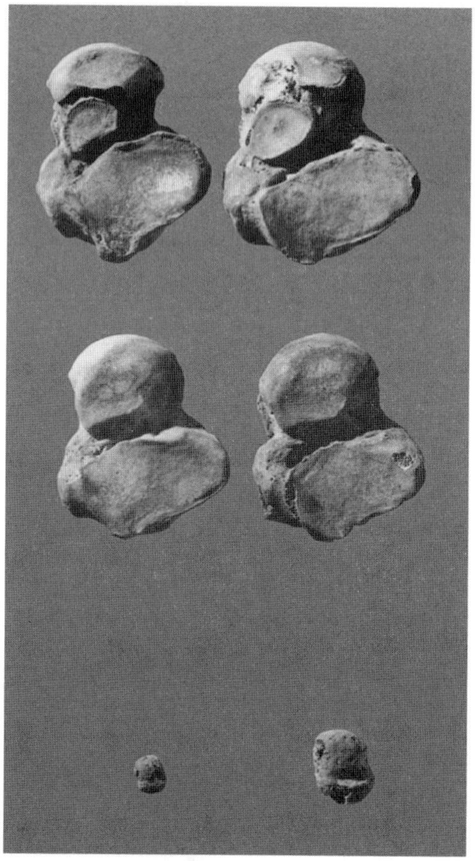

▶ 그림 4.1 *(위 및 다음 쪽)* **발목뼈의 하나인 목말뼈(talus)에 대한 정상변이(normal variation).**
목말 뼈를 아래에서 바라본 모습이며, 각 뼈의 앞면은 책의 위쪽을 향함. 각 목말뼈는 선사시대 캘리포니아인들의 뼈대에서 수습한 서로 다른 개체의 것으로서 나이, 성별, 개체특이(idiosyncrasy)에 따른 뼈의 변이를 쉽게 살펴볼 수 있음. 오른쪽 맨 위에 있는 것만 제외하고 모두 왼쪽 목말뼈임. 실제 크기의 1/2.

2 뼈의 특징

뼈는 존재하는 생물학적 물질 중에서 가장 강하다. 몸의 여러 조직을 지지하며 체중을 전달한다. 사람은 달릴 때 몸무게의 다섯 배에 이르는 힘을 무릎관절을 통해 뼈로 전달한다. 이러한 강도에도 불구하고 뼈는 매우 가벼운 물질이다. 사람의 뼈대는 전체 몸무게의 20% 정도에 지나지 않지만 몸무게의 네다섯 배 이상을 버티는 강철과 같은 강도를 가지고 있다. 그러나 강철과 달리 뼈는 아교질(collagen)이라는 단백질과 수산화인회석

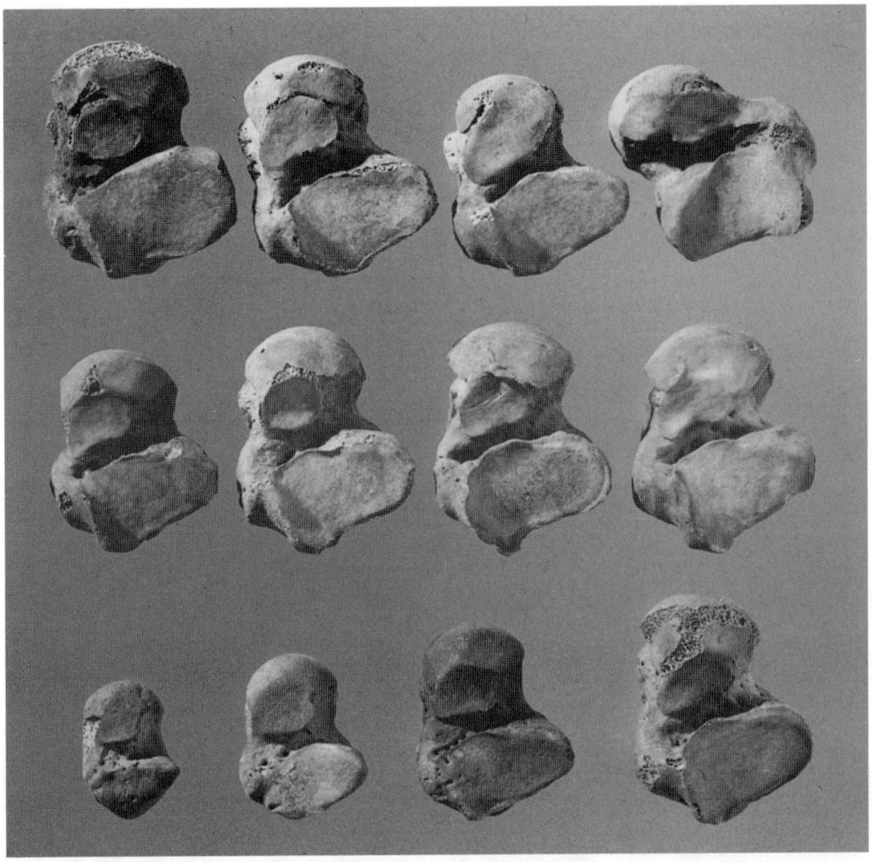

(hydroxyapatite)이라는 무기질로 이루어진 **복합물(composite material)**로서 외부 자극에 의해 치유되고 재형성되는 살아있는 조직이다. 조직 및 장기로서의 뼈가 가지고 있는 물리적, 기하학적, 역학적 특성에 대한 자세한 내용은 Burr(1980) 및 Currey(1984, 2002)의 문헌을 참고하기 바란다.

3 뼈와 근육뼈대계통

근육뼈대계통(musculoskeletal system)이란 뼈 및 뼈를 움직이는 **근육(muscle)**을 총괄하여 일컫는 해부학용어이다. 서로 다른 두 뼈가 만나는 곳을 관절(joint)이라고 하며, 각 뼈는 **인대(ligament)**와 **연골(cartilage)**을 통해 서로 연결되어 하나의 뼈대(skeleton)를 이룬다. 연골은 질기고 치밀한 조직이나 탄성과 압축성을 모두 지니고 있는 결합조직이다. 근

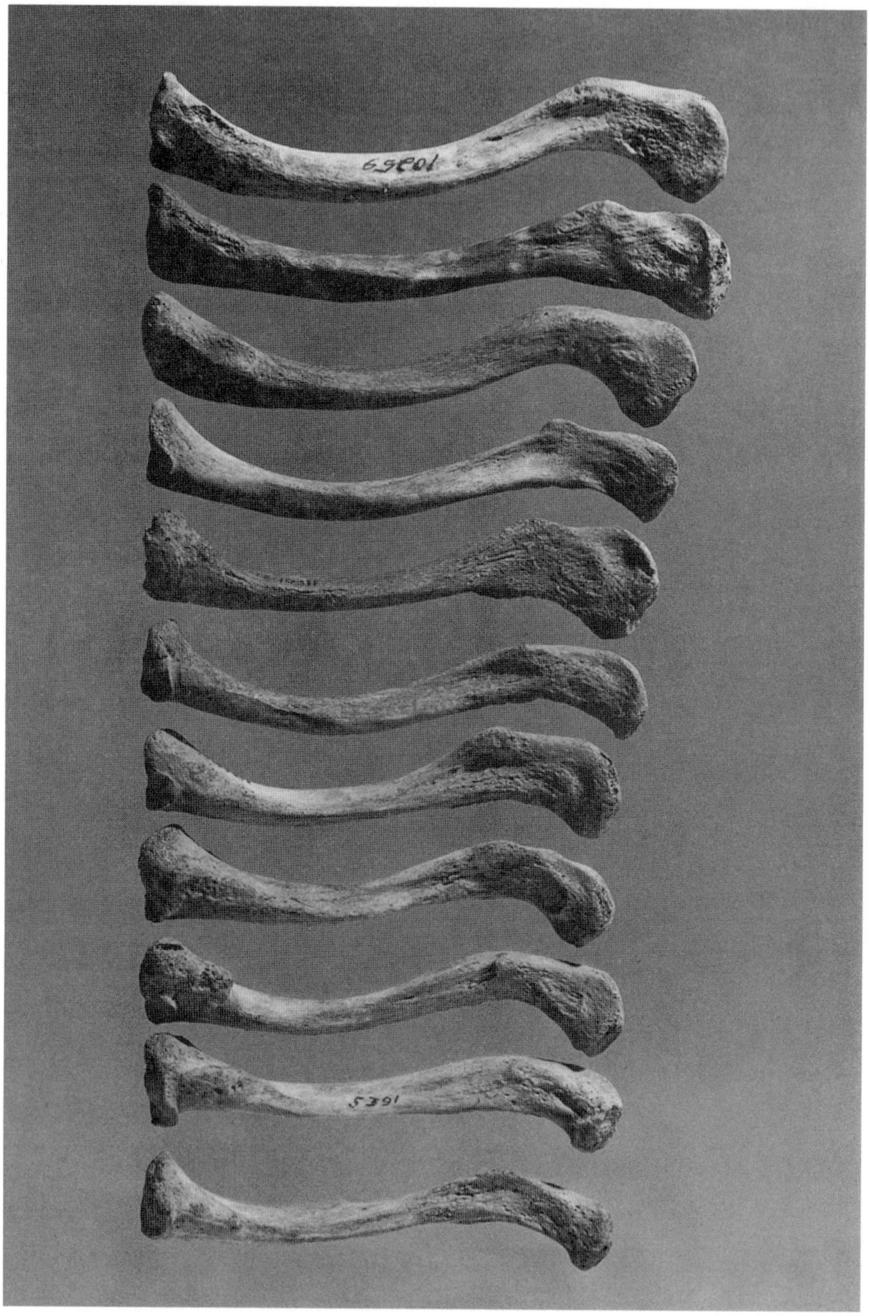

▶ 그림 4.2 **선사시대 캘리포니아인 80명의 뼈대에서 골라낸 정상 성인의 빗장뼈(clavicle).**
뼈 전체의 크기와 모양 및 뼈 표면의 형태학적 특징이 다양하게 나타나는 것을 확인할 수 있음. 이러한 변이는 같은 나이 및 성별의 뼈대에서도 흔히 발견됨. 오른쪽 빗장뼈를 아래에서 바라본 모습이며, 각 뼈의 가쪽은 책의 오른쪽을 향함. 실제 크기의 1/2.

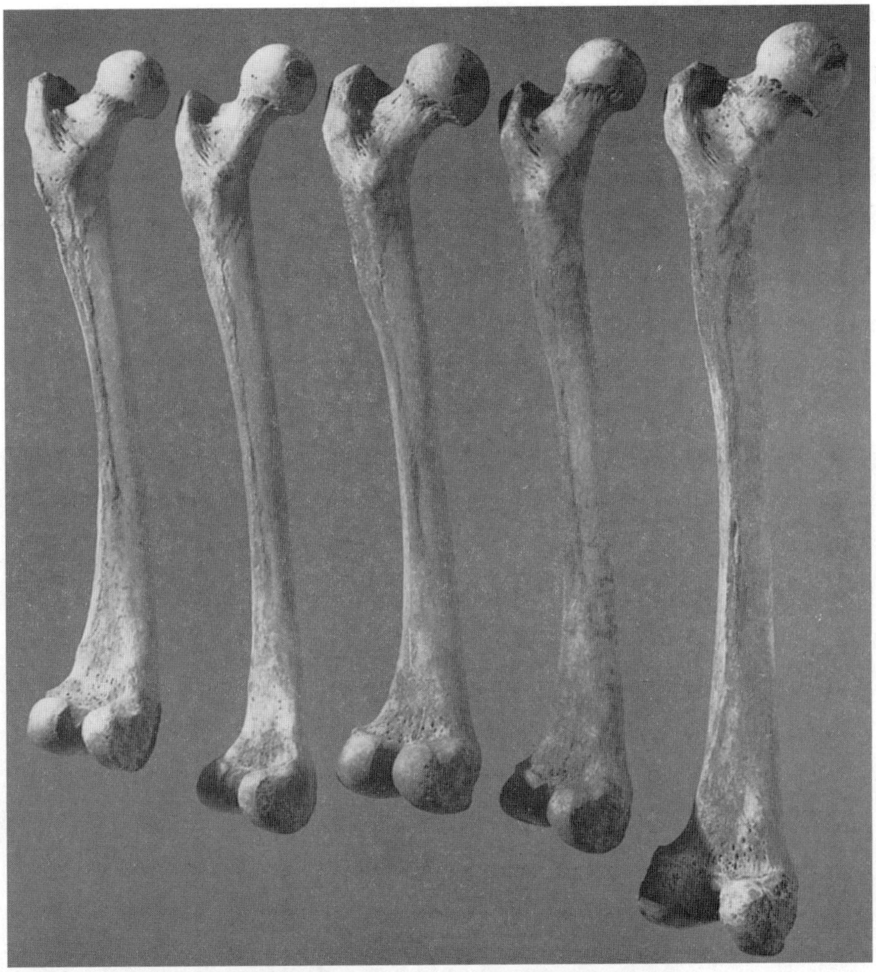

▶ 그림 4.3 **선사시대 캘리포니아인 100명의 뼈대에서 골라낸 정상 성인의 넙다리뼈(femur).**
뼈의 크기, 질감, 근육부착에 의한 돌기, 부분의 비율 및 각도 등에 대한 변이를 살펴볼 수 있음. 왼쪽 넙다리뼈를 뒤에서 바라본 모습이며, 각 뼈의 윗면은 책의 위쪽을 향함. 실제 크기의 1/3.

육이나 치밀한 형태의 아교섬유다발인 **힘줄(tendon)**을 통해 뼈를 움직일 수 있다. 관절면(articular surface)의 모양 및 관절에 붙은 인대가 관절의 운동을 조절하고 제한한다(그림 4.5).

윤활관절(synovial joint)은 자유로운 운동이 일어나는 관절로서 엉덩관절(hip joint), 팔꿉관절(elbow joint), 무릎관절(knee joint) 등이 있다. 윤활관절의 관절면에는 약 1~5mm 두께의 얇고 매끄러운 **유리연골(hyaline cartilage)**이 덮여 있는데, 이를 관절연골(articular cartilage)이라고 한다. 윤활막(synovial membrane)으로 둘러싸여 있는 뼈 사이의 공간을 **관절안(joint cavity)**이라고 하며, 윤활막은 달걀의 흰자위와 같은 성상의 **윤활액(synovial**

fluid)을 만들어낸다. 관절안에 채워져 있는 윤활액은 관절의 연골세포에 영양분을 공급한다. 뼈막(periosteum)과 연결되어 있는 인대가 섬유막 및 윤활막으로 이루어진 **관절주머니(joint capsule)**를 보강한다(4.4절 참조). 관절면의 유리 연골 및 윤활액은 부드러운 운동이 일어나게 하고 마찰을 감소시킴으로써 윤활관절의 내구성 향상에 기여한다.

윤활관절은 관절면의 모양에 따라 다음과 같이 분류할 수 있다. 골반(pelvis)에 있는 절구(acetabulum)와 반구형의 넙다리뼈머리(head of femur)가 만나는 엉덩관절은 **절구관절(ball-and-socket joint, spheroidal joint)**이다. 이러한 형태의 관절은 다양한 축의 운동을 일

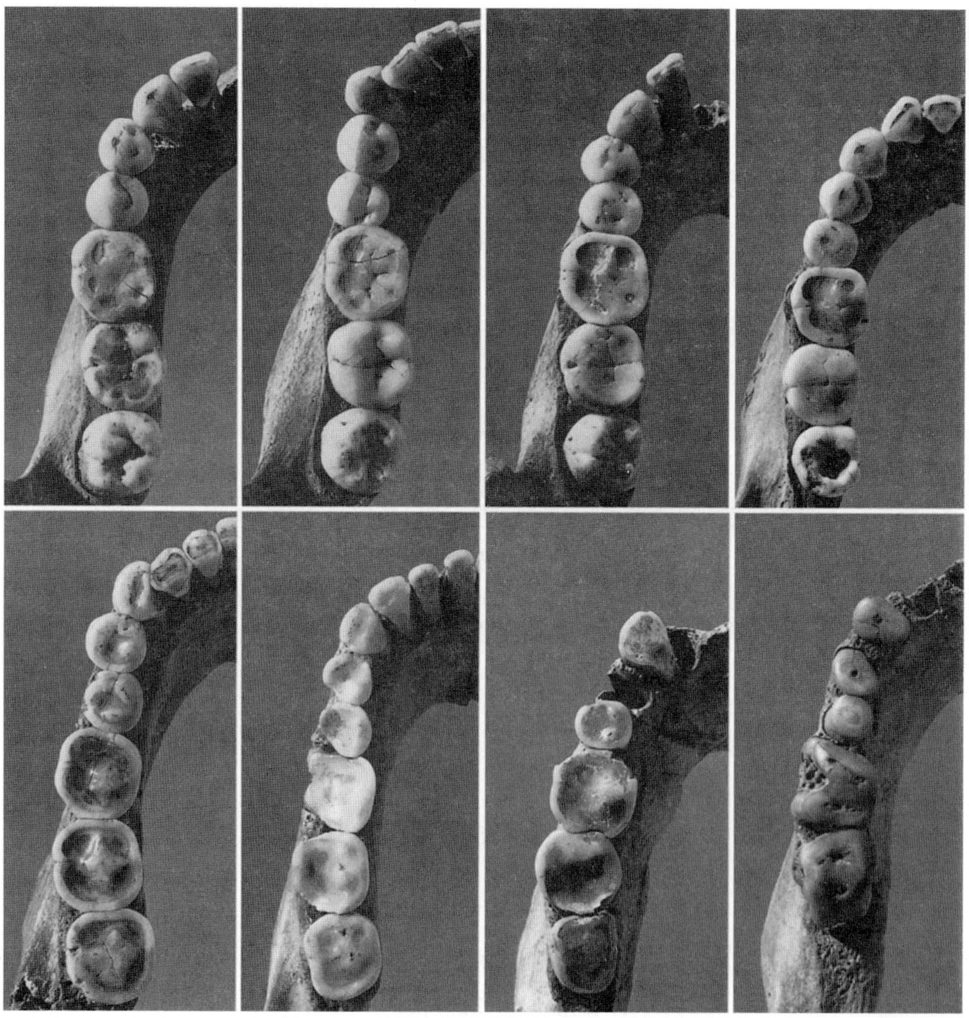

▶ 그림 4.4 **나이와 성별 및 개체특이(idiosyncrasy)에 따른 치아의 변이.**
선사시대 캘리포니아인 60명의 뼈대에서 골라낸 치열(dentition)임. 각 치아의 크기와 모양 및 마모(wear) 정도에 대한 변이뿐만 아니라 치열의 굽이 및 길이에 대한 다양한 변이를 살펴볼 수 있음.

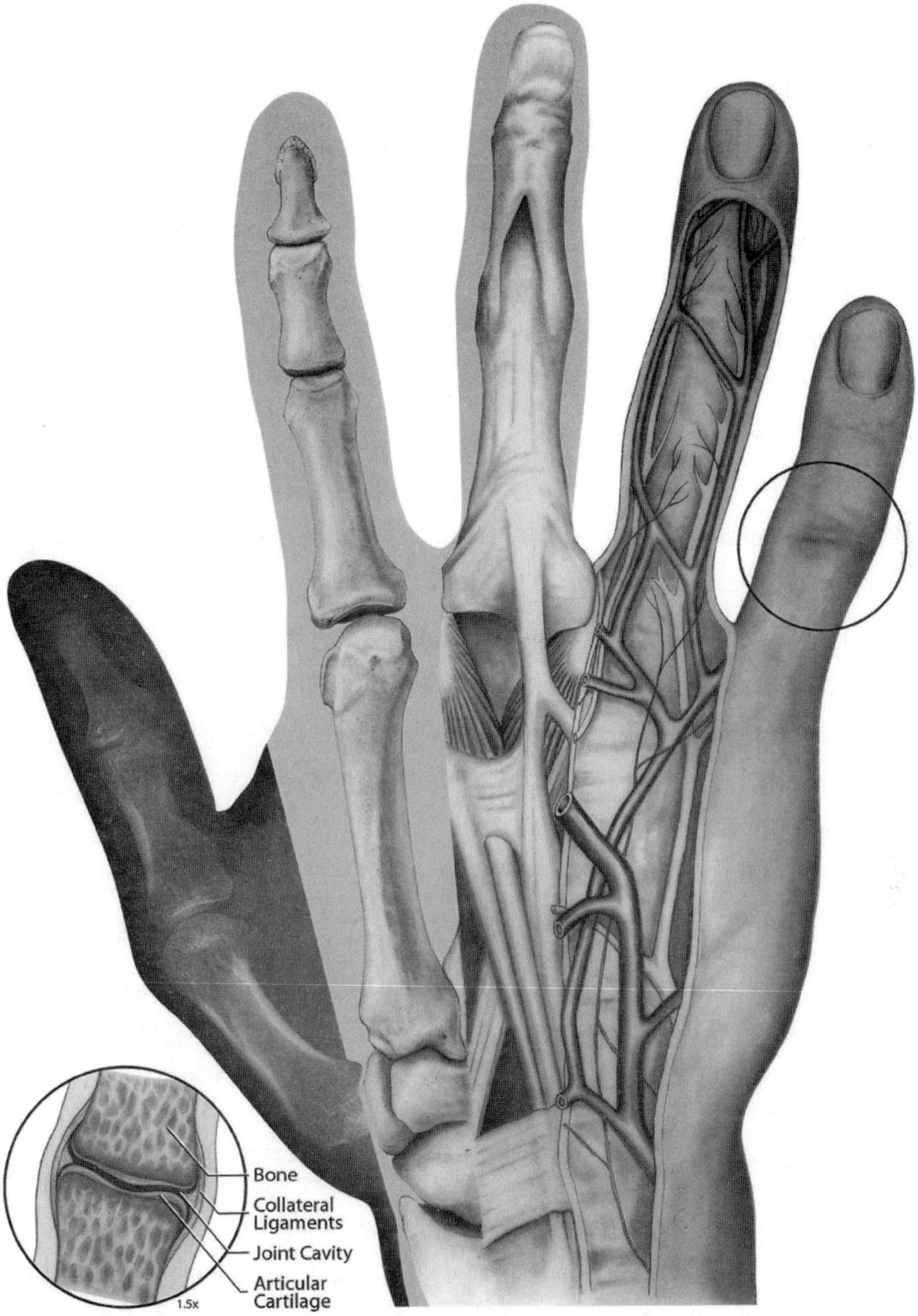

▶ 그림 4.5 **사람의 오른쪽 손목과 손등.**
엄지손가락은 방사선촬영을 하였고, 가운데손가락과 반지손가락은 해부를 하였으며, 새끼손가락은 세로절단하였음. 뼈는 피부, 신경, 혈관, 근육, 인대, 힘줄, 관절연골 등의 물렁조직 속에 놓여 있음. 뼈의 형태를 평가할 때 이러한 물렁조직이나 속 구조와의 관계를 항상 고려해야 함.

으킬 수 있다. 팔꿉관절과 무릎관절은 운동의 축이 하나인 **경첩관절(hinge joint)**이다. 엄지손가락(thumb)의 손목손허리관절(carpometacarpal joint)은 운동의 축이 두 개인 **안장관절(saddle-shaped joint, sellar joint)**이다. 손목(wrist)이나 발바닥활(arch of foot)을 이루는 관절은 서로 미끄러지는 운동이 일어나는 **평면관절(planar joint)**이다.

운동성이 뛰어난 윤활관절은 근육뼈대계통에서 볼 수 있는 관절의 대부분을 차지하지만, 이 밖에도 우리 몸에는 다른 종류로서 연골관절(cartilaginous joint) 및 섬유관절(fibrous joint)이 존재한다. 연골을 통해 뼈가 연결되어 있는 연골관절을 **유리연골결합(synchondrosis)**이라고 하며, 매우 제한된 운동이 일어난다. 발생 중의 뼈에서 나타나는 성장판이 일시적 연골관절에 해당한다. 몇몇 관절은 성인이 된 후에도 남아있는데, 갈비뼈(rib)와 복장뼈(sternum) 사이의 관절이 연골관절에 해당한다. **섬유연골결합(symphysis)**은 관절면에 덮여있는 유리연골 사이에 섬유조직이 끼워져있는 형태의 연골관절을 일컫는다. **인대결합(syndesmosis)**은 치밀한 섬유조직이 막이나 인대의 형태로 두 뼈를 연결하는 질기고 팽팽한 섬유관절의 하나이다. 발목 위에 있는 정강뼈(tibia)와 종아리뼈(fibula) 사이의 관절이 여기에 해당한다. **머리봉합(cranial suture)**은 온머리뼈(skull)에 있는 섬유관절의 한 종류로서 톱니 모양으로 밀접하게 맞물린 관절면 사이에 얇은 섬유조직이 들어있다. 치아뿌리(root of teeth)와 치아확(dental alveolus) 사이의 관절인 **못박이관절(gomphosis)**도 섬유관절의 하나에 해당한다. 어떤 종류의 관절이던지 관절을 이루는 두 뼈가 서로 맞붙은 것을 **뼈융합(synostosis)**이라고 한다.

뼈의 운동은 대부분 윤활관절에서 일어난다. 관절을 가로질러 부착한 근육의 수축에 의하여 운동이 일어나는 것이다. 근육은 대개 서로 다른 두 개의 뼈에 부착되어 있지만 그 이상의 뼈에 부착되어 있을 수도 있다. 대부분의 근육은 **힘줄(tendon)**의 형태로 뼈에 붙는다. 한편 아교섬유다발인 **인대(ligament)**는 끈이나 다발 또는 막의 형태로 관절 주변의 뼈에 붙어있다. 인대는 장력에 저항하여 관절을 강화시키고, 관절의 기능에 적합하도록 운동의 범위를 제한한다.

근육의 부착 부위는 관습적으로 다음의 두 가지 용어를 사용한다. 근육이 수축하는 동안 상대적으로 안정된 부착 부위를 **이는곳(origin)**이라고 한다. 참고로 이는곳은 대개 몸통의 가까운 곳에 위치한다. 근육이 수축할 때 움직이는 부착 부위를 **닿는곳(insertion)**이라고 한다. 예를 들어 손가락을 굽히는 근육은 아래팔(forearm)의 앞면에서 일어나 손가락뼈(phalanx)의 손바닥면에 닿는다. 근육수축에 의한 운동은 대개 상호관계로 일어나는데, 팔꿉관절의 경우 서로 다른 근육이 각각 **굽힘(flexion)**과 **폄(extension)**을 담당하여 상반되는 운동이 일어날 수 있도록 한다. 이러한 근육들을 **대항근(antagonist)**이라고 한다. 근육의 주된 작용에 따라 근육을 기술하기도 하는데, 이와 관련하여 사람뼈를 움직이는 주요 근육들의 이는곳과 닿는곳을 7~16장에서 살펴볼 수 있다. 사람의 손과 팔에 대한 근육뼈대계통의 기초 지식은 다음과 같다. 주먹을 쥐었다 폈다 하면 아래팔에 있는 근육의 수축을 쉽게 만져볼 수 있는데, 이 근육들의 힘줄이 운동을 일으키는 것이며 그 힘줄의 주행을 손목의 앞뒤에서 확인해볼 수 있다. 예를 들어 *손가락폄근(extensor digitorum)*은 아래팔의 뒷면에서 일어나 네 개의 힘줄로 갈라진 다음 손목을 지나 각각의 손가락에 닿으며, 이 힘줄을 통해 네 손가락을 펼 수 있는 것이다.

4 뼈의 맨눈해부학

다양한 모양의 사람뼈를 해부학적으로 분류하는 것이 어려울 수도 있겠지만 비슷한 형태를 가지고 있는 뼈끼리 묶어 몇 가지 범주로 나눌 수 있다. 길쭉한 몸통이 있고 양쪽 끝이 퍼진 형태를 긴뼈(long bone)라고 하는데, 팔다리뼈 및 대부분의 손발뼈가 여기에 해당한다(그림 4.6). 머리덮개뼈(calvaria), 어깨뼈(scapula), 골반뼈(pelvic bone), 갈비뼈(rib) 등은 납작뼈(flat bone)로 분류하고, 발목뼈(tarsal bone)와 손목뼈(carpal bone)는 짧은뼈(short bone)로 분류하며, 척추뼈(vertebra) 등은 불규칙뼈(irregular bone)로 분류한다. 뼈는 이처럼 겉모습만 다를 뿐 뼈를 구성하는 맨눈구조나 현미경구조는 모두 똑같다.

맨눈해부학(gross anatomy)의 관점에서 성인의 뼈는 **치밀뼈(compact bone)**와 **해면뼈(spongy bone, cancellous bone)**로 나누어볼 수 있다. 뼈몸통의 벽과 겉면을 구성하는 단단하고 치밀한 뼈를 치밀뼈 또는 **겉질뼈(cortical bone)**라고 한다. 관절에 있는 치밀뼈는 연골로 덮여있는데, 이 부분을 **연골밑뼈(subchondral bone)**라고 한다. 연골밑뼈는 다른 치밀뼈와 달리 부드럽고 윤이 나며 뒤에서 설명할 하버스계통(Haversian system)이 덜 발달되어 있다.

해면뼈는 가볍고 구멍이 많은 벌집 모양의 구조이다. 힘줄이 붙는 융기(protuberance)의 밑이나 척추뼈몸통(vertebral body), 긴뼈의 양쪽 끝, 짧은뼈(short bone), 납작뼈의 중심 등에서 쉽게 찾아볼 수 있다. 해면뼈는 얇은 **잔기둥(trabeculae)**으로 이루어져 있기 때문에 다른 영어로 **trabecular bone**이라고도 한다. 치밀뼈조직과 해면뼈조직의 분자 및 세포 구성은 서로 같지만 맨눈으로 보았을 때 구멍의 양이 적고 많음에 그 차이가 있을 뿐이다.

성장 중인 뼈의 해면뼈에는 **적색골수(red marrow)**가 들어있는데, 이 조직은 적혈구와 백혈구 및 혈소판 등의 혈액세포를 만드는 **조혈세포(hematopoietic cell)**로 이루어져 있다.

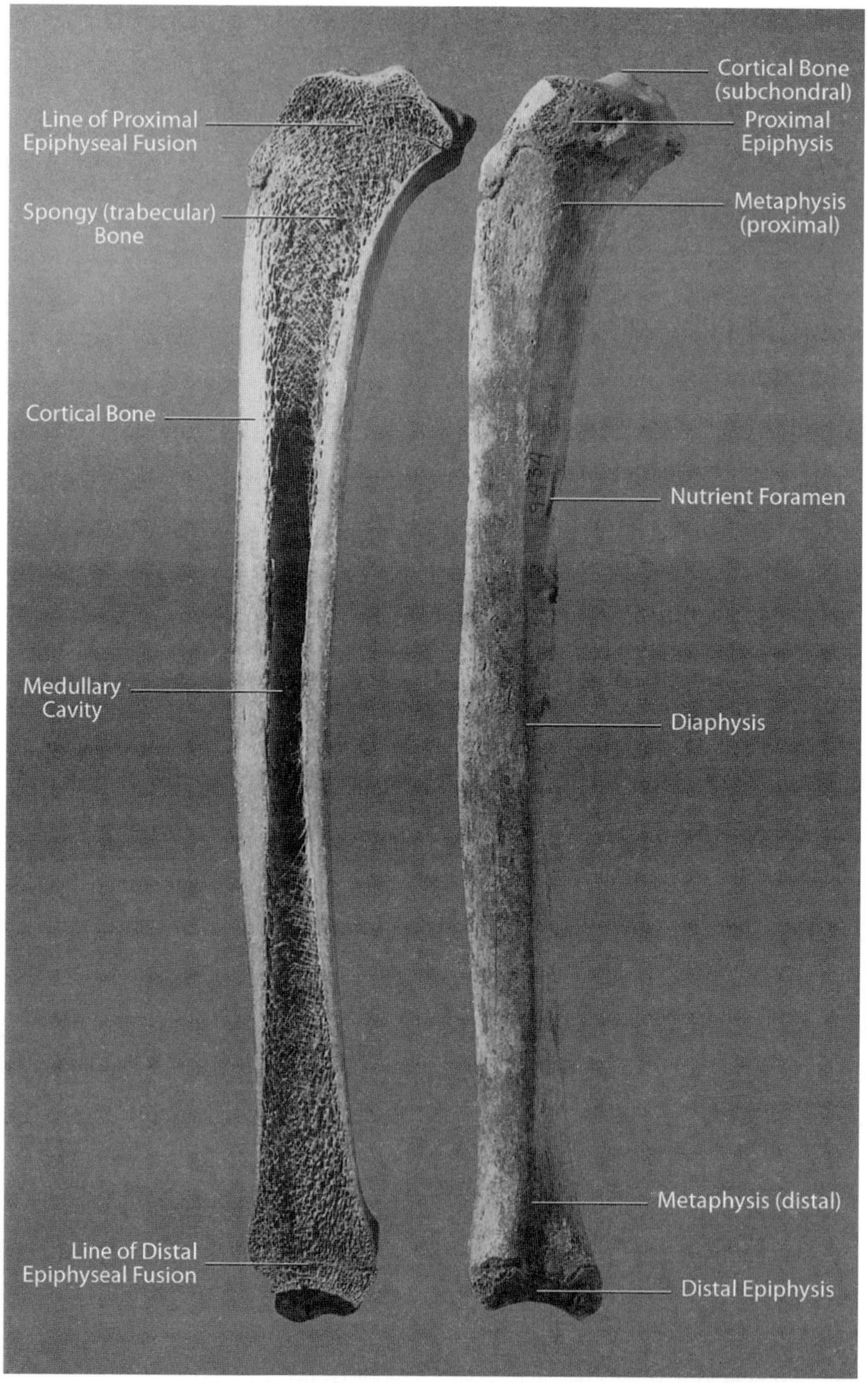

▶ 그림 4.6 **긴뼈의 맨눈구조를 볼 수 있도록 세로절단한 사람의 왼쪽 정강뼈(tibia).**
치밀뼈와 해면뼈를 살펴볼 수 있음. 실제 크기의 1/2.

지방세포로 이루어진 **황색골수(yellow marrow)**는 주로 긴뼈몸통(shaft of long bone)의 치밀뼈로 둘러싸인 **골수공간(medullary cavity)**에 들어있다. 대부분의 긴뼈에 있는 적색골수는 성장하면서 점차 황색골수로 바뀐다. 이상과 같이 혈액세포를 만들고 지방을 축적하는 기능 외에 뼈는 칼슘저장소로서의 역할도 맡고 있다.

긴뼈의 경우는 성장과정 중에 나타나는 뼈되기중심(ossification center, 4.7절 참조)에 대하여 언급할 필요가 있다. 긴뼈의 양쪽 끝부분을 **뼈끝(epiphysis)**이라고 하는데, 이차뼈되기중심(secondary ossification center)이 일어나는 곳이며, 뼈끝에 있는 관절면은 관절의 일부분을 구성하게 된다. 긴뼈의 몸통은 **뼈몸통(diaphysis)**이라고 하며 일차뼈되기중심(primary ossification center)이 일어나는 곳이다. 뼈몸통이 뼈끝으로 이행하며 넓어지는 부분을 **뼈몸통끝(metaphysis)**이라고 한다. 이와 같은 뼈의 각 부분을 확인하기에 좋은 곳이 바로 무릎(knee)인데, 무릎관절을 형성하는 넙다리뼈(femur)의 먼쪽에서 뼈끝과 뼈몸통끝이 융합되어 있는 것을 확인할 수 있다.

살아있는 동안의 뼈는 얇은 조직인 뼈막(periosteum)에 둘러싸여 있다. 마른뼈(dry bone)에서는 이 조직을 볼 수 없으나 살아있는 동안에는 연골을 제외한 모든 뼈에 뼈막이 둘러싸여 있다. 뼈막은 질기고 혈관이 풍부한 막의 형태로서 뼈에 영양분을 공급한다. 뼈막의 일부 얇은 섬유가 뼈의 겉면을 뚫고 들어가 뼈막을 뼈에 붙여주고, 힘줄과 뼈막이 서로 얽히면서 근육을 뼈에 부착시킨다. 뼈의 속면은 불분명한 형태의 세포막인 **뼈속막(endosteum)**으로 덮여있다. 뼈막과 뼈속막은 모두 **뼈형성조직(osteogenic tissue)**으로서, 성장기 때 활발하게 활동하는 뼈형성세포(bone-forming cell)가 많이 있다. 성인이 되면서 뼈형성세포의 수는 줄어드나 활동 가능성은 여전히 잠재되어 있다. 뼈막이 외상을 입으면 뼈형성세포가 자극되어 뼈를 만들어낸다.

5 뼈의 분자구조

뼈의 맨눈구조에서 한층 더 깊이 들어가 세포 수준에서의 분자구조(molecular structure)를 살펴보고자 한다. 포유동물의 뼈는 그 모양이 달라도 뼈를 이루는 조직의 분자구조는 모두 똑같다. 유리섬유와 같이 생긴 뼈조직은 두 종류의 물질로 구성되어 있는데, 하나는 **아교질(collagen)**이라고 알려진 큰 단백질 분자로서 뼈에 있는 유기질 성분의 90%를 차지한다. 아교질은 몸에 있는 가장 흔한 단백질인데, 뼈에서는 아교질 분자가 서로 꼬인 형태의 유연한 탄력섬유(elastic fiber)를 형성하는 데 기여한다. 둘째 성분은 아교질 사이를 채우고 있는 무기질인 **수산화인회석(hydroxyapatite)**으로서 성숙한 뼈의 아교질을 단단하게 만드는 역할을 한다. 인산칼슘(calcium phosphate)의 결정 형태인 수산화인회석이 아교바탕질(collagen matrix)에 스며들어 있는 것이다. 이처럼 뼈는 단백질과 무기질로 짠 천과 같은 형태의 조직을 통해 그 기능의 역량을 극대화시킬 수 있다. 두 가지 간단한 실험을 통해 각 구성 성분의 역할을 다음과 같이 규명할 수 있다. 뼈를 산에 담가 무기질을 용해시키면 뼈가 고무처럼 유연해지는데, 이를 통해 무기질이 뼈의 경도에 영향을 미치는 것을 확인할 수 있다. 반대로 탄화되어 아교질이 소진된 뼈나 고고학적으로 아교질이 녹아 없어진 뼈는 쉽게 깨지거나 부서지는 것을 알 수 있다.

뼈의 아교섬유 및 무기질 수준의 구조를 통해 뼈의 물리적 기능을 이해하는 것도 중요하지만 뼈는 세포에 의하여 만들어지고 유지되는 조직이기 때문에 자극에 민감하고 성장하는 조직이라는 점을 반드시 유념해야 한다.

6 뼈의 조직학 및 대사

현미경을 이용하여 조직의 형태를 분석하는 학문을 **조직학(histology)**이라고 한다. 포유동물의 뼈에는 두 종류의 조직 형태가 존재하는데, 하나는 **미성숙뼈(immature bone)**이고 다른 하나는 **성숙뼈(mature bone)**이다. 미성숙뼈는 보통 **무층뼈(woven bone)**라고도 하며, 출생 전의 발생과정에 나타나는 일차뼈이다. 대개 일시적으로 존재하며 성장하면서 곧바로 성숙뼈로 대치된다. 미성숙뼈는 빠르게 형성되는 특징이 있는데, 배아의 뼈대나 골절된 뼈의 치유과정 또는 뼈종양(bone tumor) 등에서 흔히 볼 수 있다. 미성숙뼈는 성숙뼈보다 상대적으로 많은 양의 뼈세포(osteocyte)로 이루어져 있다. 무층뼈는 계통발생학적으로 원시뼈(primitive bone)에 해당한다. 현미경으로 보면 방향성이 없는 무작위의 아교섬유다발이 어지럽게 흩어져 있는 것을 확인할 수 있다.

정상 성인에서 볼 수 있는 치밀뼈와 해면뼈는 **층판뼈조직(lamella bone tissue)**으로 이루어진 성숙뼈이다. 치밀뼈는 뼈의 표면에 있는 혈관으로부터 확산에 의한 영양공급을 받을 수 없다. 대신 **하버스계통(Haversian system)**이 존재하여 중심관(Haversian canal)이나 뼈세관(bone canaliculi)을 통해 이러한 문제를 해결한다. 반면 다공성의 해면뼈는 하버스계통이 존재하지 않으며 골수공간을 둘러싸고 있는 혈관으로부터 직접 영양분을 공급받는다. 치밀뼈와 해면뼈는 층판뼈이기 때문에 무층뼈보다 형성하는 데 많은 시간이 필요하다.

정강뼈몸통(tibial shaft)을 예로 들어 치밀뼈를 가로절단한 다음 현미경으로 관찰하면 하버스계통의 미세구조를 살펴볼 수 있다(그림 4.8). 하버스계통의 단면은 마치 톱으로 잘라 낸 나무줄기와 비슷하며, 4~8개 정도 나이테 모양의 **뼈단위층판(Haversian lamella)**을 관찰할 수 있다. 층판을 자세히 살펴보면 층판을 따라 동심원으로 주행하는 아교섬유를 볼 수 있는데, 이러한 아교섬유가 각 층판마다 서로 다른 방향으로 배열되어 있어 뼈의 강도를 증가시키는 데 중요한 역할을 담당한다.

이와 같이 치밀뼈 속에 있는 각각의 나무줄기를 **하버스계통** 또는 **이차뼈단위(secondary osteon)**라고 한다. 뼈단위에 대한 그림 및 설명은 그림 4.7a-4.7c를 참조한다. 하버스계통의 직경은 약 300μm(0.3mm)이고 길이는 약 3~5mm이며, 치밀뼈의 기본 구조단위로서 긴뼈의 세로축과 평행하게 배열되어 있다. 각 하버스계통의 중심에는 빈 공간인 **중심관(Haversian canal)**이 있으며, 이곳으로 혈관, 림프, 신경 등이 지나간다. 인접한 중심관들을 비스듬히 또는 직각으로 연결하는 작은 관이 있는데, 이를 **관통관(Volkmann's canal)**이라고 하며, 혈관 및 림프의 그물망을 형성하는 데 기여한다.

층판에는 작은 공간들이 존재한다. 이를 **뼈세포방(osteocyte lacuna)**이라고 하며, 각 뼈세포방에는 살아있는 **뼈세포(osteocyte)**가 하나씩 들어있다. **뼈세관(bone canaliculi)**은 중심관과 뼈세포방을 부채꼴로 연결하고 있는 구조로, 뼈세포방 사이도 뼈세관으로 서로 연결되어 있다. 이러한 뼈세관을 통해 석회화된 뼈조직 속에 갇혀 있는 뼈세포가 영양분을 공급받으며 살아갈 수 있는 것이다.

세 가지의 일차세포가 뼈조직의 형성과 유지에 관여한다. 뼈모세포(osteoblast)는 뼈물질을 생산하고 축적하여 뼈를 형성하는 세포이다. 뼈모세포는 주로 뼈막의 바로 아래에 밀집되어 있다. 뼈모세포는 아교질이 풍부하고 아직 석회화되지 않은 유기바탕질(organic matrix)인 **풋뼈(osteoid)**를 대량으로 생산해낸다. 이 풋뼈에 무기질 성분인 **수산화인회석(hydroxyapatite)**이 침착하여 석회화(calcification)가 일어나는 것이다. 석회화된 뼈바탕질에 둘러싸인 뼈모세포를 뼈세포라고 하며, 뼈세포방에 갇힌 채 뼈조직을 유지하는 역할을 한다. **뼈파괴세포(osteoclast)**는 뼈조직을 **흡수(resorption)**하는 세포이다. 모든 뼈대는 개체발생을 통해 그 형태를 갖추어나가며 성인이 되어서도 뼈의 모양은 계속 바뀐다. 즉 뼈를 형성하는 작업은 평생 동안 일어나는 현상으로서, 뼈파괴세포가 뼈조직을 흡수하고 뼈모세포가 뼈조직을 만드는 과정을 통해 뼈의 **재형성(remodeling)**이 이루어지는 것이다.

뼈의 형성과 흡수 사이의 균형을 통해 뼈의 모양과 크기가 바뀌거나 유지된다. 성장 때 뼈를 만드는 과정을 "형성(modeling)"이라고 하고, 성인 때 뼈의 흡수 및 대치가 반복되는 과정을 "재형성"이라고 구별하여 논하기도 한다.

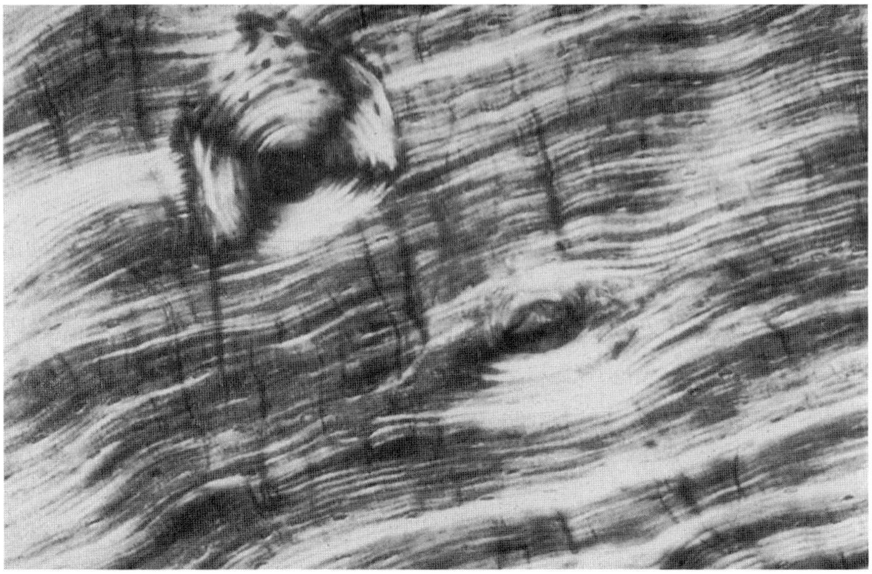

▶ 그림 4.7a **뼈조직학(bone histology).**
일차뼈단위(primary osteon)와 이차뼈단위(secondary osteon)의 구별(Paine과 Godfrey, 1997). 편광현미경, 200배. 일차뼈단위는 흐르는 층판뼈 위에 떠 있는 섬과 같은 형태이며, 이보다 좀 더 큰 이차뼈단위는 층판뼈와의 경계가 뚜렷하여 서로 구분되는 양상을 나타냄. 일차뼈단위는 중심에 혈관이 드나드는 통로가 있으나 결합선(cement line)을 볼 수 없음. 왼쪽에 있는 이차뼈단위는 기존의 뼈조직을 흡수한 다음 형성된 것으로 중심관(Haversian canal, central canal)이 있고, 그 주변을 감싸는 원형층판(concentric lamella) 및 결합선이 존재함.

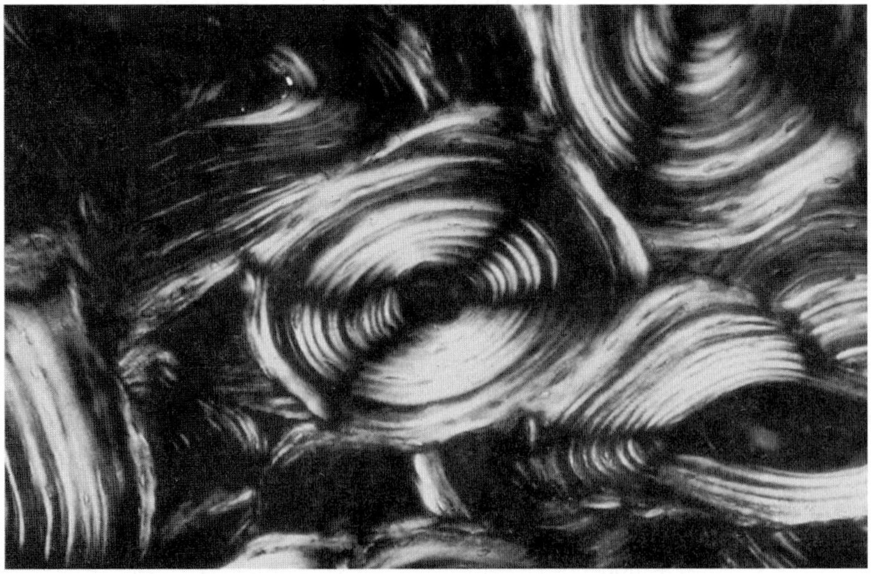

▶ 그림 4.7b **뼈조직학(bone histology).**
완전한 형태의 이차뼈단위(secondary osteon) 및 주변의 뼈단위조각(fragmentary osteon). 이차뼈단위는 뼈재형성(bone remodeling)의 산물임. 편광현미경, 200배.

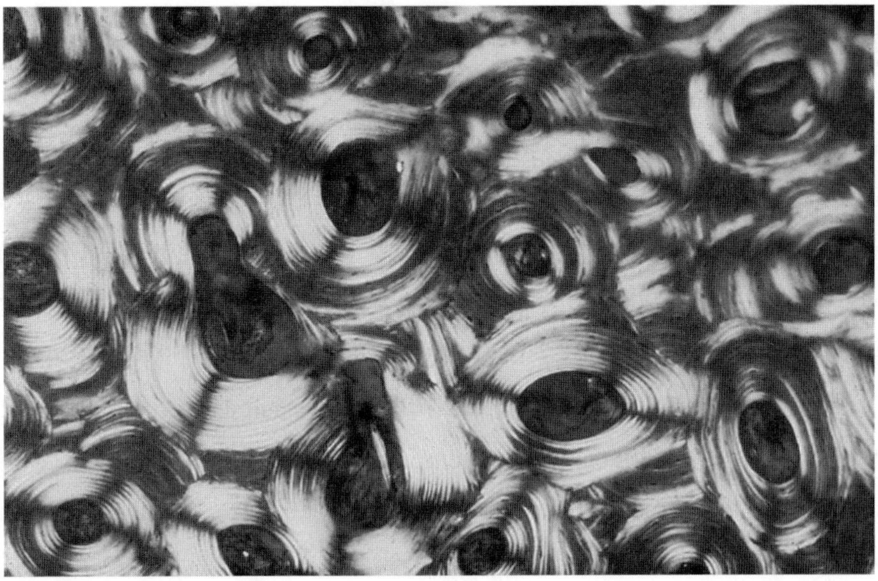

▶ 그림 4.7c **뼈조직학(bone histology).**
이차뼈단위(secondary osteon). 중심관(Haversian canal, central canal)이 큰 몇몇 뼈단위는 아직 형성 중에 있는 것임을 뜻함. 편광현미경, 100배. 뼈의 현미경구조를 분석하여 연령을 추정하는 방법은 19장 참조. Courtesy of Robert Paine.

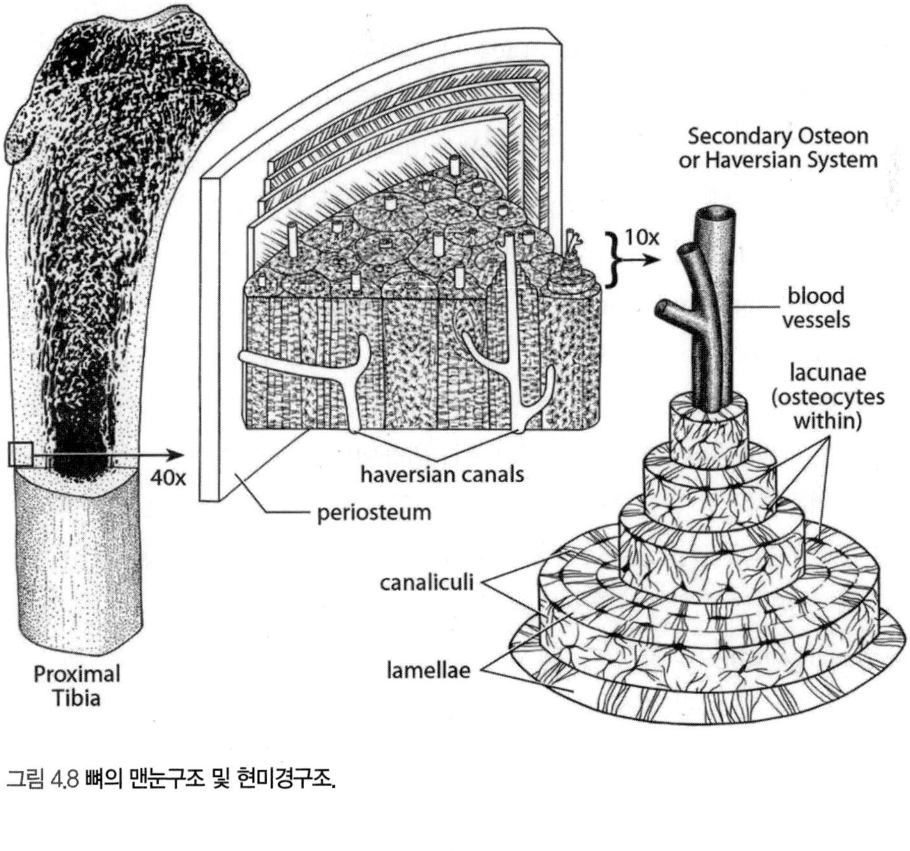

▶ 그림 4.8 **뼈의 맨눈구조 및 현미경구조.**

7 뼈의 성장

앞 단원의 조직학적인 설명은 발생이 끝난 뼈의 대사 및 형성에 관한 내용이었고, 이 절에서는 개체발생(ontogeny)에 따른 뼈의 성장(growth)을 다루고자 한다. 뼈세포는 자기가 만든 뼈바탕질(bone matrix)에 둘러싸여 갇히기 때문에 더 이상 분열할 수 없으며, 따라서 그 자체로 조직을 확장시키는 것이 매우 어렵다. 그 결과 뼈물질을 기존의 뼈에 새로 쌓아 조직을 확장하거나 성장을 유도할 수 밖에 없다. 실제로 뼈는 기존의 결합조직이 뼈조직으로 대치되어 발생한 구조이다. 발생학적으로 **뼈발생(osteogenesis)**은 두 가지 방법으로 일어난다. 하나는 **막속뼈발생(intramembranous ossification)**으로, 주로 머리덮개뼈의 이마뼈(frontal bone)와 마루뼈(parietal bone)에서 일어나며, 배아결합조직(embryonic connective tissue)으로 이루어진 막을 통해 뼈가 발생한다. 이 밖에 대부분의 뼈대는 **연골속뼈발생(endochondral ossification)**을 통해 만들어지는데, 연골모형(cartilage model)을 이용하여 뼈가 발생하는 것이다. 발생 초기에는 뼈대가 유연한 상태를 유지하다가 출생하기 바로 전에 뼈발생이 시작된다. 초기의 뼈대는 대부분 연골로 이루어져 있는데, 아직 뼈로서의 지지 기능보다는 빠른 성장에 역점을 두고 있기 때문이다. 연골은 뼈와 달리 주로 아교질로 이루어져 있으며 유연하고 혈관이 존재하지 않는다. 막속뼈발생과 연골속뼈발생은 뼈발생이 일어나는 장소에 따라 그 방법이 결정되며, 이 밖에는 둘 사이의 차이점이 거의 없다.

태아의 갈비뼈(rib), 척추뼈(vertebra), 머리뼈바닥(basicranium), 팔다리뼈(limb bone)에서는 연골모형을 통해 형성되는 연골속뼈발생이 일어난다. 연골모형에 혈관이 침투하면서 뼈발생이 시작되며, 혈관이 침투한 곳을 기점으로 해서 부채꼴로 뼈발생이 일어나는데, 이곳을 **영양구멍(nutrient foramen)**이라고 한다. 긴뼈(long bone)의 연골모형은 얇은 **연골막(perichondrium)**으로 둘러싸여 있다. 태아 긴뼈의 연골막 밑에 있는 뼈모세포가 연골몸통의 바깥쪽으로 뼈를 형성하기 시작하면 연골막은 섬유성 결합조직인 **뼈막(periosteum)**으로 바뀌며, 뼈막은 다시 더 많은 뼈모세포를 만들어내어 뼈물질을 층층히 쌓게 된다. 어느 정도 긴뼈몸통의 직경이 증가하면 뼈속면에 있던 뼈파괴세포(osteoclast)가 안쪽에서부터 뼈를 흡수하기 시작하고, 뼈막에 있는 뼈모세포는 더 많은 뼈를 형성하여 쌓는 과정이 반복되는데, 이와 같이 발생이 일어나는 동안 뼈몸통의 직경이 증가하는 것을 **덧붙이성장(appositional growth)**이라고 한다. 발생의 결과로 생긴 긴뼈몸통의 치밀뼈는 뼈막에서 유래한 것이며 기존에 있던 미성숙뼈는 뼈파괴세포에 의하여 흡수되어 골수공간(medullary cavity)을 형성한다. 뼈막에 의한 덧붙이성장은 청소년기의 성장급증(growth spurt) 이후에

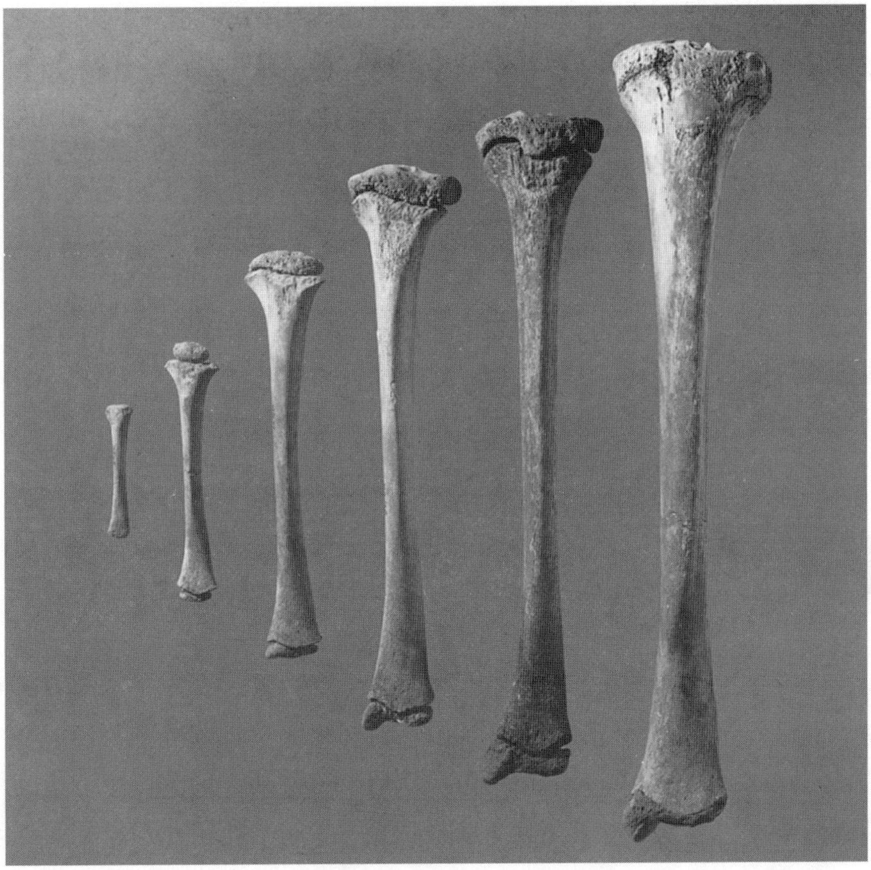

▶ 그림 4.9 **성장에 따른 사람의 왼쪽 정강뼈(tibia).**
맨 왼쪽에 있는 정강뼈는 신생아의 것이며, 그 다음 오른쪽으로 갈수록 1.6세, 6세, 10세, 12세, 18세의 것임.
정강뼈를 앞에서 바라 본 모습이며, 각 뼈의 몸쪽은 책의 위쪽을 향함. 실제 크기의 1/4.

도 평생 동안 서서히 지속된다(Garn, 1972).

긴뼈의 경우 덧붙이성장뿐만 아니라 길이성장도 함께 일어나야 하는데, 발생 중인 뼈몸통끝(metaphysis)의 끝부분에서 이러한 길이성장이 유도된다. 일차뼈되기중심(primary ossification center)이 일어나는 뼈몸통끝과 이차뼈되기중심(secondary ossification center)이 일어나는 뼈끝(epiphysis)의 사이를 **뼈끝판(epiphyseal plate, growth plate)**이라고 하며, 길이 방향의 뼈를 형성하는 여러 층의 연골조직으로 이루어져 있다. 뼈끝판은 뼈몸통중심에서 점점 멀어지는 쪽으로 자라고, 뼈몸통(diaphysis)쪽의 연골은 뼈로 바뀌면서 길이성장이 유도된다. 뼈끝판에 있는 세포가 더 이상 분열하지 않으면 뼈 발생 및 성장이 멈추게 되며, 이로 인해 뼈끝과 뼈몸통끝이 서로 융합한다. 뼈의 길이가 늘어날수록 점점 넓게 펼쳐지는 긴뼈의 양쪽 끝부분은 상당한 재형성(remodeling)을 통해서 그 형태가 이루어진다(그림

4.9).

발생 11주 때 약 800곳에서 보였던 뼈되기중심(ossification center)이 태어나면 약 450곳으로 줄어든다. 일반적으로 일차뼈되기중심은 태어나기 전에 일어나며, 이차뼈 발생중심은 태어난 다음에 일어난다. 예외적으로 넙다리뼈의 먼쪽부분 및 정강뼈의 몸쪽부분의 이차뼈되기중심은 태어나기 전에 일어난다. 대부분의 긴뼈는 양쪽 뼈끝 두 곳에서 이차뼈되기중심이 일어나지만 일부의 긴뼈는 한 곳에서만 일어나며, 한편 손목뼈와 발목뼈는 일차뼈되기중심만 일어나고 이차뼈되기중심은 일어나지 않는다. 일차뼈되기중심과 이차뼈되기중심이 서로 융합하여 최종적으로 206개의 뼈를 갖춘 것이 성인의 뼈대이며, 이를 그림 6.2에서 확인해볼 수 있다.

8 뼈의 치유

외상을 입거나 병적인 이유로 약해져서 뼈가 부러질 수 있는데, 이를 **골절(fracture)**이라고 한다. 뼈는 골절이 발생하자마자 치유(repair) 과정을 밟기 시작한다. 골절이 일어나 중심관(Haversian canal), 뼈막(periosteum), 골수(bone marrow)에 있는 혈관이 파열되면 골절된 곳으로 혈액이 새어 나와 **혈종(hematoma)**을 유발하고 이로 인해 혈액이 응고되어 파열된 혈관을 막는다. 골절과 함께 뼈막이 찢어진 경우에는 뼈막에 있는 뼈 발생조직(osteogenic tissue)이 자극되어 **가골(callus)**을 형성하기 시작한다. 애벌뼈는 골절된 틈을 메우는 섬유성 결합조직으로서 일종의 생리적인 부목(splint)에 해당한다. 이틀 안에 뼈모세포가 반응하여 애벌뼈를 석회화시키는데, 이렇게 형성된 무층뼈(woven bone)를 **일차가골(primary bony callus)**이라고 한다. 일차애벌뼈는 약 6주간 유지되며 그 이후에는 층판뼈(lamellar bone)로 바뀐다. 골절된 뼈가 마침 제자리에 위치해 있거나 뼈를 고정시켜 움직임을 제한하였을 경우에는 뼈의 재형성을 통해 정상 모양으로 되돌아올 수 있으며, 이때는 방사선사진으로만 그 흔적을 확인할 수 있을 뿐이다. 재형성이 더욱 진행된 후에는 이러한 골절의 흔적도 완전히 사라질 수 있다. 17장에서 골절과 관련된 몇 가지 사례를 살펴볼 수 있다.

Chapter

05

사망이후 뼈대변형

뼈는 사람이 성장하는 과정에 따라 함께 변한다. **개체발생(ontogeny)**이라는 과정은 두덩결합(pubic symphysis)과 같은 부분에서 성인이 된 이후에도 계속 지속된다(19장 참조). 뼈는 살아있는 조직이기 때문에 사람이 살아가는 어떤 순간에 가해진 물리적 자극에도 반응할 수 있다. 따라서 사람뼈대에 존재하는 개체변이는 유전적 조절이나 환경적 요인에 뼈가 반응한 결과로 생길 수 있다. 17장에서 소개할 형태학적 변화는 **사망이전(antemortem)**에 생긴 것들이다. 여기에는 병리적 변화들이 포함된다. 그런데 사람이 사망한 이후에도 뼈에 작용한 생물학적, 화학적 그리고 물리학적 요소에 의해 뼈의 형태학적 변화가 계속될 수 있다. **사망이후변형(postmortem modification)**은 뼈의 상태와 한 개의 뼈대로서의 온전함을 변경시킨다.

유기체가 사망한 순간 이후부터 사망한 유기체에 대한 연구를 시작한 순간 사이에 발생한 변화를 연구하는 학문을 **사후변성학(taphonomy)**이라고 한다. 그리스어의 "매장(burial)"과 "법칙(law)"이란 단어에서 명칭이 유래한 사후변성학은 1940년대 러시아 고생물학자인 Efremov가 처음 명명하였다. 사후변성학은 일반적으로 고생물학의 한 분야로 기술되었으나 연구방법과 자료들은 고고학적 정황에서 자주 응용되었다. 사람뼈대는 매우 다양한 상황에서 발굴된다. 여기에는 동굴바닥, 퇴적물, 호수바닥의 축적물, 늪과 화산재와 같은 지질학적 상황도 포함된다. 고고학적 정황은 집터, 우물, 전쟁터, 거석 건축물, 공동묘지, 장례용 항아리, 쓰레기 구덩이와 심지어 주변 도로까지도 포함한다. 이렇듯 다양한 정황 속에서 사람뼈대의 사망이후변형은 많은 형태를 나타낼 수 있다.

현대인을 포함한 원시인류 뼈대가 고고학적 해석에 매우 유용한 과거의 변천사 및 활동에 대한 흔적을 지니고 있기 때문에 사후변성학은 법의인류학자의 관심을 유발하고 있다. 뼈는 법의학적, 고고학적 그리고 고생물학적 정황에서 사후변성학적 변형을 나타낼 수 있는 잠재력을 가졌다. 법의인류학자는 뼈대에 생긴 손상의 독특한 양식이나 특징적 구조물이 사람 행동방식의 결과로 생긴 것인지 판단해줄 것을 의뢰받는다. 뼈를 변형시키고 변이를 유발할 수 있는 많은 과정에 대한 이해와 경험이 있어야 이들 변형과정을 제대로 해석할 수 있다. 사망이후변형의 속성을 사망이전의 병리학적 과정으로 잘못 해석하지 않으려면 변형과정과 그 과정에 의한 영향에 대해 반드시 이해하여야 한다(17장 참조). 뼈 자체의 변형과 아울러, 사망이후의 과정들이 뼈대의 구성을 획기적으로 변형시킬 수도 있다. 사망이후 과정에 의한 뼈대의 독특한 파괴에 인구학적 재구성이 관여할 수 있다는 함정도 있다.

범죄 현장에서 일하는 법의인류학자는 활용할 수 있는 모든 실마리를 탐색하는 조사팀의 일원으로서 역할을 담당해야 한다. 그런데 고고학적 또는 고생물학적 정황에서 일하는 일부 체질인류학자는 뼈대 복구에 너무나 집중한 나머지 뼈대에 생긴 과거 행동에 대한 중요한 정황적 실마리를 놓치기도 한다. 이런 뼈 표본의 발굴에 대한 과도한 집중은 과거에 대한 매우 중요한 정보를 희생할 수도 있다. 고고학자는 과거의 문화활동 중에서 특히 매장양식을 이해하기 위해서 매장지를 종종 연구한다. Duday(1978; Duday와 Masset, 1987)는 뼈대를 발굴하는 모든 과정에서 고고학자와 뼈전문가 사이의 의사소통에 대한 필요성을 시종일관 강조하였다. Nawrocki(1995)는 여러 학문의 간격을 메워주는 전문화된 연구분야를 사람 사후변성학이라고 불러야 한다고 제안하였다. 뼈대 자체가 아니라 시신이 매장되었다는 사실을 항상 기억해야 한다. 따라서 뼈대의 배열은 시신이 어떻게 매장되었는지에 대해 중요한 정보를 제공한다. 사망 및 일차매장과 관련된 문화적 상황과 사후변성학적 상황은 고고학자에 의해 발굴된 뼈대에 영향을 미친다. 발굴하는 동안 노출된 활용할 수 있는 모든 실마리를 파악함으로써 시신의 문화적 정렬방식과 매장지 공간을 채우는 방식을 추론할 수 있다.

사후변성학적 요인은 크게 생물학적 요인과 물리학적 요인으로 구별하는 것이 편리하고, 사람에 의해 생긴 변형은 따로 분리하여 취급한다. 그런데 생물학적 요인이 물리학적

과정과 화학적 과정을 통해 뼈를 변형시킨다는 것을 알고 있어야 한다. 이번 장에서는 가장 흔하게 관찰되는 사람 뼈대의 사망이후변형 및 그 예를 설명할 것이다. 심화학습을 위해 참고할 만한 책으로는 Lyman(1994)의 「*척추동물 사후변성학(Vertebrate Taphonomy)*」, Haglund와 Sorg(1997)의 「*법의사후변성학(Forensic Taphonomy)*」과 Steadman(2003)의 저서가 있다.

1 골절

뼈 분석에 있어서, 정상 상태에서 벗어난 뼈의 상태를 감정하는 것이 중요하고, 병리학적 요인에 의해 생긴 변형과 사후변성학적 요인에 의해 생긴 변형 사이의 차이를 구별하는 것이 중요하다. 고고학적 정황에서 뼈의 골절(fracture)을 평가하는 것은 뼈 분석에 있어서 겪게 되는 어려움들 가운데 한 예에 불과하다. 사망하기 1년 전에 생긴 것, 사망하기 1시간 전에 생긴 것, 사망하자마자 생긴 것과 발굴과정에서 생긴 노뼈(radius)의 골절을 가정해보자. 각각의 골절 원인은 다양할 것이다. 사망이전 골절은 나무에서 떨어질 때 발생할 수 있다. 사망이후 골절은 시신을 좁은 매장 틈새에 강제로 넣는 순간이나 하이에나 같이 시신을 훼손시키는 동물에 의해 발생할 수 있다. 조급한 고고학자는 가끔 부주의하게 뼈를 골절시키는 일이 있다. 골절 주위에 뼈가 치유된 징후는 골절이 사망이전에 생겼다는 것을 확인시켜준다. 그런데 이와 같은 치유의 징후가 없으면, 뼈전문가들은 어쩔 수 없이 골절이 사망하는 시간 근처인 **사망무렵(perimortem)**에 생겼다고 확인할 수 밖에 없으며, 이는 골절이 생긴 것이 사망하기 바로 전인지, 사망하는 그 순간인지 또는 사망하자마자 인지를 확실하게 말할 수 없다는 의미를 내포하고 있다. Ubelaker(1992b)는 법의학적 정황에서 목뿔뼈(hyoid) 골절의 중요성에 대해 언급하였다. 목이 졸려 사망한 경우에서 가끔 목뿔뼈 골절이 관찰된다. 그런데 부검과정에서도 목뿔뼈 골절이 생길 수 있다. 또한 목뿔뼈의 뿔부분과 몸통부분의 관절굳음(ankylosis)이 불완전한 경우에도 골절이 생긴 것으로 잘못 해석될 수 있다. 목뿔뼈는 사망하기 전에 골절되거나 사망할 때에도 확실한 골절이후 재형성 징후를 나타내지 않는다. 법의학적 조사에 영향을 주는 뼈전문가의 가장 중요한 공헌은 조사팀의 주의력에 모든 가능성을 제시할 수 있는 것이다.

뼈가 자신의 유기질 성분이 소실되어 "생생한(green 또는 fresh)" 상태의 반대 개념인 "마른(dry)" 상태로 변하는 속도는 퇴적물의 환경에 따라 매우 광범위하다. 또한 뼈의 무기질화 또는 "화석화(fossilization)"는 경과시간보다 주변 정황에 더 많은 영향을 받는다. 변화

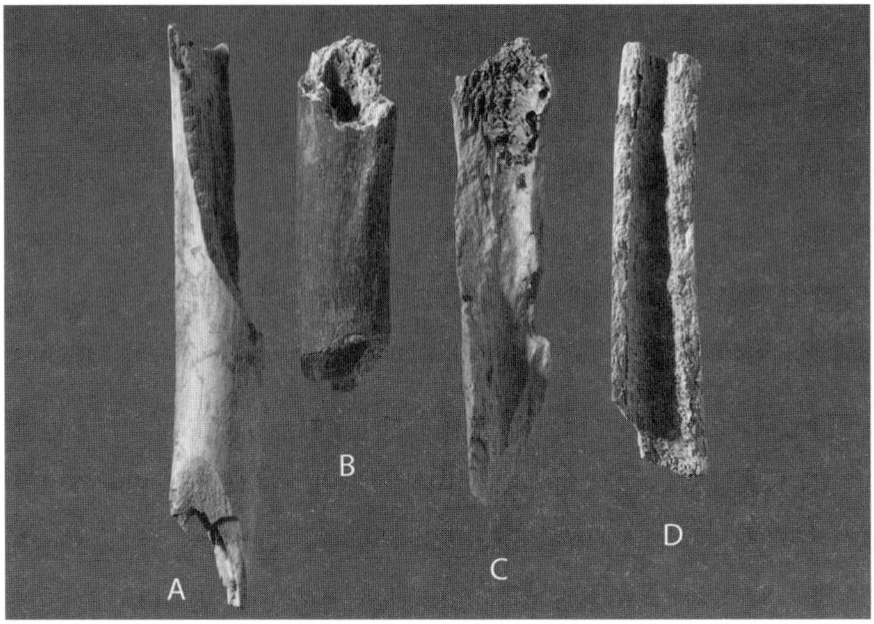

▶ 그림 5.1 **최근 또는 현대(B와 D)와 고대(A와 C)에 생긴 사람 넙다리뼈 몸통의 골절.**
표본 A와 C는 고고학적 정황에서 발굴 당시에도 골절되어 있었으나 표본 B와 D는 땅에서 발굴할 때 골절되었음.
표본 C의 속면에 조가비 모양으로 충격 흉터가 보임. 실제 크기의 1/2.

속도의 변이에도 불구하고, 많은 양의 무기질 성분을 여전히 함유하고 있는 예전(사망무렵)의 골절과 이동이나 발굴하는 동안 생긴 최근의 마른뼈 골절을 구별하는 것은 가능하다. 부러진 면의 표면 색깔과 모서리 특징을 참고로 이와 같은 판별을 할 수 있다(그림 5.1). 오래전 뼈몸통에 생긴 길이방향 또는 나선형 골절의 부러진 면은 모서리가 날카롭고 선 모양이며 곧바르게 생겼다. 부러진 면이 이미 매장할 당시에 형성되었기 때문에 부러진 면의 색깔은 나머지 뼈의 표면 색깔과 거의 같다. 반면 최근 골절된 마른뼈 또는 화석화된 뼈는 부러진 면이 보다 거칠고, 더 불규칙하며, 부러진 면이 바로 인접한 뼈의 표면 색깔과 다른 색깔(대부분 화석화되지 않은 뼈에서 더 밝은 색)을 나타낸다.

7~16장에서 기술하겠지만, 각각의 뼈는 서로 다른 기계적 또는 생리학적 기능을 수행한다. 이들 기능은 뼈의 크기, 모양, 강도와 내부구조의 변이에 반영된다. 바꾸어 말해 이 특징들은 각각의 뼈대가 사망이후 골절될 수 있는 잠재력에 영향을 미친다. 예를 들어, 고고학 뼈 표본에 보관 중인 넙다리뼈몸통(femoral shaft)은 단단하기 때문에 복장뼈(sternum)처럼 작고 부러지기 쉬운 뼈보다 생물학적 또는 물리적으로 잘 파괴되지 않는다. 따라서 발굴된 뼈무리의 구성요소는 온전한 뼈대 구성과 다를 수 있다. 발굴된 공동묘지

뼈무리에서 손가락뼈를 발견할 수 없다고 하여 매장 당시부터 손이 없었다고 단정할 수 없다. 이렇게 작은 뼈대들이 없는 것은 매장 이후에 설치류들이 작은 뼈대를 옮긴 것이거나 발굴방법이 적절하지 않았다는 것을 의미한다. 그런데 작은 뼈대들이 없는 경우에서, 손가락을 제거하는 것과 같은 종교적 의식에 의해 뼈가 발견되지 않을 수 있다는 점도 잊지 말아야 한다.

고고학적 기록에서 온전한 뼈대가 발견되지 않는 것이 모두 사람의 인위적인 실수에 기인한 것이 아니라는 인식이 있었기 때문에 고고학자는 현대에 발견된 자연적인 뼈의 변형도 주의 깊게 관찰하게 되었다. 이와 같은 **현실적인** 연구들은 고고학적 기록에 있어서 뼈의 구조 자체가 기술할 때 중요한 결정인자가 된다는 것을 반복적으로 확인시켜준다. 예를 들어, 정강뼈에서 넙다리뼈관절융기와 관절을 이루는 면의 모서리들은 돌출되고 얇아 쉽게 부서질 수 있는 반면 정강뼈몸통은 잘 손상되지 않는다.

2 물리적 요인에 의한 뼈 변형

1) 화학작용

뼈에 생기는 사망이후 변화는 뼈단백질의 미약한 변형에서부터 완전한 구조적 및 화학적 파손에 이르기까지 다양하다. 4장에서 설명한 바와 같이 뼈의 주요 구성성분은 단백질(대부분 아교질)과 무기질이다. 이들 구성성분 사이의 연관성은 아직 그 속성이 이해되지 않은 구조적 특징과 화학적 연결을 가진 복합물을 포함한다(Von Endt와 Ortner, 1984). 유기체가 죽으면, 한때 역동적이었던 뼈조직들은 분해되기 시작한다. 토양의 산도(pH)와 삼투성(permeability), 습도, 온도와 미생물들이 뼈 파괴 속도에 놀라울 정도로 영향을 미친다. 퇴적물 환경들에는 이집트 또는 페르시아 같은 사막과 물렁조직(soft tissue)을 잘 보존할 수 있는 춥고 건조한 극지대도 포함된다. 다른 퇴적물 환경은 심지어 치아까지도 파괴시킬 수 있다. 똑같은 매장지 속에서도 토양의 조건이 차이가 날 수 있고, 이 차이에 의해 파괴되는 양상이 달라질 수 있다. 일반적으로 뼈가 잘 보존되기 위한 조건은 물이 잘 빠지는 지형, 중성 또는 약알칼리성 토양과 온대성 기후이다(Henderson, 1987). 그런데 지역적인 퇴적물 환경에서 이들 변수들의 독특한 조합에 의해 뼈대의 보존이 영향을 받기 때문에, 이런 조건들에 의해 뼈 보존을 일반화하기는 어렵다. 또한 색깔과 화석화의 정도는 퇴적물의 환경에 의해 조절된다. 최적의 조건들 속에서, 뼈는 수천 년 동안 완전하게 화석화될 수 있다.

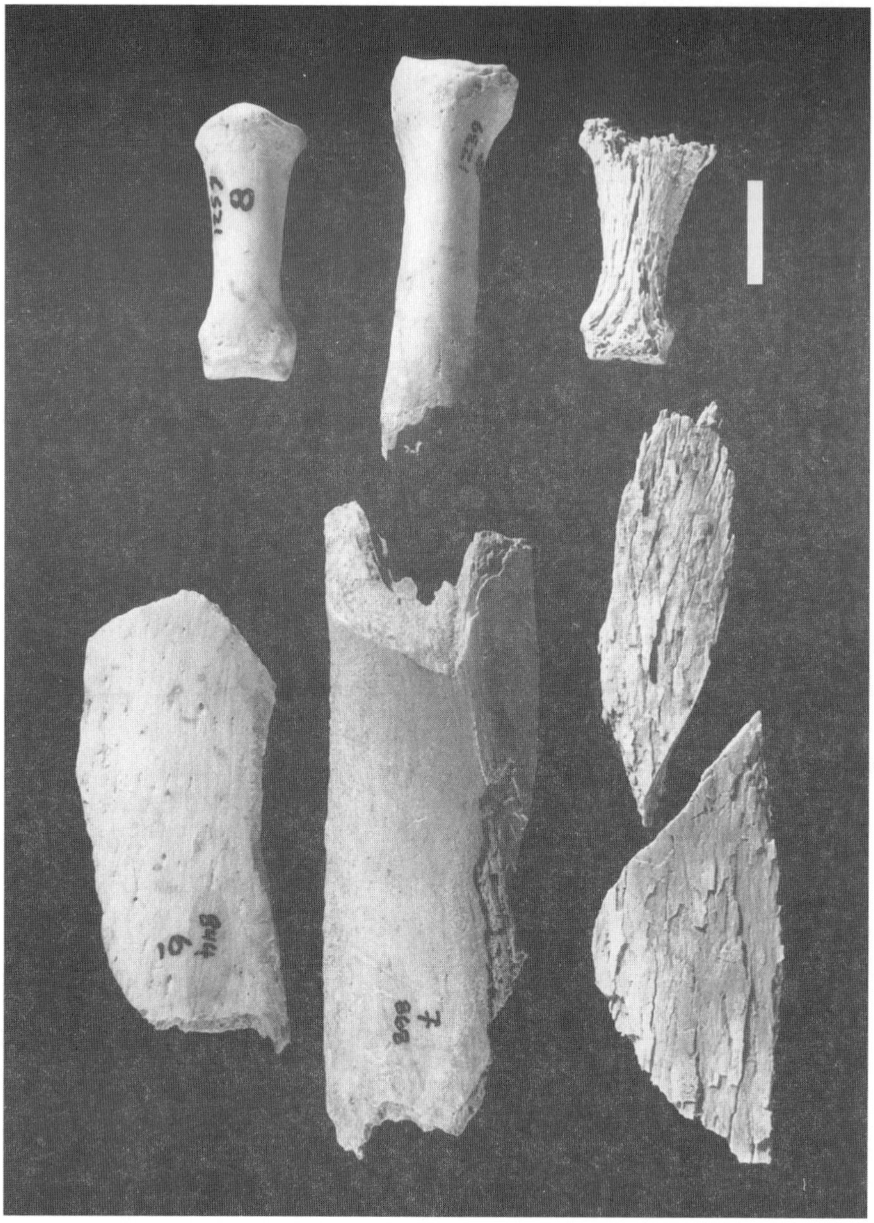

▶ 그림 5.2 **뼈가 불에 타거나 마모된 모습.**
오른쪽에 있는 뼈몸통 조각과 손가락뼈에는 마모 현상의 특징인 갈라진 틈, 기름기 제거 흔적과 벗겨짐을 확인할 수 있음. 이들 사람뼈대는 약 15년 동안 콜로라도에서 지면에 그대로 노출되어 있었음. 가운데에 있는 넙다리뼈몸통 조각과 손가락뼈는 불에 의한 뼈의 붕괴, 탈색과 벗겨진 손상을 볼 수 있음. 물렁조직은 그 아래에 있는 뼈를 보호하지만 피부 바로 아래 있는 뼈대는 불에 의한 손상이 잘 생길 수 있어서, 불에 탔을 때 손상의 양상은 물렁조직이 어느 정도 있었는지를 가늠할 수 있는 실마리를 제공함. 왼쪽에 있는 쪼개진 긴뼈의 몸통과 손가락뼈는 정상임. 1 cm의 축척막대.

완전히 화석화되지 못한 뼈가 비나 햇빛에 노출되면, 뼈의 표면은 유기성분들이 소실됨과 동시에 변형된다. 뼈의 풍화작용은 흔히 표면 균열과 평행한 방향으로 처음 나타난다. 이들 균열은 뼈 표면이 변형됨에 따라 깊어지고 넓어진다(그림 5.2). 풍화작용의 속도는 온도와 습도에 따라 달라질 수 있다. 그러나 오히려 고고학자들은 뼈의 풍화작용을 이용하여 땅 위에 있던 뼈무리들이 퇴적되는 데 걸리는 시간을 추정하기도 하고, 법의인류학자들도 비슷한 방법을 사용한다. Lyman과 Fox(1997)는 고고학과 법의인류학 분야에서 풍화작용의 자료들을 이용하여 시간을 추정하는 방법의 찬반 양론을 고찰하였다.

2) 바위, 토양, 얼음

동굴 속에 있는 뼈는 바위가 떨어질 때 부러지거나 긁힐 수 있고, 매장된 뼈는 흙이 이동할 때 골절될 수 있으며, 추운 날씨에서 결빙–해빙의 순환이 뼈에 손상을 초래할 수 있다. 자연의 물리적 요소에 의해 생긴 사망이후변형은 인위적으로 형성된 줄무늬나 연마된 면을 포함할 수도 있다. 그런데 이와 같은 환경에서, 뼈변형을 정확하게 해석하는 데 중요한 단서를 제공하는 것은 퇴적 정황과 손상의 구성요소이다.

3) 마모

공기 속이나 물속에서 움직이는 모래 조각들은 표면 구조물을 제거하여 뼈를 마모시킬 수 있다. 이와 같이 모래 알갱이로 갈아내는 효과는 사막이나 강가에 노출된 뼈에서 흔하게 관찰된다. 많은 화석무리가 강의 하류 부분에서 발견되었고 이들 뼈에서 마모 손상이 많이 관찰되었다.

4) 불

자연스럽게 발생한 화재로 인해 뼈가 탄화될 수 있으나, 화장이나 식습관(굽기)에 의 한 손상보다는 심하지 않다(그림 5.2, 5.3). 많은 고고학자와 뼈전문가들이 처음 불에 탄 뼈를 접하는 것은 화장된 사람의 뼈이다. 매장양식의 하나인 화장의 목적은 시신을 파괴하는 것이기 때문에 학자들이 불에 의한 뼈의 손상을 파악하기가 어렵다. 화장된 뼈는 매우 높은 온도로 가열되어 뼈조직의 유기물 성분들이 손실되면서 특징적인 색깔의 변화와 균열이 생긴다. 그런데 뼈가 낮은 온도에 짧은 시간 동안 노출된다면 눈에 띄는 변화가 생기지 않는다. 사실 불에 의한 뼈조직 변화는 정상적인 뼈 풍화작용과 매우 비슷하기 때문에 현미경적 검사나 화학적 분석을 이용하여 둘 사이를 구별해야 한다(Taylor 등, 1995). 가끔 불에 탄 뼈조직은 마그네슘에 의해 착색된 뼈 흔적과 구별해야 한다(Shahack–Gross 등, 1997). 불

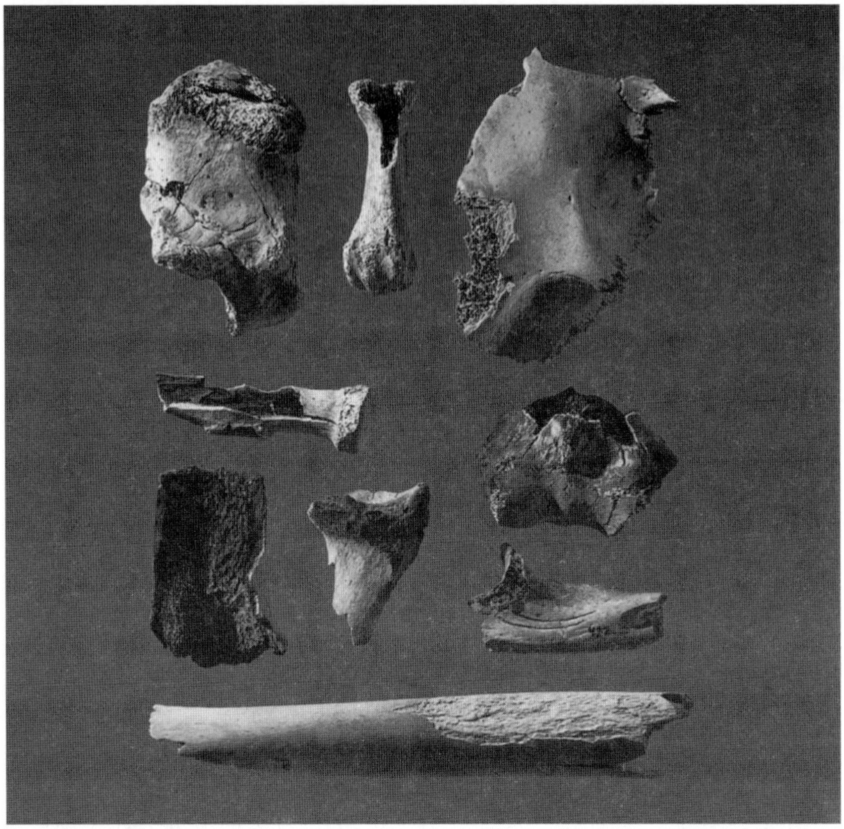

▶ 그림 5.3 **불에 탄 사람 뼈.**
불에 탄 뼈는 쪼개지고, 갈라지고 탈색되었음. 머리덮개뼈에서 분리된 부분(위 오른쪽 구석)과 정강뼈몸통이 피부 아래부분에서 파괴된 모습(아래). 실제 크기의 1/2.

에 탄 사람뼈에 대한 분석을 할 때 뼈전문가들은 사망 당시에 불에 탄 뼈를 덮고 있는 물렁조직의 두께와 특징에 대해 잘 알고 있어야 한다. 예를 들어, 화재가 발생했을 때 앞니가 높은 온도에 노출되기 쉽지만 어금니는 더 두꺼운 물렁조직에 덮여 보호되고 있기 때문에 앞니의 사기질이 큰어금니의 사기질보다 더 잘 손상된다.

3 자연적 요인에 의한 뼈 변형

1) 사람을 제외한 동물

하이에나, 늑대, 개, 표범, 악어와 같은 육식동물과 곤충들은 뼈에 놀랄 만한 손상을 줄 수 있다. 고양이과나 하이에나 같은 동물들은 자신의 이빨로 뼈를 부러뜨려 그 속에 있는 지방이나 골수 등을 섭취하기 때문에 뼈 파괴의 원인이 된다. 뼈의 해면조직들은 부드러워 이들 동물이 매우 좋아하는 부위여서 심지어 하이에나 새끼도 성인 넙다리뼈(femur)를 완전히 해체할 수 있다. 육식동물에 의한 뼈 손상은 뼈 표면에 이들의 이빨에 의해 파인 흔적, 긁힌 자국과 구멍 모양을 분석하여 어느 동물에 의한 것인지 알 수 있다(그림 5.4). 1988년 Haglund와 동료 연구자는 육식동물에 의해 유린된 사람 뼈대의 법의학 예시들을 설명한 바 있다. **Haglund**(1992, 1997)는 설치류와 육식 동물의 손상을 비교하였고 고양이과에 의한 손상들을 정리하였다.

비록 설치류들이 육식동물보다 덩치가 작지만, 이들이 뼈를 갉아 먹는 것은 뼈를 파괴하는 것과 같은 손상을 유발한다. 생쥐에서 호저(porcupine)에 이르기까지 다양한 크기의 설치류들은 뼈를 씹을 수 있다. 육식동물처럼 덩치가 큰 설치류는 뼈를 이동시켜 특정한 장소에 저장하거나 뼈를 씹어 변형시킨다. 설치류는 조각칼처럼 생긴 앞니로 뼈에서 돌출된 부분을 집중적으로 갈아내서 독특한 형태의 규칙적이면서 좁은 형태의 고랑들을 만든다. 이 흔적들은 규칙적인 특징이 있지만 사람에 의해 만들어진 변형과 구별해야만 한다(그림 5.5).

포유류의 이빨에 의해 생긴 흔적뿐만 아니라, 뼈대들은 포유류의 발에 의해서도 손상될 수 있다. 발굽에 의한 짓밟힘과 일정한 이동경로로 움직인 동물에 의해 뼈 표면이 긁히거나 마모될 수 있다. 짓밟힘의 결과로 생긴 얕은 줄무늬는 사람이 뼈를 벤 흔적과 혼동될 수 있다. 동물에 의해 짓밟힌 흔적들은 보통 방향성 없이 불규칙하거나 규칙적이라면 뼈의 돌출된 부분에 집중적으로 평행한 줄무늬가 생긴다.

2) 식물

식물들은 뿌리를 내서 땅속의 물과 영양분을 흡수한다. 식물의 뿌리는 산성물질을 분비하여 땅에 묻힌 뼈의 표면을 효과적으로 부식시킬 수 있다. 뿌리에 의한 손상의 초기 양상은 그물 모양으로 얕은 고랑들이 연결되어 있기 때문에 선사시대 조각가들에 의한 작품으로 잘못 인식될 수 있어서 주의를 기울여야 한다(그림 5.6). 이렇듯 뿌리에 의한 부식 연결은 점점 치밀해져서 뼈 바깥면 전체를 부식시킨다. 개별적인 뿌리 흔적 고랑들은 산성성분에 의해 칼슘성분이 부식되기 때문에 주변의 뼈보다 더 하얗게 보인다.

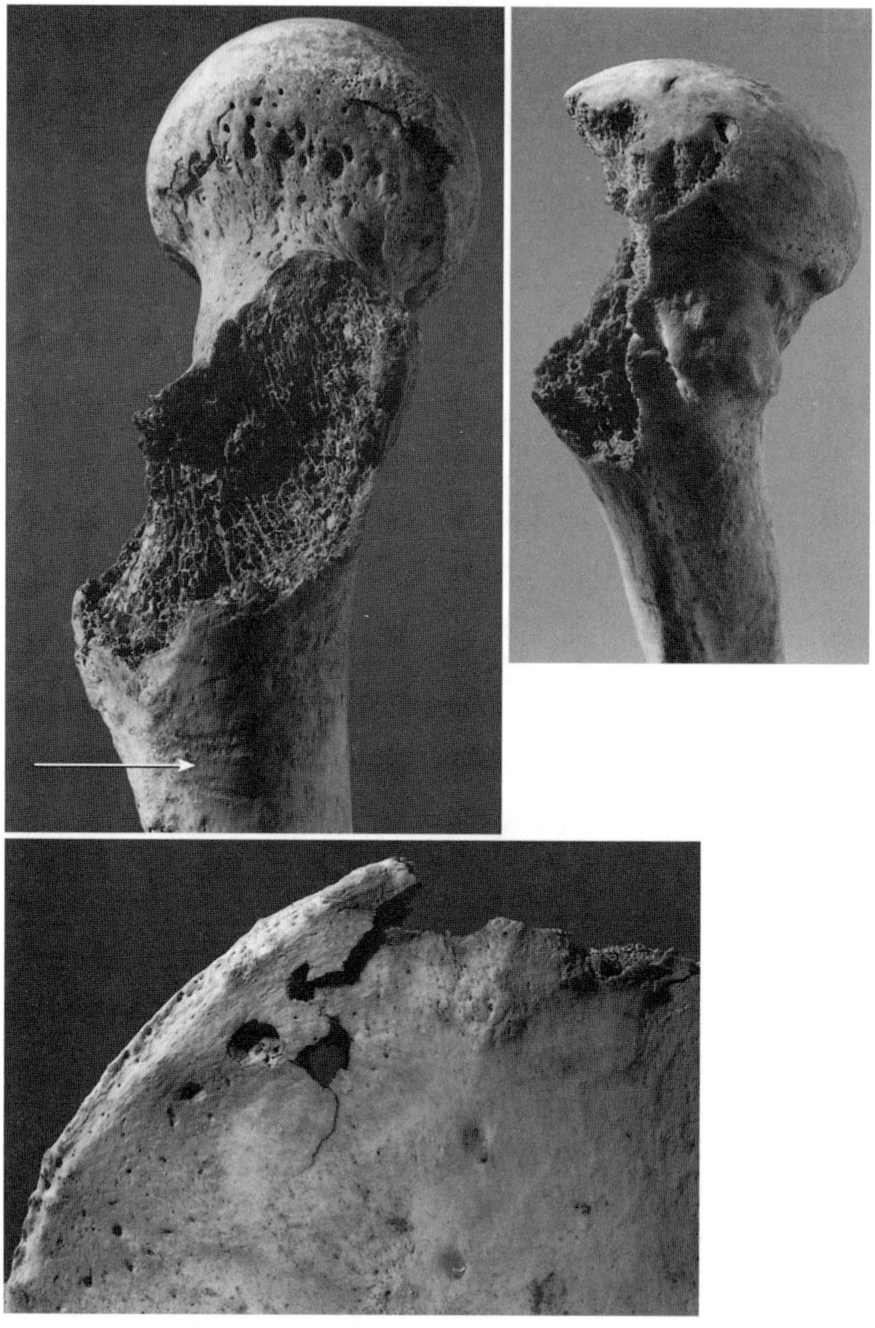

▶ 그림 5.4 **선사시대 사람 뼈대에 생긴 육식동물의 이빨자국.**
넙다리뼈 큰돌기의 해면뼈가 파괴되었고 돌기의 바로 아래부분에 이 손상과 연관된 육식동물 이빨에 의한 가로방향 고랑이 보임*(위 왼쪽)*. 위팔뼈에 이전과 비슷한 해면뼈의 파괴가 위팔뼈머리의 관절면 위에 조그만 구멍과 함께 보임*(위 오른쪽)*. 볼기뼈의 엉덩뼈능선이 파괴된 모습과 주변부분이 씹기에 의해 구멍이 생긴 모습*(아래)*. 캘리포니아. 실제 크기.

4 사람에 의한 뼈 변형

뼈대에 생긴 변형이 사람에 의한 것과 자연적 요소에 의한 것을 구별할 수 있는 연구 결과를 바탕으로 법의인류학자는 아프리카에서 사람의 기원을 연구하고 신세계 인류를 연구하며 선사시대에 대한 많은 문제점을 해결하기 위한 연구에 몰두하고 있다. 이미 설명한 것처럼, 고고학적 정황에서 사람 뼈의 변형을 알아낼 수 있는 확실한 속성을 밝히기 위해 많은 현실적인 연구가 수행되었다. 이런 연구의 대부분은 사람의 뼈대가 아닌 것에 집중되었고 따라서 **동물고고학(zooarchaeology)**이라 부르기도 한다. 이들 연구의 결과는 사람 뼈대가 변형의 목적물이 되는 경우에도 적용된다.

인간의 매장양식은 퇴적된 뼈대에 많은 영향을 줄 수 있다. 예를 들어 좁은 공간에 시신을 억지로 매장하게 되면 해부학적으로 이상한 자세를 유지하게 되고 심하면 골절이 생긴다. 이차 매장에서 사람에 의해 뼈가 손상된 흔적을 종종 볼 수 있다. 남아있는 살점을 제거하다 보면 뼈대에 벤흔적과 긁힌 흔적을 남길 수 있고, 화장은 불에 탄 흔적(그 결과 뼈는 흰색, 회색, 검은색 또는 파란 색조를 띤다)과 가로방향의 갈라진 틈새를 남긴다. 다행스럽게도 매장 후 이장을 하면서 화장한 뼈에는 복구와 분석을 할 수 있는 뼈대 조각이 남아 있을 수 있다.

고고학적 정황에서 동족끼리 서로 잡아먹는 식인풍습(cannibalism)은 법의학적 흥미를 유발하는 주제가 된다. 긴뼈의 몸통을 돌망치로 골절시키고 나서 긴뼈의 끝부분을 분쇄하여 영양분이 많은 지방을 추출할 수 있다. 식인풍습이 있는 상황에서 두들긴 오목과 모루흔적이 뼈에서 자주 관찰된다(White, 1992). 돌 또는 금속성 도구에 의해 벤흔적은 동족에 의해 잡아 먹힌 뼈대에서 또한 발견된다. 불에 탄 흔적은 머리뼈, 아래턱뼈와 정강뼈처럼 피부 바로 밑에 있는 뼈부분에 집중되는 경향이 있다. 뼈무리의 구성요소에 생긴 뼈 파괴 양상에 대한 연구결과와 각각의 뼈대에 남겨진 물리적 요소에 대한 연구결과가 있었기 때문에 사람에 의한 뼈손상과 자연에 의한 뼈손상을 구별하는 데 많은 도움이 되었다.

2장에서 언급한 바와 같이 부적절한 현장의 발굴, 표본의 이동, 뼈의 수세과정이나 부주의한 실험실 과정 때문에 뼈에 손상이 생길 수 있다. 표본의 준비과정, 즉 수세과정에서 생긴 손상은 사망무렵 생긴 손상과 비교했을 때 손상의 분포와 표면 특징이 다르기 때문에 쉽게 구별할 수 있다. 세계적으로 유명한 인류화석 중에서 많은 표본이 이와 같은 방식으로 손상되었다. 치과용 탐침자, 전기드릴과 쇠로 만든 빗 같은 금속성 도구는 골학 표본에 흔적을 남기지만 이들 손상은 선사시대 사람의 행동양식에 의한 증거들과 반드시 구별되어야

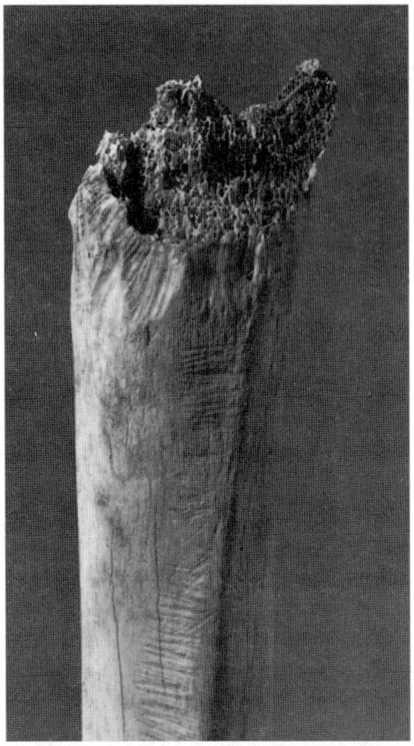

▶ 그림 5.5 **사람 뼈대에 생긴 설치류가 갉아서 생긴 흔적.**
선사시대 캘리포니아지역에서 발견된 정강뼈는 아주 작은 설치류가 갉아서 손상됨*(왼쪽)*. 선사시대 아프리카지역에서 발견된 머리뼈는 아프리카 호저(porcupine)의 앞니가 갉아서 넓고 둥근 끌 모양의 손상이 나타남*(아래)*. 실제 크기.

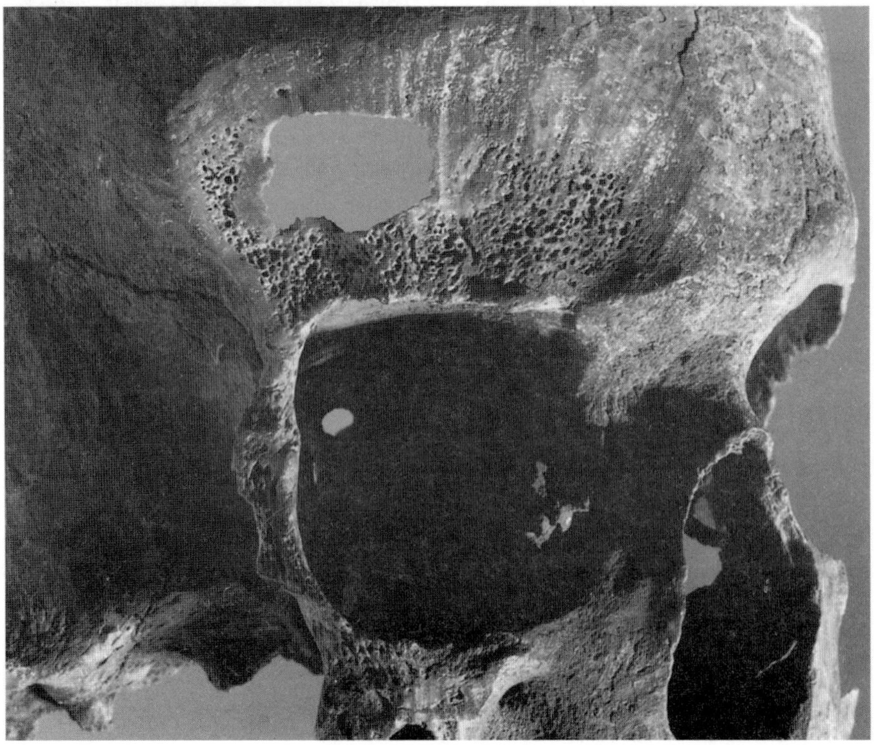

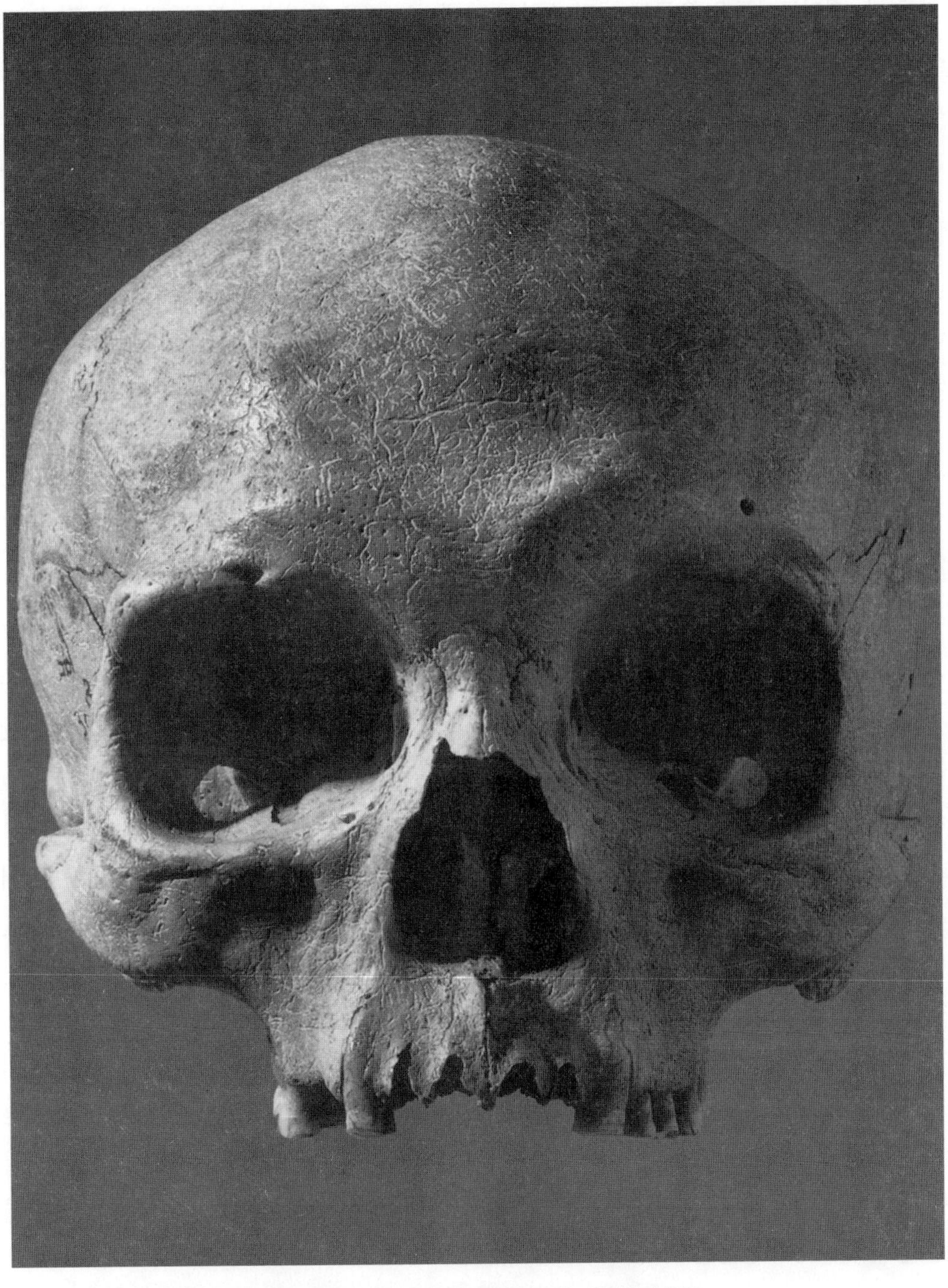

▶ 그림 5.6 **선사시대 캘리포니아지역에서 발견된 사람 머리뼈에 있는 식물뿌리 흔적.**
섬세하고 복잡하게 부식된 고랑은 문화적 행위와 반드시 구별되어야 함. 실제 크기.

만 한다. 뼈전문가들은 유골에 이런 손상이 가해지는 것을 방지해야 한다. 발굴과 준비과정에 생긴 결함은 색깔의 차이로 쉽게 확인할 수 있다. 고대에 뼈에 생긴 얕은 결함에는 흙이나 착색 또는 다른 잔류물이 쌓이기 때문에 바로 인접한 뼈보다 비교적 어둡게 보인다. 반면 최근에 만들어진 결함은 밝은 색깔을 띠고 착색되지 않으며 현미경이나 육안으로 보았을 때 부스러기가 없다.

사후변성학적 요인이나 고대에 사람에 의해 뼈 표면에 생긴 변형을 판별하기 위해서는 보다 복잡한 과정을 거쳐야 할 때가 있다. 예를 들어 몇몇 연구자는 육식동물의 이빨자국과 사람에 의한 벤흔적과의 차이를 주사전자현미경으로 구별하는 것을 옹호한다. 또한 Blumenschine 등(1996)에 의한 최근 연구에 의하면 숙련된 전문가들이 벤흔적, 두들긴흔적과 육식동물의 이빨자국을 구별하는 정확도가 거의 100%에 달한다고 보고하였다. 사람에 의해 뼈에 생기는 변형의 주된 요소들은 계속해서 소개할 것이며, 1992년 White의 책에도 자세하게 설명되어 있다.

1) 벤흔적, 찍은흔적, 긁은흔적

남아있는 살점을 제거하거나 관절을 분리하는 과정에서 날카롭고 불규칙한 석기도구 의 모서리가 뼈 표면을 접촉하면 **벤흔적(cut mark)**이 생긴다(그림 5.7). 이 흔적은 육식동물의 이빨자국보다 더 좁고 섬세하며 깊다. 육식동물과 설치류에 의한 흔적과 달리 벤흔적의 고랑 속에는 줄무늬가 있다. 또한 불규칙한 석기도구 모서리에 의해 주 흔적과 평행한 방향으로 동반된 흔적이 있다. 벤흔적은 칼날로 얇게 절단하는 행위의 결과로 생겨서 절단면에서 수직방향으로 칼날자국이 있다. **찍은흔적(chopmark)**은 벤흔적과 비슷하지만(그림 5.8), 얇게 절단하는 행위와 달리 더 힘차고 갑작스러운 도구의 충격이 뼈에 가해지면서 생긴다. 찍은흔적은 큰 힘이 가해지기 때문에 날이 쉽게 부러질 수 있는 석기도구를 사용하던 고고학적 뼈무리에서는 비교적 덜 관찰되지만 조직을 파낼 수 있는 금속성 도구가 연관된 법의학 사례에서 더 자주 관찰된다. **긁은흔적(scrape mark)**은 도구의 모서리가 뼈 표면을 가로질러 긁을 때 만들어지며 찍은흔적과 마찬가지로 고고학적 뼈무리에서는 낮은 빈도로 관찰된다. 긁은흔적은 벤흔적과 찍은흔적보다 좁지만, 주 흔적과 평행한 방향의 줄무늬들이 넓은 영역에 걸쳐서 관찰된다.

2) 두들긴흔적

벤흔적과 찍은흔적은 법의학적 또는 고고학적 정황에서 자주 접할 수 있다. 법의학적 정황에서 이들 흔적은 사망이전 외상이나 사망이후 몸의 관절들을 해체하려는 시도를 의미

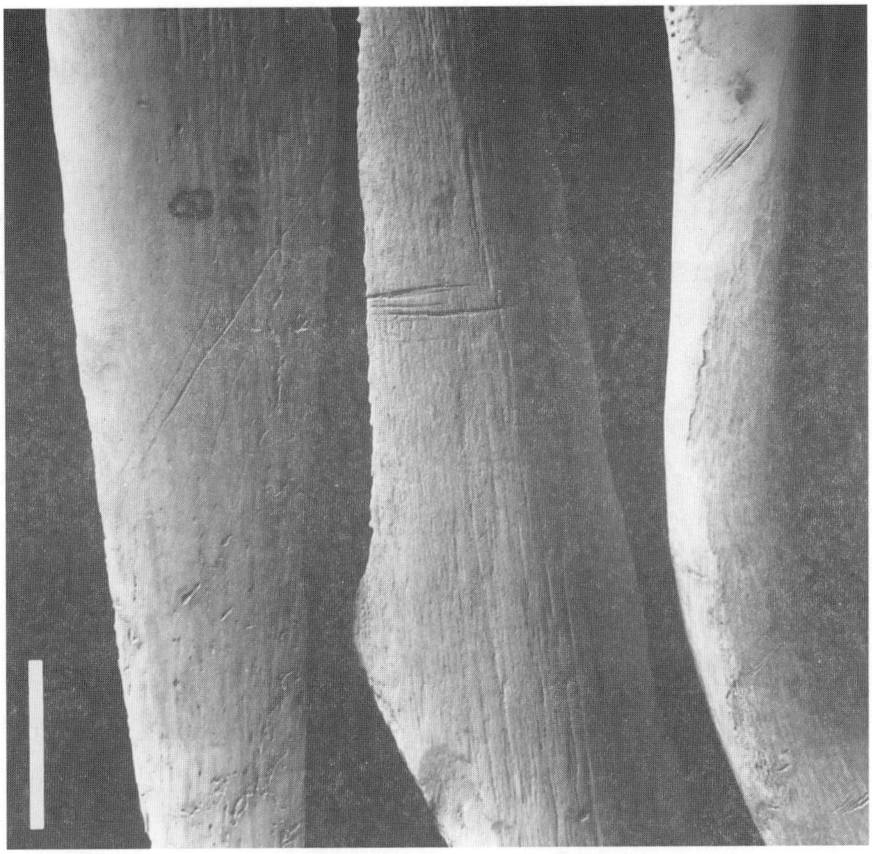

▶ 그림 5.7 **두 개의 넙다리몸통과 빗장뼈에 생긴 석기도구에 의해 벤흔적.**
벤흔적은 베어진 물렁조직과 연관된 무늬를 나타냄. 여기서 벤흔적은 다리근육을 제거하면서 생겼고, 빗장뼈의 흔적은 머리를 제거하면서 생김. 1 cm의 축척막대. White(1992) 책에서 발췌.

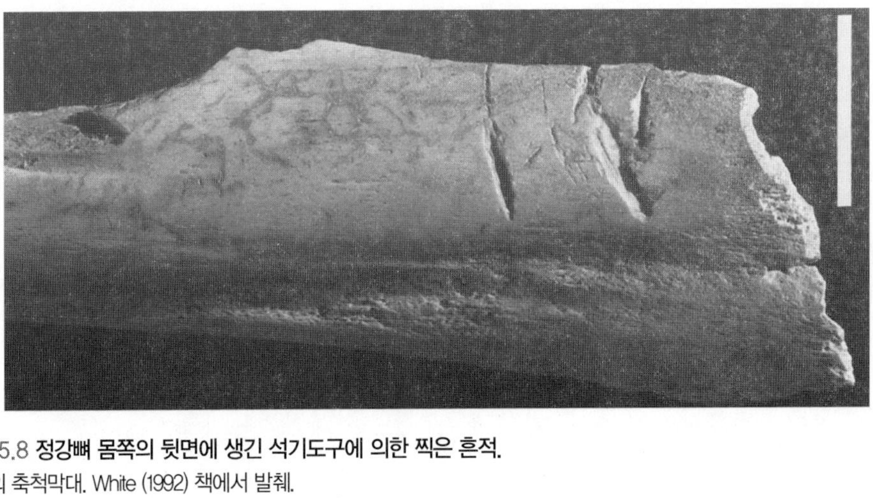

▶ 그림 5.8 **정강뼈 몸쪽의 뒷면에 생긴 석기도구에 의한 찍은 흔적.**
1 cm의 축척막대. White (1992) 책에서 발췌.

한다. 일단 탈골되거나 살점이 제거되면, 무거운 물체에 의해 점점 두들김을 당해 뼈대 성분들이 점점 감소할 수 있다. 이런 상황은 법의학적 정황에서 드물게 관찰되지만 동물고고학적 정황에서는 흔하게 관찰된다. 지방은 영양학적으로 매우 유용하고 뼈 속에는 골수공간과 해면뼈 부분에 지방성분인 골수가 들어있다. 지방성분을 얻기 위해 몸통 부분은 파괴되어 제거되어야 한다. 해면뼈 속의 지방들은 이 부분을 으깨서 먹거나 조리용기에 넣어 끓여서 지방을 추출한다. 지방을 추출하기 위한 모든 문화적 행위는 뼈에 **두들긴흔적(percussion mark)**을 남긴다.

물렁조직이 모두 제거된 뼈에 돌망치에 의한 골절이 생기면, 이 도구의 끝부분에 해당하는 **두들긴오목(percussion pit)**이 뼈에 남는다(그림 5.9). 만약 뼈의 골절이 받침대 위에서 실행되거나 뼈에 충격을 줄 때 도구가 약간 움직이면 **모루흔적(percussion striae, anvil striae)**이 생길 수 있다(그림 5.10). 두들기는 행위에 의해 뼈 몸통의 골수공간면에는 **속조가비흉터(inner conchoidal scar)**가 생기고(그림 5.11), 몸통 벽에는 **부착박편(adhering flake)**이 생긴다. 골수가 해면뼈 부분에 있다면 이 부분을 두들겨 깬 흔적은 분쇄형태가 된다(그림5.12). 신선한 뼈 조각이 강제로 신체에서 분리될 때 껍질벗겨짐과 같은 흔적이 미성숙한 뼈나 갈비뼈에 생긴다(그림 5.13). 조각난 뼈들을 도자기 속에 넣고 끓이면 몸통 조각 일부분의 끝 쪽에 **도자기광택(pot polish)**이라는 독특한 형태의 마모가 생긴다(White, 1992).

3) 날카로운 물체

뼈 변형에 대한 이전의 예시들은 주로 고고학적 정황에서 선택되었지만, 살아있는 뼈는 이물질과 상호반응하며 이런 변형에 기반을 둔 행동추론이 현대 법의학 영역에서 적용되고 있다. 이 영역은 희생자에서 발견된 뼈 변형을 조사하여 범행에 사용된 도구 자체나 도구의 종류를 알아낼 수 있다. 화살처럼 속도가 매우 빠르고 끝이 날카로운 물체는 수천 년이 지난 사람의 뼈 유골에도 남아있다(그림 5.14). 현대 법의학적 정황에서 끝이 날카로운 물체는 주로 금속성으로 구경이 다양한 총알이나 산탄이다(그림 5.15). 뼈대에 남아있는 입구손상과 출구손상의 분석은 법의학 조사에서 매우 중요하다. 뼈 변형 증거와 더불어 뼈대에 남아있는 금속성 잔류물을 방사선학적으로 발견하는 것은 법의학 분석의 중요한 분야를 구성한다.

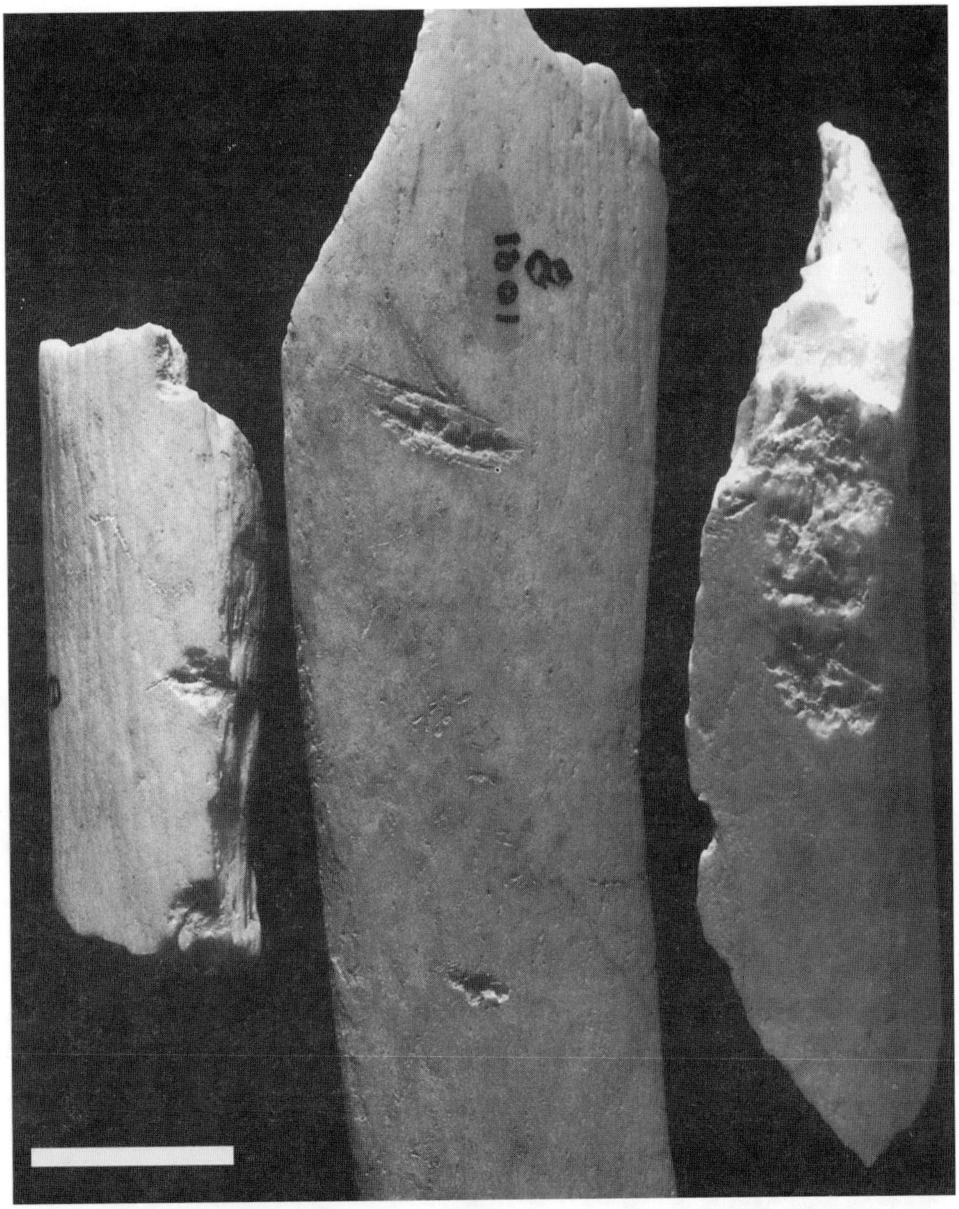

▶ 그림 5.9 **돌망치에 의해 생긴 두들긴오목.**
1 cm의 축척막대. White(1992) 책에서 발췌.

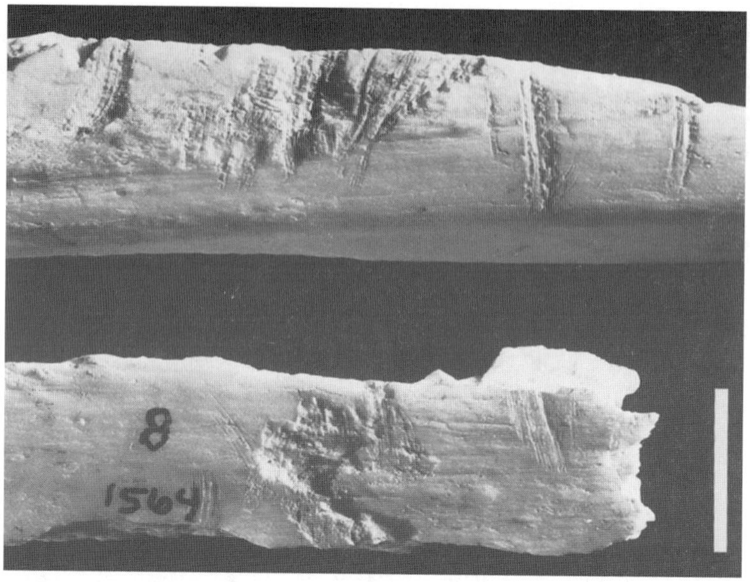

▶ 그림 5.10 **뼈몸통에 생긴 두들긴오목과 이와 연관된 모루흔적.**
돌망치 자국과 동시에 생긴 모루흔적으로 보아 이들 뼈의 흔적이 사람에 의한 것임을 보여줌.
1 cm의 축척막대. White(1992) 책에서 발췌.

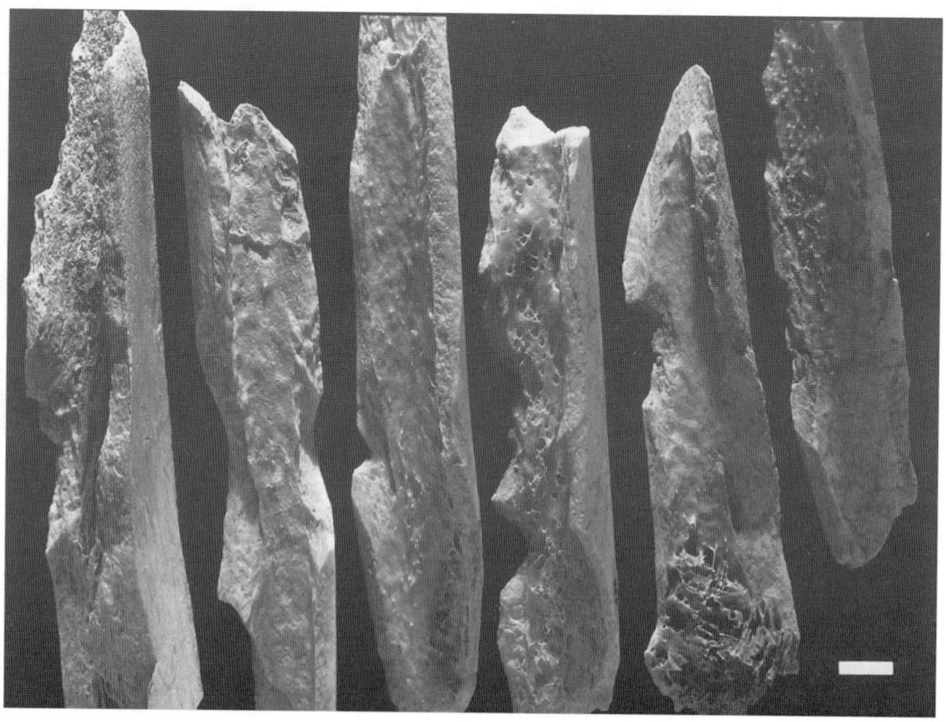

▶ 그림 5.11 **골수를 얻기 위해 골절된 넙다리뼈 표본 속에 형성된 속조가비흉터.**
1 cm의 축척막대. White(1992) 책에서 발췌.

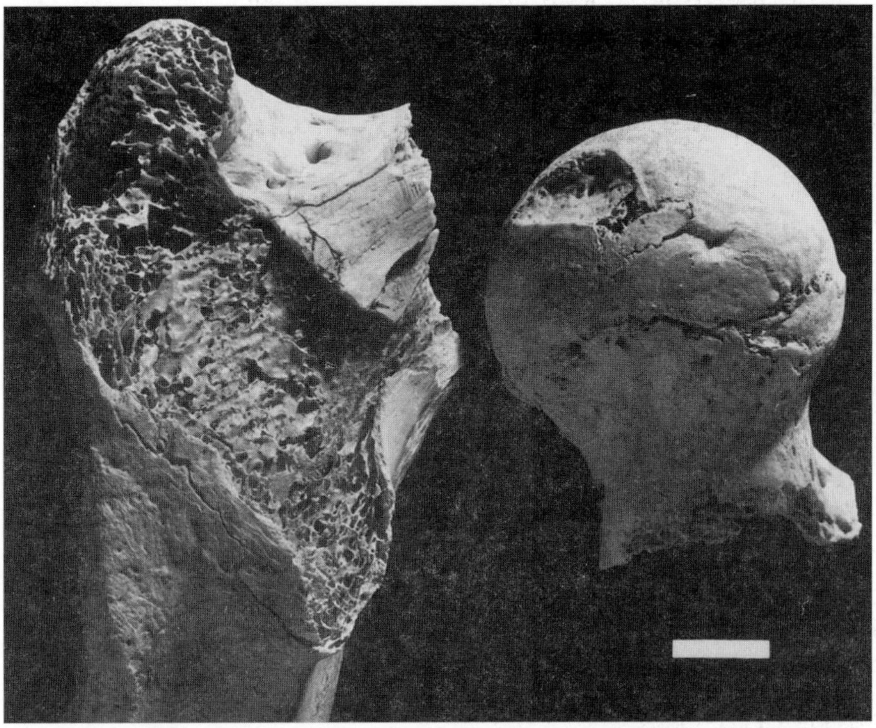

▶ 그림 5.12 **넙다리뼈 표본에서 강제로 해면뼈를 분쇄시키면 바로 인접한 영역의 겉질은 분쇄된 영역으로 밀려들어 옴.** 넙다리뼈목부분에 탈골을 위해 벤흔적도 보임. 1 cm의 축척막대. White(1992) 책에서 발췌.

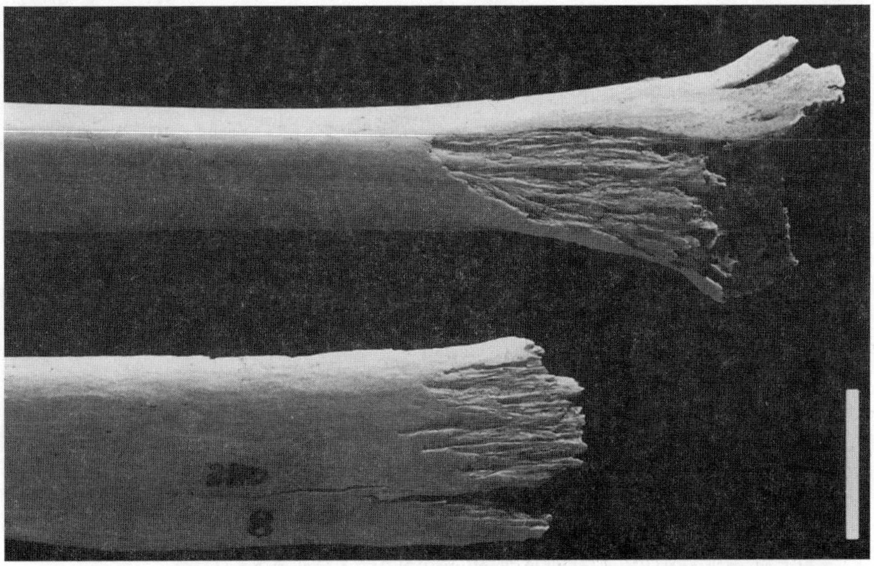

▶ 그림 5.13 **미성숙한 자뼈의 몸쪽부분(위)과 성인의 갈비뼈(아래)에 생긴 껍질벗겨짐 흔적.** 1 cm의 축척막대. White(1992) 책에서 발췌.

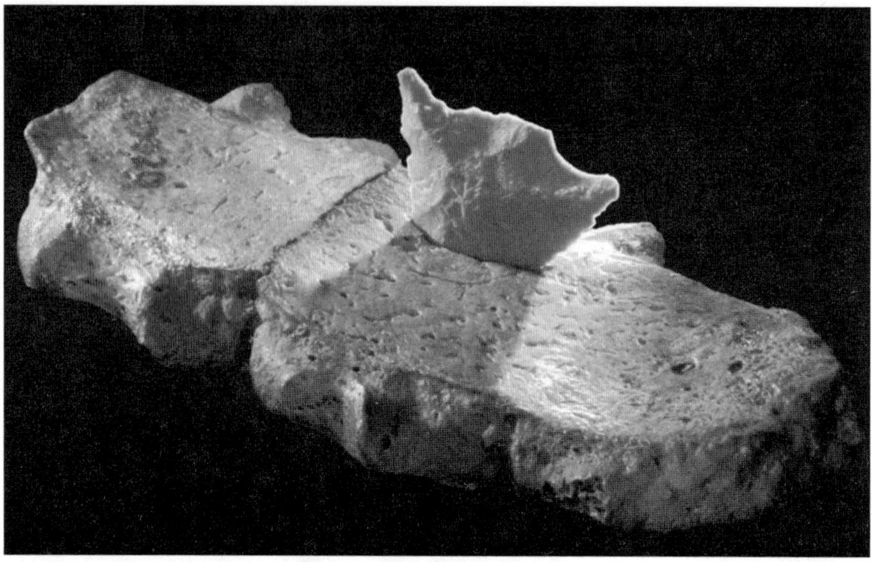

▶ 그림 5.14 **끝이 날카로운 물체의 끝부분이 복장뼈의 앞면에 박힌 모습.**
뼈가 생성된 흔적이 보이지 않는 것으로 보아 사망무렵에 이 물체가 박힌 것으로 보이지만 사인은 알 수 없음. 선사시대, 캘리포니아지역.

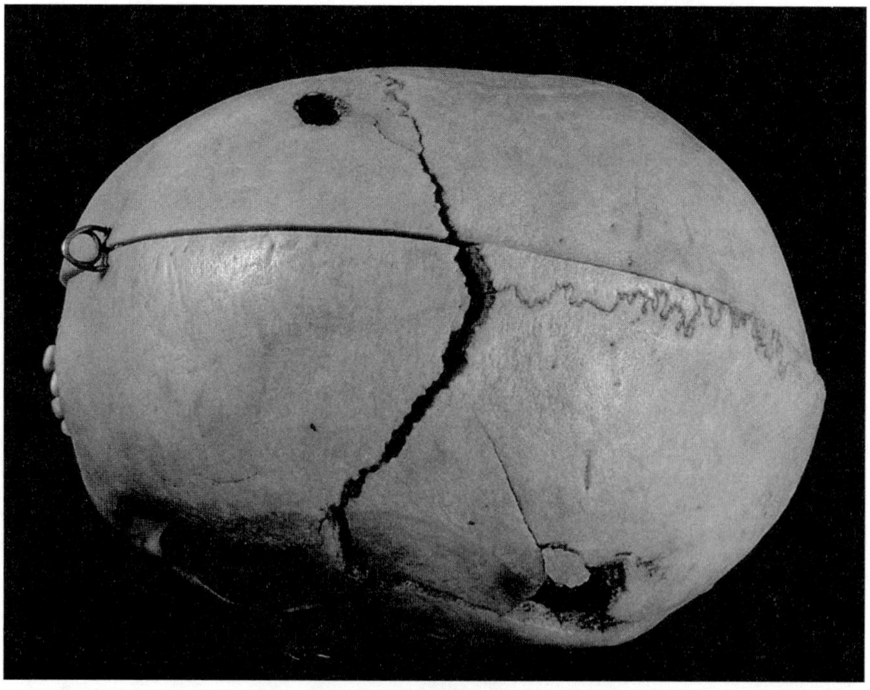

▶ 그림 5.15 **현대 살인사건 희생자에서 관찰된 총알의 입구손상과 출구손상.**
사망원인은 부검 감정서에 기록됨. 현대, 클리블랜드.

Chapter

06

해부학용어

전 세계의 해부학자와 고고학자는 사람의 몸을 기술하기 위해 특정한 용어를 사용한다. 해부학용어의 명명법은 간결하고 명료하여 뼈를 다루는 모든 연구 사이에서 명확한 의사소통을 할 수 있게 해준다. 이번 장에서 소개할 기본적이고 보편적인 해부학용어를 사용할 줄 모르면 고생물학, 체질인류학, 의학, 해부학 그리고 관련된 다양한 학문의 가장 기본적인 기술이나 해석을 알아 듣는 것조차 불가능하다. 기준면, 방향과 관련된 용어, 움직임 그리고 뼈의 세부적인 부분을 가리킬 때 필요한 뼈의 구조물에 대해 설명할 것이다. 해부학용어는 고전어로부터 발전해왔기 때문에 많은 용어가 라틴어와 그리스어로부터 파생하였다. 용어의 어근과 접두사에 대한 지식을 알아두면 뼈와 뼈의 구조물에 대한 용어를 수월하게 배울 수 있다.

해부학용어는 **해부학자세(standard anatomical position)**로 놓인 몸을 대상으로 만들어졌다(그림 6.1–6.2). 해부학자세는 똑바로 서 있고 앞을 바라보며, 두 발이 앞을 향한 채 모아져 있고 모든 긴뼈가 어떠한 각도에서 보더라도 겹쳐지지 않은 상태를 말한다. 긴뼈들이 서로 겹쳐지지 않기 위해서 손바닥은 앞을 향해야 하고 엄지손가락은 몸으로부터 떨어져 있어야 한다. **왼쪽(left)**과 **오른쪽(right)**은 관찰자 시점에서의 왼쪽과 오른쪽이 아닌 관찰되고 있는 대상의 왼쪽과 오른쪽을 따른다. **머리뼈대(cranial skeleton)**는 온머리뼈(skull)와 관련된 뼈대이며, **머리이후뼈대(postcranial skeleton)**는 온머리뼈를 제외한 나머지 뼈들로 이루어진 뼈대이다. **몸통뼈대(axial skeleton)**는 척추뼈(vertebra), 엉치뼈(sacrum), 갈비뼈(rib) 그리고 복장뼈(sternum)를 포함한 몸통의 뼈들로 이루어지며, **팔다리뼈대(appendicular skeleton)**는 팔이음뼈(shoulder girdle)와 다리이음뼈(pelvic girdle)를 포함한 사지의 뼈들로 이루어진다.

1 기준면

사람골학에서 사용하는 기준면에는 세 종류가 있다. **정중면(median plane)** 또는 **중간선(midline)**으로도 불리는 **정중시상면(midsagittal plane)**은 몸을 왼쪽과 오른쪽 절반으로 대칭이 되도록 나누고, 이 면과 평행한 면을 **시상면(sagittal plane)**이라고 한다. **이마면(frontal plane)**과 같은 의미로 쓰이는 **관상면(coronal plane)**은 몸을 앞과 뒤로 나누며, 시상면에 대해 수직방향으로 직각을 이룬다. **가로면(transverse plane)**은 시상면과 이마면에 대해 수평방향으로 직각을 이루며, 몸을 위와 아래로 나눈다.

2 방향과 관련된 용어

방향과 관련된 용어는 뼈의 부분들의 위치와 움직임의 방향을 기술할 때 유용하다. 방향과 관련된 모든 용어는 해부학자세를 취한 몸을 기준으로 사용되며, 이러한 용어는 사람뿐만 아니라 모든 포유류에도 적용시켜 사용될 수 있다. 현대 인간과 모든 원시 인류를 포함한 사람(hominid)과 동물 및 비사람(nonhominid)과 동물을 비교할 때 몇몇 용어는 혼동을 일으킬 수 있는데, 이는 사람이 몸통이 서 있는 **직립보행(orthograde)**의 두발동물(biped)이고, 대부분의 포유류는 몸통이 수평을 이루는 **복와위보행(pronograde)**의 네발동물(quadruped)이기 때문이다.

1) 일반용어

a. 위(superior): 머리의 끝을 향하는 방향. 사람의 마루뼈(parietal bone)의 위(superior)

경계는 관상봉합(sagittal suture)이다. **머리쪽(cephalic 또는 cranial)**은 두발동물과 네발동물 모두에서 동일하게 사용될 수 있다.

b. **아래(inferior)**: 위쪽의 반대 방향으로 머리로부터 멀어지는 방향. 발꿈치뼈(calcaneus)의 *아래(inferior)* 면은 땅과 접촉하는 부분이다. **꼬리쪽(caudal)**은 꼬리로 향하는 방향을 말하며 네발동물의 경우에 자주 사용된다.

c. **앞(anterior)**: 몸통의 앞 부분을 향하는 방향. 복장뼈는 척주(vertebral column)의 *앞(anterior)*에 위치한다. **배쪽(ventral)**은 배를 향하는 방향을 말하고 두발동물과 네발동물 모두에서 동일하게 사용될 수 있다.

d. **뒤(posterior)**: 앞쪽의 반대 방향으로 등쪽으로 향하는 방향. 뒤통수뼈(occipital bone)는 온머리뼈의 *뒤(posterior)*와 아래 부분에 위치한다. **등쪽(dorsal)**은 두발동물과 네발동물 모두에서 동일하게 사용될 수 있다.

e. **안쪽(medial)**: 정중면을 향하는 방향. 혀의 왼쪽 부분은 아래턱뼈(mandible)의 왼쪽 부분에 대해 *안쪽(medial)*에 위치한다.

f. **가쪽(lateral)**: 안쪽의 반대 방향으로 정중선에서 멀어지는 방향. 엄지손가락은 해부학 자세에서 새끼손가락보다 *가쪽(lateral)*에 위치한다.

g. **몸쪽(proximal)**: 몸통뼈대에 가까운 쪽. 주로 팔과 다리의 뼈에서 사용된다. 위팔뼈(humerus)의 *몸쪽(proximal)*은 어깨에 가까운 부분을 말한다.

h. **먼쪽(distal)**: 몸쪽의 반대쪽으로 몸통뼈대에서 멀어지는 쪽. 발가락뼈(foot phalanx)의 *먼쪽(distal)*은 신발의 앞쪽 끝에 닿는다.

i. **바깥(external)**: 외부를 향하는 방향. 머리덮개(cranial vault)는 뇌의 *바깥(external)* 부분을 덮고 있다.

j. **속(internal)**: 바깥쪽의 반대로 내부를 향하는 방향. 마루뼈의 *속(internal)* 면에는 뇌의 바깥쪽에 놓인 혈관들에 의해 형성된 고랑이 있다.

k. **머리속(endocranial)**: 머리덮개의 내부 방향. 뇌는 *머리속(endocranial)* 공간을 채우고 있다.

l. **머리바깥(ectocranial)**: 머리덮개의 외부 방향. 관자선(temporal line)은 마루뼈의 *머리바깥(ectocranial)* 면에 위치한다.

m. **얕은(superficial)**: 표면에 가까운 쪽. 갈비뼈는 심장보다 *얕은(superficial)* 부분에 위치한다.

n. **깊은(deep)**: 얕은쪽의 반대로 표면에서 먼 쪽. 치아의 상아질(dentine)은 사기질(enamel)보다 *깊은(deep)* 곳에 있다.

o. **피부밑(subcutaneous)**: 피부 바로 밑에 있는 부분. 정강뼈(tibia)의 앞안쪽면은 *피부밑(subcutaneous)*에 해당한다.

2) 치아의 용어

a. **안쪽(mesial)**: 가운데 앞니(incisor)끼리 서로 만나는 중간선을 향하는 방향. 큰어금니와 작은어금니에서 치아머리(crown)의 앞부분 그리고 앞니와 송곳니(canine)에서 정중면을 향하는 부분을 이들 치아에서의 *안쪽(mesial)* 부분이라고 한다. 송곳니의 안쪽 면은 송곳니 옆의 앞니와 맞닿아 있고 첫째큰어금니의 안쪽은 둘째작은어금니와 맞닿아 있다.

b. **먼쪽(distal)**: 안쪽의 반대 방향. 작은어금니의 *먼쪽(distal)* 절반은 치아의 뒤쪽 반에 해당한다.

c. **혀(lingual)**: 혀를 향하는 방향. 일반적으로 사람이 웃을 때 치아머리의 *혀면(lingual surface)*은 보이지 않는다.

d. **입술(labial)**: 혀 방향의 반대 방향으로 입술로 향하는 방향. 주로 앞니와 송곳니의 경우에 사용한다. 사람이 웃을 때 앞니의 *입술면(labial surface)*이 보인다.

e. **볼(buccal)**: 혀 방향의 반대 방향으로 볼로 향하는 방향. 주로 작은어금니와 큰어금니의 경우에 사용한다. 미국 야구 선수들은 씹는 담배를 볼과 큰어금니의 *볼면(buccal surface)* 사이에 둔다.

f. **치아사이(interproximal)**: 같은 쪽 턱에서 인접 치아끼리 맞닿은 사이. 치실을 사용하다 보면 가끔 *치아사이(interproximal)* 부분에 끼일 때가 있다.

g. **씹는 또는 교합(occlusal)**: 반대쪽 턱의 이틀활(dental arch)로 향하는 방향으로 위턱과 아래턱의 치아끼리 만나는 면. 충치(caries)는 종종 큰어금니의 *씹는면(occlusal surface)* 위에 불규칙한 형태의 공간으로 발견된다.

h. **자르는 또는 절단(incisal)**: 위턱과 아래턱의 앞니끼리 만나는 또는 물리는 모서리 방향. 가운데 앞니의 *자르는모서리(incisal margin)*는 사과를 베어 물 때 사용된다.

i. **내외(mesiodistal)**: 하나의 치아에서 안쪽면과 먼쪽면을 이은 축. 치아사이 부분이 마모되면서 큰어금니의 *내외(mesiodistal)* 크기는 감소할 수 있다.

j. **볼혀(buccolingual) 또는 입술혀(labiolingual)**: 하나의 치아에서 입술면과 혀면 또는 볼면과 혀면를 이은 축. 네안데르탈인의 앞니에서 *입술혀(labiolingual)* 크기가 큰 경우를 종종 본다.

3) 손과 발의 용어

a. **손바닥쪽(palmar)**: 손의 바닥쪽 방향. 손가락의 *손바닥쪽(palmar)* 면에 지문이 있다.
b. **발바닥쪽(plantar)**: 발의 바닥쪽 방향. 보행 시 발의 *발바닥쪽(plantar)* 면이 땅에 닿는다.
c. **등쪽(dorsal)**: 발등 또는 손등으로 향하는 방향. 손과 발의 *등쪽(dorsal)* 면에는 털이 있지만 손바닥쪽과 발바닥쪽 면에는 없다.

3 움직임과 관련된 용어

몸은 뼈에 붙은 인대 또는 근육의 작용에 의해 움직일 수 있다. 근육이 붙는 곳 중 움직임이 적은 쪽을 근육의 **이는곳(origin)**이라 하고, 상대적으로 움직임이 많은 쪽을 근육의 **닿는곳(insertion)**이라고 한다.

1) 일반적인 움직임

a. **굽힘(flexion)**: 몸의 부분들의 각도가 감소하는 방향으로 굽히는 운동. 주먹을 쥘 때 손허리뼈(metacarpal bone) 머리에 붙은 손가락들은 강한 *굽힘(flexion)*을 취한다. 일반적으로 어깨관절과 엉덩관절에서 굽힘은 팔 또는 다리가 배쪽(앞쪽)으로 움직이는 것을 말한다.
b. **폄(extension)**: 굽힘과 반대의 움직임으로 몸의 부분들의 각도가 증가하는 방향으로 펴는 운동. 태권도에서 손날로 치기를 할 때 손가락을 *폄(extension)* 상태에 두고 움직이지 않도록 손 전체에 강하게 힘을 줌으로써 격파를 할 수 있다. 일반적으로 어깨관절과 엉덩관절에서 폄은 팔 또는 다리가 등쪽(뒤쪽)으로 움직이는 것을 말한다.
c. **벌림(abduction)**: 몸의 부분이 시상면으로부터 멀어지는 운동. 주로 팔과 다리의 움직임을 기술할 때 쓰인다. 해부학자세에서 측면 방향으로 팔을 들어올리는 것을 팔의 *벌림(abduction)* 운동이라고 한다. 손가락 또는 발가락의 경우 손과 발의 중간선으로부터 손가락 또는 발가락이 멀어지는, 즉 손가락 또는 발가락을 쫙 펴는 운동을 가리킨다.
d. **모음(adduction)**: 벌림과 반대의 움직임으로 몸의 부분이 시상면에 가까워지는 운동. 주로 팔과 다리의 움직임을 기술할 때 쓰인다. 차려 자세를 위해 발꿈치를 붙이는 경

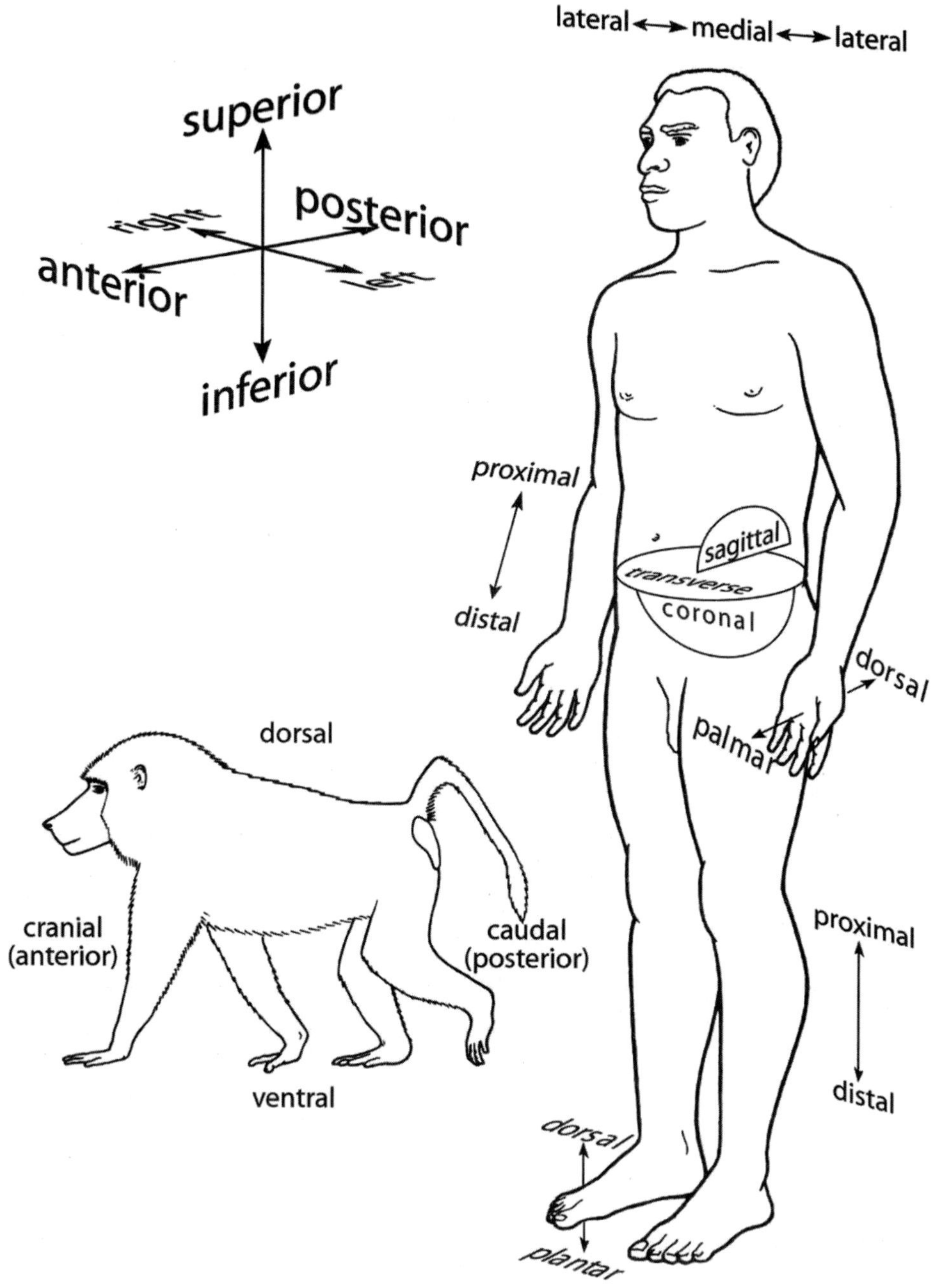

▶ 그림 6.1 **사람과 네발동물에서의 기준면 및 방향과 관련된 용어.**
기준면과 방향에 관한 지식은 사람몸과 관련된 모든 작업에서 필요함. 이 용어들을 알고 있어야 사람 뼈를 대상으로 비교하거나 연구하는 것이 가능함.

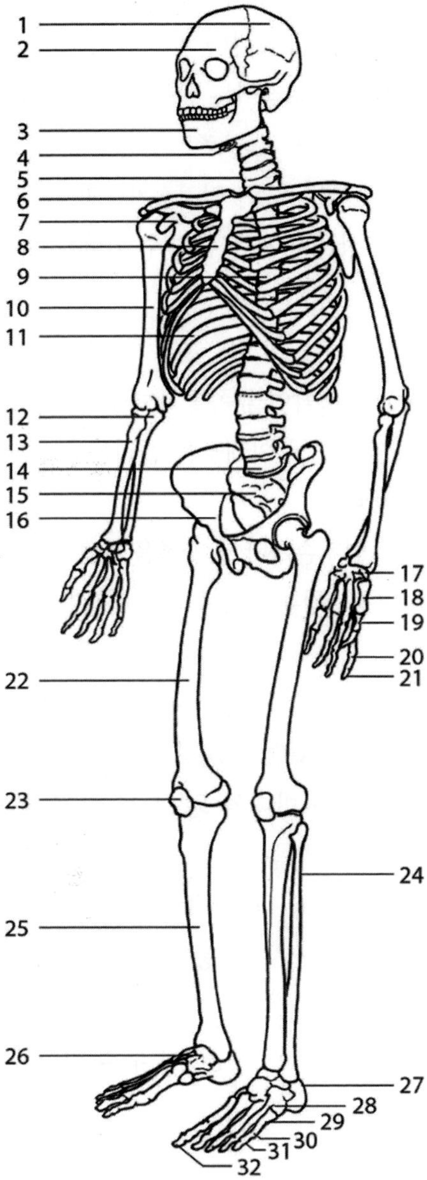

1. Paired cranial elements (22)
2. Single cranial elements (5)
3. Mandible (1)
4. Hyoid (1)
5. Cervical vertebrae (7)
6. Clavicle (2)
7. Scapula (2)
8. Sternum (1)
9. Thoracic vertebrae (12; var*)
10. Humerus (2)
11. Ribs (24; var*)
12. Ulna (2)
13. Radius (2)
14. Lumbar vertebrae (5; var*)
15. Sacrum (1)
16. Os coxae (2)
17. Carpals (16)
18. Metacarpals (10)
19. Proximal hand phalanges (10)
20. Intermediate hand phalanges (8)
21. Distal hand phalanges (10)
22. Femur (2)
23. Patella (2)
24. Fibula (2)
25. Tibia (2)
26. Talus (2)
27. Calcaneus (2)
28. Other tarsals (10)
29. Metatarsals (10)
30. Proximal foot phalanges (10)
31. Intermediate foot phalanges (8)
32. Distal foot phalanges (10)

Coccyx (1; not visible)

TOTAL: 206 Adult

* Commonly variable elements indicated by (var*)

▶ 그림 6.2 **뼈대의 구성요소.**

우 양쪽 다리가 *모음(adduction)* 상태에 있다고 말한다. 손가락 또는 발가락의 경우 손과 발의 중간선으로 손가락 또는 발가락이 가까워지는, 즉 손가락 또는 발가락을 모으는 운동을 가리킨다.

e. **휘돌림(circumduction)**: 굽힘 및 폄 그리고 벌림 및 모음의 조합 운동. 이 운동의 결과

로 팔 또는 다리가 원추 형태를 그리며 움직인다. 뒤차에게 추월하라고 신호할 때 종종 팔의 *휘돌림(circumduction)* 운동을 하여 뒤차에게 알린다.

f. **돌림**(rotation): 하나의 축을 중심으로 몸의 부분을 움직이는 운동. 노뼈의 머리는 위팔뼈의 먼쪽에 대해 *돌림(rotation)* 운동을 할 수 있다.

g. **맞섬**(opposition): 몸의 부분들이 서로에게 다가가는 운동. 엄지손가락과 다른 손가락들의 끝은 *맞섬(opposition)* 운동을 할 수 있어 작은 물체를 집을 수 있다.

2) 손과 발의 움직임

a. **엎침**(pronation): 엄지손가락이 가쪽에 놓이고 손바닥이 앞쪽을 향하고 있는 상태에서 엄지손가락을 안쪽으로 손바닥을 뒤쪽으로 향하도록 아래팔을 돌리는 운동. 타자를 치려면 손이 *엎침(pronation)* 상태에 있어야 한다.

b. **뒤침**(supination): 엎침과 반대의 움직임으로 엄지손가락이 가쪽을 향하도록 손바닥을 해부학자세로 되돌리는 아래팔의 돌림 운동. 침팬지가 음식을 구걸할 때의 손은 *뒤침(supination)* 상태이다.

c. **발등굽힘**(dorsiflexion): 지면으로부터 멀어지는 방향으로 발 전체를 굽히는 운동. 팬터마임 배우가 발뒤꿈치로 걸을 때 발은 *발등굽힘(dorsiflexion)* 상태이다.

d. **발바닥굽힘**(plantarflexion, volarflexion): 발등굽힘과 반대의 운동으로 발 전체를 지면 방향으로 굽히는 운동. 발등굽힘과 발바닥굽힘은 발목관절을 통해 이루어진다. 발레리나가 발끝으로 걸을 때 발은 *발바닥굽힘(plantarflexion)* 상태이다.

e. **가쪽번짐**(eversion): 발바닥이 바깥쪽을 향하도록 돌리는 운동. 발의 **뒤침(pronation)**으로도 알려져 있다.

f. **안쪽번짐**(inversion): 발바닥이 안쪽을 향하도록 돌리는 운동. 발의 **엎침(supination)**으로도 알려져 있다.

4 뼈구조와 관련된 용어

6장 2절과 3절에서 기술한 방향과 움직임에 관련된 용어는 명확하게 정의되는 반면 뼈의 구조물과 관련된 용어의 정의는 애매모호할 때가 있다. 그러나 결절(tubercle)이 거친면(tuberosity) 또는 돌기(trochanter)만큼 큰 경우일지라도 뼈전문가는 이에 대해 의문점을 갖지 않는다. 왜냐하면 각각의 뼈에서 보이는 구조물마다 고유의 명칭을 부여하고 지속적으로 사용하여 용어 사용과 정보 전달의 혼란을 없앴기 때문이다. 한 예로 넙다리뼈의 큰돌기(greater trochanter)를 가리키면 뼈전문가들은 어떤 구조물을 지칭하는지를 알고 있다. 아래에 설명한 뼈의 구조물에 대한 공통적인 용어를 공부하다 보면 용어 자체만으로는 불명확한 정의를 갖거나, 영문명은 다르나 대한해부학회에서 정한 한글명은 같은 경우를 볼 수 있어 용어 사용에 혼란을 느낄 수 있다. 그러나 7장부터 16장 사이에서 기술한 각각의 뼈에서 볼 수 있는 구조물별로 특화된 명칭을 숙지한다면 용어 사용에 문제가 없을 것이다.

1) 뼈의 부분 및 돌출된 구조물

a. 돌기(process): 뼈가 튀어나온 부분. *꼭지돌기(mastoid process)*는 귀 뒤쪽에서 뼈가 튀어나온 부분이다.

b. 융기(eminence): 뼈가 돌출된 부분. 돌기만큼 도드라져 보이지는 않는다. 관자뼈(temporal bone)의 *관절융기(articular eminence)*는 씹을 때 아래턱뼈의 관절돌기(condylar process)와 관절하는 둥근 부분이다.

c. 가시(spine): 융기보다 길고 가늘고 날카롭게 생긴 돌기. 척추뼈의 *가시(spine)*는 척추뼈의 위치를 확인할 때 유용하다.

d. 거친면(tuberosity): 다양한 모양으로 거칠한 면이 넓게 형성된 돌기. 인대 또는 힘줄이 부착한다. *세모근거친면(deltoid tuberosity)*은 위팔뼈의 몸통 부분에 있다.

e. 결절(tubercle): 작고 거칠한 융기. 인대 또는 힘줄이 부착한다. *원뿔인대결절(conoid tubercle)*은 빗장뼈(clavicle)의 아래모서리를 따라 관찰된다.

f. 돌기(trochanter): 넙다리뼈에서 보이는 크게 튀어나오고 뭉뚱하고 거칠은 두 개의 돌 기. 이 돌기 중 큰 것을 *큰돌기(greater trochanter)*라고 하고, 작은 것을 *작은돌기(lesser trochanter)*라고 한다.

g. 복사(malleolus): 발목관절에서 둥글게 튀어나온 뼈의 부분. *가쪽복사(lateral malleolus)*와 *안쪽복사(medial malleolus)*는 쉽게 만져진다.

h. 돋음(boss): 완만하게 둥글고 넓은 융기. 여자의 머리뼈는 남자의 것에 비해 이마뼈의 *돋음(boss)*이 발달한 소견을 보인다.

i. 관절부분(articulation): 관절에서 인접한 뼈끼리 연골 또는 섬유조직을 사이에 두고 접촉하는 부분. 정강뼈(tibia)의 몸쪽 면은 넙다리뼈의 먼쪽 끝과의 *관절부분(articulation)*이다.

j. 관절융기(condyle): 관절을 하는 둥근 돌기. *뒤통수뼈관절융기(occipital condyle)*는 머리뼈의 바닥에 놓이며 가장 위에 있는 척추뼈인 고리뼈(atlas)와 관절한다.

k. **위관절융기(epicondyle):** 관절융기와 인접한 구조물로 관절을 하지 않는 돌출 부분. 위팔뼈(humerus)의 *가쪽위관절융기(lateral epicondyle)*는 가쪽관절융기(lateral condyle)와 연결되어 있으며 가쪽관절융기보다 몸쪽에 위치한다.

l. **머리(head):** 크고 둥글고 일반적으로 관절을 하는 뼈의 끝 부분. 위팔뼈의 머리(head)는 이 뼈의 위쪽 또는 몸쪽 끝이다.

m. **뼈몸통(shaft, diaphysis):** 긴뼈의 양쪽 끝 사이에 위치한 길고 곧은 부분. 넙다리뼈의 *뼈몸통(shaft)*을 단면으로 잘라보면 거의 원형에 가깝다.

n. **뼈끝(epiphysis):** 긴뼈에서 관절을 하기 위해 확장된 뼈의 끝부분 또는 말단 부분. 정강뼈의 몸쪽 *뼈끝(epiphysis)*은 넙다리뼈와 관절하기 위해 확장된 뼈의 끝 부분이다. 3장에서 뼈몸통, 뼈끝, 뼈몸통끝(metaphysis)에 대한 좀 더 정확한 정의를 참조하기 바란다.

o. **목(neck):** 뼈의 머리와 뼈몸통 사이에 위치한 부분. 초기 인류에서는 넙다리뼈의 머리보다 상대적으로 긴 넙다리뼈의 *목(neck)*을 볼 수 있다.

p. **융기(torus):** 뼈가 두꺼워진 부분. *호모 이렉투스(Homo erectus)*의 이마뼈에 있는 *눈확위융기(supraorbital torus)*는 매우 두꺼운 소견을 보인다.

q. **능선(ridge):** 선 모양으로 형성되고 거칠한 면을 가진 뼈의 부분. 위팔뼈의 *가쪽관절융기위능선(lateral supracondylar ridge)*은 가쪽위관절융기의 가쪽 모서리에 해당한다.

r. **능선(crest):** 날카롭고 가는 모서리를 가지며 튀어나온 뼈의 부분. 인접한 근육 사이에서 형성된다. 시상 *능선(crest)*은 고릴라에서 커다란 관자근이 발달하는 동안 형성된 뼈의 구조물이다.

s. **선(line):** 능선(crest)만큼 날카롭거나 융기(torus)만큼 두껍지는 않은 선 모양으로 튀어나온 뼈의 부분. *아래관자선(inferior temporal line)*은 관자근의 위쪽 넓은 부분이 부착하는 곳이다.

t. **갈고리(hamulus):** 고리 모양으로 튀어나온 뼈의 부분. 손목뼈에서 보이는 뼈의 구조물인 *갈고리(hamulus)*는 이 구조물을 가지고 있는 뼈의 이름이 되어 이 뼈를 갈고리뼈(hamate)라고 불린다.

u. **관절면(facet):** 관절을 이루는 작은 면 또는 치아끼리 만나는 면. 등뼈몸통에는 갈비뼈머리와 관절을 이루는 *관절면(facet)*이 있다. *씹는면(occlusal facet)*은 치아의 씹는 쪽에 위치한 치아머리에 형성되어 있다.

2) 함몰된 구조물

a. **오목(fossa)**: 넓고 얕게 안으로 들어간 부분. *팔꿈치오목(olecranon fossa)*은 위팔뼈 먼쪽 부분의 뒷면에 위치하고 팔꿈치가 완전히 펴 있는 상태일 때 자뼈의 몸쪽 부분이 이 오목 안에 위치하게 된다.

b. **오목(fovea)**: 오목(fossa)보다는 작게 패인 부분. 어금니의 앞쪽 *오목(fovea)*은 씹는면 방향에서 치아를 바라볼 때 보인다.

c. **고랑(groove)**: 홈처럼 길게 파인 부분. *결절사이고랑(intertubercular groove)*은 위팔뼈의 두 결절 사이에 위치한다.

d. **고랑(sulcus)**: 길고 폭이 넓게 파인 고랑(groove). *눈확위고랑(supratoral sulcus)*은 아프리카 유인원의 머리뼈에서 잘 관찰되지만 *오스트랄로피테쿠스(Australopithecus)*의 머리뼈에서는 발달되어 있지 않다.

e. **숫구멍(fontanelle)**: 유아에서 머리뼈들끼리 유합이 되지 않아 형성된 뼈 사이 공간. 아기 머리의 꼭대기를 만져보면 물렁한 지점이 발견되는데, 이곳이 *숫구멍(fontanelle)*이다.

f. **봉합(suture)**: 머리뼈를 이루는 뼈들끼리 만나는(관절하는) 부분. *시옷봉합(lambdoid suture)*은 뒤통수뼈와 마루뼈 사이에 형성된다.

g. **구멍(foramen)**: 뼈를 관통하며 생긴 구멍. 혈관과 신경이 지나간다. *턱끝구멍(mental foramen)*은 아래턱뼈의 가쪽면에 있는 구멍이다.

h. **관(canal)**: 구멍이 계속해서 연장된 터널과 같은 뼈의 구조물. *목동맥관(carotid canal)*은 머리뼈의 바닥에서 관찰된다.

i. **길(meatus)**: 짧은 관. *바깥귀길(external auditory meatus)*은 바깥귀와 가운데귀를 연결하는 통로이다.

j. **굴(sinus)**: 머리뼈 자체 안에 형성된 공간. *이마굴(frontal sinus)*은 초기 인류의 머리뼈에서 잘 발달되어 있다.

k. **확(alveolus)**: 치아확(tooth socket). 위턱뼈에서 *송곳니확(canine alveolus)*은 앞니확(incisor alveolus)보다 길다.

Chapter

07

온머리뼈(Skull)

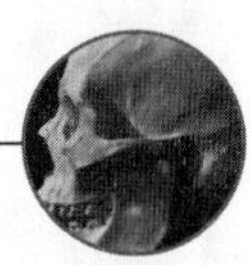

온머리뼈(skull)는 사람 뼈대 중에서 구조가 가장 복잡하며, 골학(osteology)에서 매우 중요한 비중을 차지한다. 온머리뼈는 나이와 성별의 추정 및 인류의 진화 과정에 대해 이해하는 데 중요한 단서를 제공한다. 사람 온머리뼈의 복잡성을 이해하려면 온머리뼈가 수행하는 다양한 기능을 알아보는 것이 선행되어야 한다. 온머리뼈는 뇌를 둘러싸 보호함으로써 시각, 후각, 미각, 청각 등을 유지하는 토대가 되며, 또한 저작기관의 틀로 작용한다. 이러한 다양한 기능을 수행하는 온머리 뼈가 복잡한 형태를 지니는 것은 당연한 현상이다.

온머리뼈를 이루는 각각의 뼈를 상세하게 알아보기 전에 전체적인 해부학에 대해 먼저 고찰해야 한다(그림 7.1~7.6b). 몇 가지 편리한 기준점(landmark)이 온머리뼈의 전체 구조를 이해하는 데 도움을 준다. 눈을 보호하는 구멍들은 **눈확(orbit)**이며, 양쪽 눈확 사이의 아래에 위치하는 구멍은 코가 있는 부위로 **앞콧구멍(anterior nasal aperture)** 또는 **뼈콧구멍(piriform aperture)**이다. 귀가 놓이는 구멍은 **바깥귀길(external auditory meatus)**, 온머리뼈 바닥에 위치하는 타원형의 거대한 구멍은 **큰구멍(foramen magnum)**이며 온머리뼈 양쪽 옆면의 얇은 뼈로 이루어진 다리 형태의 구조물은 **광대활(zygomatic**

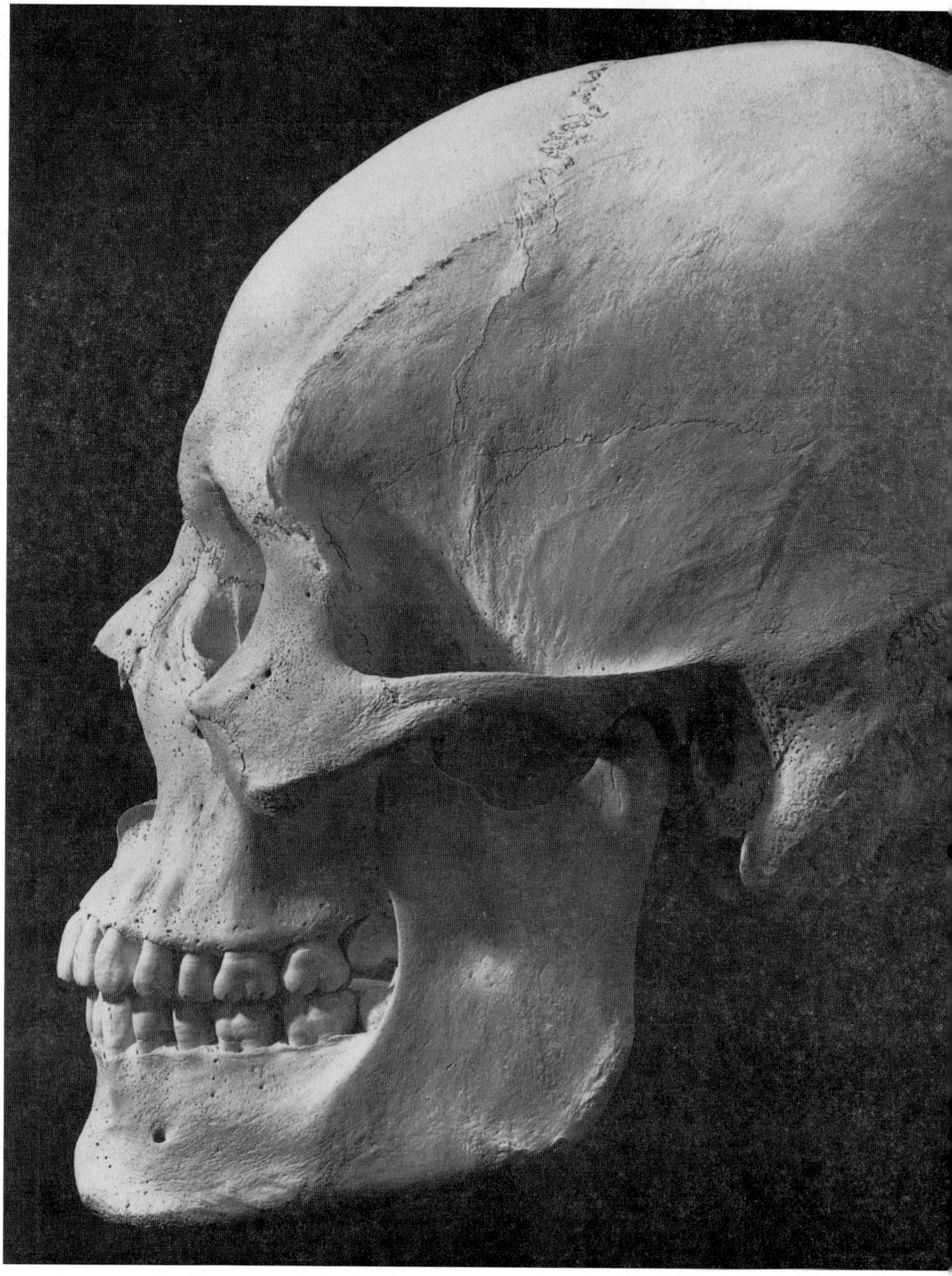

▶ 그림 7.1 성인 남성의 온머리뼈(skull), 가쪽, 실제 크기.

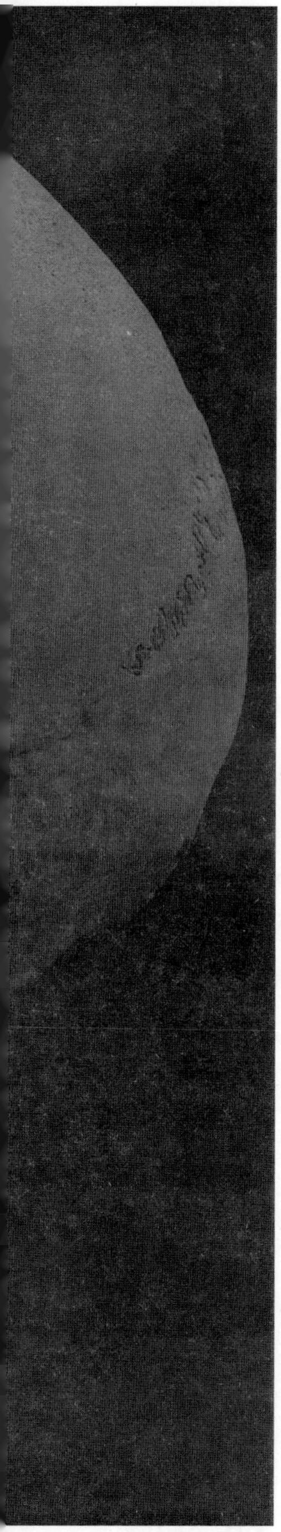

arch)이다. 치아 역시 온머리뼈의 일부이지만 해부학적 형태가 특이하고 기능적 중요성 때문에 따로 장을 만들어 기술하기로 한다(8장 참조).

1 온머리뼈 다루기

온머리뼈는 사람의 뼈대에서 가장 복잡한 구조물이며, 몇몇 구성요소는 가장 깨지기 쉬운 부분이기도 하다. 연구를 진행함에 있어서 온머리뼈는 항상 푹신푹신한 깔개 위에서 다루어야 하며, 머리뼈가 구르지 않도록 특수 제작된 모래주머니나 헝겊으로 만든 고리받침대 위에 고정해야 한다. 아래턱을 위턱과 맞물리는 경우는 별로 흔하지 않은데, 서로 맞물림이 필요한 경우에는 아래턱 치아와 위턱 치아가 서로 부딪치지 않게 주의를 기울인다. 치아끼리 직접 맞물리면 깨져나가기 쉽기 때문에 맞물려서 보관해야 하는 경우는 치아 사이에 충격을 완화할 수 있는 물질을 끼워 넣고 보관하는 것이 좋다.

온머리뼈를 다룰 때는 항상 양손을 이용하여야 한다. 손가락, 특히 엄지손가락을 큰 구멍 뒤나 안에 위치하고 온머리뼈를 잡으면 뼈에 손상이 가해지는 것을 최소화할 수 있다. 반면 눈확이나 광대활 같이 부서지기 쉬운 부위를 잡아 온머리뼈를 다루면 부서질 위험이 있다. 눈확의 얇은 뼈, 뼈콧구멍의 경계와 속구조물 및 온머리뼈 바닥에서 돌출된 날개판(pterygoid plate)과 붓돌기(styloid process) 등이 특히 손상에 취약한 부분이다. 연구 중에 치아가 빠지면 즉시 그 치아가 위치하던 치아확(tooth socket)에 재위치시켜야 할 것이다.

마른뼈의 기계적 물성을 확인하기 위해 탐침이나 칼, 손가락 등으로 쑤시거나 비트는 시도는 하지 말아야 한다. 그럼에도 불구하고 뼈조직을 다루는 과정에서 파손이 생길 수 있다. 파손이 생긴 경우 실험실 감독자의 지휘하에 접착제로 간단하게 붙일 수 있으며, 파손이 생긴 즉시 복원하여야 깨진 조각들을 영구히 분실하는 불상사를 막을 수 있다(18장 참조).

2 온머리뼈의 구성

머리와 연관된 뼈들을 지칭하는 용어는 종종 잘못 사용된다. 다음은 용어의 올바른 정의이다.

- **온머리뼈**(skull)는 아래턱을 포함한 얼굴 전체의 뼈를 일컫는다.
- **아래턱뼈**(mandible)는 아래턱을 이루는 뼈이다.
- **머리뼈**(cranium)는 온머리뼈에서 아래턱뼈를 제외한 나머지 부위이다.
- **머리덮개뼈**(calvaria)는 머리뼈 중 얼굴을 형성하는 뼈를 제외한 나머지 부위이다.
- **머리꼭지뼈**(calotte)는 머리덮개뼈 중 머리뼈바닥(base of skull)을 제외한 나머지 부위이다.
- **얼굴머리뼈**(splanchnocranium)는 얼굴을 이루는 뼈 부위이다.
- **뇌머리뼈**(neurocranium)는 뇌가 위치하는 온머리뼈 부위이다.

앞머리뼈우묵(anterior cranial fossa), **중간머리뼈우묵(middle cranial fossa)**, **뒤머리뼈우묵(posterior cranial fossa)**으로 이루어진 머리뼈바닥의 속면은 각각 뇌바닥의 이마엽(frontal lobe), 관자엽(temporal lobe), 소뇌(cerebellum)의 국소해부학적 형태와 서로 일치한다.

귓속뼈(청각에 연관된 작은 뼈 세 쌍)를 포함하고 목뿔뼈를 제외하면 대개 사람 어른의 온머리뼈에는 28개의 뼈가 존재한다. 나이가 들수록 온머리뼈를 이루는 뼈들이 서로 융합하여 각각의 뼈를 구분하기 어렵다. 이러한 이유로 온머리뼈에 대한 학습을 진행할 때는 모든 뼈가 서로 명확하게 구분 가능한 젊은 성인의 표본을 이용하는 것이 바람직하다.

그림 7.8에 머리를 이루는 뼈의 이름이 나열되어 있으며, 어떤 뼈는 하나만 있고 또 다른 뼈는 쌍으로 존재한다. 그림 7.8에 열거된 뼈 이외에도 머리봉합을 따라 생기는 불규칙한 작은 뼈가 있는 경우도 있으며, 이들을 **봉합뼈(sutural bone, wormian bone, extrasutural bone)**라 한다.

사람 머리뼈의 뒤부분에서 종종 **잉카뼈(inca bone)**라는 큰 세모꼴의 뼈가 발견되기도 한다.

3 성장과 구조 및 봉합과 동굴

태어날 때 온머리뼈는 45개의 뼈로 이루어져 있으며, 신체의 다른 부위에 비해 크기가 크다. 신생아는 온머리뼈에서 얼굴 부위가 차지하는 비중이 상대적으로 작은데, 이는 이 시기의 신체 성숙에 있어 머리 발달이 차지하는 비중이 크기 때문이다. 발달이 진행되면서 얼굴 부위, 특히 위턱뼈와 아래턱뼈는 성장속도가 빨라서 뇌머리뼈의 크기를 따라잡는다. 젖니(deciduous tooth)가 입안에 처음 맹출하는 시기인 출생 후 6~24개월, 간니(permanent tooth)가 처음 맹출하는 시기인 6세, 그리고 사춘기가 머리 발달에 있어 상당히 중요한 시기이다. 그림 7.7은 머리뼈의 성장을 보여준다.

태어날 때 온머리뼈의 뼈 사이에는 치밀결합조직으로 채워진 간격이 있는데, 이러한 연골막을 **숫구멍(fontanelle)**이라 하며, 성장하면서 경화되어 뼈로 바뀐다. 어른의 머리뼈들은 톱니나 지퍼 모양으로 서로 맞물려 있는데, 이를 봉합(suture)이라 한다. 어른 머리뼈가 관절을 이루는 양상이 그림 7.8에 정리되어 있다. 많은 봉합의 명칭은 그 봉합이 관절을 이루는 두 뼈의 이름을 따서 만들어진다. 예를 들어 **광대위턱봉합(zygomaticomaxillary suture)**은 광대뼈와 위턱뼈 사이의 봉합이고, **이마코봉합(frontonasal suture)**은 이마뼈와 코뼈 사이의 봉합이다. 어떠한 봉합은 이런 작명 원칙과는 다른 고유의 명칭이 있다. 양쪽 마루뼈 사이의 봉합은 **시상봉합(sagittal suture)**이며, 이마뼈와 마루뼈 사이의 봉합은 **관상봉합(coronal suture)**이다. **이마봉합(metopic suture)**은 이마뼈 사이의 융합이 완전히 이루어지지 않은 상태를 말하며, 성인기까지 잔존하는 경우는 드물다. 양쪽 마루뼈와 뒤통수뼈 사이의 봉합은 **시옷봉합(lambdoidal suture)**이다. **비늘봉합(squamosal suture)**은 관자뼈와 마루뼈 사이의 봉합이며, 다른 봉합과는 달리 부채꼴의 중첩된 비늘 모양이다. 비늘봉합의 후방 연장부위를 **마루꼭지봉합(parietomastoid suture)**이라고도 한다. **나비뒤통수결합(sphonooccipital synchohdrosis)** 혹은 **뇌바닥결합(basilar synchondrosis)**은 나비뼈와 뒤통수뼈 사이에 존재한다. **뒤통수꼭지봉합(occipitomastoid)**은 뒤통수뼈와 관자뼈 사이의 봉합으로 양쪽에 존재한다.

동굴(sinus)은 머리뼈 속의 빈 공간이며. 얼굴의 성장에 따라 크기가 커진다. 대개 머리뼈, 이마뼈, 벌집뼈, 나비뼈에 동굴이 있으며. 코안으로 연결되어 있다. 때때로 코점막이 자극 때문에 붓거나 동굴로 염증물질이 유입되면 두통 등 불쾌한 연관 증상이 나타나기도 한다.

4 온머리뼈의 방향성

서로 다른 온머리뼈를 비교하기 위해서는 온머리뼈를 항상 같은 위치에 놓아야 하는데, 이때 기준이 되는 면은 **눈귀수평면(frankfurt horizontal plane)**이다. 1884년 독일의 프랑크

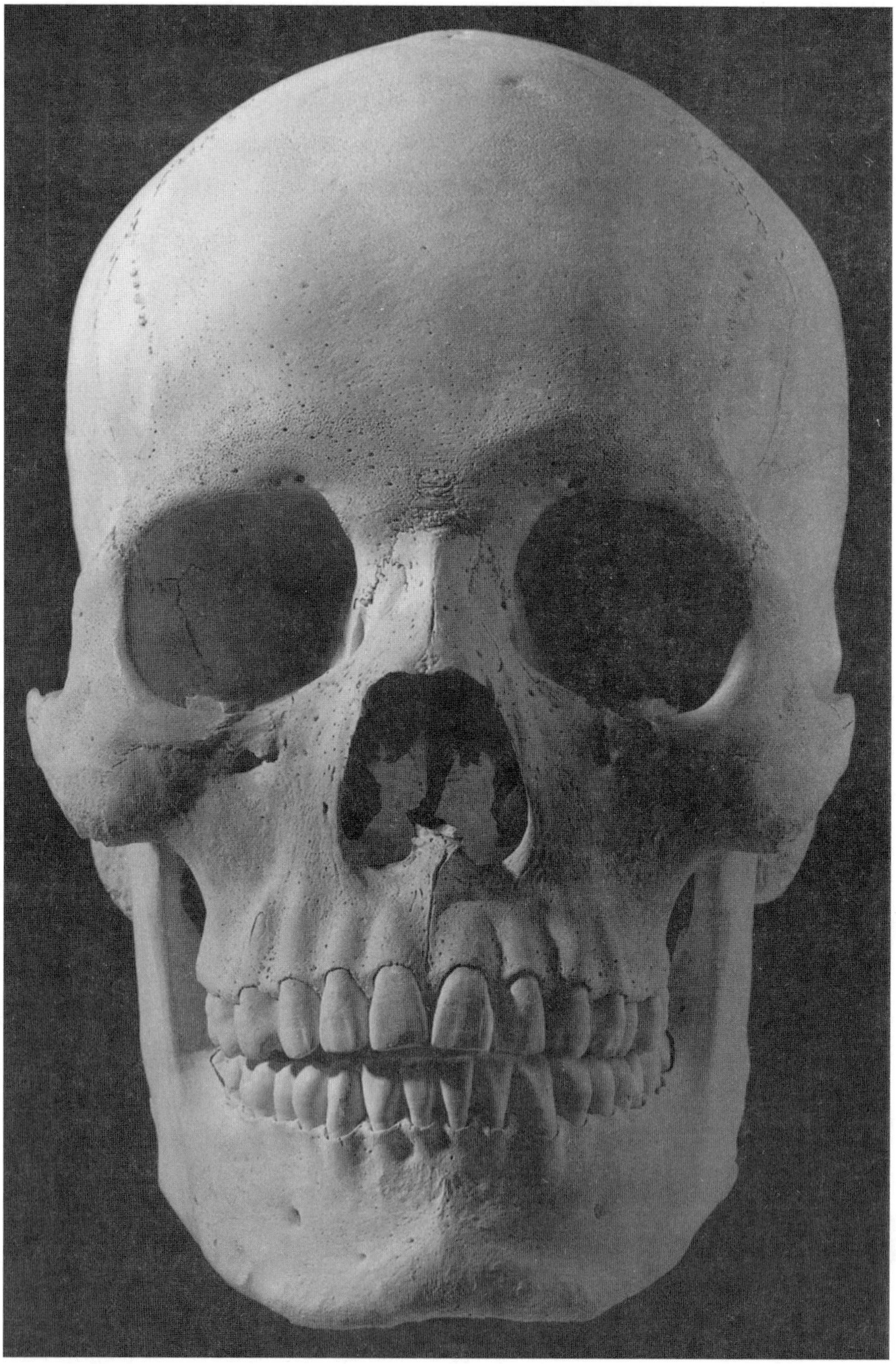

▶ 그림 7.2 **성인 남성의 온머리뼈, 앞쪽.** 실제 크기.

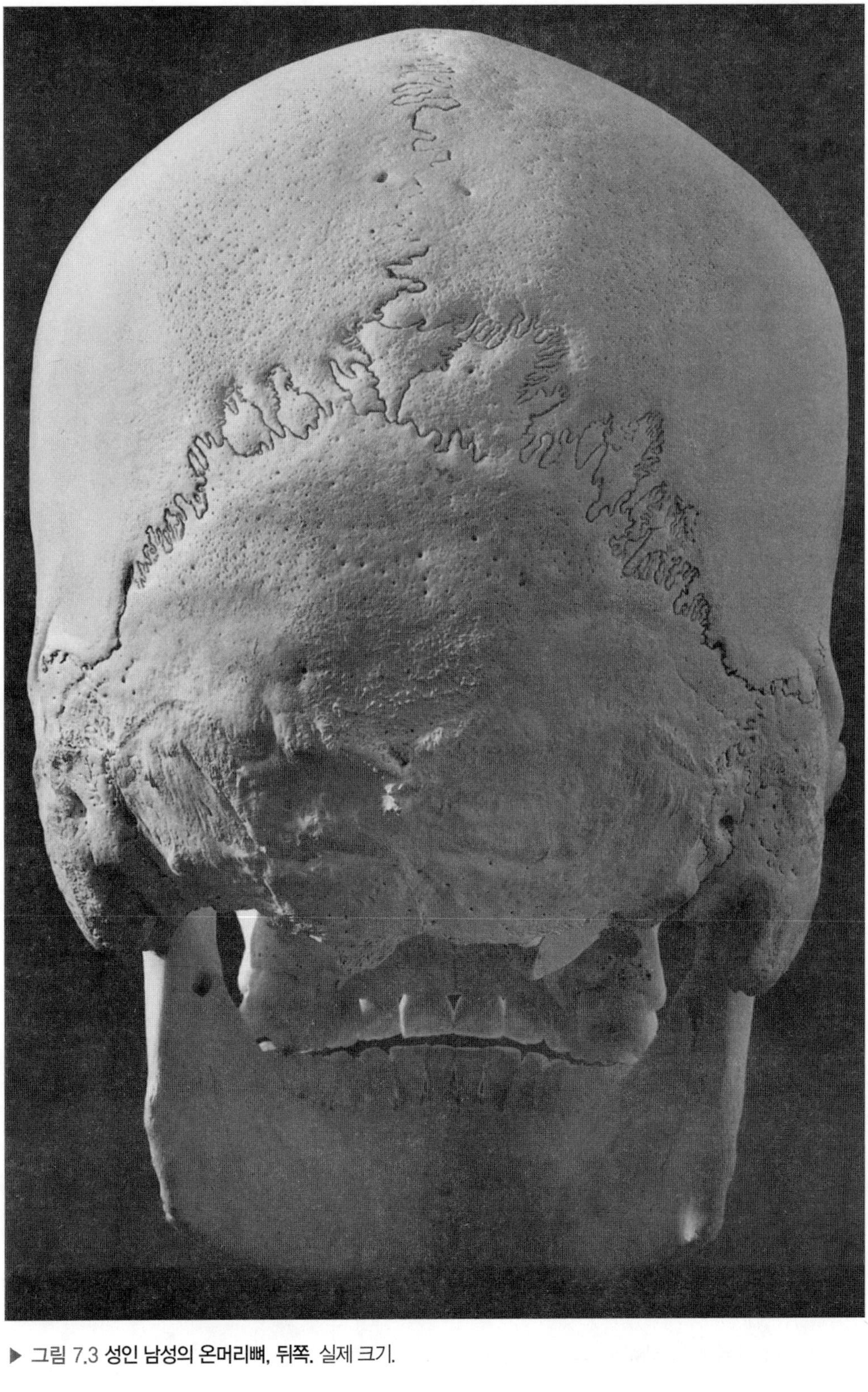

▶ 그림 7.3 **성인 남성의 온머리뼈, 뒤쪽.** 실제 크기.

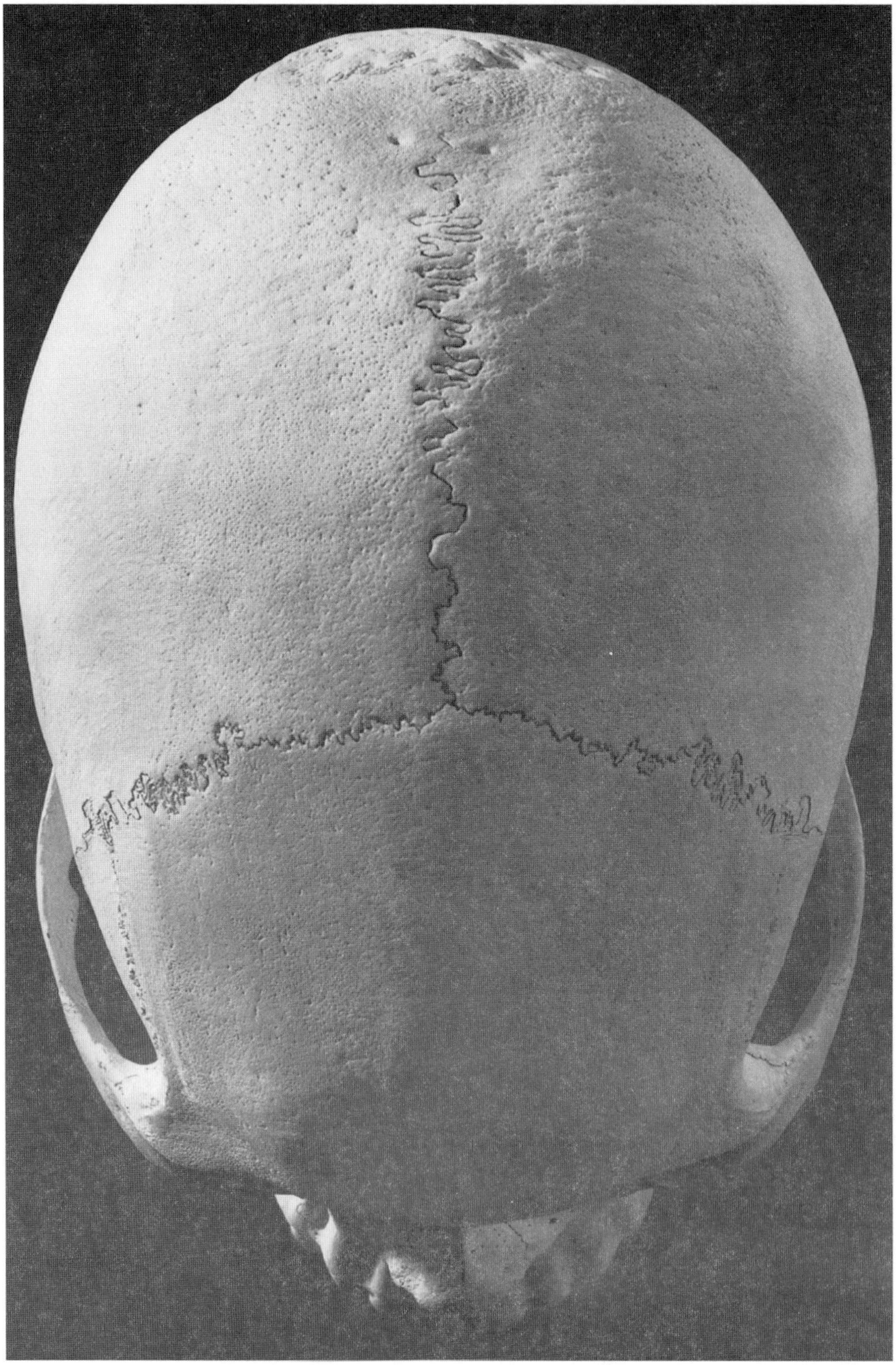

▶ 그림 7.4 성인 남성의 머리뼈(cranium), 위쪽. 실제 크기.

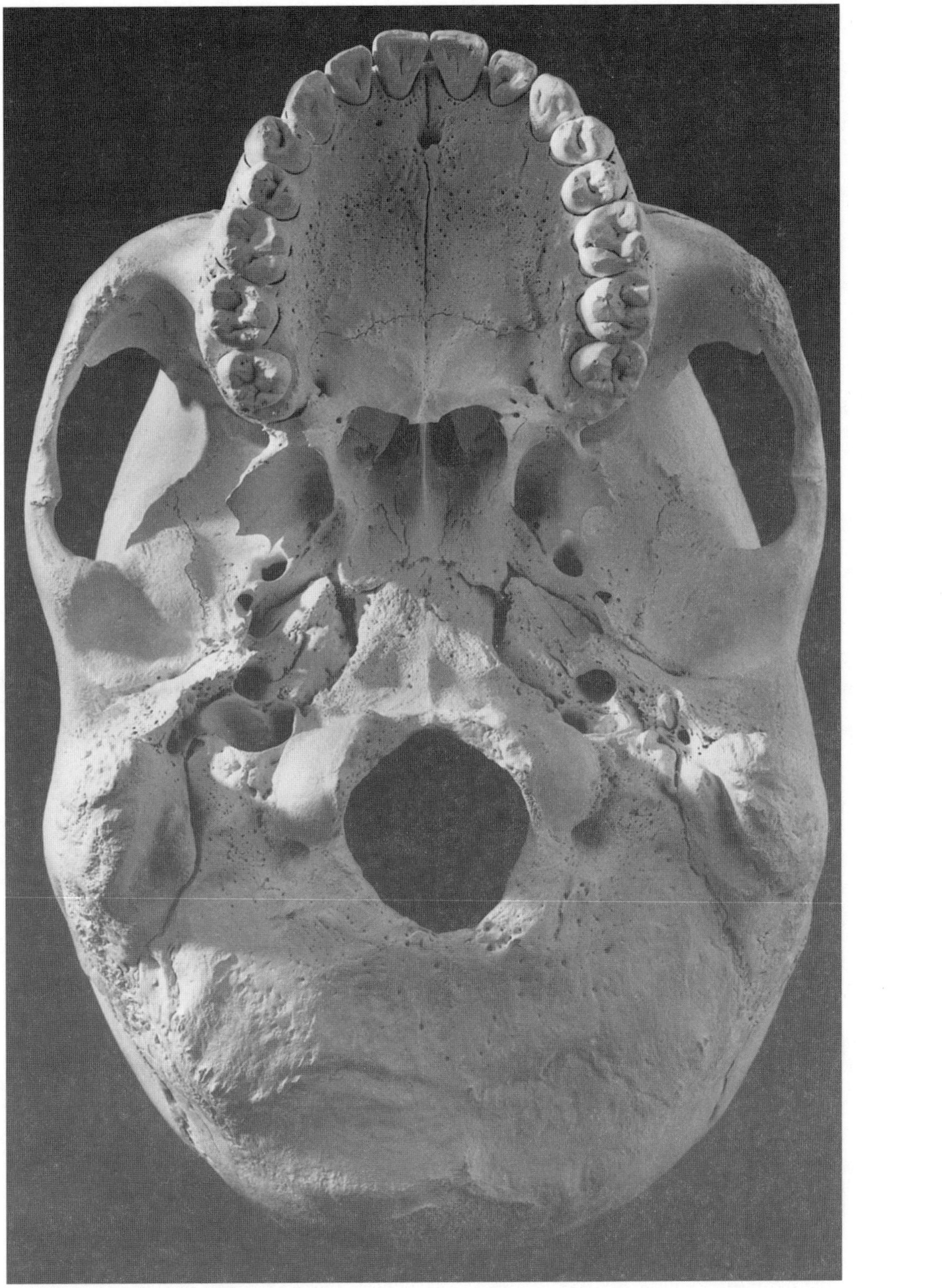

▶ 그림 7.5 **성인 남성의 머리뼈, 아래쪽.** 실제 크기.

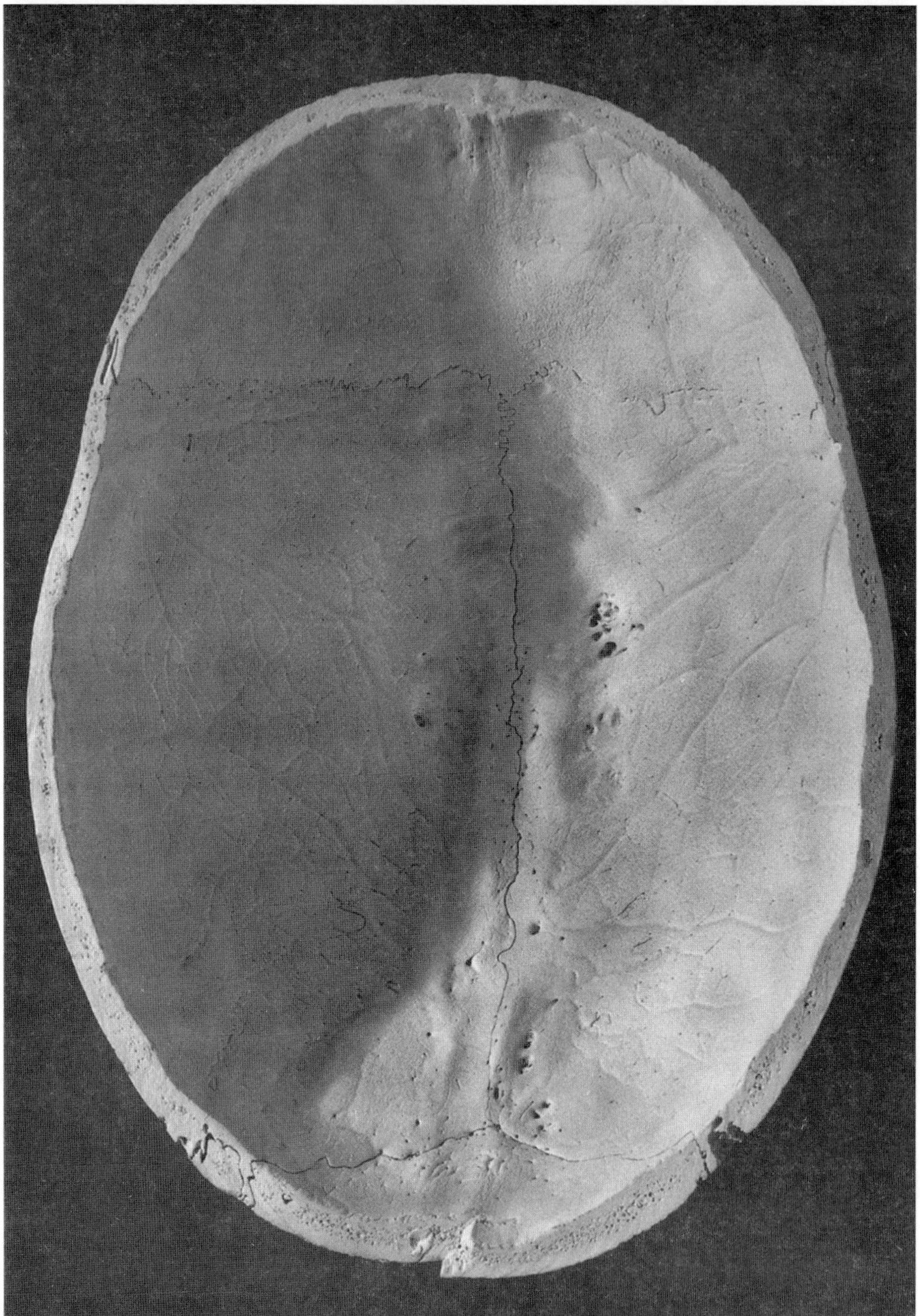

▶ 그림 7.6a 성인 남성의 머리뼈, 뼈속(endocranial), 위 부분. 실제 크기.

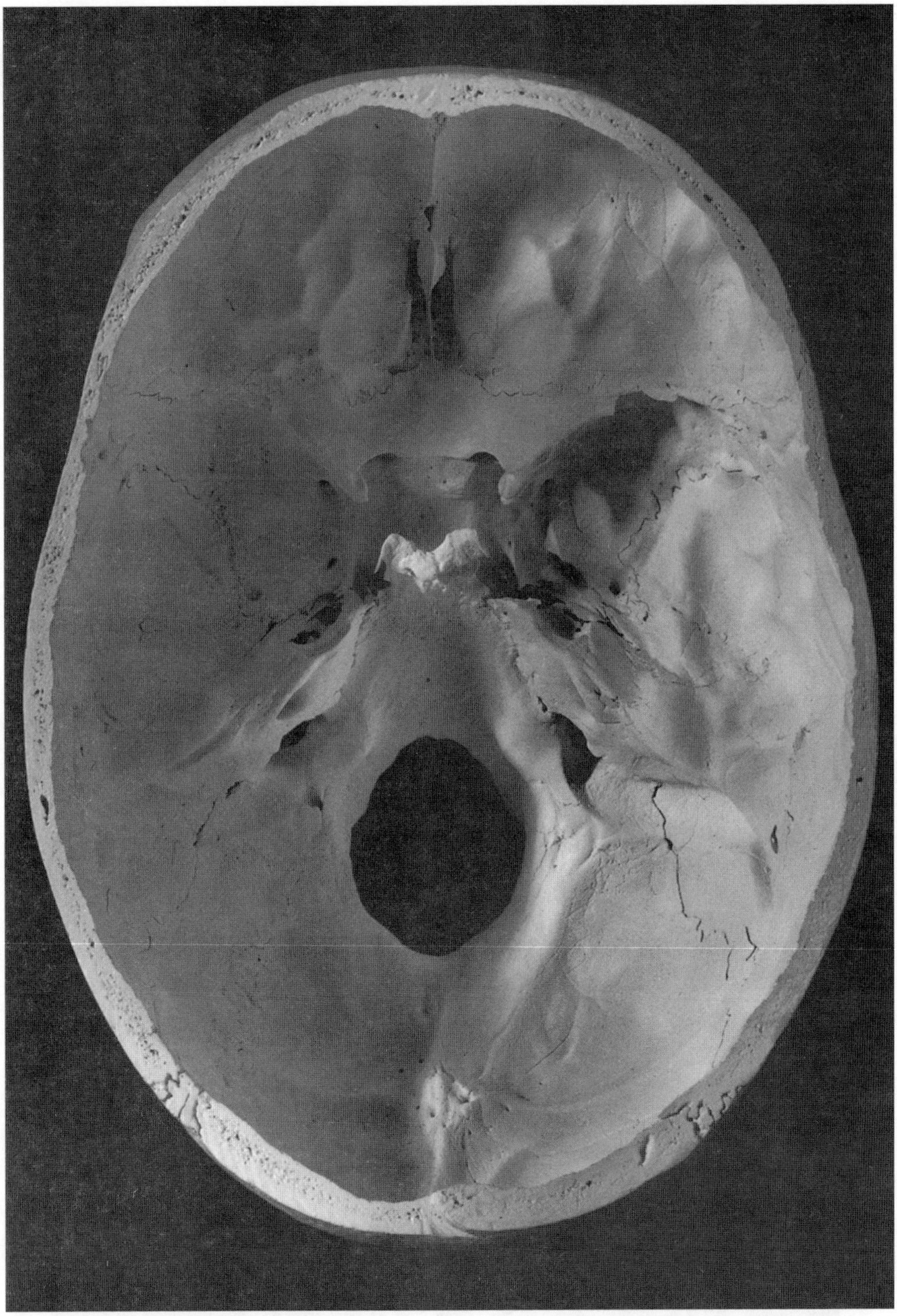

▶ 그림 7.6b **성인 남성의 머리뼈, 뼈속, 아래 부분.** 실제 크기.

푸르트에서 열린 세계체질인류학회에서 인준되었으며, 영어 명칭은 이 학회 장소의 이름을 따서 명명되었다. 눈귀수평면은 양쪽 바깥귀길의 제일 위점인 **귓굼위점(porion)**과 왼쪽눈확의 제일 아래점인 **눈굼밑점(orbitale)**의 3점을 통과하는 평면을 말한다.

온머리뼈는 눈귀수평면을 기준으로 6개의 기준면으로 통상 관찰된다(그림 7.1~7.5).

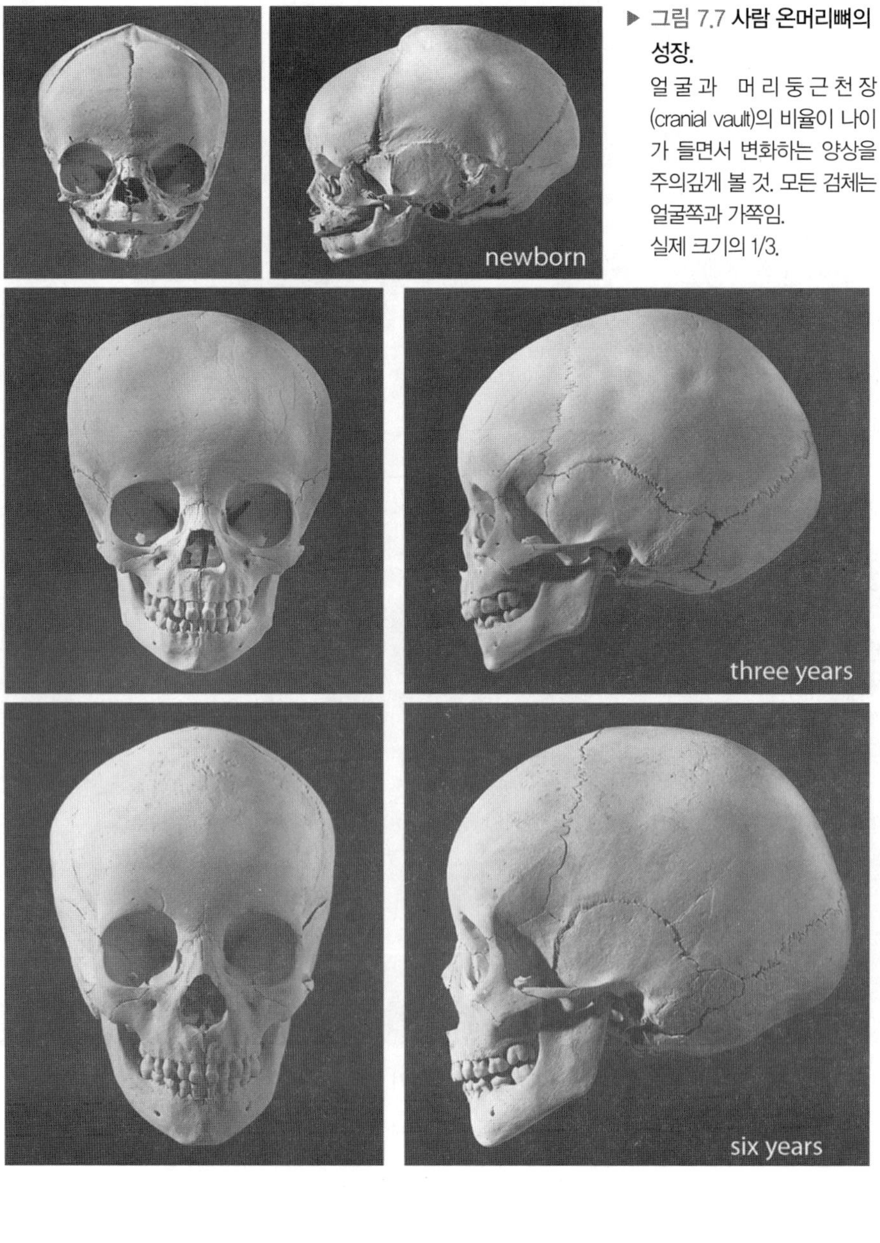

▶ 그림 7.7 **사람 온머리뼈의 성장.** 얼굴과 머리둥근천장(cranial vault)의 비율이 나이가 들면서 변화하는 양상을 주의깊게 볼 것. 모든 검체는 얼굴쪽과 가쪽임. 실제 크기의 1/3.

온머리뼈를 관찰할 때 위에서 바라보는 것은 **정수리면(norma verticalis)**에서 관찰하는 것이며, 옆면에서 보는 것은 **관자면(norma lateralis)**, 뒷면에서 보는 것은 **뒤통수면(norma occipitalis)**, 정면에서 보는 것은 **이마면(norma frontalis)**, 아래에서 보는 것은 **바닥면(norma basilaris)**에서 관찰하는 것이다. 이러한 모든 기준은 눈귀수평면에 수직이거나 수평이다. 온머리뼈의 형태나 크기를 연구하거나 서로 비교할 때는 뼈계측점(osteometric point)들의 위치를 기준으로 삼게 된다. 이 점들의 각각의 정의에 대해서는 Martin과 Saller(1957), White와 Folkens(2000)의 연구를 참조하기 바란다.

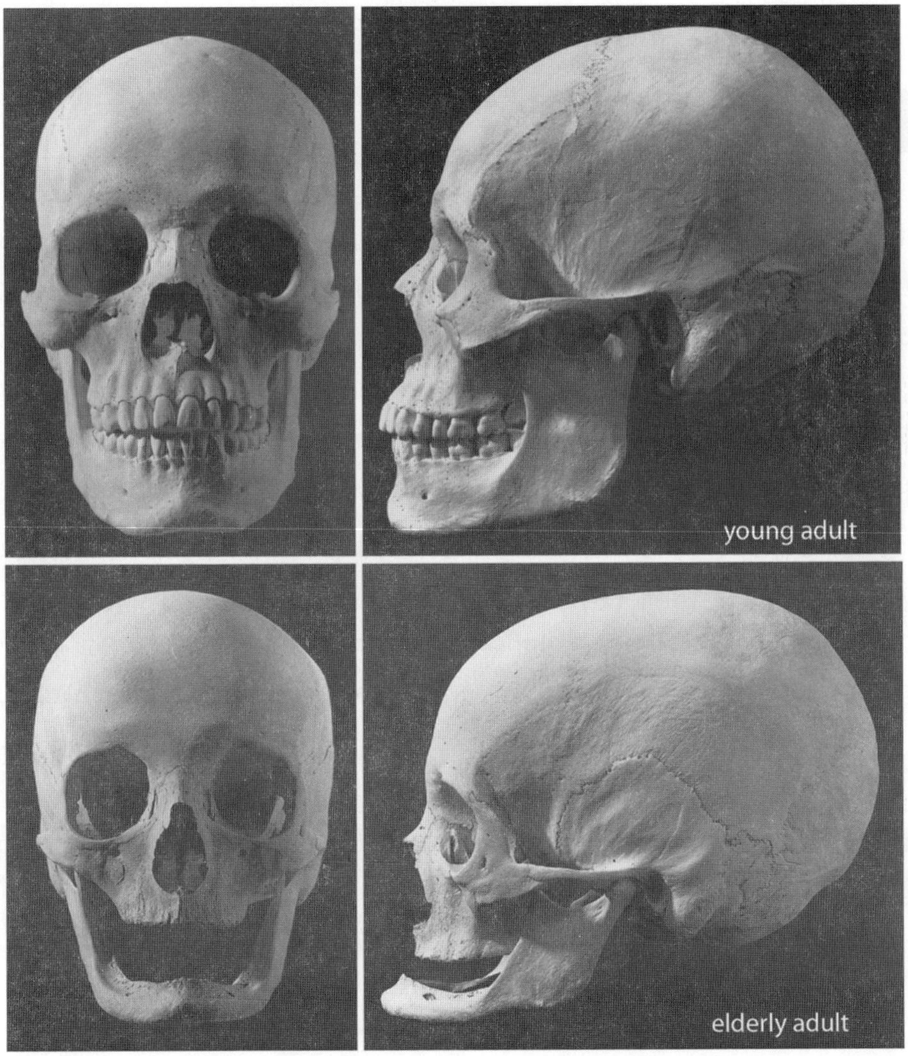

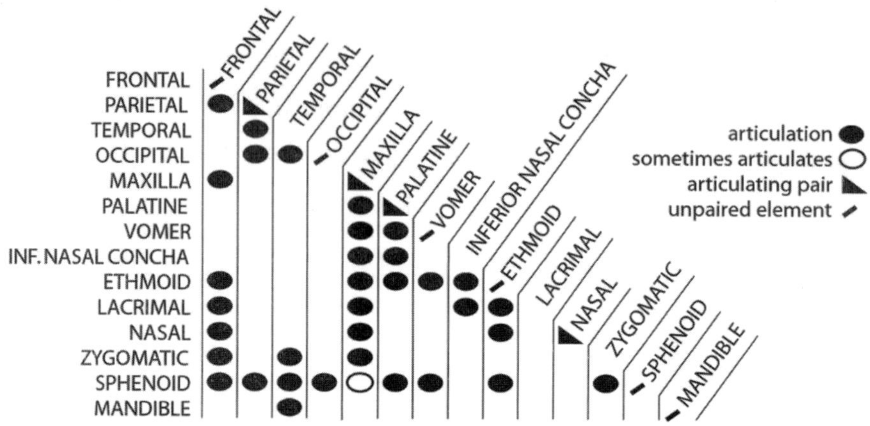

▶ 그림 7.8 **사람 온머리뼈를 이루는 뼈들의 관절 양상.**

5 머리뼈대 공부하기

머리뼈대(cranial skeleton)를 공부하려면 온머리뼈에 대해 체계적으로 접근하는 것이 중요하다. 먼저 젊은 성인의 온머리뼈를 관찰하며 머리뼈 사이에서 나타나는 모든 봉합을 확인하여야 한다. 그 다음에 나이에 따른 여러 온머리뼈를 관찰하여 각각의 뼈와 봉합이 나이가 듦에 따라 어떻게 변화하는지 확인하여야 할 것이다. 마지막으로 7.6~7.20절의 설명을 통해 각각의 분리된 머리뼈의 형태에 대해 알아보는 것이 유용하다. 형태를 잘 알게 되면 이들 뼈가 어느 부위에 있으며 어떻게 구성되는지 이해하는 데 도움을 줄 것이다. 온전한 머리뼈의 형태는 독특하기 때문에 서로 구분하는 데 별 어려움을 느끼지는 않을 것이다.

때때로 머리뼈가 분리되거나 혹은 조각나서 발견되므로 각각의 뼈에 대해 충분히 알고 있어야 한다. 머리뼈 조각이 어느 뼈이며 어느 쪽인지 판별하기 위해서는 다음과 같이 단계적으로 접근해야 한다. 먼저 발견된 조각이 머리덮개 부분인지 아니면 얼굴을 이루는 부분인지 결정한다. 혈관 주행 자국, 봉합, 머리뼈구멍, 표면의 질감, 뼈 두께의 변화 양상, 근육의 부착부위, 동굴벽의 형태, 치아뿌리나 치아확 등을 주의 깊게 관찰한다.

조각들이 파괴되었을 경우 두께나 절단면의 형태를 염두에 두어 관찰하고 관찰 가능한 봉합의 모양 역시 주의 깊게 조사하는 것을 권장한다.

6 이마뼈 (그림 7.9~7.12)

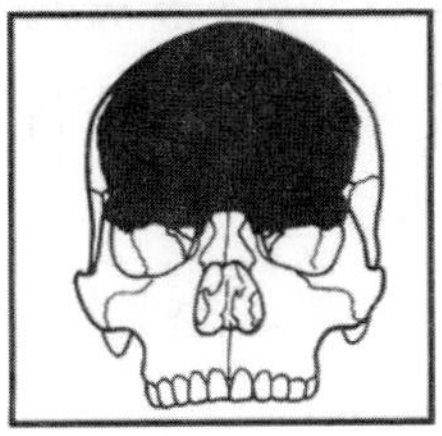

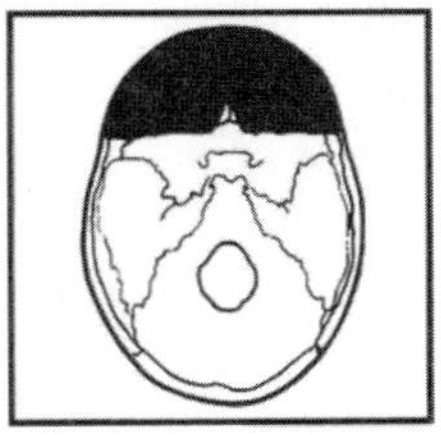

1) 형태

이마뼈(frontal bone)는 뇌머리뼈의 앞부분에 위치한다. 마루뼈, 코뼈, 위턱뼈, 나비뼈, 벌집뼈, 눈물뼈, 광대뼈 등과 관절을 이룬다. 이마뼈는 머리뼈 중에 크고 울퉁불퉁한 편이며 수직 부분과 수평 부분으로 구성되어 있다.

a. 수직 부분인 **이마뼈비늘**(frontal squama)은 이마를 형성한다.
b. 수평 부분은 눈확의 위모서리이며 뇌의 이마엽이 놓이는 부분이다.
c. **이마뼈융기**(frontal eminence, frontal tuber, frontal boss)는 머리뼈바깥면(ectocranial surface)에서 가장 두드러진 부위이며 뼈되기중심(ossification center)이 있던 자리이다.
d. 머리뼈바깥면의 가쪽면에 있는 **관자선**(temporal line)은 아래턱뼈를 들어올리는 중요한 근육인 관자근과 관자근을 덮는 관자근막이 닿는 모서리이며, 관자면의 위쪽 경계이다. 관자선은 앞쪽, 가쪽으로 확장되며 이마뼈 광대돌기에서 관자융기가 된다. 뒤로 지나가며 위, 아래선으로 나누어지기도 한다.
e. **광대돌기**(zygomatic process)는 이마뼈의 가쪽, 앞쪽 모서리이다.
f. **눈썹활**(superciliary arch)은 눈확 위에 있는 활 모양의 융기이다. 특히 남성에서 두드러지며 미간(glabella)까지 튀어나오는 경우도 있다.
g. **눈확위모서리**(supraorbital margin)는 눈확의 위쪽 경계이며, 눈확위패임이나 눈확위구멍이 존재한다.
h. **눈확위패임**(supraorbital notch)이나 **눈확위구멍**(supraorbital foramen) (개인에 따라 패임 이나 구멍의 형태로 나타난다)은 눈확위모서리의 안쪽 절반에 위치하며, *눈확위신경(supraorbital nerve)*이나 *눈확위동맥(supraorbital artery)*이 이마 부위로 지나가는 통로이다.
i. **이마봉합**(metopic suture, frontal suture)은 이마의 좌우를 가로지르는 봉합이며, 잔존 여 부는 개인차가 있으나 성인기 늦게까지 지속되는 경우는 그리 많지 않다. 성인에

서 이 봉합의 흔적이 종종 미간에 남아있기도 한다.

j. **뇌막고랑**(meningeal groove)은 *중간뇌막동맥(middle meningeal artery)*이 지나가는 자리이며, 이마뼈비늘 양쪽의 볼록한 머리뼈속면에 나타난다. 뇌는 *경질막(dura mater)*이라는 질긴 외부 보호막으로 둘러싸여 있는데, 뇌막동맥들은 이 경질막에 혈액공급을 하는 혈관이다.

k. **시상고랑**(sagittal sulcus)은 머리뼈속면의 정중선을 따라 나타나는 수직 고랑이며, 뇌의 정맥혈액이 지나는 큰 혈관인 *위시상정맥굴(superior sagittal sinus)*이 위치한다.

l. **이마뼈능선**(frontal crest)은 시상고랑의 앞쪽 끝과 합쳐지는 정중능선이며, 두 대뇌반구 사이에 위치하는 단단한 막인 *대뇌낫(falx cerebri)*이 붙는 자리이다.

m. **막구멍**(foramen cecum)은 이마뼈능선의 기저부에서 발견되는 다양한 크기의 구멍인데, 종종 이마굴에서 위시상정맥굴로 가는 *이끌정맥(emissary vein)*이 관통하기도 한다.

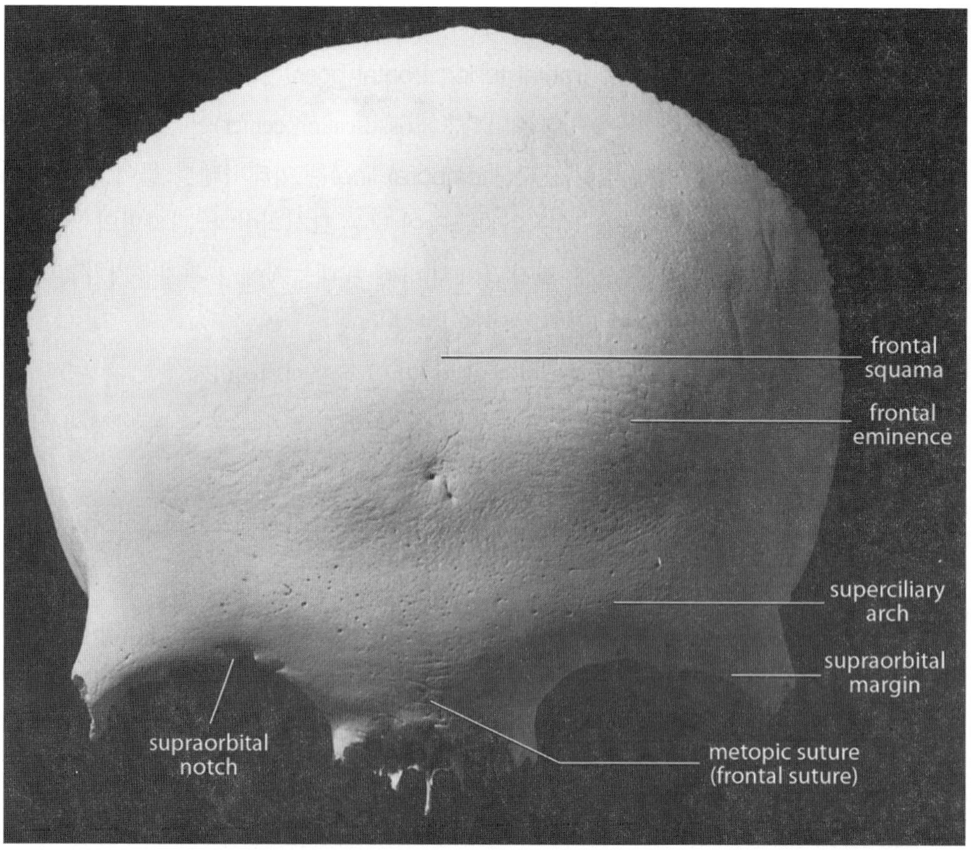

▶ 그림 7.9 **이마뼈**(frontal bone), **앞쪽**(뼈바깥). 실제 크기.

n. **거미오목**(arachnoid fovea, granular fovea)은 머리뼈속면 시상봉합 주위에서 특히 자주 나타나며, 경질막 밑에 위치한 무혈관의 약한 막인 *거미막(arachnoid membrane)*과 연관된 구조이다. 거미막의 다발인 *거미막과립(arachnoid granulation)*이 경질막을 밖으로 밀게 되면 인접한 뼈의 흡수를 초래하여 머리뼈속면의 오목이 형성된다. 이마엽의 이랑으로 인해 이마뼈속면의 정중선 양옆으로 오목이 나타나기도 한다.

o. **눈확부분**(pars orbitalis, orbital plate)은 머리뼈의 수평부분이다. 눈확부분의 머리뼈속면은 이마엽 아랫면의 형태에 맞추어 울퉁불퉁한 모양을 나타내는 반면 눈확면은 볼록하고 매끈하다.

p. **눈물샘오목**(lacrimal fossa)은 *눈물샘(lacrimal gland)*이 위치한 자국이며 눈확면의 가쪽, 아래쪽에서 발견된다.

q. **벌집패임**(ethmoidal notch)은 이마뼈의 두 눈확부분을 분리하는 틈이며, 인접하는 벌집 뼈가 이 틈에 위치한다.

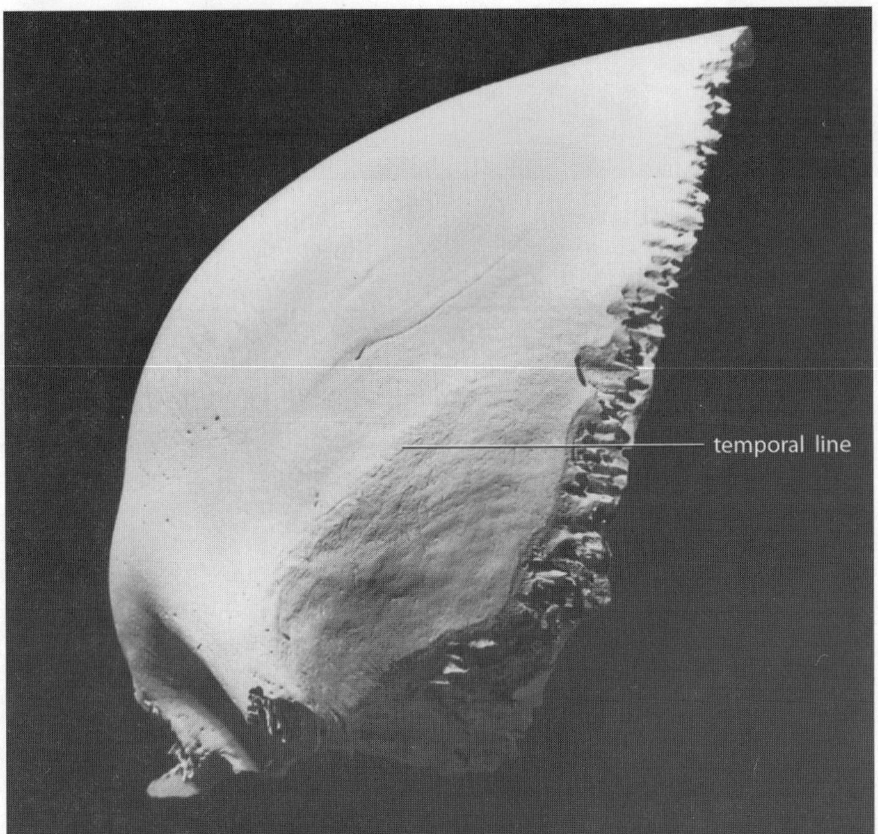

▶ 그림 7.10 **이마뼈, 왼쪽 가쪽(뼈바깥).** 실제 크기.

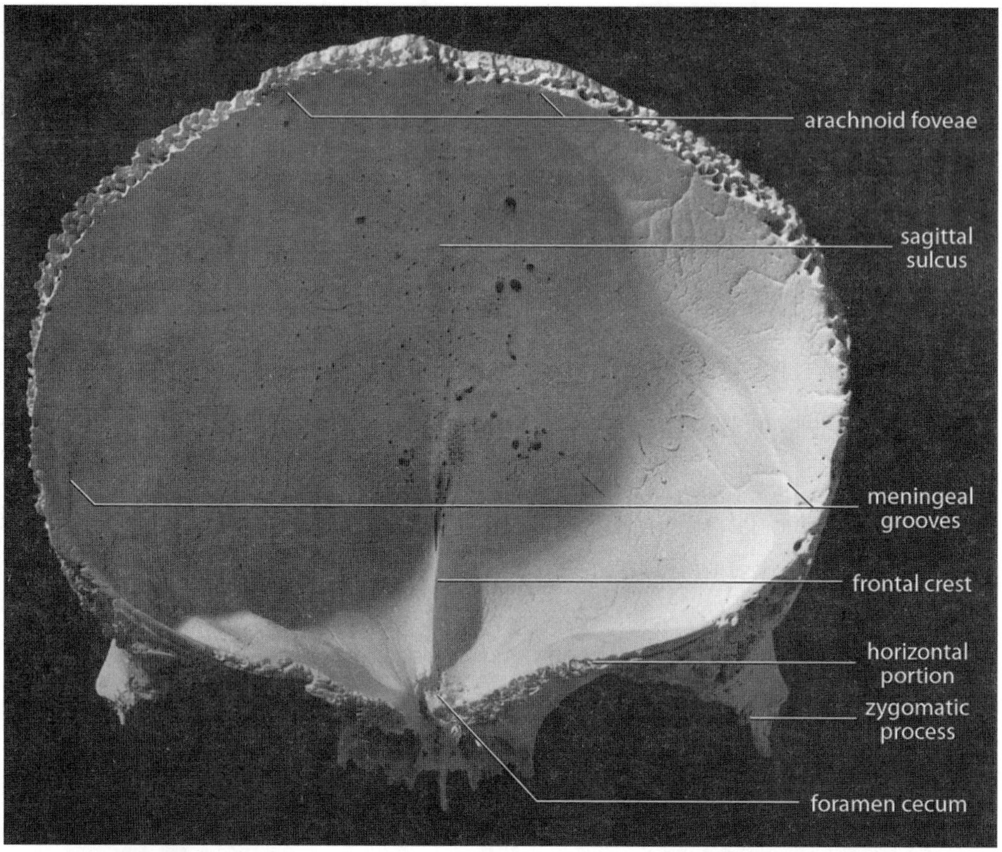

▶ 그림 7.11 이마뼈, 뒤쪽(뼈바깥). 실제 크기.

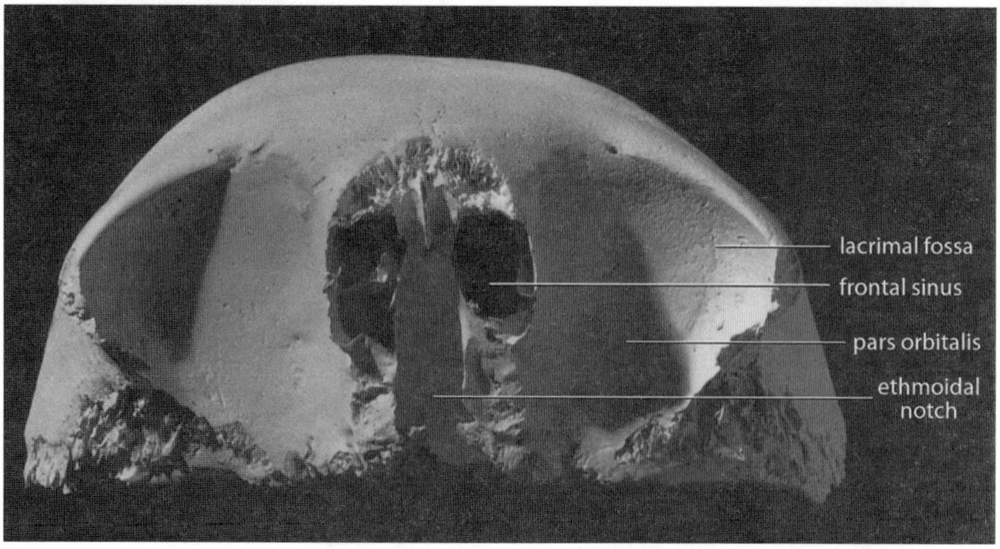

▶ 그림 7.12 이마뼈, 아래쪽. 실제 크기.

r. **이마굴(frontal sinus)**은 벌집패임의 앞에 위치하며 이마뼈의 바깥면과 안쪽면 사이에 다양한 크기로 존재하고 종종 눈확면까지 확장되기도 한다. 방사선사진상에서 관찰되는 이마굴의 형태를 통해 개인식별에 이용되는 부위이기도 하다.

2) 성장

이마뼈는 두 개의 일차뼈되기중심에서 막속뼈되기(membranous ossification)한다. 대개 2살 즈음에 이마봉합을 따라서 융합한다.

3) 감별사항

- 조각이 난 경우 이마뼈와 가장 혼동되는 뼈는 마루뼈이다. 이마뼈의 뇌막 혈관으로 인한 자국이 마루뼈보다 더 크고 밀집되어 있으며 머리뼈속면도 더 울퉁불퉁하다.
- 이마뼈는 눈확경계와 내부의 동굴을 지닌 유일한 납작뼈이다.

4) 쪽가늠

이마뼈비늘의 조각은 어느 쪽인지 구분하기가 꽤 어렵다. 비단 이마뼈뿐만 아니라 다른 머리뼈나 치아 또한 조각이 난 여부에 관계없이 그 뼈가 몸에 있었던 상태대로 놓고 생각하면 의외로 쉽게 위치를 찾을 수 있다. 실제 관찰자의 머리뼈 형태에 조각을 맞추어 보는 습관이 필요하다. 관상봉합은 뒤쪽에 존재하고 정수리점(bregma)부터 앞가쪽으로 주행하므로 시상봉합과는 직각으로 만나지 않게 된다. 이러한 형태적 특징이 이마뼈비늘이 어느 쪽인지 구분하는 데 많은 도움이 된다.

- 이마굴은 앞안쪽으로 위치하며 부서진 조각에서 종종 노출된다.
- 관자선은 머리뼈 바깥면에 뚜렷이 나타나며 뒤쪽으로 갈수록 희미해진다.

7 마루뼈 (그림 7.13~7.14)

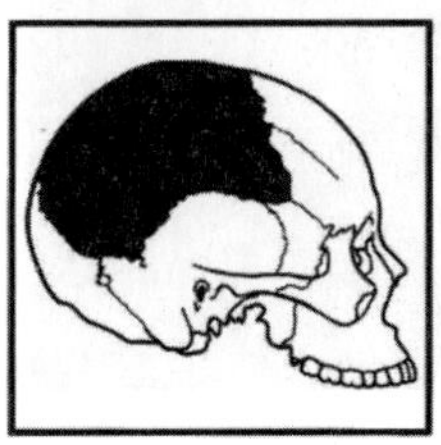

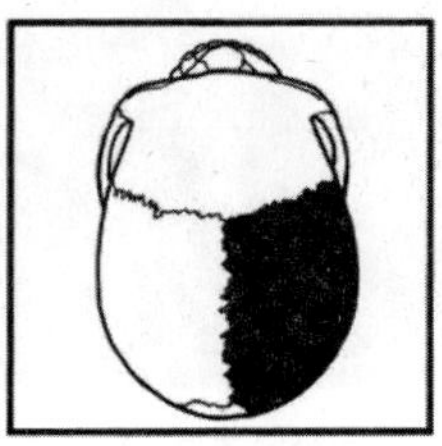

1) 형태

마루뼈(parietal bone)는 머리에서 양옆에 위치하며 지붕 같은 역할을 한다. 마루뼈는 반대쪽 마루뼈와 이마뼈, 관자뼈, 뒤통수뼈, 나비뼈와 관절을 이룬다. 마루뼈는 일반적으로 네모꼴이고 납작뼈 중에 제일 크기가 크며 전체적인 두께가 일정한 편이다.

a. **이마각**(frontal angle)은 정수리점에 위치한다.

b. **나비각**(sphenoidal angle)은 관자놀이점(pterion)에 위치한다.

c. **뒤통수각**(occipital angle)은 시옷점(lambda)에 위치한다.

d. **꼭지각**(mastoid angle)은 옆머리점(asterion)에 위치한다.

e. **마루뼈융기**(parietal tuber, parietal boss, parietal eminence)는 마루뼈 바깥면의 중앙에 위치한 크고 둥근 융기이며, 뼈되기중심이 있던 자리이다.

f. **관자선**(temporal line)은 바깥면에서 두드러진 구조이며 앞, 뒤쪽으로 주행한다.

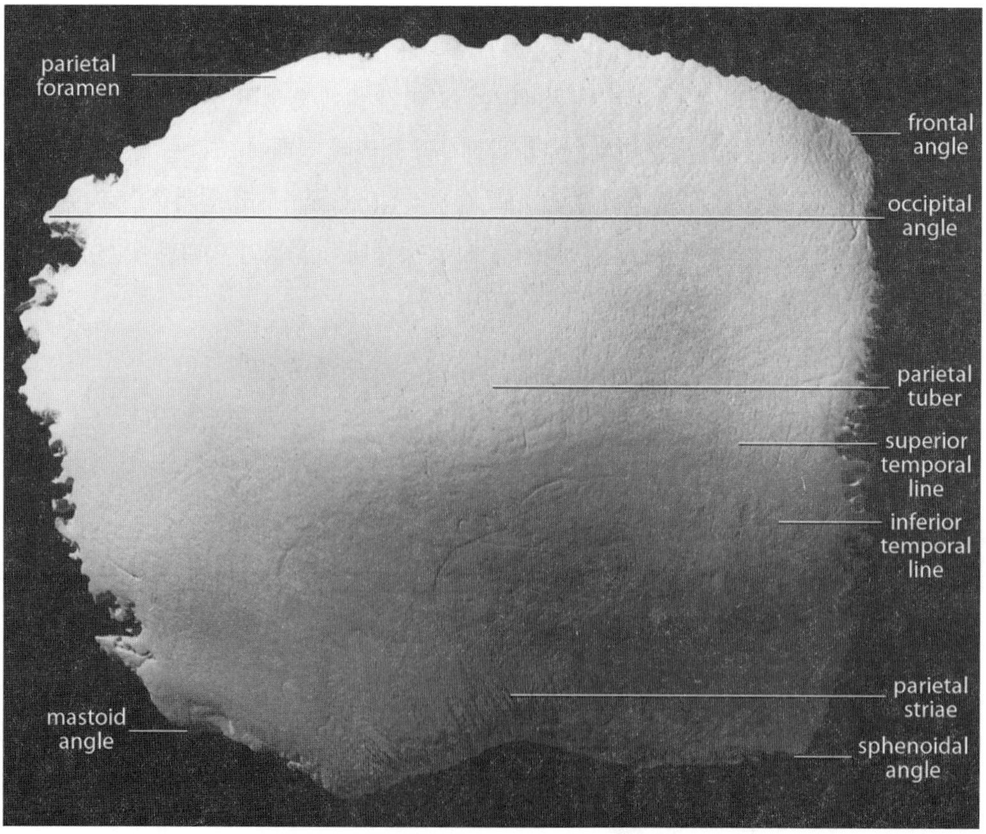

▶ 그림 7.13 **오른쪽 마루뼈, 가쪽(뼈바깥).** 사진에서 뼈의 앞쪽은 오른쪽을 향함. 실제 크기.

g. **위관자선**(superior temporal line)은 *관자근막(temporal fascia)*이 닿는 자리이다.

h. **아래관자선**(inferior temporal line)은 *관자근(temporalis muscle)*이 닿는 부위 중 제일 위쪽 경계이다.

i. **마루뼈구멍**(parietal foramen)은 시옷점 근처의 시상봉합 옆으로 위치하며 마루뼈에서 위시상정맥굴로 관통하는 *이끌정맥(emissary vein)*의 통로가 된다.

j. **마루뼈줄**(parietal stria)은 마루뼈 바깥면의 날카로운 비늘모서리에서 시작하며 뒤 위쪽으로 어느 정도만 나타나는 무늬이다.

k. **뇌막고랑**(meningeal groove)은 경질막에 혈액을 공급하는 *중간뇌막동맥(middle meningeal artery)*이 지나가는 자리이며 뼈속면에 뚜렷이 나타나는 구조이다. 제일 앞쪽 가지는 관상봉합 경계와 평행하게 나타나고 대다수의 가지는 뒤통수각 쪽으로 가로로 나타난다.

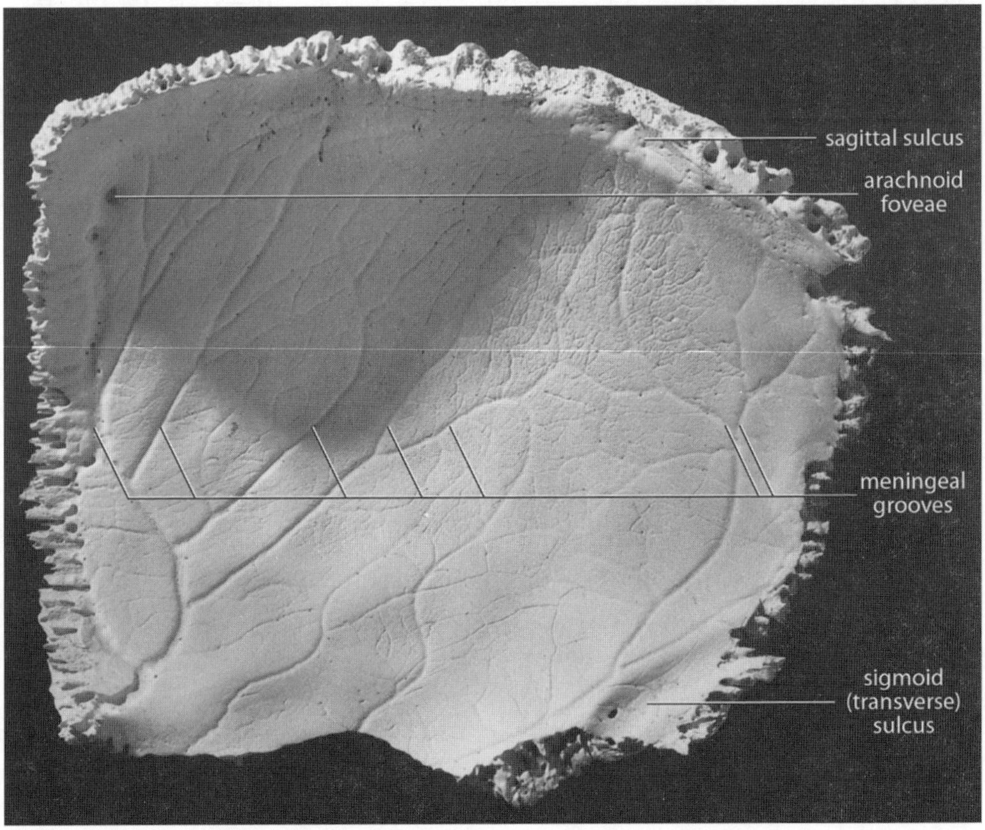

▶ 그림 7.14 **오른쪽 마루뼈, 안쪽(뼈속).** 사진에서 뼈의 앞쪽은 왼쪽을 향함. 실제 크기.

l. 시상고랑(sagittal sulcus)은 뼈속면의 마루뼈끼리 맞닿는 시상봉합을 따라서 생기는 얕은 고랑이며, 이마뼈 시상고랑의 뒤부분과 연결된다.

m. 거미오목(arachnoid fovea, granular fovea)은 시상봉합의 앞쪽 경계에 집중되어 나타난다. 이마뼈에서 나타나는 거미오목과 기능적으로 동일한 구조이다.

n. 구불정맥굴고랑(sigmoid sulcus)은 뇌의 혈류 공급을 하는 구불정맥굴 혹은 가로정맥굴로 인해 나타나는 구조로서 꼭지각을 가로지르며 뼈속면에 나타난다.

2) 성장

마루뼈는 마루뼈융기 근처의 성장점에서 방사상으로 막속뼈되기를 한다. 마루뼈의 네 경계는 태어날 때는 아직 골화가 완성되지 않으며 골화가 덜 된 공간을 숫구멍이라 한다.

3) 감별사항

조각이 난 경우 마루뼈와 종종 혼동되는 뼈는 이마뼈, 뒤통수뼈, 관자뼈이다. 마루뼈구멍은 마루뼈에서만 나타나는 고유한 구조이며, 뇌막고랑이 많이 분포한 점이나 뼈바깥면에 나타나는 마루뼈줄 등도 구분하는 데 도움을 준다.

- 마루뼈의 절단면은 다른 납작뼈에 비해 그 두께가 거의 균일한 편이다.
- 관자선은 마루뼈 전체에서 관찰된다.
- 마루뼈의 뼈속면은 이마뼈나 뒤통수뼈에 비해 덜 울퉁불퉁하거나 덜 불규칙적이다.

4) 쪽가늠

조각이 심하게 난 경우를 제외하면 마루뼈의 옆면구분은 그리 어렵지 않다. 뇌막고랑의 주행은 시상봉합 근처에서는 수직에 가까우나 비늘봉합에 가까워질수록 평행한 양상이다.

- 관상봉합은 시상봉합과는 달리 톱니 모양이 심하지 않다. 중간뇌막동맥의 앞가지로 인한 자국이 관상봉합과 평행하게 뼈속면에 나타난다.
- 가장 두꺼운 각은 뒤통수각과 꼭지각이다.
- 꼭지각 근처에 구불정맥고랑이 나타난다.
- 비늘봉합은 가쪽, 아래쪽이며 뒤위쪽으로 나타나는 마루뼈줄이 있다.

8 관자뼈 (그림 7.15~7.18)

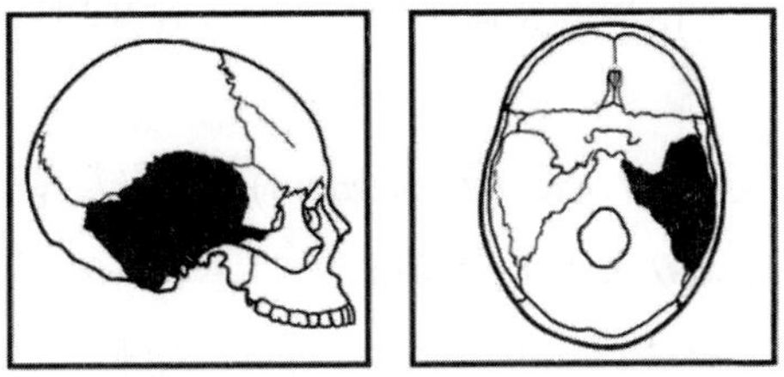

1) 형태

관자뼈(temporal bone)는 머리뼈 벽과 바닥의 이행 부위이며 청각기관을 보호하고 턱관절(temporomandibular joint)의 윗면이 된다. 관자뼈의 불규칙한 형태는 관자뼈가 수행하는 다양한 기능과 관련이 깊다. 관자뼈는 마루뼈, 뒤통수뼈, 나비뼈, 광대뼈, 아래턱뼈와 관절을 이룬다. 관자뼈는 머리를 이루는 다른 뼈보다 상대적으로 튼튼하여 잘 부서지지 않는다.

a. **비늘부분**(squama)은 얇은 수직판 모양으로 머리뼈 벽의 기능을 하며, 비늘봉합을 따라 마루뼈와 관절을 이룬다.

b. **바위부분**(petrous pyramid)은 매우 치밀한 골조직으로 관자뼈 뼈속면의 대부분을 차지 한다. 바위부분 뼈속면의 날카로운 경계는 앞안쪽각을 이루며, 뇌의 *관자엽 (temporal lobe)*, *이마엽(occipital lobe)*을 서로 나누고 속귀(internal ear)를 둘러싼다. 바위부 분은 뒤통수뼈와 나비뼈 사이에 쐐기형태로 놓이며, 앞가쪽에서 관찰하면 목동맥관 (carotid canal)이 보인다. 바위부분이 감싸는 속귀는 청각과 평형을 담당하는 내부 장기이며, 모루뼈(incus), 등자뼈(stapes), 망치뼈(malleus)가 속귀의 일부분이다.

c. **바깥귀길**(external acoustic meatus)은 귀길이 앞안쪽으로 2cm 정도 주행하여 바깥으로 열리는 구멍이다. 귀길의 안쪽 끝은 살았을 때는 *고막(tympanic membrane)*으로 막혀있다.

d. 관자뼈의 **광대돌기**(zygomatic process)는 뼈가 돌출된 부분으로 광대활의 뒤 절반을 형성한다. 앞경계는 광대관자봉합으로 광대뼈와 관절을 이루며 위경계는 *관자근막 (temporal fascia)*이 부착하는 부위이고, 아래경계에는 *깨물근(masseter muscle)*의 섬유가 부착한다.

e. **귀길위능선**(suprameatal crest)은 광대돌기의 위뿌리에 해당하며, 바깥귀길위로 수평으로 주행하고 뼈계측점인 귓바퀴점(auriculare)에 해당하는 부위다.

f. **꼭지위능선**(supramastoid crest)은 귀길위능선이 뒤로 연장된 부분으로, *관자근(temporalis muscle)*과 *관자근막(temporal fascia)*이 부착하는 경계이다.

g. **마루패임**(parietal notch)은 관자뼈의 뒤위경계이며, 비늘봉합과 마루꼭지봉합이 만나는 부위이다.

h. **꼭지돌기**(mastoid process)의 뼈바깥면은 *목빗근(sternocleidomastoideus)*, *머리널판근(splenius capitis)*, *머리가장긴근(longissimus capitis)* 등 머리를 펴고 돌리는 근육이 부착하는 부위이어서 표면이 거칠다. 어떤 사람에서는 꼭지위능선이 꼭지돌기에 위치하여 *관자근(temporalis)*이 부착한다. 꼭지돌기 속면에는 **꼭지벌집(mastoid cells)**이라고 알려진 여러 개의 빈 공간이 위치한다.

i. **꼭지구멍**(mastoid foramen)은 뒤통수꼭지봉합을 따라 형성되는 꼭지돌기 뒤경계 근처에 위치하며 종종 여러 개가 발견되기도 한다. 이 구멍으로 경질막, 판사이층(diploë; 머리납작뼈의 속뼈와 바깥뼈 사이에 위치하는 해면뼈), 꼭지벌집에 분포하는 뒤통수동맥의 작은 가지가 통과한다.

j. **꼭지패임**(mastoid notch) 또는 **턱두힘살근고랑**(digastric groove)은 꼭지돌기 안쪽에 위치하는 수직방향의 고랑으로 *턱두힘살근(digastric muscle)*이 부착하는 부위이다.

k. **뒤통수동맥고랑**(occipital groove)은 꼭지패임 바로 안쪽에 위치하며, *뒤통수동맥(occipital artery)*이 놓이는 얇은 고랑이다.

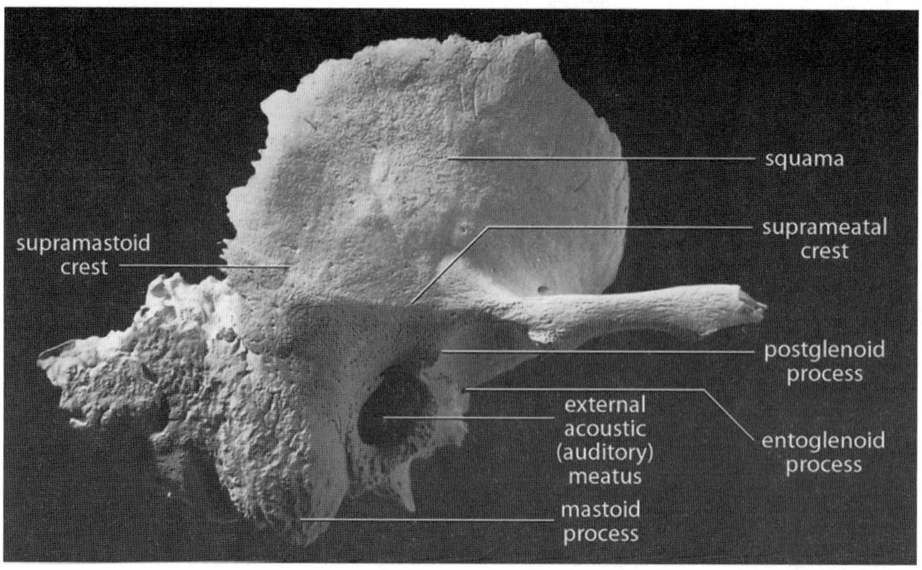

▶ 그림 7.15 **오른쪽 관자뼈**(temporal bone), **가쪽(뼈속)**. 사진에서 뼈의 앞쪽은 오른쪽을 향함. 실제 크기.

l. **턱관절면**(temporomandibular articular surface)은 광대활 뿌리 아래에 위치하는 매끈한 관절면이다. 턱관절면의 형태는 관절을 이루는 아래턱뼈 관절돌기의 형태와 유사하게 관찰된다.

m. **관절융기**(articular eminence)는 턱관절면의 앞부분을 형성한다.

n. **턱관절오목**(mandibular fossa, glenoid fossa)은 관절융기 뒤위쪽에 위치하며 안쪽에는 나비비늘봉합이 위치한다. 씹을 때 아래턱 관절융기가 앞으로 이동하면 관절융기 부위에 닿으며, 뒤로 이동하면 턱관절오목에 위치하게 된다. 생전에는 *관절원반(articular disk)*이라는 섬유연골조직이 턱관절오목과 아래턱 관절융기 사이에 위치한다.

o. **뒤관절돌기**(postglenoid process)는 바깥귀길 바로 앞위쪽에 위치하며 고막틀부분(tympanic part)과 턱관절오목 사이에 끼어있다. 바깥귀길의 연골부분이 부착하는 곳이기 때문에 표면이 거칠다.

p. **안관절돌기**(entoglenoid process)는 관절융기의 안쪽 가장자리에 위치하며, 아래로 돌출되어 있다.

q. **고막틀부분**(tympanic part of the temporal)은 턱관절 뒤에 위치한다. 고막틀부분의 앞면은 턱관절오목의 뒤벽이 되지만 관절 운동과는 별 관계가 없다.

r. **붓돌기**(styloid process)는 얇고 뾰족한 막대 모양의 돌기이며 관자뼈바닥에서 앞아래쪽으로 돌출되어 있다. 사람마다 길이가 다양하며 부서지기 쉬워 종종 부러지거나 없

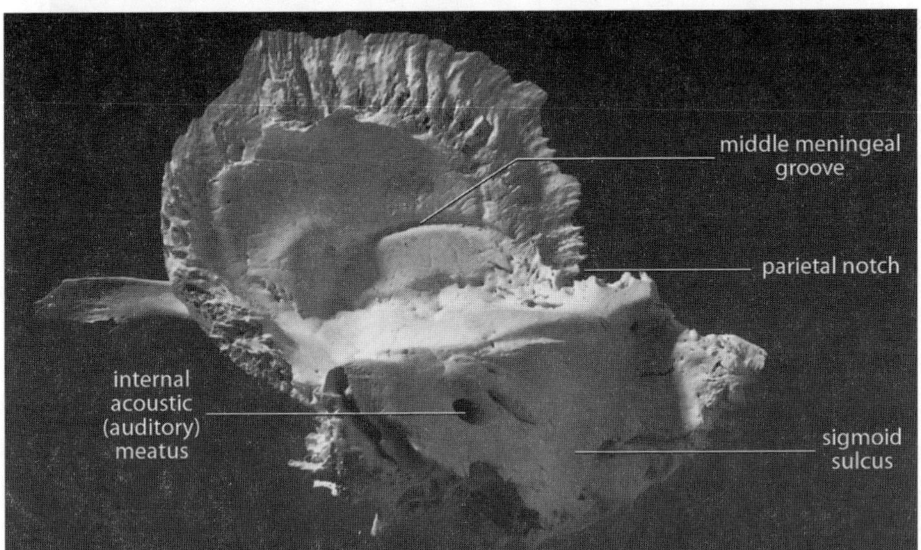

▶ 그림 7.16 **오른쪽 관자뼈, 안쪽(뼈속)**. 사진에서 뼈의 앞쪽은 왼쪽을 향함. 실제 크기.

어진다. 이 책의 그림에서도 붓돌기의 먼쪽이 부러져 있다. 붓돌기에는 *붓목뿔근인대(stylohyoid ligament)*와 여러 작은 근육이 붙으며, *붓목뿔근인대*는 때때로 부분적 석회화가 나타나기도 한다.

s. **붓꼭지구멍**(stylomastoid foramen)은 붓돌기 뿌리 바로 뒤에 위치하며, *얼굴신경(facial nerve)*이 나가고 *붓꼭지동맥(stylomastoid artery)*이 들어오는 통로이다.

t. **칼집돌기**(vaginal process)는 붓돌기 뿌리 부분을 감싸는 구조이다.

u. **목정맥오목**(jugular fossa)은 붓돌기 바로 안쪽에 위치하며 머리, 목의 혈액이 흘러나가는 *속목정맥망울(bulb of the internal jugular vein)*이 놓이는 부위이다.

v. **목동맥관**(carotid canal)은 머리에 주로 혈액을 공급하는 *속목동맥(internal carotid artery)*과 *목신경얼기(carotid plexus)*가 통과하는 큰 동그란 구멍이다. 붓돌기 안쪽에 위치하고 목정맥오목 바로 앞에 위치하며, 나비비늘봉합과 비슷한 높이에 있다.

w. **중간뇌막고랑**(middle meningeal groove)은 관자뼈 뼈속면에 뚜렷이 나타난다. 또한 관자뼈 뼈속면의 형태는 관자엽의 이랑의 형태와 유사하게 나타난다.

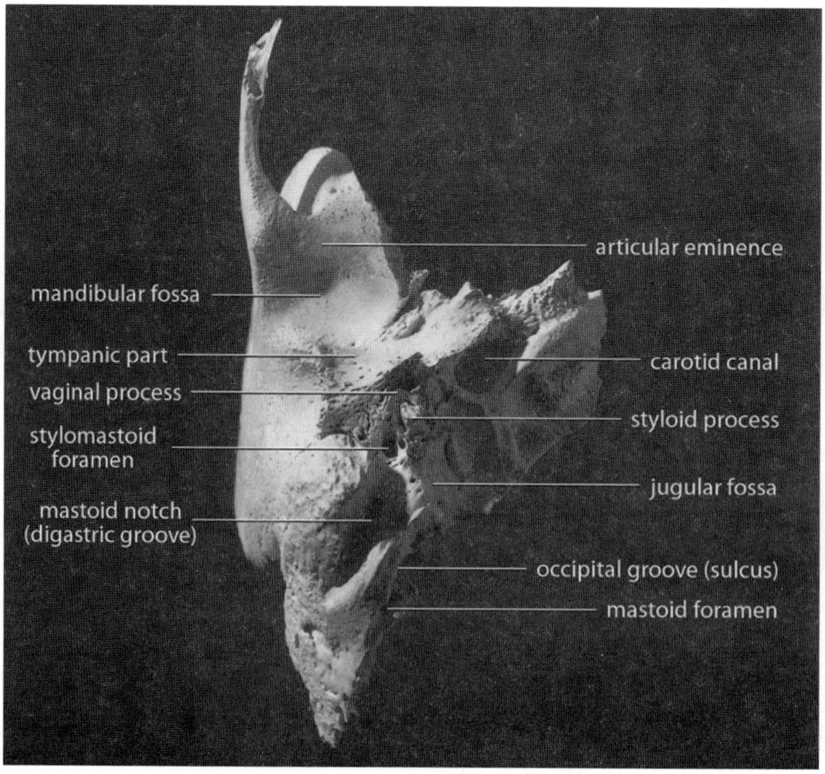

▶ 그림 7.17 **오른쪽 관자뼈, 아래쪽.** 사진에서 뼈의 앞쪽은 위를 향하고 안쪽은 오른쪽을 향함. 실제 크기.

x. **속귀길(internal acoustic meatus)**은 바위부분 뒷면의 가운데에 위치하며, 일곱째뇌신경인 *얼굴신경(facial nerve)*과 여덟째뇌신경인 *속귀신경(acoustic nerve)* 및 *속귀동맥(internal auditory artery)*이 관통한다.

y. **구불정맥굴고랑(sigmoid sulcus)**은 관자뼈 뼈속면에 나타나고 바위부분의 뒷면을 이루는 고랑이며, 형태는 크고 구부러진 모양이다. *가로정맥굴(transverse sinus)*의 앞아래로 연장되는 *구불정맥굴(sigmoid sinus)*이 여기에 위치한다. 구불정맥굴은 뇌에서 *목정맥(jugular vein)*으로 흘러나가는 주요 정맥 중 하나이다. 구불정맥굴 고랑은 마루뼈 뒤아래 모퉁이에서부터 연장되어 있다.

2) 성장

관자뼈의 발생은 막속뼈되기와 연골속뼈되기가 같이 나타나며 다소 복잡하다. 태아가 발생하는 동안 가운데귀와 고막의 뼈되기를 제외하고도 8개의 뼈되기중심이 나타난다. 하지만 출산이 가까워지면 비늘부위, 바위꼭지부위, 고막의 3개의 뼈되기중심만 남고 나머지는 사라진다.

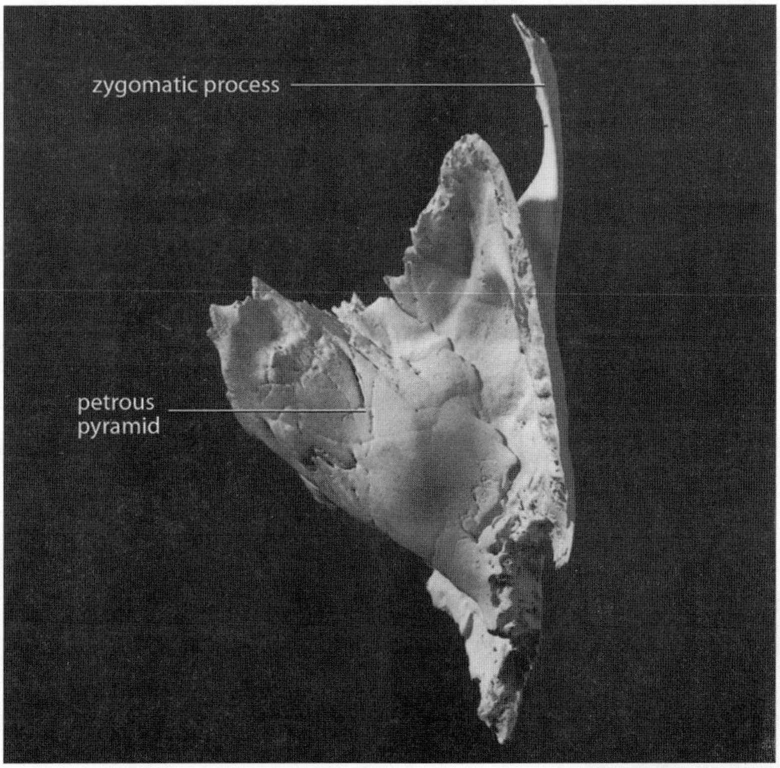

▶ 그림 7.18 **오른쪽 관자뼈, 위쪽.** 사진에서 뼈의 앞쪽은 위를 향하고 안쪽은 왼쪽을 향함. 실제 크기

3) 감별사항

관자뼈는 그 형태가 특이하여 조각이 나더라도 다른 뼈와 구별하기 그리 어렵지 않다. 그중에서 비늘 부분과 광대활의 조각은 구분이 어려운 경우도 있다.

- 마루뼈와 중첩되는 비늘부분은 마루뼈나 이마뼈보다 더 얇다.
- 관자뼈 광대돌기의 조각은 광대뼈 관자돌기보다 더 얇고 길다.

4) 쪽가늠

꼭지돌기 부위가 따로 떨어져 있을 경우 항상 꼭지돌기 끝은 아래를 향하며 앞으로 각이 져 있다.

- 턱두힘살근고랑은 안쪽 및 뒤쪽에 위치한다.
- 바위부분이 따로 떨어져 있는 경우 속귀구멍은 뒤에 위치하며 앞안쪽으로 점점 좁아지는 형태이다.
- 비늘부분이 따로 떨어져 있는 경우 비늘봉합은 마루뼈와 중첩된다. 뼈속면의 중간뇌막고랑은 뒤쪽으로 가지를 내며 약간 위쪽에 나타난다.
- 광대활의 경우 관절융기는 뒤에 위치하며 위쪽 가장자리가 제일 얇다. 또한 광대관자봉합은 뒤아래쪽에서 앞위쪽으로 나타난다.

9 귓속뼈 (그림 7.19)

모루뼈(incus), 등자뼈(stapes), 망치뼈(malleus)가 귓속뼈이며, 관자뼈고실(tympanic cavity)에 위치한다. 망치뼈는 고막에 연결되어 있으며 나머지 뼈는 더 안쪽에 위치한다. 이 뼈들은 매우 작아 현미경상에서 관찰하는 것이 더 쉬우며, 뼈대 복원 중에 종종 없어지기도 하고 거의 연구되지도 않는다.

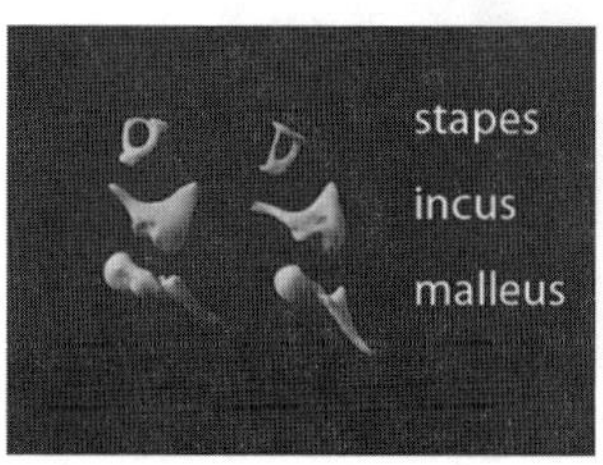

▶ 그림 7.19 **양쪽 귓속뼈(auditory ossicle).** 실제 크기.

10 뒤통수뼈 (그림 7.20~7.21)

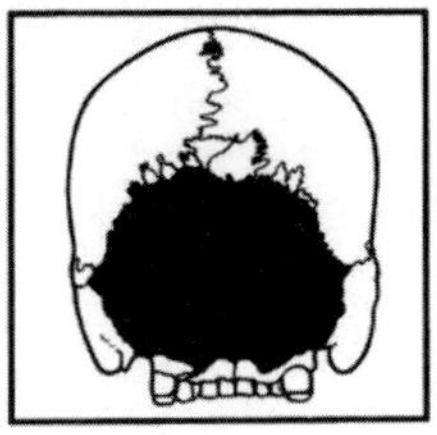
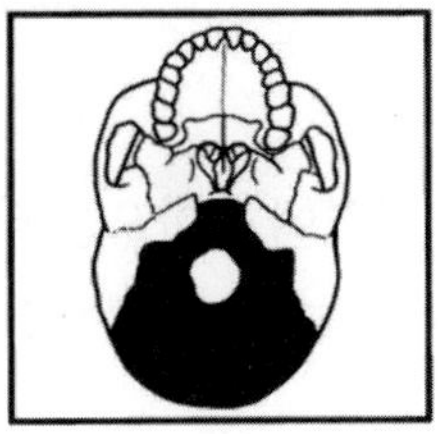

1) 형태

뒤통수뼈(occipital bone)는 머리뼈 제일 뒤에 위치하며, 관자뼈, 나비뼈, 마루뼈 그리고 첫째목뼈인 고리뼈(atlas)와 관절을 이룬다.

a. **큰구멍**(foramen magnum)은 뒤통수뼈의 가운데 있는 거대한 구멍으로 *뇌줄기(brainstem)*가 이 구멍을 통과하여 척주관(vertebral canal)으로 들어간다.

b. **뒤통수뼈비늘**(squamous part of occipital bone)은 큰구멍의 뒤쪽, 위쪽에 위치하는 큰 뼈판을 구성하는 부위이다.

c. 뒤통수뼈비늘은 위목덜미선을 기준으로 두 부분으로 나뉘며, 윗부분을 **뒤통수뼈널판**(occipital planum), 아랫부분을 **목덜미널판**(nuchal planum)이라 이른다.

d. **바깥뒤통수뼈융기**(external occipital protuberance)는 뒤통수뼈널판과 목덜미널판이 만나는 지점에 있으며, 뒤통수뼈바깥면의 정중선에 위치한다. 그 모양은 사람마다 변이가 심하며, 남성에서 더 크고 뚜렷하게 나타난다.

e. **위목덜미선**(superior nuchal line)은 뒤통수뼈널판 바깥면의 정중선 양쪽으로 위치하며 뒤통수뼈널판과 목덜미널판이 융합하는 곳이다. 머리를 펴거나 돌리는 작용을 하는 여러 *목덜미근육(nuchal muscles)*이 위목덜미선이나 밑에 부착한다.

f. **아래목덜미선**(inferior nuchal line)은 위목덜미선에 평행하게 나타나며 목덜미널판의 가운데에 위치한다. 목덜미근육을 분리하는 근막이 아래목덜미선에 부착하는 반면 다른 목덜미근육들은 아래목덜미선 밑에 부착한다.

g. **바깥뒤통수뼈능선**(external occipital crest, median nuchal line)은 사람마다 형태가 다양한 능선으로 오른쪽과 왼쪽 *목덜미근육들(nuchal musculature)* 사이에 위치한다. 바깥뒤통수뼈융기에서 큰구멍 뒤쪽으로 연장된 모양이며, *목덜미인대(nuchal ligament)*가 붙는다.

h. **바닥부분**(basilar part)은 큰구멍 앞에 있는 두꺼운 네모꼴의 돌출 부위이다. 이 부분은

양쪽 관자뼈의 바위부분과 관절을 이루며, 나비뒤통수결합을 통해 나비뼈와도 관절을 이룬다.

i. **뒤통수뼈의 가쪽부분**(lateral part, condylar part)은 큰구멍의 양옆에 위치하며 관자뼈와 관절을 이룬다.

j. **뒤통수뼈관절융기**(occipital condyle)는 큰구멍 양옆에 솟아오른 타원형의 구조이다. 뒤통수뼈관절융기의 아랫면은 오목한 모양이며, 고리뼈의 볼록한 면과 일치하며 관절을 이룬다.

k. **관절융기오목**(condylar fossa)은 뒤통수뼈관절융기의 바로 뒤에 위치하는 오목한 구조이며, 머리를 뒤로 젖혔을 때 고리뼈 관절면의 뒤경계가 놓인다.

l. **관절융기관**(condylar foramen, condylar canal)은 관절융기오목 정도의 깊이에서 뒤통수뼈를 관통하며, 이를 통해 *이끌정맥(emissary vein)*이 드나든다.

m. 혀밑신경관(hypoglossal canal)은 각각의 뒤통수뼈관절융기의 앞바닥을 관통하는 구조이며, 이를 통해 열두째뇌신경인 *혀밑신경(hypoglossal nerve)*과 동맥들이 지나다닌다.

n. **목정맥구멍돌기**(jugular process)는 뒤통수뼈관절융기의 가쪽에 위치하는 뼈부분의 가쪽구석에 있으며, 이 돌기의 끝은 뒤통수꼭지봉합의 맨앞이다.

o. **목정맥구멍패임**(jugular notch)은 목정맥구멍돌기의 앞에 위치하는 푹 패인 구조이다. 이 패임은 머리뼈가 관절을 이룰 때 생기는 목정맥구멍(jugular foramen)의 뒤 절반을 이루며, 나머지 앞 절반은 관자뼈에 의해 형성된다.

p. **십자융기**(cruciform eminence)는 뒤통수뼈비늘의 뼈속면을 네 개의 우묵으로 나누는 구조이며, 생긴 모양이 십자가처럼 생겨서 십자융기라는 이름이 붙었다.

q. **대뇌우묵**(cerebral fossa)은 뒤통수뼈 뼈속면의 시옷봉합 아래에 위치하는 삼각형 모양의 패임이다. 여기에 대뇌의 *뒤통수엽(occipital lobe)*이 놓인다.

r. **소뇌우묵**(cerebellar fossa)은 뒤통수뼈비늘 뼈속면의 아래부분을 이루며, 여기에 *소뇌엽(cerebellar lobe)*이 위치한다.

s. **속뒤통수뼈융기**(internal occipital protuberance)는 십자융기의 가운데 튀어나온 부분을 이른다.

t. **뒤통수고랑**(occipital sulcus, sagittal sulcus)은 속뒤통수뼈융기에서부터 위쪽으로 나타나며, 뇌에서 나가는 중요 정맥 중 하나인 *시상정맥굴(sagittal sinus)*이 뼈속면에 고랑 형태로 나타난 것이다.

u. **속뒤통수뼈능선**(internal occipital crest)은 십자융기의 아래 방향 능선을 일컫는다. 때

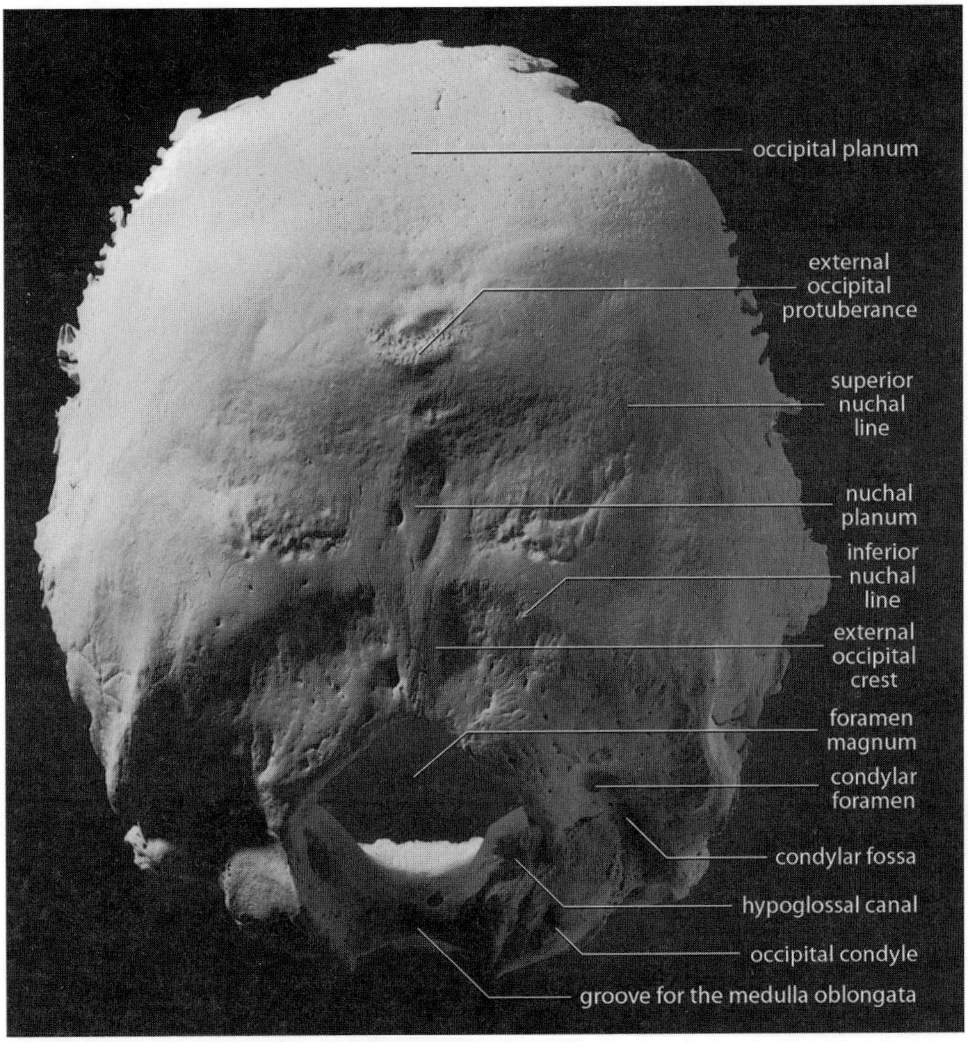

▶ 그림 7.20 **뒤통수뼈(occipital bone), 뒤아래쪽 (뼈바깥).** 실제 크기.

때로 큰구멍의 한쪽 또는 양쪽으로 연결되는 고랑이 나타나기도 하는데, 이러한 고랑을 **뒤통수가장자리고랑(occipitomarginal sulcus)**이라고 부르며, 뇌에서 나가는 정맥의 또 다른 통로를 의미한다.

v. **가로고랑**(transverse sulcus)은 십자융기의 수평 부분을 형성하며 여기에 *가로정맥굴(transverse sinus)*이 놓인다. 오른쪽 가로고랑이 왼쪽보다 일반적으로 더 크고 뒤통수고랑과 직접 연결된다. 그러나 물렁조직과 머리정맥굴의 흐름에 영향을 받아 형성된 정맥고랑의 형태가 다양하게 나타날 수 있다. 뒤통수뼈의 가로고랑은 관자뼈의 구불

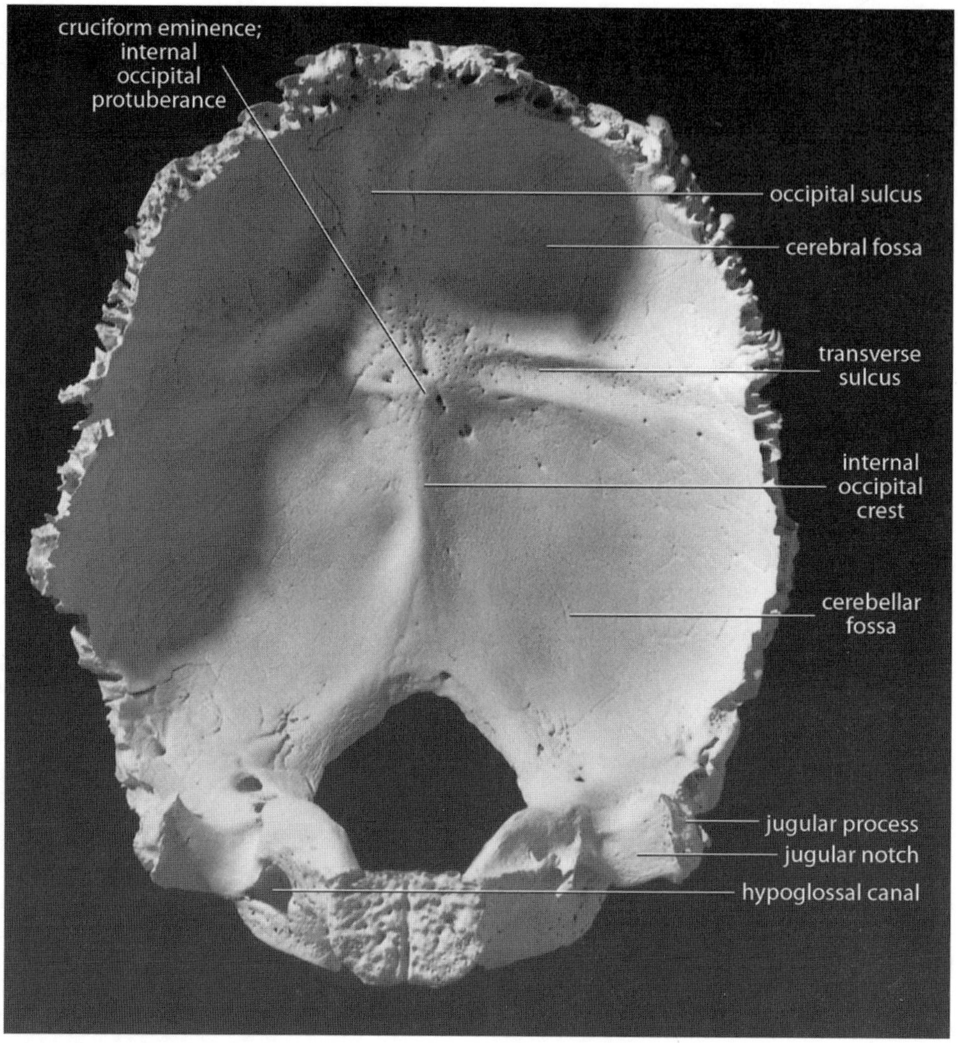

▶ 그림 7.21 **뒤통수뼈, 앞쪽 (뼈속).** 실제 크기.

정맥고랑이나 목정맥구멍돌기와 서로 연결되며, 종종 마루뼈 꼭지각에 있는 가로정맥고랑과 연결되기도 한다.

w. **숨뇌고랑(groove for the medulla oblongata)**은 숨뇌가 지나는 곳으로 뒤통수뼈 바닥부분인 비스듬틀(clivus)의 머리뼈속면에 위치한다.

2) 성장

뒤통수뼈 역시 막속뼈되기와 연골속뼈되기가 같이 나타난다. 태어날 때 뒤통수뼈는 비늘부분, 뒤통수뼈관절융기를 포함하는 가쪽부분 및 바닥부분 등 네 부분으로 이루어진다.

비늘부분과 가쪽부분은 생후 4세 때 서로 융합되며 바닥부분은 6세 때 합쳐진다. 뒤통수뼈와 나비뼈가 나비뒤통수결합부위에서 서로 융합되는 시기는 대개 18~25세 사이이다.

3) 감별사항

뒤통수뼈는 조각나더라도 다른 뼈와 구분하기 어렵지 않다.

- 뒤통수뼈비늘 전체에 걸쳐 그 두께가 다양한데, 이런 특징은 마루뼈나 이마뼈 같이 두께가 균일한 뼈들과 감별점이 될 수 있다.
- 뒤통수뼈 뼈속면에는 뇌막동맥고랑이 존재하지 않으며, 뼈바깥면이 다른 머리뼈에 비해 더 울퉁불퉁하다.

봉합뼈가 중간에 존재할 경우 이를 감별하여야 한다. 봉합뼈는 시옷봉합 주변에 위치하며 크기가 다양하게 관찰된다. 어떤 뼈는 **잉카뼈(inca bone)**라는 고유한 이름을 가지고 있다. 잉카뼈는 큰 삼각형의 모양이고 시옷점 바로 밑의 뒤통수뼈에 나타난다.

4) 쪽가늠

뒤통수뼈가 조각난 경우 시옷봉합의 위치관계로 쉽게 쪽가늠이 가능하다.

- 뒤통수뼈관절융기 부위가 조각난 경우 큰구멍의 경계는 항상 안쪽이며, 관절융기보다 약간 뒤쪽에 위치하게 된다.
- 관절융기오목은 뒤쪽에 위치하며, 혀밑신경관은 앞가쪽에서 뒤안쪽으로 주행한다.

11 위턱뼈 (그림 7.22)

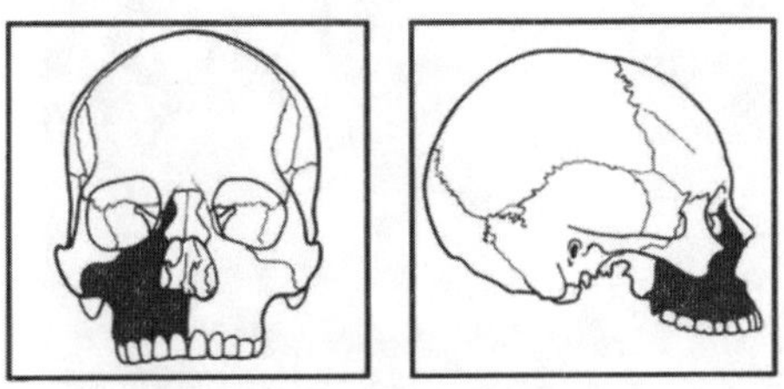

1) 형태

위턱뼈(maxilla)는 쌍으로 이루어진 뼈이며 얼굴의 두드러진 부분을 형성한다. 기능적으로 위턱뼈는 치아를 포함하고 뼈콧구멍, 단단입천장, 눈확바닥의 대부분을 이룬다. 위턱뼈

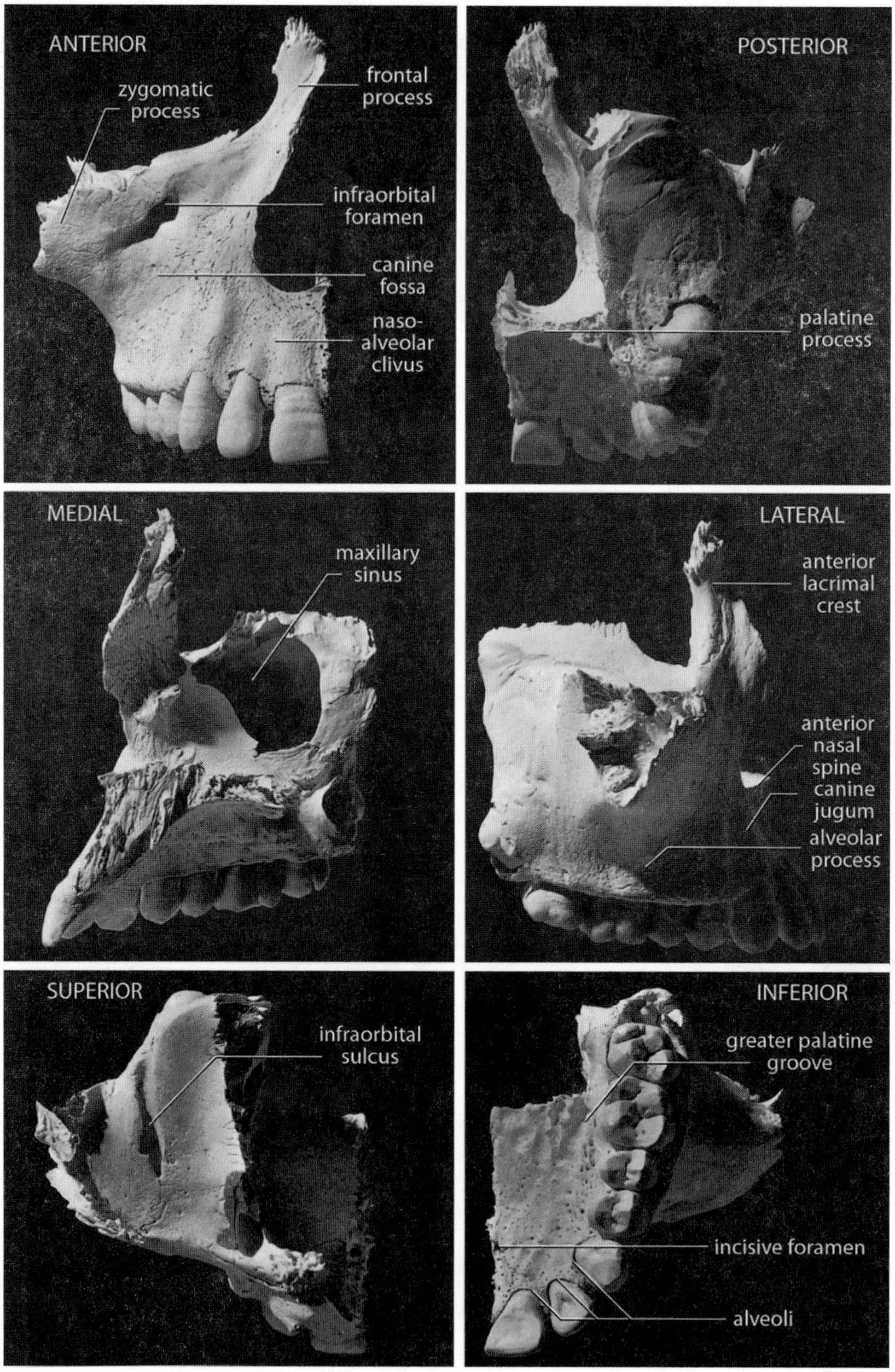

▶ 그림 7.22 **오른쪽 위턱뼈(maxilla).** 실제 크기.

의 대부분은 가볍고 부러지기 쉽지만 치아가 있는 부분은 예외적으로 견고하다. 위턱뼈는 4개의 기본적인 돌기로 구성되며, 이마뼈, 코뼈, 눈물뼈, 벌집뼈, 아래코선반, 입천장뼈, 보습뼈, 광대뼈, 나비뼈와 관절을 이룬다.

a. **이틀돌기**(alveolar process)는 위턱뼈의 수평 부분이며 치아뿌리를 지지하는 부분이다.
b. 치아뿌리의 지지를 위한 **이틀**(alveolus)은 이틀돌기 전반에 걸쳐 존재하지만 치아가 빠진 부분은 흡수되어 남아있지 않다.
c. **송곳니융기**(canine jugum)는 얼굴을 이루는 위턱뼈 부분에 나타나며, 위턱 송곳니 뿌리부분 뼈의 융기이다.
d. **광대돌기**(zygomatic process)는 뺨의 대부분을 형성한다.
e. **눈확아래구멍**(infraorbital foramen)은 눈확아래모서리 밑에 위치하며, 이 구멍을 통해 *눈확아래신경(infraorbital nerve)*과 *눈확아래동맥(infraorbital artery)*이 얼굴로 관통한다.
f. **송곳니오목**(canine fossa)은 눈확아래구멍 바로 밑에 위치하는 빈 공간으로 그 크기는 다양하게 나타난다. 위턱뼈의 광대돌기, 이마돌기, 이틀돌기가 서로 만나는 부위이다.
g. **앞코가시**(anterior nasal spine)는 뼈콧구멍 아래모서리의 정중선에서 관찰되는 얇은 뼈의 돌출 부위이다.
h. **눈확아래고랑**(infraorbital sulcus, infraorbital groove)은 눈확바닥 뒤절반의 중앙에 위치하고 뒤위쪽으로 열리며 눈확아래관(infraorbital canal)을 통해 눈확아래구멍과 앞아래쪽으로 연결된다.
i. **위턱굴**(maxillary sinus)은 이틀돌기와 눈확바닥 사이에 위치하는 커다란 빈 공간이다.
j. **이마돌기**(frontal process)는 이마뼈, 코뼈, 눈물뼈, 벌집뼈와 관절을 이루는 부위이다.
k. **앞눈물능선**(anterior lacrimal crest)은 위턱뼈 이마돌기의 가쪽면에 위치하는 수직의 능선으로, 여기서 위턱뼈와 눈물뼈가 **눈물고랑(lacrimal groove)**과 **눈물관(lacrimal canal)**을 만들며 합쳐진다. 눈물관은 코안으로 연결된 *코눈물관(nasolacrimal duct)*을 감싸고 있다.
l. **입천장돌기**(palatine process)는 단단입천장의 앞 2/3와 코안바닥을 이룬다.
m. **앞니구멍**(incisive foramen)은 정중선에서 단단입천장의 앞부분을 관통하는 구조이다.
n. **앞니관**(incisive canal)은 양쪽 위턱뼈에 싸여있는 두 개의 엽으로 이루어진 구조이며, 앞니구멍을 통해 입안으로 교통된다. 앞니관을 통해 *큰입천장동맥(greater palatine artery)*의 가지와 *코입천장신경(nasopalatine nerve)*이 관통한다.
o. **앞니봉합**(incisive suture, premaxillary suture)은 특히 나이 어린 사람에게서 앞니 관벽 및 주위 입천장면에 종종 나타난다.

p. **큰입천장고랑**(greater palatine groove)은 단단입천장 뒤에 위치하며, 이틀돌기와 입천장 돌기의 경계부위이다. 이 고랑을 통해 *큰입천장동맥(greater palatine artery)*과 *큰입천 장신경(greater palatine nerve)*이 지나간다.

q. **위턱뼈융기**(maxillary tuber)는 이틀돌기 뒤에 위치하며 그 표면은 주름진 것처럼 보인다. 그 크기는 다양하며 입천장뼈의 날개패임돌기(pyramidal process of the palatine)와 관절을 이루며 종종 나비뼈의 가쪽날개판(lateral pterygoid plate)과도 관절을 이룬다.

r. **코이틀비스듬틀**(nasoalveolar clivus)은 송곳니융기와 뼈콧구멍 아래부분, 이틀뼈 경계가 만나는 부위이다.

2) 성장

각각의 위턱뼈는 두 개의 뼈되기중심에서 각각 뼈되기하는데, 하나는 고유위턱뼈 부위이고 다른 하나는 앞위턱뼈 부위이다. 이 부분은 사람의 발생 중 비교적 초기인 임신 9주쯤에 융합하지만 봉합선은 앞니관 주변으로 어른 때까지 잔존하기도 한다.

3) 감별사항

위턱뼈의 작은 조각들은 머리뼈 다른 부위와 구분하기 어렵다. 뼈의 형태가 복잡하기 때문에 구분하려면 특징적인 부위에 주의를 기울이는 것이 필요하다. 이러한 특징적인 부위는 이틀돌기 주변이나 뼈콧구멍의 날카로운 모서리, 눈물관의 모서리, 위턱굴, 톱니 모양이 특징적인 위턱뼈간의 봉합 부분이다.

4) 쪽가늠

위턱뼈 조각의 쪽가늠은 매우 어려워 비교할 수 있는 다른 뼈를 같이 놓고 비교하는 것이 바람직하다.

- 이마돌기가 부러진 조각의 경우 얇은 모서리는 앞안쪽이며, 안쪽면은 혈관에 의해 구멍이 뚫려 있는 것을 관찰할 수 있고, 앞눈물능선은 가쪽에 위치한다.
- 이틀돌기 조각을 감별할 때는 치아뿌리를 관찰하면 안쪽과 가쪽, 앞쪽과 뒤쪽을 구분할 수 있다.

12 입천장뼈 (그림 7.23~7.24)

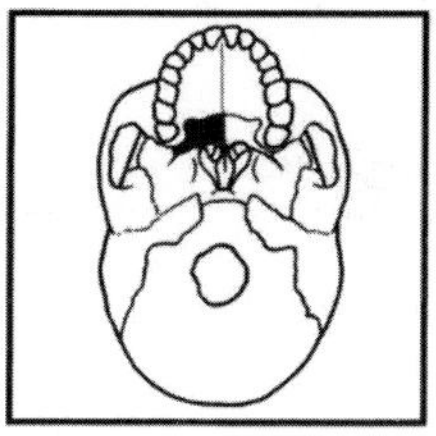

1) 형태

입천장뼈(palatine bone)는 "L"자 형으로 생긴 작고 연약한 뼈로, 단단입천장의 뒤부분 및 코안의 벽과 바닥을 형성한다. 개개의 입천장뼈는 그 형태가 온전히 보존된 상태에서 독립적으로 발견되는 경우는 거의 없다. 대개 위턱뼈나 나비뼈에 단단하게 붙어있는 상태로 발견된다. 입천장뼈는 위턱뼈, 나비뼈, 보습뼈, 아래코선반, 벌집뼈, 맞은편 입천장뼈와 관절을 이룬다.

a. **입천장뼈의 수평판**(horizontal plate)은 단단입천장의 뒤 1/3을 형성한다.

b. **큰입천장구멍**(greater palatine foramen)은 단단입천장의 뒤모서리 부분을 관통하는 구조이며, 위턱뼈의 이틀돌기와 입천장뼈의 수평판이 만나서 생긴다. 이 구조로 *큰입천장혈관(greater palatine vessel)*과 *큰입천장신경(greater palatine nerve)*이 관통한다.

c. 위턱뼈와 입천장뼈의 수직판을 분리했을 때 뒤위로 훑어보면 **날개입천장관**(pterygopalatine canal)이 관찰 가능하다.

d. **뒤코가시**(posterior nasal spine)는 수평판의 윗면에 위치한다. 코안의 바닥이 되는 수평판의 윗면은 입천장쪽 면에 비해 더 매끈하다.

e. **작은입천장구멍**(lesser palatine foramina)은 단단입천장의 뒤가쪽 모서리에 위치하며, 큰입천장구멍에 비해 뒤쪽에 있다. 또한 수평판과 수직판이 만나는 부위 근처에 위치한다. 이 구멍을 통해 *작은입천장신경(lesser palatine nerve)*이 통과한다.

f. **수직판**(perpendicular plate, vertical plate)은 위턱뼈의 뒤안쪽 벽에 단단하게 붙어 있으며 나비뼈의 날개판과 위턱뼈의 이틀돌기 사이에 존재하고, 위턱굴과는 반대편에 위치한다.

g. 수평판의 뒤쪽 모서리는 그 두께가 두꺼우며 나비뼈의 안쪽 날개판과 관절을 이루는 톱니 모양의 고랑이 존재한다. 이 부위에 있는 뼈를 **날개패임돌기**(pyramidal process)라고도 한다.

h. **코선반능선(conchal crest)**은 약간 밑으로 경사진 능선이며, 수직판 안쪽면의 절반에 못미치는 부분에 위치한다. 이 능선은 아래코선반과 관절을 이룬다.

2) 성장

입천장뼈는 하나의 뼈되기중심에서 막속뼈되기를 한다.

3) 감별사항

입천장뼈는 거의 항상 위턱뼈와 나비뼈에 붙어있기 때문에 감별하기가 그리 어렵지 않다. 만약 입천장뼈의 작은 조각을 발견한 경우는 수평판의 뒤모서리가 매끄러운 점과 수평판의 코안쪽면이 균일하게 오목한 모양임을 염두에 두어 감별한다.

4) 쪽가늠

입천장뼈의 조각은 대개 수평판이 보존된 상태로 발견되기 때문에 코안쪽면은 매끈하며 입천장면은 거친 점이 방향의 판별에 참고가 될 수 있다. 또한 뒤모서리는 관절을 이루지 않으며 큰입천장구멍과 작은입천장구멍은 뒤가쪽에 항상 위치한다.

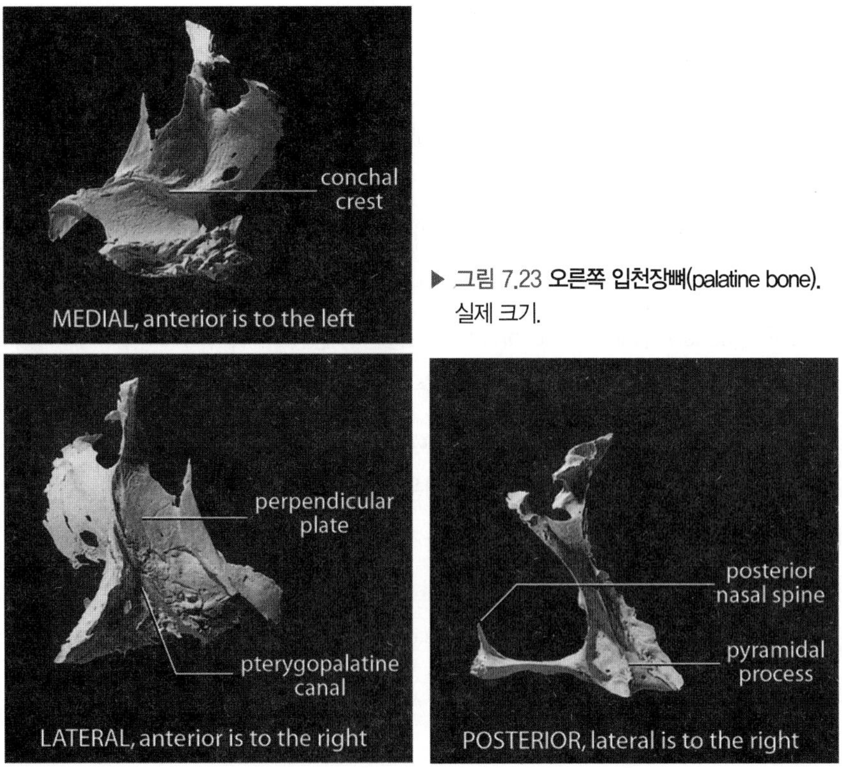

▶ 그림 7.23 **오른쪽 입천장뼈(palatine bone).** 실제 크기.

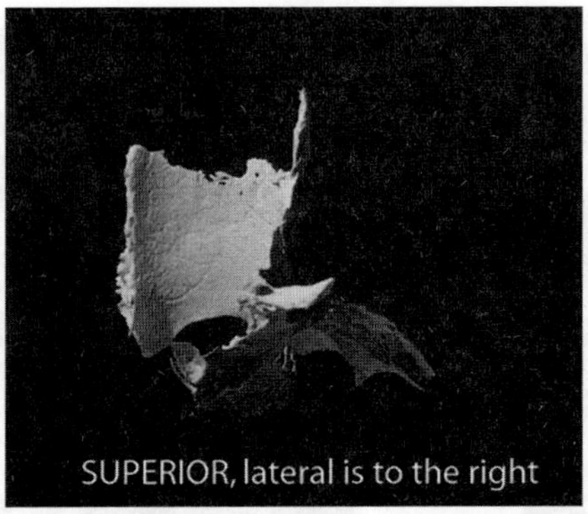

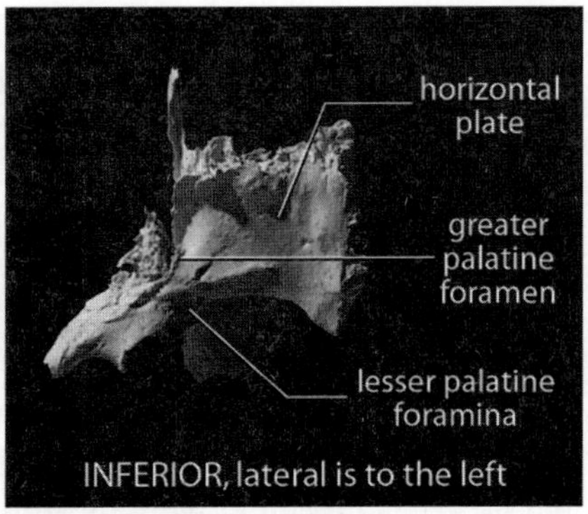

▶ 그림 7.24 **오른쪽 입천장뼈.** 사진에서 뼈의 앞쪽은 위를 향함. 실제 크기.

13 보습뼈 (그림 7.25)

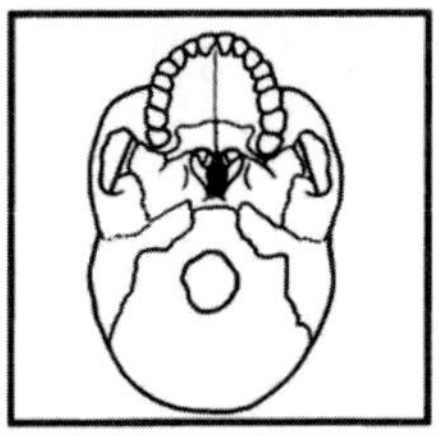

1) 형태

보습뼈(vomer)는 작고 얇은 쟁기같이 생긴 뼈이며, 코안을 나누는 곳에 위치한다. 보습뼈는 아래쪽으로는 위턱뼈와 입천장뼈들의 정중선과 관절을 이루고 위쪽으로는 나비뼈 날개와 관절을 이루며 앞위쪽으로는 벌집뼈와 관절을 이룬다. 이렇듯 보습뼈는 코안을 나누는 코중격의 뒤아래 부분을 형성한다.

a. **보습뼈날개(ala)**는 보습뼈 윗면의 깊은 정중고랑의 양쪽에 위치한다. 이 부위의 뼈는 전체 보습뼈 중 두껍고 튼튼하며 나비뼈에 단단하게 붙어있다.
b. **수직판(perpendicular plate)**은 보습뼈날개밑에 위치하는 얇은 수직 모양의 뼈다.
c. **뒤모서리(posterior border)**는 관절을 이루는 뼈가 없으며 뒤코구멍을 절반으로 나눈다.
d. **코입천장고랑(nasopalatine groove)**은 코입천장신경과 *혈관(nasopalatine nerve, vessel)*이 위치하며 수직판의 양쪽면에 존재하고 날개로부터 앞아래쪽으로 주행한다.

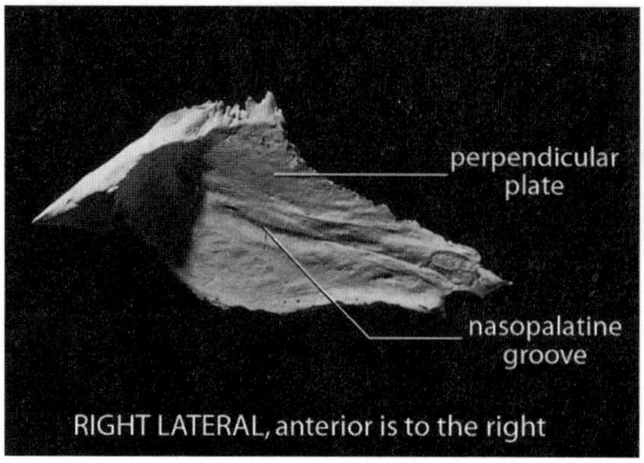

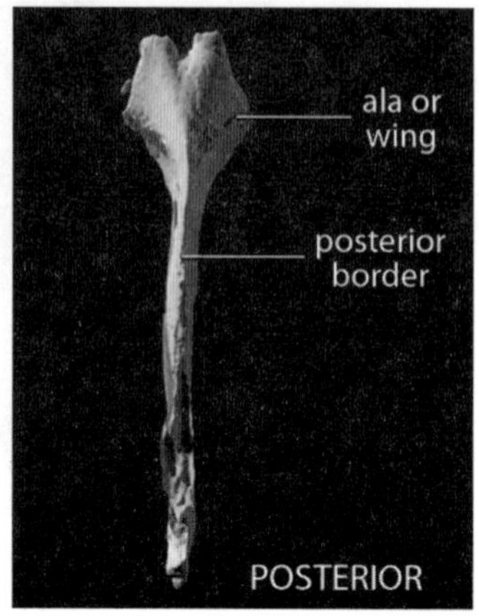

▶ 그림 7.25 **보습뼈(vomer).** 실제 크기.

2) 성장

보습뼈에는 연골속뼈되기와 막속뼈되기가 동시에 일어나며, 연골 가쪽판의 양쪽면에서 판 모양으로 뼈되기가 시작된다. 사춘기 즈음에 이 판들은 서로 융합되는데, 발생할 때 양쪽에서 시작된 모양 때문에 날개 사이에 고랑 형태로 남게 된다.

3) 감별사항

보습뼈는 정중선에 위치하기 때문에 대칭적인 모양이 감별에 중요한 참고점이다. 보습뼈가 단독으로 원형을 유지한 채로 발견되는 경우는 거의 없다. 보습뼈에는 날개가 있는 점, 수직판이 대칭적인점, 뒤모서리에 관절이 없는 점 등이 나비뼈와 같은 다른 얇은 뼈와 감별할 수 있는 사항이다.

4) 쪽가늠

보습뼈 중에서 정중선에 위치하지 않은 부분은 매우 작기 때문에 이 뼈에서 쪽가늠은 불필요하다.

14 아래코선반 (그림 7.26)

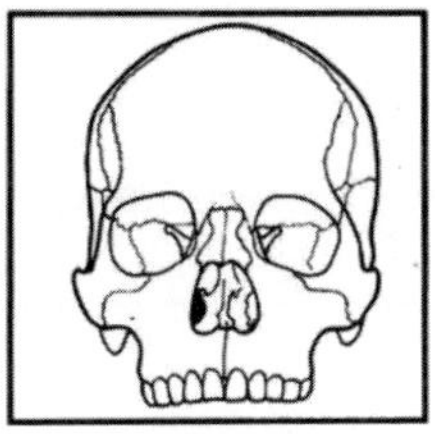

1) 형태

아래코선반(inferior nasal concha)은 코안의 가쪽벽을 따라 수평으로 연장되어 존재하는 뼈로 위턱뼈 안쪽벽과 입천장뼈와 관절을 이루며, 위쪽으로는 벌집뼈, 눈물뼈와 관절을 이룬다. 아래코선반은 부서지기 쉬워 단독으로 발견되는 경우는 거의 없다. 형태는 사람마다 차이가 있으며 대개 앞 · 뒤 모서리는 한 점의 형태로 끝이 가늘어지며, 아랫면은 두껍고 혈관분포가 풍부하다. 아래코선반은 후각에 도움을 주고 들숨을 가습하는 기능을 한다.

2) 성장

아래코선반은 한 개의 뼈되기중심에서 발생한다.

3) 감별사항

아래코선반은 부서지기 쉬워서 분리된 조각으로 발견되는 일이 없다. 아래코선반의 조그만 조각들은 종종 벌집뼈, 나비뼈, 눈물뼈 등으로 오인된다. 그러나 아래코선반은 혈관이 풍부하게 분포하여 매우 구멍이 많은 점을 염두에 두어야 한다. 이러한 뼈의 다공성은 아래코선반의 무게를 가볍게 하며 부서지기 쉬운 특징을 나타낸다.

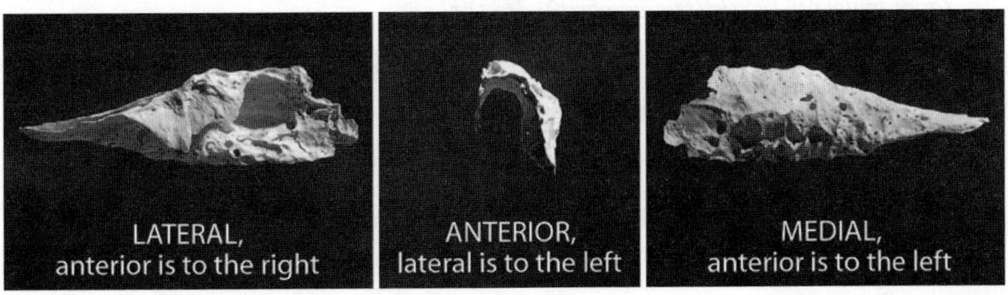

▶ 그림 7.26 **오른쪽 아래코선반(inferior nasal concha).** 실제 크기.

4) 쪽가늠

아래코선반의 쪽가늠은 그리 필요하지 않다.

15 벌집뼈 (그림 7.27)

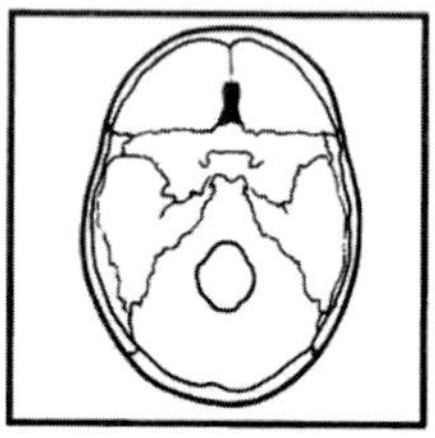

1) 형태

벌집뼈(ethmoid bone)는 매우 가벼우며 해면 모양이다. 육면체 얼음과 크기와 모양은 비슷하지만 그 무게는 훨씬 가볍다. 벌집뼈는 눈확 사이 정중선에 위치하며, 이마뼈, 나비뼈, 코뼈, 위턱뼈, 눈물뼈, 입천장뼈, 아래코선반, 보습뼈 등과 관절을 이룬다. 벌집뼈는 매우 잘 부서지기 때문에 단독으로 발견되는 일은 없다. 벌집뼈는 머리뼈 관절을 각각 분리한 표본에서 잘 관찰되며, 그 복잡한 모양이 잘 식별된다.

a. **체판**(cribriform plate)은 머리뼈속면의 이마뼈 벌집패임과 벌집뼈가 맞물리는 부위에서 잘 관찰된다. 체판은 코안의 지붕 역할을 하며 많은 작은 구멍이 뚫려 있어 마치 고운 체 모양이다. 뇌에서 밑으로 나오는 *후각신경(olfactory nerve)*이 이 구멍들을 관통하여 코의 점막에 분포한다.

b. **볏돌기**(crista galli)는 체판에 수직으로 돌출된 구조이며, *후각망울(ofactory bulb)* 사이에 위치하고 뒷면에는 *대뇌반구(cerebral hemisphere)* 사이의 고랑에서 연장된 *경질막(dura mater)*인 *대뇌낫(falx cerebri)*이 붙는다.

c. **벌집뼈미로**(labyrinth, lateral mass)는 정중선 양쪽에 위치하며 많은 수의 얇은 벽으로 이루어진 벌집(ethmoidal cell)으로 이루어진다. 벌집뼈미로의 가쪽판은 눈확의 안쪽 벽의 대부분을 이루며 코안 위벽의 가쪽판 역할을 한다.

d. **수직판**(perpendicular plate)은 벌집뼈미로 사이 정중선에 위치하는 편평한 판 모양의 구조이다. 수직판은 코중격의 일부분을 이루며 아래쪽으로 보습뼈와 관절을 이룬다.

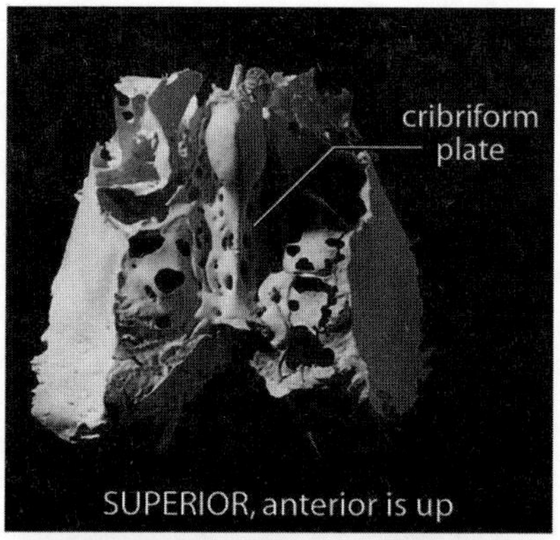

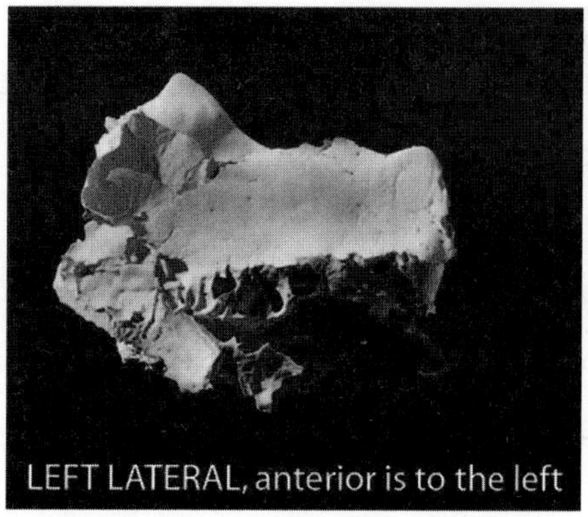

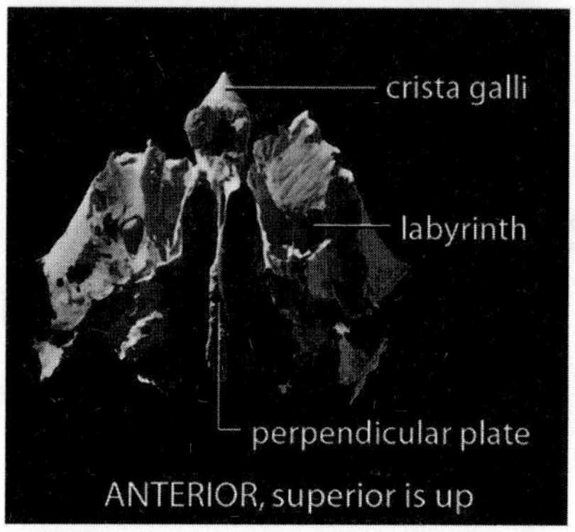

▶ 그림 7.27 **벌집뼈(ethmoid bone).** 실제 크기.

2) 성장

머리뼈바닥을 이루는 뼈 중 유일하게 모든 뼈되기가 연골속뼈되기로만 이루어진다. 세 개의 뼈되기중심이 존재하는데, 양쪽 벌집뼈미로 부근과 수직판 부근에 나타난다. 출생 후 1년 동안 수직판과 볏돌기가 골화되며 두 살 즈음에는 벌집뼈미로와 만나게 된다.

3) 감별사항

벌집뼈의 얇은 판은 따로 발견되는 경우도 거의 없고 설혹 발견되어도 다른 뼈와 구분하기 매우 어렵다. 대개는 이마뼈나 나비뼈에 관절을 이룬 상태로 발견된다. 수직판은 보습뼈로 종종 오인되는데, 보습뼈의 뒤모서리는 관절을 이루는 뼈가 없는 점과 보습 뼈날개가 만나는 부위가 두꺼운 점 등이 감별점이다.

4) 쪽가늠

벌집뼈의 부분은 대개 정중선에 위치하는 볏돌기와 수직판이어서 쪽가늠은 그리 필요하지 않다.

16 눈물뼈 (그림 7.28)

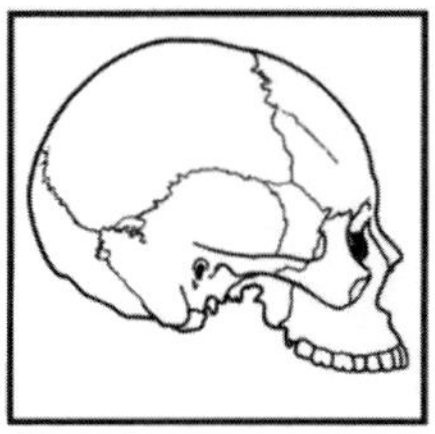

1) 형태

눈물뼈(lacrimal bone)는 직사각형 모양의 뼈로 매우 작고 얇으며 부서지기 쉽다. 눈물뼈는 벌집뼈의 앞에 존재하며 눈확의 안쪽벽을 이룬다. 눈물뼈는 이마뼈, 위턱뼈, 벌집뼈, 아래코선반과 관절을 이룬다. 단독으로 발견되는 경우는 없으며, 대개 얼굴을 이루는 뼈 조각에 붙어있는 채로 발견된다. 눈물뼈는 눈확쪽면과 코쪽면이 있으며 모서리는 네 개이다.

a. **뒤눈물능선(posterior lacrimal crest)**은 눈확 안쪽벽에 위치하는 수직의 능선이며 눈물고랑 뒤절반의 경계를 이룬다.

2) 성장

눈물뼈는 한 개의 뼈되기중심에서 막속뼈되기를 한다.

3) 감별사항

눈물능선이 감별점이 된다. 눈물뼈 자체가 단독으로 발견되는 일은 없으나 주위의 뼈들을 구분하는 데 도움을 준다.

4) 쪽가늠

눈물능선은 수직으로 형성되며 눈물고랑(lacrimal groove)이 눈물능선 앞에 위치한다. 능선의 밑부분은 앞으로 이동하며 눈물관의 모서리가 된다.

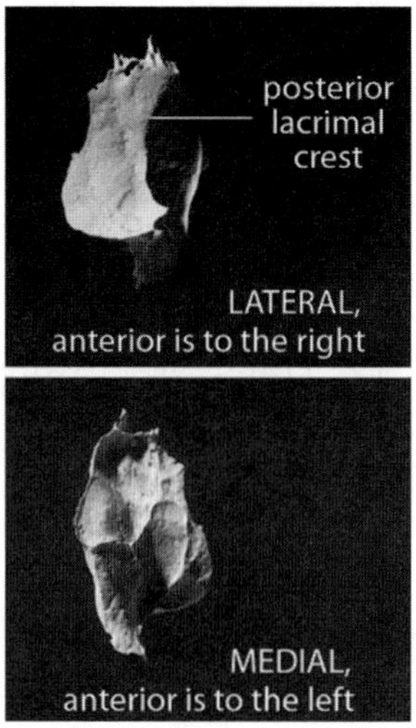

▶ 그림 7.28 **오른쪽 눈물뼈(lacrimal bone).** 실제 크기.

17 코뼈 (그림 7.29)

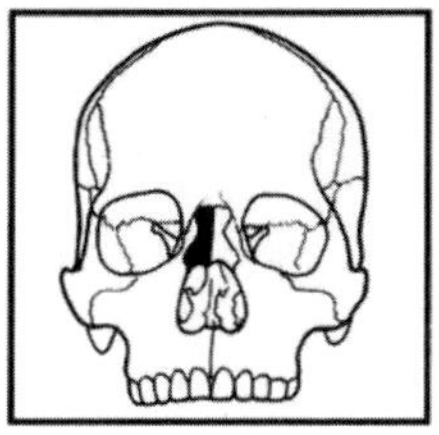

1) 형태

코뼈(nasal bone)는 작고 얇은 직사각형의 뼈로, 이마뼈 미간(glabella) 부분 밑 정중선의 양쪽에 위치한다. 코뼈의 아래모서리는 관절을 이루는 뼈가 없으며 뼈콧구멍의 위모서리를 이룬다. 코뼈는 위로 이마뼈와 관절을 이루며 안쪽으로는 다른 쪽 코뼈와 관절을 이루고 가쪽으로는 위턱뼈 이마돌기와 관절을 이루며 뒤로는 벌집뼈와 관절을 이룬다.

a. 코뼈구멍(nasal foramen)은 얼굴쪽면을 관통하며 정맥이 드나드는 구조이다.

2) 성장

각각의 코뼈는 한 개의 뼈되기중심에서 막속뼈되기를 한다.

3) 감별사항

코뼈에는 코뼈사이봉합, 코뼈구멍이 특징적으로 존재하는 점, 바깥면은 매끈하지만 안쪽면은 거친 점, 관절을 이루지 않는 아래모서리가 존재하는 점이 감별점이다.

4) 쪽가늠

코뼈의 쪽가늠에는 17의 1)에서 설명한 위치관계를 이용하는 것이 좋다.

- 관절을 이루지 않는 모서리는 아래쪽이며, 관절을 이루는 모서리 중에 가장 두꺼운 부위는 안쪽이고 이마봉합은 위에 존재한다.

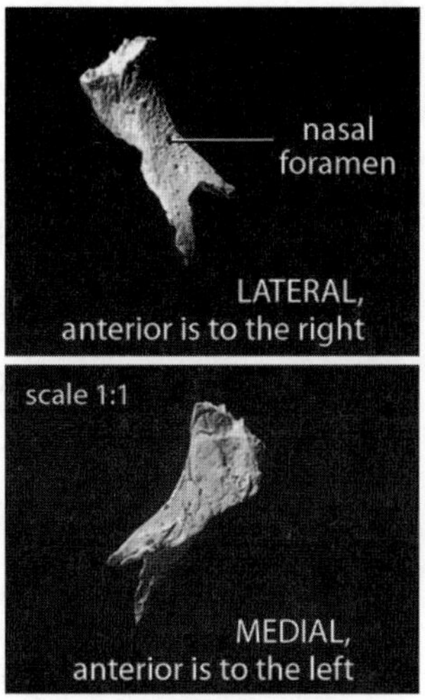

▶ 그림 7.29 **오른쪽 코뼈(nasal bone).** 실제 크기.

18 광대뼈 (그림 7.30)

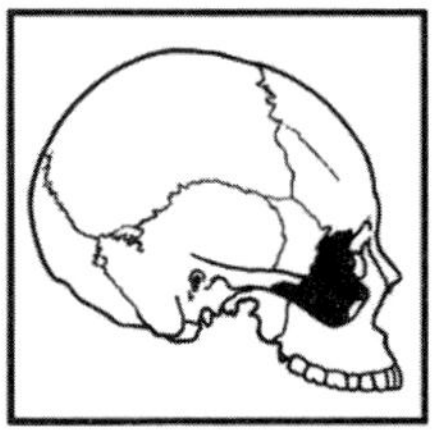

1) 형태

광대뼈(zygomatic bone)는 얼굴의 두드러진 모서리 부분을 이루는 뼈다. 광대뼈의 모서리는 눈확을 형성하는 둥근 모서리, 관자우묵 근처 광대뼈점(jugale) 주위의 날카로운 모서리, 다소 거친 아래모서리 등이다. 각 광대뼈는 세 돌기를 통해 이마뼈, 나비뼈, 관자뼈, 위턱뼈와 관절을 이룬다.

a. **이마돌기(frontal process)**는 수직으로 일어나며 관자우묵과 눈확을 분리한다.
b. **관자돌기(temporal process)**는 뒤쪽으로 연장하여 관자뼈 광대돌기와 만나서 광대활을 이룬다.
c. **위턱돌기(maxillary process)**는 정중선쪽으로 연장하며 눈확의 아래가쪽 모서리를 이룬다.
d. **광대얼굴구멍(zygomaticofacial foramen)**은 광대뼈의 볼록한 가쪽면을 관통하며 때때로 다수가 존재한다. 광대얼굴구멍으로는 다섯째뇌신경 가지인 *광대얼굴신경(zygomaticofacial nerve)*과 *광대얼굴혈관(zygomaticofacial vessel)*이 드나든다.
e. **깨물근이는곳(masseteric origin)**은 광대뼈 아래모서리에 존재하는 거친 부위로 광대위턱봉합에서 관자광대봉합까지 형성된다. 이 부분은 아래턱을 들어올리는 *깨물근(masseter muscle)*이 부착하는 부위이다.
f. **광대눈확구멍(zygomaticoorbital foramina)**은 눈확의 아래가쪽 모서리에 존재하는 구멍이며, 다섯째뇌신경 가지인 *광대관자신경(zygomaticotemporal nerve)*과 *광대얼굴신경(zygomaticofacial nerve)*이 드나드는 구조이다.
g. **광대관자구멍(zygomaticotemporal foramen)**은 광대뼈 관자면의 중앙에 위치하는 구멍이며, *광대관자신경(zygomaticotemporal nerve)*이 관통한다.

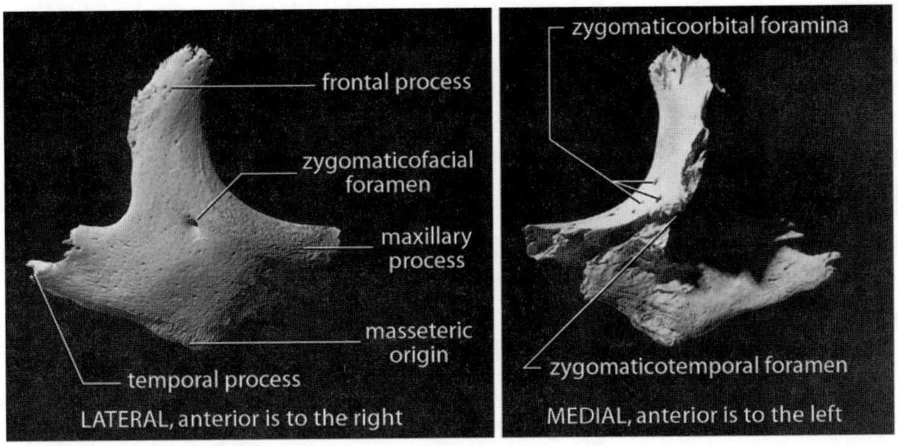

▶ 그림 7.30 **오른쪽 광대뼈(zygomatic bone).** 실제 크기.

2) 성장

광대뼈는 세 개의 뼈되기중심에서 막속뼈되기를 하며 태아가 발생하는 동안 하나로 융합한다.

3) 감별사항

광대뼈에는 세 특징적인 모서리가 존재하여 감별이 그리 어렵지 않다. 가장 흔한 혼동은 관자뼈 광대돌기를 광대뼈로 오인하는 경우이다. 관자뼈 광대돌기처럼 얇고 연장된 돌기는 광대뼈에는 존재하지 않는다.

4) 쪽가늠

독립된 광대뼈나 조각난 광대뼈의 쪽가늠을 할 때 눈확, 깨물근, 관자우묵과의 위치관계가 도움이 된다.

- 깨물근이 붙는 부분은 항상 아래이며, 볼록한 면은 앞가쪽이고 구멍이 존재한다.
- 눈확을 이루는 부위는 광대뼈점 부위보다 더 뭉뚝하다.

7 온머리뼈 Skull
치열 Dentition
척추뼈 Vertebrae
가슴 Thorax
팔이음뼈 Shoulder Girdle
팔뼈 Arm
손 Hand
다리이음뼈 Pelvic Girdle
다리뼈 Leg
발 Foot

19 나비뼈 (그림 7.31~7.34)

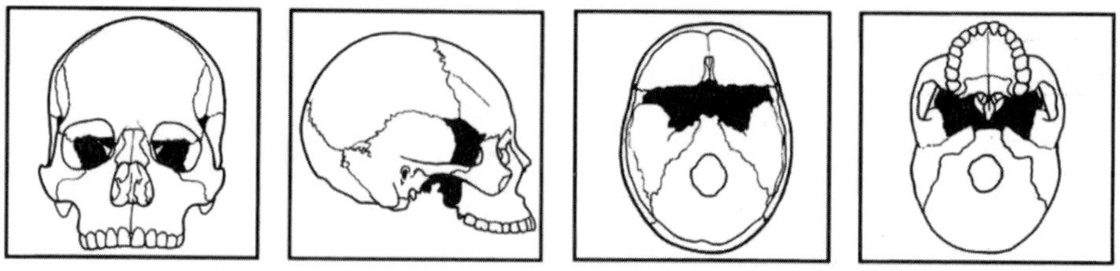

1) 형태

나비뼈(sphenoid bone)는 머리를 이루는 모든 뼈 중 구조가 가장 복잡하다. 나비뼈의 영어 이름인 "sphenoid"는 쐐기 모양이라는 뜻이며, 이름의 유래와는 달리 매우 정교한 형태이다. 관절이 제대로 이루어진 머리뼈에서는 이 뼈를 관찰하기가 매우 어렵다. 나비뼈는 상당히 많은 방향의 면이 존재하는데, 머리뼈속면, 아래쪽면, 가쪽면, 앞쪽면 등으로 나타낼 수 있다. 나비뼈는 머리덮개뼈를 이루는 뼈와 얼굴을 이루는 뼈 사이에 위치한다. 대부분의 뼈가 얇고 뼈가 사이에 끼어있기 때문에 제대로 된 온전한 형태로는 절대 발견되지 않으며, 다른 뼈에 붙은 채 조각으로 발견되는 경우가 가장 흔하다.

나비뼈와 관절을 이루는 뼈는 각각 12개로 상당히 많은 편이며, 자세한 위치관계는 아래에 설명되어 있다. 정중선에서 관절을 이루는 뼈는 보습뼈, 벌집뼈, 이마뼈, 뒤통수뼈이다. 또한 정중선의 가쪽에서는 양쪽 마루뼈, 관자뼈, 광대뼈, 입천장뼈와 때때로 위턱뼈와도 관절을 이룬다. 나비뼈는 몸통, 작은날개, 큰날개, 날개판의 네 부분으로 이루어져 있다. 나비뼈를 뒤에서 관찰하면 중앙에 몸통을 가지고 두 날개와 발톱을 지닌 날짐승과 그 형태가 매우 유사하다.

a. **몸통**(body)은 나비뼈 중에서 정중선에 위치하는 유일한 부분이며, 가장 울퉁불퉁한 부분이기도 하다. 앞면은 코안의 뒤위벽을 형성하며 벌집뼈의 체판 및 수직판과 관절을 이룬다. 뒤쪽으로는 나비뒤통수봉합을 통해 뒤통수뼈와 관절을 이루며 앞아래쪽으로는 보습뼈와 관절을 이룬다.

b. **시각신경관**(optic canal)은 몸통의 양쪽에서 존재하며 위눈확틈새(superior orbital fissure)의 위안쪽에서 작은날개(lesser wing)를 향해 앞아래쪽으로 주행한다. *시각신경(optic nerve)*과 *눈동맥(ophthalmic artery)*이 이 관을 통과하여 안구에 분포한다.

c. **안장**(sella turcica)은 나비뼈속면에 존재하는 안장 모양의 오목한 구조로 시각신경관의 뒤아래쪽에 위치한다. 몸통의 제일 꼭대기에 있는 구조이며, 네 개의 침대돌기가

주변에 장식하듯이 존재한다.

d. **뇌하수체오목**(hypophyseal fossa, pituitary fossa)은 안장에서 제일 오목한 부분이다. 이 부위에는 성장호르몬을 형성하는 *뇌하수체(pituitary gland)*가 놓인다.

e. **안장등**(dorsum sellae)은 안장의 뒤 경계를 이루는 사각형 판같이 생긴 구조이다.

f. **뒤침대돌기**(posterior clinoid process)는 안장등의 위가쪽 모서리에 위치한 두 개의 결절이며 사람마다 높이가 다양하다.

g. **비스듬틀**(clivus)은 안장등에서 나비뒤통수봉합으로 경사지게 나타나는 뼈속공간이다.

h. **나비굴**(sphenoidal sinus)은 나비뼈몸통 안에 쌍으로 존재하는 큰 공간이다.

i. **나비뼈부리**(sphenoidal rostrum)는 나비뼈몸통의 앞아랫면 정중선에 존재하는 뼈가 돌출된 구조이며, 보습뼈날개 사이의 틈에 딱 맞게 들어가서 보습뼈와 관절을 이룬다.

j. **나비뼈능선**(sphenoidal crest)은 나비뼈부리의 연장으로 나비뼈몸통 앞면까지 이어진다. 나비뼈능선은 벌집뼈수직판과 관절을 이루면서 코중격의 일부분을 형성한다.

k. **큰날개**(greater wing)는 나비뼈몸통 좌우에 붙어있으며 몸통에서 가쪽으로 가장 먼 나비뼈 부분이다. 큰날개는 머리뼈속면의 중간머리뼈우묵(middle cranial fossa)과 머리뼈바깥면의 관자우묵(temporal fossa)의 대부분을 형성하며 관자뼈, 마루뼈, 이마뼈, 광대뼈, 위턱뼈 등과 관절을 이룬다.

l. **위눈확틈새**(superior orbital fissure)는 작은날개의 아랫면과 큰날개의 앞면 사이의 열린 공간이며, 머리뼈를 정면에서 관찰할 때 눈확의 안쪽에서 관찰이 가능하다. 위눈확틈 새와 뒤에 기술할 세 구멍은 나비뼈의 뼈속면에서 잘 나타난다. 이러한 구멍들은 정중선에서 몸통과 큰날개가 합쳐지는 부위까지 뒤가쪽으로 연속되어 나타나며, 배열된 모습이 마치 활 모양이어서 이러한 양상을 "구멍초승달(crescent of foramina)"이라고 표현하기도 한다.

m. **원형구멍**(foramen rotundum)은 몸통과 큰날개가 만나는 부분인 양쪽 중간머리우묵의 앞안쪽에 위치한다. 원형구멍을 통해 위눈확틈새 바로 아래쪽에서 주행하는 *위턱신경(maxillary nerve)*이 지나간다.

n. **타원구멍**(foramen ovale)은 양쪽 원형구멍의 뒤에 위치하며 *아래턱신경(mandibular nerve)*과 *덧뇌막동맥(accessory meningeal artery)*이 이를 통과한다.

o. **뇌막동맥구멍**(foramen spinosum)은 타원구멍의 바로 뒤가쪽의 큰날개에 위치하며 관자뼈에 매우 가까이 위치한다. 뇌막동맥구멍을 통하여 *중간뇌막혈관(middle meningeal vessel)*과 *아래턱신경(mandibular nerve)*의 가지가 통과한다.

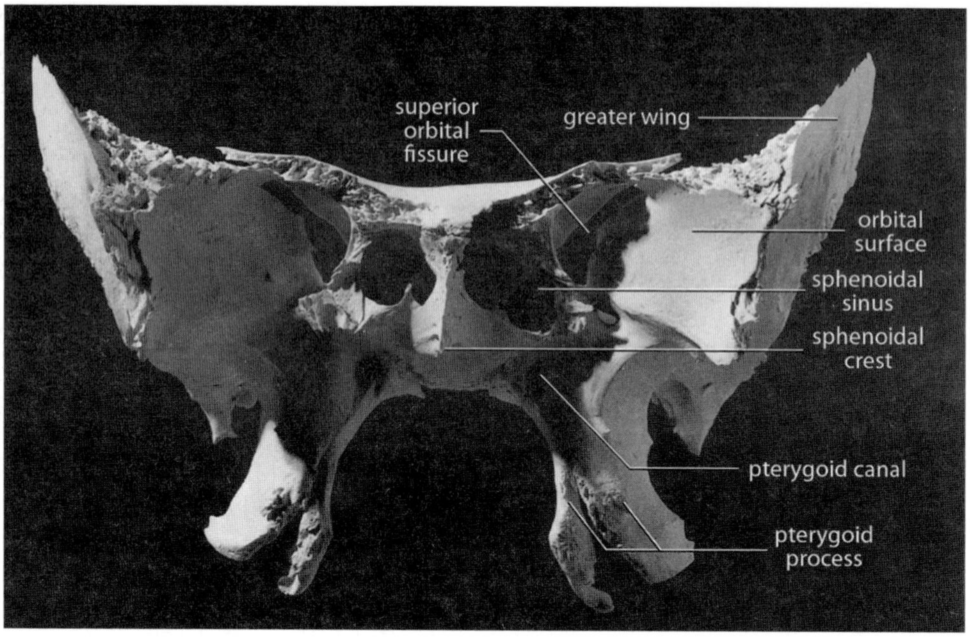

▶ 그림 7.31 **나비뼈(sphenoid bone), 앞쪽.** 실제 크기.

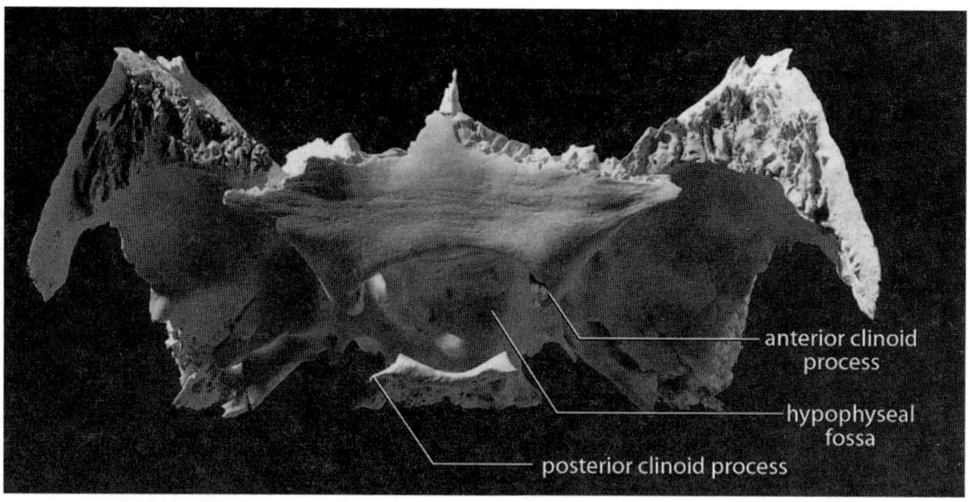

▶ 그림 7.32 **나비뼈, 위쪽.** 사진에서 뼈의 앞쪽은 위를 향함. 실제 크기.

p. **관자아래능선(infratemporal crest)**은 큰날개의 뼈바깥면에 나타나며, 광대활과 비슷한 높이에 위치하고 관자우묵의 바닥을 형성한다.

q. **눈확면(orbital surface)**은 눈확의 가쪽벽을 형성하며, 뼈속면과는 달리 매우 매끄럽고 편평하다.

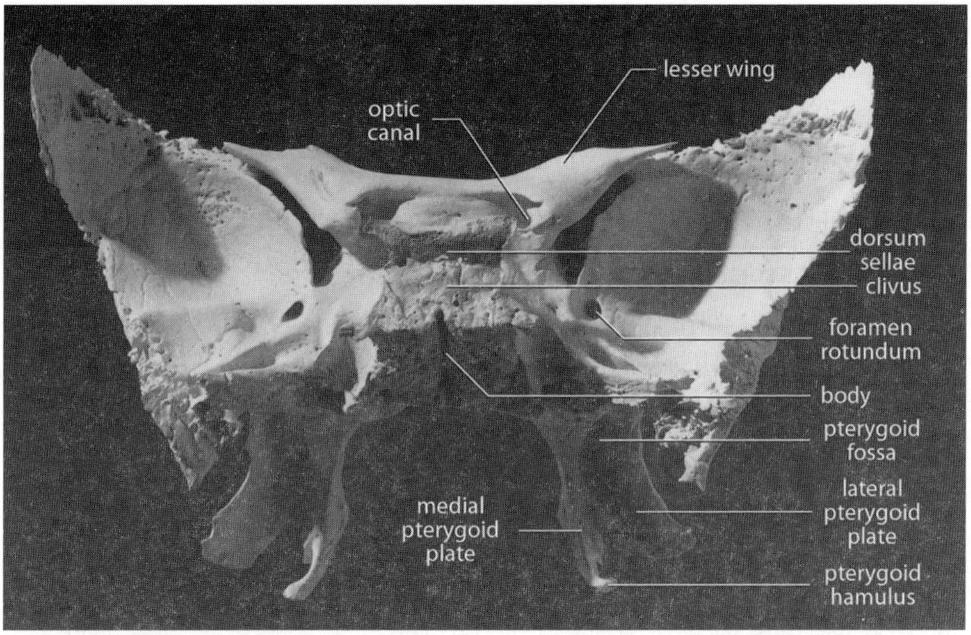

▶ 그림 7.33 **나비뼈, 뒤쪽.** 실제 크기.

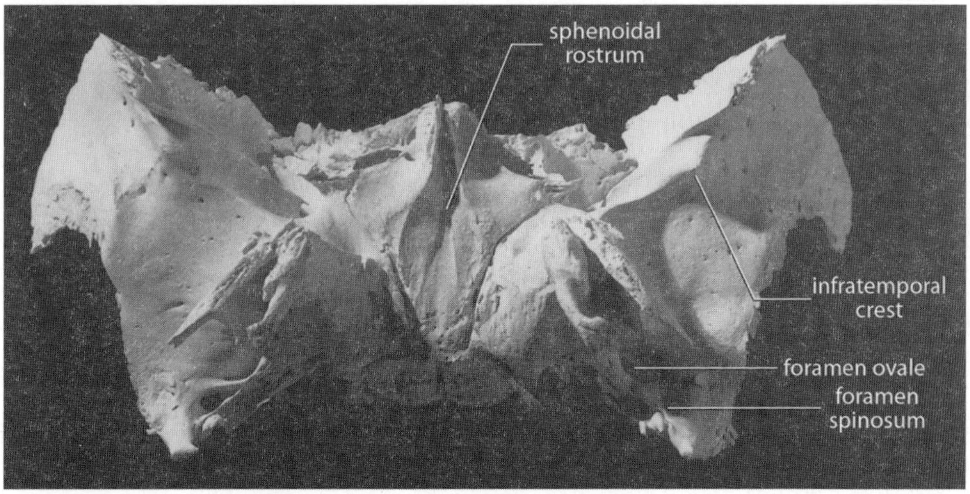

▶ 그림 7.34 **나비뼈, 아래쪽.** 사진에서 뼈의 앞쪽은 위를 향함. 실제 크기.

r. **작은날개**(lesser wing)는 큰날개에 비해 그 크기가 작으며 뼈속면에서 뒤로 돌출된 얇은 날개같이 생긴 구조이다. 작은날개는 양쪽 뇌의 이마엽의 일부가 놓이는 부분이며, 몸통의 윗면에서 나타난다. 작은날개는 이마뼈의 눈확부분과 관절을 이룬다.

s. **앞침대돌기**(anterior clinoid process)는 작은날개 구조 중에 가장 뒤쪽에서 돌출된 구

조이며 *대뇌반구(cerebral hemisphere)*의 뒤통수엽과 소뇌를 분리하는 경질막의 일부분인 *소뇌천막(tentorium cerebelli)*이 붙는 자리이다.

t. **날개돌기**(pterygoid process)는 머리뼈의 아래나 옆에서만 관찰되는 구조이며, 두 개의 얇은 판으로 나뉘어 있다.

u. **가쪽날개판**(lateral pterygoid plate)은 머리뼈 가쪽에서 관찰되는 얇은 수직판이다.

v. **안쪽날개판**(medial pterygoid plate)은 가쪽날개판과 평행을 이루는 얇은 수직판으로 정중선에 더 가깝게 위치한다. 각각의 날개판은 앞쪽으로 입천장뼈와 관절을 이룬다. 가쪽날개판과 안쪽날개판은 아래턱을 올리는 근육인 *안쪽날개근(medial pterygoid muscle)*이 붙는 자리이다.

w. **날개오목**(pterygoid fossa)은 안쪽날개판과 가쪽날개판 사이의 공간이다.

x. **날개갈고리**(pterygoid hamulus)는 각각의 안쪽날개판의 뒤가쪽 모서리와 바닥 모서리를 형성하는 갈고리같이 생긴 구조이다.

y. **날개관**(pterygoid canal)은 날개판위의 뼈를 관통하며 날개판의 바닥을 따라서 주행한다.

2) 성장

나비뼈는 날개판을 제외한 거의 대부분이 연골속뼈되기를 한다. 뼈되기중심이 여러 개여서 성장 양상은 복잡하지만 출생할 즈음에는 눈으로 식별이 가능하다.

3) 감별사항

나비뼈는 여러 부분으로 형성되어 있어 부서진 조각의 감별은 종종 어렵다. 나비뼈의 여러 부분에 대한 해부학적 지식을 갖추고 있어야 부서진 조각에 대한 감별이 가능하다. 다행스럽게도, 대개 나비뼈의 조각은 머리뼈를 이루는 다른 뼈에 붙어서 발견되기 때문에 감별은 주변 뼈와의 관계를 통해 이루어질 수 있다. 대개 따로 떨어져 발견되는 부분은 몸통과 큰날개의 일부분이다.

관자뼈, 마루뼈와 나비뼈 사이의 봉합의 형태는 나비뼈 조각에 대한 감별에 도움을 준다. 나비뼈는 위쪽으로 마루뼈 위로 중첩된 모양이지만 뒤쪽의 관자뼈와는 관자뼈 아래로 중첩되어 있다.

4) 쪽가늠

- 날개판을 쪽가늠할 때는 날개오목은 아래에 위치하며 관절을 이루지 않고 뒤위 모서

리는 날카롭게 나타나는 점이 감별점이다.

- 큰날개를 쪽가늠할 때는 매끄럽고 편평한 눈확면을 앞으로 위치시키고 볼록한 관자면을 가쪽으로 위치시킨다.
- 머리뼈속면은 뒤위쪽이며 원형구멍, 타원구멍, 뇌막동맥구멍이 위치한다. 뇌막동맥구멍은 큰날개 가시에 위치하며 날개의 가장 뒤가쪽 경계부분에 위치하고 때때로 나비비늘봉합 위에 위치하기도 한다.
- 작은날개의 조각을 쪽가늠할 때는 관절을 이루지 않는 모서리는 뒤쪽이며, 날개의 끝은 가쪽을 향하게 하고 앞쪽에 종종 이마뼈의 일부가 붙어 있는 점을 참조한다. 또한 앞침대돌기는 뒤쪽을 향한다.

20 아래턱뼈 (그림 7.35~7.37)

1) 형태

아래턱뼈(mandible)는 턱관절에서 관절돌기와 관절원반을 통해 관자뼈와 관절을 이룬다. 아래턱뼈의 주된 기능은 씹기(mastication)이다. 아래턱뼈에는 아래턱치아가 위치하며 씹기에 관련된 여러 근육이 닿는 뼈이기도 하다. 아래턱뼈는 크게 턱뼈몸통과 턱뼈가지의 두 부분으로 구성된다.

a. **턱뼈몸통**(body, corpus, horizontal ramus)은 아래턱뼈 중 치아를 고정하는 두꺼운 부분이다. 턱뼈몸통은 박혀 있는 치아와 마찬가지로 매우 단단하고 치밀하며 파괴 저항성이 크다. 이러한 이유로 턱뼈몸통은 육식동물에 의해 파괴되거나 물리적으로 분해된 뼈대 중에서 다른 뼈보다 더 오래 남는다.

b. **턱끝구멍**(mental foramen)은 턱뼈몸통의 가쪽면에 위치하고 작은어금니(소구치, premolar) 부위 밑에 주로 나타나며, 때때로 여러 개가 존재하기도 한다. 턱끝구멍을 통하여 *턱끝신경(mental nerve)*과 *턱끝혈관(mental vessel)*이 관통한다.

c. **빗선**(oblique line)은 턱끝구멍 뒤에서부터 턱뼈가지 뿌리부분까지 이어지는 약한 뼈융기이다.

d. **어금니바깥고랑**(extramolar sulcus)은 턱뼈가지 앞모서리 뿌리부분과 마지막 어금니의 가쪽 이틀모서리 사이의 홈이며 뺨을 이루는 *볼근(buccinator muscle)*이 이는 곳이다.

e. **턱목뿔근선**(mylohyoid line)은 턱뼈몸통 안쪽면에 비스듬하게 나타나는 구조이다. 턱

목뿔근선은 마지막 어금니의 이틀모서리 근처에서 시작되며, 앞아래쪽으로 내려가며 점차 사라진다. 입안(oral cavity)의 근육바닥을 형성하며 *혀(tongue)*와 *목뿔뼈(hyoid bone)*를 들어올리는 기능을 하는 *턱목뿔근(mylohyoid muscle)*이 턱목뿔근선에 부착한다.

f. *턱밑샘오목(submandibular fossa)*은 턱뼈몸통 안쪽면에 턱목뿔근선 아래 위치하는 빈 공간이다. 살아있을 때는 *턱밑샘(submandibular gland)*이 여기에 위치한다.

g. **허밑샘오목**(sublingual fossa)은 작은어금니 부위에서 턱목뿔근선 위에 나타나는 빈 공간이며, 여기에 *혀밑샘(sublingual gland)*이 위치한다.

h. **턱뼈융기**(mandibular torus)는 아래턱치아 바로 혀쪽에서 이틀모서리가 비대해진 구조로 사람마다 그 정도는 다양하다. 가장 뚜렷하게 나타나는 경우는 물결 모양으로

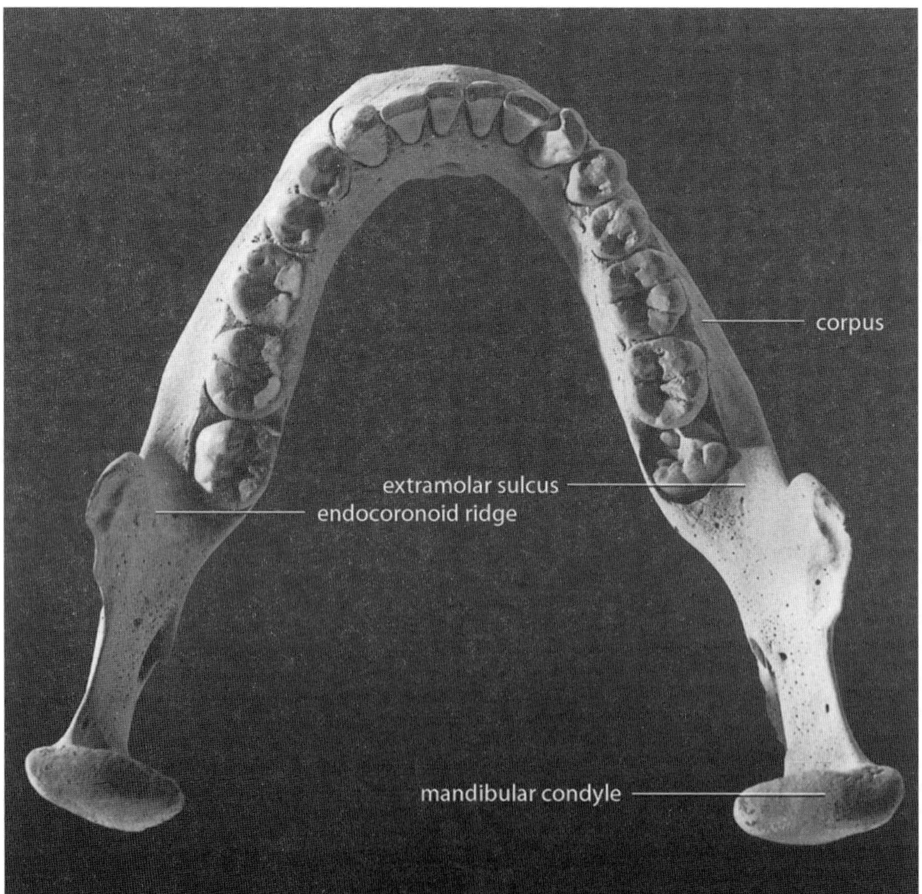

▶ 그림 7.35 **아래턱뼈**(mandible), **위쪽**. 실제 크기.

보이나 어떤 경우는 미세하여 눈에 보이지 않는 경우도 있다.

i. **아래턱결합(mandibular symphysis)**은 본래 한 살 또는 그 이하 영아의 좌우 아래턱이 아직 융합하지 않은 정중선 표면을 지칭한다. 하지만 성인에서 쓰일 때는 송곳니 사이의 아래턱 앞부분을 나타낸다.

j. **턱끝가시(mental spine)**는 턱뼈몸통 앞부분 안쪽면에 위치한다. 그 크기는 사람마다 다양하며 *턱끝혀근(genioglossus muscle)*과 *턱끝목뿔근(geniohyoid muscle)*이 붙는 자리이다.

k. **턱두힘살근오목(digastric fossa)**은 턱뼈몸통 뒤쪽 정중선 근처에 쌍으로 존재하는 오목이며 표면은 거칠다. 턱두힘살근오목은 뒤아래쪽을 향해 나타나며 아래턱을 내리는 *턱두힘살근(digastric muscles)*이 여기에 부착한다.

l. **턱끝융기(mental protuberance, mental eminence)**는 아래턱결합 부위에 나타나는 삼각형 형태의 융기이다. 현대 인류에서 턱끝융기는 뚜렷한 만곡(incurvation)이나 턱끝고랑(mental sulcus)의 형태로 앞니 이틀모서리와 분리된다.

m. **턱뼈가지(ramus, ascennding ramus)**는 턱뼈몸통에 비해 상대적으로 얇다. 아래턱의 수직부분이며 치아와 비슷한 높이에서 일어나고 머리뼈바닥과 관절을 이룬다.

n. **아래턱관절돌기(mandibular condyle)**는 턱뼈가지의 뒤위모서리에 존재하는 큰 원형의 관절융기이며 턱관절에서 관자뼈와 관절을 이룬다.

o. **턱뼈목(condylar neck)**은 관절돌기의 바로 앞아래부분을 지칭한다. 관절돌기목 앞안쪽면의 **날개근오목(pterygoid fovea)**에 *가쪽날개근(lateral pterygoid muscle)*이 부착한다. 가쪽날개근은 씹기 운동 중에 아래턱을 고정하거나 아래턱을 내리는 기능을 한다.

p. **근육돌기(coronoid process)**는 얇은 삼각형 모양이며, 사람에 따라 모양과 거친 정도가 다르다. 앞모서리는 두껍고 오목하나 뒤모서리는 볼록하고 얇다. 근육돌기의 안쪽, 가쪽면에는 *관자근(temporalis muscle)*이 닿는다.

q. **턱뼈패임(mandibular notch, incisura)**은 관절돌기와 근육돌기 사이의 패임이다.

r. **턱뼈각(gonial angle)**은 아래턱뼈 뒤아래모서리를 지칭하며 모양은 둥글다. 전체 턱뼈각을 따라서 턱뼈가지 가쪽면에 *깨물근(masseter muscle)*이 부착한다.

s. **깨물근거친면(masseteric tuberosity)**은 턱뼈각의 거칠게 융기된 가쪽 모서리로 *깨물근(masseter muscle)*이 닿는다. 이 부위는 종종 깨물근이 닿아서 나타나는 비스듬한 모양의 융기와 만나게 된다. 턱뼈각 모서리가 나머지 턱뼈가지 부위에 비해 가쪽으로 상당히 튀어나온 경우 턱뼈각의 "**가쪽번짐(eversion)**이 강하다"라고 표현한다.

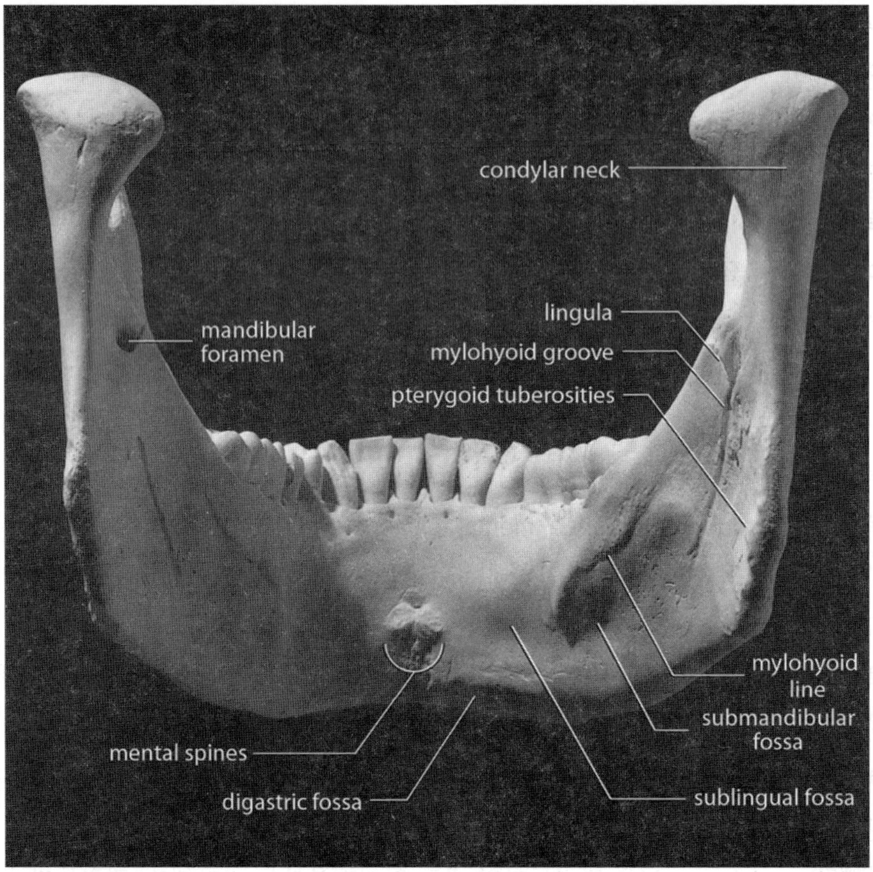

▶ 그림 7.36 **아래턱뼈, 뒤쪽.** 실제 크기.

t. **깨물근오목**(masseteric fossa)은 턱뼈각의 가쪽면에 나타나는 공간이며 사람마다 다양하게 나타난다.

u. **턱뼈버팀벽**(endocoronoid ridge, buttress)은 턱뼈가지 안쪽면에 나타나며 근육돌기 끝에서 아래로 연장되는 수직융기이다.

v. **턱뼈구멍**(mandibular foramen)은 턱뼈가지 안쪽면 중앙에 위치하며 입구가 비스듬하게 열려 있다. *이틀혈관(alveolar vessel)*과 *아래이틀신경(inferior alveolar nerve)*이 턱뼈구멍을 통해 아래턱뼈로 들어가며 **턱뼈관(mandibular canal)**에서 주행한다.

w. **턱뼈혀돌기**(lingula)는 턱뼈구멍에 존재하는 날카로운 돌출 구조로 그 크기는 사람마다 다양한 편이다. 턱뼈혀돌기에 나비아래턱인대(sphenomandibular ligament)가 부착한다.

x. **턱목뿔근신경고랑**(mylohyoid groove)은 턱뼈가지 안쪽면에 존재하며, 턱뼈구멍에 서

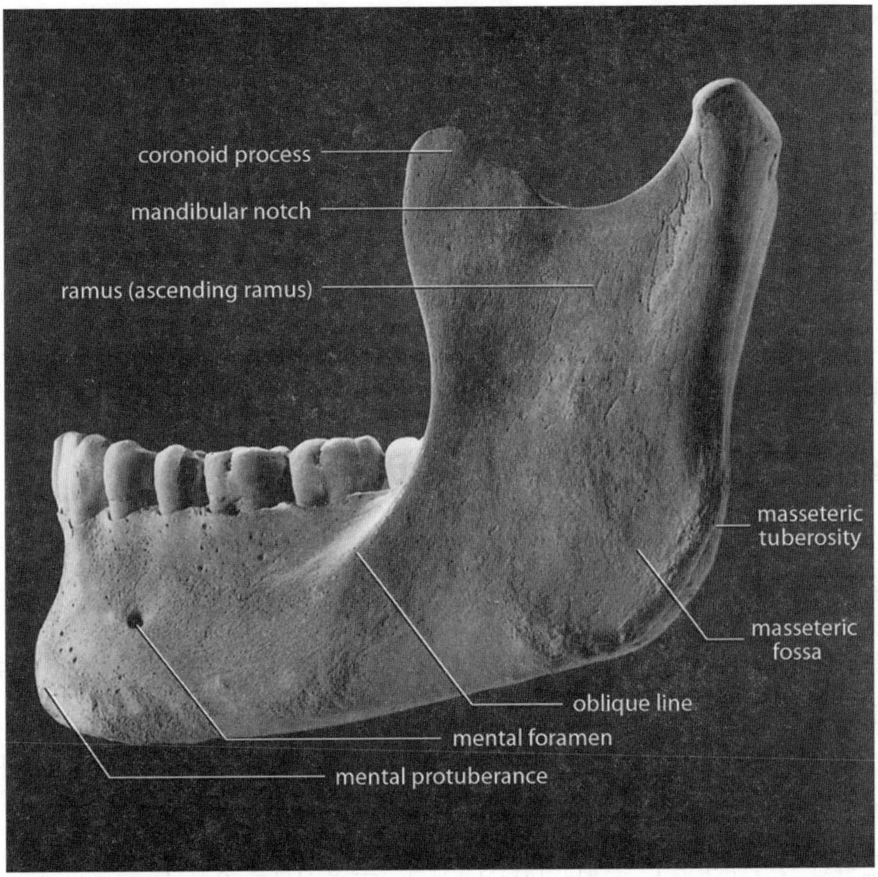

▶ 그림 7.37 **아래턱뼈, 가쪽.** 실제 크기.

부터 앞아래쪽으로 주행한다. 이 고랑에 *턱목뿔근혈관(mylohyoid vessel)*과 *턱목뿔근신경(mylohyoid nerve)*이 위치한다.

y. **날개근거친면(pterygoid tuberosity)**은 턱목뿔근신경고랑의 뒤아래쪽에 위치하며 턱뼈각의 안쪽면에 존재한다. 이 면에 아래턱을 올리는 근육인 *안쪽날개근(medial pterygoid muscle)*이 닿는다.

2) 성장

아래턱뼈는 태어날 때는 반씩 따로 떨어져 있으며, 한 살 즈음에 아래턱결합에서 양쪽 아래턱뼈가 만난다. 태어날 때 아래턱뼈에는 아직 이돋이(eruption)하지 않은 젖니(deciduous tooth)가 존재한다. 개체발생(ontogeny) 동안 젖니와 간니(permanent tooth)의 이돋이는 아래 턱뼈에 극적인 변화를 일으킨다. 나이 들어 간니가 빠지면 아래턱뼈의 이틀 부분의 재흡수가 일어나게 된다.

3) 감별사항

아래턱뼈의 작은 조각은 다른 뼈와 혼동될 수 있다. 치아확이 존재하는 뼈는 위턱뼈와 아래턱뼈뿐이며, 위턱뼈에는 위턱굴이 큰어금니뿌리 위에 존재한다.

- 턱뼈몸통의 치밀뼈(cortical bone)는 위턱뼈보다 두껍다.
- 근육돌기는 나비뼈나 광대뼈 같은 얇은 머리뼈와 간혹 혼동된다. 그러나 근육돌기는 관절을 이루지 않으며 모서리에 봉합 또한 없다.

4) 쪽가늠

아래턱뼈 조각의 쪽가늠할 때는 앞니는 앞쪽에 존재하고 어금니보다 정중선에 가까운 점과 턱뼈가지는 뒤에 위치하고 안쪽면이 더 얇은 점을 염두에 두어야 할 것이다.

- 분리된 관절돌기의 경우 턱뼈패임의 경계는 관절돌기의 가쪽면으로 이어지는 점이 감별에 도움이 된다. 또한 대부분의 관절돌기는 턱뼈가지에 비해 안쪽에 위치한다.
- 분리된 근육돌기의 경우 턱뼈패임은 뒤쪽에 위치하고 근육돌기 끝은 위를 향하며 턱뼈버팀벽은 안쪽에 위치한다.
- 분리된 턱뼈각의 경우 날개근거친면은 안쪽이고 앞위쪽을 향한다.

Chapter

08

치열(Dentition)

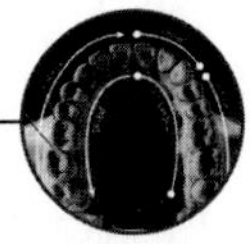

위턱뼈와 아래턱뼈는 진화론적인 관점에서 보았을 때 굉장히 흥미롭다. 위턱뼈와 아래턱뼈에 존재하는 치아는 어류의 비늘에서 진화되었을 것으로 여겨진다. 포유동물 치아의 내부는 뼈와 유사하고 치밀한 **상아질(dentin)**로 채워져 있다. 상아질은 석회화되어 있기는 하나 약간의 탄력성을 지닌 결합조직의 일종으로 턱뼈 치아확(tooth socket)으로 연장되어 박혀 있다. 치아머리(tooth crown)의 겉은 **사기질(enamel)**이라는 매우 단단하지만 깨지기 쉬운 물질로 둘러싸여 있다. 치아를 이루는 기본 조직들은 진화를 거치며 다양한 형태와 크기로 형성되었다.

치열은 뼈전문가에게는 사람해부학 중에 가장 중요한 부분이다. 또한 치아는 고생물학 및 인류학의 여러 면에서 중요한 역할을 담당한다. 뼈대를 이루는 모든 부분 중에 치아는 물리적 · 화학적 저항성이 가장 큰 조직이다. 치아는 양적으로 많이 발견될 뿐만 아니라 사망한 자에 대한 많은 정보를 제공하기 때문에 인류학적 · 고생물학적 관심의 대상이 되기도 하나 때때로 뼈대의 다른 부분에 비해 지나치게 부각되는 면도 있다. 치아를 통해 나이, 성별, 건강, 식이 등을 추정할 수 있으며, 인류를 포함한 모든 현존하는 또는 멸종된 포유류의 진화적인 위치를 유추할 수 있다.

치아는 턱뼈 안에서 발생한 후 이돋이하게 된다. 뼈대의 다른 부분들이 살아가며 모양이 계속 변하는 데 비해, 치아머리의 형태는 일단 이돋이가 되면 **교모(attrition)**, 파절, 탈회 등을 통해서만 변하게 된다. 치아의 형태는 같은 종(species) 안의 인구집단 구별 및 같은 속(genus) 안의 종 사이에 대한 구별에 유용하게 이용된다. 치아 형태는 안정적이고 여러 방면에 적용 가능하기 때문에 많은 인구집단 사이의 비교 연구나 진화 연구에 중요하게 다루어진다. 게다가 치아는 해부 혹은 방사선 검사를 거치지 않고도 맨눈으로 직접 관찰 가능한 유일한 경조직이다.

치아의 해부학적 방향을 나타내는 용어는 6장에서 다루어지고 있다. 치아병리학은 17장에 기술되어 있다. 치아를 통한 나이와 성별의 추정법과에 대해서는 인구집단 간의 차이를 연구하는 방법에 대해서는 19장에 기술되어 있다. 본 장에서 기술되는 치아의 해부학적 위치를 감별하는 원칙들은 다양한 선행 연구를 통해 확립된 것임을 미리 밝혀둔다.

1 치아의 형태와 기능

치아는 사람뼈대의 한 구성요소로서 외부 환경과 직접 접촉하며 음식물을 뜯고 씹는 기능을 한다. 이렇게 가공된 음식물은 소화기로 넘어가게 된다. 포유류 치아의 내부 구성물과 외부 형태는 이러한 기능에 알맞게 다양하게 진화되었다. 어른의 **앞니(incisor)**는 위턱과 아래턱의 앞에 위치하는 8개 주걱 모양의 치아이며, 각각의 턱에 4개가 있고 좌우로 2개씩 존재한다. 교모가 되지 않은 앞니에는 날카롭고 얇은 자르는면모서리(incisal edge)가 존재한다. 현대 인류의 **송곳니(canine)**는 앞니들 바로 뒤에 존재하며, 앞니에 비해 더 원뿔 모양이다. 사람의 **작은어금니(premolar, bicuspid)**는 위, 아래턱에 각각 4개가 존재한다. 원시 포유동물에서는 각각의 턱뼈에 8개씩 존재하나 영장류로 진화하며 안쪽(mesial) 두 쌍의 작은어금니는 사라졌다. 이러한 이유로 사람 치열에서 송곳니 뒤에 위치하는 첫째작은어금니를 "셋째작은어금니"라고도 표현하는데 원래 4개가 존재하던 작은어금니 중에 세 번째에 있던 치아가 현재 사람의 첫째작은어금니가 되었기 때문이다. **큰어금니(molar)**는 사람 치열 중에 가장 큰 치아이며 씹는면이 다른 치아에 비해 넓어서 음식물은 부수고 가는 기능에 더 적합하다. 대개 어른의 턱뼈에는 각 턱뼈당 좌우 각각 3개의 큰어금니가 존재한다. **젖니(deciduous tooth, primary tooth)**는 사람에 있어서 처음으로 만들어지고 기능하는 치아로서 일정시간이 지난 후 빠지면 **간니(permanent tooth, secondary tooth)**가 기능을 계승한다. 이 간니는 더 이상 교체 없이 평생 동안 사용한다.

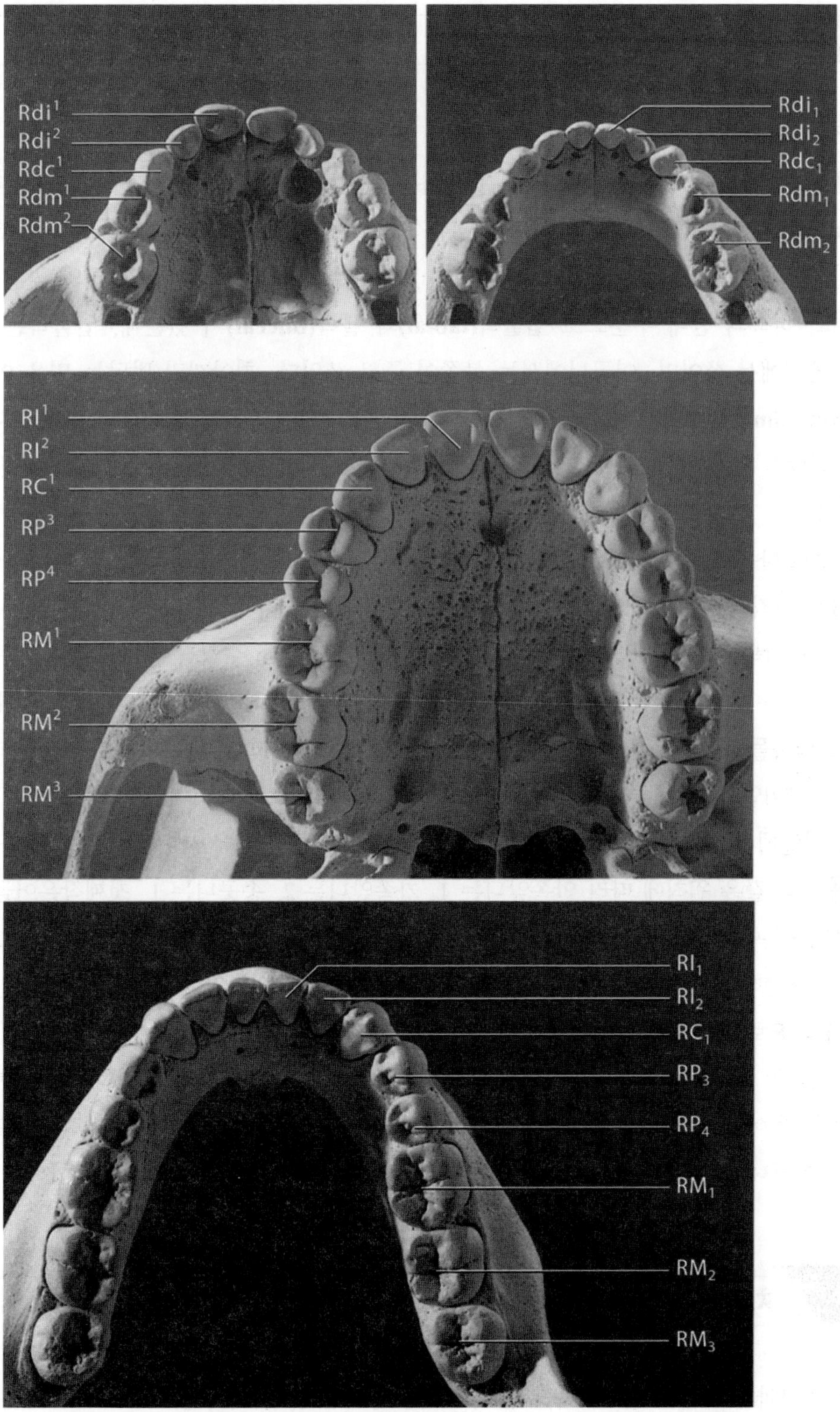

▶ 그림 8.1 **젖니치열*(위)*과 간니치열*(중간, 아래)***. 실제 크기.

2 치아 용어

6장 2의 2)에서 치아의 방향을 나타내는 여러 용어에 대해 기술하였다. 치아의 형태에 대해 기술할 때 이러한 용어가 자주 쓰이는 관계로 다시 짧게 소개를 하고자 한다. **안쪽(mesial)**은 서로 맞닿아 있는 치아의 부분 중 안쪽앞니(central incisor)에 가까운 부분이며 안쪽에 반대되는 부분은 **먼쪽(distal)**이다. 치아머리의 **혀쪽(lingual)**은 혀와 맞닿는 부분이고, 혀쪽의 반대 부분으로 **입술쪽(labial)**과 **볼쪽(buccal)**이 있는데, 입술쪽은 앞니와 송곳니에서 쓰이며, 어금니에서는 볼쪽이 주로 쓰인다. 치아끼리 맞닿는 면은 **이웃면(interproximal surface)**이며, 씹는 기능을 하는 면은 **씹는면(occlusal surface)**이다. 치아뿌리는 턱뼈의 **치아확(socket, alveolus)**에서 치주인대(periodontal ligament)를 통해 뼈에 부착되어 있다.

앞으로 나올 모든 그림에서 치아를 나타내는 영어 약칭을 정의하고자 한다. 대문자 **I**, **C**, **P**, **M**은 각각 앞니, 송곳니, 작은어금니, 큰어금니를 나타낸다. 젖니를 표현할 때는 소문자 **d**를 각각의 치아를 나타내는 약어 앞에 붙여 쓰며 **i**, **c**, **m**은 각각 젖니의 앞니, 송곳니, 어금니를 의미한다. 탈락어금니(deciduous molar)는 나중에 작은어금니로 대체되기 때문에 고생물학자들은 때때로 탈락작은어금니(deciduous premolar)라고도 표현하며 고생물학에서 쓰이는 약어인 **dp**는 인류학의 약어 **dm**과 같은 뜻이다.

각 치열에서 치아의 위치는 숫자로 표현하며 같은 종류의 치아 사이에서 그 순서가 정해진다. 이와 같은 원칙에 따라 안쪽앞니는 1, 가쪽앞니는 2, 송곳니는 1, 첫째작은어금니는 3, 둘째작은어금니는 4, 첫째큰어금니는 1, 둘째큰어금니는 2, 셋째큰어금니는 3으로 이 책에서 표현하였다. 좌우 구별을 위해 치아를 나타내는 약어 맨 앞에 좌우를 표시하였으며, 각각 L과 R로 나타내었다. 마지막으로 위턱과 아래턱의 위치를 표시하기 위해 치아의 위치를 나타내는 숫자를 위턱 치아인 경우 위첨자로, 아래턱 치아인 경우 아래첨자로 표현하였다. 예를 들어 아래턱 왼쪽 탈락가쪽앞니의 경우 Ldi_2로 그림에 나타내었으며, 위턱 오른쪽 첫째큰어금니의 경우는 RM^1이라고 그림에 나타내었다.

3 치아의 형태

사람 치아의 여러 구성요소가 그림 8.2에 잘 나타나 있다. 치아에서 주로 나타나는 18개의 특징들을 각각 따로 설명하고자 한다.

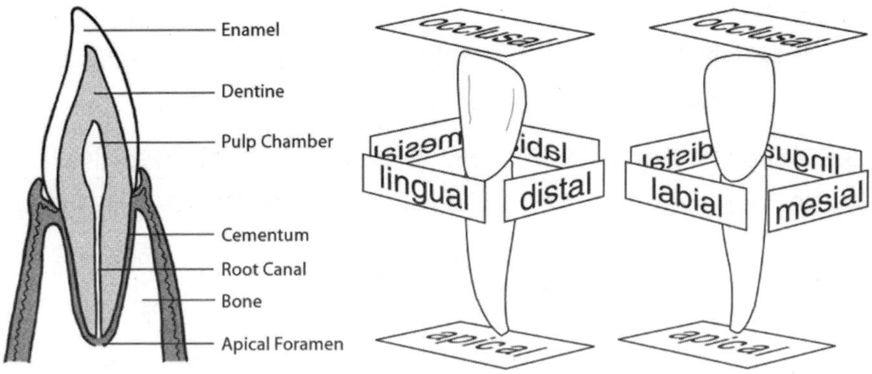

▶ 그림 8.2 **치아의 형태.**

1. **치아머리(crown)**는 사기질로 덮여 있는 치아 부분이다.
2. **치아뿌리(root)**는 턱뼈의 치아확에서 위치하고 치아가 뼈와 고정되는 부위다.
3. **치아목(neck, cervix)**은 치아머리와 치아뿌리가 만나는 부분이다.
4. **사기질(enamel)**은 치아머리를 감싸는 혈관이 분포하지 않고 세포도 없는 특수한 경조직이다. 97%의 무기질로 이루어져 있으며, 한 번 형성되면 모양이 변하지 않는다.
5. **시멘트사기질경계(cervicoenamel junction, CEJ)**는 사기질과 시멘트질이 만나는 경계이다.
6. **상아사기질경계(dentinoenamel junction, DEJ)**는 치아머리의 사기질과 그 밑층의 상아질이 만나는 경계이다.
7. **상아질(dentin, dentine)**은 치아의 내부를 이루는 조직이다. 조직 자체에는 혈관이 분포하지 않으나 치아속질(dental pulp)의 혈관에서 영양분을 공급받으며, 치아속질과 인접한 상아질면에는 상아질을 만드는 상아질모세포(odontoblast)가 존재한다. 상아질과 상아질모세포의 관계는 뼈와 뼈모세포의 관계와 매우 흡사하다. 사기질 밑에 상아질이 치아속질을 감싸는 듯한 모양으로 보인다. 치아마모가 진행되면 상아질이 노출되는데 상아질이 사기질보다 덜 단단하기 때문에 상아질 노출면은 사기질에 비해 더 아래로 볼록한 형태로 관찰된다.
8. **치아머리속질(pulp chamber)**은 치아머리에서 치아속질이 위치하는 공간이다.
9. **치아뿌리관(root canal)**은 치아뿌리에서 치아속질이 위치하는 좁은관 모양의 공간이다.
10. **시멘트질(cementum)**은 치아뿌리의 바깥면을 감싸는 뼈와 비슷한 조직이다.
11. **치석(calculus)**은 치아머리의 각 면에서 흔히 발견되는 석회화된 침착물이다. 치석은 치면세균막이 석회화된 것으로 내부에 세균집락이 많이 형성된다.

12. **치아속질(pulp)**은 치아속질공간안의 물렁조직이며 혈관과 신경이 분포한다.
13. **치아뿌리끝구멍(apical foramen)**은 치아뿌리끝(root apex)의 열린 구멍으로, 이를 통해 치아속질공간으로 치아확 주위의 혈관과 신경이 드나든다.
14. **도드리(cusp)**는 씹는면 쪽으로 돌출된 치아머리의 구조이다. 사람 치아의 주요도드리들은 각각 고유의 이름을 가지고 있다(그림 8.3). 각 치아를 구분할 때 도드리의 형태, 크기, 마모정도 등을 이용하면 쉽게 구분이 가능하다. 영어에서는 위턱 치아의 도드리에는 접미사 **"-cone"**을 붙이고 아래턱 치아의 도드리에는 접미사 **"-conid"**를 붙여서 구분하나 한글 용어에서는 따로 위, 아래턱 치아의 도드리를 구분하지 않는다. 도드리의 정점은 **도드리끝(apex of cusp)**이며, 도드리끝에서 내려가는 융선(ridge)이 존재한다.

    a. 위턱 어금니 안쪽혀쪽의 도드리는 **protocone**이라고 한다. 위턱 치아의 안쪽혀쪽 도드리의 안쪽혀쪽면에 간혹 다섯째 도드리가 나타나는데, 이를 **카라벨리도드리(Carabelli cusp)**라고도 한다.
    b. 위턱 어금니 먼쪽혀쪽의 도드리는 **hypocone**이라고 한다.
    c. 위턱 어금니 안쪽볼쪽의 도드리는 **paracone**이라고 한다.
    d. 위턱 어금니 먼쪽볼쪽의 도드리는 **metacone**이라고 한다.
    e. 아래턱 어금니 안쪽볼쪽의 도드리는 **protoconid**라고 한다.
    f. 아래턱 어금니 먼쪽볼쪽의 도드리는 **hypoconid**라고 한다.
    g. 아래턱 어금니 안쪽혀쪽의 도드리는 **metaconid**라고 한다.
    h. 아래턱 어금니 먼쪽혀쪽의 도드리는 **entoconid**라고 한다.
    i. 아래턱 어금니의 가장 먼쪽에 위치한 다섯째 도드리는 **hypoconulid**라고 한다.
    j. 마모가 덜된 치아의 자르는모서리에는 **자르는면결절(mammelon)**이 나타난다.

15. **고랑(fissure)**은 씹는면의 틈새로 도드리 사이에 나타난다. 도드리를 나누는 고랑의 형태는 종종 특정한 유형을 나타내는데, 대표적인 것이 Y-5**유형(Y-5 pattern)**이며 아래턱 큰어금니의 다섯 개 도드리가 "Y"자 형태로 나타나는 것이다(자세한 사항은 Johanson(1979)의 연구를 참조하기 바란다).
16. 원시 포유류의 도드리 유형은 위, 아래턱 어금니에서 도드리로 이루어지는 삼각형 모양이다. 진화를 거치며 이 기본적인 유형에서 여러 주목할 만한 변화가 나타났는데, 멧돼지의 긴 원뿔형 어금니에서부터 육식동물의 칼날 같은 어금니에 이르기까지 매우 다양한 유형이 나타났다. 사람을 포함한 대다수의 영장류의 어금니에서는 안쪽

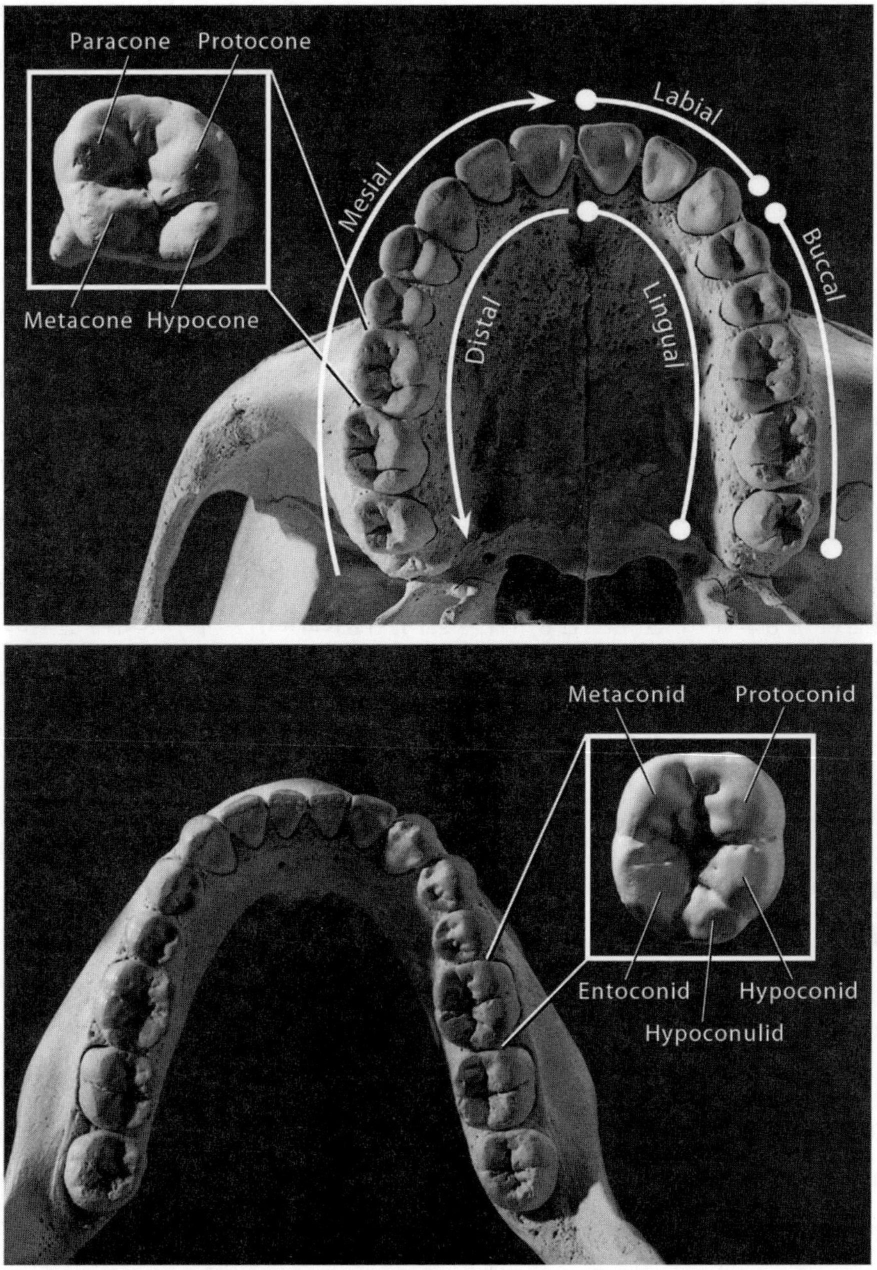

▶ 그림 8.3 **치열의 형태와 방향을 나타내는 용어.**
치아활은 실제 크기이고 그림 안에 삽입된 첫째어금니는 실제 크기의 두 배.

(앞쪽) 부분을 **앞도드리삼각**(위턱에서는 **trigon**, 아래턱에서는 **trigonid**)이라 칭하며 앞도드리삼각에 부착된 먼쪽(뒤쪽) 부분을 **뒤도드리삼각**(위턱에서는 **talon**, 아래턱에서는 **talonid**)이라고 부른다.

17. **이웃접촉면**(interproximal contact facet, IPCF)은 같은 턱뼈 안에 있는 인접한 치아들끼리 만나는 면이다. **씹기접촉면(occlusal contact facet)**은 위턱 치아와 아래턱 치아가 씹을 때 서로 만나는 면이다.
18. **혀면결절**(cingulum)은 치아머리 혀면에 나타나는 사기질 융기이며, 사람의 작은어금니와 큰어금니에서는 나타나지 않는다.

치아의 해부학적 용어 이외에도 치아의 상태를 나타내는 여러 유용한 용어가 있다. **과잉치아(supernumerary teeth)**는 각 종류의 치아가 차지하는 정상 개수보다 더 많은 수의 치아를 나타낸다. 예를 들어 과잉어금니는 사람에서는 매우 드물지만 유인원에서는 흔하게 나타난다. **형성저하증(hypoplasia)**은 사기질 형성의 이상으로 나타나며 사기질의 표면에 나타난 가로선이나 구멍 또는 고랑 등이 특징적이다. **시멘트질과다증(hypercementosis)**은 치아뿌리의 시멘트질이 과도하게 형성된 것이다. **치아속질거대증(taurodontism)**은 치아머리속질이 정상보다 더 길어진 현상이다. **치아우식증(caries)**은 치아 조직의 탈회로 인해 나타나는 병적 과정이다. **삽모양앞니(shovel shaped incisor)**는 강하게 발달한 안쪽, 먼쪽 모서리융선(marginal ridge)으로 인해 모양이 삽과 비슷하게 생긴 치아이다. 이러한 여러 특징적인 치아들은 18장과 19장에 더 자세히 다룬다.

4 치아의 감별

치아가 탈구되어 독립적으로 발견되는 경우는 매우 흔하며, 발견될 때 다수가 발견되는 경향이 있다. 또한 치아는 법의학적 · 고고학적 · 고생물학적 뼈대 감정에 있어 굉장히 중요한 역할을 가진다. 따라서 따로 존재하는 치아의 정확한 감별은 매우 중요하다. 20개의 젖니와 32개의 간니에 대한 완벽한 식별은 만만치 않은 일이지만 유인원 등의 사람과 가까운 동물에 대한 치아 형태 연구를 통해서 좀 더 쉽게 식별을 수행할 수 있다.

현대 인류의 치아 하나 하나는 수백만 년에 걸쳐 나타난 진화의 과정을 반영한다. 일반적으로 사람 치열의 각 치아 사이의 형태적 변이는 점차 줄어들어 획일화되는 경향이 있는 반면 하나의 치아에서 사람마다 나타나는 형태적 변이는 증가하는 경향이 있다. 이러한 이유로 원숭이의 치열과 비교해보았을 때 사람의 치아는 서로 구분하기가 더 어렵다. 사람 치아에서 나타나는 변이의 양상과 정도를 더 공부하려면 Taylor(1978)나 Woelfel과 Scheid(1997)의 연구를 참고하기 바란다.

유인원의 치아이든 혹은 사람의 치아이든 간에 앞니, 송곳니, 작은어금니, 큰어금니를 서로 구분하는 것은 그리 어렵지 않다. 하지만 동일 치아의 좌우 구분이나 앞니, 작은어금니, 큰어금니의 정확한 위치를 구분하는 것은 굉장히 까다롭다. 개개의 치아의 구별을 위해서는 몇 개의 감별점을 이용한다. 처음에 치아 간 감별을 공부할 때는 유인원 치아로 시작하는 것이 더 좋다. 유인원 치아 간의 분류기준은 물론 사람 치아 간의 분류기준과 거의 흡사하다.

이 책에서는 각각의 치아를 구분하는 순서를 논리적으로 소개하였다. 이 순서대로 감별하면 거의 닳지 않아 제 모양을 그대로 유지한 치아부터 매우 닳은 치아까지 감별이 가능할 것이다. 이 방법에 따라서 감별을 수행할 때 심지어 제 모양을 모두 갖춘 치아를 감별할지라도 변이를 항상 염두에 두어야 한다. 여기에 소개된 방법은 거의 변이에 대한 사항을 다루지 않았다. 치아머리의 형태를 통해 치아를 감별하고 치아뿌리의 수와 모양을 감별점으로 활용한다. 그 후 이웃접촉면의 존재 여부, 위치, 모양 등을 포함한 치아의 마모의 양상을 관찰한다. 치아를 감별할 때는 여러 감별점을 이용하는 것을 권장하며 관찰자 간에 독립성을 유지하여야 하고 만약 불일치점이 있을 경우 다수의 의견에 따라 감별을 수행한다.

여기에 소개된 모든 감별사항은 감별 치아가 사람의 치아이며 거의 닳지 않아 제 모양을 유지한다는 전제 조건을 만족시켜야 한다. 마모가 진행된 치아를 감별할 때는 치아머리가 닳기 전의 형태를 재구성해야 한다. 관찰자는 정상 치아의 형태를 숙지하고 있어야 하며 사람 종간에서 나타나는 예상되는 변이 역시 염두에 두어야 한다. 만약 감별 대상이 사람 치아인지 확실하지 않으면 사람 치아가 아닐 가능성을 배제해나가며 감별을 진행한다. 곰이나 돼지의 치아가 마모된 경우 겉으로 보기에 사람 치아와 유사한 경우도 있으나 마모가 진행되지 않은 사람 치아와 마모가 진행된 사람 치아에 대한 어느 정도 지식만 있으면 쉽게 사람과 동물의 치아를 감별할 수 있을 것이다.

사람 치아의 감별을 위해 여기에 소개된 사항들은 상대적인 것이어서 다른 연구자의 관찰이나 계측과 비교하는 것이 매우 중요하다. 또한 뼈전문가는 비교 가능한 전체 혹은 일부의 치열을 가지고 다닐 것을 권장한다. 치아의 종류, 어느 치아활에 위치하는지, 어느 쪽인지에 대해 감별하려면 뼈전문가 자신의 치열에 위치시켜서 비교해보는 것 또한 매우 의미 있다. 홀로 존재하는 치아나 치아 조각의 감별을 할 때 8장 5~9에 나타난 기준과 그림 8.3을 참고하면 많은 도움이 될 것이다.

그림 8.4~8.19에 나타난 모든 치아의 크기는 실제 크기의 두 배이다. 안쪽면, 입술쪽면 혹은 볼쪽면, 혀쪽면의 사진에서 치아뿌리의 방향은 해부학적인 위치에 따라 나타내었다. 예를 들어 위턱 치아뿌리는 위쪽을 향하게 사진에서 나타난다. 씹는면쪽 방향은 치아머리

의 안쪽이 위를 향하게 나타내었다. 사진에서 나타나는 왼쪽의 치아는 실제로는 오른쪽 치아이다. 치아 사기질은 원래 반짝이고 투명하나 이러한 특성으로 인해 사진을 촬영하였을 경우 그 형태가 잘 드러나지 않는 문제가 발생하였다. 이의 방지를 위해 사진 촬영을 할 때는 불투명성의 얇은 물감으로 치아 겉을 칠하고 촬영하였다.

5 치아 종류의 감별 (그림 8.4~8.5)

1) 앞니

- 앞니(incisor)의 치아머리는 편평하고 칼날 모양이다.
- 마모로 노출된 상아질의 모양은 직사각형이나 네모꼴이다.

2) 송곳니

- 송곳니(canine)의 치아머리는 원뿔형이고 끝이 뾰족한 모양이다.
- 마모로 노출된 상아질의 모양은 다이아몬드 형태이다.
- 같은 치열에 있는 모든 치아 중에 송곳니의 치아뿌리가 제일 길다.
- 종종 어떤 송곳니는 앞니와 혼동된다. 그러나 송곳니는 앞니와 치아머리에 비해 치아뿌리가 길고 단면이 타원이다.

3) 작은어금니

- 작은어금니(premolar)의 치아머리는 송곳니에 비해 더 둥글고 짧으며 큰어금니에 비해 더 작다. 대개 두 개의 도드리가 존재한다.
- 작은어금니의 치아뿌리는 대개 한 개이다.
- 가끔 첫째작은어금니는 송곳니와 혼동된다. 그러나 첫째작은어금니의 치아머리와 치아뿌리는 송곳니에 비해 짧다.

4) 큰어금니

- 큰어금니(molar)의 치아머리는 크고 네모꼴이며 다른 치아보다 도드리의 수가 많다.
- 큰어금니는 대개 치아뿌리 수가 여러 개이다.
- 셋째큰어금니의 형태가 완전하지 않은 경우 작은어금니와 혼동되기도 한다. 치아뿌리와 치아머리 길이의 관계가 다른 점, 씹는면에서 보았을 때 작은어금니는 둥글거나

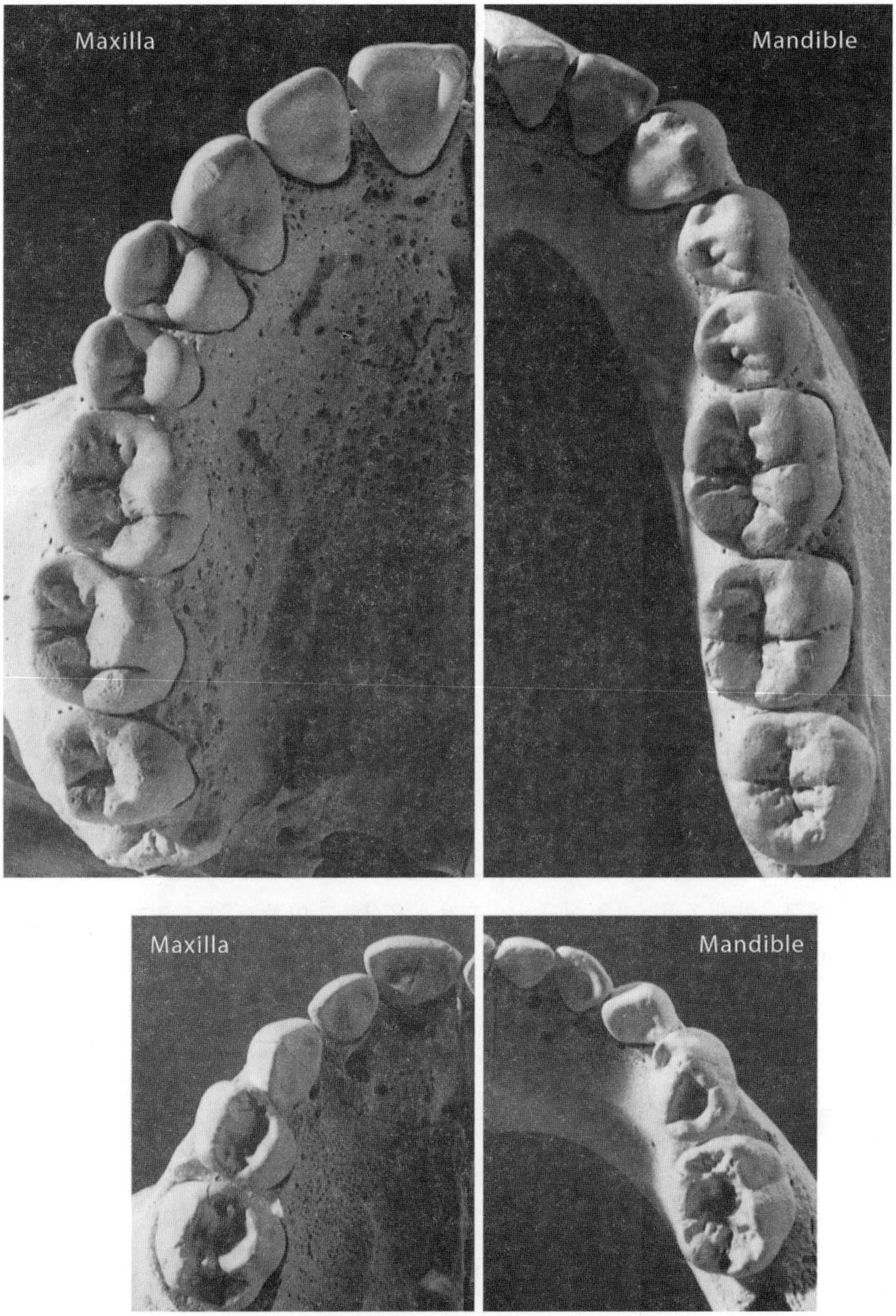

▶ 그림 8.4 **위턱 치아활 절반과 아래턱 치아활 절반의 비교.**
위는 간니치열이고 아래는 젖니치열임. 씹는면쪽, 오른쪽. 실제 크기의 두 배.

타원의 모양을 지니는 점과 작은어금니의 도드리 유형이 상대적으로 일정한 점이 감별점이 된다.

6 젖니와 간니의 감별 (그림 8.4~8.5)

1) 감별사항

- 젖니는 간니의 어떤 치아보다 크기가 작다.
- 젖니의 사기질 두께는 치아머리 크기에 비해 상대적으로 더 얇다.
- 젖니의 치아머리는 씹는면에서 관찰했을 때 간니보다 더 주먹과 비슷한 형태이고 간니에 비해 더 불룩한 모양을 지닌다.
- 젖니의 치아뿌리는 더 얇고 짧다. 탈락어금니의 치아뿌리는 간니에 비해 더 벌어져 있다.
- 젖니 치아뿌리는 종종 부분적인 흡수가 관찰되며 탈락어금니의 치아머리 중심부 밑의 치아뿌리에서 그 경향은 더 두드러진다.

2) 특이사항

- 위턱과 아래턱 탈락첫째어금니는 모양이 다른 젖니에 비해 특이하다. 위턱 탈락첫째어금니의 경우 전반적으로 세모꼴이고 안쪽볼쪽도드리가 두드러진다. 아래턱 탈락첫째어금니의 먼쪽씹는면은 어금니의 그것과 유사하고 안쪽볼쪽도드리가 두드러진다.
- 위턱 탈락송곳니는 안쪽자르는면 모서리가 먼쪽자르는면 모서리보다 더 길다. 이는 어른 송곳니에서 나타나는 경향과는 반대이다.

7 위턱 치아와 아래턱 치아의 감별

젖니의 위, 아래턱 치아 감별에도 어른에서 적용되는 기준이 무리 없이 응용 가능하다. 앞니와 송곳니의 경우에 치아머리는 혀쪽면에서 관찰하고 최대 안쪽먼쪽 폭과 최대 치아머리길이를 계측한다. 길이가 폭의 두 배 이상일 경우 대개 아래턱 치아이다(즉, 길고 좁은 치아머리이다).

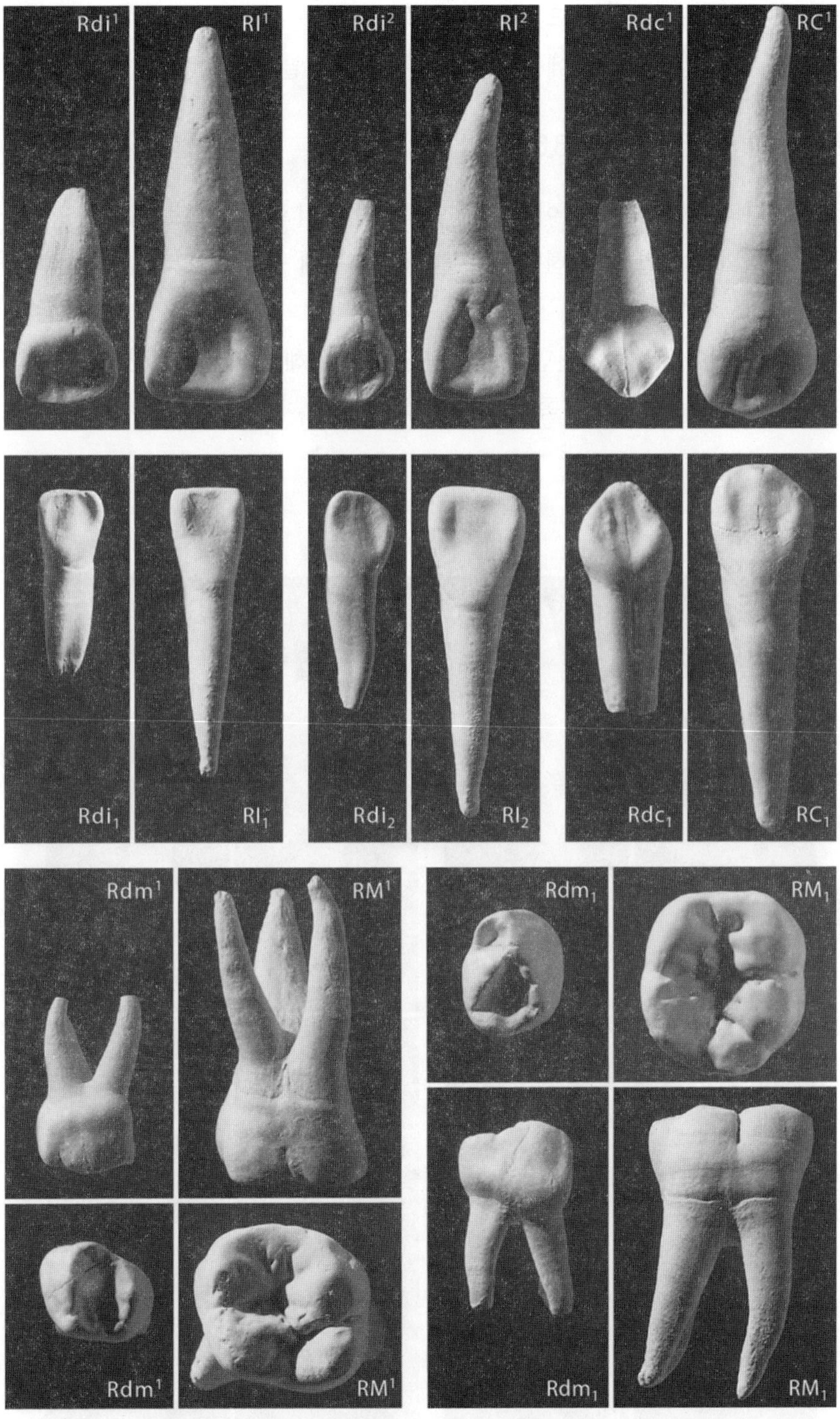

▶ 그림 8.5 **젖니와 간니의 비교. 앞니와 송곳니는 혀쪽에서 관찰한 사진임.**
어금니는 볼쪽과 씹는면쪽에서 관찰한 사진임. 오른쪽, 실제 크기의 두 배.

어금니의 경우에 안쪽혀쪽도드리와 안쪽볼쪽도드리를 기준으로 치아머리의 안쪽먼쪽축을 결정한다. 그 후 안쪽과 먼쪽에 있는 이웃접촉면의 배열을 비교한다.

1) 위턱과 아래턱 앞니 (그림 8.6)

- 위턱 앞니의 치아머리는 길이에 비해 안쪽먼쪽 폭이 길어 옆으로 넓은 모양이다.
- 위턱 앞니의 혀쪽면은 더 혀쪽으로 볼록하다. 그에 반해 아래턱 앞니는 혀쪽면의 두드러진 정도가 덜하다.
- 위턱 앞니 치아뿌리의 절단면은 아래턱 앞니에 비해 더 둥글다. 아래턱 앞니 치아뿌리의 절단면은 좀더 안쪽먼쪽으로 협착된 모양이다.

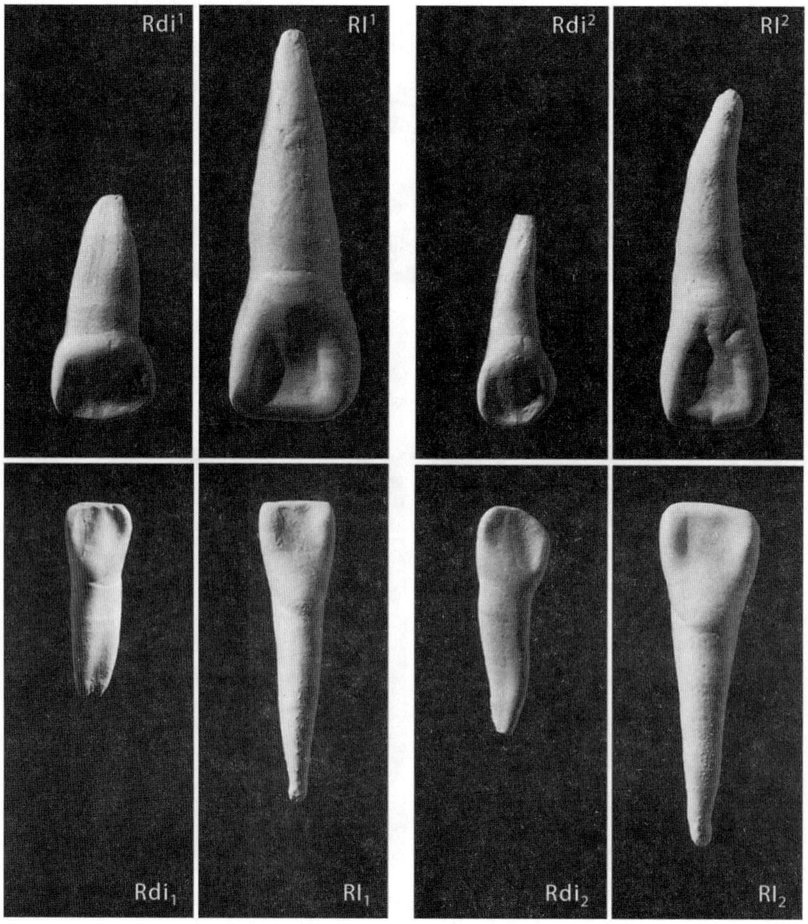

▶ 그림 8.6 **위턱과 아래턱의 탈락앞니와 앞니의 비교.** 오른쪽, 혀쪽, 실제 크기의 두 배

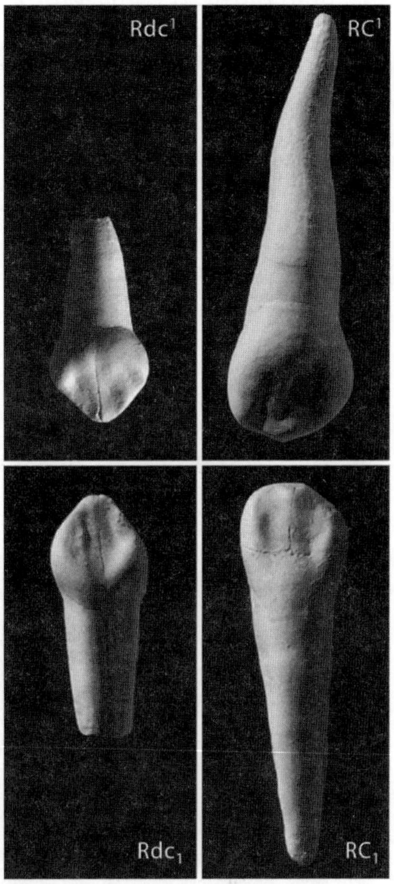

▶ 그림 8.7 **위턱과 아래턱의 탈락송곳니와 송곳니의 비교.** 오른쪽, 혀쪽, 실제 크기의 두 배.

2) 위턱과 아래턱 송곳니 (그림 8.7)

- 위턱 송곳니의 치아머리는 길이에 비해 폭이 안쪽먼쪽으로 더 넓다. 아래턱 송곳니는 길이에 비해 폭이 더 좁다.
- 위턱 송곳니의 혀쪽면은 더 혀쪽으로 볼록하다. 그에 반해 아래턱 송곳니는 혀쪽면의 두드러진 정도가 덜하다.
- 위턱 송곳니 씹는면의 마모는 좀 더 혀쪽으로 나타난다. 반면 아래턱 송곳니는 입술쪽으로 나타난다.

3) 위턱과 아래턱 작은어금니 (그림 8.8)

- 위턱 작은어금니는 거의 크기가 비슷한 두 개의 도드리가 존재한다. 아래턱 작은어금니는 볼쪽도드리가 혀쪽에 비해 크기와 전체 치아에서 차지하는 비율이 크다.

- 위턱 작은어금니는 두 개의 도드리 사이에 중심고랑(median groove)이 뚜렷하지만 아래턱 작은어금니는 상대적으로 그리 뚜렷하지 않다.
- 위턱 작은어금니의 치아머리는 씹는면에서 관찰했을 때 더 원형이고 아래턱 작은어금니는 더 타원형이다.

4) 위턱과 아래턱 큰어금니 (그림 8.9)

- 위턱 큰어금니의 도드리 수는 3~4개이고 아래턱 큰어금니의 도드리수는 4~5개이다.
- 위턱 큰어금니의 씹는면에서의 형태는 마름모꼴이고, 아래턱 큰어금니는 정사각형 혹은 직사각형 모양이다.
- 위턱 큰어금니의 도드리들은 치아머리 안쪽면쪽 축에 대해 비대칭적으로 나타난다.

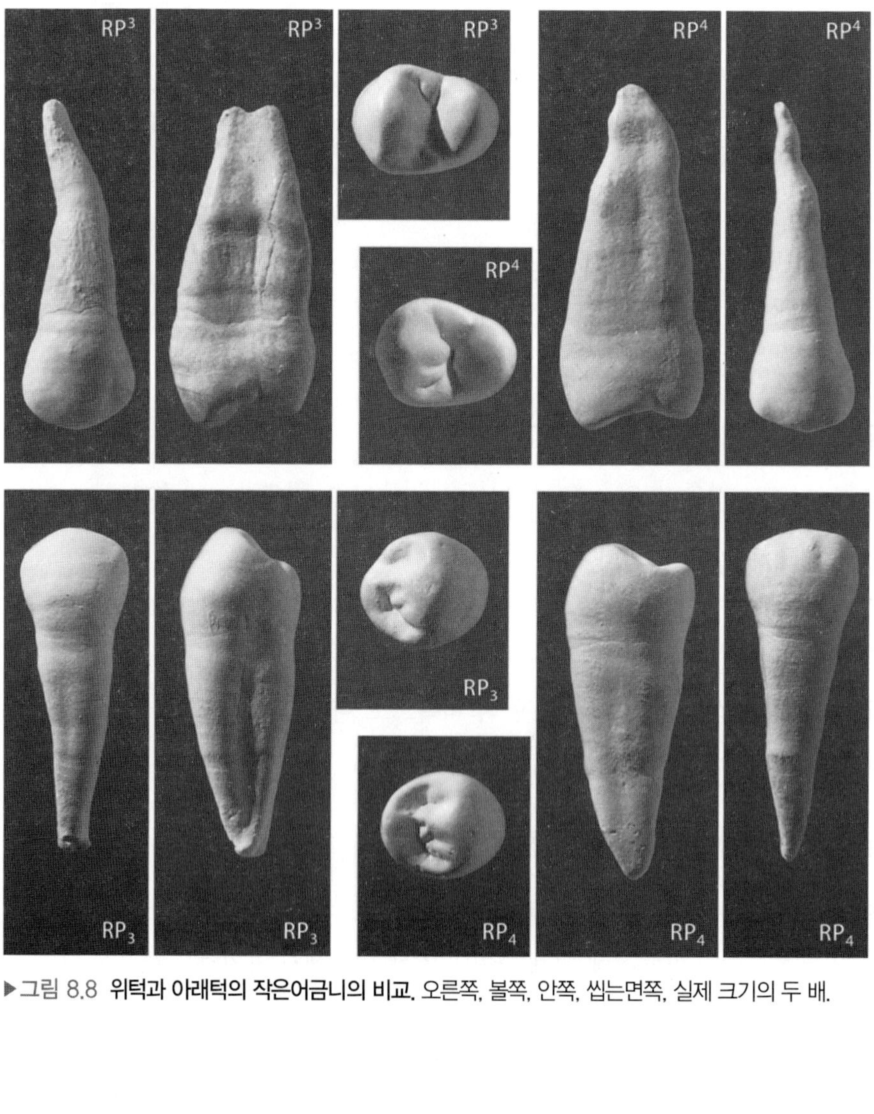

▶그림 8.8 **위턱과 아래턱의 작은어금니의 비교.** 오른쪽, 볼쪽, 안쪽, 씹는면쪽, 실제 크기의 두 배.

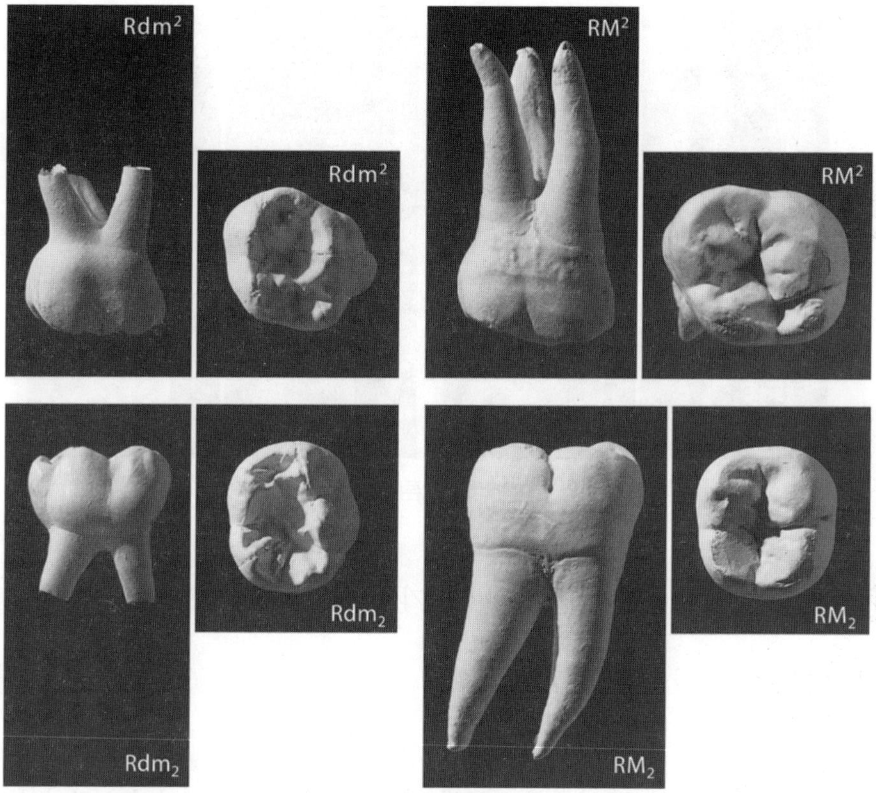

▶ 그림 8.9 **위턱과 아래턱의 탈락어금니와 큰어금니의 비교.** 오른쪽, 볼쪽, 씹는면쪽, 실제 크기의 두 배.

아래턱 큰어금니는 치아머리 중심축에 대칭적으로 나타난다.

- 위턱 큰어금니의 치아뿌리는 세 개이며 종종 융합되기도 한다. 아래턱 큰어금니의 치아뿌리는 두 개가 일반적이나 때때로 세 개가 나타나기도 한다.

8 종류가 같은 치아의 위치감별

1) 위턱 안쪽앞니와 가쪽앞니 (그림 8.10)

- 위턱 안쪽앞니는 가쪽앞니에 비해 더 크다.
- 입술쪽면에서 관찰할 때 위턱 안쪽앞니의 안쪽면쪽 폭과 치아머리 길이의 비율이 가쪽앞니보다 더 크다.
- 입술쪽면에서 관찰할 때 위턱 안쪽앞니가 가쪽앞니보다 더 대칭적이다.

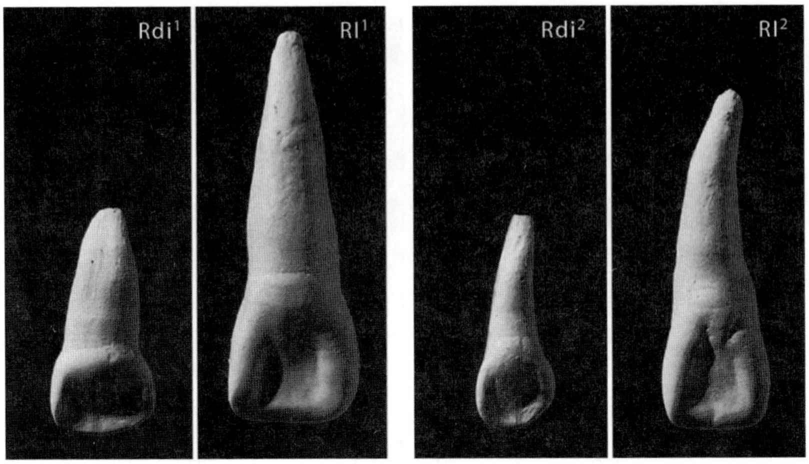

▶ 그림 8.10 **위턱 탈락앞니와 앞니의 비교.** 오른쪽, 혀쪽, 실제 크기의 두 배.

- 위턱 안쪽앞니의 치아뿌리는 치아머리 크기에 비해 상대적으로 더 짧고 두껍다.

2) 아래턱 안쪽앞니와 가쪽앞니 (그림 8.11)

- 아래턱 안쪽앞니의 치아머리가 가쪽앞니보다 더 작다.
- 입술쪽면에서 관찰할 때 아래턱 안쪽앞니의 안쪽먼쪽 폭과 치아머리 길이의 비율이 가쪽앞니보다 더 작다.
- 입술쪽면에서 관찰할 때 아래턱 안쪽앞니가 가쪽앞니보다 더 대칭적이며 가쪽앞니의 먼쪽 자르는면모서리는 먼쪽으로 더 벌어져 있다.

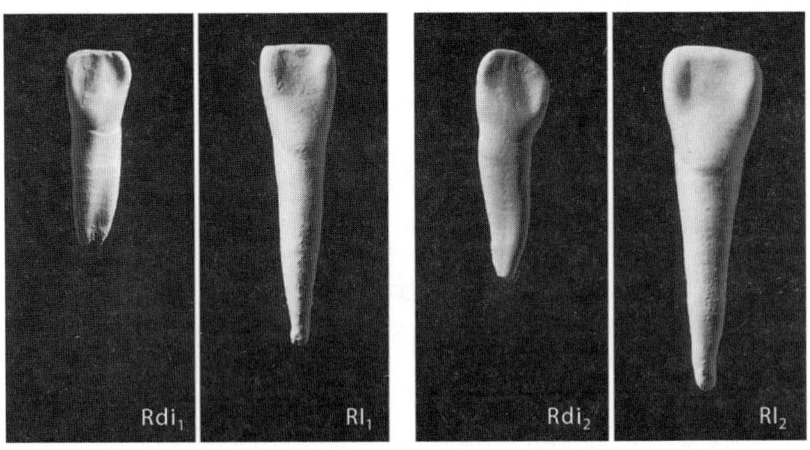

▶ 그림 8.11 **아래턱 탈락앞니와 앞니의 비교.** 오른쪽, 혀쪽, 실제 크기의 두 배.

- 아래턱 안쪽앞니와 가쪽앞니의 치아뿌리는 치아머리 크기에 비해 상대적으로 짧으나 절대적인 길이는 안쪽앞니 치아뿌리 길이가 더 짧다.

3) 위턱 첫째작은어금니와 둘째작은어금니 (그림 8.12)

- 씹는면에서 볼 때 위턱 첫째작은어금니의 혀쪽도드리는 볼쪽도드리에 비해 더 작은 편이나 둘째작은어금니는 두 도드리 간의 크기가 거의 비슷하다.
- 씹는면에서 볼 때 위턱 첫째작은어금니는 둘째작은어금니에 비해 덜 대칭적이고 더 삼각형 모양이다. 둘째작은어금니는 볼쪽도드리의 안쪽먼쪽 폭이 첫째작은어금니에 비해 상대적으로 작기 때문에 더 둥근 편이다. 둘째작은어금니의 혀쪽도드리는 그 폭이나 크기가 첫째작은어금니보다 크다.
- 위턱 첫째작은어금니 치아머리의 안쪽면은 더 볼록하고 안쪽씹는면의 형태가 더 들어가 있다.
- 위턱 첫째작은어금니 치아머리는 시멘트사기질경계에서 안쪽볼쪽으로 더 튀어나와 있다.
- 위턱 첫째작은어금니는 이웃 송곳니와 더 안쪽에서 접촉하기 때문에 이웃접촉면이 명확하고 수직으로 길어진 모양이나 둘째작은어금니의 접촉면은 더 대칭적이고 볼쪽혀쪽으로 길어진 모양이다.
- 위턱 첫째작은어금니의 치아뿌리는 두 개로 갈라져 있거나 혹은 적어도 뿌리끝에서 나뉘어 있으나 둘째작은어금니의 치아뿌리는 한 개이다.

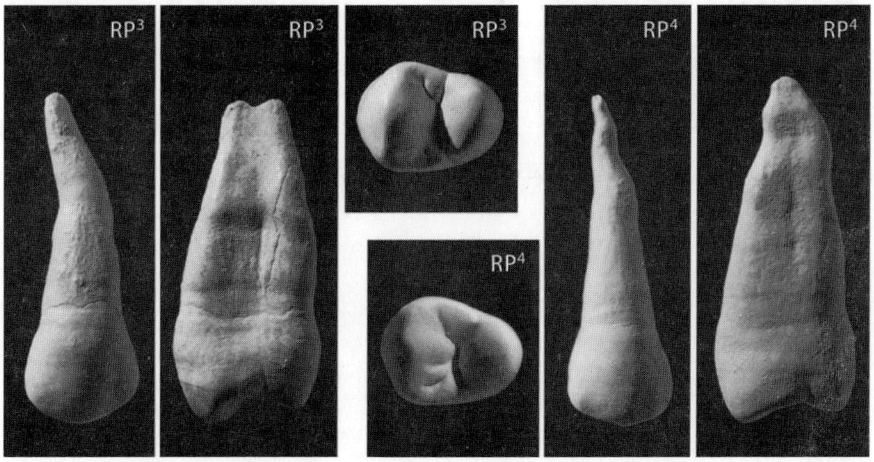

▶ 그림 8.12 **위턱 작은어금니의 비교.** 오른쪽, 볼쪽, 안쪽, 씹는면쪽, 실제 크기의 두 배.

4) 아래턱 첫째작은어금니와 둘째작은어금니 (그림 8.13)

- 아래턱 첫째작은어금니의 혀쪽도드리가 볼쪽도드리에 비해 크기나 길이가 작다. 심지어 혀쪽도드리는 작은 혀쪽 융기 정도로 나타나는 경우도 있다. 이에 비해 둘째작은어금니는 혀쪽도드리와 볼쪽도드리의 크기가 상대적으로 비슷하며 볼쪽도드리는 첫째작은어금니의 그것보다 뭉툭한 편이다.
- 아래턱 첫째작은어금니의 안쪽오목(mesial fovea)의 위치는 굉장히 안쪽에 치우쳐 있어 안쪽씹는면쪽모서리에 가까이 위치한다. 둘째작은어금니에서는 안쪽오목이 좀 더 먼쪽에 위치한다.
- 아래턱 첫째작은어금니의 씹는면 외형은 둘째작은어금니에 비해 덜 대칭적이다.
- 아래턱 첫째작은어금니의 뒤도드리삼각은 둘째작은어금니에 비해 작다.
- 아래턱 첫째작은어금니 이웃 송곳니와 더 안쪽에서 접촉하기 때문에 이웃접촉면이 명확하고 수직으로 길어진 모양이다.

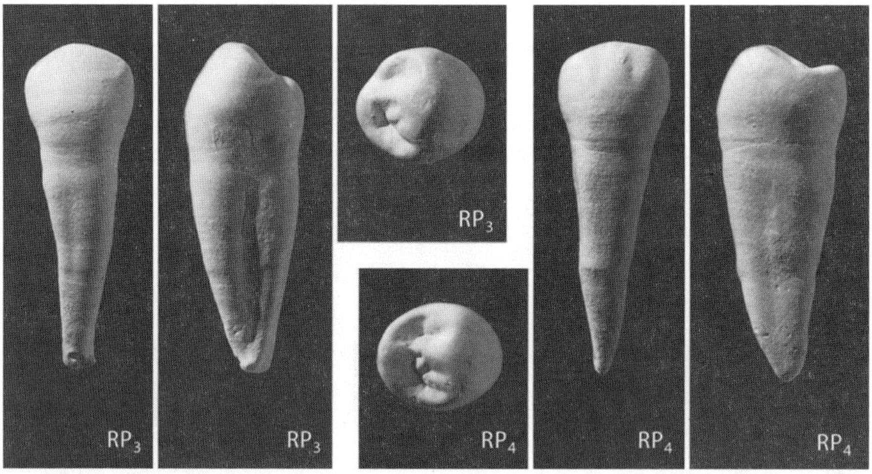

▶ 그림 8.13 **아래턱 작은어금니의 비교.** 오른쪽, 볼쪽, 안쪽, 씹는면쪽, 실제 크기의 두 배.

5) 위턱 첫째큰어금니, 둘째큰어금니, 셋째큰어금니 (그림 8.14)

- 위턱 첫째큰어금니는 마름모 모양으로 배열된 잘 발달한 네 개의 도드리가 있다. 셋째큰어금니의 경우 크기가 더 작고 고랑의 깊이가 더 깊어 톱니 모양이 두드러지며 교두의 배열 역시 불규칙하다. 사람에서 셋째큰어금니의 먼쪽혀쪽도드리는 대개 존재하지 않는다. 둘째큰어금니의 치아머리는 첫째큰어금니와 셋째큰어금니의 중간 형태를 보인다.
- 위턱 첫째큰어금니에는 세 개의 길고 잘 분리되고 벌어진 치아뿌리가 있다. 셋째큰어금니의 경우 치아뿌리는 서로 융합하는 경향을 보이며 먼쪽 이웃접촉면은 없다. 둘째큰어금니의 치아뿌리는 중간 형태이다.

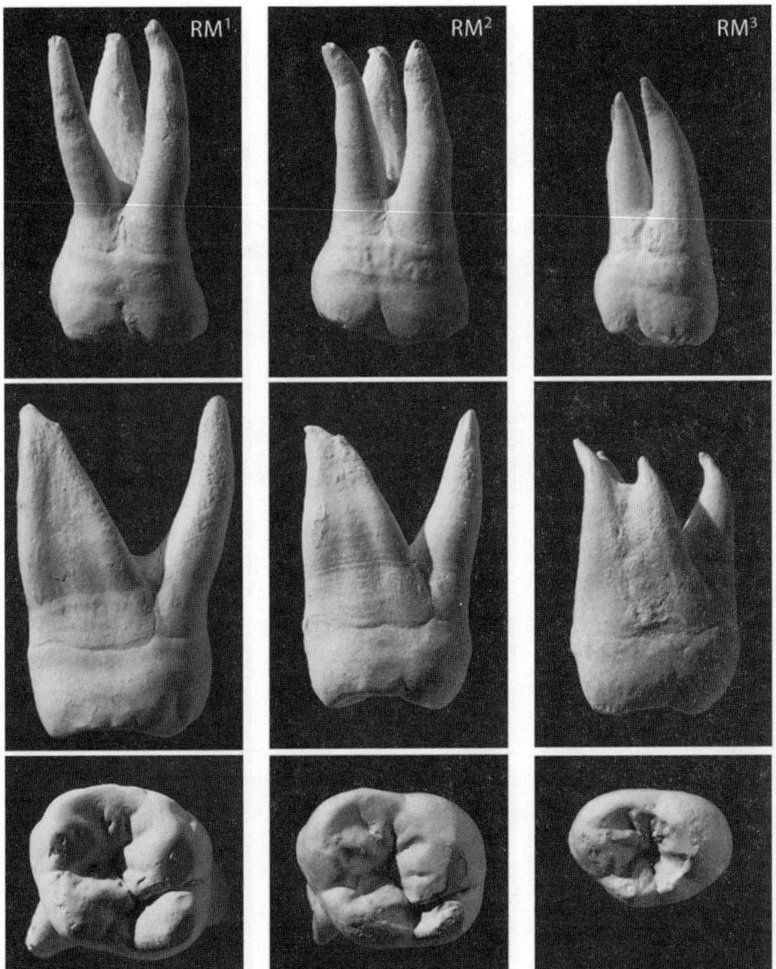

▶ 그림 8.14 **위턱 큰어금니의 비교.** 오른쪽, 볼쪽, 안쪽, 씹는면쪽, 실제 크기의 두 배.

6) 아래턱 첫째큰어금니, 둘째큰어금니, 셋째큰어금니 (그림 8.15)

- 아래턱 첫째큰어금니는 전형적인 Y-5 유형으로 배열된 잘 발달한 다섯 개의 도드리가 있다. 셋째큰어금니의 도드리는 4개 이하이며 그 배열 역시 불규칙하다. 첫째큰어금니에 비해 크기가 작고 더 톱니 모양이다. 둘째큰어금니의 치아머리는 첫째큰어금니와 셋째큰어금니의 중간 형태를 보인다.
- 아래턱 첫째큰어금니는 두 개의 길고 잘 분리되고 벌어진 치아뿌리가 있다. 셋째큰어금니의 경우 치아뿌리는 서로 융합하는 경향을 보이며 먼쪽 이웃접촉면은 없다. 만약 안쪽뿌리와 먼쪽뿌리가 분리되어 존재하는 경우 먼쪽뿌리는 원주형으로 치아머리 먼쪽의 옆면을 둥글게 보이게 한다. 둘째큰어금니의 치아뿌리는 중간 형태이다

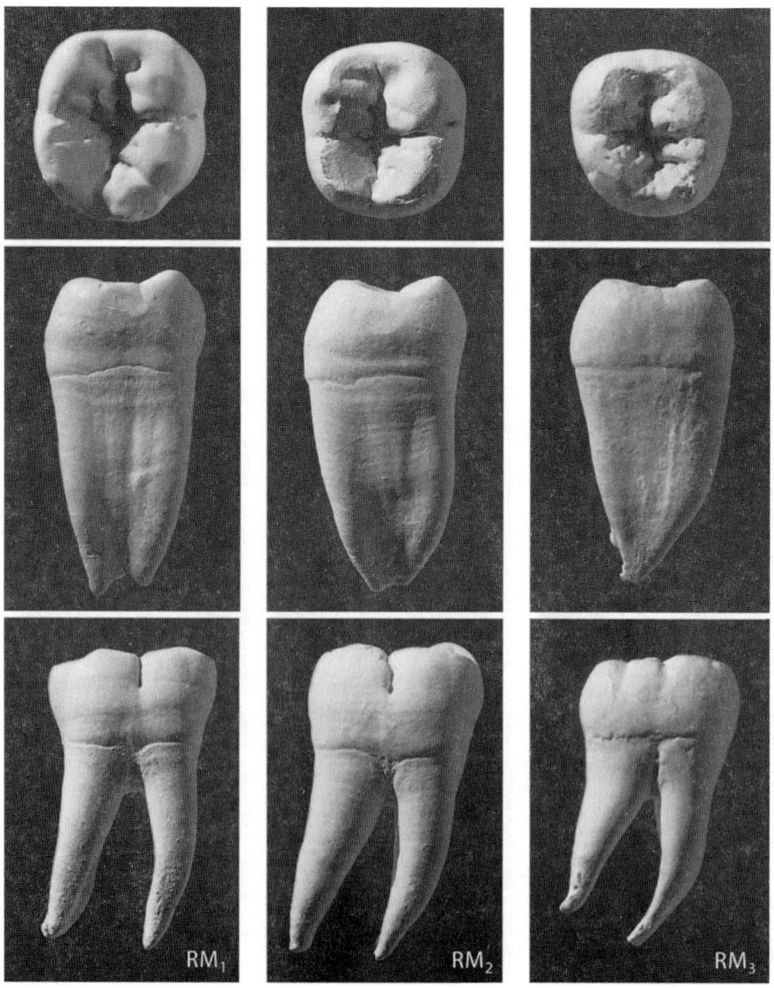

▶ 그림 8.15 **아래턱 큰어금니의 비교.** 오른쪽, 볼쪽, 안쪽, 씹는면쪽, 실제 크기의 두 배.

9 치아의 좌우감별

1) 위턱 앞니 (그림 8.16)

감별을 수행할 때 원래 치열에 놓여 있는 상태로 두 치아를 위치시킨다. 씹는면은 수평으로 놓고 입술쪽면에서 관찰을 시행한다. 위턱에서는 치아뿌리 축이 뒤가쪽으로 각이 져 있다. 먼쪽 씹는면 모서리가 안쪽보다 더 둥글다.

- 치아머리의 장축이 수직인 데 반해 치아뿌리의 장축은 상대적으로 먼쪽으로 치우쳐 있으며 뿌리끝은 종종 먼쪽으로 각이 져 있다.
- 안쪽앞니 사이의 인접 접촉면은 안쪽앞니와 가쪽앞니 사이 인접 접촉면에 비해 더 편평하고 넓으며 대칭적이다.
- 먼쪽 치아뿌리면은 안쪽면에 비해 고랑이 더 깊다.

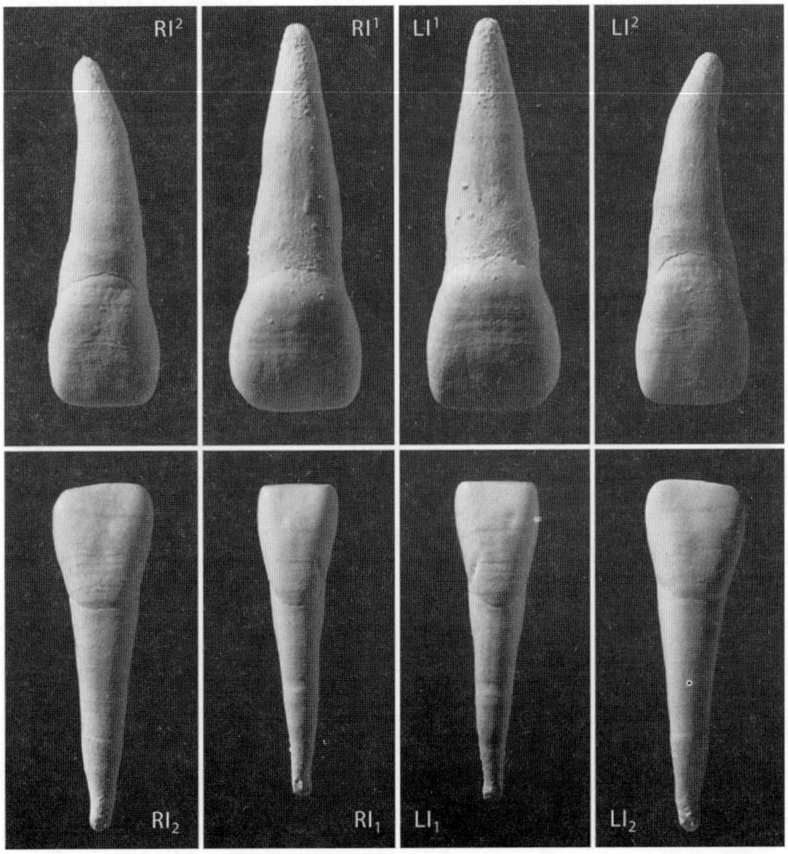

▶ 그림 8.16 **좌우 위턱과 아래턱 앞니.** 입술쪽, 실제 크기의 두 배.

2) 아래턱 앞니 (그림 8.16)

감별을 수행할 때 원래 치열에 놓여져 있는 상태로 두 치아를 위치시킨다. 씹는면은 수평으로 놓고 입술쪽면에서 관찰을 시행한다.

- 치아뿌리 축은 뒤가쪽으로 각이 져 있다.
- 먼쪽 씹는면 모서리가 안쪽보다 더 둥글다.
- 안쪽앞니 사이의 인접접촉면은 안쪽앞니와 가쪽앞니 사이 인접접촉면에 비해 더 편평하고 대칭적이다.
- 씹는면의 마모는 치아머리의 장축에 비해 더 먼쪽, 아래로 생긴다.
- 치아머리의 장축이 수직인 데 반해 치아뿌리의 장축은 상대적으로 먼쪽으로 치우쳐 있으며, 뿌리끝은 종종 먼쪽으로 각이 져 있다.

3) 위턱 송곳니 (그림 8.17)

감별을 수행할 때 원래 치열에 놓여 있는 상태로 두 치아를 위치시키고 입술쪽면에 서 관찰을 시행한다.

- 안쪽 씹는면모서리가 먼쪽보다 대개 짧다.
- 치아머리의 장축이 수직인 데 반해 치아뿌리의 장축은 상대적으로 먼쪽으로 치우쳐 있다.
- 먼쪽 인접접촉면은 안쪽보다 대개 더 크고 넓다.
- 먼쪽 치아뿌리면은 안쪽면에 비해 고랑이 더 깊다.

4) 아래턱 송곳니 (그림 8.17)

위턱 송곳니에 사용되는 기준이 아래턱에도 그대로 적용된다.

5) 위턱 작은어금니 (그림 8.18)

- 인접접촉면은 안쪽과 먼쪽에 모두 존재하며 중심고랑(median groove)이 안쪽먼쪽으로 위치한다.
- 혀쪽도드리가 볼쪽도드리보다 상대적으로 안쪽에 위치한다. 마모가 진행된 치아에서는 상아질이 노출된 부위의 중심이 본래 도드리끝의 위치 부위임을 감안하도록 한다.
- 혀쪽도드리는 볼쪽도드리에 비해 크기나 높이가 작으며 대개 더 심하게 마모된다.
- 치아머리의 장축이 수직인 데 반해 치아뿌리의 장축은 상대적으로 먼쪽으로 치우쳐

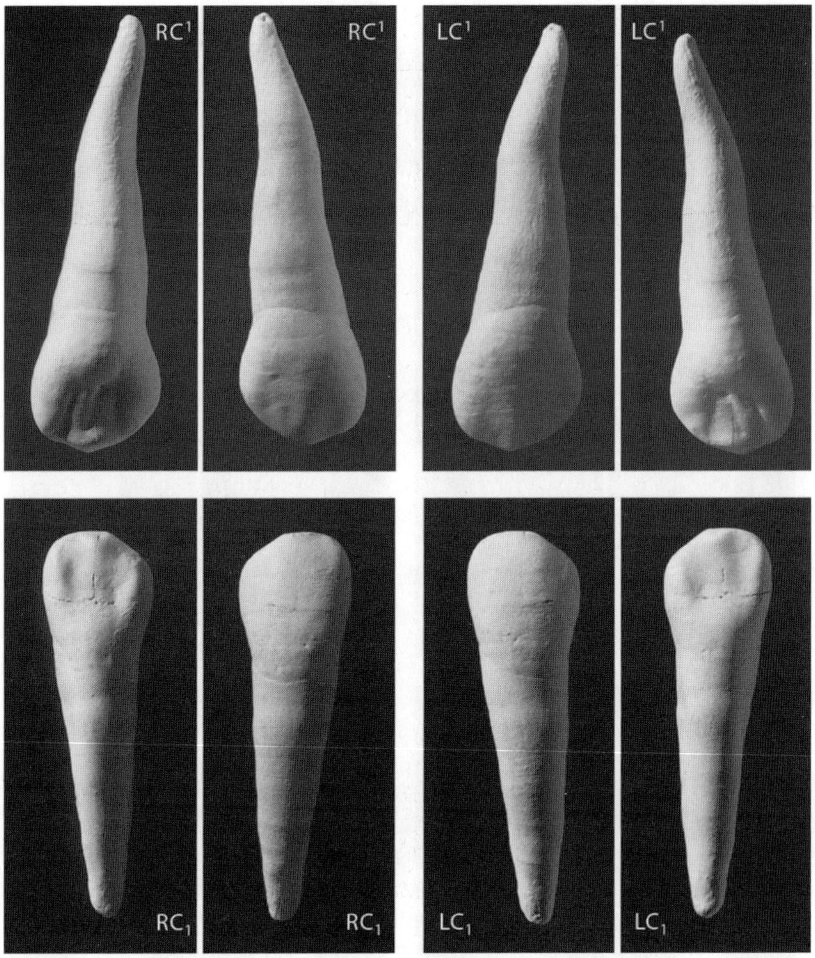

▶ 그림 8.17 **좌우 위턱과 아래턱 송곳니.** 입술쪽과 혀쪽, 실제 크기의 두 배.

있다.

6) 아래턱 작은어금니 (그림 8.18)

- 인접접촉면은 안쪽과 먼쪽에 모두 존재한다.
- 볼쪽도드리는 혀쪽도드리에 비해 크기나 높이가 크고 대개 더 심하게 마모된다.
- 혀쪽도드리는 씹는면쪽에서 관찰할 때 볼쪽혀쪽 축에 대해 더 안쪽에 위치한다.
- 뒤도드리삼각은 먼쪽에 위치한다.
- 치아머리의 장축이 수직인 데 반해 치아뿌리의 장축은 상대적으로 먼쪽으로 치우쳐 있다.

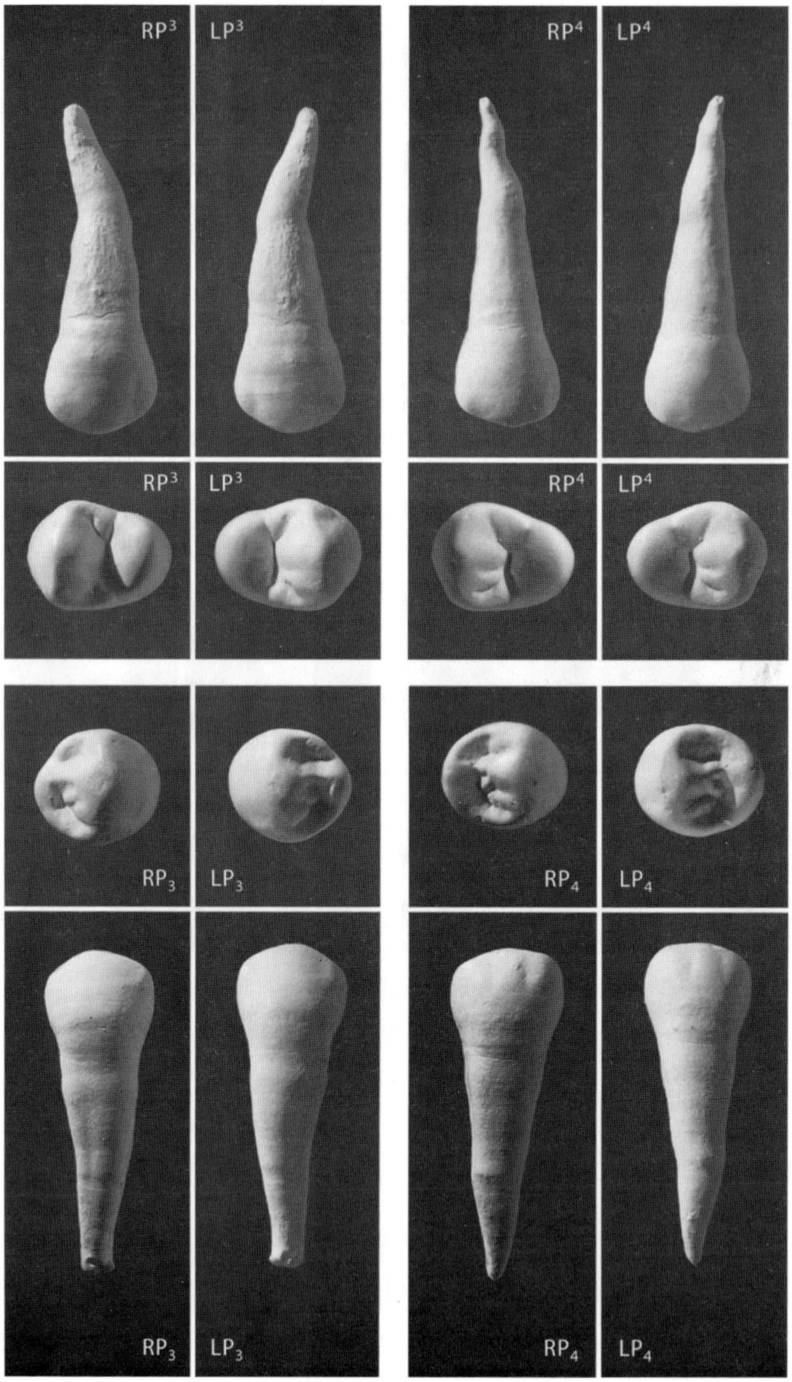

▶그림 8.18 **좌우 위턱과 아래턱 작은어금니.** 볼쪽과 씹는면쪽, 실제 크기의 두 배.

7) 위턱 큰어금니 (그림 8.19)

- 이웃접촉면은 안쪽과 먼쪽에 모두 존재한다.
- 가장 큰 도드리는 안쪽혀쪽도드리이고 가장 마모가 심하다. 치아머리의 안쪽혀쪽 모서리를 이룬다.
- 가장 작은 도드리는 먼쪽혀쪽도드리이며 치아머리의 먼쪽혀쪽 모서리를 이룬다.
- 혀쪽도드리는 볼쪽도드리에 비해 덜 두드러지나 마모는 더 심하게 된다.
- 씹는면쪽면에서 관찰할 때 혀쪽 씹는면이 볼쪽 씹는면보다 더 잘보인다.
- 세 개의 치아뿌리 중에 가장 큰 뿌리는 종종 볼쪽혀쪽으로 압착되어 있으며, 안쪽혀쪽도드리와 먼쪽혀쪽도드리 바로 밑에 위치한다.
- 나머지 두 개의 치아뿌리는 더 둥글며 볼쪽에 위치하고 일반적으로 안쪽볼쪽뿌리가 더 크다.
- 모든 치아뿌리는 치아머리 축에 비해 먼쪽으로 각이 져 있다.

8) 아래턱 큰어금니 (그림 8.19)

- 이웃접촉면은 안쪽과 먼쪽에 모두 존재한다.
- 치아머리에서 안쪽먼쪽 폭이 볼쪽혀쪽 폭보다 길다.
- 가장 큰 도드리는 안쪽볼쪽도드리이고 가장 마모가 심하다. 치아머리의 안쪽볼쪽 모서리를 이룬다.
- 먼쪽도드리는 가장 작은 도드리이다. 먼쪽에 위치하고 안쪽먼쪽 축의 중앙에 위치한다.
- 볼쪽도드리는 혀쪽도드리에 비해 덜 두드러지나 마모는 더 심하게 된다.
- 두 치아뿌리는 모두 안쪽먼쪽으로 압착되어 있고 치아머리의 안쪽 절반과 먼쪽 절반의 밑에 위치한다.
- 모든 치아뿌리는 치아머리 축에 비해 먼쪽으로 각이 져 있다.

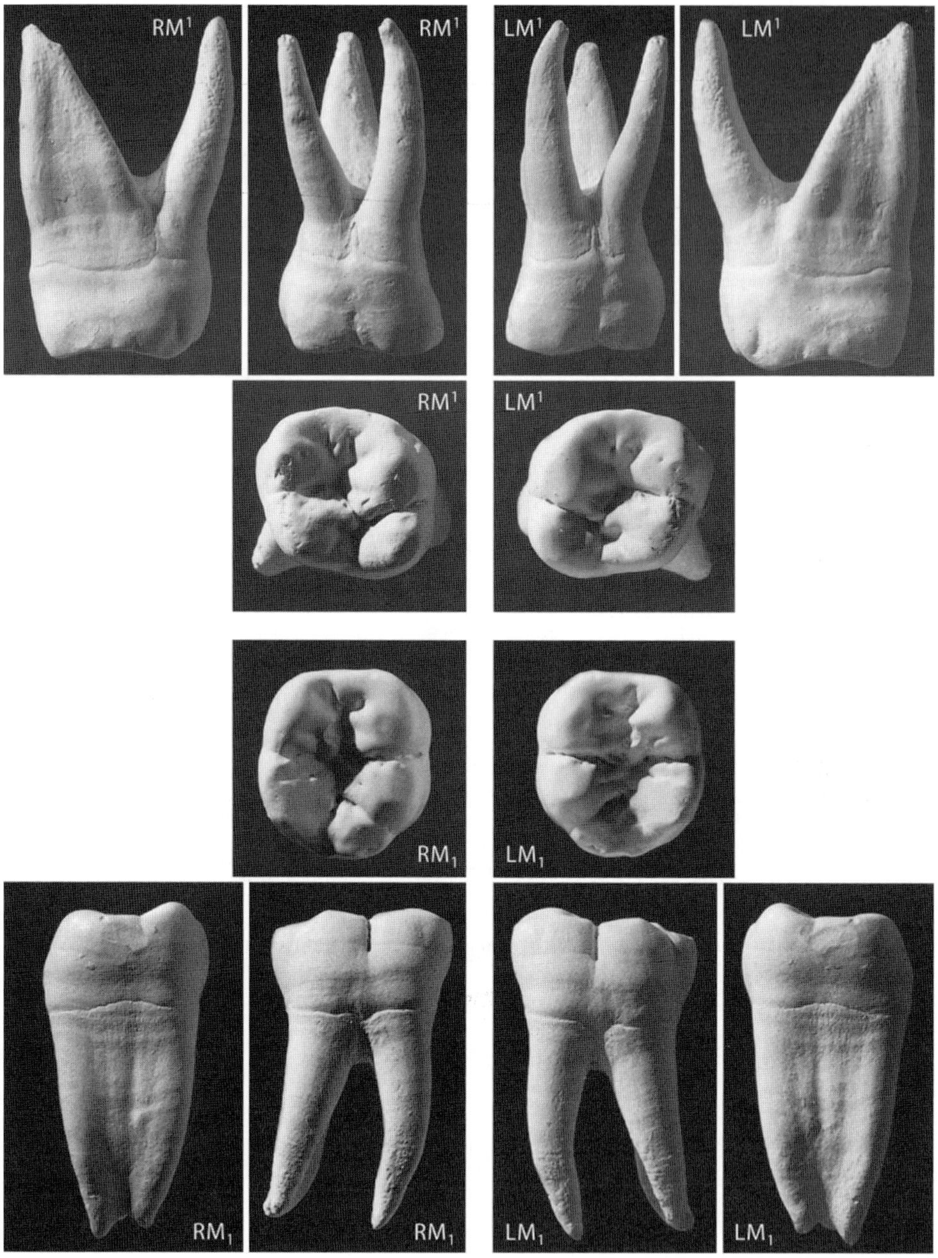

▶ 그림 8.19 **좌우 위턱과 아래턱 큰어금니.** 안쪽, 볼쪽, 씹는면쪽, 실제 크기의 두 배.

Chapter

09

목뿔뼈와 척추뼈

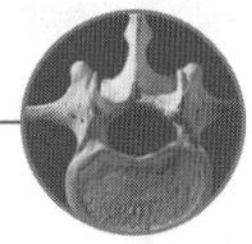

척추동물의 발생 초기에 척삭(notochord) 주변에 만들어진 연속된 연골들이 뼈로 변환되면서 척추뼈가 형성된다. 시간이 지날수록 이 뼈들은 척수의 뒷면을 완전히 감싸는 과정을 겪는데, 이 뼈들을 척추뼈라고 하며 전체 동물의 분류에서 척추동물이란 이름이 생기게 된 배경이 된다. 현대 척추동물의 대부분에서 척추뼈는 척삭을 대체하여 몸의 중심부분을 지탱하는 중요한 역할을 담당한다. 엉치뼈(sacrum)와 꼬리뼈(coccyx)는 척추뼈에 속하기는 하지만 골반뼈(bony pelvis)의 일부분으로서 기능을 한다. 머리뼈와 머리뼈이후뼈대 사이의 중간 매체인 목뿔뼈는 원시 어류의 아가미와 연관된 둘째와 셋째인두굽이(pharyngeal arch)들이 합쳐진 것이다.

1 목뿔뼈 (그림 9.1~9.3)

1) 형태

목뿔뼈는 목에 위치하며 *방패연골(thyroid cartilage)* 바로 위(목의 앞면 위쪽에 있는 돌출

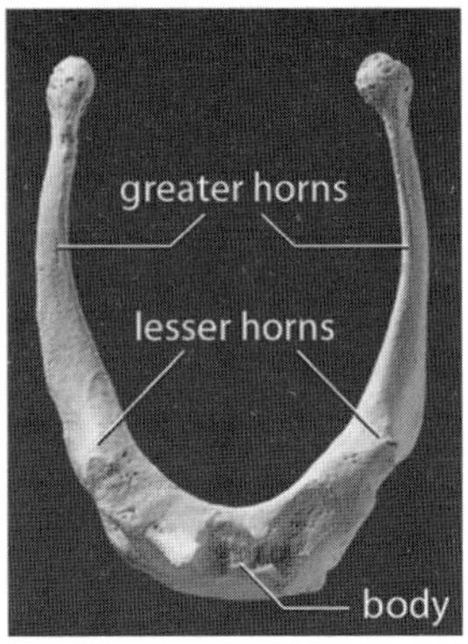

▶ 그림 9.1 **목뿔뼈, 위모습.** 뒤쪽이 책의 위쪽을 향함. 실제 크기.

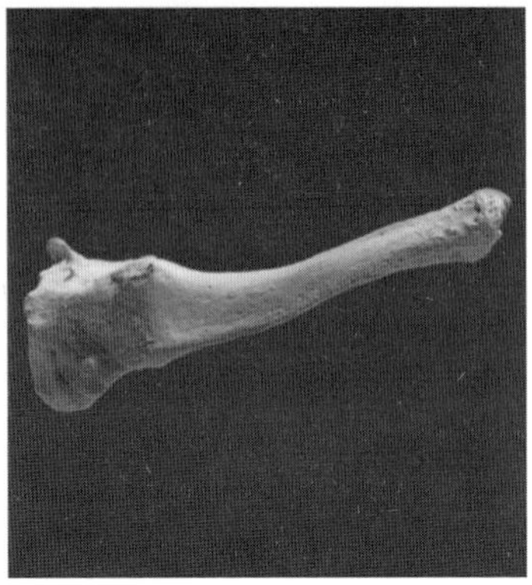

▶ 그림 9.2 **목뿔뼈, 가쪽모습.** 앞쪽 이 왼쪽을 향하고 위쪽이 책의 위쪽을 향함. 실제 크기.

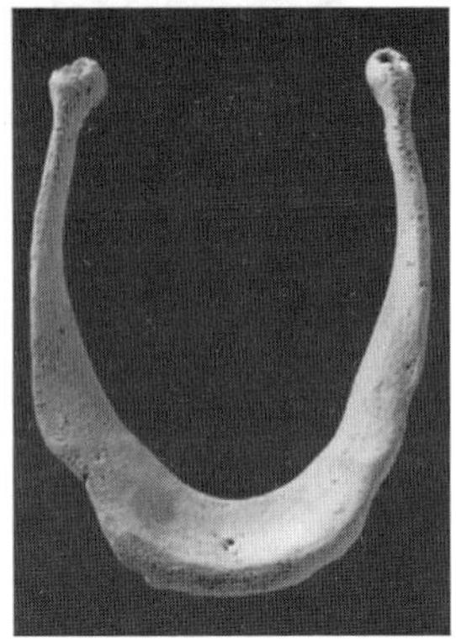

▶ 그림 9.3 **목뿔뼈, 아래모습.** 뒤쪽이 책의 위쪽을 향함. 실제 크기.

부)에서 만질 수 있고 우리 몸에서 다른 뼈와 관절을 이루지 않는 유일한 뼈이다. 대신 관자뼈의 붓돌기 끝쪽에서 연장된 *붓돌기목뿔인대(stylohyoid ligament)*에 매달려 있다. 목뿔뼈는 머리뼈, 아래턱뼈, 혀, 후두, 인두, 복장뼈 그리고 팔이음부위를 연결시키는 여러 근육과 인대의 부착점이다. 모양은 매우 다양하며 목조름 같은 법의학 사례에서 흔히 골절된 소견을 보인다(Pollanen과 Ubelaker, 1997). 알파벳 U자 모양인 목뿔뼈는 다양한 방식으로 융합된 세 부분으로 이루어진다.

a. **몸통**(body)은 가운데 부분에서 버티고 있으며 얇고 뒤위쪽 방향으로 돌출되면서 휘어진 뼈로 가쪽 부분에서 뿔들과 융합한다.
b. **큰뿔**(greater horn)은 목뿔뼈의 뒤쪽을 담당하는 길고 얇은 구조물로 몸통의 양 옆쪽에서 뒤가쪽으로 돌출한다. 큰뿔의 끝부분은 결절로 확장되면서 *가쪽방패목뿔인대(lateral thyrohyoid ligament)*가 부착한다.
c. **작은뿔**(lesser horn)은 목뿔뼈의 윗면에 원뿔 모양으로 돌출된 작은 구조물로 이 부분에서 몸통과 큰뿔이 융합한다. 골화시기가 다양한 끝부분에 *붓돌기목뿔인대(stylohyoid ligament)*가 부착한다.

2) 성장

목뿔뼈는 몸통에 2개, 각 뿔에 1개씩, 모두 6개의 뼈되기중심으로부터 골화된다.

3) 감별사항

목뿔뼈는 미성숙한 척추뼈 조각들과 감별해야 한다.

- 목뿔뼈몸통은 척추뼈 중심부분이나 척추뼈고리의 어느 부분보다 더 얇고 판 모양으로 생겼다.
- 큰뿔은 척추뼈의 가시돌기보다 얇고 더 길다.

4) 쪽가늠

- 큰뿔의 가장 넓은 부분이 앞쪽이고 결절로 끝나는 뿔의 끝으로 갈수록 뒤쪽, 위쪽, 가쪽 방향을 향한다.
- 윗면에 작은뿔이 있다.

2 척추뼈의 일반적인 특징

엉치뼈와 꼬리뼈는 하나의 뼈로 융합되어 골반의 일부분을 구성하기 때문에 14장에서 설명할 것이다. 이 장에서는 24개의 움직이는 척추뼈를 설명할 것이며, 7개의 목뼈, 12개의 등뼈와 5개의 허리뼈가 여기에 포함된다. 이 절에서 대부분 척추뼈가 지닌 공통된 특징을 소개하고 계속해서 각 부분의 척추뼈를 설명할 것이다.

1) 형태 (그림 9.4~9.6)

성인의 척주(vertebral column)는 대개 33개의 요소로 구성되고, 이들 가운데 24개는 움직일 수 있는 척추뼈, 나머지는 골반뼈 속에 융합된다. 뼈전문가는 상태가 온전하든지 조각났든지 상관없이 각각의 척추뼈를 각 부위별–목(cervical), 등(thoracic), 허리(lumbar)–로 구별할 수 있어야 한다. 목뼈는 목, 등뼈는 가슴, 허리뼈는 골반 바로 위에 있다. 각 단위 속에서 각각의 척추뼈는 알파벳 첫글자로 표시(L=허리뼈; T=등뼈; C= 목뼈)되고 위에서부터 아래로 가면서 숫자를 붙인다. 예를 들어 등뼈의 제일 위에 있는 뼈는 T–1로 표시한다.

연속된 척추뼈는 서로 윤활관절을 이룬다. 움직일 수 있는 모든 척추뼈에는 위관절면과 아래관절면이 2개씩 있다. 이 4개의 관절요소가 바로 인접한 척추뼈의 운동을 조절하고, 이 관절면의 모양이 다른 척추뼈와 구별되는 형태학적 및 기능적 특징이 된다. 각각의 척추뼈는 인대와 근육에 의해 척주를 이루어 형태를 유지하면서 유연성을 갖는다. 척추뼈의 세 가지 기능은 체중의 지탱, 근육과 인대의 부착점 제공과 *척수(spinal cord)*를 보호하는 것이다. 척주의 전체 또는 많은 부분이 함께 있다면 척추뼈의 부위를 정확하게 알 수 있다. 아래로 갈수록 지탱해야 할 체중이 증가하기 때문에 연속된 척추뼈몸통은 아래로 갈수록 점점

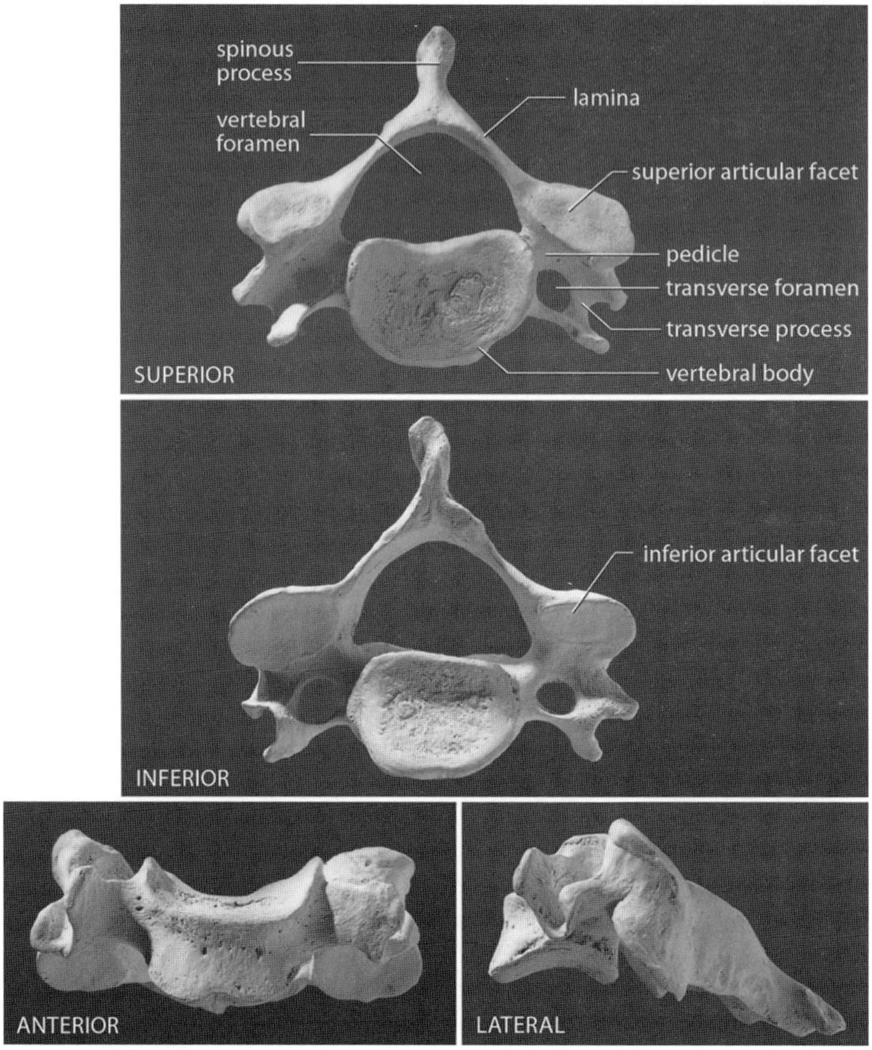

▶ 그림 9.4 **다섯째목뼈.**
"전형적인" 목뼈. 위(superior)와 아래(inferior) 사진에서 목뼈의 뒤쪽이 책의 위쪽을 향함.
앞(anterior) 사진에서 목뼈의 위쪽이 책의 위쪽을 향하고 가쪽(lateral) 모습임. 실제 크기.

커진다. 고리뼈(첫째목뼈, atlas, C-1)는 매우 독특한 형태를 지니고 있어 단독으로 발견되어도 아주 쉽게 구별할 수 있다. 그러나 목뼈의 중간부분이나 등뼈의 중간부분에 있는 뼈는 다른 척추뼈와 함께 발견되지 않으면 몇 번째인지 정확하게 구별하기 어렵다.

특화된 섬유연골이 동심원상 고리를 이루는 *척추사이원반(intervertebral disc)*은 바로 인접한 척추뼈 사이에 놓인다. 각 원반은 *섬유테(anulus fibrosus)*라는 섬유조직과 섬유연골의 테두리가 있다. 원반의 중심부에는 *속질핵(nucleus pulposus)*이라는 물렁한 물질이

들어있다. 이 두 조직은 *섬유주머니(fibrous capsule)*에 둘러싸여 있고, 이 주머니는 바로 인접한 척추뼈몸통을 함께 연결하고 원반을 완전히 감싼다. 이들 물렁조직 성분은 척추운동에 아주 중요한 역할을 한다. 생전에 척추사이원반은 전체 척주 높이의 1/5 이상을 차지하고 독특한 척주굽이에 기여한다. 원반들은 운동이 많이 일어나는 허리와 목부분에서 두꺼워진다.

사람마다 척추뼈의 개수가 달라지는 변이가 약 10%에서 생기고 흔한 변이는 각 부위에서 척추뼈가 한 개 더 많거나 한 개가 적다. 가장 흔한 변이는 7개 목뼈, 12개등 뼈, 5개 허리뼈의 구성에서 13개 등뼈와 4개 허리뼈를 갖는 경우이다.

독특한 척추뼈의 생김새를 설명하기 전에 모든 척추뼈의 기본 성분을 설명할 것이다.

a. **척추뼈구멍(vertebral foramen)**은 각각의 척추뼈에 있는 구멍으로 한데 모이면 척주관(vertebral canal)을 형성한다. 이 속으로 *척수(spinal cord)*가 지나간다.

b. **척추뼈몸통(vertebral body)**은 실패 모양의 구조물로 척추뼈에서 체중을 지탱하는 중요한 부분이다(단, 고리뼈와 중쇠뼈는 제외). 척추뼈몸통은 대부분 가볍고 깨지기 쉬운 해면뼈로 구성되어 사망이후 손상을 입기 쉽다. 혈액을 생산하는 기능도 있다. 몸통 뒷면의 가운데부분에 *척추뼈몸통정맥(basivertebral vein)*이 지나는 큰 구멍이 있다.

c. **척추뼈고리(vertebral arch)**는 척추뼈몸통의 뒤쪽에서 척수를 완전히 감싼다.

d. **고리뿌리(pedicle)**는 척추뼈고리를 척추뼈몸통의 위쪽부분에 이어주는 짧은 부분이다. 고리뿌리의 윗면과 아랫면은 반원 모양으로 패여서 바로 인접한 고리뿌리부분은 함께 **척추사이구멍(intervertebral foramen)**을 형성한다. *척수(spinal cord)*에서 일어나 해당하는 몸분절에 신경지배를 하는 *척수신경(spinal nerve)*은 이 척추사이구멍을 통과한다.

e. **고리판(lamina)**은 고리뿌리에서 가시돌기 사이부분 즉 척추뼈고리의 절반에 해당하는 판모양 부분이다.

f. **가시돌기(spinous process)**는 척추뼈고리의 가운데에서 뒤쪽으로 돌출하고 *가시사이인대(interspinous ligament)*, *가시끝인대(supraspinous ligament)*와 근육들이 부착한다. 이들 인대는 척주의 굽힘을 제한한다. 가시돌기가 근육작용의 지렛대 역할을 하기 때문에 가시의 길이 및 크기와 가시의 경사도는 등근육의 작용에 따라 변할 수 있다.

g. **가로돌기(transverse process)**는 척추뼈 양옆에 있고, 가시돌기와 마찬가지로 부착하는 근육의 지렛대 역할을 한다. 몸통뼈대의 운동은 근육과 지렛대 작용에 의해 가능하지만 각각의 척추뼈를 연결하는 인대에 의해 운동이 제한된다. 등뼈의 가로돌기는

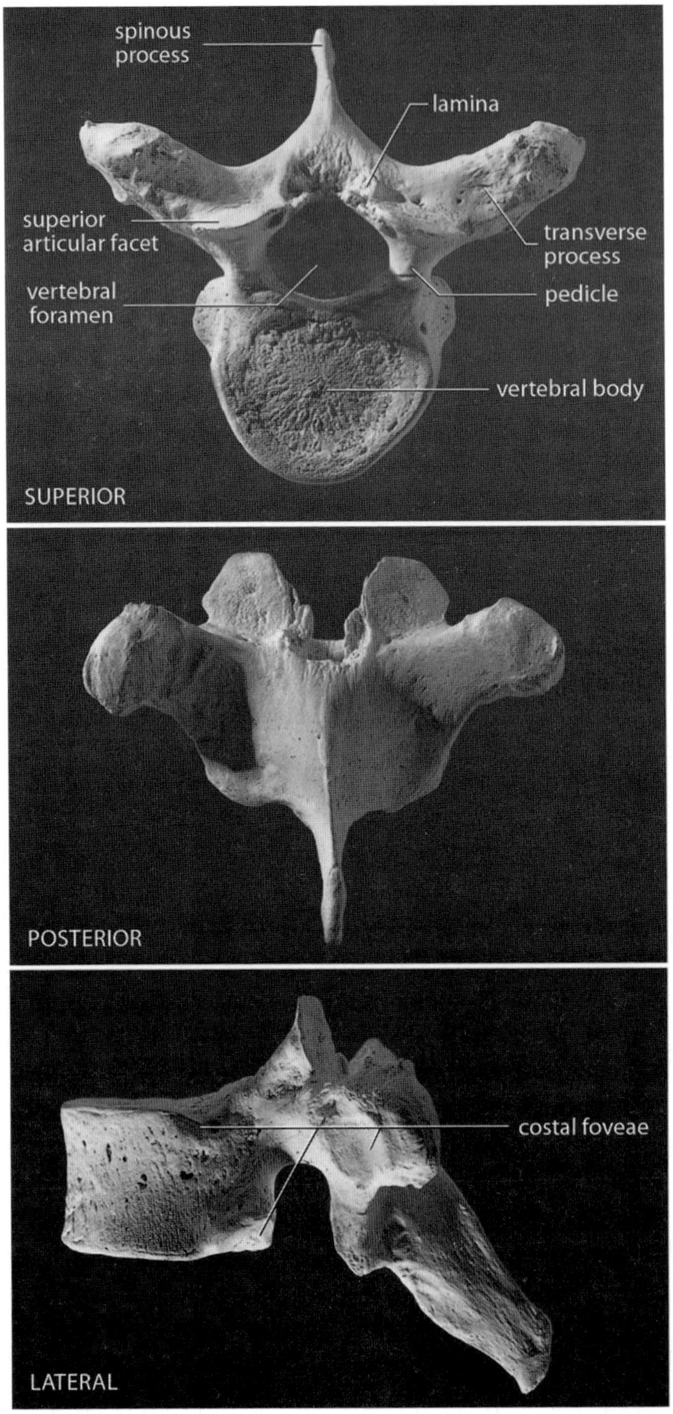

▶ 그림 9.5 **일곱째등뼈.**

(위쪽과 다음쪽) "전형적인" 등뼈. 위(superior)와 아래(inferior) 사진에서 등뼈의 뒤쪽이 책의 위쪽을 향함. 뒤(posterior), 가쪽(lateral)과 앞쪽(anterior) 사진에서 등뼈의 위쪽이 책의 위쪽을 향함. 가쪽(lateral) 사진에서 갈비관절면을 눈에 띄게 하려고 아래 왼쪽에서 조명을 하였음. 실제 크기.

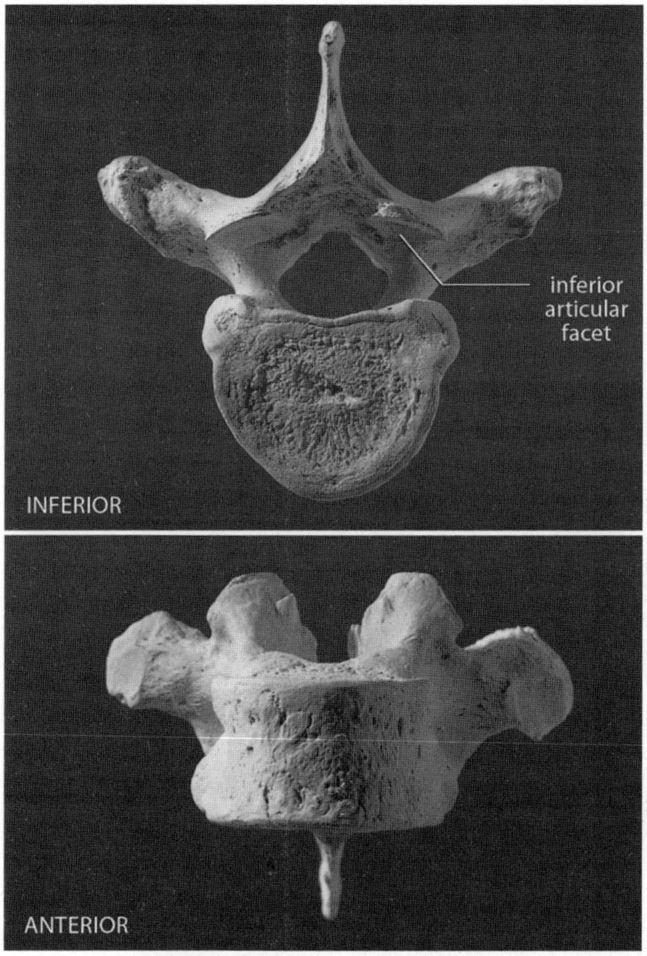

▶ 그림 9.5 (계속)

갈비뼈와 관절을 이룬다.

h. **위관절면**(superior articular facet)은 목뼈에서 뒤위쪽을 향하는 방향, 등뼈에서 뒤쪽을 향하는 방향, 허리뼈에서는 뒤안쪽을 향하는 방향성이 있다.

i. **아래관절면**(inferior articular facet)은 위관절면과 반대로 향하게 대응하는 방향성이 있다.

j. 등뼈에는 갈비뼈와 관절을 이루는 **갈비오목**(costal fovea)이 몸통의 양옆과 가로돌기에 있다.

2) 성장 (그림 9.7)

대부분 척추뼈는 3개의 일차뼈되기중심과 5개의 이차뼈되기중심을 갖는다. 미성숙한 척추뼈에서 일차뼈되기중심들은 중심부와 신경고리(neural arch) 절반부분에 위치한다(척추

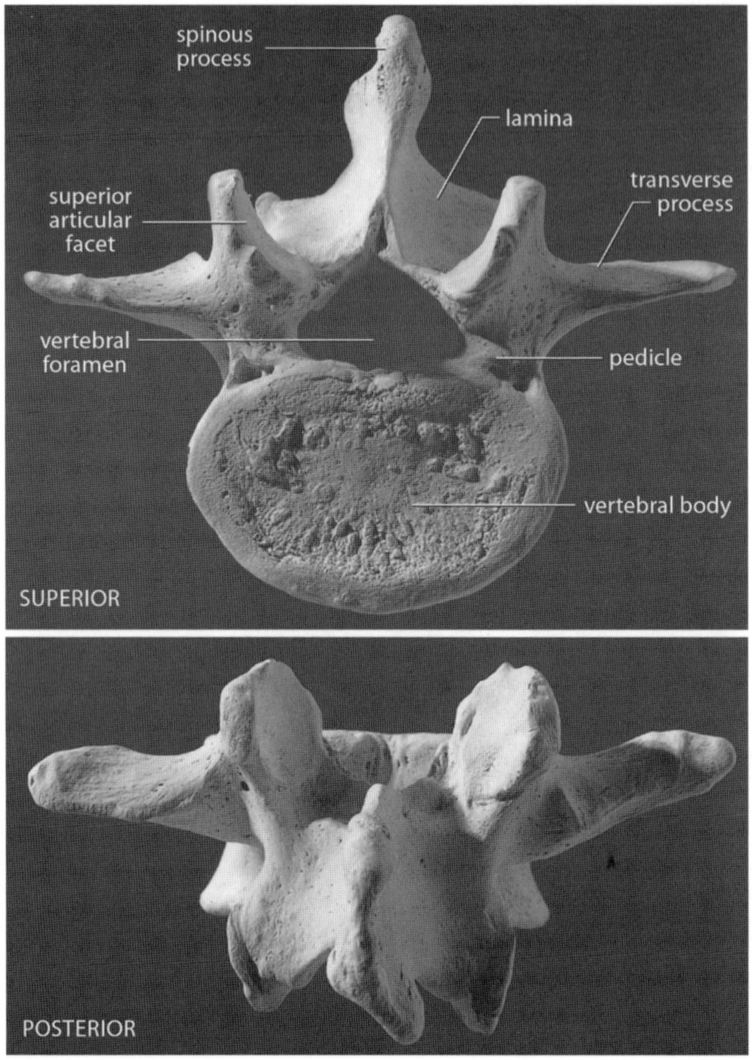

▶ 그림 9.6 **셋째허리뼈.**
(위쪽과 다음쪽) "전형적인"허리뼈. 위(superior)와 아래(inferior) 사진에서 허리뼈의 뒤쪽이 책의 위쪽을 향함. 뒤(posterior), 가쪽(lateral)과 앞쪽(anterior) 사진에서 허리뼈의 위쪽이 책의 위쪽을 향함. 가쪽(lateral) 사진에서 가시돌기와 아래관절면을 눈에 띄게 하려고 위 오른쪽에서 조명을 하였음. 실제 크기.

뼈몸통은 중심부와 신경고리의 일부분으로 구성된다). 이차뼈되기중심은 가로돌기와 가시돌기의 끝부분에 위치한다. 납작한 고리 모양인 뼈돌기(apophysis)는 척추뼈몸통의 윗면과 아랫면 주위를 감싸기 때문에 미성숙한 척추뼈몸통의 윗면과 아랫면은 "소용돌이치듯" 보이고, 둥근 판 모양 대신 얇은 뼈고리 모양이며(판 모양은 다른 포유류에서 발견된다), 뼈가 성숙하면 뼈돌기가 척추뼈몸통과 융합한다.

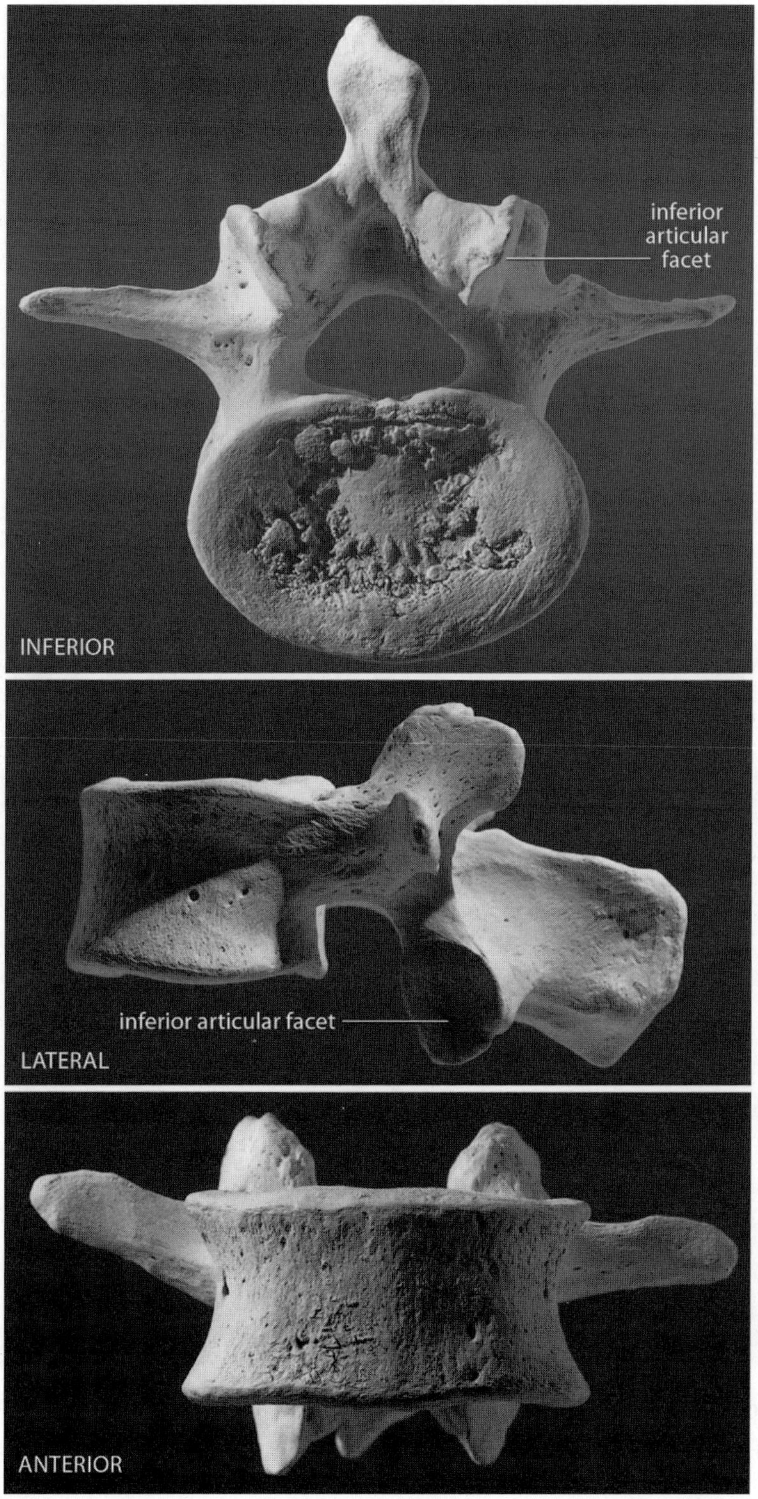
inferior articular facet
INFERIOR
inferior articular facet
LATERAL
ANTERIOR

▶ 그림 9.6 (계속)

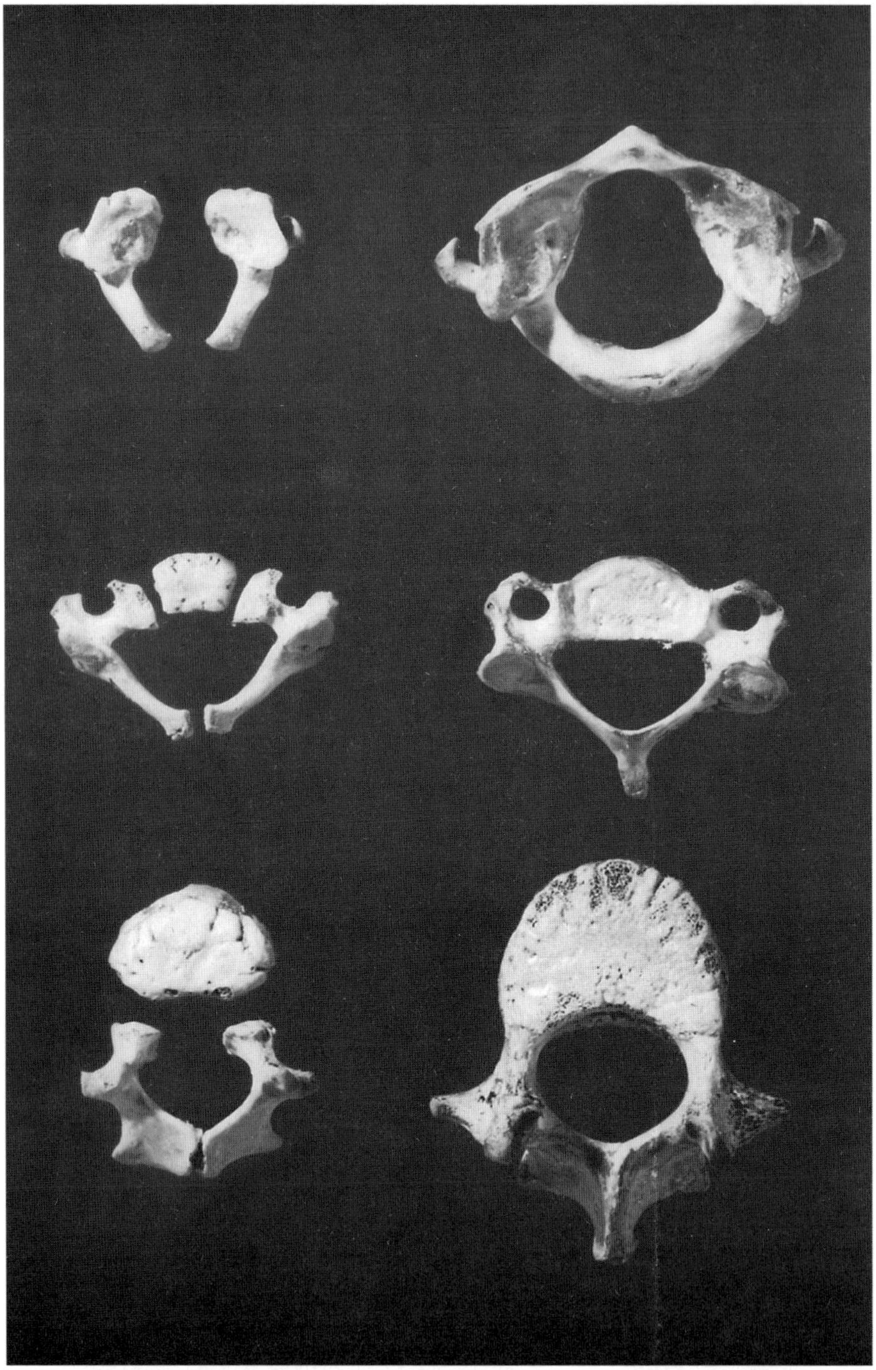

▶ 그림 9.7 **척추뼈의 성장.**
(위쪽과 다음쪽) 한 살과 여섯 살을 비교한 한 쌍의 미성숙 척추뼈 사진의 위모습. 윗줄: 고리뼈*(왼쪽)*, 중쇠뼈*(오른쪽)*. 가운데줄: 다섯째목뼈*(왼쪽)*, 다섯째등뼈*(오른쪽)*. 아래줄: 둘째허리뼈*(왼쪽)*, 첫째엉치뼈*(오른쪽)*. 뼈의 앞쪽이 책의 위쪽을 향함. 실제 크기.

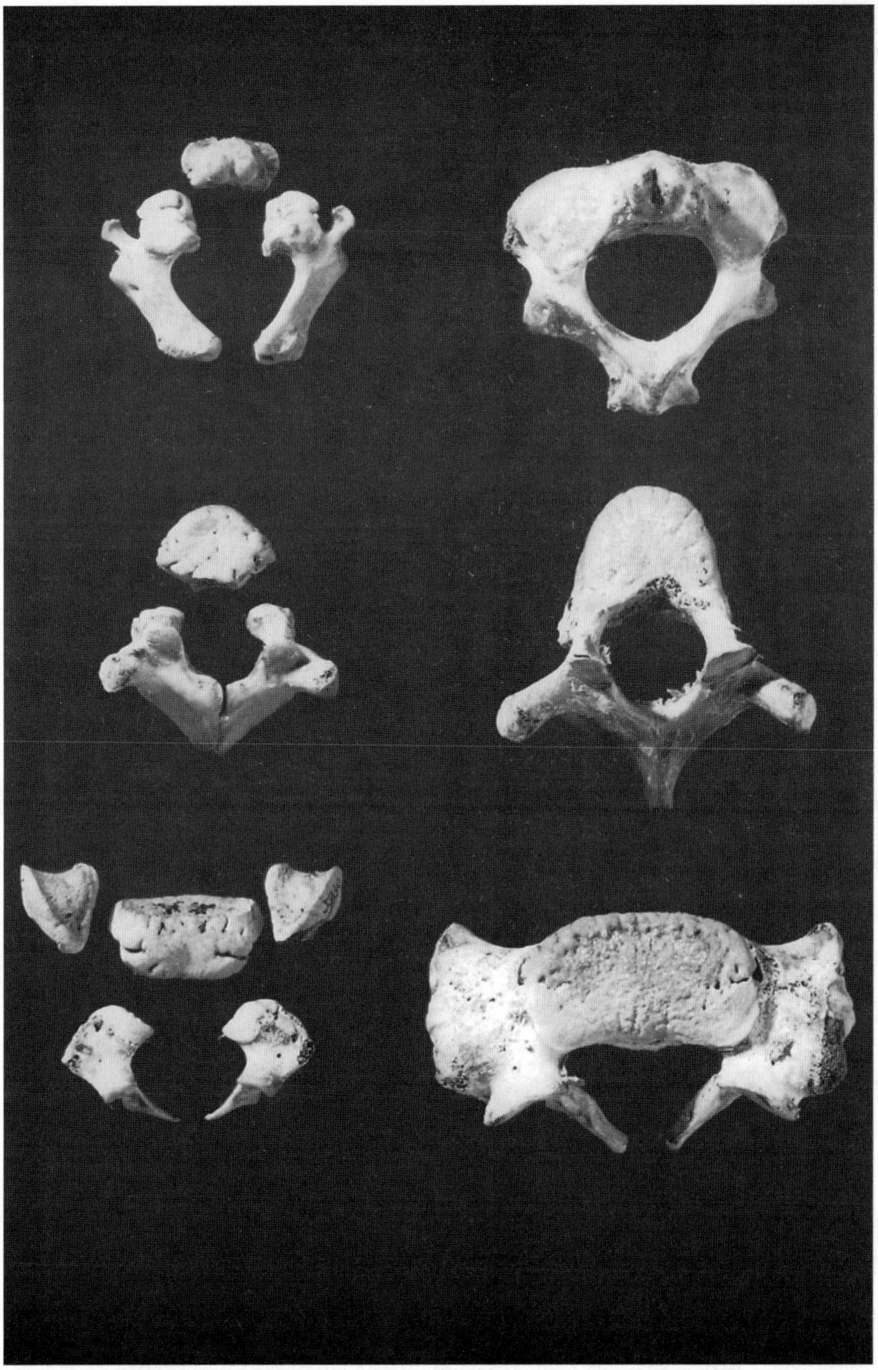

▶ 그림 9.7 **(계속)**

3 목뼈(Cervical Vertebrae, 7개) (그림 9.4, 9.8)

목뼈의 특징을 공유하는 뼈는 C-3에서 C-6이다. 이들을 먼저 설명하고 나머지 세 개의 목뼈에 접근한다.

1) 목뼈의 식별

- 척추뼈몸통. 목뼈몸통은 윗면과 아랫면이 마치 안장처럼 생겨 서로 깍지를 끼듯이 관절을 이루며 등뼈나 허리뼈몸통보다 작다.
- 척추뼈고리. 목뼈몸통의 양옆과 척추뼈고리가 만나는 부분인 가로돌기에 가로구멍(transverse foramen, 그림 9.4)이 있어서 뇌바닥부분으로 올라가는 *척추동맥(vertebral artery)*이 지난다. 목뼈의 척추뼈고리는 삼각형 형태로, 몸통에 비해 상대적으로 크기가 크고 넓다.
- 가시돌기. 목뼈의 가시돌기는 몸통 뒤쪽인 수평방향으로 돌출되었고 끝은 비대칭적인 두 갈래로 갈라져 있다. 등뼈의 가시돌기보다 짧고 허리뼈의 가시돌기처럼 덩어리도 크지 않다.
- 가로돌기. 목뼈의 가로돌기에 있는 크기가 작은 한 쌍의 결절은 가로구멍에서 가쪽으로 돌출되었다.
- 위관절면과 아래관절면. 목뼈의 관절면은 편평하게 생겼다. 위관절면은 뒤위쪽을 향하고 아래관절면은 앞아래쪽을 향하면서 서로 마주보고 있고, 위관절면보다 아래관절면이 몸통의 더 뒤쪽에 위치한다.

2) 독특한 목뼈 (그림 9.8~9.14)

- **고리뼈(atlas, C-1)**는 머리뼈와 중쇠뼈 사이에 위치한다. 위관절면은 오목하고 길게 생겼고 뒤통수뼈관절융기와 관절을 이룬다. 고리뼈는 몸통이 없어서 척추사이원반도 위쪽과 아래쪽에 모두 없으며 가시돌기가 매우 짧다. 척추뼈구멍의 앞쪽 끝부분, 즉 고리뼈 앞쪽의 뒤부분에 중쇠뼈의 치아돌기와 관절을 이루는 관절면이 있다.
- **중쇠뼈(axis, C-2)**는 전형적인 척추뼈몸통 위쪽에 고리뼈와 중쇠관절을 이루는 **치아돌기(dens, odontoid process)**가 덧붙어 있다(그림 9.12). 따라서 머리를 끄덕일 때 운동은 C-1과 뒤통수뼈관절융기사이 관절에서 생긴다. 머리를 가로저을 때 고리뼈는 중쇠뼈 치아돌기를 중심으로 회전한다.

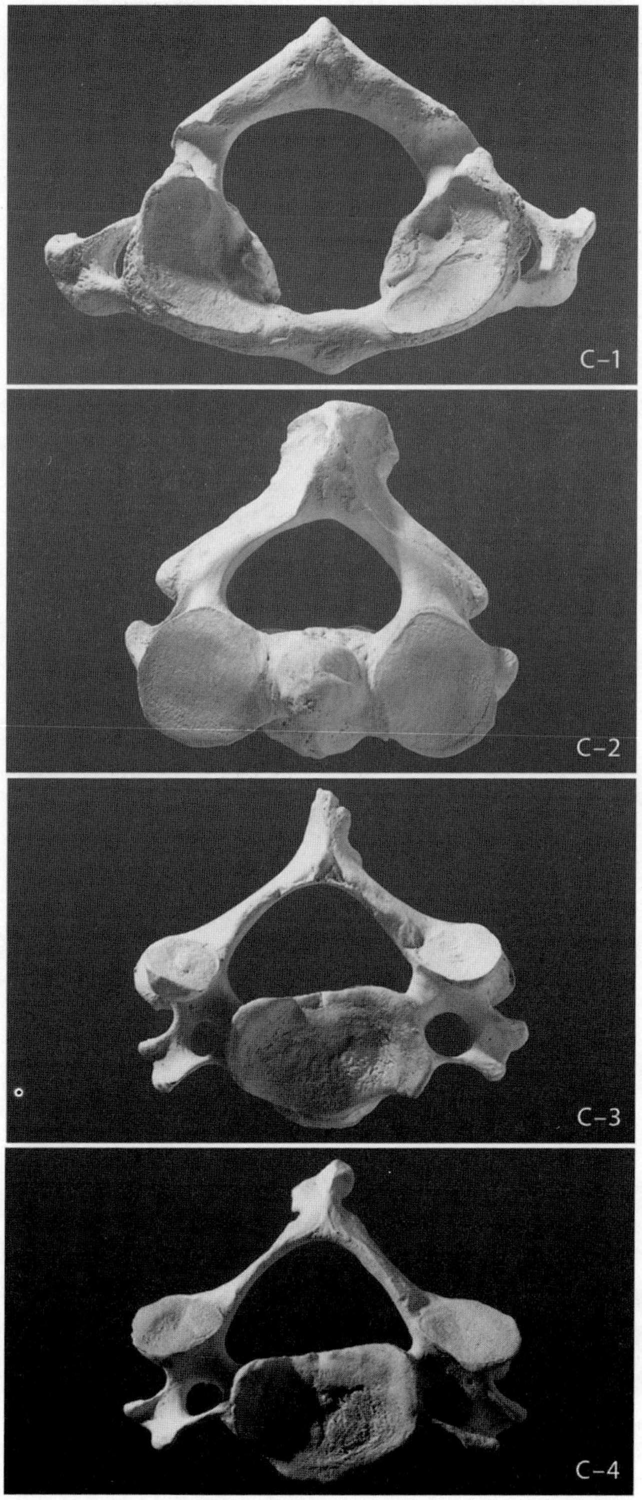

▶ 그림 9.8 **목뼈, 위모습.** *(위쪽과 다음쪽)* 목뼈의 뒤쪽은 책의 위쪽을 향함. 실제 크기.

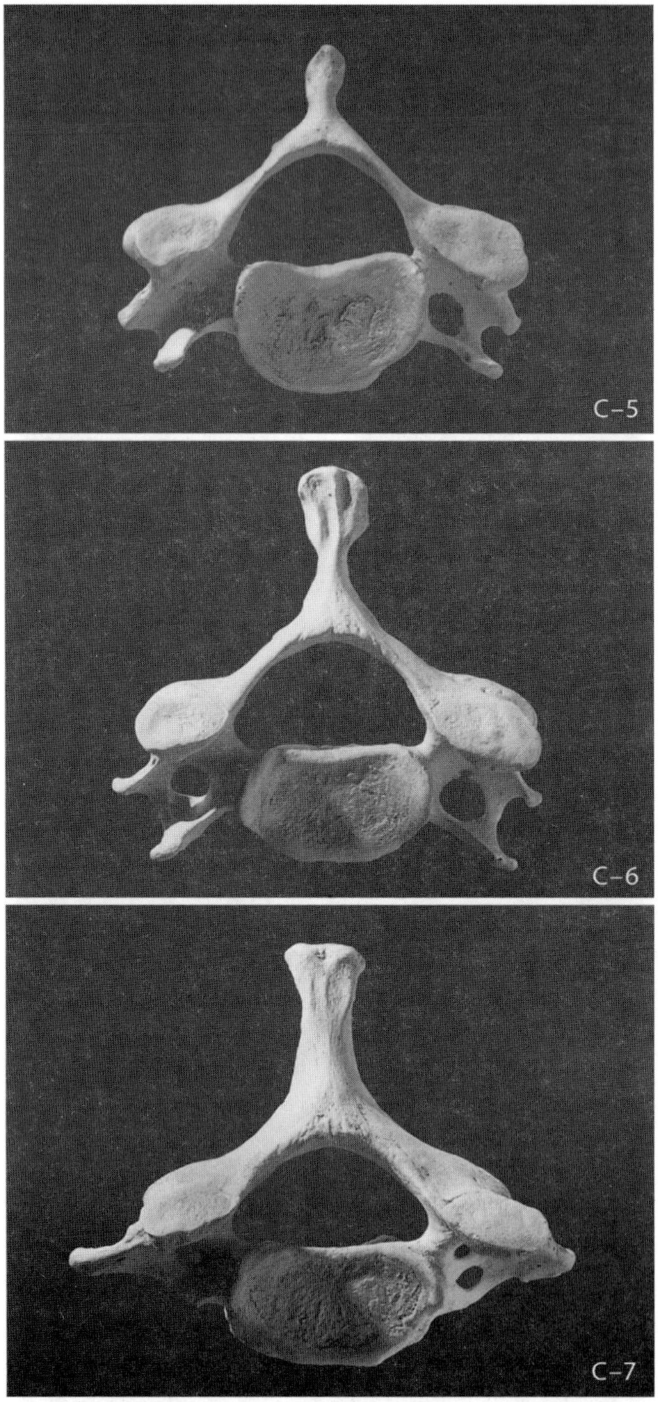

▶ 그림 9.8 (계속)

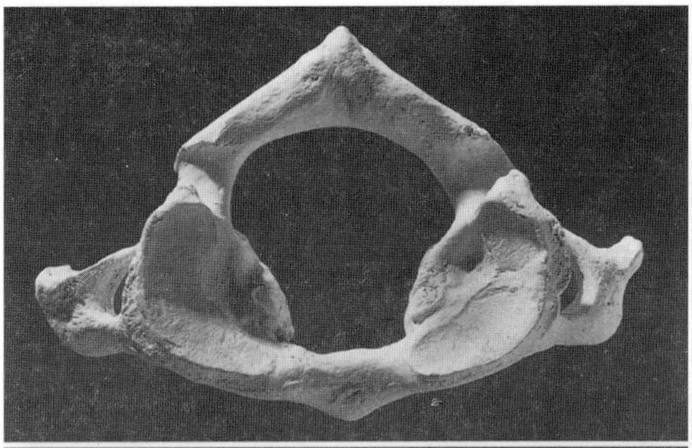

▶ 그림 9.9 **고리뼈, 위모습.**
고리뼈의 뒤쪽은 책의 위쪽을 향함.
실제 크기.

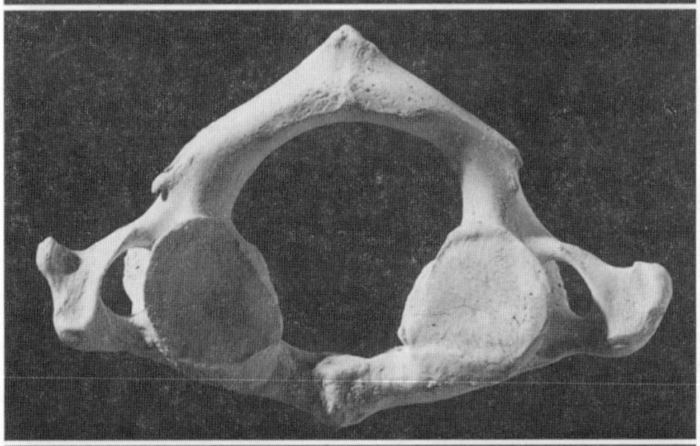

▶ 그림 9.10 **고리뼈, 아래모습.**
고리뼈의 뒤쪽은 책의 위쪽을 향함.
실제 크기.

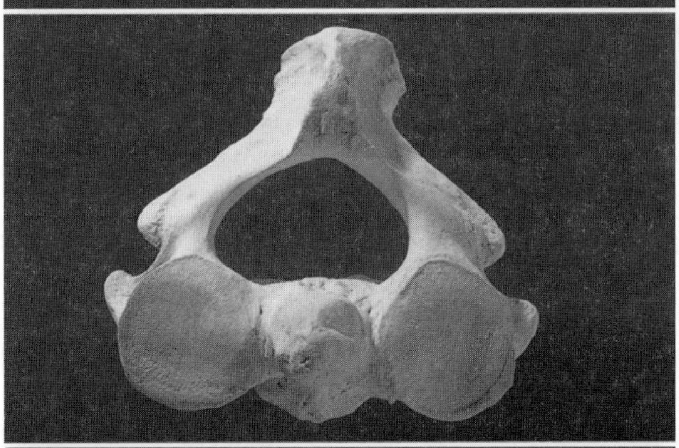

▶ 그림 9.11 **중쇠뼈, 위모습.**
중쇠뼈의 뒤쪽은 책의 위쪽을 향함.
실제 크기.

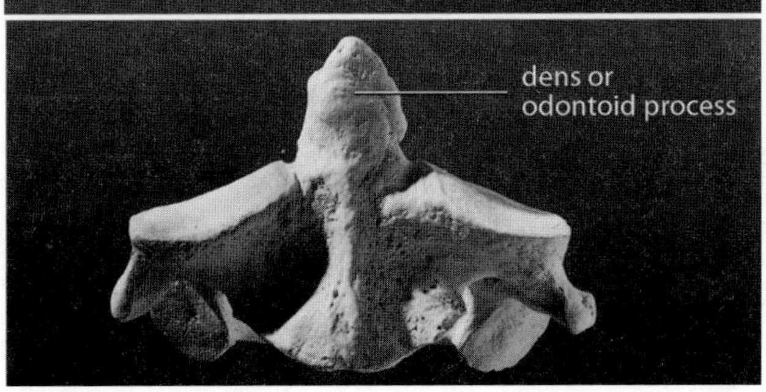

▶ 그림 9.12 **중쇠뼈, 앞모습.**
중쇠뼈의 위쪽은 책의 위쪽을 향함.
실제 크기.

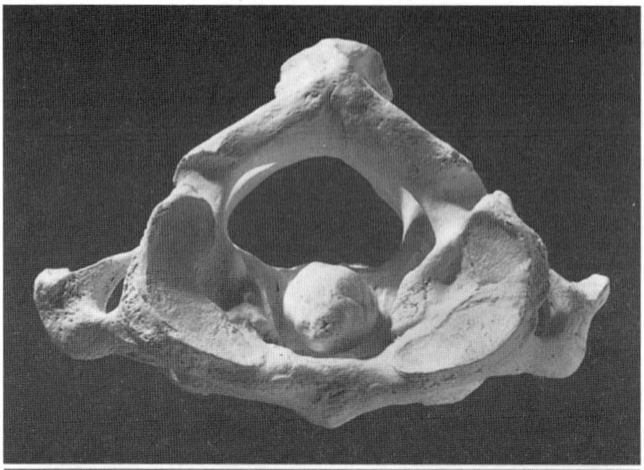

▶ 그림 9.13 **관절을 이루는 고리뼈와 중쇠뼈, 위모습.** 뼈의 뒤쪽은 책의 위쪽을 향함. 실제 크기.

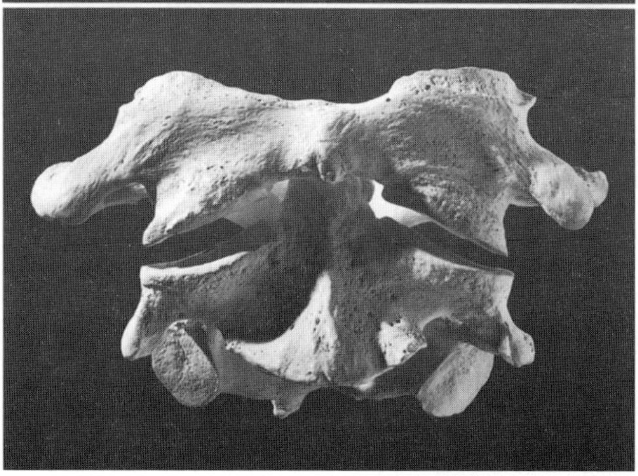

▶ 그림 9.14 **관절을 이루는 고리뼈와 중쇠뼈, 앞모습.** 뼈의 위쪽은 책의 위쪽을 향함. 실제 크기.

- **일곱째목뼈**(seventh cervical vertebra, C-7)는 전형적인 목뼈가 전형적인 등뼈로 이행되는 부분에 위치한다. 몸통은 목뼈 중에서 가장 크기가 크고 아랫면은 편평하다. 가시돌기는 등뼈와 비슷하게 생겨서 등의 정중앙부분에서 만질 수 있는 가시돌기 중에서 가장 위쪽에 위치한다.

3) 쪽가늠

- 가시돌기의 긴축은 뒤아래쪽을 향한다.
- 위관절면은 뒤위쪽을 향하고 아래관절면은 앞아래쪽을 향한다.
- 척추뼈몸통에서 관절돌기가 있는 쪽이 위쪽이다.

4 등뼈(Thoracic Vertebrae, 12개) (그림 9.5, 9.15)

등뼈의 특징을 공유하는 뼈는 T-2부터 T-9이다. 이들을 먼저 설명하고 나머지 네 개의 등뼈에 접근한다. 각각의 등뼈는 한 쌍의 갈비뼈와 관절을 이룬다.

1) 등뼈의 식별

- 척추뼈몸통. 위쪽의 등뼈몸통은 대략 삼각형 모양인 반면 아래쪽 등뼈몸통은 둥근 모양이고 크기는 목뼈몸통과 허리뼈몸통의 중간 정도이다. 등뼈몸통의 양옆에 갈비뼈와 관절을 이루는 관절면이 있다. 각각의 전형적인 갈비뼈는 등뼈와 두 곳에서 관절을 이루며, 한 곳은 등뼈몸통이고 나머지 한 곳은 가시돌기이다. T-2부터 T-9 등뼈몸통의 가쪽면에는 **반관절면(demifacet)**인 위갈비오목과 아래갈비오목이 각각 위쪽과 아래쪽에 위치한다. 따라서 전형적인 등뼈몸통은 위가쪽에 한 쌍, 아래가쪽에 한 쌍 등 모두 네 개의 갈비뼈머리와 관절을 이룬다. 갈비뼈가 서로 인접한 등뼈 사이에 관절하지 않을 경우, 갈비관절면은 "온전한" 관절면이 된다.
- 척추뼈고리. 척주관은 몸통에 비해 조금 작고, 목뼈보다 둥근 모양으로 생겼다. 가로구멍이 없다.
- 가시돌기. 등뼈의 가시돌기는 두 갈래인 목뼈의 가시돌기와 손도끼처럼 생긴 허리뼈의 가시돌기에 비해 길고, 똑바르며 좁게 생겼다. 몸통과 가시돌기 사이의 각도가 선명해지고 T-2부터 T-8사이에서 더 아래쪽을 향하는 각도가 생긴다.
- 가로돌기. 등뼈의 가로돌기는 척추뼈고리에서 가쪽으로 두드러진 돌출구조물이다. 가로돌기의 앞가쪽에 **관절면(facet, fovea)**이 있어서 갈비뼈결절과 관절을 이룬다.
- 위관절면과 아래관절면. 등뼈의 위관절면과 아래관절면은 매우 편평하고, 위관절면은 뒤쪽 수직방향을 향하며, 아래관절면은 앞쪽 수직방향을 향한다.

2) 독특한 등뼈 (그림 9.16~9.19)

- **첫째등뼈**(first thoracic vertebra, T-1)는 위쪽에 온전한 갈비관절면과 아래쪽에 갈비관절면의 절반이 있다. 몸통과 돌기의 생김새는 전체적으로 목뼈의 특징을 지니고 있다.
- **열째등뼈**(tenth thoracic vertebra, T-10)는 척추뼈몸통의 양옆에 위쪽으로 향하며 온전한 갈비관절면이 있고 가로돌기에서도 갈비뼈와 관절을 이룬다.

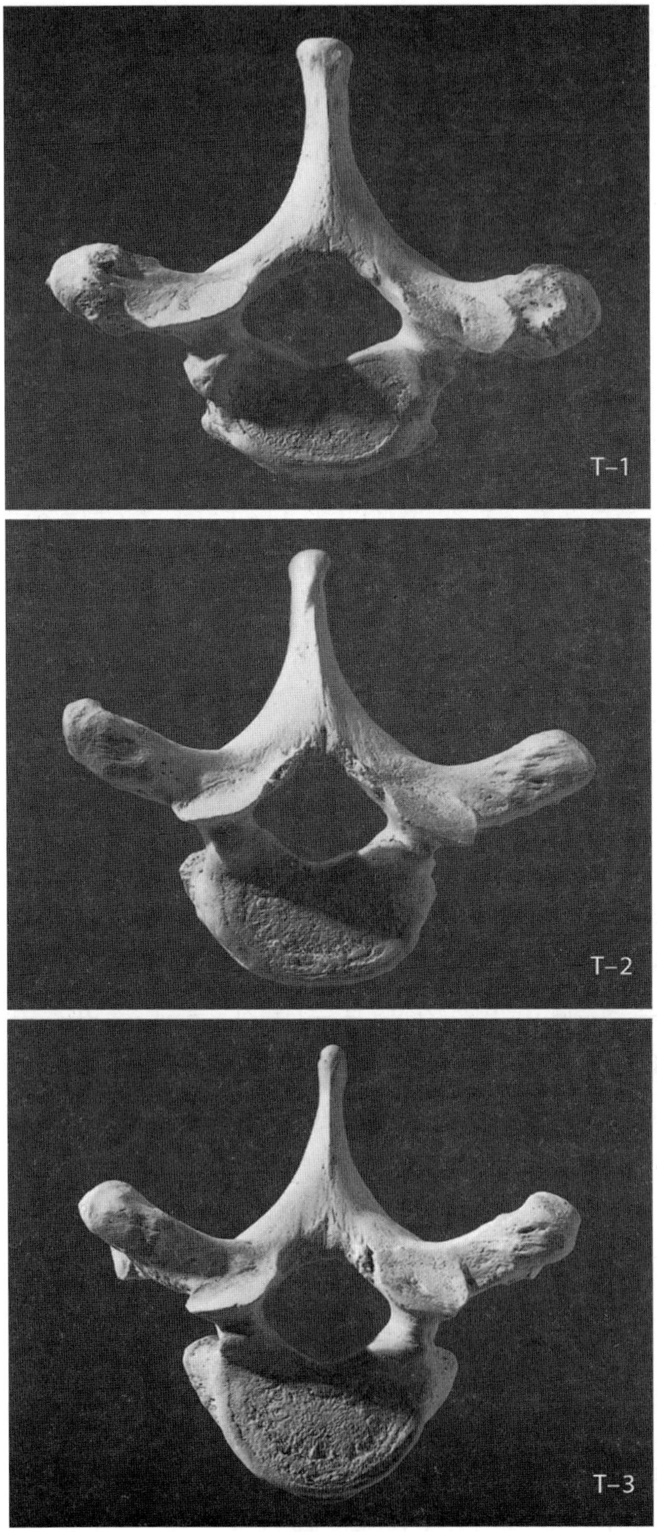

▶ 그림 9.15 **등뼈, 위모습.**
(이 쪽과 연속된 세 쪽) 등뼈의 뒤쪽은 책의 위쪽을 향함. 실제 크기.

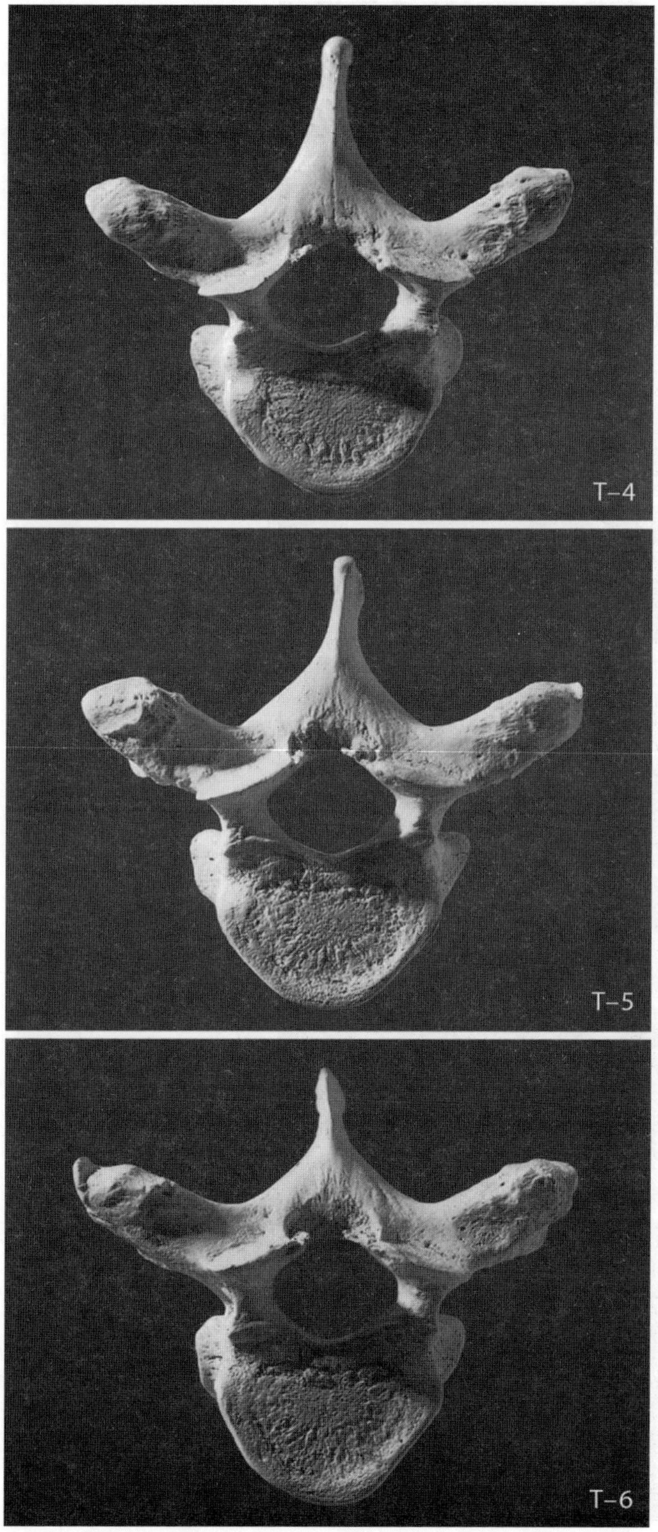

▶ 그림 9.15 **(계속)**

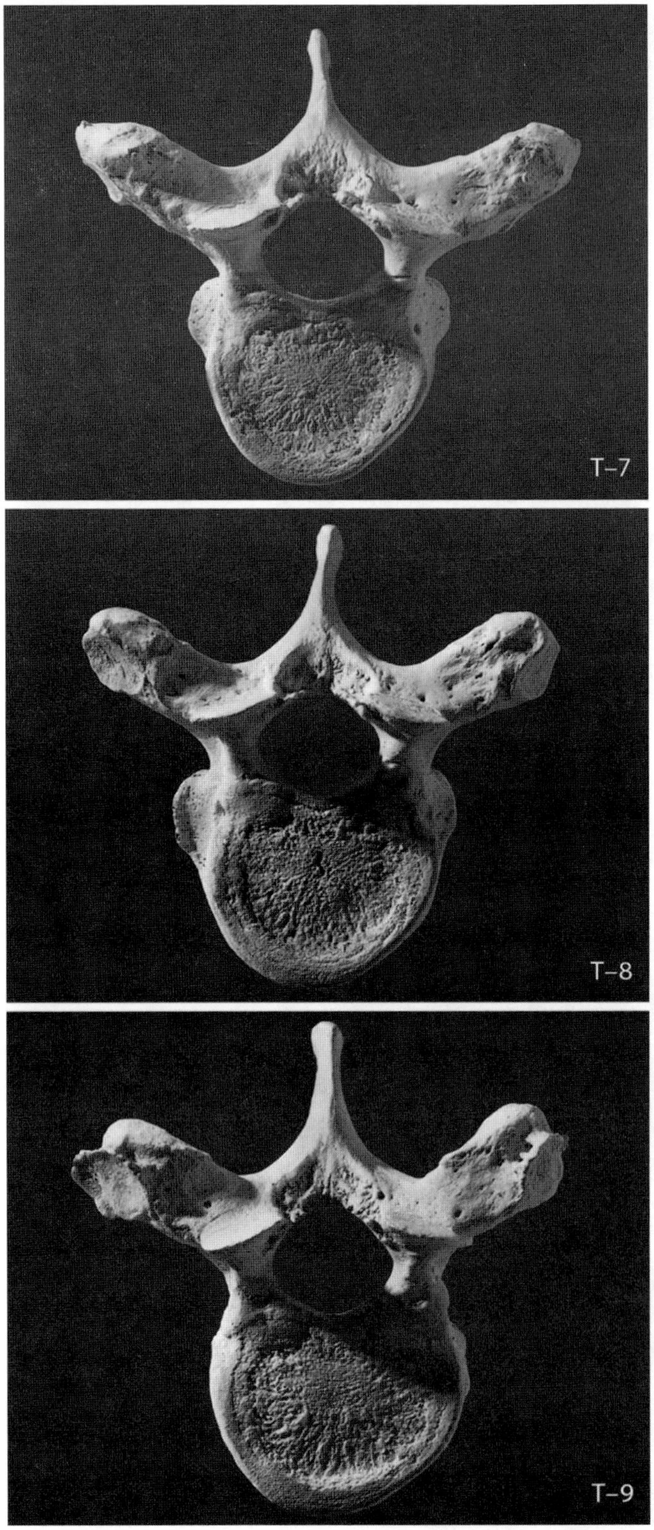

▶ 그림 9.15 **(계속)**

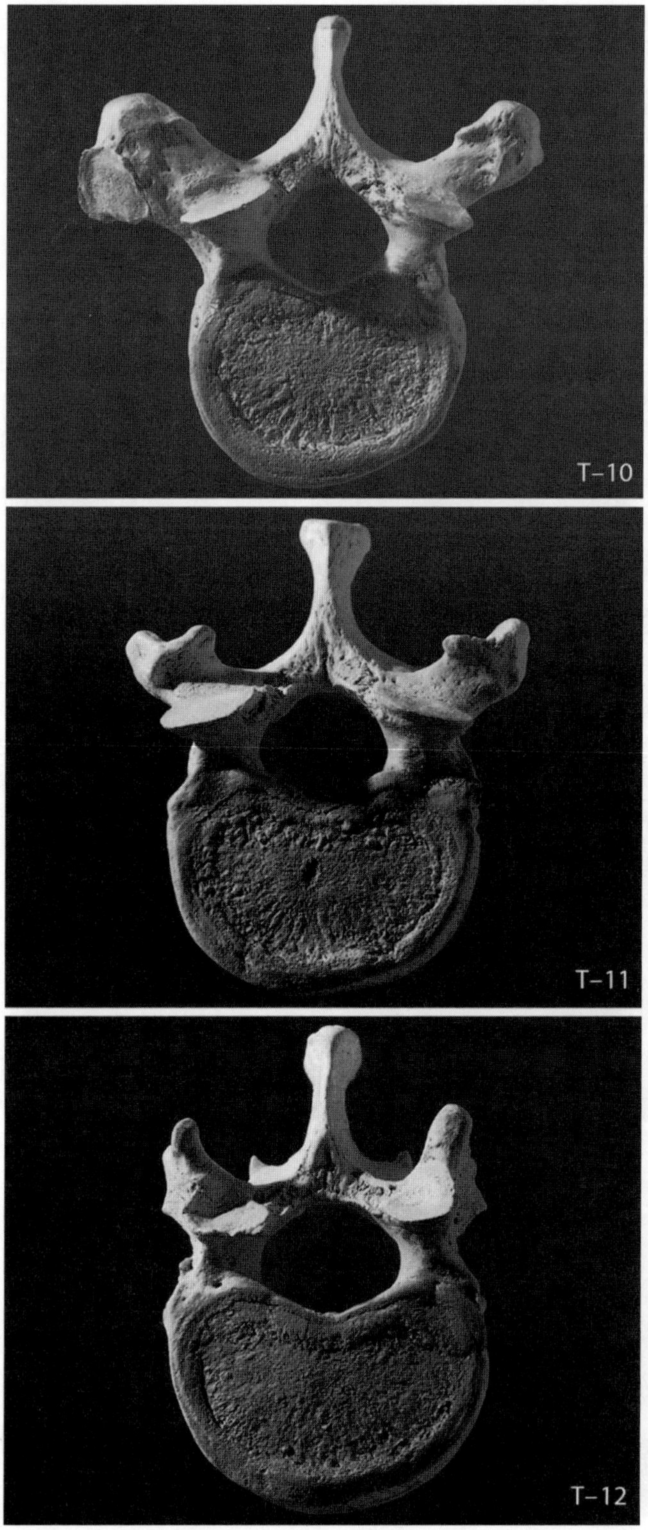

▶ 그림 9.15 **(계속)**

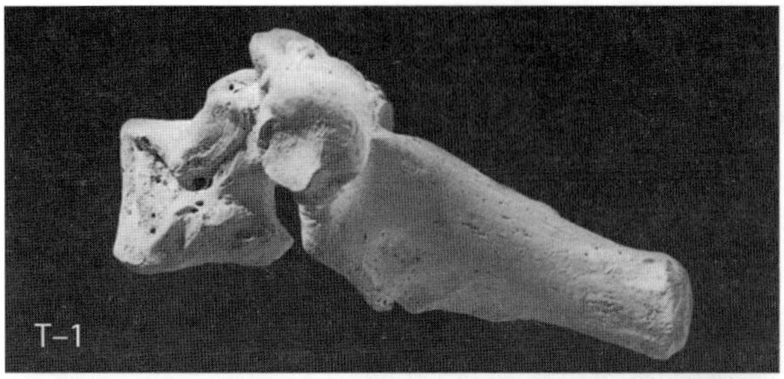

▶ 그림 9.16 **첫째등뼈, 가쪽모습.** 등뼈의 위쪽은 책의 위쪽을 향함. 실제 크기.

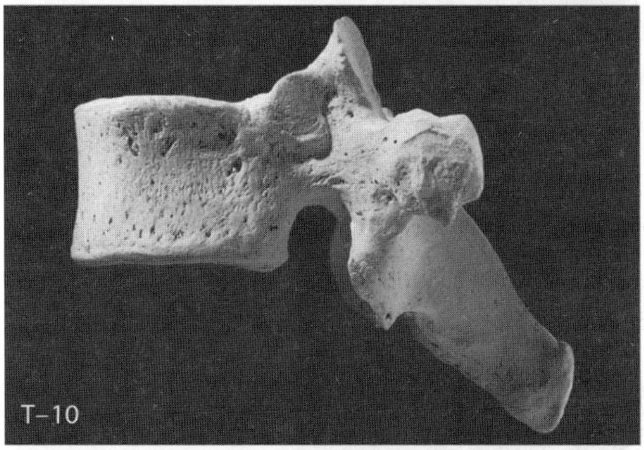

▶ 그림 9.17 **열째등뼈, 가쪽모습.** 등뼈의 위쪽은 책의 위쪽을 향함. 실제 크기.

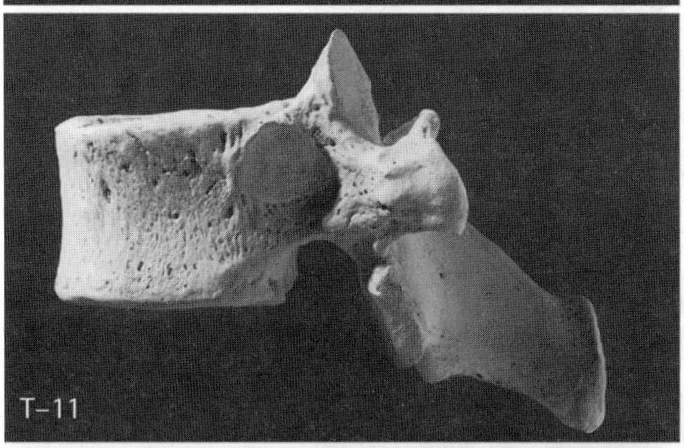

▶ 그림 9.18 **열한째등뼈, 가쪽모습.** 등뼈의 위쪽은 책의 위쪽을 향함. 실제 크기.

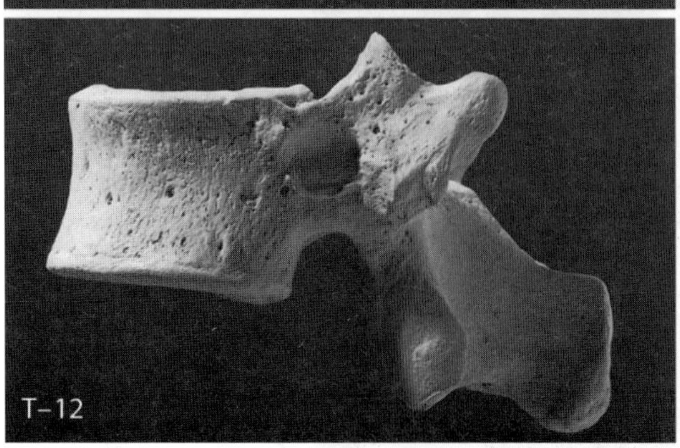

▶ 그림 9.19 **열두째등뼈, 가쪽모습.** 등뼈의 위쪽은 책의 위쪽을 향함. 실제 크기.

- **열한째등뼈(eleventh thoracic vertebra, T-11)**는 척추뼈몸통의 양옆에 위쪽으로 향하며 온전한 갈비관절면이 있으나 가로돌기에는 갈비관절면이 없다.
- **열두째등뼈(twelfth thoracic vertebra, T-12)**는 T-11과 비슷하게 생겼으나 아래관절돌기가 허리뼈처럼 생겼다.

3) 쪽가늠

- 가시돌기의 긴축이 뒤쪽을 향하며, 특히 가운데 등뼈부분에서는 가시돌기가 날카롭게 아래쪽으로 각을 형성한다.
- 위관절면이 뒤쪽을 향하고, 아래관절면은 앞쪽을 향한다.
- 가로돌기에 있는 갈비관절면은 앞가쪽을 향한다.
- 가쪽면에서 아래관절면은 척추뼈몸통과 꽤 멀리 떨어져 있다.
- 척추뼈몸통은 아래쪽이 위쪽보다 더 크다.

5 허리뼈(Lumbar Vertebrae, 5개) (그림 9.6, 9.20, 9.21)

따로 분리된 허리뼈의 위치를 식별하는 것은 비교적 쉽다. 등뼈나 목뼈와 마찬가지로 허리뼈는 위에서 아래로 갈수록(L-1에서 L-5로) 점차적으로 크기가 커진다. 허리뼈는 자유로운 척추뼈들 중에서 가장 크기가 크다. 이 책에 소개된 L-5는 엉치관절면이 추가적으로 있는 엉치뼈화된 허리뼈이다.

1) 허리뼈의 식별

- 척추뼈몸통. 허리뼈몸통은 갈비관절면과 가로구멍이 없다.
- 척추뼈고리. 허리뼈의 척추뼈고리는 몸통의 크기에 비해 매우 작다.
- 가시돌기. 허리뼈의 가시돌기는 다른 부위 척추뼈의 가시돌기(이들은 관상면에서 세로방향으로 되어 있음)와 달리 수평방향으로 생겼고, 모양은 크고 무딘 손도끼 모양이다.
- 가로돌기. 허리뼈의 가로돌기는 등뼈에 비해 비교적 크기가 작고 더 얇으며 갈비관절면이 없다. L-1에서는 흔적만 남거나 존재하지 않으며, 아래로 갈수록 크기가 커지고 점점 아래쪽으로 돌출한다.

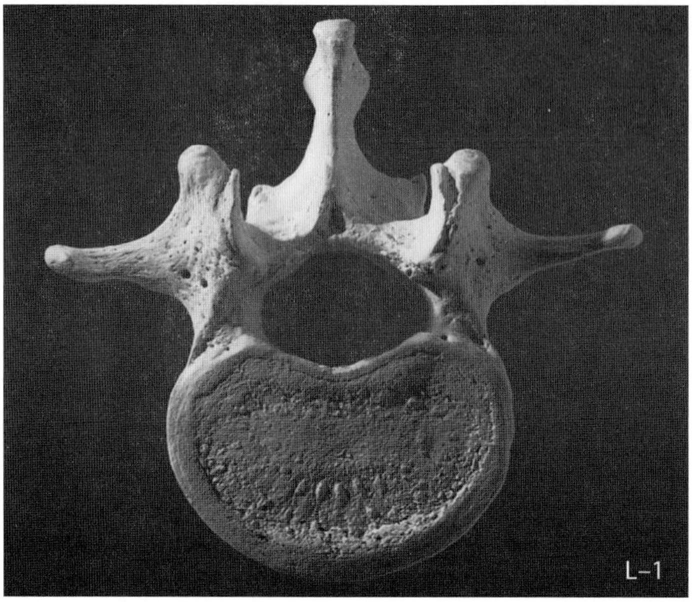

▶ 그림 9.20 **허리뼈, 위모습.**
(위쪽, 다음 쪽과 연속된 쪽) 허리뼈의 뒤쪽은 책의 위쪽을 향함. L-5는 엉치뼈화된 허리뼈로 허리뼈의 다섯 번째 위치에서 엉치뼈와 관절을 이룸. 실제 크기.

- 위관절면과 아래관절면. 허리뼈의 위관절면과 아래관절면은 평행하지 않는다. 대신 위관절면은 오목하고 뒤안쪽을 향하고 아래관절면은 볼록하고 앞가쪽을 향한다.

2) 허리뼈 위치의 식별

L-1은 허리뼈 중에서 가장 크기가 작다. 허리뼈들을 뒤에서 보면 네 쌍의 위관절면과 아래관절면의 중심부를 연결하는 사각형 모양을 가상으로 그릴 수 있다(그림 9.21). L-1과 L-2에서 이 외곽선은 수직방향으로 길어진 직사각형 모양이고, L-3과 L-4에서 이 외곽선은 정사각형 모양이며, L-5에서 이 외곽선은 가로방향으로 길어진 직사각형 모양이다.

3) 쪽가늠

- 가로돌기의 긴축은 척추뼈몸통과 고리판에서 위가쪽을 지난다.
- 위관절면은 오목하고 뒤안쪽을 향하고 아래관절면은 볼록하고 앞가쪽을 향한다.
- 가쪽면에서 아래관절면과 척추뼈몸통의 뒷면 사이에 아주 큰 틈새가 있다. 척추뼈고리는 척추뼈몸통의 위쪽 절반부분에서부터 시작된다.

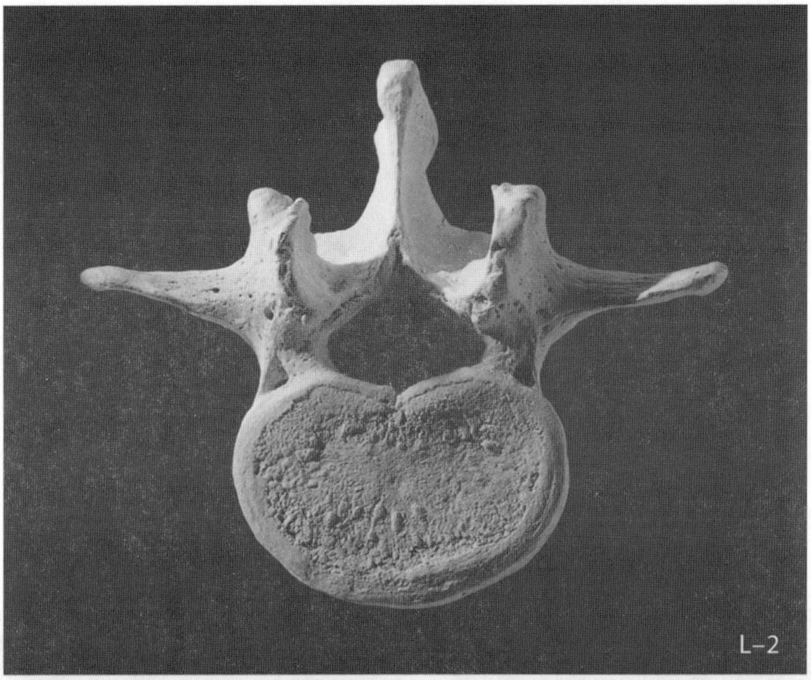

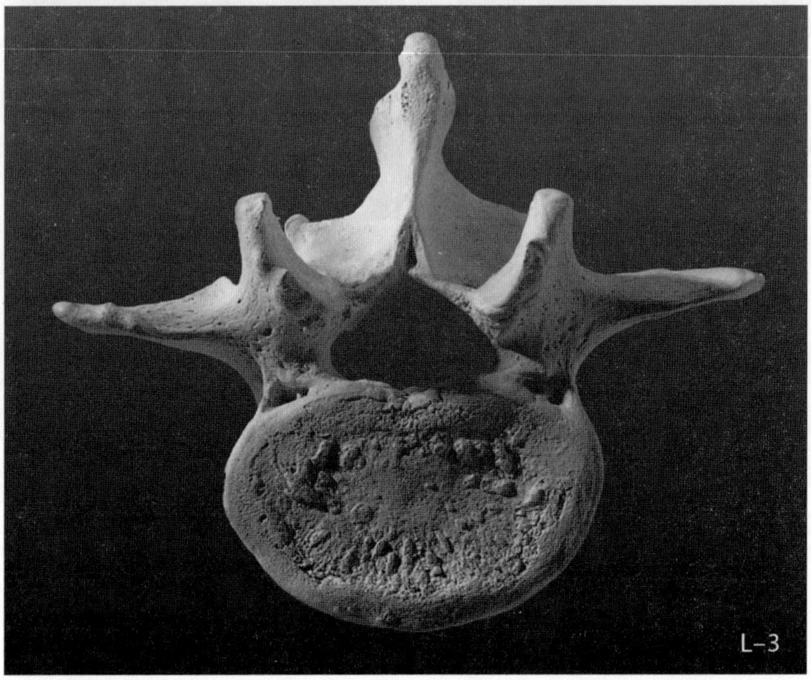

▶ 그림 9.20 **(계속)**

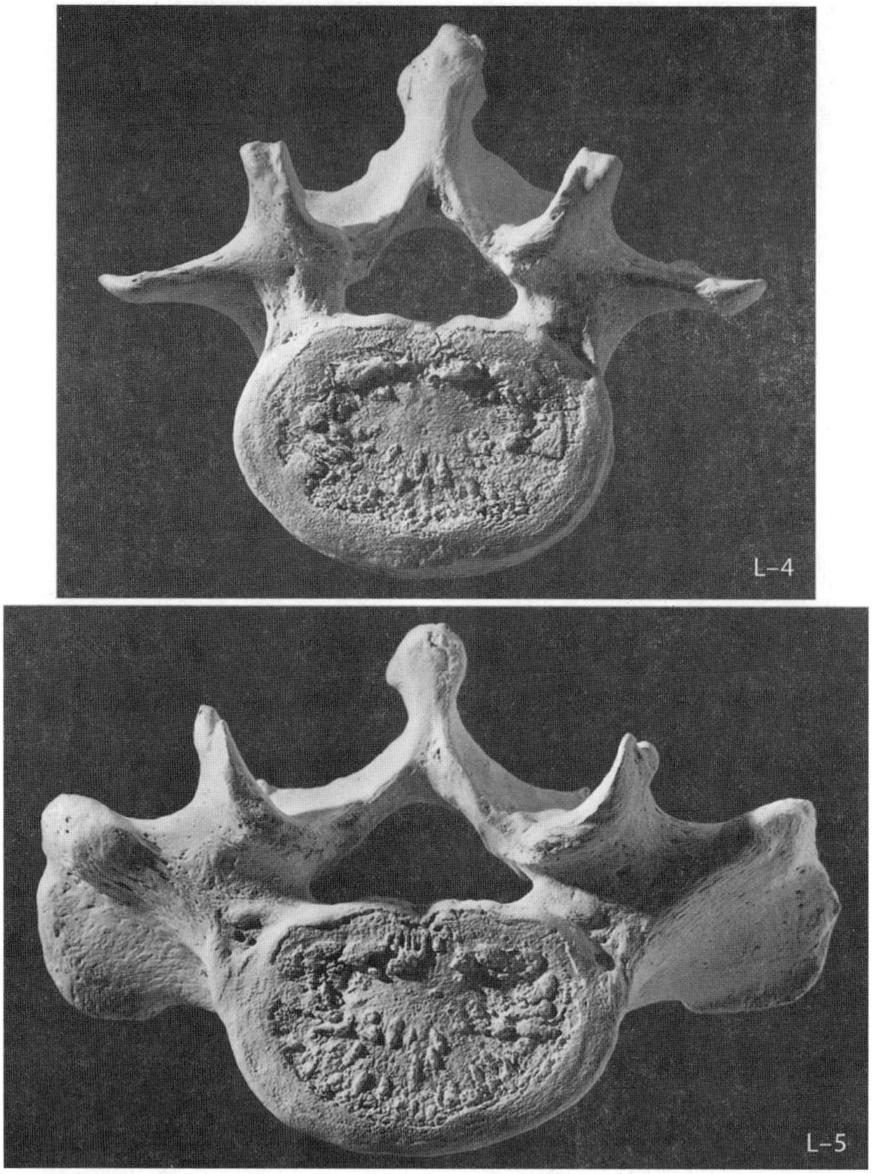

▶ 그림 9.20 (계속)

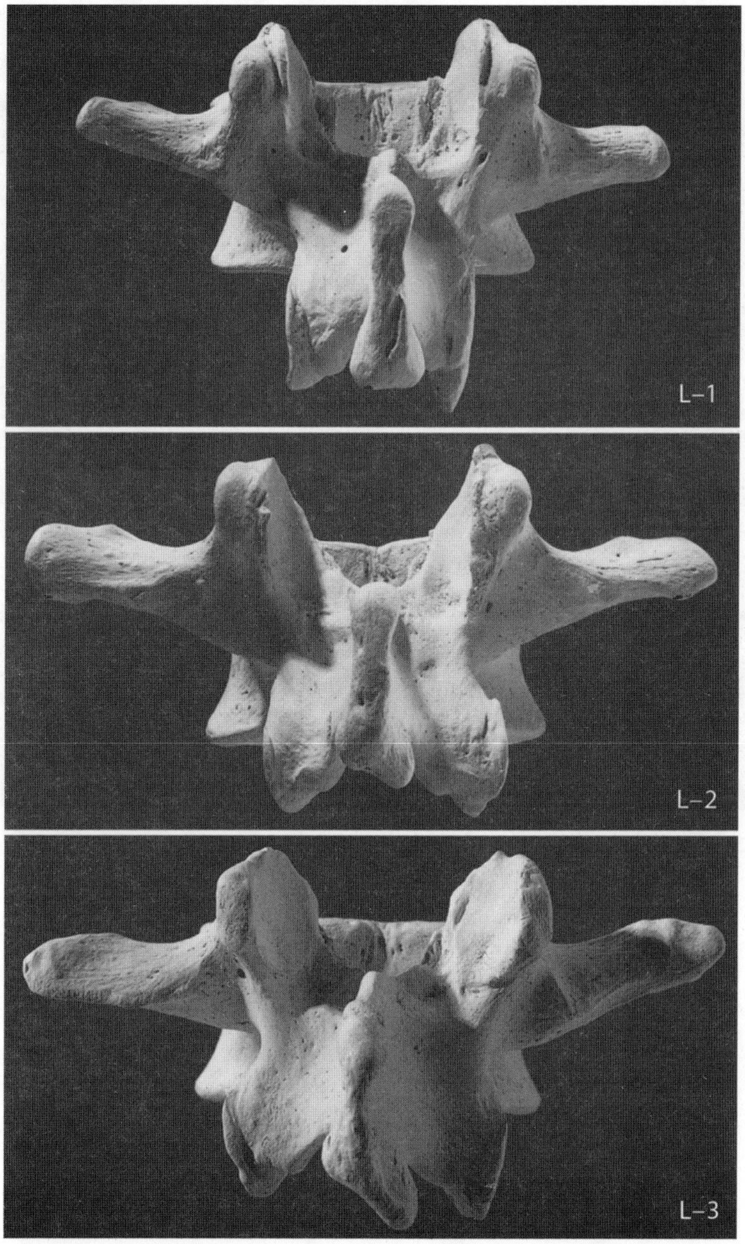

▶ 그림 9.21 **허리뼈, 뒤모습.**
(위쪽과 연속된 쪽) 뒷면에서 허리뼈를 바라보게 되면 허리뼈의 위치를 식별하는 데 도움이 됨. 실제 크기.

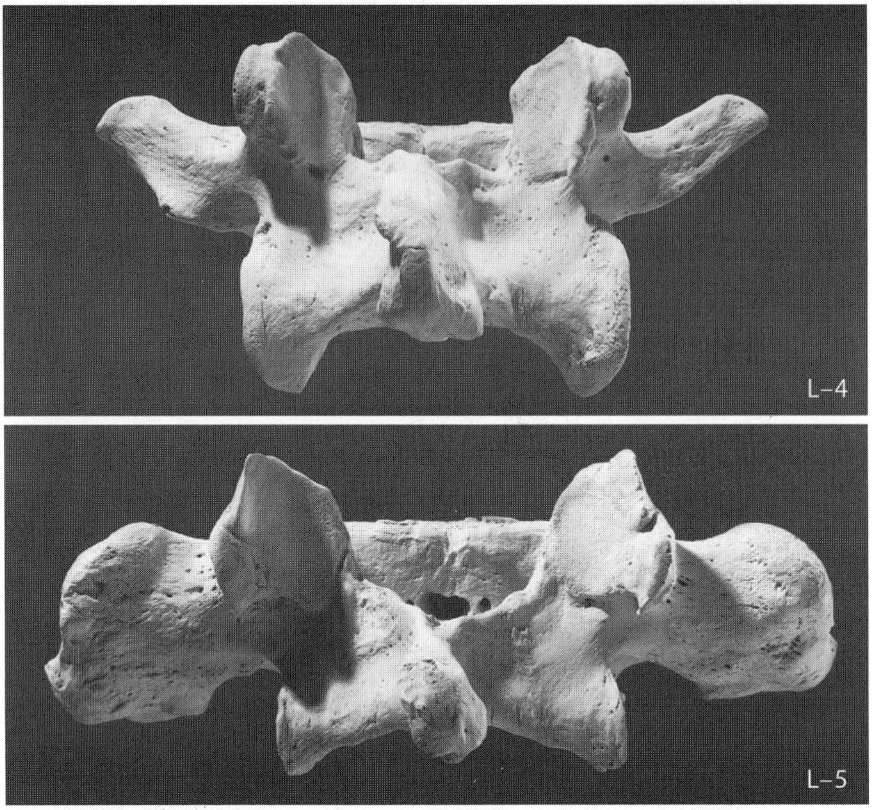

▶ 그림 9.21 (계속)

Chapter

10

가슴 : 복장뼈와 갈비뼈

원시시대의 숨쉬는 물고기는 공기를 삼켜 허파로 산소를 보내는 호흡을 하였다. 초기 파충류는 이를 개선하여 가슴에 있는 근육과 뼈대를 이용해 호흡을 할 수 있도록 진화하게 된다. 가슴의 근육과 뼈대를 이용한 호흡이 가능할 수 있었던 것은 척주(vertebral column)에서 일어난 갈비뼈가 앞에 있는 복장뼈로 뻗어 나왔기 때문이다. 복장뼈는 일종의 몸통 앞에 있는 뼈 기둥으로서 이곳에서 갈비뼈의 먼쪽과 서로 연결된다. 여기에 특수한 물렁조직(soft tissue)이 발달하여 함께 기능함으로써 정교한 호흡운동이 일어날 수 있는 것이다.

사람의 가슴뼈대는 뼈와 연골로 이루어진 바구니(basket) 모양으로 뒤쪽에 있는 척주와 연결되어 있다. 가슴 속에 있는 심장과 허파를 둘러싸서 외부의 충격으로부터 이들 생명장기를 보호하며 팔뼈가 붙을 수 있는 자리를 마련한다. 가슴을 형성하는 주요 뼈대는 복장뼈와 양쪽에 있는 갈비뼈이다. 갈비뼈의 위쪽 7개는 각각의 연골을 통해 직접 복장뼈와 연결되기 때문에 "참갈비뼈(true ribs, sternal ribs)"라고 하고, 여덟째–열째갈비뼈는 연골을 통해 간접적으로 복장뼈와 연결되기 때문에 "거짓갈비뼈(false ribs, asternal ribs)"라고 하며, 갈비뼈의 맨 아래쪽 2개는 어떤 식으로도 복장뼈와 연결되지 않기 때문에 "뜬갈비뼈(floating ribs)"라고 한다.

1 복장뼈 (그림 10.1~10.3)

1) 형태

복장뼈(sternum, breastbone)의 위쪽은 빗장뼈(clavicle) 및 어깨뼈(scapula) 등의 팔이음뼈(shoulder girdle)와 연결되어 있다. 또한 각각의 연골을 통해 첫째–일곱째갈비뼈와 연결되어 있다. 성인의 복장뼈는 세 부분으로 나뉘어 있지만 발생학적으로는 일곱 개의 뼈가 모여 서로 융합된 것이며, 복장뼈의 옆면에 있는 갈비패임(costal notches)을 통해 그 융합의 흔적을 확인할 수 있다.

a. **복장뼈자루**(manubrium)는 세 부분 중에서 가장 크고 두꺼우며 네모꼴이다. 복장뼈의 가장 위쪽에 위치해 있으며 가장 넓은 부분이다.

b. **빗장패임**(clavicular notch)은 복장뼈의 위 양쪽 구석에 있다. 이곳에서 오른쪽 및 왼쪽 빗장뼈와 관절을 이룬다.

c. **목아래패임**(jugular notch, suprasternal notch)은 복장뼈자루의 위모서리 정중선에 있다.

d. 복장뼈자루에 있는 **갈비패임**(costal notches)은 빗장패임의 아래에 있으며, 이곳에서 첫째갈비뼈의 갈비연골(costal cartilage)과 관절을 이룬다.

e. **복장뼈몸통**(body of sternum, corpus sterni)은 복장뼈의 가운데에 있는 부분이다. 발생학적으로 2~5번 복장뼈분절(sternebrae, sternal segments)이 서로 융합된 것이다. 복장뼈자루와 복장뼈몸통은 성인이 되어서도 서로 융합하지 않거나 일부만 융합할 수 있다.

f. **복장뼈각**(sternal angle)은 융합된 복장뼈자루와 복장뼈몸통 사이의 각이다.

g. 복장뼈몸통에 있는 **갈비패임**(costal notches)은 둘째–일곱째갈비뼈의 갈비연골과 관절을 이루는 곳이다.

h. 복장뼈분절 사이의 **융합선**(lines of fusion)을 흔히 관찰할 수 있다. 셋째에서 다섯째까지의 좌우 갈비패임을 잇는 수평한 선이다.

i. 성인 복장뼈의 5~10%는 복장뼈몸통의 정중선에 구멍이 형성되어 있을 수 있는데, 이를 **복장뼈구멍**(sternal foramen)이라고 한다.

j. **칼돌기**(xiphoid process)는 복장뼈의 아래에 있는 부분이며, 뼈발생(ossification)의 정도가 매우 다양하게 나타난다. 나이가 들수록 복장뼈몸통과 흔히 융합한다. 복장뼈몸통과 함께 일곱째갈비패임을 형성한다. 칼돌기는 부분적인 뼈발생이 일어나거나 이상한 구멍과 함께 기묘한 형태의 뼈발생이 일어나는 등 그 형태의 변이가 매우 다

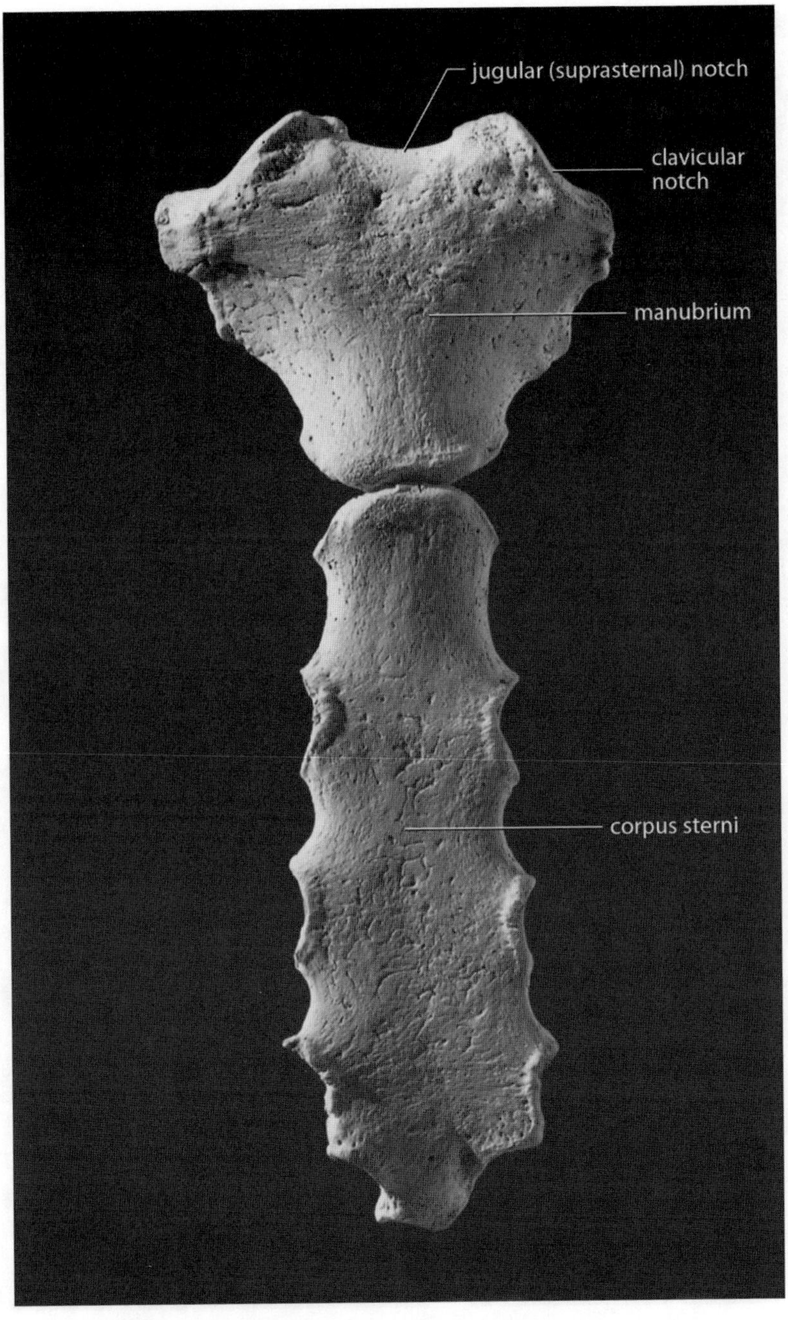

▶ 그림 10.1 **복장뼈(Sternum), 앞모습.**
칼돌기(xiphoid process)가 아직 뼈발생(ossification)되지 않았기 때문에 그림에서 볼 수 없음.
복장뼈의 위는 책의 위쪽을 향해 있음. 실제 크기.

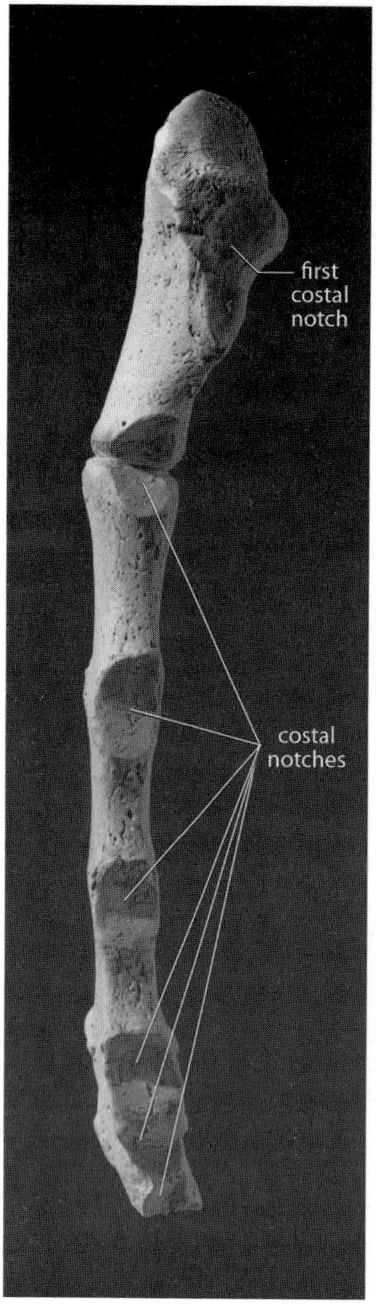

▶ 그림 10.2 **복장뼈(Sternum), 가쪽모습.** 복장뼈의 위는 책의 위쪽을 향해 있음. 실제 크기.

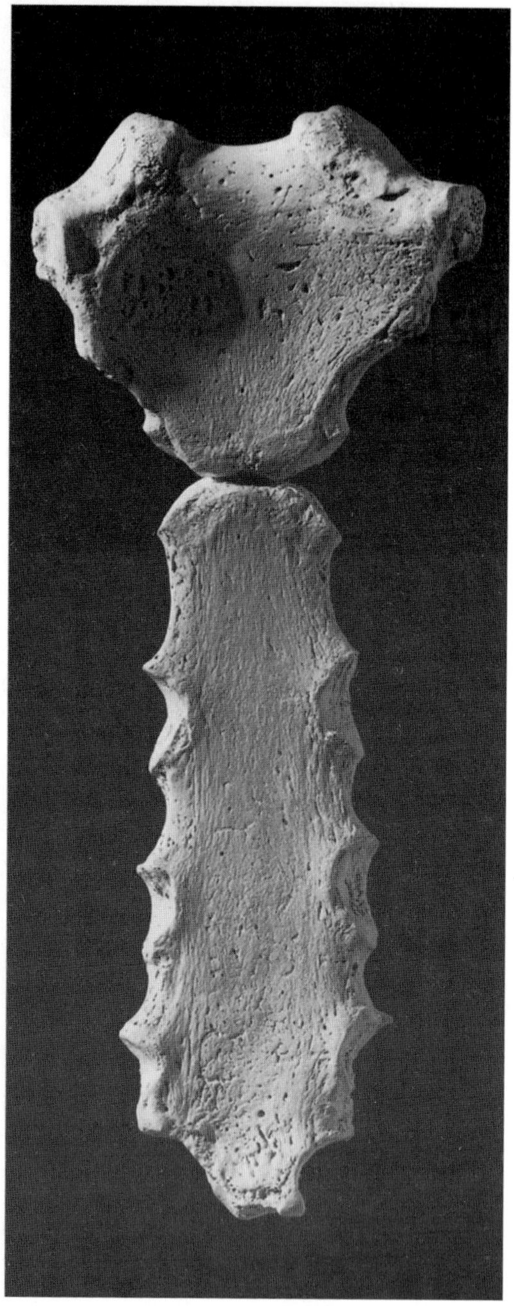

▶ 그림 10.3 **복장뼈(Sternum), 뒷모습.** 복장뼈의 위는 책의 위쪽을 향해 있음. 실제 크기.

양하다. 그림에서 예로 든 복장뼈는 사망 당시에 칼돌기의 뼈발생이 일어나지 않았기 때문에 그 모습을 확인할 수 없다.

2) 성장

태아기 때 복장뼈자루(manubrium) 및 2~4번 복장뼈분절(sternebrae)의 뼈되기중심(ossification center)이 나타난다. 복장뼈분절의 융합 시기는 매우 불규칙한데, 아래쪽 4~5번 복장뼈분절 사이의 융합은 사춘기를 지나자마자 바로 일어나고, 2~4번 복장뼈 분절사이의 융합은 이보다 늦은 이른 성인기 때 일어난다. 앞에서 언급했듯이 복장뼈자루와 복장뼈몸통 사이의 융합은 성인이 되어서도 일어나지 않을 수 있다.

3) 감별사항

조각난 복장뼈는 골반뼈(pelvic bone)나 미성숙한 척추뼈(vertebra)의 일부와 혼동될 수 있다.

- 갈비패임(costal notch)과 빗장패임(clavicular notch) 및 복장뼈분절 사이의 융합선(lines of fusion)을 보고 복장뼈를 식별해낼 수 있다.
- 복장뼈는 밀도가 매우 낮은 뼈로서 겉질(cortex)이 얇고 미세한 구멍이 많기 때문에 이를 통해 골반뼈와 쉽게 감별할 수 있다.
- 영아(infant)에서 복장뼈와 척추뼈를 혼동하기 쉬운데, 영아의 척추뼈는 거칠고 과립형이며 좀 더 물결친 형태의 겉질을 가지고 있다.

4) 쪽가늠

- 복장뼈자루(manubrium)와 복장뼈몸통의 앞면은 뒷면보다 더 거칠고 볼록하다.
- 융합선(lines of fusion)은 수평하게 주행하며, 복장뼈몸통 중에서 좌우로 가장 넓은 곳이 셋째복장뼈분절이다.

2 갈비뼈 (그림 10.4~10.7)

1) 형태

일반적으로 가슴에는 좌우 12개씩의 갈비뼈(rib)가 있으며, 따라서 남녀 모두 각각 24개의 갈비뼈가 존재한다. 사람에 따라 한 개가 적은 11개씩이 될 수도 있고, 목뼈(cervical vertebra)나 허리뼈(lumbar vertebra)에서 한 개가 더 나와 13개가 될 수도 있다(Black과 Scheuer, 1997). 첫째-일곱째갈비뼈는 각각의 갈비연골(costal cartilage)을 통해 복장뼈(sternum)와 직접 연결되어 있다. 여덟째-열째갈비뼈는 공통의 연골을 통해 복장뼈와 연결된다. 마지막 열한째와 열두째갈비뼈는 복장뼈와 연결되지 않은 채 가슴에 떠 있다. 모든 갈비뼈의 몸쪽부분은 등뼈(thoracic vertebra)와 관절을 이루고 있다. 대개 첫째에서 일곱째까지는 갈비뼈의 길이가 점점 증가하다가 일곱째부터 열두째까지는 그 길이가 점점 감소한다. 갈비뼈의 복장끝(sternal end)을 이용하여 성인의 나이를 추정할 수 있기 때문에(19장 참조) 갈비뼈의 쪽을 가늠하고 그 순서를 알아 맞히려는 연구가 많이 시도되었다(Mann, 1993; Hoppa와 Saunders, 1998). 이러한 연구는 한 사람의 것이라고 알려진 갈비뼈에서만 그 방법을 적용할 수 있다.

a. **갈비뼈머리(head of rib)**는 갈비뼈 몸쪽부분의 확장된 곳이다. 갈비뼈머리에는 연속된 두 개의 등뼈(thoracic vertebra)와 관절을 이루기 위한 반관절면(demifacet)이 존재한다. 첫째갈비뼈 및 열째-열두째갈비뼈는 하나의 등뼈와 관절(unifacet)을 이룬다.

b. **갈비뼈목(neck of rib)**은 갈비뼈머리와 갈비뼈결절 사이의 짧은 부분이다.

c. **갈비뼈결절(tubercle)**은 각 갈비뼈의 뒤아래구석에 위치하며, 등뼈의 가로돌기(transverse process)와 관절을 이루는 곳이다. 가로돌기와 직접 맞닿는 안쪽관절면(medial articular facet)과 인대(ligament)가 붙는 비관절부분(nonarticular part)으로 이루어져 있다.

d. **갈비뼈각(angle)**은 갈비뼈결절의 가쪽에 있는 예리한 굽이를 일컫는다. 갈비뼈몸통에서 가장 바깥으로 튀어나와 있는 곳이다. 깊은등근육(deep back muscle)이 닿는 곳이기도 하며, 갈비뼈의 바깥면이 아래를 향하다가 위를 향하는 전환점이다. 넷째에서 열한째갈비뼈까지는 갈비뼈결절과 갈비뼈각 사이의 길이가 점점 증가한다.

e. **갈비뼈몸통(shaft of rib)**은 갈비뼈결절과 갈비뼈의 복장끝 사이를 일컬으며, 휘어져 있고 차차 가늘어지는 부분이다. 일곱째-열두째갈비뼈와 비교할 때 셋째-여섯째 갈비뼈는 몸통의 단면이 더 두껍고 더 원형에 가깝다.

f. **갈비뼈고랑(costal groove)**은 갈비뼈몸통의 아래모서리 안쪽에 있는 고랑이다. 이곳으로 *갈비사이동맥(intercostal artery)*과 *정맥(vein)* 및 *신경(nerve)*이 지나다닌다. 다섯째-일곱째갈비뼈의 고랑이 가장 뚜렷하다.

g. **복장끝(sternal end)**은 갈비뼈몸통의 가장 앞쪽 끝에 있는 부분이다. 갈비연골(costal cartilage)과 연결되는 부분으로 거칠고 구멍이 많으며 타원 모양의 홈이 파여 있다.

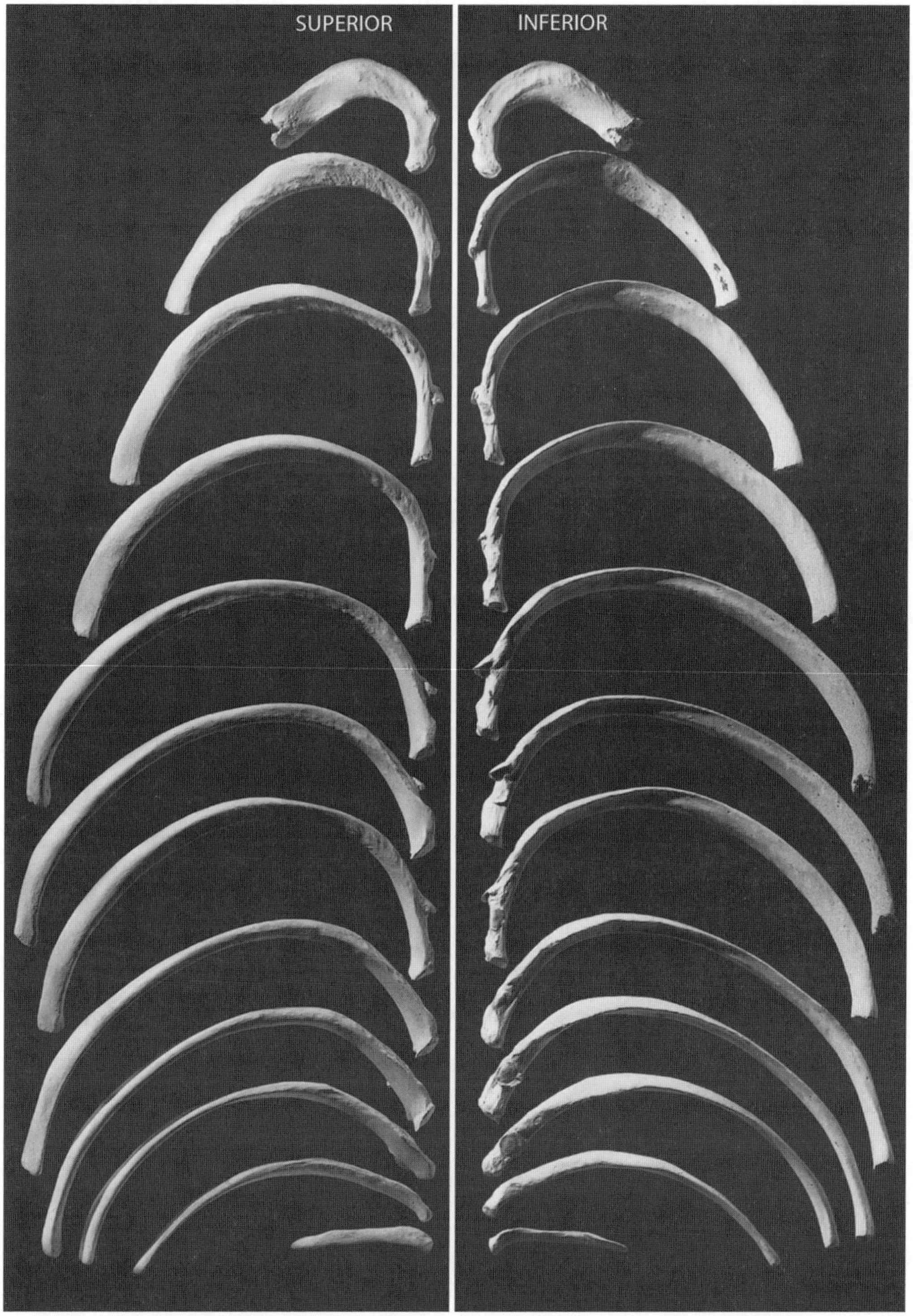

▶ 그림 10.4 **오른쪽 갈비뼈(rib).** 실제 크기의 1/3.

갈비뼈의 복장끝은 나이가 증가함에 따라 그 형태가 특징적으로 변한다. 열한째와 열두째갈비뼈의 복장끝은 뾰족한 형태이다.

h. 대부분 갈비뼈의 **위모서리**(cranial (upper) edge)는 뭉툭하고 부드러우며 볼록하다.

i. 대부분 갈비뼈의 **아래모서리**(caudal (lower) edge)는 그 안쪽면에 갈비뼈고랑이 있어 예리하다. 오목한 갈비뼈고랑을 포함한 갈비뼈의 안쪽면이 가슴안(thoracic cavity)을 향해 마주보고 있다.

2) 특수한 형태의 갈비뼈 (그림 10.7)

- **첫째갈비뼈**(first rib)는 그 어떤 갈비뼈보다도 가장 특수하게 생겼기 때문에 쉽게 식별된다. 위아래가 평평하고 넓적하며 짧고 급하게 꺾인 첫째갈비뼈는 작고 둥근 갈비뼈머리에 단 한 개의 관절면이 존재한다. 근육의 부착으로 인해 거칠어진 윗면(superior surface)에는 두 개의 고랑이 존재하는데, 앞쪽에 있는 것이 *빗장밑정맥고랑(groove for subclavian vein)*이고, 다른 하나는 *빗장밑동맥고랑(groove for subclavian artery)*이다(그림 10.7). 빗장밑동맥고랑으로는 *팔신경얼기(brachial plexus)*의 *아래줄기(inferior trunk)*도 지나간다(그림 10.7). 이들 두 고랑의 사이에 있는 능선을 앞목갈비근결절(scalene tubercle)이라고 하며 *앞목갈비근(anterior scalene muscle)*이 부착되는 곳이다(그림 10.7). 첫째갈비뼈는 갈비뼈고랑(costal groove)이 존재하지 않는다.
- **둘째갈비뼈**(second rib)는 첫째갈비뼈와 다른 전형적인 갈비뼈 사이의 중간 형태이다. 갈비뼈몸통의 가운데에 *앞톱니근거친면(tuberosity for serratus anterior muscle)*이 존재한다(그림 10.7).
- **열째갈비뼈**(tenth rib)는 셋째-아홉째갈비뼈와 비슷한 모양이지만 갈비뼈머리의 관절면이 한 개이다.
- **열한째갈비뼈**(eleventh rib)는 갈비뼈머리의 관절면이 한 개이며 갈비뼈결절이 뚜렷하지 않은 특징이 있다. 갈비뼈각이 둔하고 갈비뼈고랑은 얕으며 복장끝은 뾰족하다.
- **열두째갈비뼈**(twelfth rib)는 열한째갈비뼈보다 짧으며 심지어 첫째갈비뼈보다도 짧을 수 있다. 갈비뼈각이 거의 없고 갈비뼈고랑이 뚜렷하지 않다.

3) 성장

열한째와 열두째갈비뼈를 제외한 나머지 갈비뼈는 네 곳에서 뼈되기중심(ossification center)이 나타난다. 10대가 되면 갈비뼈머리 및 갈비뼈결절의 관절부분(articular part)과 비관절부분(nonarticular part) 등 세 곳의 뼈끝(epiphysis)에서 뼈발생이 일어나며, 이후 성인이 되면 갈비뼈몸통과 서로 융합한다.

4) 감별사항

- 조각난 첫째갈비뼈를 볼기뼈(hip bone, os coxae)의 두덩뼈아래가지(inferior pubic ramus)로 혼동하기 쉬우나, 첫째갈비뼈는 볼기뼈보다 겉질의 두께가 더 얇고 표면이 더 불규칙한 특징을 가지고 있다.
- 기타 갈비뼈의 몸쪽부분(proximal part)이 조각나면 손허리뼈(metacarpal bone)나 발허리뼈(metatarsal bone)의 몸통과 구별하기 어려운데, 갈비뼈의 가로단면이 더 불규칙하고 고랑으로 인해 한쪽 테두리가 예리한 특징을 확인할 수 있다. 또한 갈비뼈결절이나 갈비뼈머리 또는 갈비뼈고랑을 나타내는 특징을 찾아내면 쉽게 식별할 수 있다.
- 첫째갈비뼈의 편평한 갈비뼈머리와 상대적으로 작은 갈비뼈목을 통해 등뼈(thoracic vertebra)의 가로돌기와 구별할 수 있다.
- 때때로 갈비뼈머리를 영아의 조각난 자뼈(ulna)로 오해하는 경우가 있는데, 이때는 뼈의 성숙도(maturity)를 주의 깊게 살펴보아야 한다.

5) 쪽가늠

- 첫째갈비뼈의 경우, 갈비뼈머리와 목을 아래로 향하게 하고 고랑이 있는 면을 윗면(superior surface)으로 간주하면 옳은 해부학자세(anatomical position)를 얻을 수 있다.
- 기타 갈비뼈의 경우에는 갈비뼈머리를 안쪽으로 향하게 하고 갈비뼈결절을 아래로 놓으면 된다.
- 갈비뼈의 위모서리는 고랑이 있는 아래모서리보다 더 두껍고 뭉툭하다.
- 열두째갈비뼈의 안쪽면은 위를 향해 있다.

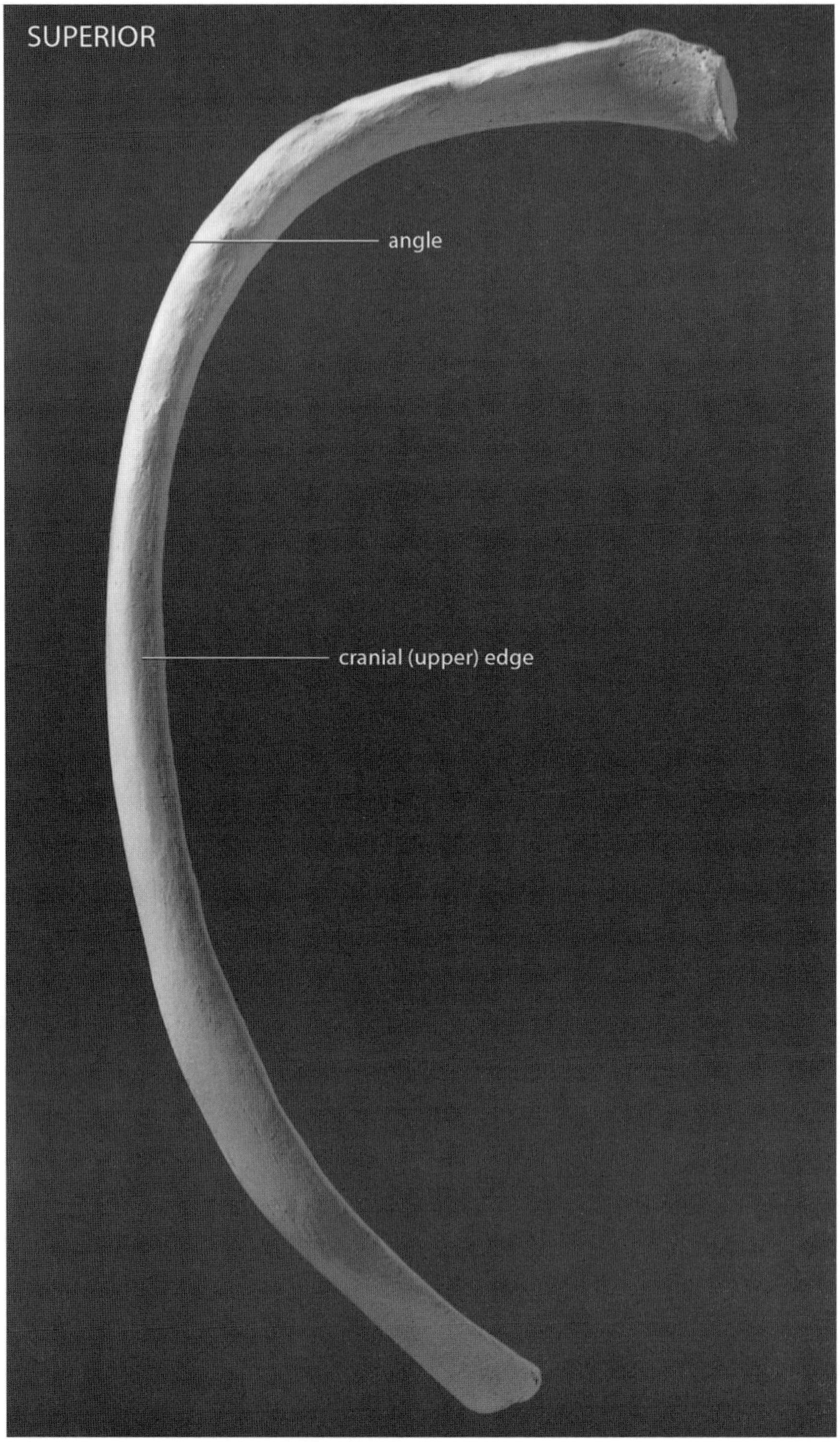

▶ 그림 10.5 **오른쪽 여덟째갈비뼈, 전형적인 형태.** 실제 크기.

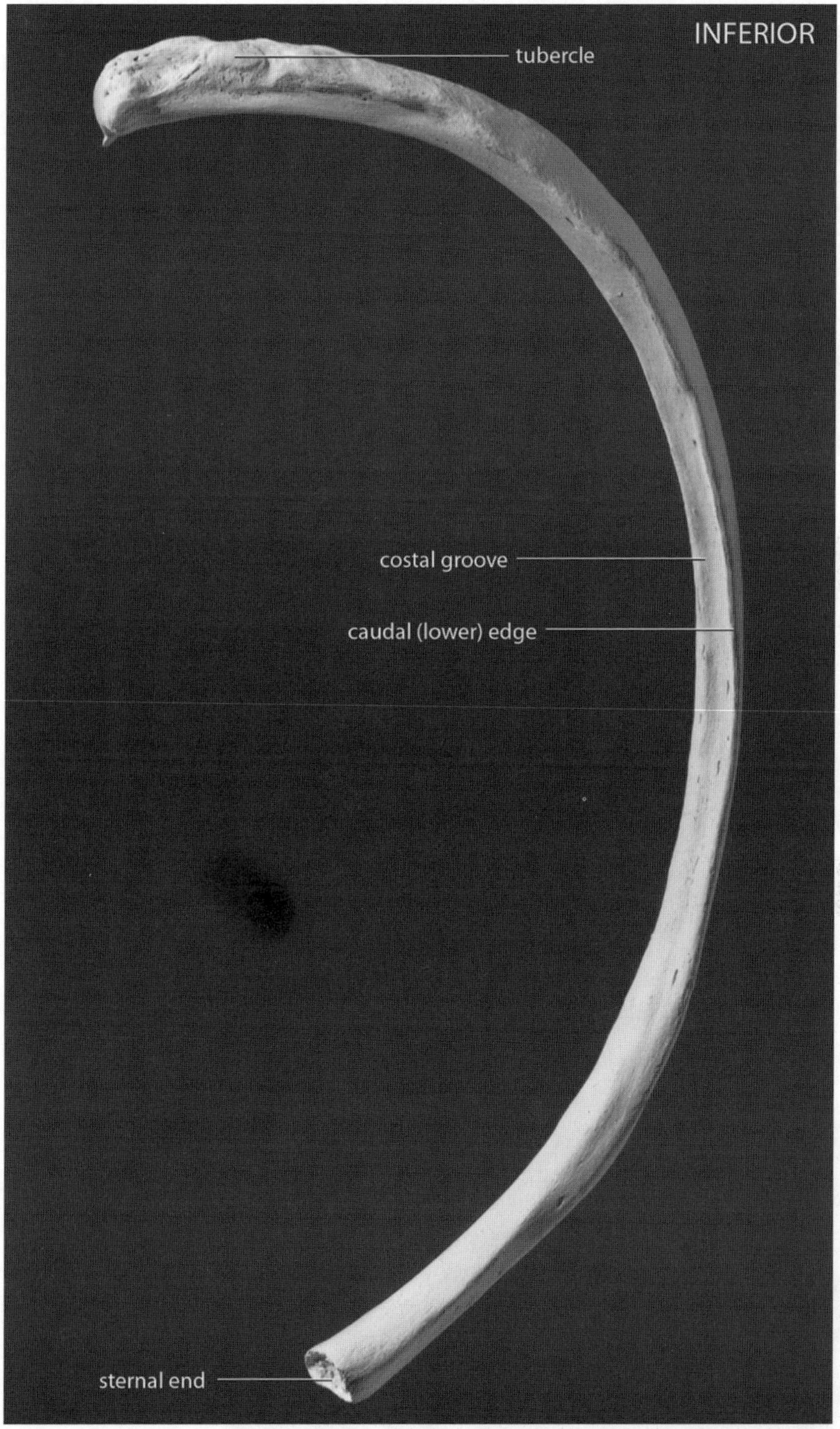
INFERIOR
tubercle
costal groove
caudal (lower) edge
sternal end

▶ 그림 10.5 **(계속)**

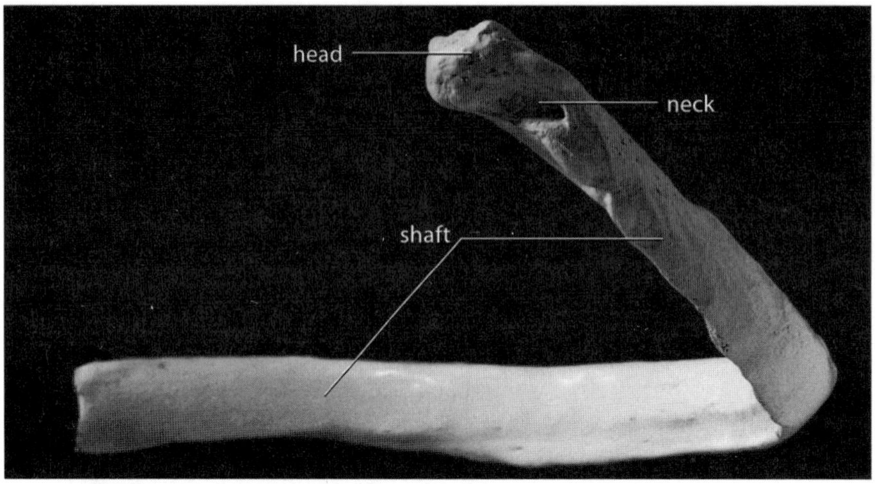

▶ 그림 10.6 **오른쪽 여덟째갈비뼈, 뒤아래모습.** 실제 크기.

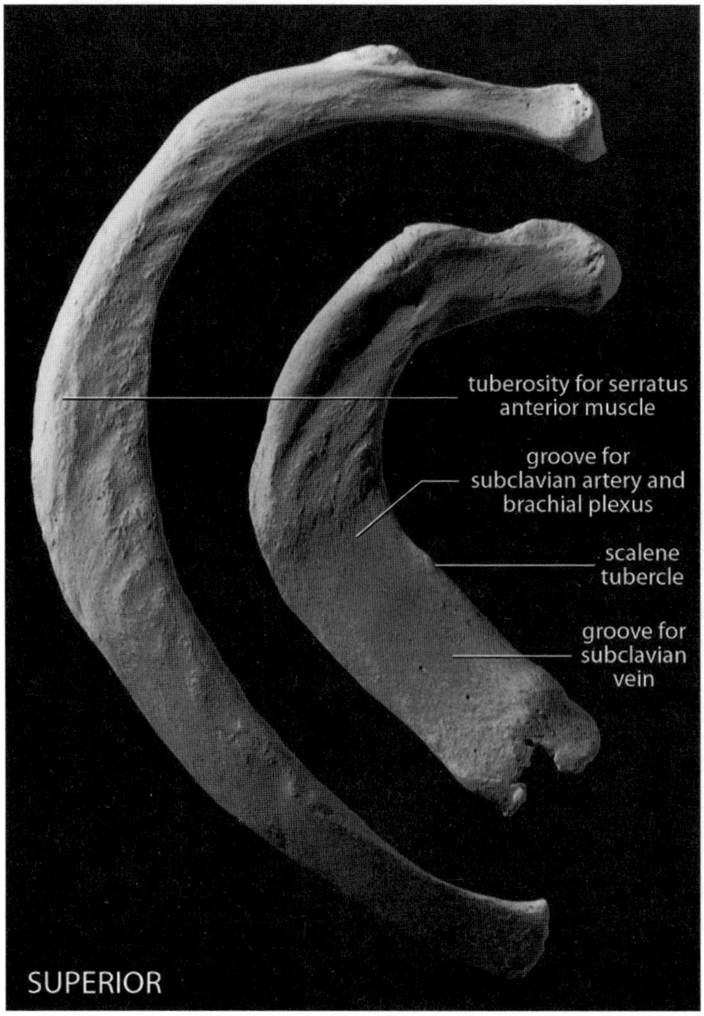

▶ 그림 10.7 **오른쪽 첫째갈비뼈와 둘째갈비뼈.** 실제 크기.

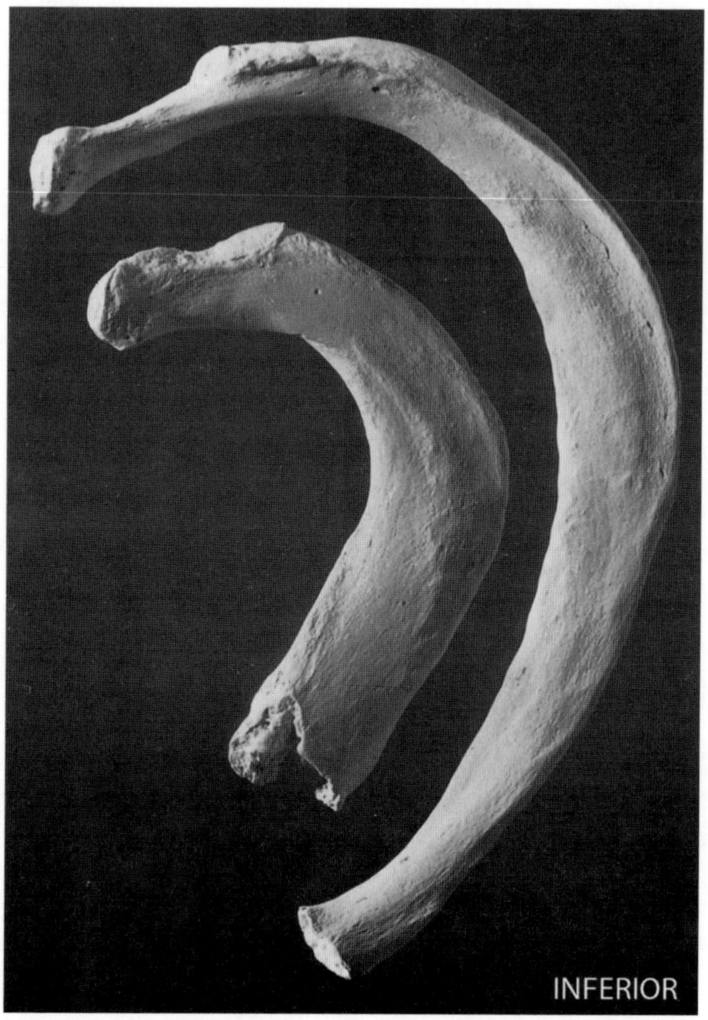

▶ 그림 10.7 **(계속)**

Chapter

11

팔이음뼈: 빗장뼈와 어깨뼈

진화론적으로 물고기가 수중생활을 벗어나 육지로 올라오면서 운동기관에 많은 변화가 일어났다. 머리 뒤에 붙어있던 앞다리이음부위(forelimb girdle) 또는 팔이음부위(shoulder girdle)가 분리되고 꼬리쪽으로 이동하여 탄력적인 목이 만들어졌다. 이 이음부위가 뒤로 이동하면서 머리에 있던 아가미 근육과 피부뼈(dermal bone) 중 일부는 그대로 머리에 부착된 상태를 유지하였다. 따라서 사람의 팔이음부위도 원시 아가미 근육과 상동인 근육에 의해 온머리뼈와 연결되어 있고 일부 피부뼈는 빗장뼈(clavicle)로 바뀌었다. 사람의 팔이음부위는 위팔뼈와 관절하고 이를 지원해주며 다양한 근육이 부착되어 있다. 빗장뼈가 골절되면 어깨가 앞가쪽으로 내려앉는 것을 보아 알 수 있듯이 빗장뼈는 어깨뼈에 대해 받침대로 기능한다. 팔이음부위는 가슴을 앞, 옆, 뒤로 감싸고 있으며 팔의 움직임을 위한 지지대 역할을 한다.

1 빗장뼈 (그림 11.1~11.3)

1) 형태

빗장뼈는 S자 모양의 관처럼 생긴 뼈이다. 이 뼈의 안쪽끝인 복장끝(sternal end)은 윤활관절(synovial joint)의 형태로 복장뼈자루(manubrium)의 빗장패임(clavicular notch)과 관절한다. 가쪽끝인 봉우리끝(acromial end)은 어깨뼈와 관절한다. 빗장뼈의 단면은 타원형이며 복장끝은 트럼펫처럼 생겼고 봉우리끝은 위아래로 평평하다. 이 뼈는 피부 밑에 위치하여 손으로 만져보면서 뼈 전체를 쉽게 확인해볼 수 있다.

a. **갈비빗장인대자국**(impression for costoclavicular ligament)은 빗장뼈 복장끝부분의 아랫면에 놓인 넓고 거칠한 면으로 이루어진 구조물로 복장빗장관절(sternoclavicular joint)을 강화시켜주는 *갈비빗장인대(costoclavicular ligament)*가 부착한다.

b. **빗장밑근고랑**(groove for subclavius muscle)은 빗장뼈 몸통의 중간에서 뒤아래쪽의 1/4 범위에 위치하며 목으로 가는 큰 혈관들이 이 고랑에 놓이고 가슴우리와 빗장뼈 사이에 있는 *빗장밑근(subclavius muscle)*이 닿는다. 빗장뼈가 골절되면 빗장밑근이 날카로운 골절 부분의 움직임을 방지하여 이 고랑을 지나는 혈관들을 보호해준다.

c. **원뿔인대결절**(conoid tubercle)은 빗장뼈 봉우리끝부분의 뒤쪽에 있고 이 구조물에 *원뿔인대(conoid ligament)*가 부착한다. 이 인대의 다른 한 쪽은 어깨뼈(scapula)의 부리돌기(coracoid process)에 부착하고 빗장뼈와 어깨뼈 사이의 관절을 강화시켜주는 기능을 한다.

d. **마름인대선**(trapezoid line)은 원뿔인대결절의 가쪽에 있으며 원뿔인대와 같은 기능을 하는 *마름인대(trapezoid ligament)*가 부착한다.

e. 빗장뼈의 **윗면**(superior surface)은 아랫면에 비해 매끈하다. 뒤가쪽면에 *등세모근(trapezius muscle)*이 붙고 앞가쪽면에는 *어깨세모근(deltoid muscle)*이 붙으며 앞안쪽면에는 *큰가슴근(pectoralis major muscle)*이 붙는다. 각 면에서 근육이 부착하는 부분은 다른 부분보다 매끈하지 않은 특성을 보인다.

2) 성장 (그림 11.8)

빗장뼈는 몸통에 위치한 두 개의 일차뼈되기중심과 복장끝에 있는 한 개의 이차뼈되기중심으로부터 막속뼈발생과 연골속뼈발생을 거치면서 골화된다. 이 뼈는 임신 5주에 처음으로 골화되기 시작하여 20~25세 사이에 복장끝에서 골화가 끝나는 발생학적으로 흥미로

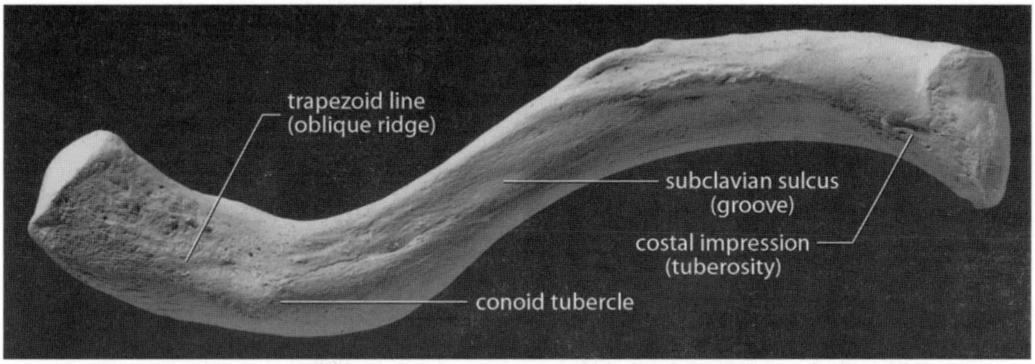

▶ 그림 11.1 **오른쪽 빗장뼈, 아랫면.** 앞면이 위를 향하고 가쪽면은 왼쪽을 향함. 실제 크기.

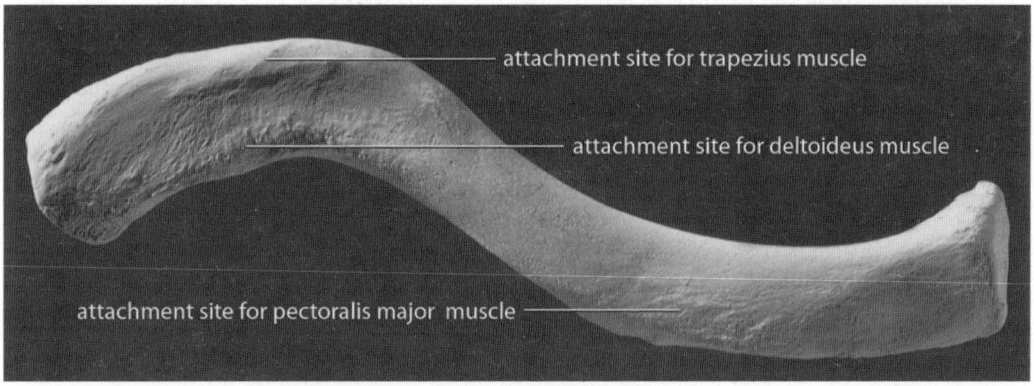

▶ 그림 11.2 **오른쪽 빗장뼈, 윗면.** 앞면이 아래를 향하고 가쪽면은 왼쪽을 향함. 실제 크기.

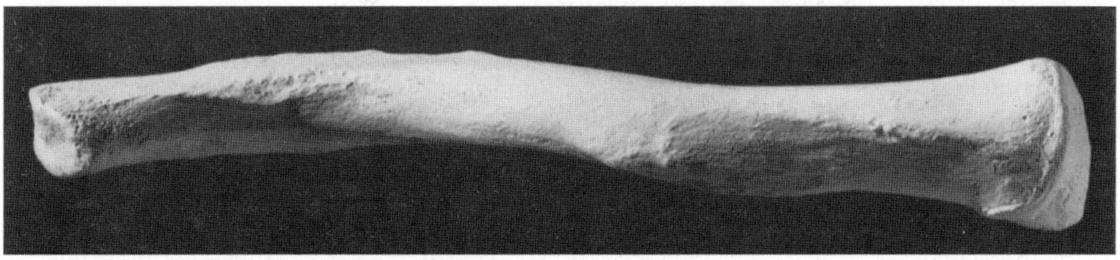

▶ 그림 11.3 **오른쪽 빗장뼈, 앞면.** 윗면이 위를 향하고 가쪽면은 왼쪽을 향함. 실제 크기.

운 뼈이다.

3) 감별사항

빗장뼈의 가쪽끝은 조각나 있는 어깨뼈의 봉우리(acromion)로 착각하는 경우가 종종 있다.

- 어깨뼈의 봉우리는 안쪽으로 이어지면서 어깨뼈가시가 되는 반면 빗장뼈의 가쪽 끝은 안쪽으로 가면서 점점 원통형의 몸통이 된다.
- 두 뼈의 끝을 비교해보면 빗장뼈의 관절면은 가쪽을 향하고 봉우리의 관절면은 앞안쪽을 향한다.

4) 쪽가늠

조각난 빗장뼈의 쪽가늠을 위해서는 다음의 기준을 충족해야 한다.

- 안쪽끝은 둥글고 가쪽 끝은 평평하다.
- 안쪽끝에서는 앞쪽으로 굽어 있고 몸통에서는 뒤쪽으로 휘어 있으며 가쪽의 편평한 끝으로 가면서 다시 앞쪽으로 휜다. 따라서 S자 모양이며 첫 번째 곡선의 정점은 안쪽에, 두 번째 곡선의 정점은 가쪽에 위치한다.
- 가장 불규칙하고 거칠은 면은 아랫면이다.
- 첫 번째 갈비연골을 위한 관절면은 빗장뼈 안쪽부분의 아래모서리에 있으며 갈비빗장인대자국의 아래에 위치한다.

2 어깨뼈 (그림 11.4~11.7)

1) 형태

어깨뼈는 삼각형 모양의 넓고 납작한 뼈로 두 개의 면, 세 개의 각(angle)과 세 개의 모서리(border)로 이루어진다. 두 개의 면은 등면(dorsal surface)과 갈비면(costal surface)으로 이루어지고, 각각 뒷면(posterior surface)과 앞면(anterior surface) 또는 배면(ventral surface)으로 불리기도 한다. 어깨뼈는 빗장뼈와 위팔뼈와 관절한다.

a. **위모서리**(superior border, cranial border)는 모서리 중에서 가장 짧고 불규칙하게 생겼다.

b. **어깨뼈패임**(suprascapular notch) 또는 **어깨뼈구멍**(suprascapular foramen)은 위모서리에 있는 반원형의 패임으로 부리돌기(coracoid process)의 밑부분과 연결되어 있다. *어깨위신경(suprascapular nerve)*이 이 패임을 지나가고 패임의 머리쪽 두 끝을 연결하는 인대가 골화되면 구멍이 될 수도 있다.

c. **부리돌기**(coracoid process)는 어깨뼈의 위모서리로부터 앞쪽으로 그리고 위가쪽으로 손가락 모양처럼 돌출한 구조물로 뭉뚝하고 거칠한 면을 가지고 있다. 어깨관절에 관

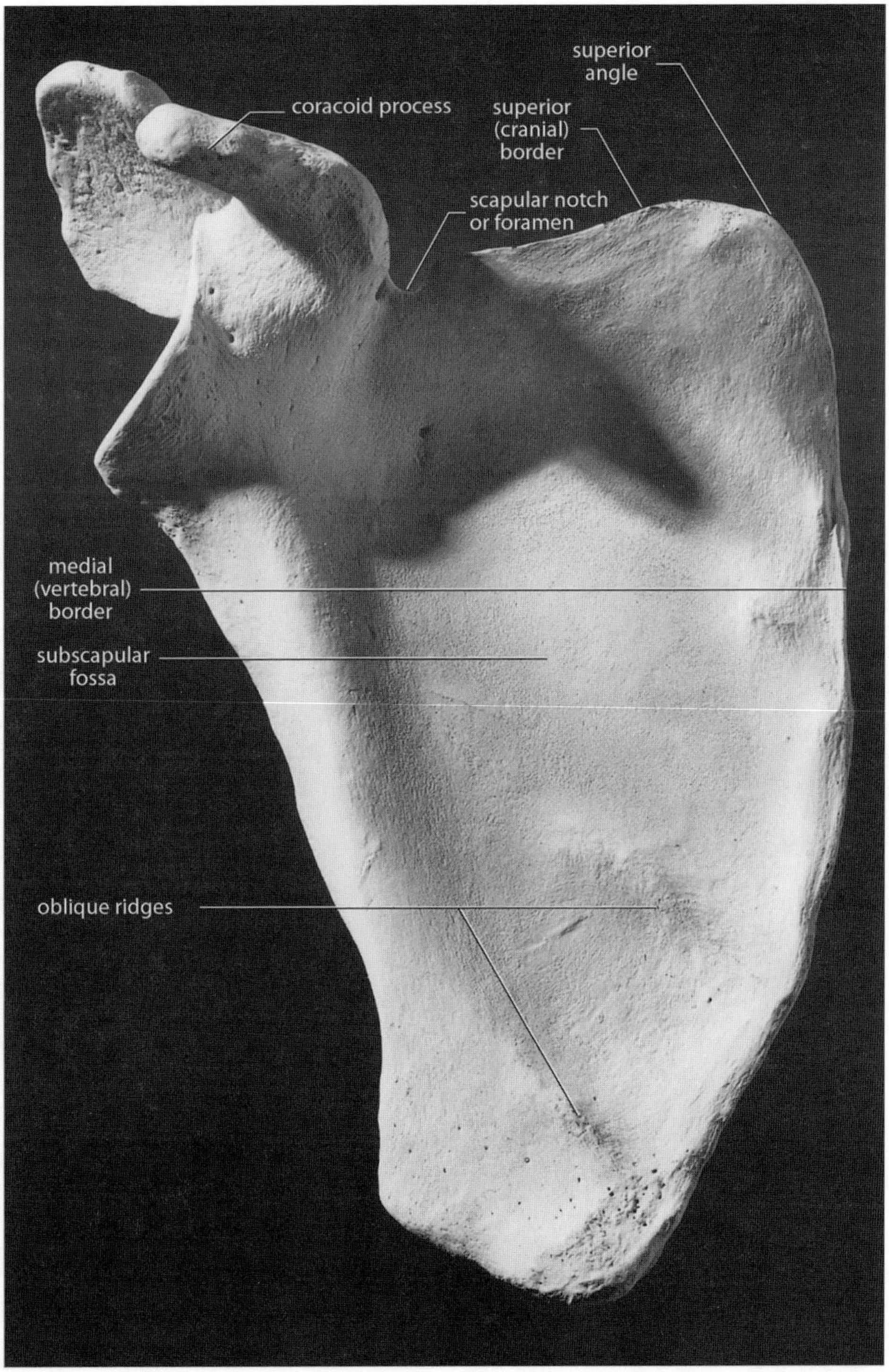

▶ 그림 11.4 **오른쪽 어깨뼈, 앞면.** 위쪽은 위를 향하고 가쪽은 왼쪽을 향함. 실제 크기.

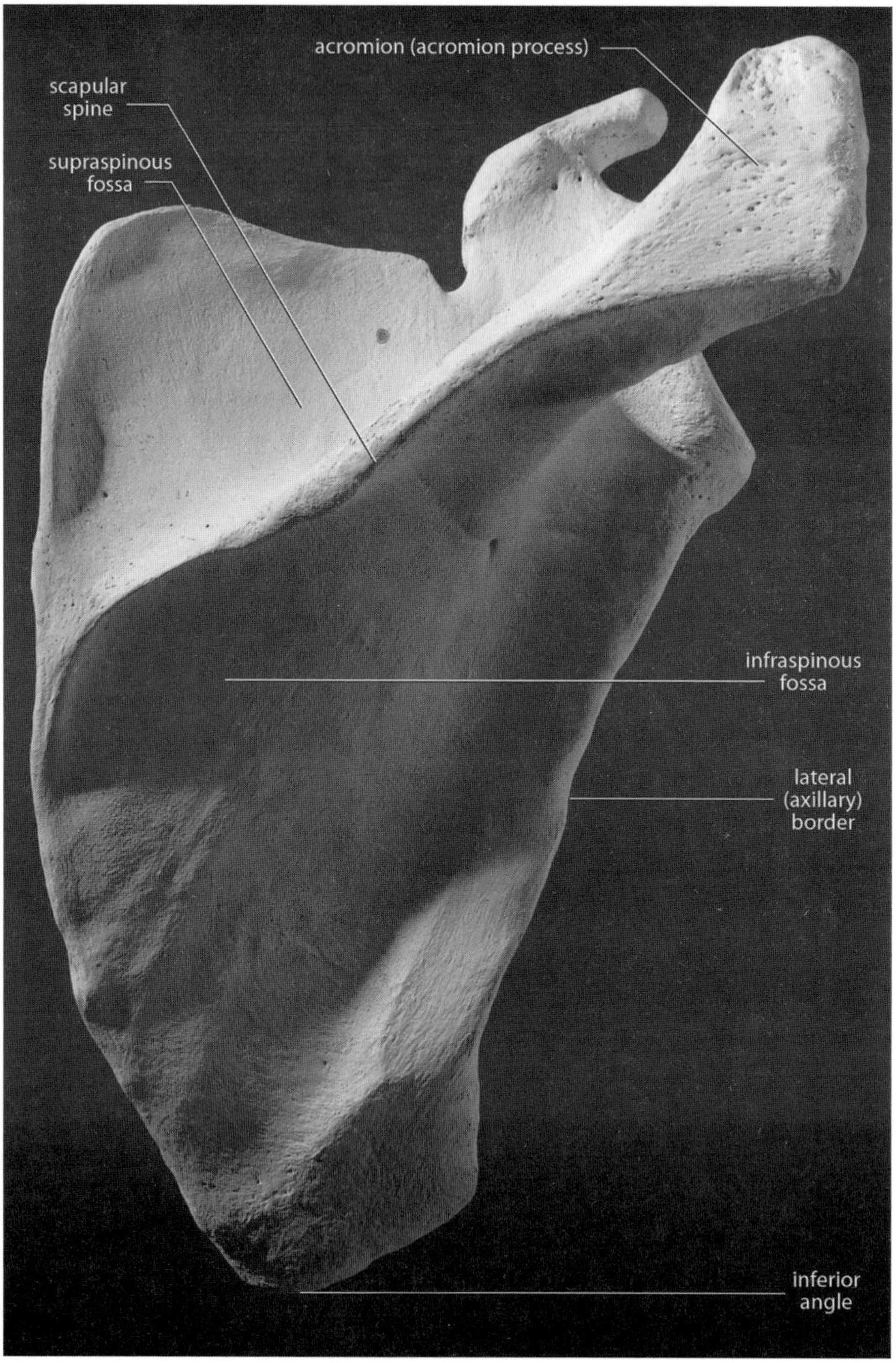

▶ 그림 11.5 **오른쪽 어깨뼈, 뒷면.** 위쪽은 위를 향하고 가쪽은 오른쪽을 향함. 실제 크기.

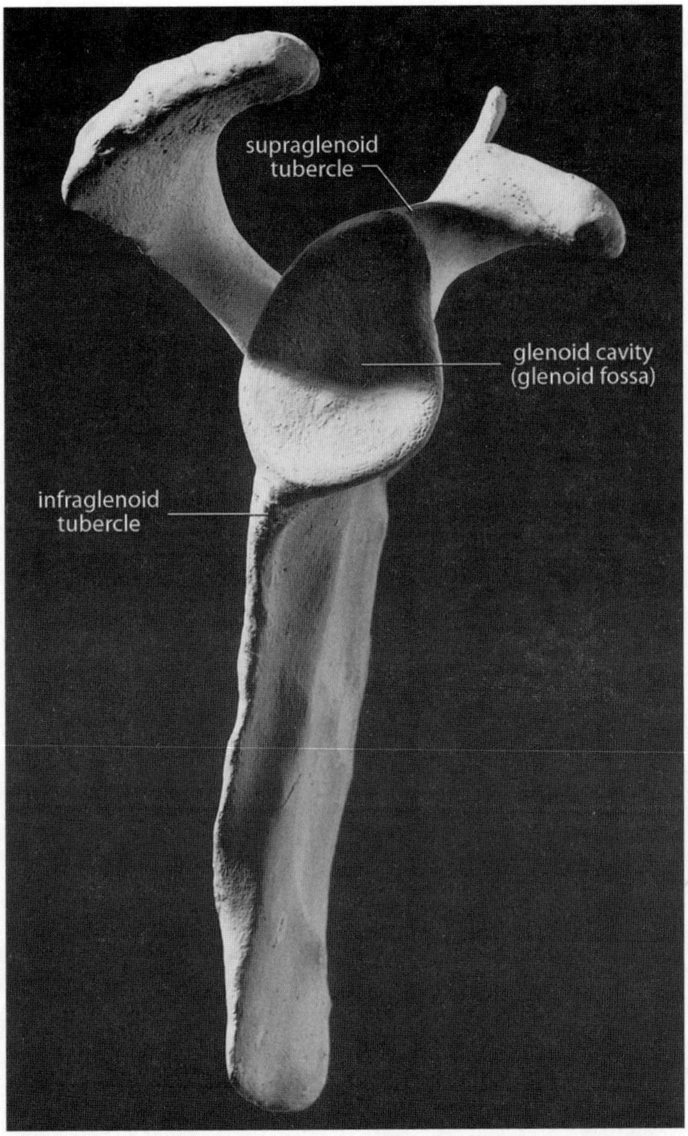

▶ 그림 11.6 **오른쪽 어깨뼈, 가쪽면.** 위쪽은 위를 향하고 앞쪽은 오른쪽을 향함. 실제 크기.

여하는 여러 종류의 근육, 인대 그리고 근막이 부착한다.

d. **어깨뼈밑오목(subscapular fossa)**은 어깨뼈의 갈비면(앞면)이 이루고 있는 안으로 살짝 오목하게 들어간 부분을 가리킨다.

e. **빗융선(oblique ridge)**은 어깨뼈밑오목의 위가쪽에서 아래안쪽으로 가로지르는 융선으로 *어깨밑근(subscapularis muscle)*의 *근육속힘줄(intramuscular tendon)*에 의해 형성된다. 어깨밑근은 위팔뼈의 안쪽돌림과 모음 운동에 주로 관여하고 어깨에서 팔의

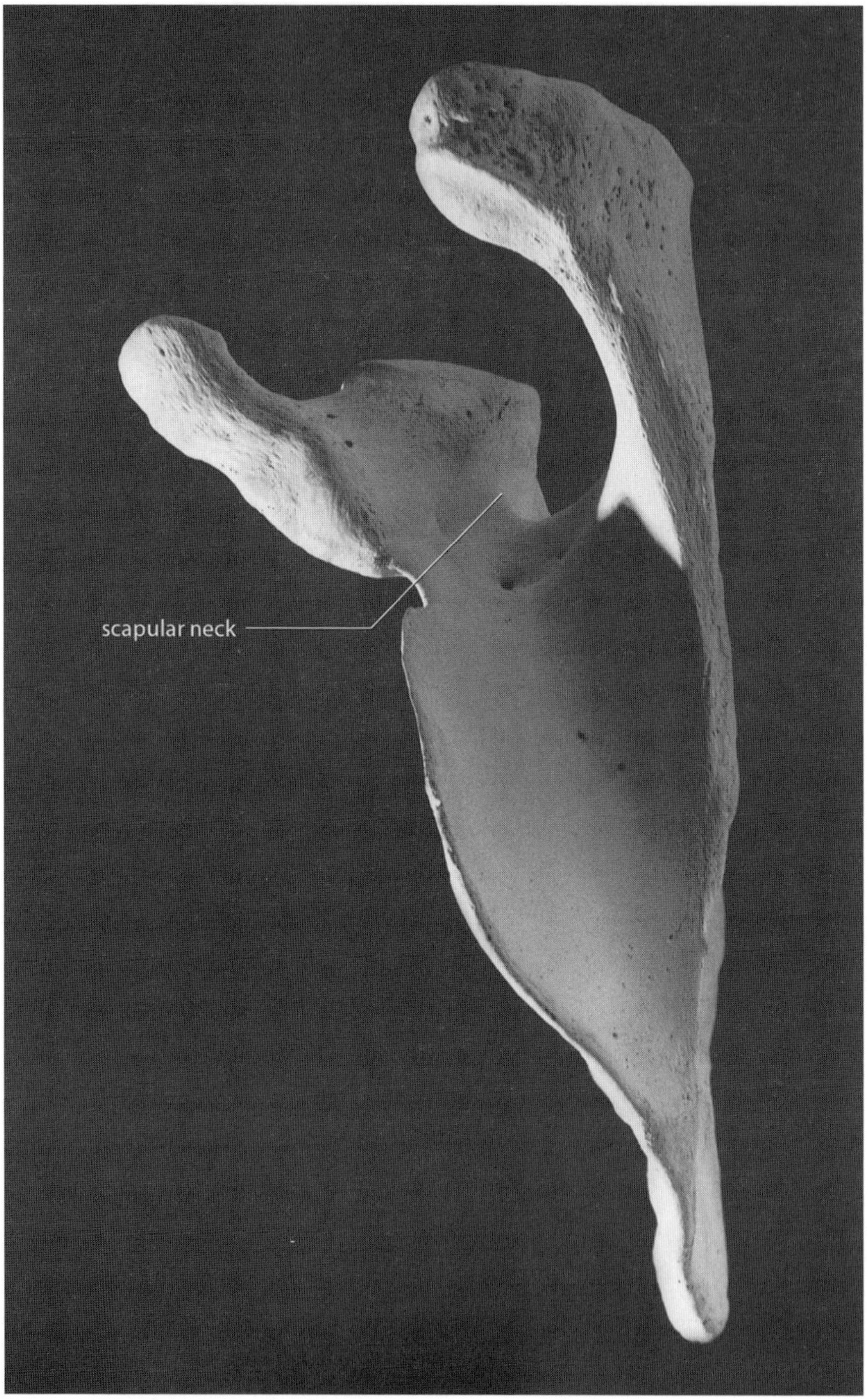

▶ 그림 11.7 **오른쪽 어깨뼈, 앞면.** 앞면이 왼쪽을 향하고 가쪽은 위를 향함. 실제 크기.

다른 움직임을 보조해주는 기능을 한다.

f. **가쪽모서리**(lateral border) 또는 **겨드랑모서리**(axillary border)는 어깨뼈의 모서리 중 앞뒤로 가장 두꺼운 모서리이며 안쪽으로 약간 오목한 형상을 갖는다.

g. **접시오목**(glenoid cavity, glenoid fossa)은 위팔뼈의 머리가 놓이며 위아래로 길고 오목한 구조물이다. 접시오목은 오목의 깊이가 매우 얕아서 휘돌림과 같이 위팔뼈가 자유로운 운동을 할 수 있게 해주며 또한 엉덩관절에 비해 어깨관절이 탈구될 확률을 더 높여준다.

h. **오목위결절**(supraglenoid tubercle)은 접시오목의 위모서리에 있는 결절로 부리돌기의 밑부분과 연결된다. 위팔과 아래팔을 굽혀주는 *위팔두갈래근(biceps brachii muscle)*의 긴갈래가 부착한다.

i. **오목아래결절**(infraglenoid tubercle)은 접시오목의 아래모서리에 있는 결절로 팔을 펴고 모아주는 *위팔세갈래근(triceps brachii muscle)*의 긴갈래가 이는곳이다.

j. **어깨뼈목**(scapular neck)은 접시오목의 밑부분에서 두께가 얇아지는 부분이다.

k. **안쪽모서리**(medial border) 또는 **척추모서리**(vertebral border)는 세 모서리 중 가장 길고 얇으며 직선에 가까운 모서리이다.

l. **어깨뼈가시**(scapular spine)는 어깨뼈의 뒷면에서, 안쪽에서 가쪽으로 가로지르는 돌출 구조물로 안쪽에서는 안쪽모서리와 합쳐지고 가쪽에서는 어깨뼈의 봉우리가 된다.

m. **봉우리**(acromion)는 어깨뼈가시의 가쪽으로 돌출된 구조물이다. 거친면을 갖는 윗면은 팔을 벌리는 데 주로 관여하는 *어깨세모근(deltoid muscle)*의 이는곳이며, 어깨뼈의 돌림운동을 담당하는 *등세모근(trapezius muscle)*의 닿는곳이다. 봉우리의 앞안쪽에 살짝 파여있는 부분은 빗장뼈의 봉우리끝과 관절을 이룬다.

n. **가시위오목**(supraspinous fossa)은 어깨뼈가시 밑부분의 위쪽에 안쪽과 가쪽으로 길고 깊게 파여있는 부분으로 팔을 벌리는 데 주로 관여하는 *가시위근(supraspinatus muscle)*의 이는곳이다.

o. **가시아래오목**(infraspinous fossa)은 어깨뼈가시 밑부분의 아래쪽에 약간 오목하게 들어간 넓은 부분으로 팔의 가쪽돌림에 주로 관여하는 *가시아래근(infraspinatus muscle)*의 이는곳이며, 이 근육의 근육속힘줄이 가시아래오목에 있는 융선에 부착 한다.

p. 어깨뼈의 **위각**(superior angle)은 위모서리와 안쪽모서리가 만나는 곳을 가리킨다. *어깨올림근(levator scapulae muscle)*이 위각의 등면에 부착한다.

q. 어깨뼈의 **아래각**(inferior angle)은 안쪽모서리와 가쪽모서리가 만나는 곳으로 갈비면

에는 어깨뼈의 안쪽모서리부터 닿기 시작한 *앞톱니근(serratus anterior muscle)*이 부착하고 등면에는 가쪽모서리부터 잇기 시작한 *큰원근(teres major muscle)*이 부착한다.

2) 성장 (그림 11.8)

어깨뼈는 일곱 개 이상의 뼈되기중심을 갖는다. 이 중 하나는 몸통에 있고 봉우리와 부리돌기에 한 개씩 있으며 안쪽모서리와 아래각에도 한 개씩 존재한다. 사춘기 동안 어깨뼈가 판 모양으로 형성되고 돌출된 부분과 유합하는 정도에 따라 어깨뼈 모서리의 골화는 매우 다양한 양상을 보인다.

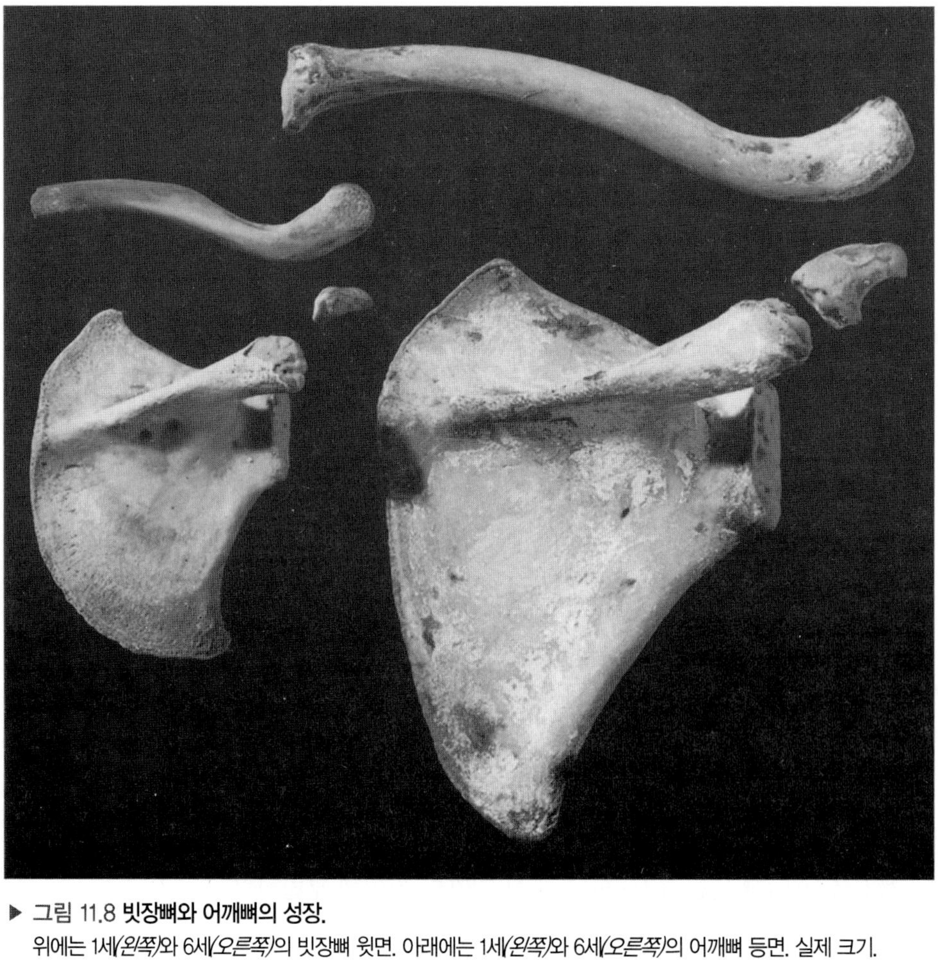

▶ 그림 11.8 **빗장뼈와 어깨뼈의 성장.**
위에는 1세(*왼쪽*)와 6세(*오른쪽*)의 빗장뼈 윗면. 아래에는 1세(*왼쪽*)와 6세(*오른쪽*)의 어깨뼈 등면. 실제 크기.

3) 감별사항

- 어깨뼈가 조각나 있는 경우 볼기뼈로 착각할 수 있다. 어깨뼈의 모든 편평한 부분은 볼기뼈에 비해 두께가 얇다. 더욱이, 어깨뼈의 편평한 부분은 볼기뼈처럼 겉질뼈와 그 사이에 해면뼈가 있는 구조가 아닌 얇은 한 층의 겉질뼈로 이루어져 있다.
- 접시오목이 조각나면 엉덩관절로 오인할 수 있으나 접시오목은 볼기뼈의 절구(acetabulum)만큼 깊고 오목하지 않으며 크기도 작다.
- 부리돌기는 등뼈의 가로돌기와 혼동할 수 있으나 부리돌기는 관절을 하지 않는다.
- 봉우리의 가쪽부분은 빗장뼈의 가쪽 조각으로 보일 수 있으나 봉우리는 원형의 몸통으로 이어지는 것이 아니라 두께가 얇고 판 모양인 어깨뼈가시로 이어지므로 두 뼈의 감별이 가능하다. 봉우리의 아랫면은 매끄럽고 오목하나 빗장뼈의 가쪽은 그렇지 않다.
- 어깨뼈의 편평한 부분이 조각나 있거나 소아의 어깨뼈를 발견한 경우 나비뼈(sphenoid)의 날개로 착각할 수 있다. 그러나 조각난 어깨뼈의 모서리는 부서진 양상을 보이나 나비뼈의 경우에는 자연스럽게 분리된 양상이거나 봉합의 흔적을 보인다.

4) 쪽가늠

어깨뼈가 온전하다면 접시오목은 가쪽에 어깨뼈가시는 뒤쪽에 위치한다. 조각나 있다면 다음의 기준을 따라야 한다.

- 접시오목이 분리된 경우, 접시오목은 아래쪽이 불룩한 눈물과 같은 모양을 갖는다. 접시오목이 정확한 방향으로 놓여 있다면 오목의 앞모서리에서 완만한 패임이 있는 것을 볼 수 있고, 위모서리의 오목위결절은 앞을 향하고 있으며 뒤모서리는 융기되어 있는 것을 볼 수 있다. 앞모서리는 그다지 융기되어 있지 않아 어깨뼈의 다른 부분으로 돌출 구조물 없이 매끈하게 연결된다.
- 봉우리가 분리된 경우, 봉우리의 아랫면이 윗면에 비해 오목하고 매끈하며 빗장뼈와의 관절면은 봉우리의 끝부분에 대해 앞쪽 그리고 안쪽에 놓인다.
- 안쪽모서리가 분리된 경우, 안쪽모서리의 앞면은 오목하고 뒷면은 볼록하다. 빗융선은 위가쪽에서 아래안쪽으로 가로지르며 어깨뼈가시와 평행하다.
- 아래각이 분리된 경우, 아래각의 앞면은 오목하고 뒷면은 볼록하며 가장 두꺼운 모서리가 가쪽이다.
- 가쪽모서리가 분리된 경우, 접시오목 아래에 있는 넓은 고랑이 가쪽모서리와 평행하고 앞쪽을 향하고 있다. 가쪽모서리의 아래부분은 가늘고 접시오목에 가까워질수록

두꺼워지는데, 앞쪽으로 더 많이 두껍다.

- 부리돌기가 분리된 경우, 부리돌기의 아랫면은 매끈하고 윗면은 거칠다. 앞모서리가 뒤모서리보다 길고 아랫면의 빈 공간은 접시오목 방향, 즉 뒤아래쪽을 향한다.
- 어깨뼈가시가 분리된 경우, 어깨뼈가시의 안쪽은 가늘고 봉우리에 가까워질수록 두꺼워진다. 아래모서리에는 아래쪽을 향하는 결절이 있다. 가시아래오목은 안쪽으로 깊게 파여있으며 가시위오목은 가쪽으로 깊게 파여있다. 어깨뼈가시 가쪽부분의 위면과 가시위오목쪽의 표면에는 다양한 크기의 구멍들이 존재한다.

Chapter

12

팔뼈 : 위팔뼈, 노뼈, 자뼈

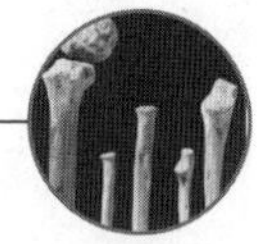

최초의 척추동물은 턱이 발달하지 않았다. 현대의 칠성장어(lamprey)나 먹장어(hagfish)와 유사한 이들 척추동물들은 지느러미도 결여되어 있었다. 어류에 턱과 지느러미가 발달하기 시작한 것은 4억 년 전이며, 이로 인해 좀 더 효과적인 운동과 먹이활동이 가능해졌다. 턱을 가진 어류는 몸통벽을 이루는 근육에 생긴 납작한 판 모양의 뼈를 이용하여 한 쌍의 지느러미를 발달시켰다. 작고 유연한 뼈들로 이루어진 한 쌍의 지느러미는 주로 체위를 유지하고 조정하는 역할을 하였다. 현재 지구상의 동물에서 볼 수 있는 막대 모양의 팔다리는 바로 이러한 지느러미가 진화하여 만들어낸 산물이다. 육지에 사는 척추동물의 팔다리와 어류의 지느러미를 비교할 때 그 생김새는 매우 다르지만 형태를 이루는 구조 원리는 서로 똑같다.

척추동물의 팔다리는 이음부위(limb girdle)와 세 개의 분절(segment)로 이루어져 있다. 팔다리의 이음부위는 초기 어류의 몸통에 달려있었던 지느러미 속의 납작한 판에 해당하며, 네발동물에서는 몸통의 체중을 팔다리로 전달할 수 있도록 진화하였다. 척추동물의 팔다리를 이루는 몸쪽분절(proximal segment)로는 위팔(upper arm)과 넓적다리(thigh)가 있으며, 중간분절(intermediate segment)로는 아래팔(forearm)과 종아리(leg)가 있다. 사람에

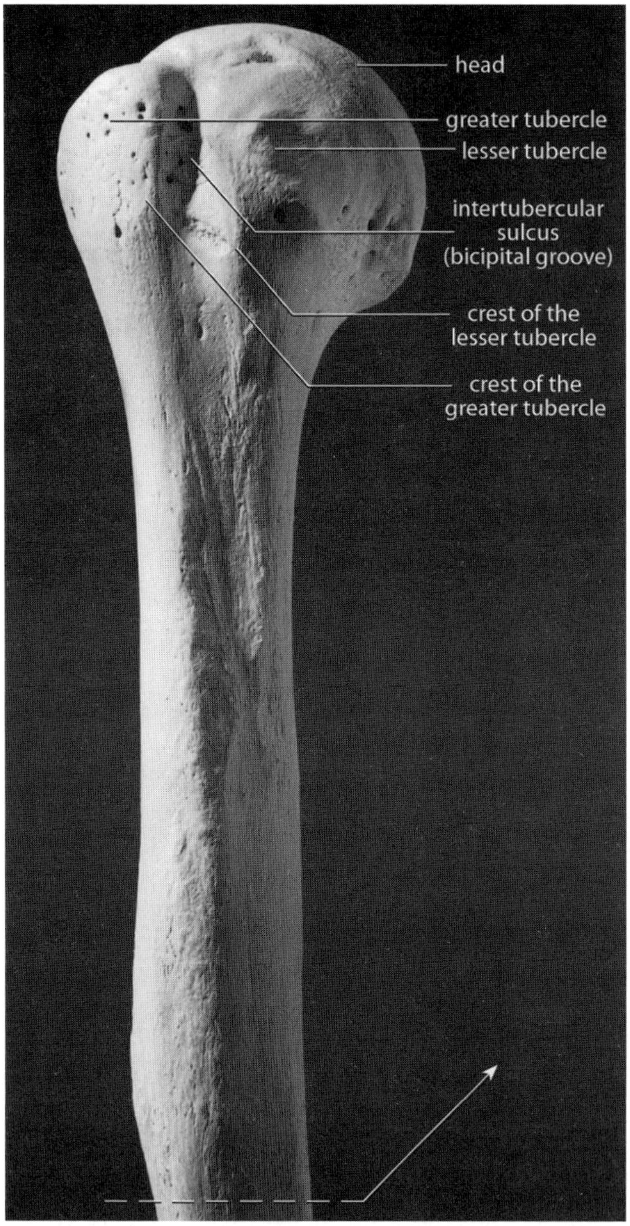

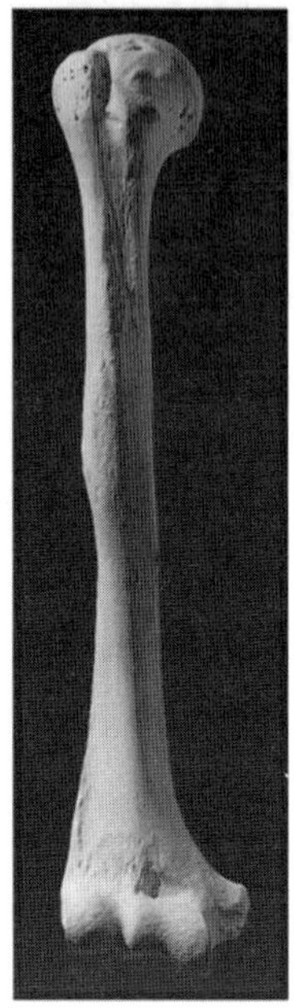

▶ 그림 12.1a **오른쪽 위팔뼈, 앞모습.** 몸쪽부분. 실제 크기.

서 아래팔과 종아리는 각각 두 개의 뼈로 이루어져 있는데, 아래팔을 구성하는 뼈는 노뼈(radius)와 자뼈(ulna)이고, 종아리를 구성하는 뼈는 정강뼈(tibia)와 종아리뼈(fibula)이다. 이 장에서는 팔을 이루는 세 개의 뼈인 위팔뼈(humerus), 노뼈(radius), 자뼈(ulna)에 대하여 기술하고자 한다.

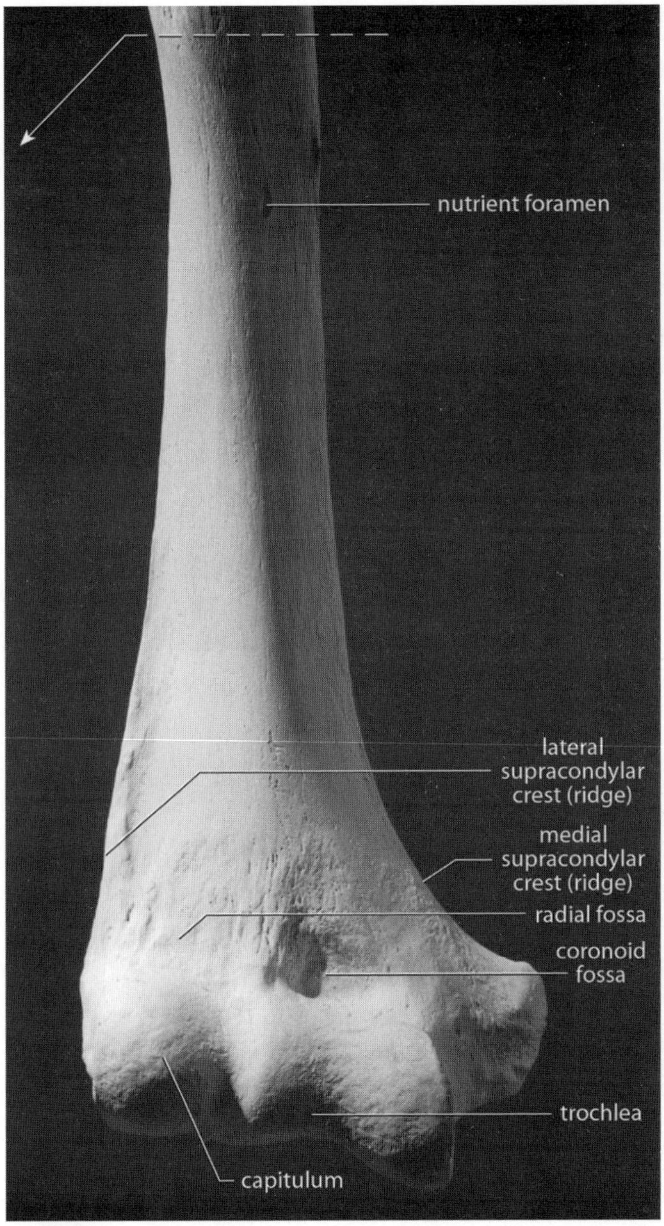

▶ 그림 12.1b **오른쪽 위팔뼈, 앞모습.** 먼쪽부분. 실제 크기.

1 위팔뼈 (그림 12.1~12.6)

1) 형태

위팔뼈(humerus)는 팔(upper limb)에서 가장 큰 뼈이다. 둥근 관절면이 있는 몸쪽부분(proximal part)과 가운데 몸통(shaft) 및 불규칙한 형태의 먼쪽부분(distal part)으로 이루어

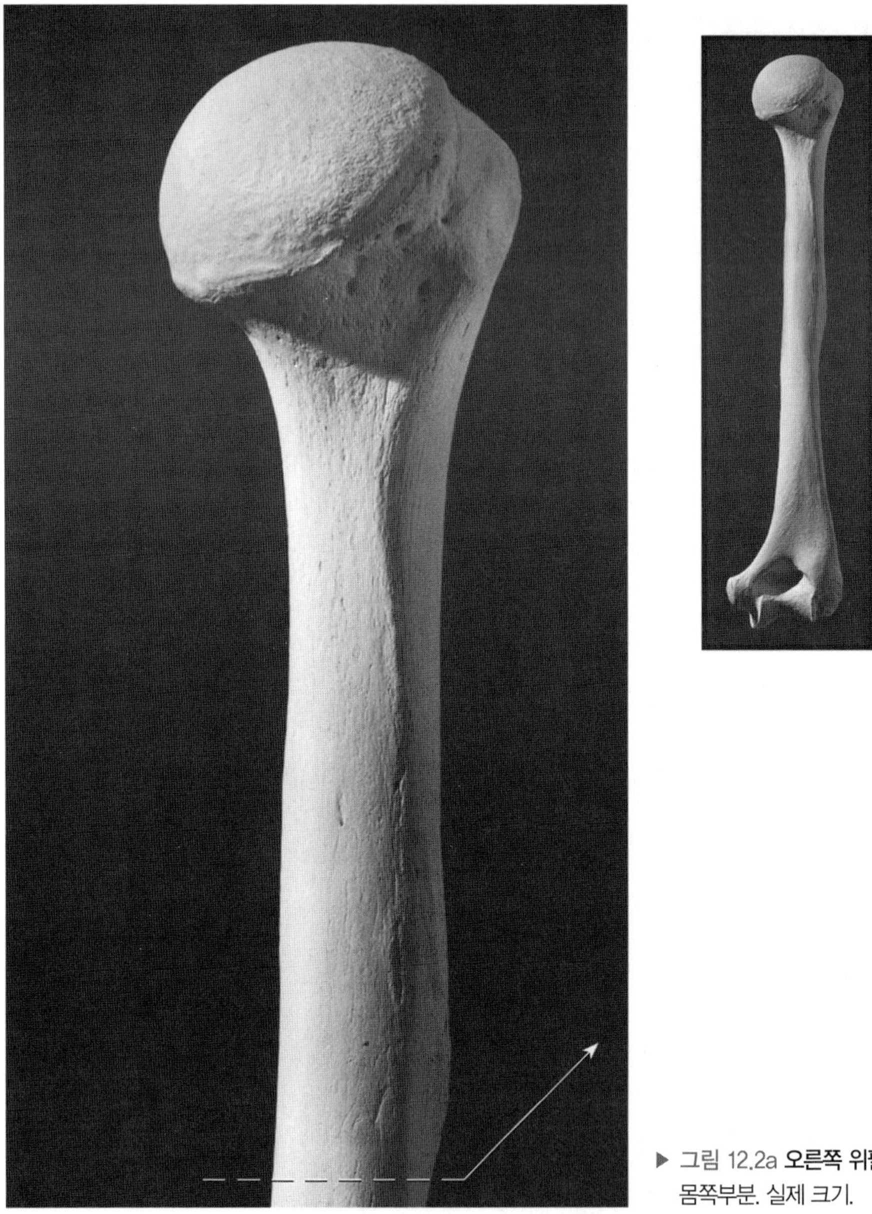

▶ 그림 12.2a **오른쪽 위팔뼈, 뒤모습.** 몸쪽부분. 실제 크기.

져 있다. 위팔뼈는 몸쪽에서 어깨뼈(scapula)의 접시오목(glenoid fossa)과 관절을 이루고 먼쪽에서는 노뼈(radius) 및 자뼈(ulna)와 관절을 이룬다.

a. **위팔뼈머리**(head of humerus)는 위팔뼈의 몸쪽부분에 있는 반구체로서 어깨뼈(scapula)의 접시오목(glenoid fossa)과 관절을 이루는 부분이다.

b. **해부목**(anatomical neck)은 위팔뼈머리의 관절면 테두리에 있는 고랑으로서 *관절주머니(joint capsule)*가 붙는 부분이다.

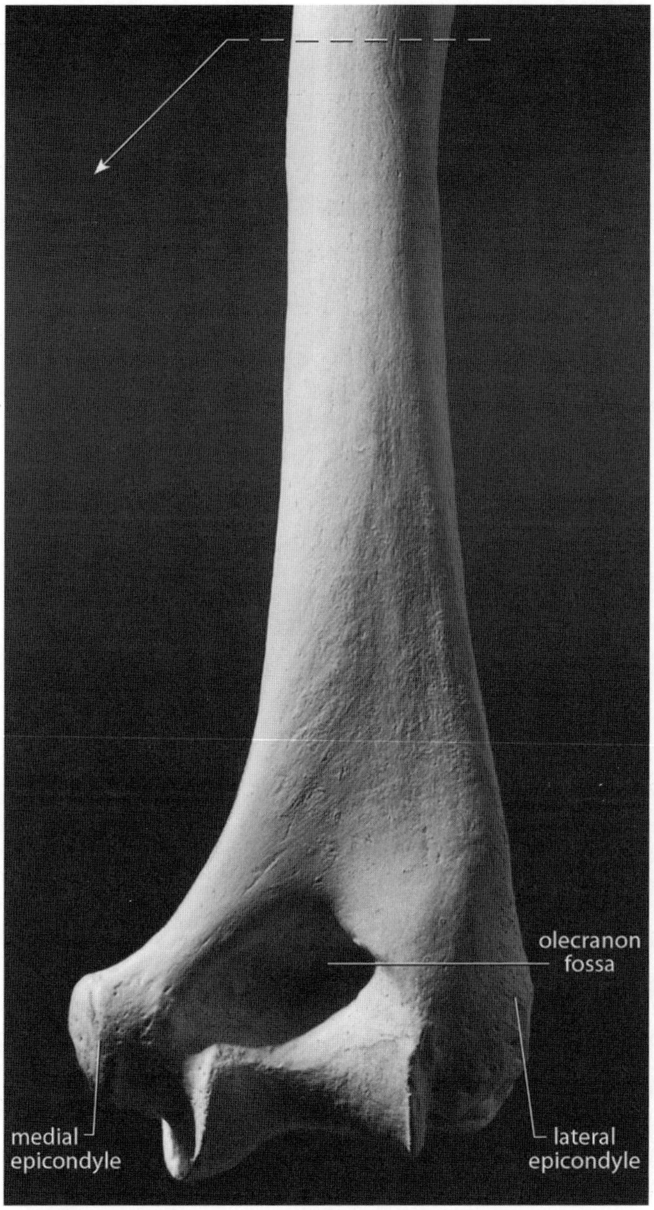

▶ 그림 12.2b **오른쪽 위팔뼈, 뒤모습.** 먼쪽부분. 실제 크기.

c. **외과목(surgical neck)**은 위팔뼈머리와 위팔뼈몸통 사이의 짧은 부분이다.

d. **작은결절(lesser tubercle)**은 위팔뼈머리의 앞가쪽에 튀어나온 작은 융기이다. 어깨뼈 밑오목(subscapular fossa)에서 일어난 *어깨밑근(subscapularis muscle)*이 이곳에 닿음으로써 위팔뼈를 안쪽으로 돌린다.

e. **큰결절(greater tubercle)**은 작은결절보다 더 크고 더 뒤가쪽으로 튀어나온 융기이다. 큰결절은 *가시위근(supraspinatus muscle)*, *가시아래근(infraspinatus muscle)*, *작은원*

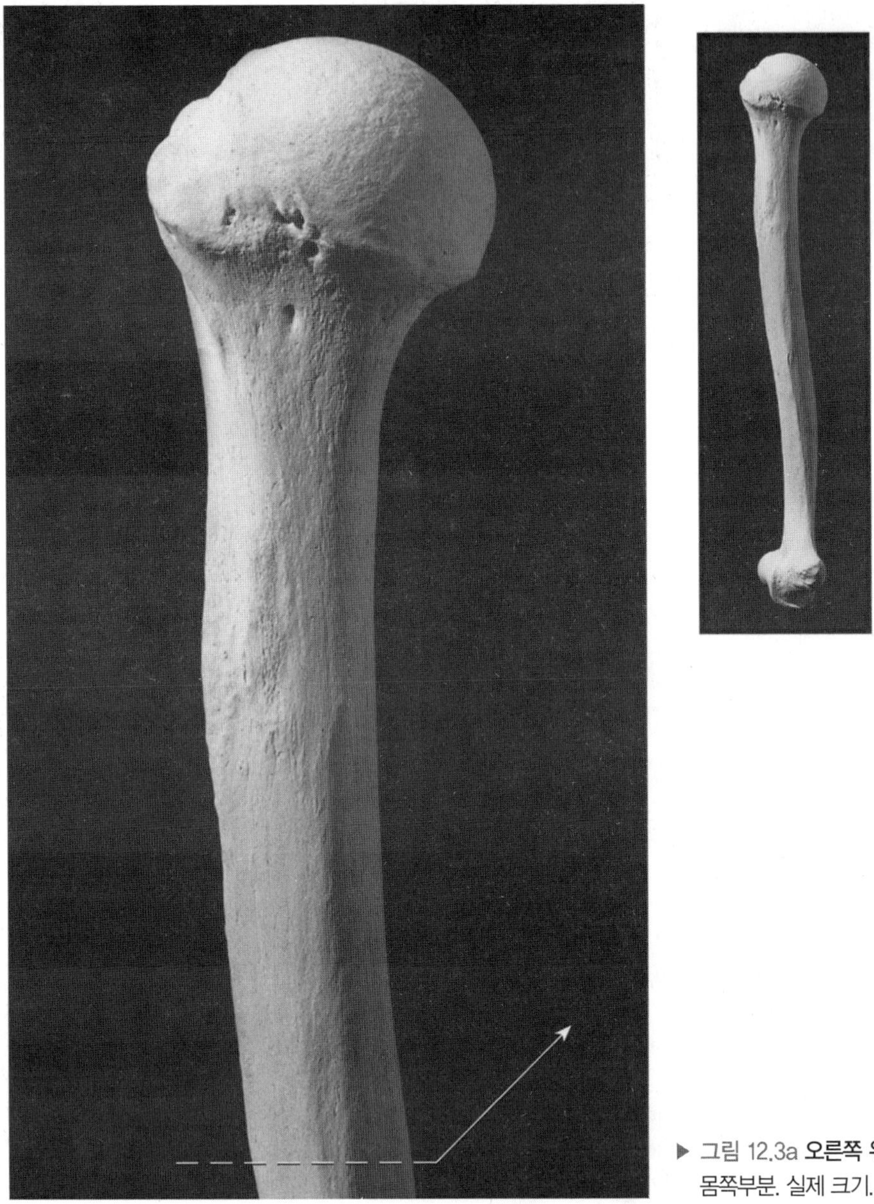

▶ 그림 12.3a **오른쪽 위팔뼈, 안쪽모습.** 몸쪽부분. 실제 크기.

*근(teres minor muscle)*이 모두 닿는 곳이기 때문에 매우 울퉁불퉁하다. 이 근육들은 위팔뼈를 가쪽으로 돌리며, 어깨밑근과 함께 *근육둘레띠근육(rotator cuff muscle)*을 형성한다. 근육둘레띠근육은 안쪽돌림(medial rotation)과 가쪽돌림(lateral rotation) 뿐만 아니라 팔의 모음(adduction) 및 벌림(abduction)에도 일부 관여를 한다.

f. **결절사이고랑**(intertubercular sulcus, bicipital groove)은 작은결절과 큰결절 사이에서 시작하여 위팔뼈몸통의 몸쪽부분으로 내려가는 세로방향의 고랑이다. *위팔두갈래근*

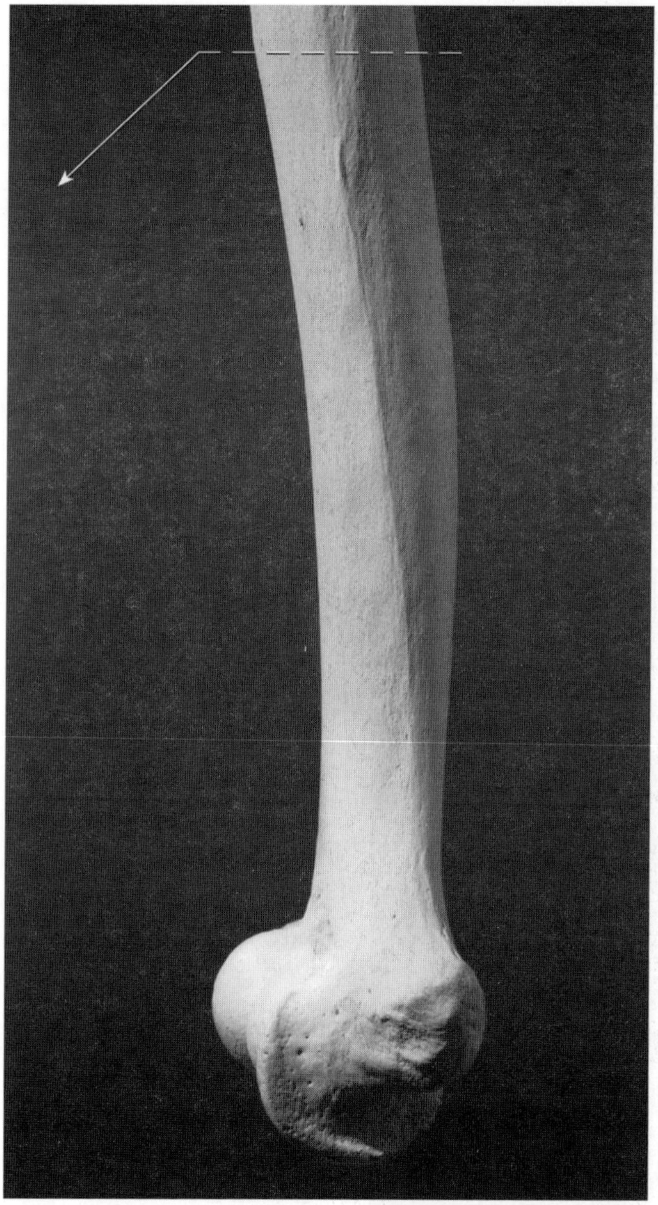

▶ 그림 12.3b **오른쪽 위팔뼈, 안쪽모습.** 먼쪽부분. 실제 크기.

*(biceps brachii muscle)*의 *긴갈래힘줄(tendon of long head)*이 지나는 곳이다. 실제로는 두 결절 사이를 잇는 *가로위팔인대(transverse humeral ligament)*가 존재하여 고랑을 덮고 있기 때문에 관(canal)의 형태를 나타낸다.

g. 큰결절능선(crest of greater tubercle)은 결절사이고랑의 가쪽선(lateral lip)을 형성한다. 빗장뼈의 앞안쪽부분, 복장뼈, 참갈비뼈의 갈비연골 등에서 일어난 *큰가슴근 (pectoralis major muscle)*이 이곳에 닿음으로써 팔의 굽힘(flexion)과 모음 및 안쪽 돌

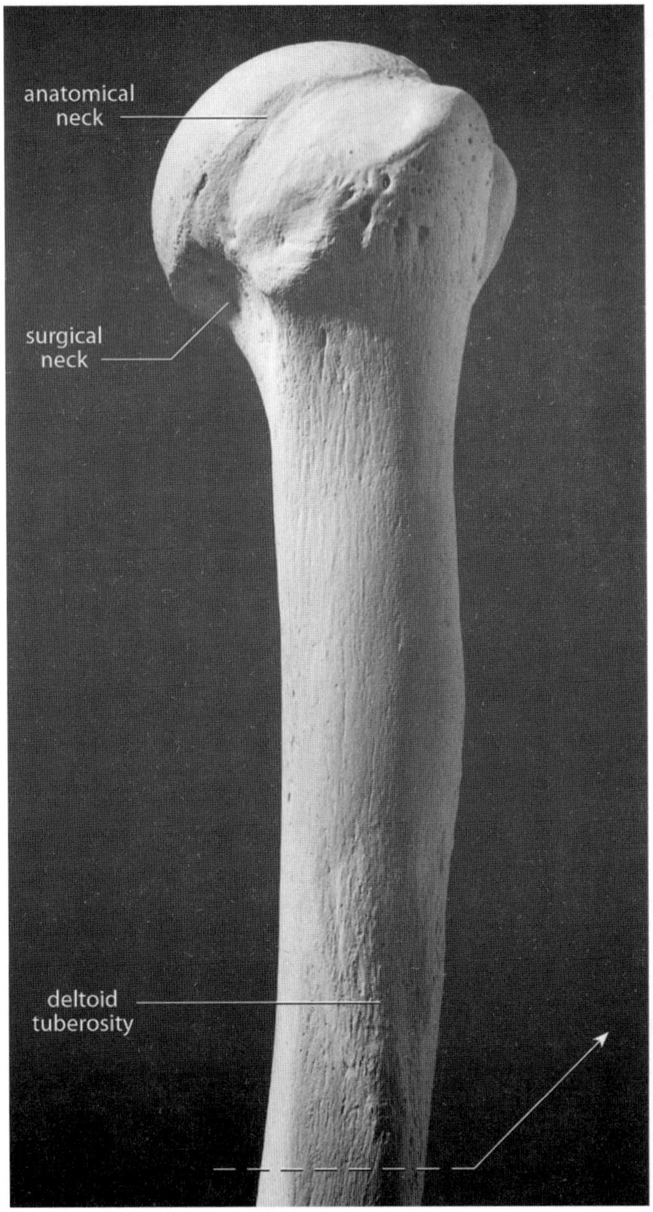

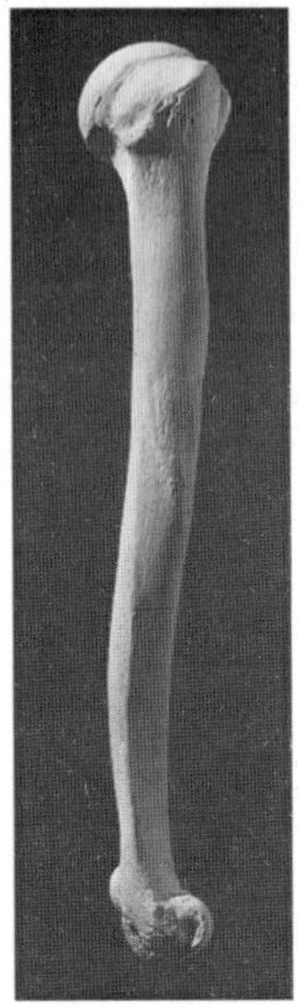

▶ 그림 12.4a **오른쪽 위팔뼈, 가쪽모습.** 몸쪽부분. 실제 크기.

림을 일으킨다.

h. **작은결절능선**(crest of lesser tubercle)은 결절사이고랑의 안쪽선(medial lip)을 형성한다. *큰원근(teres major muscle)*과 *넓은등근(latissimus dorsi muscle)*이 이곳에 닿음으로써 팔의 안쪽돌림과 벌림을 일으킨다.

i. **위팔뼈몸통**(humeral shaft)의 형태를 보면 몸쪽부분은 원통 모양이고 먼쪽부분은 앞뒤가 눌린 삼각형 모양이다.

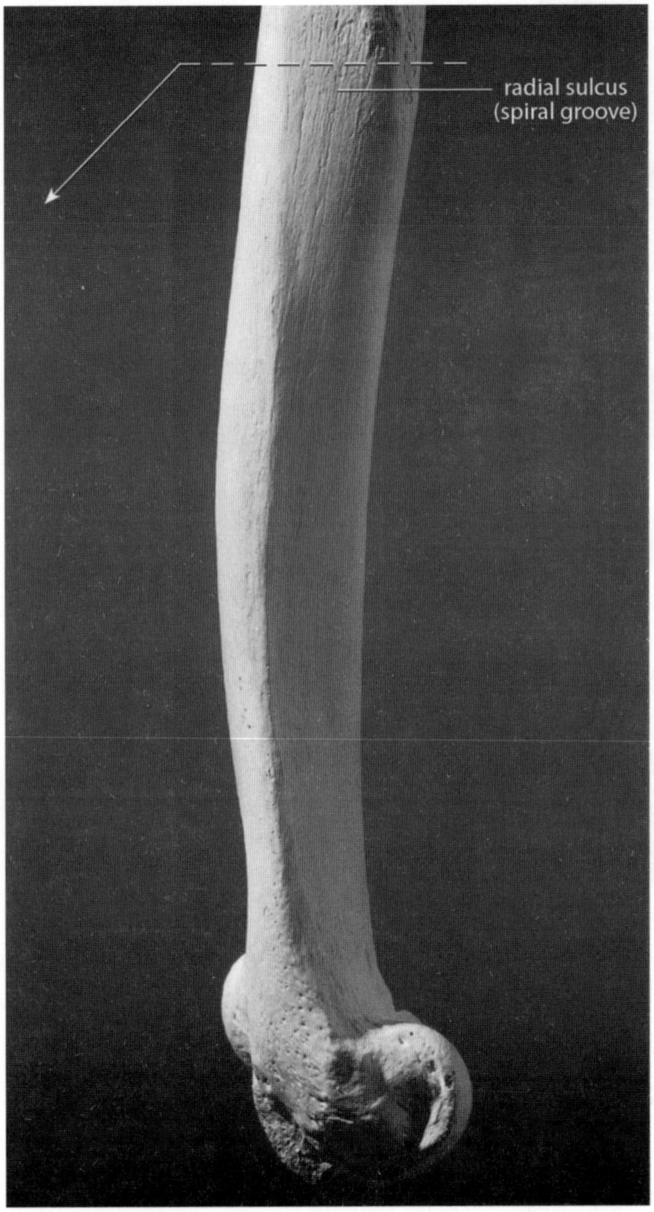

▶ 그림 12.4b **오른쪽 위팔뼈, 가쪽모습.** 먼쪽부분. 실제 크기.

j. **세모근거친면**(deltoid tuberosity)은 위팔뼈몸통의 가쪽면에 있으며, 주요 벌림근(abductor)인 *어깨세모근(deltoideus muscle)*의 닿는곳(insertion)이다. 이 근육의 이는곳(origin)은 빗장뼈 윗면의 앞모서리 및 어깨뼈 봉우리의 가쪽모서리와 윗면, 그리고 어깨뼈가시이다. 표면이 매우 거칠며 위팔뼈의 가쪽에서 V자 모양으로 끝난다.

k. **노신경고랑**(radial sulcus, spiral groove)은 위팔뼈몸통의 뒷면에 있는 비스듬한 얕은 고랑이다. *노신경(radial nerve)*과 *깊은위팔동맥(deep brachial artery)*이 세모근거친면

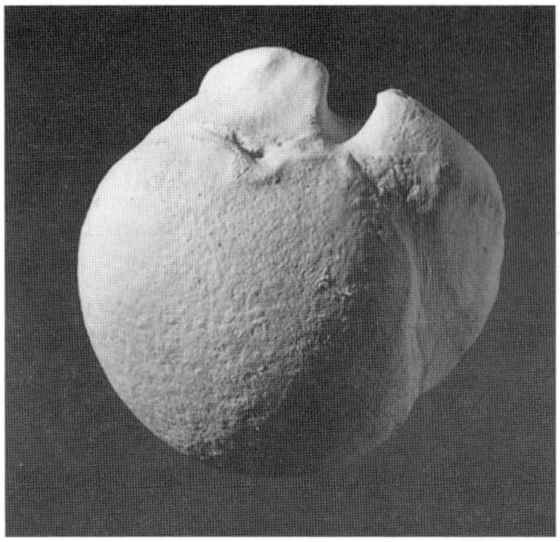

▶ 그림 12.5 **오른쪽 위팔뼈, 몸쪽모습.**
위팔뼈의 앞은 책의 위쪽을 향해 있고 가쪽은 책의 오른쪽을 향해 있음. 실제 크기.

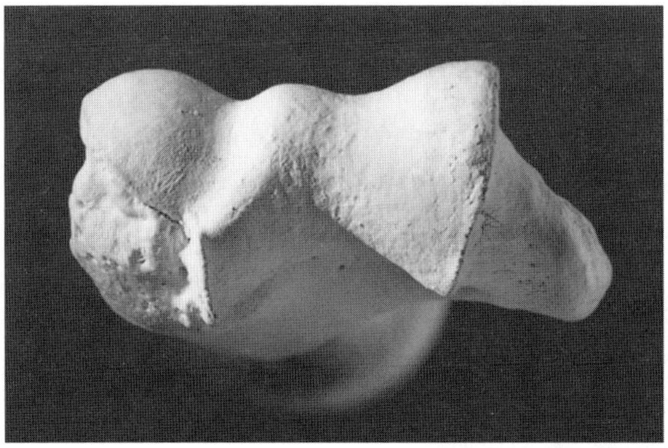

▶ 그림 12.6 **오른쪽 위팔뼈, 먼쪽모습.**
위팔뼈의 앞은 책의 위쪽을 향해 있고 가쪽은 책의 왼쪽을 향해 있음. 실제 크기.

의 뒤아래를 빠져 나오자마자 이곳을 따라 주행한다. 노신경고랑의 아래모서리는 먼쪽에서 위팔뼈몸통의 가쪽모서리와 연결되어 있다.

l. **영양구멍**(nutrient foramen)은 위팔뼈몸통의 앞안쪽에 있으며, 그 출구는 먼쪽에서 몸쪽을 향한 방향이다. 모든 긴뼈에 있는 영양구멍의 방향을 기억하기 위한 좋은 방법은 팔꿉(elbow)과 무릎(knee)을 모두 굽힌 채 쭈그리고 앉은 자세에서 긴뼈를 내려다보았을 때의 구멍의 방향을 떠올리는 것이다. 영양구멍은 *영양동맥(nutrient artery)*이 지나다니는 통로이다.

m. **팔꿈치오목**(olecranon fossa)은 위팔뼈의 먼쪽부분에 있는 세 곳 중에서 가장 움푹 파인 곳이다. 위팔뼈 먼쪽의 뒷면에 있으며, 아래팔을 폈을 때 자뼈의 팔꿈치머리(olecranon)와 들어맞는 곳이다. 팔꿈치오목의 가장 깊은 곳은 뚫려서 **사이막구멍(septal aperture)**을 형성할 수도 있다.

n. **갈고리오목(coronoid fossa)**은 위팔뼈 먼쪽의 앞면에서 가장 움푹 파인 곳이다. 아래팔을 굽혔을 때 자뼈의 갈고리돌기(coronoid process)와 들어맞는 곳이다.

o. **노오목(radial fossa)은** 위팔뼈 먼쪽의 앞면에서 갈고리오목보다 가쪽에 있는 작은 홈이다. 아래팔을 굽혔을 때 노뼈머리(head of radius)와 들어맞는 곳이다.

p. **위팔뼈작은머리(capitulum)**는 위팔뼈 먼쪽의 가쪽면에 있는 동그란 융기이다. 노뼈머리와 관절을 이룬다.

q. **위팔뼈도르래(trochlea)**는 위팔뼈 먼쪽의 안쪽부분에 있는 실패 모양의 구조로서 자뼈와 관절을 이루는 부분이다.

r. **가쪽위관절융기(lateral epicondyle)**는 위팔뼈작은머리의 위가쪽에 튀어나온 작은 돌출부로서 팔꿉관절의 *가쪽곁인대(radial collateral ligament)*가 붙는 부분이며, *아래팔의 손뒤침근(supinator muscle)* 및 *폄근(extensor muscle)*의 공통힘줄(common tendon)이 일어나는 곳이다.

s. **안쪽위관절융기(medial epicondyle)**는 위팔뼈도르래의 위안쪽에 튀어나온 돌출부로서 가쪽위관절융기보다 더 뚜렷하다. 팔꿉관절의 *안쪽곁인대(ulnar collateral ligament)*가 붙는 부분이며, 아래팔의 *원엎침근(pronator teres muscle)* 및 *굽힘근(flexor muscle)*이 일어나는 곳이다.

t. **안쪽관절융기위능선(medial supracondylar ridge)**은 안쪽위관절융기의 위에 있으며, 위팔뼈 먼쪽의 예리한 안쪽모서리를 형성한다.

u. **가쪽관절융기위능선(lateral supracondylar ridge)**은 가쪽위관절융기의 위에 있으며, 위팔뼈 먼쪽의 예리한 가쪽모서리를 형성한다.

2) 성장 (그림 12.7)

위팔뼈의 뼈되기중심(ossification center)은 위팔뼈몸통, 위팔뼈머리, 작은결절과 큰결절, 위팔뼈작은머리, 위팔뼈도르래, 안쪽 및 가쪽위관절융기 등의 여덟 곳에서 일어난다. 작은결절과 큰결절의 뼈되기중심이 각각 일어난 다음 위팔뼈머리와의 융합이 일어나는데, 이 세 곳의 뼈되기중심을 합해서 "conjoint"라고 한다. 위팔뼈작은머리와 위팔뼈도르래는 먼저 서로 융합한 다음 위팔뼈몸통과의 융합이 나중에 일어난다.

3) 감별사항

위팔뼈머리(head of humerus)는 넙다리뼈머리(head of femur)와 확연히 구별되는데, 위팔뼈머리의 형태는 반구체(hemisphere)이고 넙다리뼈머리는 좀 더 구형에 가깝기 때문이다.

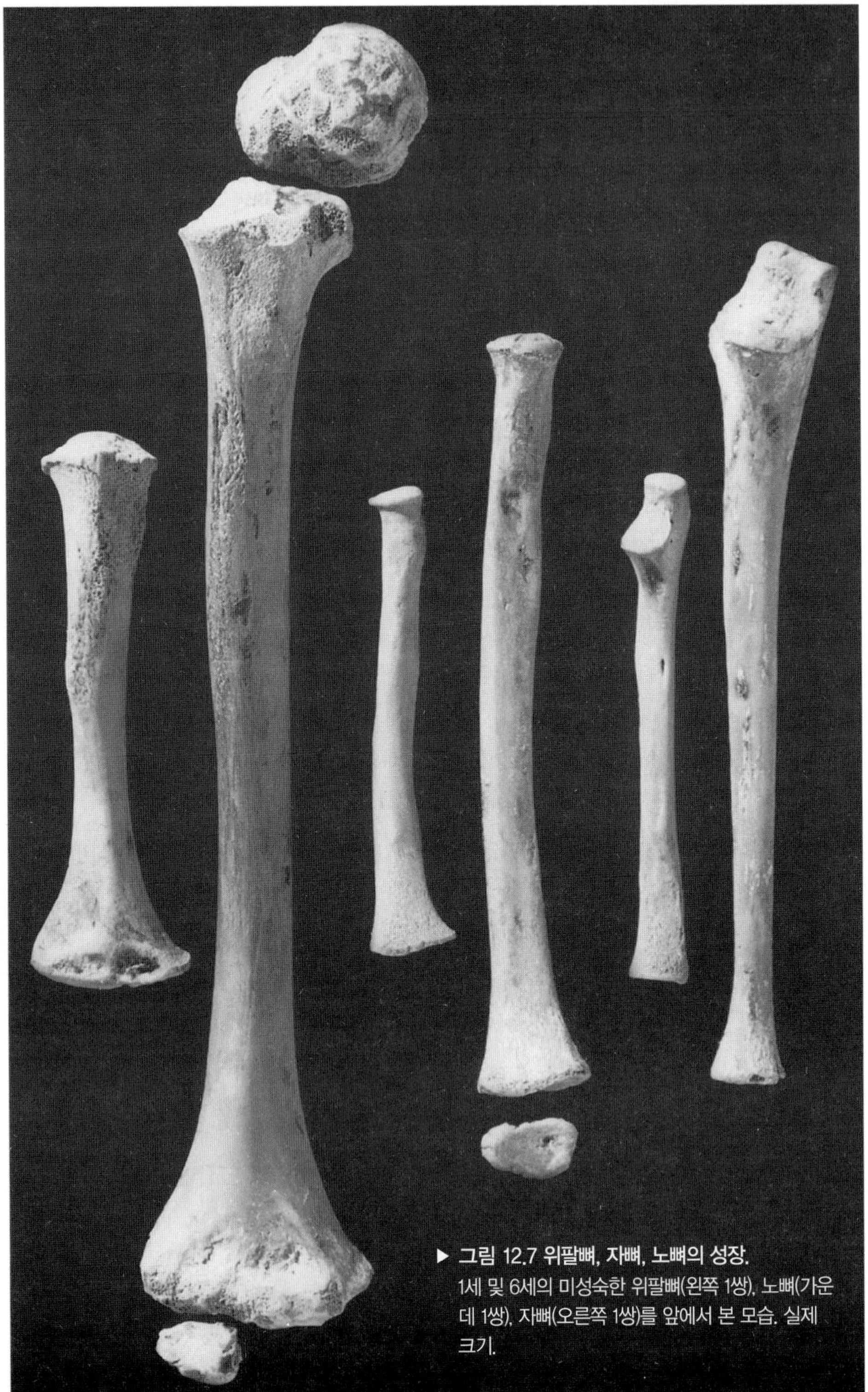

▶ **그림 12.7 위팔뼈, 자뼈, 노뼈의 성장.** 1세 및 6세의 미성숙한 위팔뼈(왼쪽 1쌍), 노뼈(가운데 1쌍), 자뼈(오른쪽 1쌍)를 앞에서 본 모습. 실제 크기.

- 넙다리뼈머리에는 위팔뼈머리에 없는 뚜렷한 홈인 **넙다리뼈머리오목(fovea capitis)**이 있다.
- 자뼈와 노뼈 및 종아리뼈와 비교할 때 위팔뼈몸통의 단면은 더 크고 원형이다.
- 넙다리뼈몸통과 비교할 때 위팔뼈몸통의 단면은 더 작고 그 형태가 불규칙하다.
- 정강뼈몸통과 비교할 때 위팔뼈몸통의 단면은 더 작고 덜 삼각형이다.

4) 쪽가늠

- 위팔뼈가 온전한 상태일 경우, 위팔뼈머리는 안쪽을 향하고 위팔뼈작은머리는 가쪽에 있으며, 팔꿈치오목은 뒤에 있다.
- 위팔뼈의 몸쪽부분만 있을 경우, 위팔뼈머리는 안쪽에 있고 작은결절과 결절사이고랑은 앞에 있다.
- 위팔뼈의 먼쪽부분만 있을 경우, 팔꿈치오목은 뒤에 있고 안쪽위관절융기가 가쪽위관절융기보다 더 크며 위팔뼈작은머리가 앞가쪽에 있다. 관절면이 사라진 경우에는 갈고리오목이 노오목보다 더 안쪽에 있고 더 큰 특징을 이용하면 된다.
- 위팔뼈몸통만 있을 경우, 세모근거친면은 가쪽에 있고 영양구멍의 출구는 몸쪽을 향해 있다. 위팔뼈몸통의 안쪽모서리에 작고 가는 능선이 존재하며, 이 능선의 주변에서 영양구멍을 찾을 수 있다. 결절사이고랑의 가쪽선은 안쪽선보다 더 길고 뚜렷하다.

2 노뼈 (그림 12.8~12.12)

1) 형태

노뼈(radius)는 팔에 있는 세 개의 뼈 중에서 가장 짧다. 고정되어 있는 자뼈(ulna)와 달리 위팔뼈작은머리(capitulum)에서 돌림운동이 일어나기 때문에 노뼈라는 이름이 붙었다. 노뼈는 몸쪽에서 위팔뼈작은머리와 관절을 이루고, 안쪽에서 자뼈와 관절을 이루며, 먼쪽에서 두 개의 손목뼈(carpal bone)와 관절을 이룬다.

a. **노뼈머리(head of radius)**는 노뼈의 몸쪽부분에 있는 동그란 관절구조이다. 노뼈머리의 몸쪽면은 컵 모양으로 파인 관절오목(articular fovea)을 통해 위팔뼈작은머리(capitulum)와 관절을 이루고, 노뼈머리의 둘레는 자뼈(ulna)의 노패임(radial notch)과 관절을 이룬다.

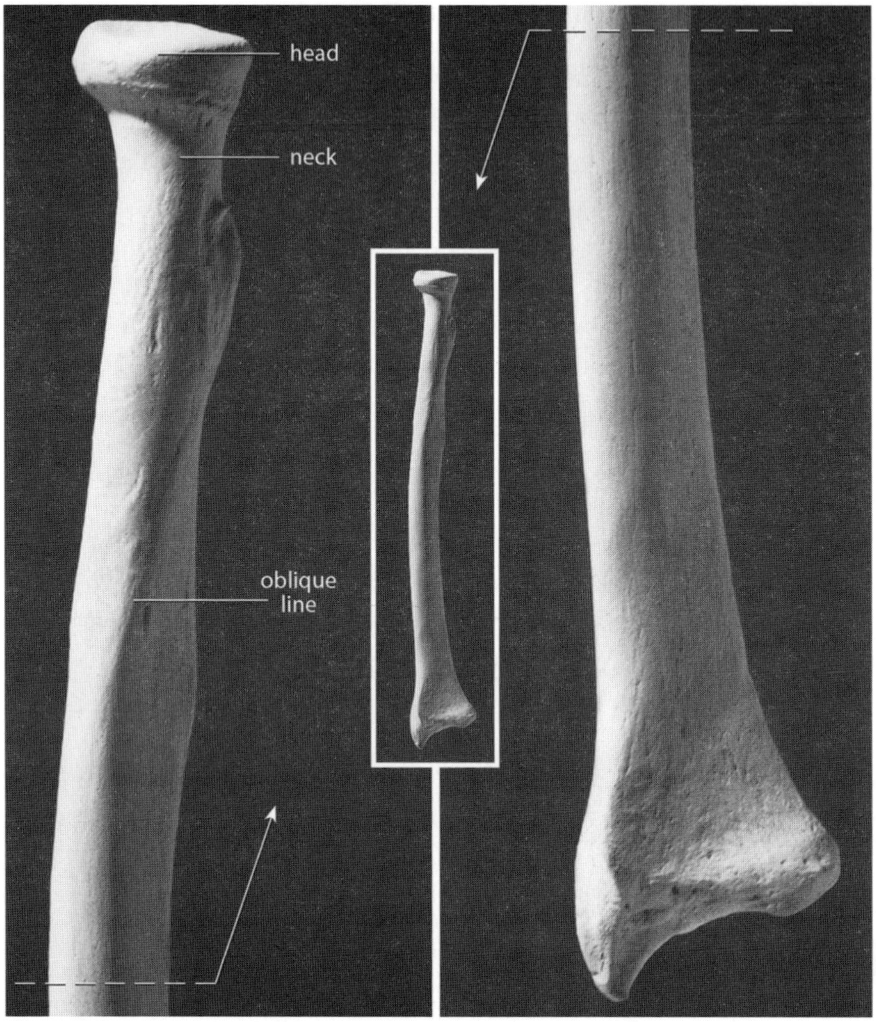

▶ 그림 12.8 **오른쪽 노뼈, 앞모습.** 왼쪽은 몸쪽부분이고 오른쪽은 먼쪽부분임. 실제 크기.

b. **노뼈목**(neck of radius)은 노뼈머리와 노뼈거친면 사이의 얇은 부분이다.

c. **노뼈거친면**(radial tuberosity, bicipital tuberosity)은 노뼈 몸쪽의 앞안쪽에 있는 뭉툭하고 울퉁불퉁한 부분이다. 아래팔의 굽힘근(flexor)이자 안쪽돌림근(medial rotator)인 *위팔두갈래근(biceps brachii muscle)*의 닿는곳(insertion)이며, 이 근육의 밑으로 *위팔두갈래근주머니(biceps bursa)*가 위치한다.

d. **노뼈몸통**(radial shaft)은 노뼈거친면과 확장된 먼쪽부분 사이의 길고 가느다란 부분이다.

e. **영양구멍**(nutrient foramen)은 노뼈 몸쪽반의 앞면에 있으며, 출구의 방향은 노뼈의 먼쪽부분이다.

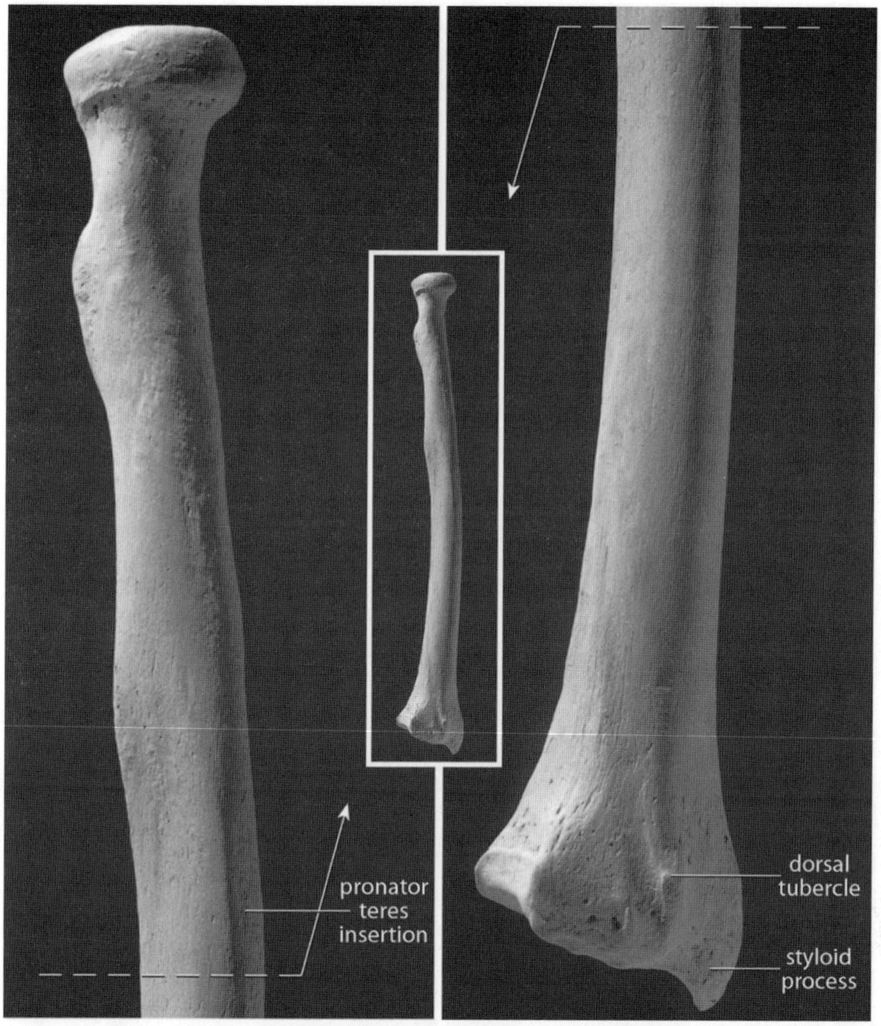

▶ 그림 12.9 **오른쪽 노뼈, 뒤모습.** 왼쪽은 몸쪽부분이고 오른쪽은 먼쪽부분임. 실제 크기.

f. **뼈사이모서리(interosseous crest, interosseous border)**는 노뼈몸통의 안쪽에 있는 예리한 모서리이다. 아래팔을 앞뒤의 구획으로 나누는 섬유막인 *뼈사이막(interosseous membrane)*이 붙는 부분이다. 뼈사이막은 손목을 지나는 굽힘근(flexor)이나 폄근(extensor)의 이는곳(origin)을 제공한다.

g. **빗선(oblique line)**은 노뼈몸통의 앞면에 있으며, 노뼈거친면의 끝에서 시작하여 아래가쪽 방향으로 비스듬히 주행한다. 손으로 가는 근육들의 이는곳이다.

h. **엎침근거친면(pronator tuberosity, pronator teres insertion)**은 노뼈몸통 중간의 가쪽면에 있는 거친 부분이다.

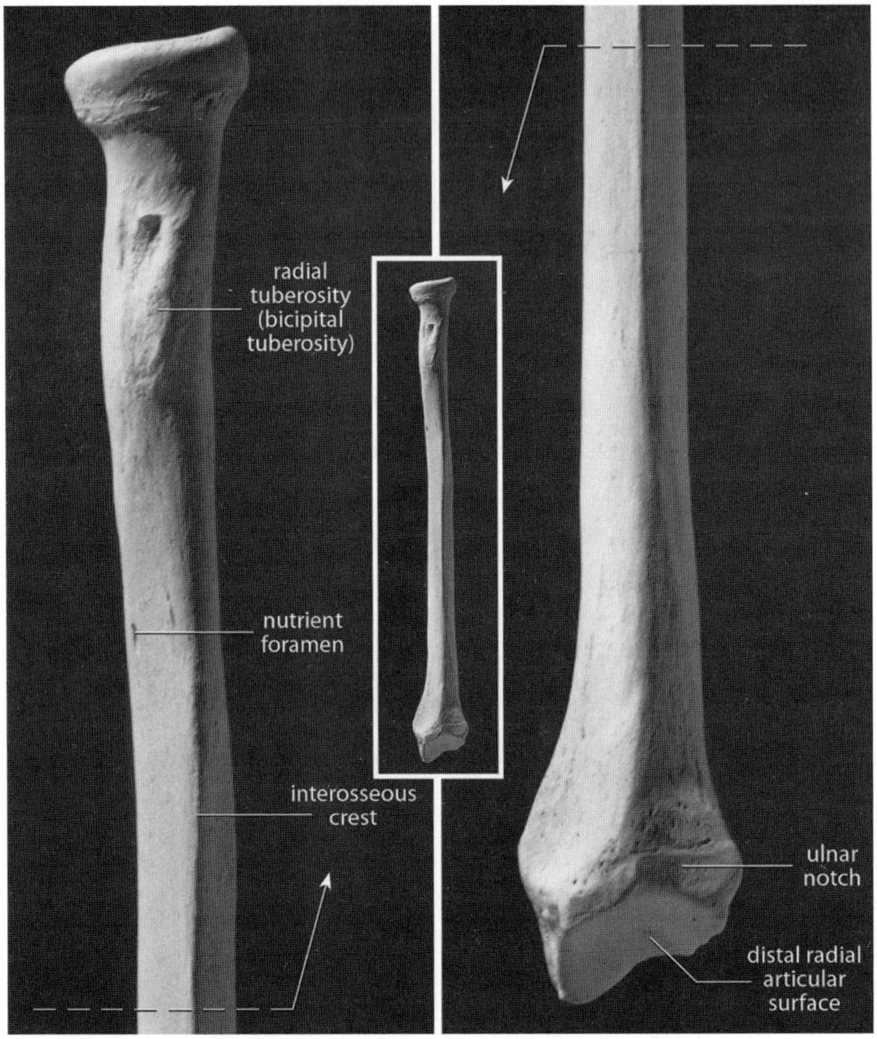

▶ 그림 12.10 **오른쪽 노뼈, 안쪽모습.** 왼쪽은 몸쪽부분이고 오른쪽은 먼쪽부분임. 실제 크기.

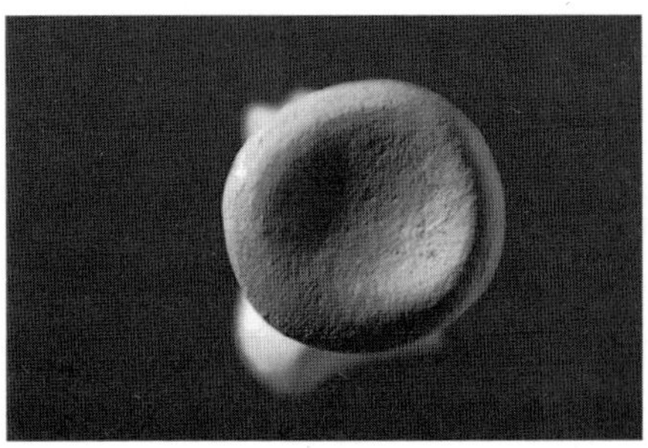

▶ 그림 12.11 **오른쪽 노뼈, 몸쪽모습.**
노뼈의 가쪽은 책의 위쪽을 향해 있고 앞은 책의 왼쪽을 향해 있음. 실제 크기.

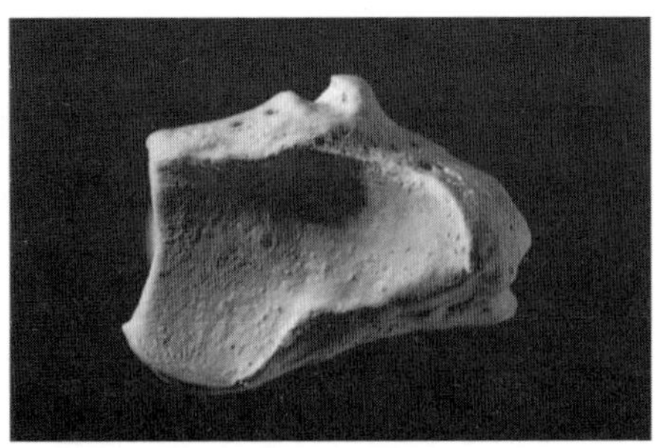

▶ 그림 12.12 **오른쪽 노뼈, 먼쪽모습.**
노뼈의 뒤는 책의 위쪽을 향해 있고 가쪽은 책의 오른쪽을 향해 있음. 실제 크기.

i. **자패임**(ulnar notch)은 노뼈 먼쪽의 안쪽면에 있는 오목한 관절면이다. 자뼈의 먼쪽부분과 관절을 이룬다.
j. **손목관절면**(distal radial articular surface)은 손목뼈인 안쪽의 반달뼈(lunate) 및 가쪽의 손배뼈(scaphoid)와 관절을 이루는 부분이다.
k. **붓돌기**(styloid process)는 노뼈 먼쪽의 가쪽면에 있는 뾰족한 돌기이다.
l. **뒤결절**(dorsal tubercle, Lister's tubercle)은 노뼈 먼쪽의 뒷면에 있는 큰 돌출부이다. 뒤결절의 주변에 고랑(groove)이 있는데, 이곳을 통해 손으로 가는 *폄근힘줄(tendon of extensor muscle)*들이 내려간다.

2) 성장 (그림 12.7)

노뼈의 뼈되기중심(ossification center)은 노뼈몸통, 노뼈머리, 노뼈의 먼쪽부분 등의 세 곳에서 일어난다.

3) 감별사항

조각난 노뼈몸통은 자뼈(ulna)나 종아리뼈(fibula)로 오해하기 쉽고, 조각난 노뼈의 먼쪽부분은 복장뼈자루(manubrium)의 빗장패임(clavicular notch)으로 오해하기 쉽다. 다음은 노뼈를 식별하는 데 도움을 주는 사항들이다.

- 자뼈몸통은 몸쪽에서 먼쪽으로 갈수록 그 직경이 점점 줄어드는 형태이나 노뼈몸통은 그렇지 않다.
- 자뼈몸통의 뼈사이모서리는 매우 예리한 반면, 노뼈는 뼈사이모서리의 양쪽 끝이 무디며 그 단면이 눈물방울 모양으로서 자뼈보다 더 부드럽고 모서리의 형태가 일률적이다.
- 자뼈몸통은 대부분 삼각형 모양이며 먼쪽부분만 둥근 단면을 나타낸다. 거꾸로 노뼈몸통은 몸쪽부분이 원형이고 가운데부분이 무딘 삼각형 모양이다. 노뼈몸통의 먼쪽부분은 넓게 퍼진 형태의 앞뒤로 눌린 타원형이며 겉질의 두께가 매우 얇다.
- 종아리뼈도 뼈사이모서리가 있는 길고 가느다란 뼈이지만 노뼈에 비하여 훨씬 길고 그 단면이 매우 불규칙하다.
- 복장뼈자루의 빗장패임은 한 개의 관절면으로 이루어져 있으나 노뼈의 손목관절면은 뚜렷한 두 개의 관절면으로 이루어져 있다(그림 12.12).

4) 쪽가늠

- 노뼈가 온전한 상태일 경우, 자패임은 안쪽에 있고 노뼈거친면과 뼈사이모서리는 안쪽을 향하며 뒤결절은 뒤에 있고 붓돌기는 가쪽에 있다.
- 노뼈의 몸쪽부분만 있을 경우, 노뼈거친면이 앞안쪽을 향해 있다. 자뼈 몸쪽의 안쪽면에 있는 관절면과 맞추어 보면 명확해진다.
- 노뼈목의 뒤안쪽면에 작은 능선이 노뼈거친면의 안쪽모서리와 연결된다.
- 노뼈몸통만 있을 경우, 뼈사이모서리는 안쪽에 있고 빗선은 앞에 있다. 영양구멍은 노뼈몸통의 앞에 존재하며 그 출구는 뼈의 먼쪽부분을 향해 있다. 뒤가쪽면의 거친정도가 가운데부분에서 최고조를 이룬다.
- 노뼈의 먼쪽부분만 있을 경우, 앞면은 부드럽고 편평하며 뒷면에는 폄근힘줄에 의한 고랑이 존재하고 자패임은 안쪽에 있으며 붓돌기는 가쪽에 있다. 붓돌기의 앞면은 거칠지 않고 부드럽다.

3 자뼈 (그림 12.13~12.18)

1) 형태

자뼈(ulna)는 아래팔에서 가장 길고 가느다란 뼈이다. 몸쪽에서 위팔뼈도르래(trochlea) 및 노뼈머리(head of radius)와 관절을 이루고, 먼쪽에서 노뼈의 자패임(ulnar notch)과 관절을 이룬다. 자뼈의 먼쪽부분은 관절원반(articular disk)에 의해 손목뼈(carpal bone)와 분리되어 있는데, 이로 인해 손과 연결되어 있는 노뼈가 자뼈를 넘나들며 자유롭게 돌림운동을 일으킬 수 있는 것이다.

a. **팔꿈치머리**(olecranon, olecranon process)는 자뼈의 가장 몸쪽에 있는 부분으로서 매우 크고 뭉툭한 돌기의 형태이다. 아래팔의 주요 폄근(extensor)인 *위팔세갈래근(triceps brachii muscle)*의 닿는곳(insertion)이다.

b. **도르래패임**(trochlear notch, semilunar notch)은 위팔뼈(humerus)의 위팔뼈도르래(trochlea)와 관절을 이루는 부분이다. 팔꿉에서 자뼈가 이루는 이러한 형태의 관절은 노뼈의 경우와 달리 돌림운동을 거의 불가능하게 만든다.

c. **경계능선**(guiding ridge)은 도르래패임을 안쪽부분과 가쪽부분으로 나누는 세로방향의 능선이다.

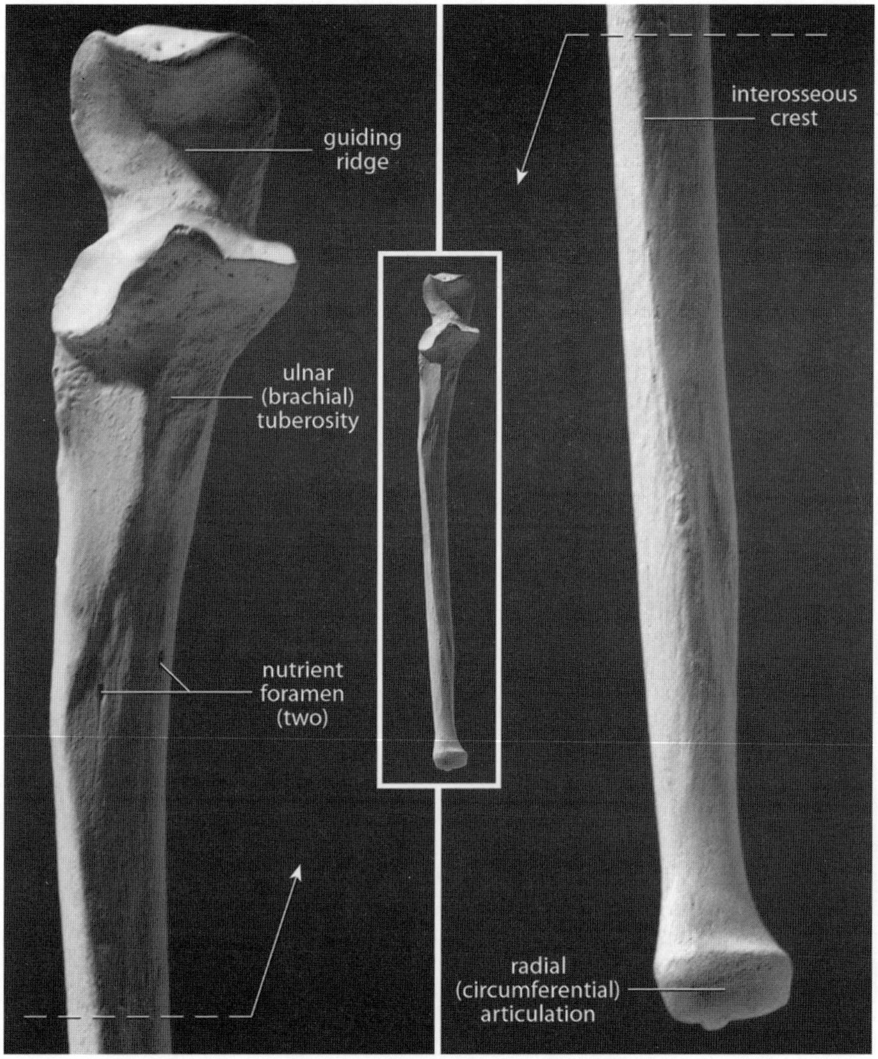

▶ 그림 12.13 **오른쪽 자뼈, 앞모습.** 왼쪽은 몸쪽부분이고 오른쪽은 먼쪽부분임. 실제 크기.

d. 갈고리돌기(coronoid process)는 도르래패임의 바닥에서 앞으로 튀어나온 부리 모양의 돌기이다.

e. 자뼈거친면(ulnar tuberosity, brachial tuberosity)은 갈고리돌기의 바로 아래에 있는 거친 함몰부분으로서 위팔뼈(humerus)의 앞면에서 일어나 팔꿉의 굽힘근(flexor)으로 작용하는 *위팔근(brachialis muscle)*이 닿는곳이다.

f. 노패임(radial notch)은 갈고리돌기의 가쪽면에 있으며, 노뼈와 관절을 이루기 위한 작은 관절면이다.

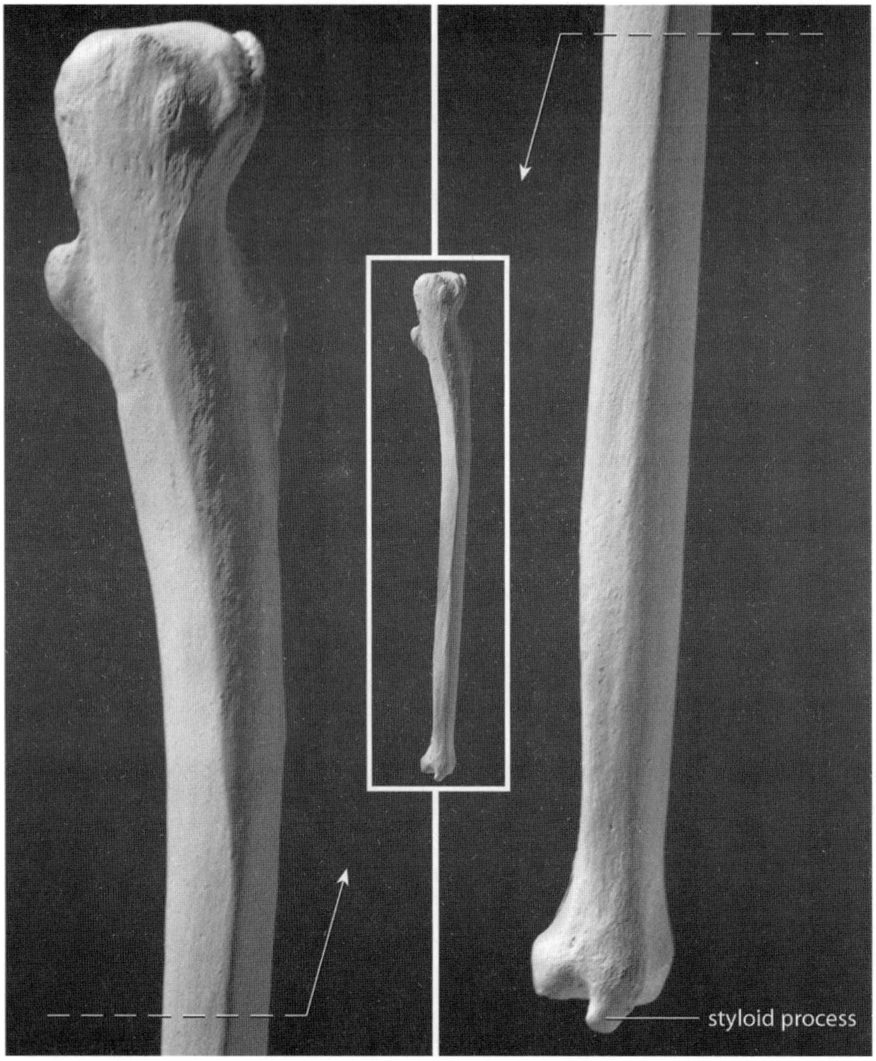

▶ 그림 12.14 **오른쪽 자뼈, 뒤모습.** 왼쪽은 몸쪽부분이고 오른쪽은 먼쪽부분임. 실제 크기.

g. **자뼈몸통**(ulnar shaft)은 자뼈거친면과 자뼈의 먼쪽부분 사이의 긴 부분이다.

h. **영양구멍**(nutrient foramen)은 자뼈몸통의 앞안쪽에 있으며, 출구의 방향은 자뼈의 먼쪽부분이다.

i. **뼈사이모서리**(interosseous crest)는 노뼈와 마주보는 곳인 자뼈몸통의 가쪽면에 있다.

j. **엎침근능선**(pronator ridge)은 자뼈몸통의 먼쪽 1/4에 있는 짧고 불규칙한 능선이다. 자뼈몸통의 앞안쪽에 있으며 *네모엎침근(pronator quadratus muscle)*의 이는곳(origin)이다.

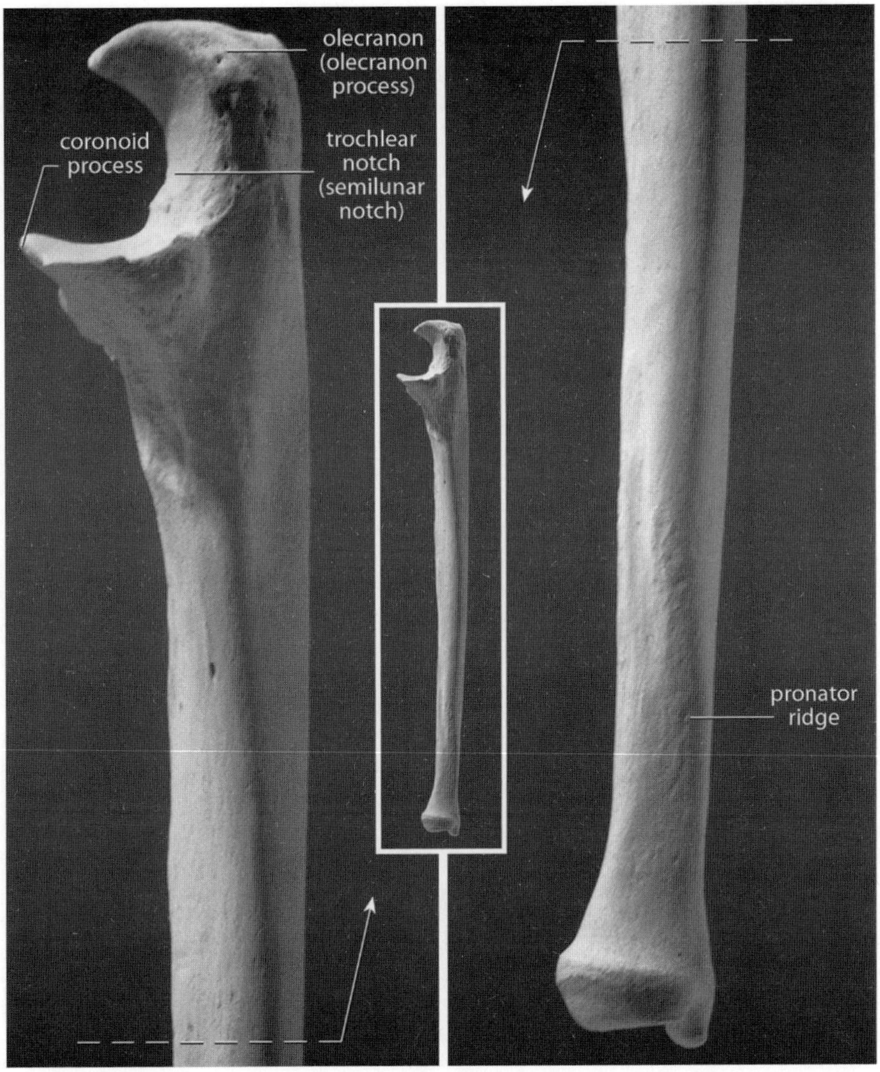

▶ 그림 12.15 **오른쪽 자뼈, 안쪽모습.** 왼쪽은 몸쪽부분이고 오른쪽은 먼쪽부분임. 실제 크기.

k. **붓돌기(styloid process)**는 가장 먼쪽에 있는 뾰족한 돌기로서 자뼈의 뒤안쪽 구석에 있다. 손목관절(wrist joint)에 있는 *안쪽손목곁인대(ulnar collateral ligament)*가 붙는 부분이다.

l. **자쪽손목폄근힘줄고랑(extensor carpi ulnaris groove)**은 붓돌기 주변에 있는 고랑으로서 손의 폄근이자 모음근(adductor)인 *자쪽손목폄근(extensor carpi ulnaris muscle)*의 힘줄이 지나는 곳이다.

m. **둘레관절면(radial articulation, circumferential articulation)**은 자뼈의 먼쪽 및 가쪽에

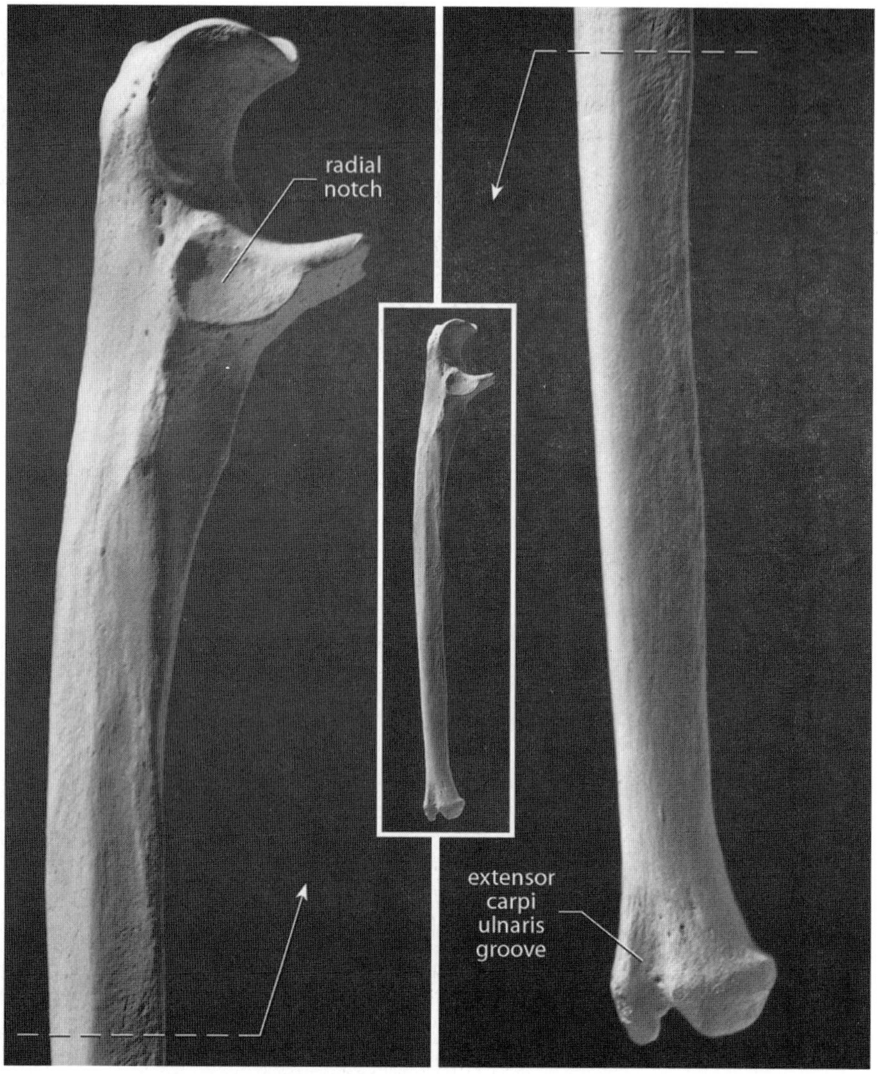

▶ 그림 12.16 **오른쪽 자뼈, 가쪽모습.** 왼쪽은 몸쪽부분이고 오른쪽은 먼쪽부분임. 실제 크기.

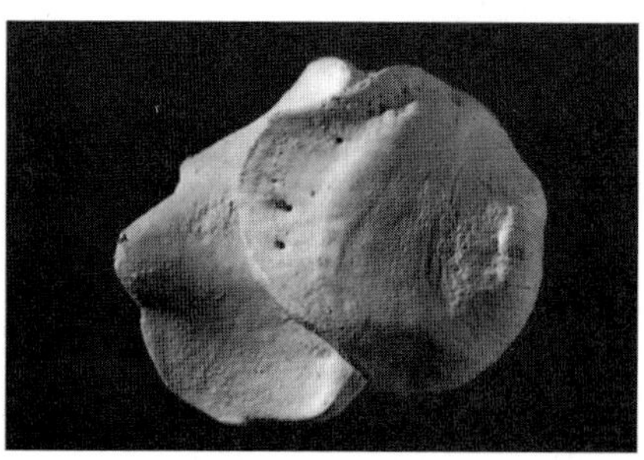

▶ 그림 12.17 **오른쪽 자뼈, 몸쪽모습.** 자뼈의 가쪽은 책의 위쪽을 향해 있고 앞은 책의 왼쪽을 향해 있음. 실제 크기.

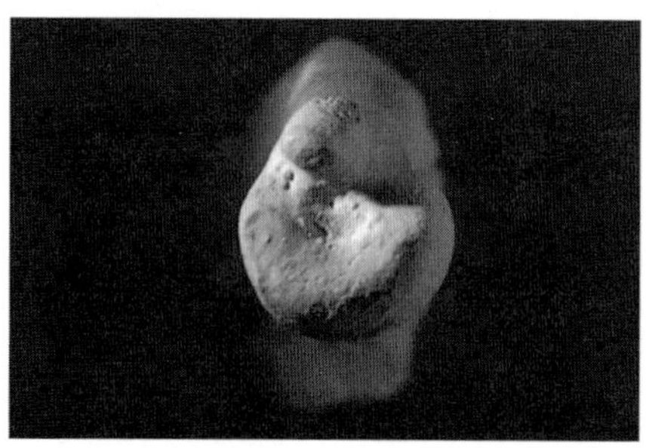

▶ 그림 12.18 **오른쪽 자뼈, 먼쪽모습.** 자뼈의 앞은 책의 아래쪽을 향해 있고 가쪽은 책의 오른쪽을 향해 있음. 실제 크기.

있는 둥근 관절면으로서 노뼈의 자패임(ulnar notch)과 관절을 이루는 부분이다.

2) 성장 (그림 12.7)

자뼈의 뼈되기중심(ossification center)은 자뼈몸통, 팔꿈치머리, 자뼈의 먼쪽부분 등의 세 곳에서 일어난다.

3) 감별사항

자뼈의 몸쪽부분과 먼쪽부분은 특징적이기 때문에 확연히 식별되지만 자뼈몸통만 발견될 경우에는 노뼈(radius)나 종아리뼈(fibula)와 혼동하기 쉽다.

- 노뼈몸통은 그 단면이 좀 더 삼각형에 가까운 눈물방울 모양이며, 먼쪽으로 갈수록 자뼈몸통과 달리 일정하게 직경이 줄어드는 형태가 아니다.
- 종아리뼈몸통은 그 단면이 훨씬 더 불규칙하며 여러 개의 모서리가 존재한다.
- 좀 더 자세한 내용은 노뼈몸통의 감별사항을 참고하기 바란다.

4) 쪽가늠

- 자뼈가 온전한 상태일 경우, 팔꿈치머리는 몸쪽 및 뒤에 있고 노패임과 뼈사이모서리는 가쪽에 있다.
- 자뼈의 몸쪽부분만 있을 경우, 자뼈거친면이 안쪽으로 향해 있는 것을 추가적으로 확인하면 된다.
- 자뼈몸통만 있을 경우, 먼쪽으로 갈수록 직경이 줄어들며, 영양구멍의 위치는 앞면이고 그 출구는 먼쪽을 향해 있다. 뼈사이모서리는 가쪽에 있으며, 이 모서리를 기준으로 몸쪽의 앞면은 더 움푹 눌려있고 먼쪽의 앞면은 확장된 형태이다. 자뼈몸통의 가운데부분과 먼쪽부분은 뼈사이모서리의 뒷면에서 좁은 고랑을 만져볼 수 있다.
- 자뼈의 먼쪽부분만 있을 경우, 붓돌기는 뒤에 있으며 그 가쪽에 *자쪽손목폄근힘줄고랑(extensor carpi ulnaris groove)*이 있다.

Chapter

13

손: 손목뼈, 손허리뼈, 손가락뼈

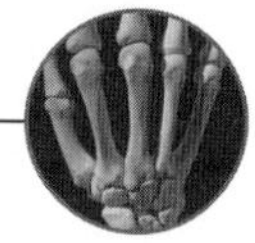

손은 동물의 사지에서 먼쪽 부분을 대표하는 복잡한 구조물이다. 관절하는 뼈들이 줄기 형태를 이루는 물고기의 지느러미로부터 진화하였다. 일반적인 파충류의 손의 경우, 작은 손목뼈(carpal bone)에 손허리뼈(metacarpal bone)가 붙고, 다시 이곳에 연속하는 몇 개의 뼈로 이루어진 손가락뼈(hand phalanx)가 붙는다. 포유류에서는 종에 따라 손가락 개수의 감소 또는 변형이 있다. 말의 경우 발가락이 하나이며, 박쥐의 경우에는 날개의 형태로 바뀌었다. 사람은 일반적인 형태인 손가락 다섯 개를 지니고 있다. 사람의 각 손은 두 줄로 배열하는 8개의 손목뼈, 한 줄로 배열하는 5개의 손허리뼈 그리고 각각 한 줄로 배열하는 5개의 손가락첫마디뼈(proximal phalanx), 4개의 중간마디뼈(intermediate phalanx), 5개의 끝마디뼈(distal phalanx)로 이루어져 총 27개의 뼈로 구성된다.

손을 이루는 27개의 뼈 외에도 손의 힘줄 안에 놓인 **종자뼈(sesamoid bone)**라고 불리는 조그마한 뼈들도 있다. 뼈전문가는 이 뼈의 기능적 중요성을 항상 염두에 두고 있어야 하지만 이 뼈가 항상 발견되는 것은 아니며, 실질적으로 연구된 적도 거의 없다. 만약 종자뼈를 손에서 발견하게 된다면 주로 첫째손허리뼈의 손바닥면에 있는 종자뼈 한 쌍일 가능성이 높다. 그림 13.1~13.3을 통해 손에서 관절하는 부분과 그 위치를 확인할 수 있다.

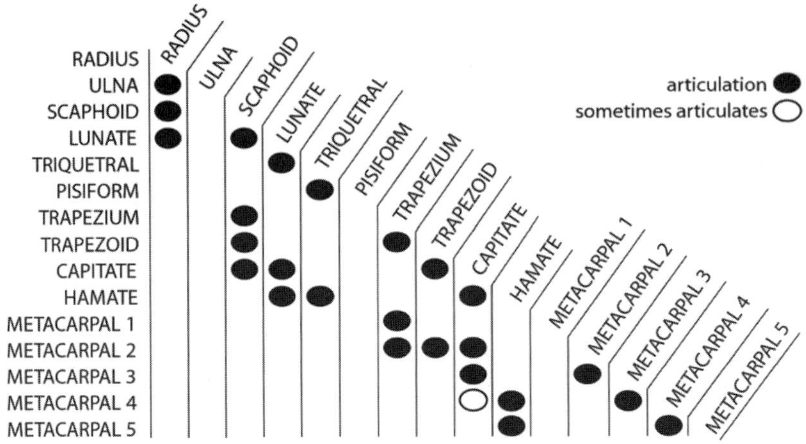

▶ 그림 13.1 **성인의 손목과 손에서 관절을 이루는 뼈.**

손을 이루는 뼈는 **손목뼈(carpal bone)**, **손허리뼈(metacarpal bone)**, **손가락뼈(hand phalanx)**라는 세 개의 범주로 나누어 설명한다. 손목부위는 발에 있어서 발목 부위에 해당하며 오랜 기간 동안 손목을 이루는 각 뼈의 명칭이 여러 번 바뀌었다. 이러한 역사적 배경이 궁금한 독자들은 O'Rahilly (1989)의 문헌을 참조하기 바란다.

손을 구성하는 뼈와 그 구조물을 알아보기 이전에 손에서만 사용하는 방향과 관련된 용어를 알아둘 필요가 있다. 방향과 관련된 일반적인 용어인 "앞(anterior)", "뒤(posterior)", "안쪽(medial)", "가쪽(lateral)"은 대상이 해부학자세를 취하였을 때만 적용할 수 있는 용어로 손의 구조물을 설명할 때는 혼란을 유발할 수 있다. 이러한 이유로 손의 구조물을 기술할 때는 다음과 같은 방향과 관련된 용어를 보조적으로 사용한다.

- 앞(anterior) = 손바닥(palmar)
- 뒤(posterior) = (손)등쪽(dorsal)
- 안쪽(medial) = 자쪽(ulnar) = 새끼손가락쪽(little finger side)
- 가쪽(lateral) = 노쪽(radial) = 엄지손가락쪽(thumb side)

손(발)가락열(ray)이라는 용어는 손(발)허리뼈와 손(발)가락뼈를 합쳐서 지칭할 때 사용하기도 한다. 일반적으로 첫째손가락열은 **엄지손가락(pollex)**을 말하며, 집게손가락(index finger)은 둘째손가락열, 가운데손가락(middle finger)은 셋째손가락열, 반지손가락(ring finger)은 넷째손가락열, 마지막으로 새끼손가락(little finger)은 다섯째손가락열로 표시한다.

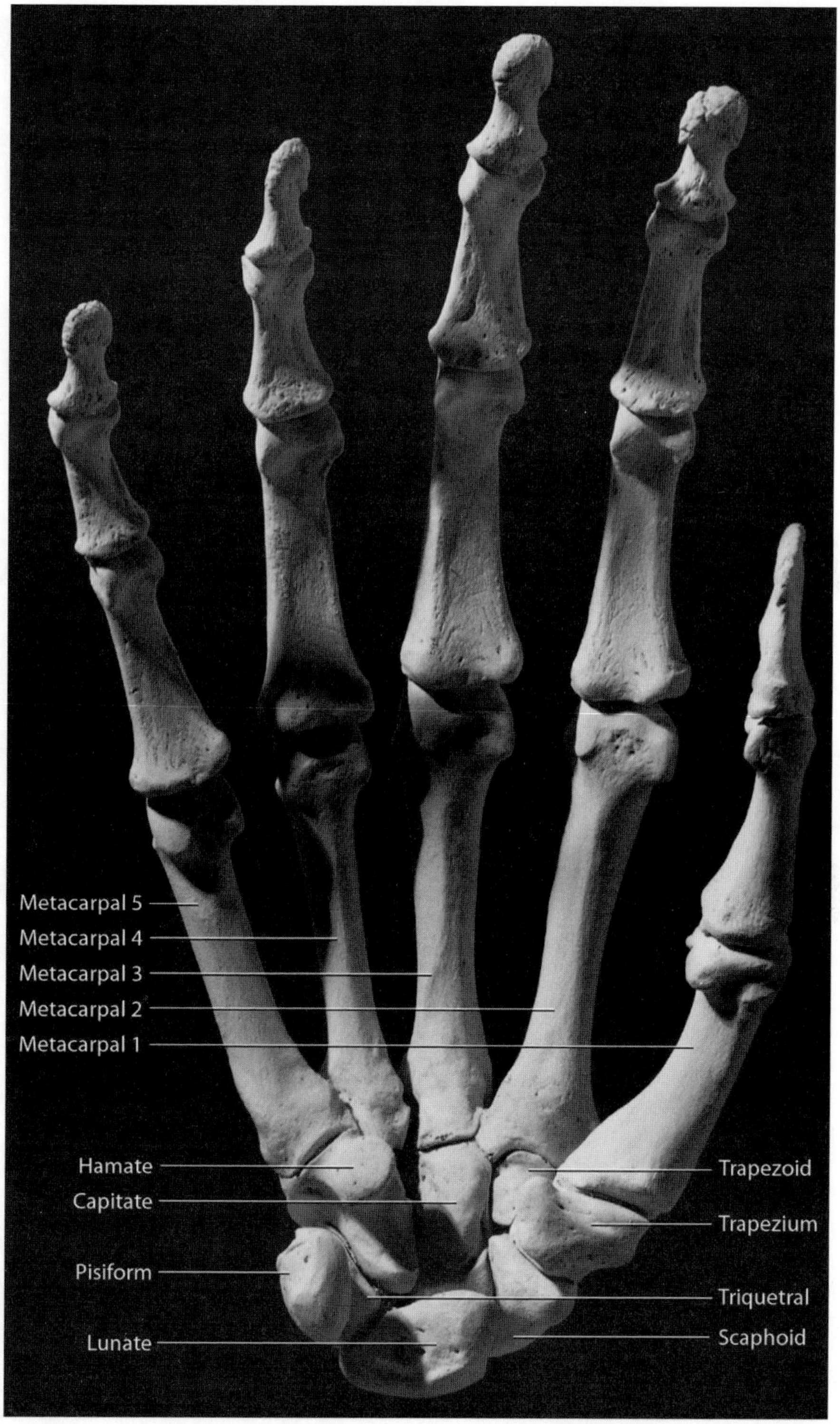

▶ 그림 13.2 **오른쪽 손뼈, 손바닥쪽(앞쪽).** 작은 종자뼈는 포함하지 않음. 실제 크기.

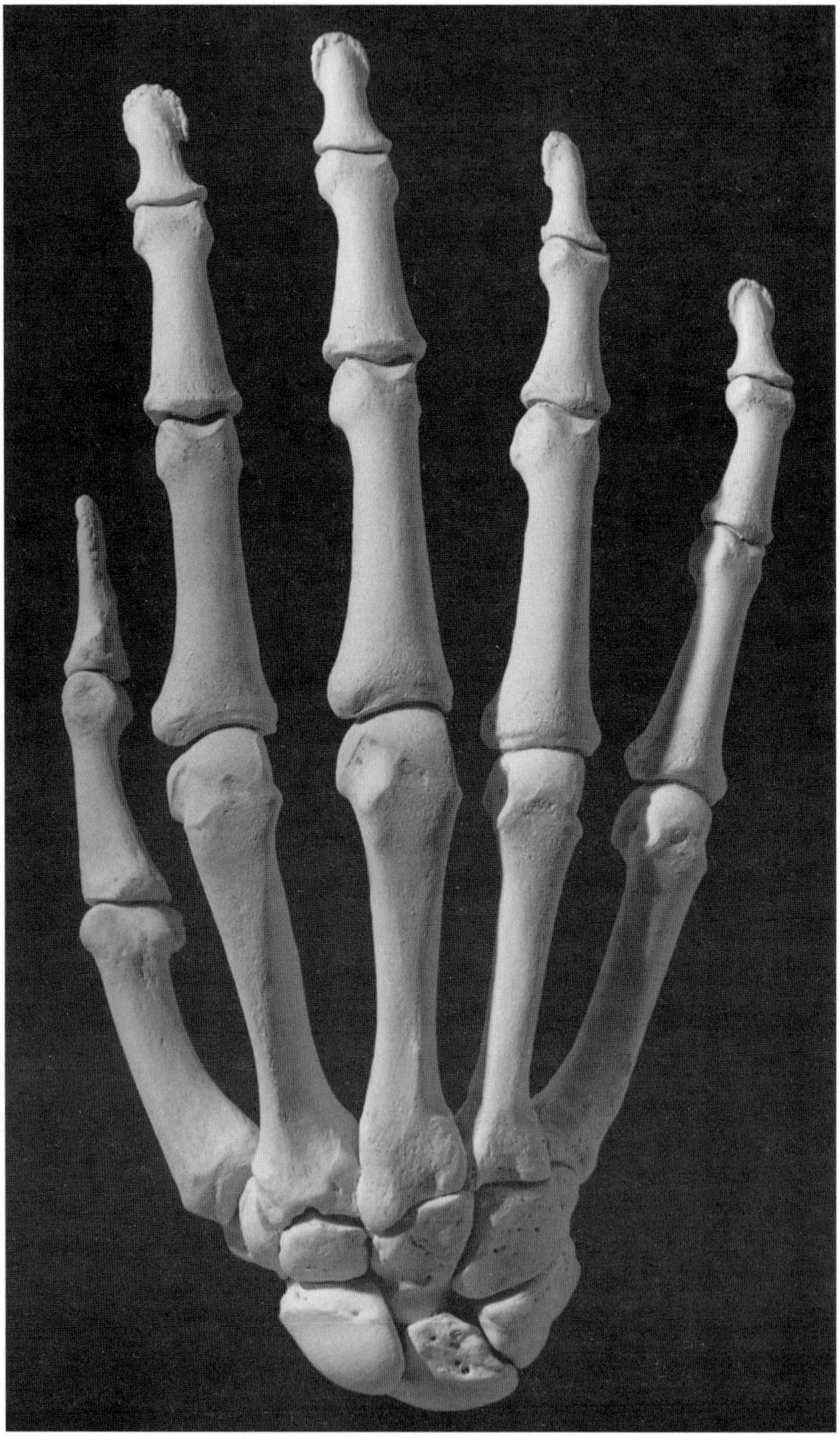

▶ 그림 13.3 **오른쪽 손뼈, 손등쪽(뒤쪽).** 작은 종자뼈는 포함하지 않음. 실제 크기.

손뼈와 발뼈의 쪽가늠을 하기 위해서는 해부학적 사실에 바탕을 둔 쪽가늠 방법을 숙지하거나 뼈를 특정 위치에 놓이게 함으로써 쪽가늠을 파악할 수 있는 방법을 알고 있어야 한다. 전자의 방법을 **해부학적 쪽가늠법**이라 하고, 후자의 방법은 **위치적 쪽가늠법**이라고 하며, 본 장에서는 이 두 가지 방법 모두를 기술하였다. 다양한 종류의 위치적 쪽가늠법을 알고싶다면 Bass(1995)의 문헌을 참고하기 바란다.

1 손목뼈 (그림 13.4~13.15)

성인의 손목을 이루는 8개의 뼈는 6개의 면으로 이루어진 정방형의 뼈로 종종 묘사되지만 이는 잘못된 표현이다. 오히려 각각의 뼈는 독특한 모양을 띠며, 이러한 모양 때문에 각각의 뼈를 확실히 구분할 수 있다. 손목의 손바닥면에는 4개의 중요 돌출 구조물이 있다. 갈고리뼈갈고리(hook of hamate)와 콩알뼈(pisiform)는 다섯째손허리뼈(metacarpal 5, MC5)의 밑에서 손바닥의 안쪽모서리를 구성한다. 손배뼈결절(scaphoid tubercle)과 큰마름뼈결절(trapezium tubercle)은 첫째손허리뼈의 밑에서 손바닥의 가쪽모서리를 구성한다. 이와 같은 안쪽과 가쪽의 돌출 구조물 사이를 연결하는 섬유띠가 있고, 이를 굽힘근지지띠(flexor retinaculum)라고 한다. 손목뼈와 돌출 구조물 그리고 이 섬유띠에 의해 **손목굴(carpal tunnel)**이 형성되며, 이 안으로 손목의 굽힘근육힘줄(flexor tendon)이 지나간다.

손목뼈 중에서 몸쪽 열에는 **손배뼈(scaphoid)**, **반달뼈(lunate)**, **세모뼈(triquetrum)**, **콩알뼈(pisiform)**가 노쪽에서 자쪽으로 배열되어 있다. 손배뼈와 반달뼈는 노뼈(radius)와 관절을 이룬다. 손목뼈의 먼쪽 열에는 **큰마름뼈(trapezium)**, **작은마름뼈(trapezoid)**, **알머리뼈(capitate)**, **갈고리뼈(hamate)**가 노쪽에서 자쪽으로 배열되어 있다.

1) 손배뼈 (그림 13.4)

손배뼈는 알머리뼈의 머리가 놓이는 움푹 들어간 면과 노뼈의 먼쪽과 관절하는 볼록한 면을 가지고 있어 배 모양처럼 생겼다. 가장 큰 손목뼈 중 하나이고 손목에서 가장 가쪽 그리고 몸쪽에 위치한다. 또한 엄지손가락의 밑에서 노뼈와 큰마름뼈 사이에 있다. **손배뼈결절(scaphoid tubercle)**은 알머리뼈와의 관절면 옆에 있고 관절을 하지 않는 뭉뚝한 돌출 구조물로, 손목에 있는 섬유띠인 *굽힘근지지띠(flexor retinaculum)*가 부착하는 네 곳 중 하나이다.

- **해부학적 쪽가늠.** 오목한 관절면에는 알머리뼈의 머리가 놓이므로 먼쪽을 향하며 손배뼈결절은 손바닥쪽에 있고 가쪽(엄지손가락쪽)을 향한다.
- **위치적 쪽가늠.** 볼록한 관절면을 관찰자 쪽으로 향하게 한 상태에서 손배뼈결절이 위쪽에 위치하게 하면 결절이 가리키는 방향이 그 뼈의 쪽이 된다.

▶ 그림 13.4 **오른쪽 손배뼈. 손바닥쪽이 위를 향함.**
알머리뼈에서 바라봄*(왼쪽)*. 노뼈에서 바라봄*(오른쪽)*. 실제 크기.

2) 반달뼈 (그림 13.5~13.6)

반달뼈는 반달처럼 생겼으며 움푹 파인 면은 알머리뼈와 관절하고 이 면의 반대쪽에 있는 넓고 완만하게 볼록한 면은 손배뼈와 함께 노뼈의 손목관절면과 관절한다.

- **해부학적 쪽가늠.** 노뼈와의 관절면은 몸쪽을 향하고 알머리뼈와의 관절면은 먼쪽을 향한다. 이 뼈의 편평한 면에 있는 길고 좁고 초승달모양으로 생긴 관절면은 손배뼈와 관절하므로 가쪽(엄지손가락쪽)을 향한다. 남은 다른 하나의 관절면은 세모뼈와 관절하고 손등쪽을 향하고 관절을 하지 않는 넓은 면은 손바닥쪽을 향한다.
- **위치적 쪽가늠.** 편평한 면이 바닥에 닿게 하고 가장 오목한 관절면을 관찰자 쪽으로 향하게 한다. 다른 관절면이 솟아 올라 기울어진 방향이 그 뼈의 쪽이 된다.

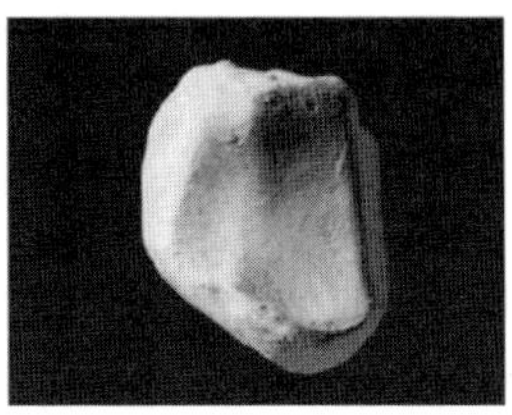

▶ 그림 13.5 **오른쪽 반달뼈.**
손등쪽이 위를 향함.
알머리 뼈에서 바라봄. 실제 크기.

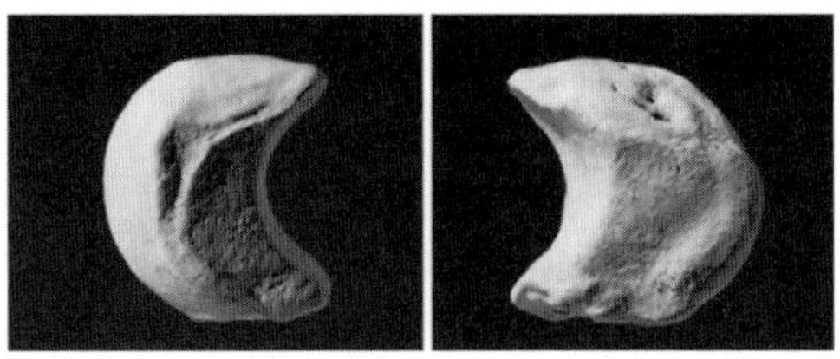

▶ 그림 13.6 **오른쪽 반달뼈.**
손바닥쪽이 위를 향함. 손배뼈에서 바라봄*(왼쪽)*.
세모뼈에서 바라봄*(오른쪽)*. 실제 크기.

3) 세모뼈 (그림 13.7~13.8)

세모뼈는 손목의 몸쪽 줄에서 엄지손가락쪽으로부터 세 번째에 위치하는 뼈이다. 세 개의 관절면을 갖고 있는 것에서 뼈 이름이 기원하였다. 콩알뼈와 관절하는 둥글고 살짝 융기된 하나의 관절면이 특징적이며, 이러한 특징이 작은마름뼈와 구별할 수 있게 해준다.

- **해부학적 쪽가늠.** 세 개의 관절면 중 가장 작은 것이 콩알뼈와 관절하고 손바닥쪽 그리고 안쪽을 향한다. 가장 큰 관절면은 갈고리뼈와 관절하고 먼쪽을 향하고 반달뼈와의 관절면은 가쪽을 향한다.
- **위치적 쪽가늠.** 두 개의 가장 큰 관절면 사이의 모서리를 관찰자 쪽으로 향하게 하고 수직방향으로 세운다. 콩알뼈를 위한 관절면인 세 번째 관절면이 위를 향하게 하면 이 관절면이 가리키는 쪽이 그 뼈의 쪽이 된다.

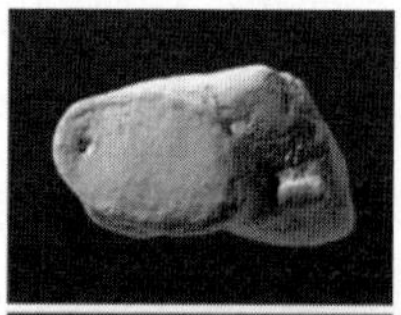

▶ 그림 13.7 **오른쪽 세모뼈.** 가쪽이 위를 향함. 손바닥쪽면. 실제 크기

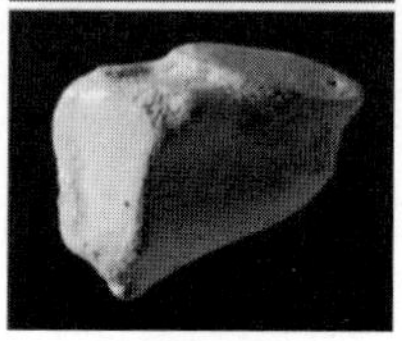

▶ 그림 13.8 **오른쪽 세모뼈.** 손바닥쪽이 위를 향함. 갈고리뼈에서 바라봄. 실제 크기.

4) 콩알뼈 (그림 13.9~13.10)

콩알뼈는 완두콩 모양의 뼈로 세모뼈와 관절하기 위해 한쪽면이 편평하다. 관절을 하지 않는 뼈의 몸통에는 *굽힘근지지띠(flexor retinaculum)*가 부착한다. 콩알뼈는 손목뼈 중에서 가장 작은 뼈이고 힘줄 속에서 발생하므로 엄밀히 따지면 일종의 종자뼈에 속한다. 굽힘근육힘줄에 묻혀서 발견되는 더 작은 종자뼈들을 손허리손가락관절(metacarpophalangeal joint)과 손가락뼈사이관절(interphalangeal joint)에서 종종 볼 수 있다.

- **해부학적 쪽가늠.** 콩알뼈에서 관절하지 않는 몸통 부분은 손바닥의 자뼈쪽 구석에 놓인다. 이 뼈는 형태적 변이가 다양하여 85~90% 정도의 정확도로 쪽가늠할 수 있다.
- **위치적 쪽가늠.** 관절면을 관찰자 쪽으로 향하게 한 다음 이 상태에서

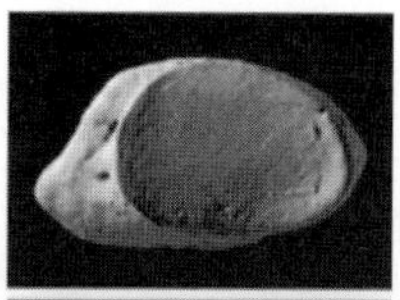

▶ 그림 13.9 **오른쪽 콩알뼈.** 먼쪽이 왼쪽을 향함. 세모뼈에서 바라봄. 실제 크기.

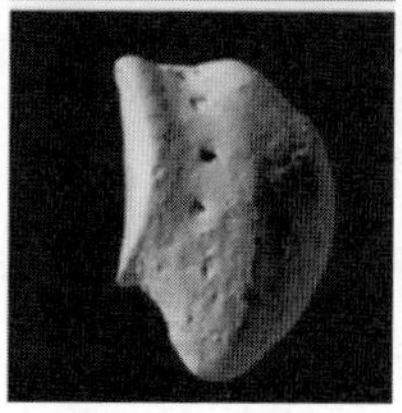

▶ 그림 13.10 **오른쪽 콩알뼈.** 세모뼈의 관절면이 왼쪽(손등쪽)을 향함. 갈고리뼈의 몸쪽 손바닥쪽 끝(가쪽)에서 바라봄. 실제 크기.

관절면 바깥으로 가장 튀어나온 부분이 위를 향하도록 돌린다. 튀어나온 부분에서 보이는 고랑이 향하는 쪽이 그 뼈의 쪽이 된다.

5) 큰마름뼈 (그림 13.11)

큰마름뼈는 손목뼈 중에서 중간 크기의 뼈이고 불규칙하게 생긴 뼈이다. 이 뼈는 첫째 손허리뼈의 안장 모양 관절과 관절하는 독특한 형태의 관절면과 길게 솟아오른 결절 또는 능선에 의해 다른 손목뼈와 쉽게 구별된다.

- **해부학적 쪽가늠.** 이 뼈는 몸쪽 그리고 안쪽으로 향하는 능선 또는 결절이 있으며, 이 구조물이 위치하는 곳이 손바닥쪽이다. 이 구조물에 *굽힘근지지띠(flexor retinaculum)*가 부착한다. 이 결절 가까이에 있는 고랑은 결절의 안쪽에 위치하고 엄지손가락과의 관절면은 이 뼈의 먼쪽에 위치하고 가쪽을 향한다.
- **위치적 쪽가늠.** 편평한 표면에 뼈를 놓은 뒤 결절이 위를 향하고 관찰자로부터 먼쪽에 있게 하면 오목한 관절면이 각각 왼쪽과 오른쪽에 위치하게 된다. 이때 결절 가까이 있는 고랑이 형성되어 있는 쪽이 그 뼈의 쪽이다.

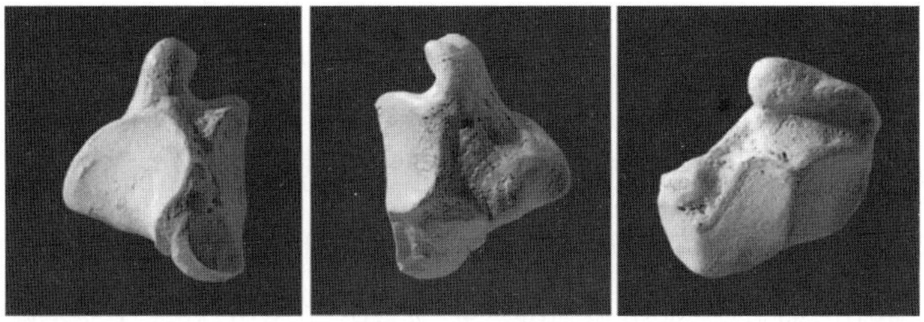

▶ 그림 13.11 **오른쪽 큰마름뼈.**
손바닥쪽이 위를 향함. 둘째손허리뼈바닥에서 바라봄*(왼쪽)*. 손배뼈의 가쪽 끝에서 바라봄*(가운데)*. 손배뼈–작은마름 뼈의 경계부분(안쪽)에서 바라봄*(오른쪽)*. 실제 크기

6) 작은마름뼈 (그림 13.12)

작은마름뼈는 손목의 먼쪽 줄에 위치하는 두 번째로 가장 작은 손목뼈이며, 배 모양처럼 생긴 뼈이다. 이 뼈의 먼쪽 부분은 둘째손허리뼈의 바닥과 관절한다.

- **해부학적 쪽가늠.** 관절을 하지 않는 가장 넓은 면이 손등쪽이고, 이 면의 가장 돌출된 부분은 몸쪽 그리고 가쪽을 향한다. 이 부분의 손바닥은 날카로운 융선이 있으며, 이 융선의 몸쪽에는 손배뼈와 관절하는 오목한 관절면이 있고 가쪽에는 큰마름뼈와 관절하는 좀 더 오목한 관절면이 있다.

▶ 그림 13.12 **오른쪽 작은마름뼈.**
손바닥쪽이 위를 향함. 큰마름뼈의 가장 먼쪽에서 바라봄(왼쪽). 알머리 뼈–손배뼈의 경계부분(몸쪽)에서 바라봄(오른쪽). 실제 크기

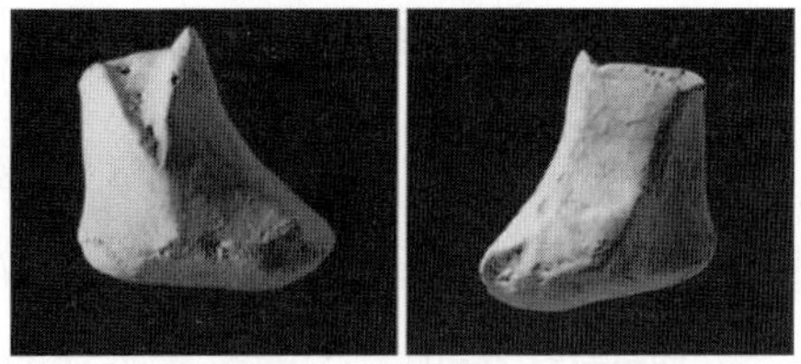

- **위치적 쪽가늠.** 두 개의 관절면 사이에 있는 V자 모양을 가진 공간을 관찰자 쪽으로 향하게 하면 장화처럼 보이게 되는데, 이 상태에서 장화의 '바닥'을 편평한 곳에 놓는다. 장화의 발끝이 가리키는 방향이 그 뼈의 쪽이 된다.

7) 알머리뼈 (그림 13.13~13.14)

알머리뼈는 이 뼈의 먼쪽에서 둘째손허리뼈바닥, 셋째손허리뼈바닥과 관절하는 큰 손목뼈로 간혹 넷째손허리뼈바닥과 관절하기도 한다. 알머리뼈의 **머리(head)**는 손배뼈와 반달뼈에 의해 형성된 공간에 들어가 관절하는 둥근 부위로 이 뼈의 몸쪽에 위치한다(그림 13.13). 알머리뼈의 **바닥(base)**은 셋째손허리뼈바닥과 직접 관절하는 곳으로 네모난 관절면이고 이 뼈의 먼쪽에 위치한다(그림 13.13).

- **해부학적 쪽가늠.** 손배뼈와 반달뼈에 의해 형성된 공간과 관절하는 머리는 이 뼈의 몸쪽에 있고 가장 넓고 편평하며, 관절을 하지 않는 면은 손등쪽에 있으며, 머리에서 오목한 면은 갈고리뼈와 관절하며 안쪽에 있다.
- **위치적 쪽가늠.** 머리를 위로 향하게 하고 바닥을 편평한 곳에 놓고 뼈의 바닥부터 머리까지 이어진 길고 좁은 관절면을 관찰자 쪽으로 향하게 한다. 이 관절면이 전체면에서 위치한 쪽이 그 뼈의 쪽이 된다.

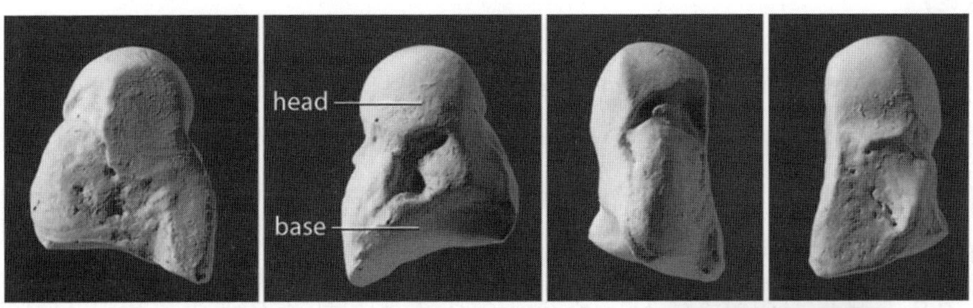

▲ 그림 13.13 **오른쪽 알머리뼈.**
몸쪽이 위를 향함. 갈고리뼈에서 바라봄(*왼쪽*). 손배뼈와 큰마름뼈(가쪽)에서 바라봄(*가운데 왼쪽*). 손바닥쪽면(*가운데 오른쪽*). 손등쪽면(*오른쪽*)

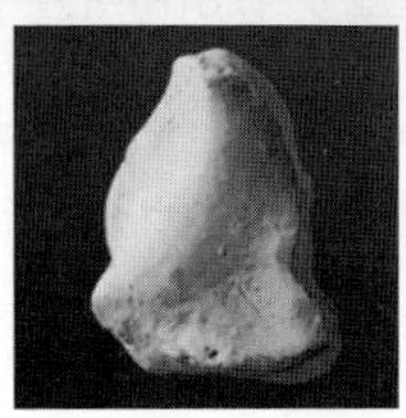

▶ 그림 13.14 **오른쪽 알머리뼈.**
손바닥쪽이 위를 향함. 셋째손허리뼈바닥에서 바라봄. 실제 크기.

8) 갈고리뼈 (그림 13.15)

갈고리뼈는 손바닥쪽에 관절하지 않는 돌출물인 **갈고리(hamulus)**를 가진 손목뼈이다(그림 3.15). 이 돌출 구조물에 *굽힘근지지띠(flexor retinaculum)*가 부착한다.

- **해부학적 쪽가늠.** 이 뼈의 먼쪽에 넷째손허리뼈바닥과 다섯째손허리뼈바닥과 관절하는 두 개의 관절면이 있다. 갈고리는 이 뼈의 먼쪽 그리고 손바닥쪽에 위치하고 안쪽 방향을 향한다.
- **위치적 쪽가늠.** 편평한 관절하지 않는 면을 아래를 향하게 하고 갈고리와 손허리뼈 바닥과의 두 관절면을 관찰자로부터 먼쪽에 있게 하면 갈고리가 향하는 방향이 그 뼈의 쪽이 된다.

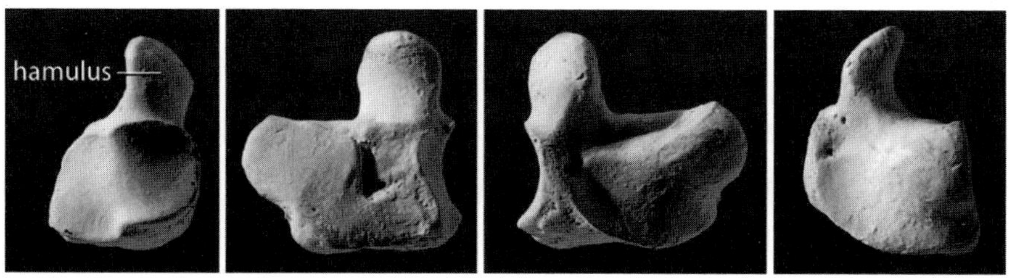

▶ 그림 13.15 **오른쪽 갈고리뼈.**
손바닥쪽이 위를 향함. 넷째손허리뼈바닥과 다섯째손허리뼈 바닥에서 바라봄*(왼쪽)*. 알머리뼈에서 바라봄*(가운데 왼쪽)*. 작은마름뼈에서 바라봄*(가운데 오른쪽)*. 반달뼈에서 바라봄*(오른쪽)*. 실제 크기.

9) 성장

각각의 손목뼈는 하나의 뼈되기중심으로부터 골화된다.

10) 감별사항

손목뼈는 작고 조밀하기 때문에 조각난 손목뼈를 확인하는 경우는 드물다. 손의 뼈들이 조심스럽게 수집되었다면 대부분의 뼈는 온전한 경우가 많다. 각각의 손목뼈는 서로 뚜렷하게 구분되므로 혼동될 일이 거의 없다. 성인의 손목뼈는 발목뼈에 비해 현저히 작고 모양도 각각의 뼈마다 특징적이므로 손목뼈를 발목뼈로 착각할 일은 없다.

설치류와 같은 동물은 무엇인가를 묻는 습성이 있으며, 이러한 습성에 의해 발굴 이전의 현장을 훼손시킨다. 특히 손목뼈와 같은 작은 뼈는 이러한 동물들에 의해 다른 장소로 잘 이동된다. 따라서 발굴된 뼈에서 모든 손뼈를 보는 것은 매우 드문 일이다. 이러한 경우는 주로 고고학적 정황의 발굴에서 벌어지며, 발굴된 흙을 조밀한 체로 치는 작업을 하지 않으면 종자뼈, 콩알뼈 그리고 손가락끝마디뼈와 같은 매우 작은 뼈는 발견하기 힘들다.

2 손허리뼈 (그림 13.16~13.20)

손허리뼈는 첫째(엄지손가락)부터 다섯째(새끼손가락)까지를 손허리뼈의 영문명인 metacarpal의 약자인 MC와 숫자의 조합인 MC1부터 MC5까지로 표현한다. 이 뼈들은 모두 대롱 모양의 뼈이다. 먼쪽의 둥근 관절면이 **손허리뼈머리(head of metacarpals)**이고, 네모난 모양에 가까운 몸쪽 끝은 **손허리뼈바닥(base of metacarpals)**이다. 이 바닥의 형태에 따라 각각의 손허리뼈가 몇 번째 손허리뼈인지를 구분하고 또한 그 뼈의 쪽가늠도 할 수 있다.

둘째부터 다섯째까지의 손허리뼈바닥은 서로 맞닿아서 관절한다. 먼쪽 줄에 위치하는 네 개의 손목뼈는 하나 또는 그 이상의 손허리뼈바닥과 관절한다. 큰마름뼈는 MC1, MC2, 작은마름뼈는 MC2, 알머리뼈는 MC2, MC3, MC4, 갈고리뼈는 MC4, MC5와 관절한다.

1) 첫째손허리뼈

첫째손허리뼈는 가장 짧은 손허리뼈로 다른 손허리뼈에 비해 몸통이 넓고 단단하다. 몸쪽의 관절면은 안장 모양의 하나의 관절면으로 이루어지며 큰마름뼈와 관절한다.

- **쪽가늠.** 이 뼈 바닥에서 보이는 손바닥쪽으로 가장 튀어나온 구조물은 항상 안쪽 방향을 가리킨다. 몸쪽 방향에서 바라볼 때 안장 모양의 몸쪽 관절면은 안쪽과 가쪽 부분으로 구분되고 안쪽 부분의 면적이 가쪽보다 작다. 몸통의 가쪽 손바닥쪽면은 안쪽면에 비해 좀 더 넓고 오목하다. 먼쪽을 위에 놓고 손등쪽에서 바라볼 때 최대 길이의 축은 바닥 부분에서 약간 기울어지는데, 기울어진 방향이 그 뼈의 쪽이 된다.

2) 둘째손허리뼈

둘째손허리뼈는 집게손가락의 몸쪽 부분에 해당하며, 일반적으로 가장 긴 손허리뼈이다. 손허리뼈바닥은 큰마름뼈, 작은마름뼈, 알머리뼈, MC3과 관절하는 길고 굴곡이 지며 칼날처럼 생긴 융기를 갖는다.

- **쪽가늠.** 손허리뼈바닥에서 가장 몸쪽에 위치한 부분은 MC3과 관절을 하는 넓고 칼날 같은 융기로 이루어지며 안쪽 방향을 향한다.

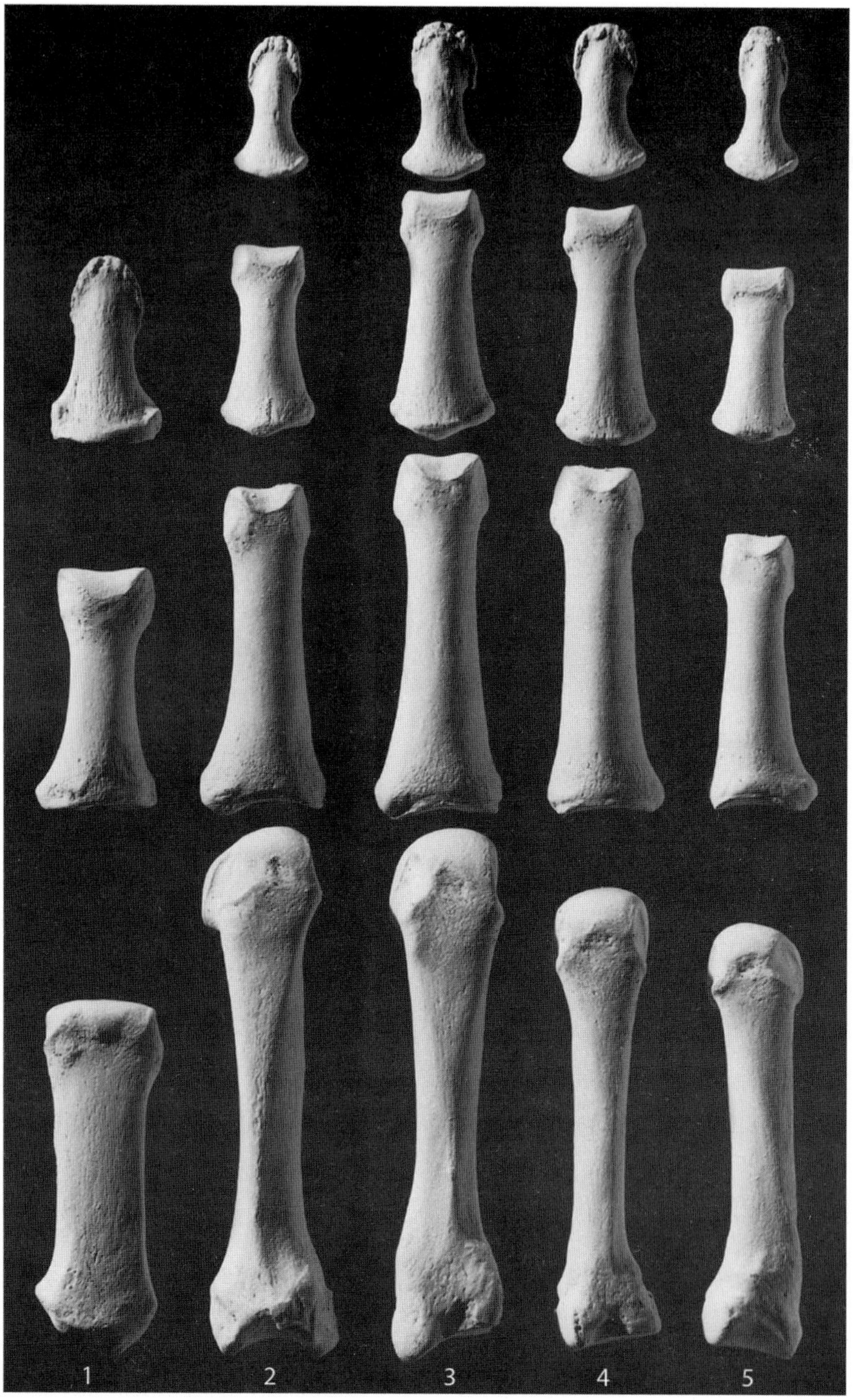

▶ 그림 13.16 **오른쪽 손, 손등쪽(뒤쪽).**
다섯 개의 손가락열에 해당하는 손허리뼈, 첫마디뼈, 중간마디뼈, 끝마디뼈를 보여줌.
먼쪽은 위를 향하고 가쪽은 왼쪽을 향함. 실제 크기.

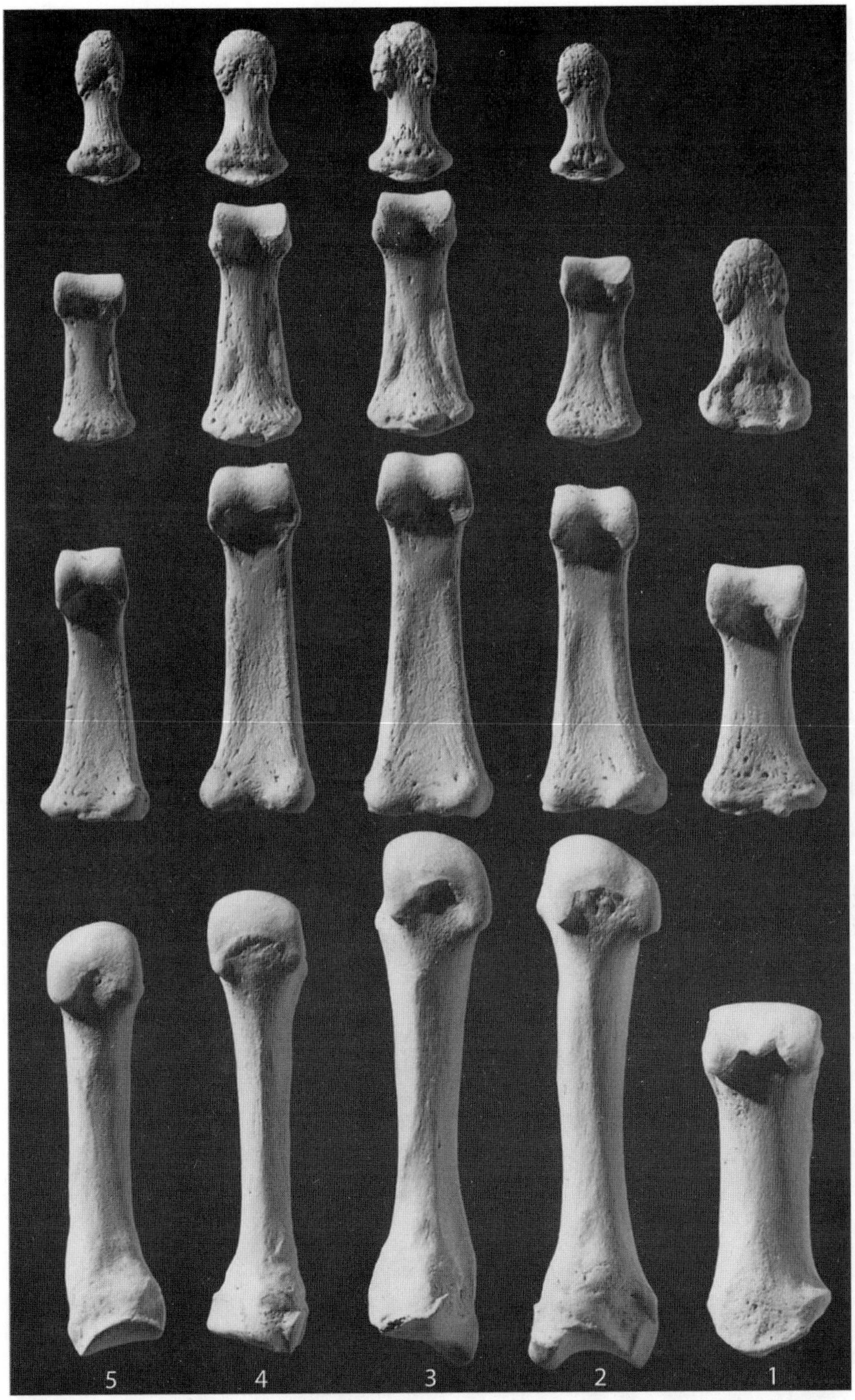

▶ 그림 13.17 **오른쪽 손, 손바닥쪽(앞쪽).**
다섯 개의 손가락열에 해당하는 손허리뼈, 첫마디뼈, 중간마디뼈, 끝마디뼈를 보여줌.
먼쪽은 위를 향하고 가쪽은 오른쪽을 향함. 실제 크기.

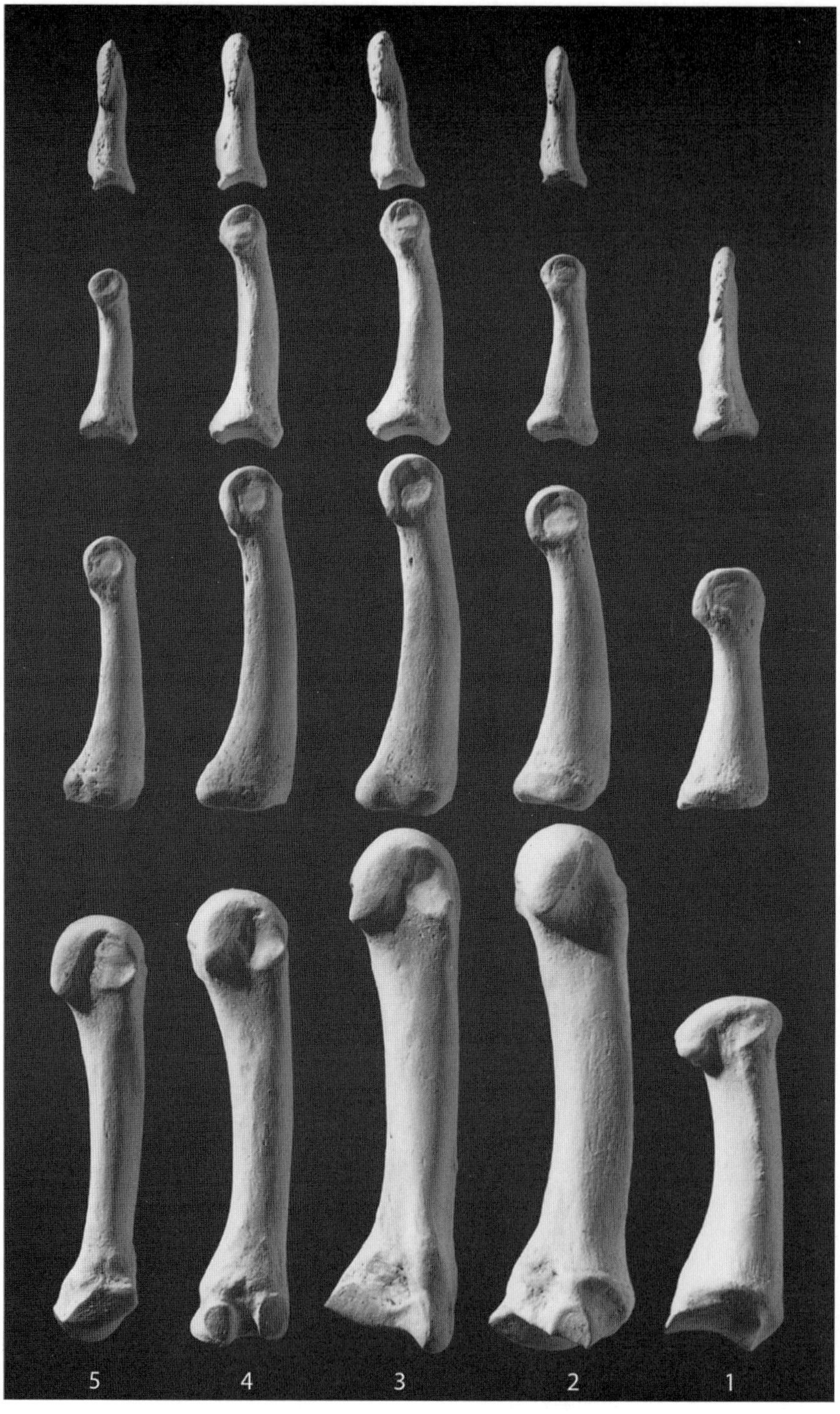

▶ 그림 13.18 **오른쪽 손, 가쪽.**
다섯 개의 손가락열에 해당하는 손허리뼈, 첫마디뼈, 중간마디뼈, 끝마디뼈를 보여줌. 실제 크기.

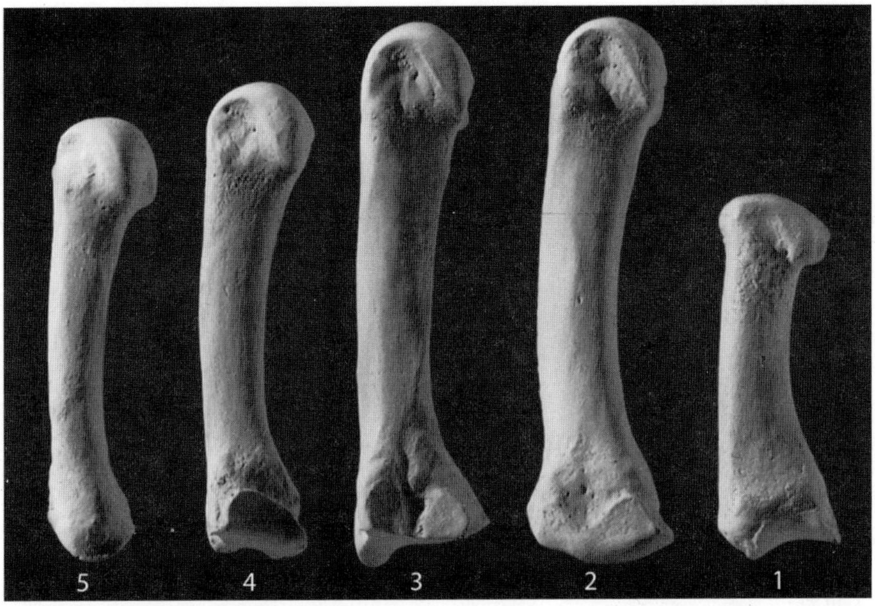

▶ 그림 13.19 **오른쪽 손허리뼈, 안쪽.** 실제 크기.

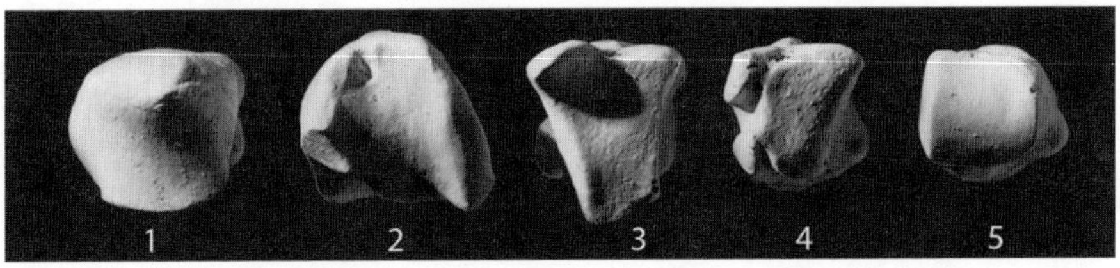

▶ 그림 13.20 **오른쪽 손허리뼈바닥, 몸쪽.** 손바닥쪽이 위를 향하고 가쪽은 왼쪽을 향함. 실제 크기.

3) 셋째손허리뼈

셋째손허리뼈는 가운데 손가락의 몸쪽 부분에 해당한다. 손허리뼈 중에서 유일하게 **셋째손허리뼈붓돌기(styloid process of third metacarpal)**라는 날카로운 돌출 구조물이 이 뼈의 바닥에 위치하며, MC2, MC4 그리고 알머리뼈와 관절한다.

- **쪽가늠.** 붓돌기는 가쪽을 향하고 MC2 쪽을 가리킨다.

4) 넷째손허리뼈

넷째손허리뼈는 반지손가락의 몸쪽 부분에 해당한다. MC2, MC3보다 짧고 가늘다. 세 개 또는 네 개의 관절면을 갖는 비교적 정방형의 손허리뼈바닥이 있고, 갈고리뼈, MC3, MC5와 관절하며 종종 알머리뼈와 관절하기도 한다.

- 쪽가늠. 손허리뼈바닥에서 몸쪽 안쪽 관절면은 직각 형태의 모서리를 갖는다.

5) 다섯째손허리뼈

새끼손가락의 몸쪽 부분에 해당하는 이 뼈는 MC2, MC3, MC4, MC5 중에서 가장 가늘고 짧은 뼈이다. 이 뼈의 바닥은 갈고리뼈, MC4와 관절하는 두 개의 관절면을 갖는다.

- **쪽가늠.** 손허리뼈바닥의 관절하지 않는 쪽은 가쪽을 향하고 MC4의 반대쪽을 가리킨다.

6) 성장 (그림 13.21)

MC1을 제외한 손허리뼈들은 두 개의 뼈되기중심으로부터 골화된다. 몸통과 손허리뼈바닥을 위한 일차뼈되기중심이 위치하고, 손허리뼈머리에 이차뼈되기중심이 있다. 엄지손가락의 손허리뼈는 손허리뼈바닥에 별도의 뼈되기중심을 갖고, 손허리뼈머리에는 뼈되기중심이 없다.

7) 감별사항

둘째손허리뼈부터 다섯째손허리뼈는 둘째발허리뼈부터 다섯째발허리뼈보다 짧고 굵다. 손허리뼈는 길이에 비해 지름이 더 크며 발허리뼈의 몸통만큼 곧거나 가늘지 않다. 손허리뼈머리는 가쪽과 안쪽에서 움푹 들어간 발허리뼈머리에 비해 둥글다.

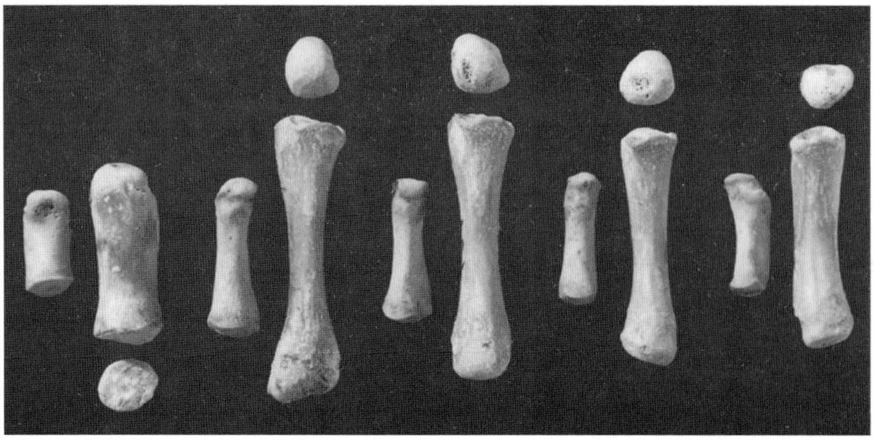

▶ 그림 13.21 **손허리뼈의 성장.**
한 쌍의 미성숙한 손허리뼈는 손바닥쪽면을 보여주며 왼쪽에서 오른쪽으로 첫째손가락열부터 다섯째손가락열에 해당함. 한 쌍의 뼈 중 왼쪽의 것은 1세의 개체로부터, 오른쪽의 것은 6세의 개체로부터 얻은 것임. 실제 크기.

8) 쪽가늠

손허리뼈의 쪽가늠할 때 손허리뼈바닥을 몸쪽에 두고 가쪽에서 바라보면 몸통의 손바닥쪽면은 손등쪽면에 비해 더 오목하다. 손허리뼈바닥의 특징은 앞에서 말한 것처럼 손허리뼈의 쪽가늠에 유용한 정보로 활용된다.

3 손가락뼈 (그림 13.16~13.18)

손가락뼈는 모두 머리가 손허리뼈보다 짧고 덜 둥글며, 앞뒤로 편평한 몸통을 갖는다. 첫째손가락뼈는 다른 손가락뼈에 비해 짧고 굵으며 중간마디뼈가 없다. 각 손가락의 몸쪽 부분을 **마디뼈바닥(base of phalanx)**이라고 하고, 먼쪽 부분을 첫마디뼈와 중간마디뼈에서는 **마디뼈머리(head of phalanx)**라고 하며, 끝마디뼈에서는 **먼쪽끝(distal tip)**이라고 한다. 손허리뼈머리와 손가락뼈와의 관절 가까이에 위치한 비관절성 결절은 *곁인대(collateral ligament)*의 부착 부분이다.

손가락뼈의 손등쪽면은 매끈하고 둥글며, 이와 반대로 손바닥쪽면은 편평하고 거칠다. 특히 **마디뼈몸통(shaft of phalanx)**의 양쪽을 따라서 *섬유성굽힘근힘줄집(fibrous flexor sheath)*이 부착하는 부분의 표면이 약간 융기되어 있다. 이 힘줄집은 손가락을 굽힐 때 *굽힘힘줄(flexor tendon)*이 뼈에서 벗어나는 것을 방지한다.

1) 손가락의 첫마디뼈

손가락의 첫마디뼈는 손허리뼈머리와 관절하는 하나의 오목한 면을 몸쪽 부분에 갖는다. 첫째손가락의 첫마디뼈는 짧고 굵은 모양을 통해 쉽게 구별할 수 있다.

2) 손가락의 중간마디뼈

손가락의 중간마디뼈는 첫마디뼈의 머리와 관절하는 두 개의 관절면이 몸쪽 부분에 있고, 먼쪽 부분에는 하나의 관절면이 있다. 엄지손가락은 중간마디 없이 첫마디뼈와 끝마디뼈로 이루어진다.

3) 손가락의 끝마디뼈

손가락의 끝마디뼈는 중간마디뼈의 머리와 관절하는 두 개의 관절면이 몸쪽 부분에 있으며, 먼쪽끝은 관절을 하지 않는 편평한 모양을 이룬다. 이 부분을 **끝마디뼈거친면 (tuberosity of distal phalanx)**이라고 한다. 엄지손가락은 짧고 굵은 모양 덕분에 쉽게 확인할 수 있다. 손등쪽면은 둥글고 손바닥쪽면은 거칠다.

4) 성장

손가락뼈는 두 개의 뼈되기중심이 있다. 몸통과 먼쪽 끝을 위한 일차뼈되기중심이 있고 이차뼈되기중심은 마디뼈바닥에 있다.

5) 감별사항

손가락뼈의 몸통은 손바닥쪽면이 편평한, 단면이 반원 모양이다. 발가락뼈는 단면이 원인 몸통을 갖는다.

6) 쪽가늠

손 또는 발을 구성하는 모든 뼈가 다 존재하고 방사선사진과 같은 비교 대상이 있다면 최상의 조건에서 손가락뼈와 발가락뼈의 쪽가늠을 할 수 있다.

Chapter

14

다리이음뼈: 엉치뼈, 꼬리뼈, 볼기뼈

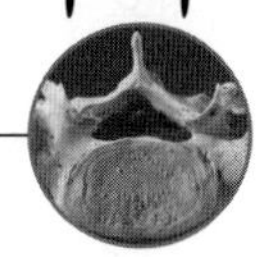

팔부분의 기초가 되는 뼈구조물은 팔이음뼈이고, 다리 부분의 기초가 되는 뼈는 다리이음뼈이다. 사지척추동물의 다리이음뼈는 척주에 연결되어 있어서 체중을 지탱하고 땅 위의 생활에 적합한 근육들이 부착할 수 있는 위치를 제공한다. 태초에 땅 위에 살았던 척추동물들에서, 좌우 다리이음뼈는 뒤쪽부분에 있는 엉치뼈와 결합하여 고리 모양의 뼈대를 형성한다. 이와 같은 뼈 결합이 네발동물의 골반의 기본형태를 유지한다.

사람 성인의 골반은 4개의 주요 성분으로 구성된다: 오른쪽과 왼쪽 **볼기뼈(os coxae)**, **엉치뼈(sacrum)**, **꼬리뼈(coccyx)**. 원래 엉치뼈와 꼬리뼈는 몸통뼈대인 척추뼈의 일부분이다. 골반 뼈대의 기능은 배안장기와 골반장기를 지탱하고 보호하며 배와 다리의 근육의 부착점이 된다. 자유롭게 움직일 수 있는 팔이음뼈와 달리 다리이음뼈는 척추뼈 성분인 엉치뼈를 통해 몸통뼈대에 단단히 결합한다.

1 엉치뼈 (그림 14.1~14.4)

1) 형태

독립적인 엉치척추뼈들은 청소년기를 거치면서 하나로 융합된 쐐기 모양뼈인 엉치뼈가 된다. 전형적으로 엉치뼈는 다섯 개의 뼈 성분으로 구성되지만, 네 개 또는 여섯 개의 성분으로 구성되기도 한다. 엉치뼈는 척주의 아래 부분에 위치하고, 양옆으로 두 개의 볼기뼈와 관절을 이루며, 아래쪽으로는 꼬리뼈와 관절을 이룬다.

a. **엉치뼈곶(promontory)**은 엉치고원(sacral plateau)의 중간선부분이 앞쪽으로 돌출된 부분이다. 엉치뼈바닥에 있는 엉치고원은 가장 아래에 있는 허리뼈와 관절을 이루는 엉치뼈의 관절면으로 앞위쪽으로 기울어져 있는 편평한 구조물이다.

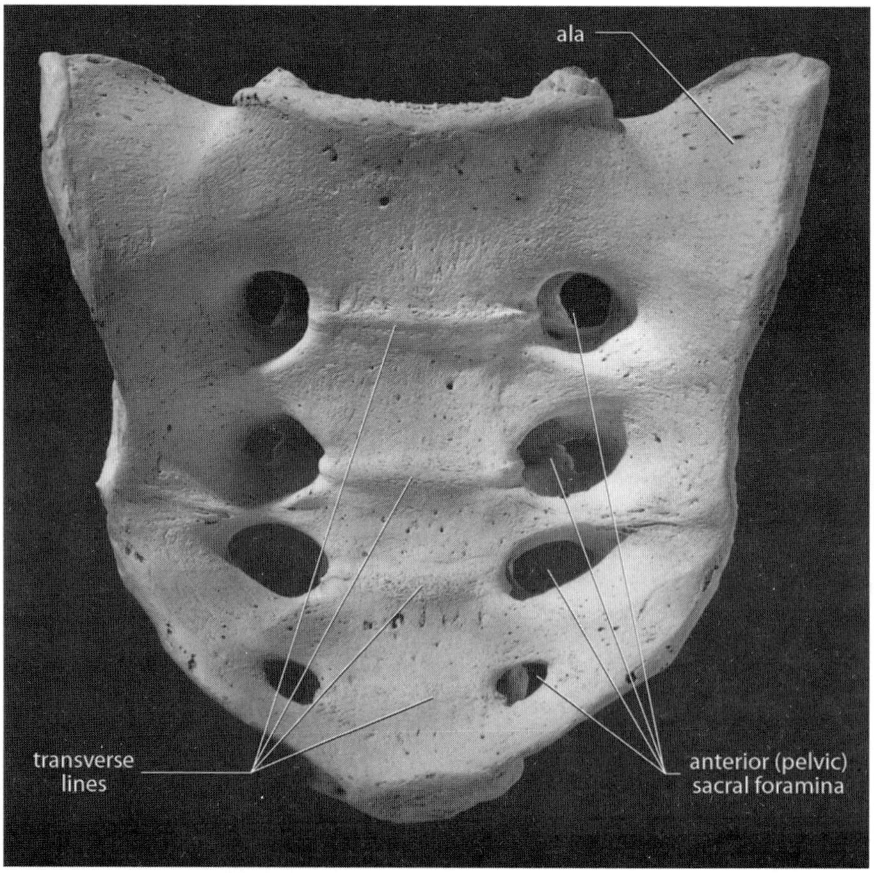

▶ 그림 14.1 **엉치뼈, 앞아래모습.** 실제 크기.

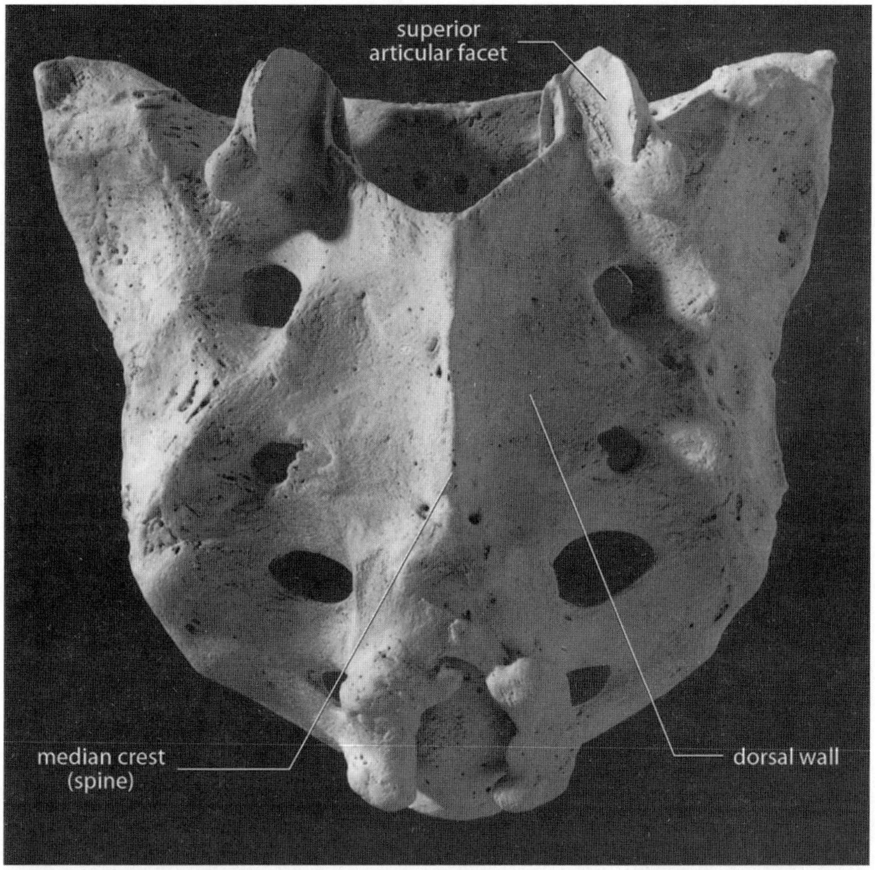

▶ 그림 14.2 **엉치뼈, 뒤위모습.** 실제 크기.

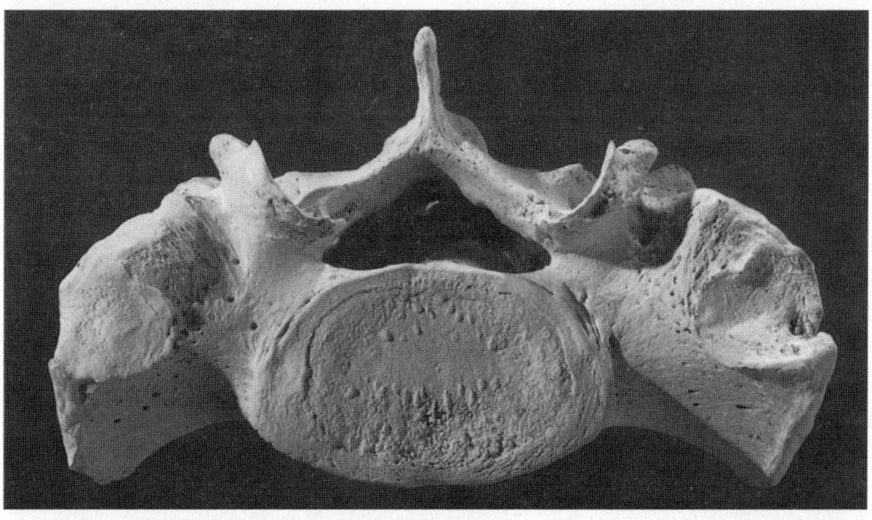

▶ 그림 14.3 **엉치뼈, 앞위모습.** 뒤쪽이 책의 위쪽을 향함. 이 표본에서 다섯째 허리뼈가 엉치뼈화되어 엉치뼈날개의 위쪽에도 관절면이 있음. 실제 크기.

b. **엉치뼈날개(alae)**는 첫째엉치성분에서 가쪽으로 길게 늘어난 구조물로, 볼기뼈의 뒤안쪽면과 관절을 이룬다.

c. **엉치엉덩관절(sacroiliac joint) (귓바퀴면, auricular surface)**은 엉치뼈와 볼기뼈 사이의 관절부분으로, 가쪽에서 보았을 때 관절면이 제일 잘 보인다. 엉치엉덩관절은 우리 몸의 윤활관절 중에서 가장 움직임이 적은 관절이다. "귀처럼 생긴" 관절면은 볼기뼈의 귓바퀴면과 관절을 이룬다.

d. **앞엉치구멍(anterior sacral foramen)**은 엉치신경(sacral nerve)이 지날 수 있도록 엉치뼈의 오목한 앞면에 있는 구멍이다.

e. **가로선(transverse line)**은 오목한 엉치뼈 앞면에 위치한 가로방향의 선으로 엉치척추뼈 성분들이 서로 융합되면서 생긴다.

f. **엉치뼈의 위관절면(superior articular facet)**은 가장 아래쪽에 있는 허리뼈의 아래 관절돌기와 관절을 이루는 관절면이다.

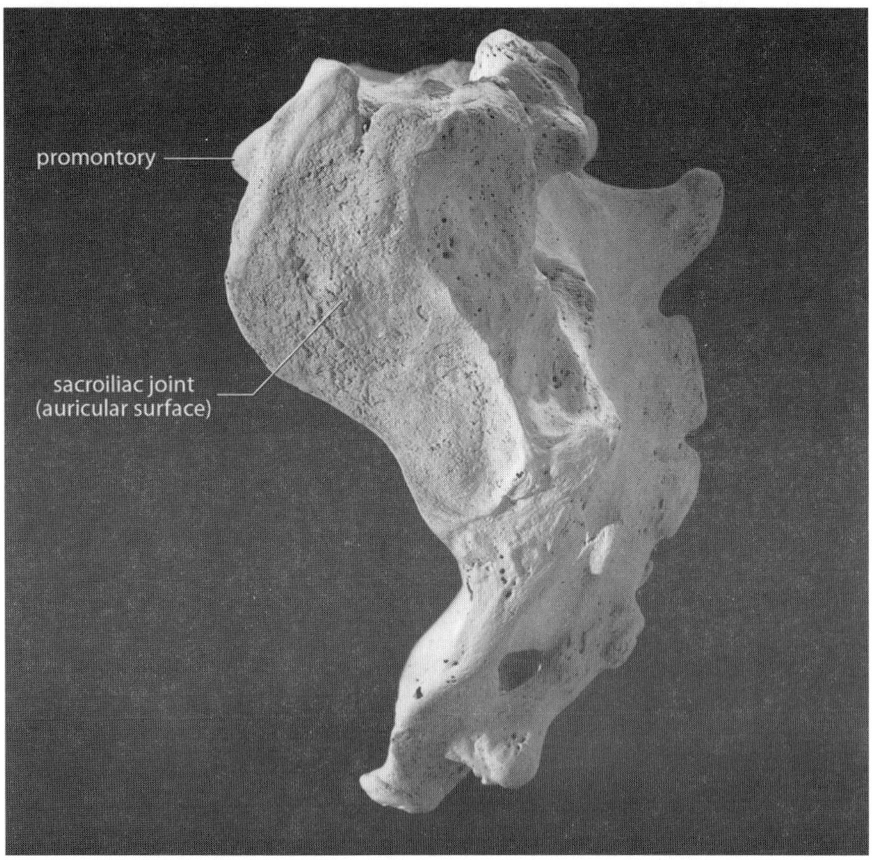

▶ 그림 14.4 **엉치뼈, 왼가쪽모습.** 앞쪽이 책의 왼쪽을 향함. 실제 크기.

g. 엉치뼈의 뒷면(dorsal surface)에는 엉치척추뼈의 고리판(lamina)과 관절돌기가 융합되어 뼈로 되면서 생긴 거칠고 불규칙하며 높이가 다양한 융기가 있다.

h. 정중엉치뼈능선(median sacral crest)은 엉치척추뼈들의 가시돌기들이 융합되어 형성된 중간선 부분의 돌출구조물이다.

2) 성장

엉치뼈는 다섯 개의 엉치척추뼈에 있었던 여러 개의 분리된 뼈되기중심이 융합되어 형성된다. 각각의 엉치척추뼈 몸통은 두 개의 성장판을 지닌 일차뼈되기중심에서 발생된다. 척추뼈고리는 각각 두 개의 뼈되기중심에서 발생하고, 엉치척추뼈에서 앞가쪽으로 돌출된 구조물에서 한 쌍의 갈비성분(costal element)이 발생한다. 두 개의 성장판은 엉치엉덩관절 부분을 형성하는데, 한 개는 관절면을 형성하고, 다른 한 개는 관절면의 아래쪽 부분을 형성한다(그림 9.7 참조).

3) 감별사항

- 조각난 엉치뼈곶 부분은 허리뼈와 혼동될 수 있으나 허리뼈는 날개 성분이 없다.
- 엉치뼈 귓바퀴면은 부서졌을 때 볼기뼈의 조각으로 혼동될 수 있다. 엉치뼈 귓바퀴면 주변에는 다른 뼈 성분이 없으나 볼기뼈 귓바퀴면 주변에는 다른 뼈 성분이 있다.

4) 쪽가늠

조각난 엉치뼈 부분들은 다음과 같이 쪽가늠한다:

- 엉치뼈의 앞면은 가로선이 있고, 부드러우며, 오목하게 생겼다.
- 아래쪽으로 갈수록 엉치척추뼈의 크기가 감소한다.
- 귓바퀴면(엉치엉덩관절면)은 가쪽에 위치하고, 알파벳 V자 모양인 귓바퀴면의 꼭지점 부분은 앞쪽이다.

2 꼬리뼈 (그림 14.5~14.6)

꼬리의 흔적인 꼬리뼈는 3~6개 뼈 성분이 융합된 매우 다양한 모양의 뼈이다. 꼬리뼈의 잔류부분은 위쪽부분에 관절돌기와 가로돌기가 있지만 고리뿌리, 고리판과 가시고리는 없다. 꼬리뼈에는 **꼬리뼈뿔(cornu)**이라는 비교적 크기가 큰 돌기와 위꼬리뼈몸통을 통해

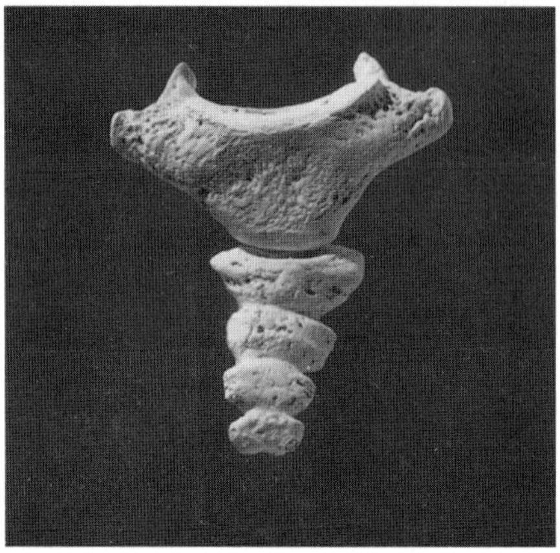

▶ 그림 14.5 **꼬리뼈, 앞모습.**
위쪽이 책의 위쪽 을 향함. 실제 크기.

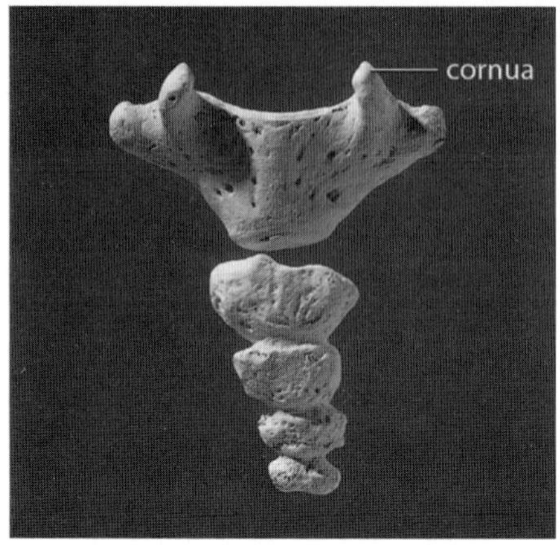

▶ 그림 14.6 **꼬리뼈, 뒤모습.**
위쪽이 책의 위쪽을 향함. 실제 크기.

엉치뼈와 관절을 이루며, 나중에 엉치뼈와 완전히 융합되기도 한다(그림 14.6).

엉치뼈와 마찬가지로, 꼬리뼈의 각 성분은 아래로 갈수록 크기가 줄어들고 인접한 꼬리뼈 성분이 융합된 가로선을 볼 수 있다. 꼬리뼈는 골반근육과 인대의 부착점이 된다.

3 볼기뼈 (그림 14.7~14.10)

1) 형태

일반적으로 뼈의 이름은 비슷하게 생긴 평범한 물체의 이름에서 인용하는 경우가 많은데, 볼기뼈는 비슷하게 생긴 평범한 물체가 없기 때문에 비공식적인 이름인 **무명뼈(innominate)** — "이름이 없는 뼈" — 라고도 불린다. 남성과 여성의 볼기뼈는 운동과 출산에 대한 요구에 걸맞도록 형태학적으로 다르게 생겼다. 골반의 일부인 볼기뼈는 **엉덩뼈(ilium)**, **궁둥뼈(ischium)**와 **두덩뼈(pubis)**라는 세 개의 뼈 성분이 청소년기를 거치면서 하나로 융합되어 형성된다. 볼기뼈의 해부학자세는 절구(hip socket)를 가쪽에 위치시킴과 동시에 엉덩뼈를 위쪽으로 향하게 하는 것이다. 이렇게 되면 **두덩결합(pubic symphysis)**(좌우 볼기뼈가 관절을 이루는 유일한 부분)이 시상면과 맞닿게 된다. 또한, 해부학자세로 정확하게 볼기뼈를 위치시킨다면 위앞엉덩뼈가시는 두덩결절과 같은 관상면에 위치하게 된다.

앞으로 설명할 뼈대의 구조물들은 볼기뼈의 양쪽 면과 모서리부분에서 확인할 수 있고,

다양한 위치와 방향에서 확인해야 하는 경우도 있다.

a. **엉덩뼈(ilium)**는 절구의 위쪽에 있는 얇고 칼날처럼 생긴 부분이다.

b. **궁둥뼈(ischium)**는 앉을 때 바닥에 닿는 볼기뼈의 뒤아래부분으로 부피가 크고 돌출된 부분이다.

c. **두덩뼈(pubis)**는 다른 쪽 볼기뼈와 중간선에서 만나는 볼기뼈의 앞아래부분이다.

d. **절구(acetabulum)**는 가쪽을 향하는 반구 모양의 공간으로 골반의 관절확을 형성하여 넙다리뼈머리와 관절을 이룬다.

e. **절구오목(acetabular fossa)** 또는 **절구패임(acetabular notch)**은 절구 속에서 관절을 이루지 않는 면이다. 이 부위에 넙다리뼈 운동을 제한하고 넙다리뼈머리에 혈액을 공급하는 혈관을 동반하는 넙다리뼈머리인대(ligamentum teres)가 부착한다.

f. **반달면(lunate surface)**은 절구 속에서 넙다리뼈머리와 실제로 관절을 이루는 초승달 모양의 관절면이다.

g. **엉덩뼈기둥(iliac pillar) (절구–엉덩뼈버팀벽, acetabulo–cristal buttress)**은 엉덩뼈 가쪽면에서 절구의 바로 위쪽에 수직으로 위치한 버팀벽 또는 뼈가 두꺼워진 부분이다. 이 기둥은 엉덩뼈 모서리의 위쪽으로 확장된다.

h. **엉덩뼈결절(iliac tubercle)**은 엉덩뼈기둥의 위쪽 끝부분이 두꺼워진 것이다.

i. **엉덩뼈능선(iliac crest)**은 엉덩뼈의 위쪽 모서리로 위에서 보았을 때 알파벳 S자 모양으로 생겼다. 여러 *배근육들(abdominal muscles)*이 이 능선 위에서 일어난다.

j. **볼기근선(gluteal line)**은 엉덩뼈 가쪽면위에 볼기근들(gluteal muscles)이 부착하면서 도드라진 거칠고 불규칙한 선이다. 볼기근선은 확실히 구별되기도 하고 잘 인지하지 못할 때도 있다. 아래볼기근선(inferior gluteal line)은 절구 바로 위에 있는 수평선이다. **앞볼기근선(anterior gluteal line)**은 엉덩뼈기둥에서 뒤쪽 방향으로 엉덩뼈가쪽면 전체를 가로지르는 뒤아래쪽 방향의 선이다. **뒤볼기근선(posterior gluteal line)**은 엉덩뼈의 뒤쪽 가장자리에서 수직적으로 위치한다. *작은볼기근(gluteus minimus muscle)*은 아래볼기근선과 앞볼기근선 사이에서 일어나고, *중간볼기근(gluteus medius muscle)*은 앞볼기근선과 뒤볼기근선 사이에서 일어나며, *큰볼기근(gluteus maximus muscle)*은 뒤볼기근선의 뒤쪽에서 일어난다. 작은볼기근과 중간볼기근은 엉덩관절에서 넙다리뼈를 벌리거나 안쪽회전을 시키고, 큰볼기근은 엉덩관절에서 넙다리뼈를 펴고 벌리거나 가쪽회전을 시킨다.

k. **위앞엉덩뼈가시(anterior superior iliac spine)**는 엉덩뼈능선의 앞쪽 끝부분에 위치한다. *넙다리빗근(sartorius muscle)*과 *샅인대(inguinal ligament)*의 부착점이다.

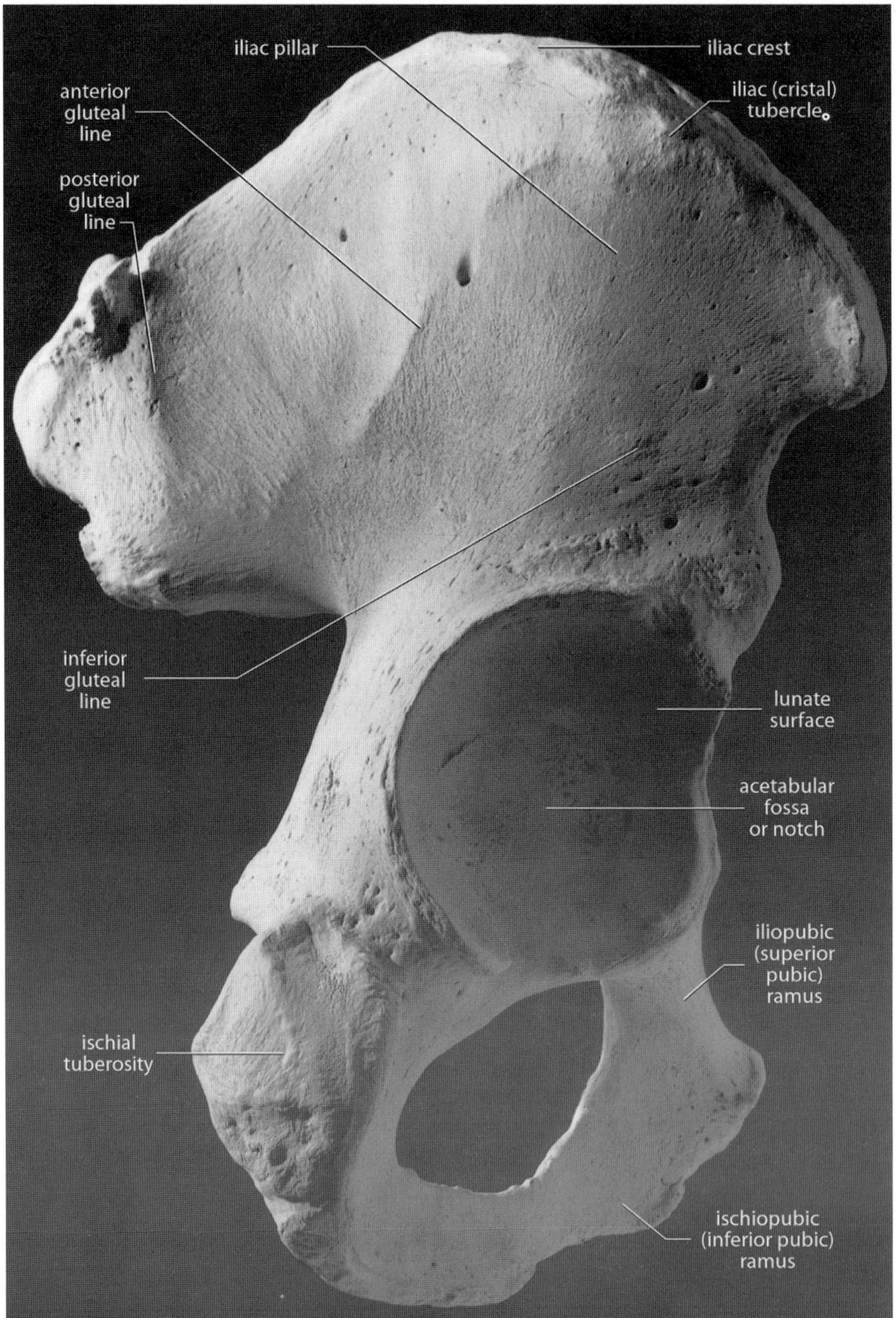

▶ 그림 14.7 **오른쪽 볼기뼈, 가쪽모습.** 실제 크기.

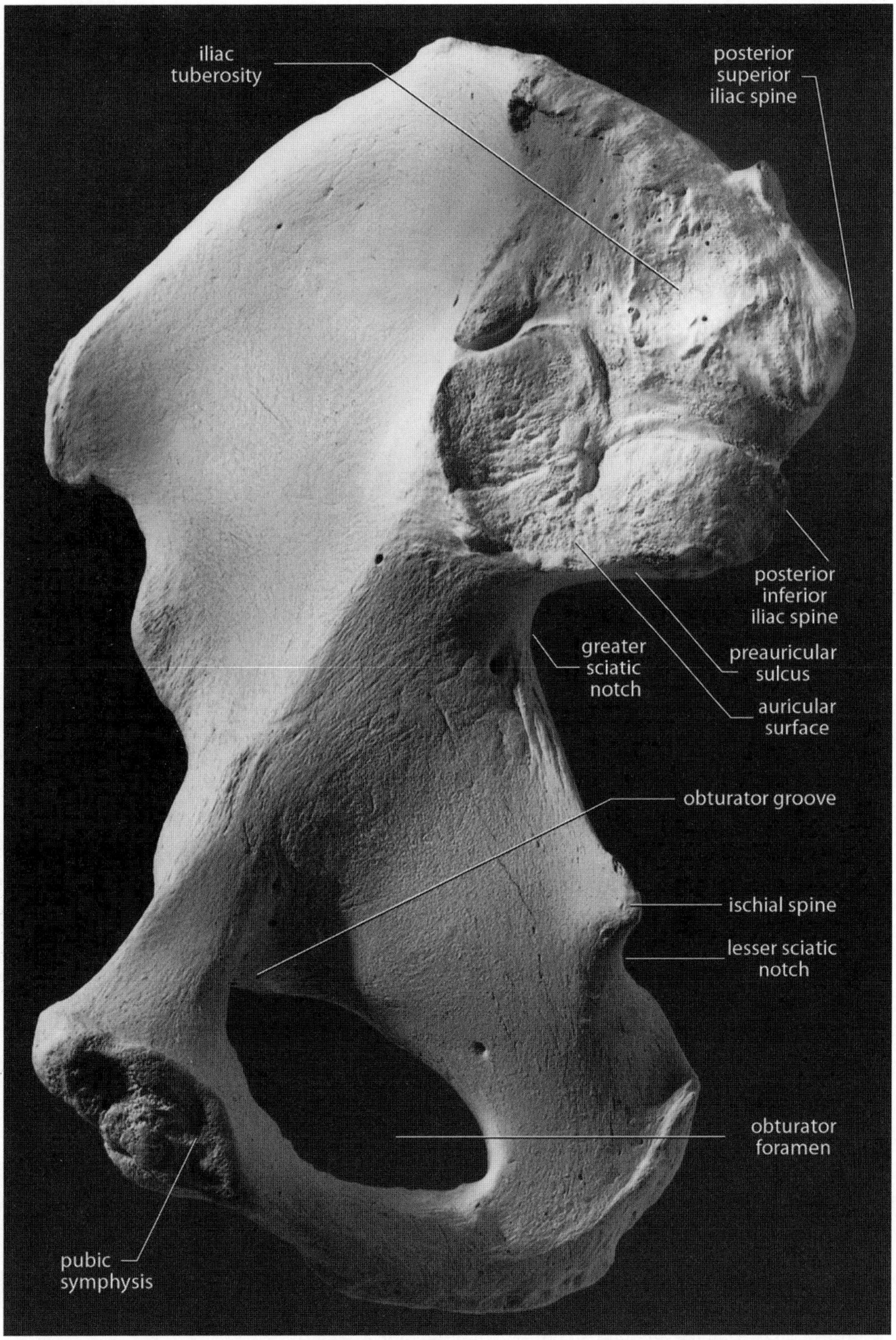

▶ 그림 14.8 **오른쪽 볼기뼈, 안쪽모습.** 실제 크기.

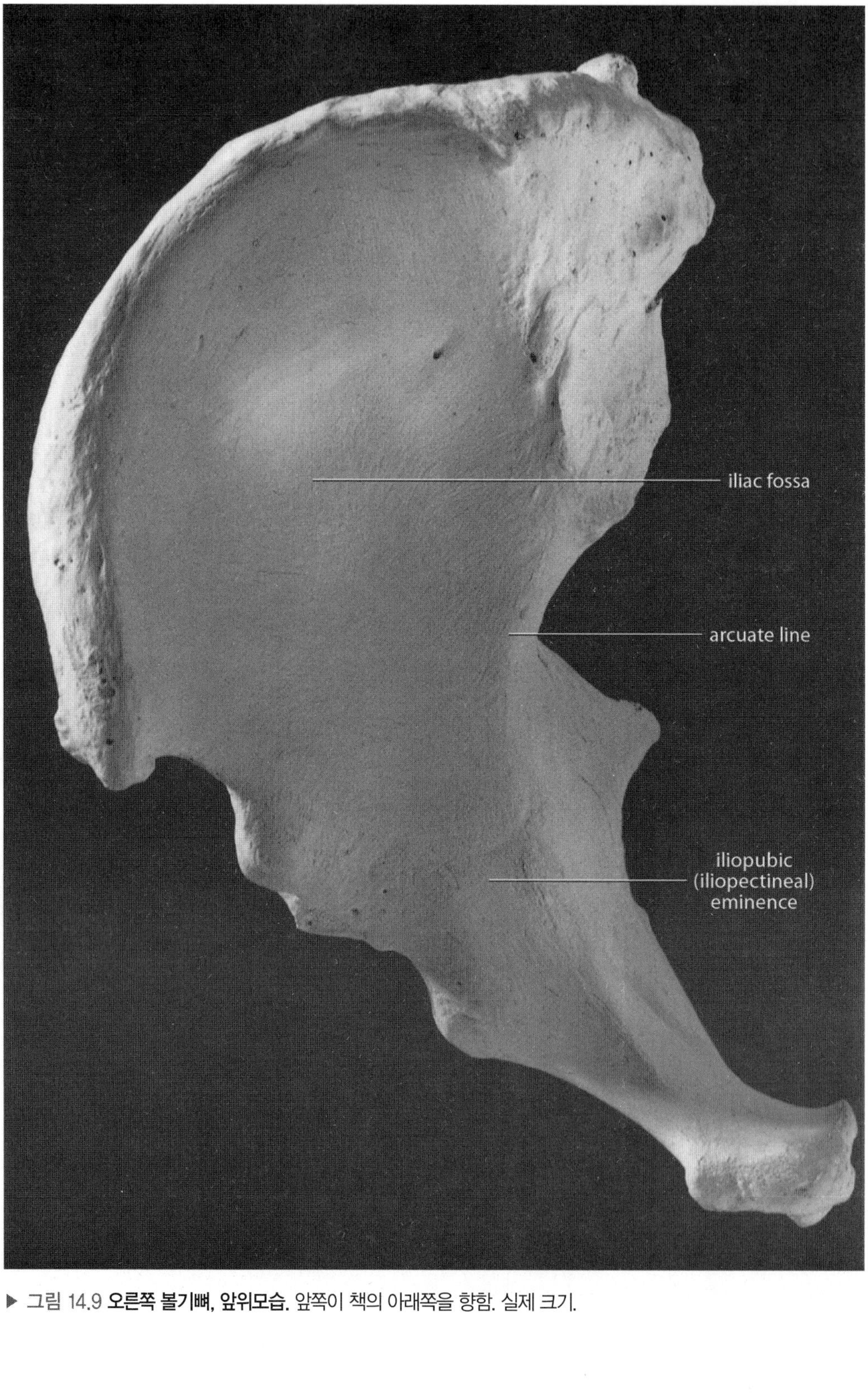

▶ 그림 14.9 **오른쪽 볼기뼈, 앞위모습.** 앞쪽이 책의 아래쪽을 향함. 실제 크기.

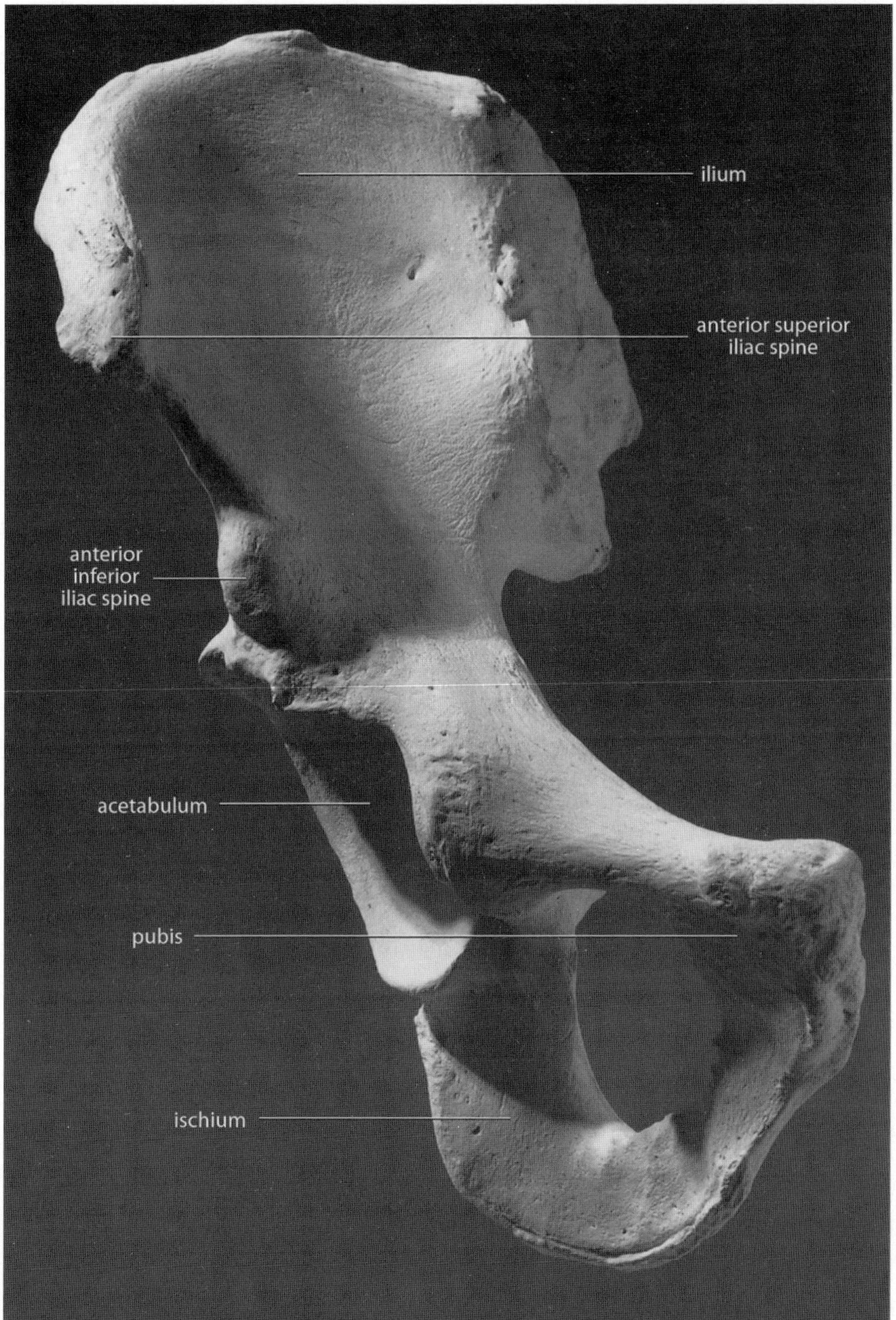

▶ 그림 14.10 **오른쪽 볼기뼈, 앞모습.** 실제 크기.

l. **아래앞엉덩뼈가시**(anterior inferior iliac spine)는 절구의 바로 위쪽인 볼기뼈의 앞모서리에서 돌출된 구조물이다. 이 곳에 엉덩관절에서 넓적다리를 굽히고 무릎관절을 펴는 근육인 *넙다리곧은근(rectus femoris muscle)*의 곧은갈래가 일어난다. 그 아래쪽은 *엉덩넙다리인대(iliofemoral ligament)*의 부착점이다.

m. **위뒤엉덩뼈가시**(posterior superior iliac spine)는 엉덩뼈능선의 뒤쪽 끝부분이다. 엉덩관절에서 넙다리뼈를 펴고 벌리거나 가쪽회전을 시키는 *큰볼기근(gluteus maximus muscle)*의 일부분이 부착한다.

n. **아래뒤엉덩뼈가시**(posterior inferior iliac spine)는 귓바퀴면에서 바로 뒤아래쪽에 있는 날카로운 돌출 구조물이다. 엉치뼈와 볼기뼈를 결합하는 역할을 하는 *엉치결절인대(sacrotuberus ligament)*의 일부가 부착한다.

o. **큰궁둥패임**(greater sciatic notch)은 아래뒤엉덩뼈가시의 바로 아래쪽에 있는 넓은 패임이다. 엉덩관절에서 넓적다리를 가쪽으로 회전시키는 *궁둥구멍근(piriformis muscle)*과 골반을 빠져나와 다리를 지배하는 궁둥신경이 이 패임을 통해 빠져나간다. 볼기뼈의 겉질뼈는 이 부분에서 가장 두껍다.

p. **궁둥뼈가시**(ischial spine)는 큰궁둥패임의 바로 아래 위치하며 *엉치가시인대(sacrospinous ligament)*가 부착한다.

q. **작은궁둥패임**(lesser sciatic notch)은 위쪽의 궁둥뼈가시와 아래쪽의 나머지 궁둥뼈 사이의 패임이다. 엉덩관절에서 넙다리뼈를 가쪽회전시키고 벌리는 *속폐쇄근(obturator internus muscle)*이 이 패임을 통과한다.

r. **궁둥뼈결절**(ischial tuberosity)은 볼기뼈의 뒤아래쪽 구석에 있는 둔탁하고 거칠며 부피가 큰 뼈 부분이다. 엉덩관절에서 넓적다리를 펴는 근육인 *반힘줄근(semitendinosus)*, *반막근(semimembranosus)*, *넙다리두갈래근의 긴갈래(long head of biceps femoris)*와 *넙다리네모근(quadratus femoris)*이 부착한다.

s. **귓바퀴면**(auricular surface)은 엉덩뼈 안쪽면에 있는 귀 모양으로 생겨 엉치뼈와 관절을 이루는 관절면이다.

t. **엉덩뼈거친면**(iliac tuberosity)은 귓바퀴면의 바로 뒤위쪽에 있는 거친면으로 *엉치엉덩인대(sacroiliac ligament)*의 부착점이다.

u. **귓바퀴앞고랑**(preauricular sulcus)은 귓바퀴면의 바로 앞아래쪽 가장자리를 따라 존재하는 다양한 모양의 고랑이다.

v. **엉덩뼈오목**(iliac fossa)은 엉덩뼈 안쪽면에 있는 부드러운 오목이다.

w. **활꼴선**(arcuate line)은 볼기뼈의 안쪽면에서 귓바퀴면의 꼭지점에서부터 두덩뼈를 향

해 앞아래쪽을 가로지르는 융기이다.

x. **엉덩두덩융기(iliopubic eminence, iliopectineal eminence)**는 활꼴선의 바로 가쪽에서 엉덩뼈와 두덩뼈가 융합된 부분이다.

y. **두덩뼈위가지(superior pubic ramus)**는 절구에서 두덩뼈와 엉덩뼈를 연결한다.

z. **두덩뼈아래가지(inferior pubic ramus)**는 두덩뼈와 궁둥뼈를 연결하는 얇고 넓은 뼈이다.

aa. **두덩결합(pubic symphysis)**은 두덩뼈의 중간선 근처에서 두 개의 볼기뼈가 가장 가깝게 다가가는 부분이다. 살아있을 때 섬유성연골인 두덩사이원반이 두덩결합면 사이에 위치한다.

bb. **폐쇄구멍(obturator foramen)**은 두덩뼈위가지, 두덩뼈아래가지와 궁둥뼈로 둘러싸인 큰 구멍이다. 살아있을 때 *폐쇄막(obturator membrane)*에 의해 거의 대부분이 덮여 있다.

cc. **폐쇄고랑(obturator groove)**은 폐쇄구멍의 위가쪽 구석에 있는 두덩뼈위가지의 안쪽면 위에 있는 넓은 고랑이다. *폐쇄혈관(obturator vessel)*과 *폐쇄신경(obturator nerve)*이 이 고랑을 통과한다.

2) 성장 (그림 14.11)

각각의 볼기뼈에는 3개의 일차뼈되기중심과 5개의 이차뼈되기중심이 있다. 3개의 일차뼈되기중심에서 생긴 엉덩뼈, 궁둥뼈, 두덩뼈는 절구 주위에서 융합된다. 엉덩뼈는 아래앞엉덩뼈가시 근처에 1개의 이차뼈되기중심과 엉덩뼈능선을 가로지르는 1개의 이차뼈되기중심을 갖는다. 두덩뼈는 두덩결합 부분에 1개의 이차뼈되기중심이 있고 ("배쪽 융기"), 궁둥뼈는 두덩뼈아래가지를 따라 확장하는 궁둥뼈결절에 1개의 이차뼈되기중심이 있다. 여덟번째 뼈되기중심("태반엽뼈")은 절구의 깊은부분에 위치한다.

3) 감별사항

- 조각난 엉덩뼈는 머리뼈 부분이나 어깨뼈 부분으로 혼동될 수 있다. 엉덩뼈의 두께는 다양한데 비해 머리뼈의 두께는 거의 일정하고 판사이층(diploë) 주변의 겉질뼈도 같은 두께를 나타낸다.
- 어깨뼈 부분은 엉덩뼈보다 더 얇고 어깨밑능선이 관찰된다.
- 조각난 귓바퀴 부분은 엉치뼈 부분과 혼동될 수 있다. 엉치뼈에서 귓바퀴면은 엉치뼈날개와 연결되어 있고 주변에 뼈대가 없다. 볼기뼈에서는 큰궁둥패임 같은 주변 부분과 연결되어 있다.

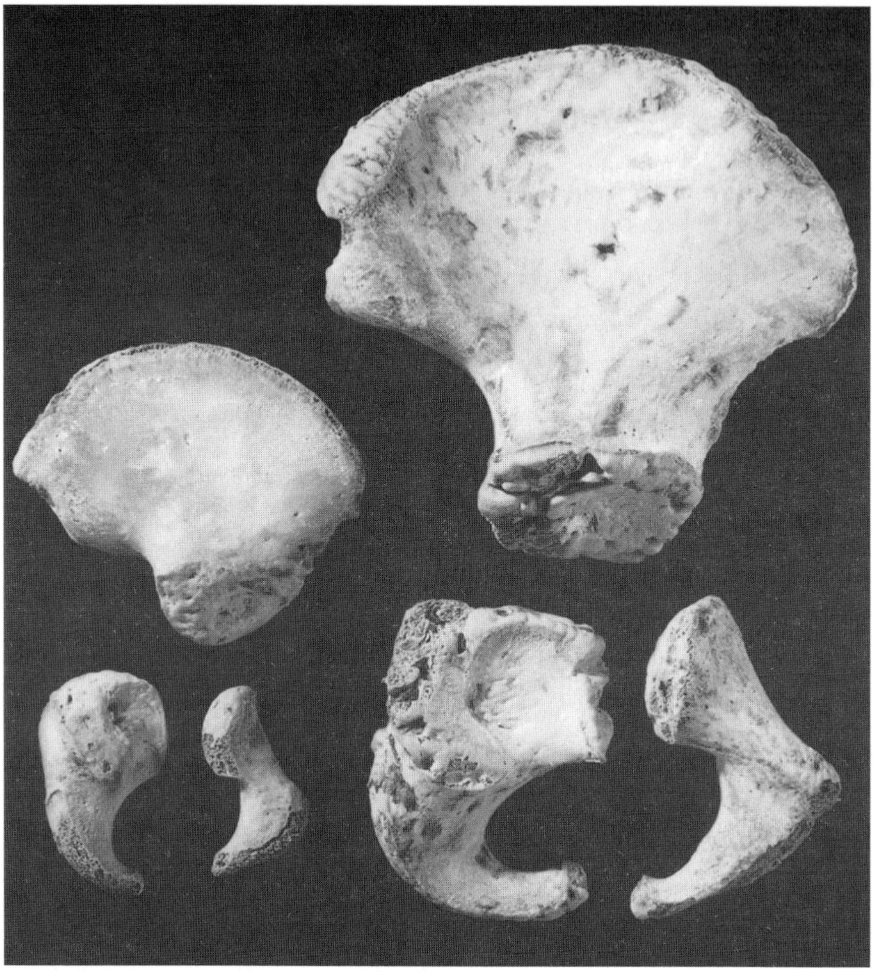

▶ 그림 14.11 **볼기뼈의 성장.**
볼기뼈의 세 성분을 가쪽에서 본 모습. 한 살짜리 뼈(왼쪽)과 여섯 살짜리 뼈(오른쪽). 실제 크기.

4) 쪽가늠

온전한 상태에서, 볼기뼈는 앞쪽에 두덩뼈, 위쪽에 엉덩뼈능선, 가쪽에 절구를 향하게 하면 원래의 해부학자세가 되기 때문에 쪽가늠은 어렵지 않다. 조각났을 때, 볼기뼈의 다양한 부분들은 다음과 같이 쪽가늠을 한다:

- 분리된 두덩뼈 부분에서, 배쪽면이 거칠고 등쪽면이 부드럽고 오목하고, 두덩결합면은 중간선에 위치하며, 두덩뼈위가지가 두덩뼈밑가지보다 더 강건하게 생겼다.
- 분리된 궁둥뼈 부분에서, 두꺼운 가지부분은 절구를 향하고 있다. 따라서 얇은 가지부분은 앞아래쪽을 향한다. 두덩뼈결절은 뒤가쪽을 향한다.

- 분리된 엉덩뼈에서, 엉덩뼈기둥은 가쪽과 앞쪽으로 치우쳐 위치한다. 귓바퀴면과 연관된 구조물들은 위쪽과 안쪽에 위치한다.
- 분리된 엉덩뼈능선에서, 엉덩뼈결절은 앞쪽과 가쪽이며, 엉덩뼈결절의 앞쪽의 엉덩뼈 가쪽면은 엉덩뼈결절의 뒤쪽보다 더 볼록하게 생겼다. 엉덩뼈능선은 엉덩뼈결절에서부터 귓바퀴면의 앞가장자리에 이를 때까지 뒤안쪽을 향해 뻗어있고, 그 다음 가쪽으로 방향을 바꾼다.
- 분리된 절구에서, 절구패임은 아래쪽에 있고 약간 앞쪽을 향한다. 반달면에 의해 생긴 알파벳 "C"자 모양의 아래쪽 끝은 위쪽 끝보다 더 넓고 더 강건하게 생겼다. 궁둥뼈가지는 뒤쪽에 위치하고 두덩뼈위가지는 앞쪽에 위치하며 엉덩뼈는 위쪽에 위치한다.
- 분리된 귓바퀴면에서, 귓바퀴면은 엉덩뼈의 뒤쪽에 위치하고 안쪽을 향한다. 귓바퀴면의 꼭지점은 앞쪽을 가리키며 엉치엉덩인대가 부착하는 엉덩뼈거친면은 귓바퀴 면의 뒤위쪽에 위치한다. 큰궁둥패임과 작은궁둥패임은 뒤아래쪽에 위치한다.

Chapter

15

다리뼈: 넙다리뼈, 무릎뼈, 정강뼈, 종아리뼈

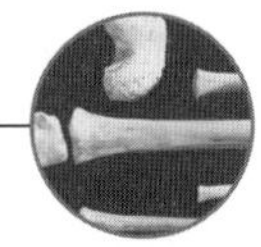

다리의 진화는 12장에서 설명했던 팔의 진화와 비슷하며 팔과는 대칭을 이룬다. 넓적다리에 있는 **넙다리뼈(femur)**는 위팔뼈와 연속일치(serial homolog)되고, 이와 마찬가지로 종아리에 있는 **정강뼈(tibia)**와 **종아리뼈(fibula)**는 노뼈 및 자뼈와 연속일치된다. 우리 몸에서 가장 큰 종자뼈(sesamoid bone)인 **무릎뼈(patella)**는 무릎관절에 위치한다. 인류가 직립보행할 수 있게 되면서 두 다리로 걷는 것이 다리뼈의 중요한 특징이 되었다.

1 넙다리뼈 (그림 15.1~15.6)

1) 형태

넙다리뼈는 우리 몸에서 가장 길고 가장 무거우며 가장 단단한 뼈이다. 서 있거나 걷거나 달릴 때 온몸의 체중을 넙다리뼈가 지탱한다. 뼈가 단단하고 밀도가 높기 때문에 넙다리뼈는 법의학적, 고고학적 및 고생물학적 정황에서 흔하게 발견된다. 넙다리뼈는 개인의 키에 대한 정보를 제공해주기 때문에 매우 유용한 뼈이다(19장 참조).

넙다리뼈는 몸쪽에서 볼기뼈절구와 관절을 이루고 먼쪽에서 무릎뼈 및 정강뼈의 몸통쪽과 관절을 이룬다. 엉덩관절에서 다리는 안쪽회전, 가쪽회전, 벌림, 모음, 굽힘과 폄을 할 수 있다. 무릎관절에서의 운동은 굽힘과 폄만 가능하여 매우 제한적이다. 그럼에도 불구하고 무릎관절의 주요한 운동은 경첩관절의 미끄러짐이 있을 수 있어서, 무릎관절의 운동은 우리 몸의 운동 중에서 가장 복잡하다.

a. **넙다리뼈머리**(head of femur)는 넙다리뼈 몸쪽의 둥근 부분이며, 볼기뼈절구에 잘 들어 맞는다. 반구 모양의 위팔뼈머리에 비해 공 모양에 보다 더 가깝다.

b. **넙다리뼈머리오목**(fovea capitis femoris)은 넙다리뼈머리의 중심부 근처에 있는 작고 관절을 이루지 않는 오목이다. 이곳에 볼기뼈의 절구패임과 연결된 *넙다리뼈머리인대(ligamentum teres)*가 부착한다.

c. **넙다리뼈목**(neck of femur)은 넙다리뼈머리와 넙다리뼈몸통을 연결시킨다.

d. **큰돌기**(greater trochanter)는 넙다리뼈의 가쪽, 몸쪽에 위치하고, 크기가 크고 무디며, 관절을 이루지 않는 돌출구조물이다. 이곳에 넓적다리의 벌림과 엉덩관절의 안정화에 중요한 근육인 *작은볼기근(gluteus minimus)*(큰돌기의 앞면)과 *중간볼기근(gluteus medius)*(큰돌기의 뒷면)이 닿는다. 이들 근육의 이는곳은 볼기뼈의 엉덩뼈 바깥면의 넓은 영역이다. 이들 근육은 걸을 때 한쪽 다리로만 땅 위에 서 있는 상황에서 몸통의 균형을 잡는 데 매우 중요한 역할을 담당한다.

e. **돌기사이선**(intertrochanteric line)은 넙다리뼈목 바닥의 앞면 바로 위에서 큰돌기와 작은돌기 사이를 연결하는 수직방향의 거친선이다. 이 선의 윗부분에 우리 몸에서 가장 크기가 크고 엉덩관절의 *관절주머니(joint capsule)*를 강화시키는 *엉덩넙다리인대(iliofemoral ligament)*가 부착한다.

f. **돌기오목**(trochanteric fossa)은 큰돌기의 뒤안쪽벽 속으로 움푹 파인 오목으로 볼기뼈 폐쇄구멍에서 일어난 *바깥폐쇄근의 힘줄(tendon of obturator externus)*이 닿는다. 이 근육은 엉덩관절에서 넓적다리를 가쪽회전시킨다. 바깥폐쇄근의 닿는곳 바로 위쪽인 큰돌기의 안쪽 끝부분에는 몇몇 엉덩근육이 닿는다: *위쌍둥이근(superior gemellus)*, *아래쌍둥이근(inferior gemellus)*, *속폐쇄근(obturator internus)*, *궁둥구멍근(piriformis)*. 이들 근육들은 넙다리뼈를 가쪽회전시키고, 속폐쇄근과 궁둥구멍근은 넙다리뼈의 중요한 벌림근이다.

g. **바깥폐쇄근고랑**(obturator externus groove)은 넙다리뼈목 뒷면의 가쪽과 위쪽을 가로지르는 좁은 고랑이다. 인류에 있어서, 똑바로 선 자세 때문에 바깥폐쇄근의 힘줄이 넙다리뼈목의 뒷면과 접촉하게 되어 이 고랑이 뼈에 생기게 된다.

h. **작은돌기**(lesser trochanter)는 넙다리뼈 뒷면에서 넙다리뼈목과 넙다리뼈몸통이 합쳐지는 곳 바로 아래쪽에 위치한 무디게 돌출한 결절이다. 이 돌기는 엉덩오목에서 일어난 *엉덩근의 힘줄(tendon of iliacus muscle)*과 허리뼈와 척추사이원반에서 일어난 *큰허리근(psoas major muscle)*이 합쳐진 *엉덩허리근힘줄(iliopsoas tendon)*의 부착점이 된다. 이들은 엉덩관절에서 넓적다리의 중요한 굽힘 근육이다.

i. **돌기사이능선**(intertrochanteric crest)은 넙다리뼈 몸쪽의 뒷면에서 큰돌기와 작은돌기사이를 연결하는 능선으로, 위가쪽에서 아래안쪽을 향해 지나간다. 능선 중간점의 바로 위쪽에 작은 결절인 **네모근결절(quadrate tubercle)**이 있고, 이 결절에 넙다리뼈를 가쪽회전시키는 근육인 *넙다리네모근(quadratus femoris)*이 닿는다.

j. **볼기근거친면**(gluteal tuberosity)은 큰결절의 바닥에서 거친선(linea aspera)의 위 끝쪽으로 확장되면서 넙다리뼈의 뒤가쪽에 위치한 길고 넓은 거친면이다. 움푹 패일 수도 있고, 거친면을 형성할 수도 있는데, 거친면을 형성할 경우 **셋째돌기(third trochanter)**라고 부르기도 한다. 이곳에 볼기뼈, 엉치뼈 및 꼬리뼈에서 일어난 *큰볼기근(gluteus maximus)*이 닿고, 근육의 역할은 엉덩관절에서 넓적다리를 펴거나 가쪽회전시키는 것이다.

k. **나선선**(spiral line)은 작은돌기의 아래쪽에서, 돌기사이선의 아래쪽 끝부분과 거친선의 안쪽선을 연결하는 나선 모양의 선이며, 정강뼈 앞면에 닿으면서 무릎을 펴는 근육인 *넙다리네갈래근(quadriceps femoris)*의 일부인 *안쪽넓은근육(vastus medialis)*이 이는곳이다.

l. **두덩근선**(pectineal line)은 작은돌기 바닥에서 아래가쪽으로 휘어지면서 나선선과 볼기근거친면 사이에 있는 짧은 선이다. 이 곳에 두덩뼈에서 일어난 근육인 *두덩근(pectineus)*이 닿고, 엉덩관절에서 넓적다리를 모으고, 가쪽회전시키며 굽히는 작용을 한다.

m. **넙다리뼈몸통**(femoral shaft)은 뼈의 몸쪽끝과 먼쪽끝 사이에 있는 긴 부분이다.

n. **거친선**(linea aspera)은 넙다리뼈몸통의 뒷면을 따라 길고, 넓게 돌출된 거친 능선이다. 몸쪽에서 나선선, 두덩근선 및 볼기근거친면들이 합쳐지고 먼쪽에서는 관절융기위선으로 나뉜다. 거친근선은 세 개의 *넓은근육(vastus muscle)*의 주요한 이는곳이고, 모음근(*긴모음근(adductor longus)*, *짧은모음근(adductor brevis)*, *큰모음근(adductor magnus)*)의 주요한 닿는곳이다.

o. **영양구멍**(nutrient foramen)은 몸통의 중간부분의 거친선 근처에 위치한 구멍으로 뼈의 먼쪽까지 연결되어 있다.

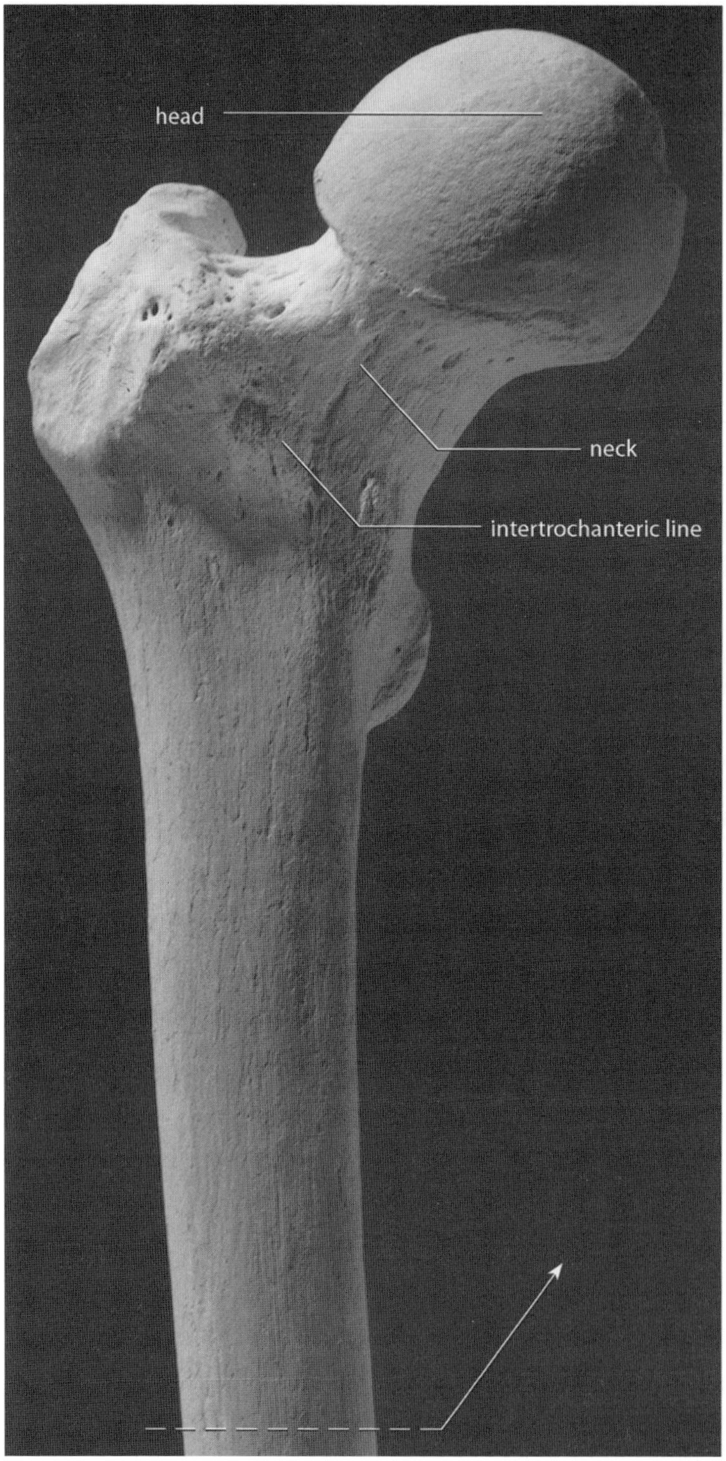

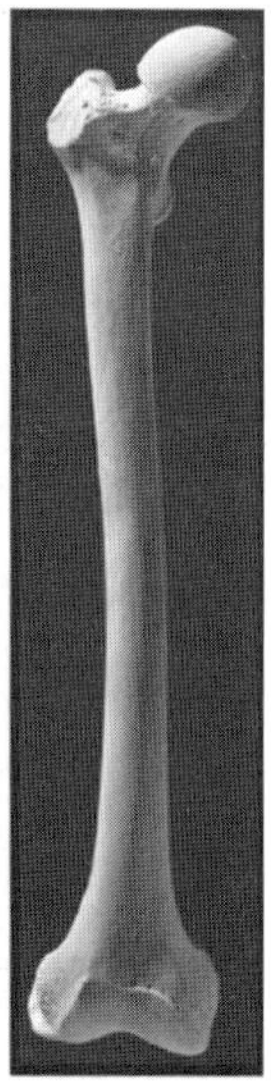

▶ 그림 15.1a **오른쪽 넙다리뼈, 앞모습.**
위, 몸쪽끝; 다음쪽, 먼쪽끝; 가운데, 몸통의 중간부분. 실제 크기.

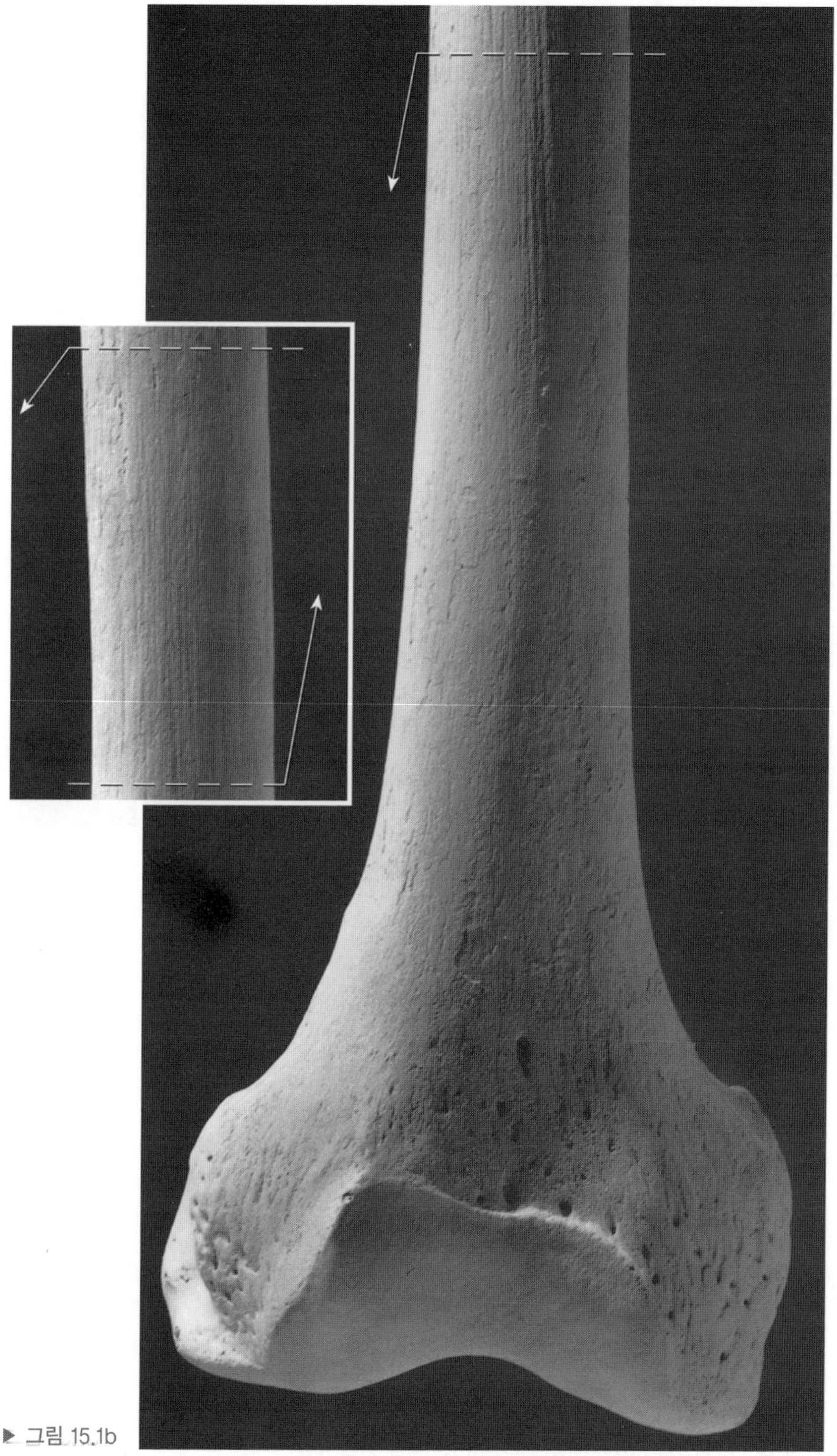

▶ 그림 15.1b

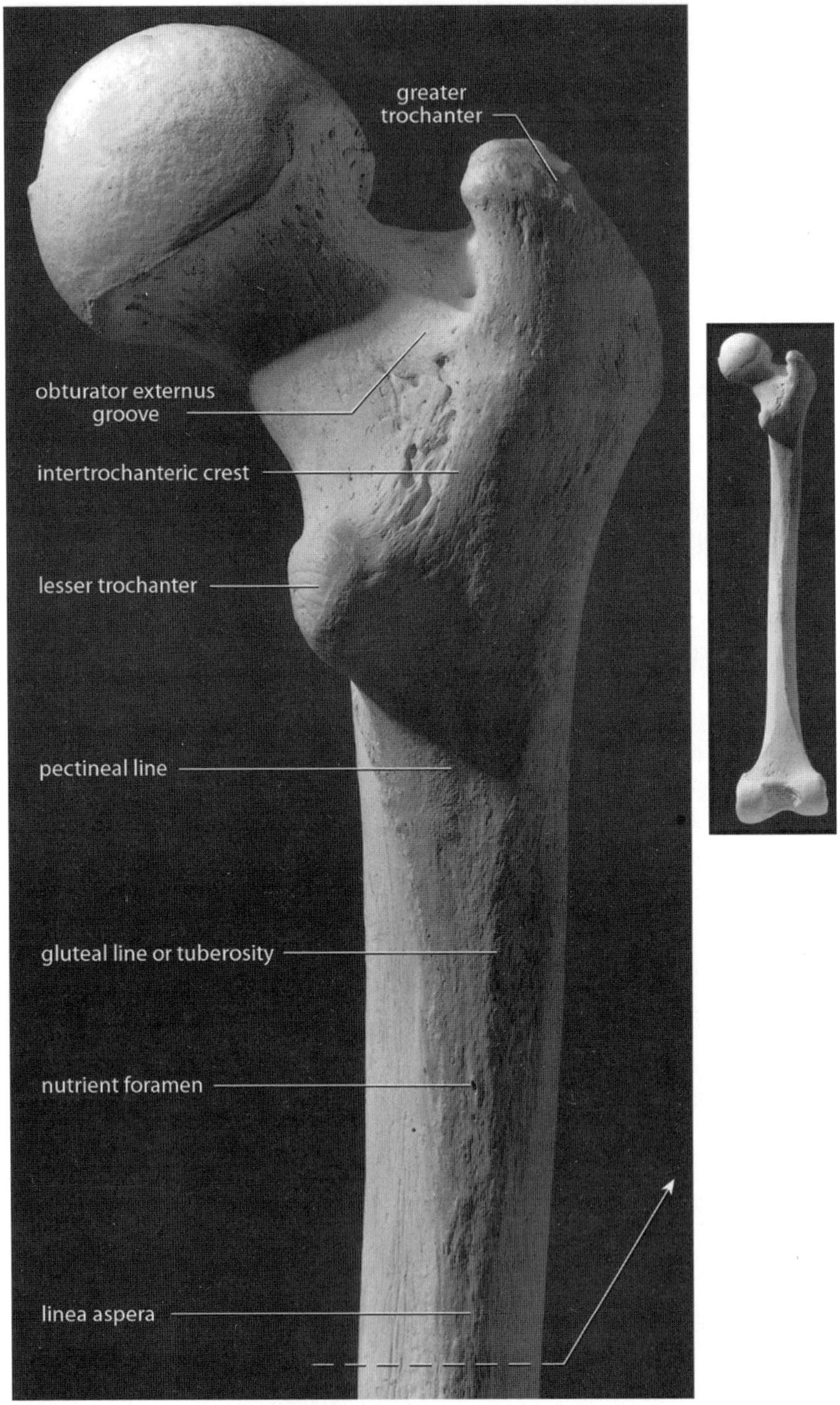

▶ 그림 15.2a **오른쪽 넙다리뼈, 뒤모습.**
위, 몸쪽끝; 다음쪽, 먼쪽끝; 가운데, 몸통의 중간부분. 실제 크기.

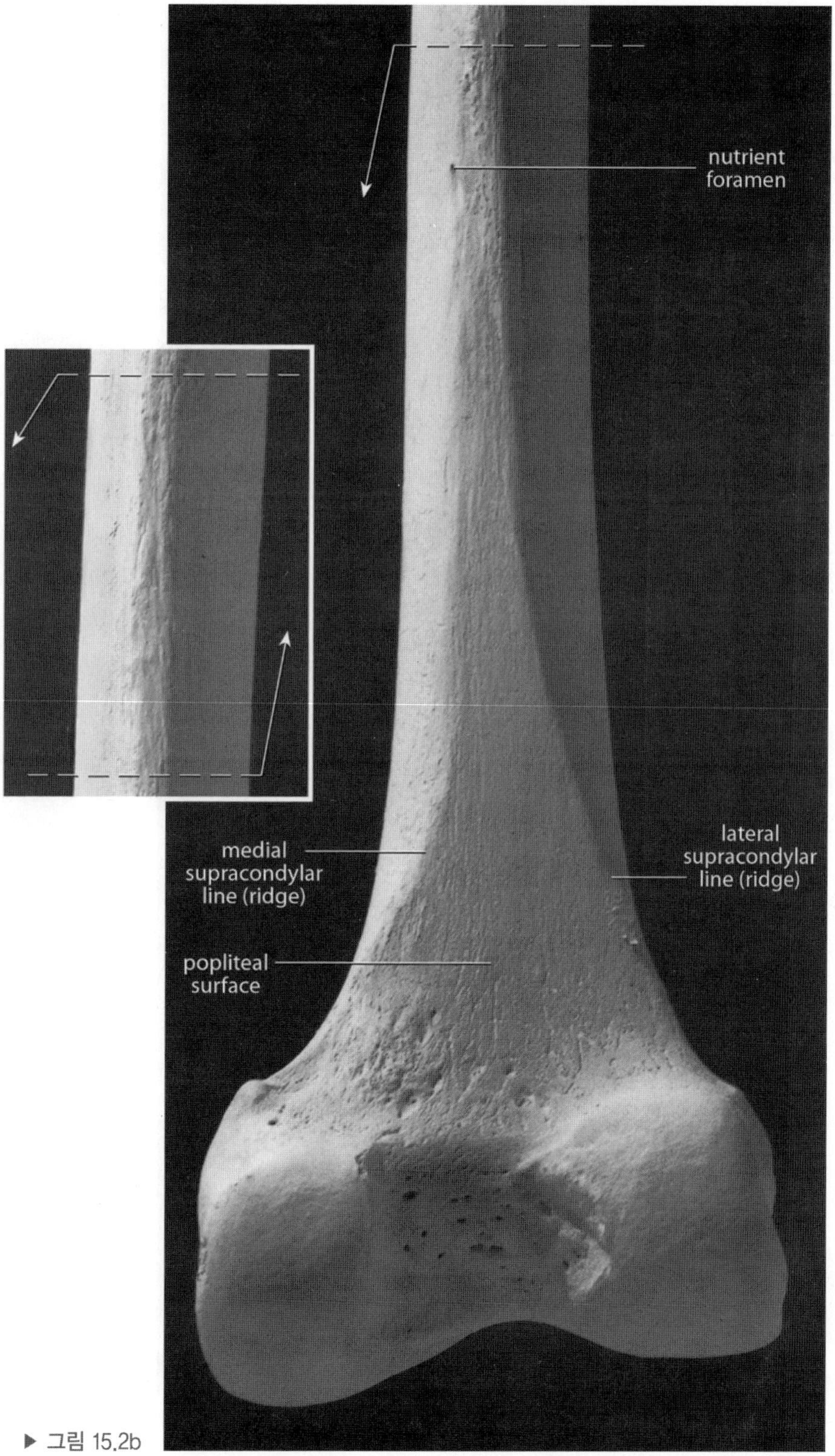
nutrient
foramen
medial
supracondylar
line (ridge)
lateral
supracondylar
line (ridge)
popliteal
surface

▶ 그림 15.2b

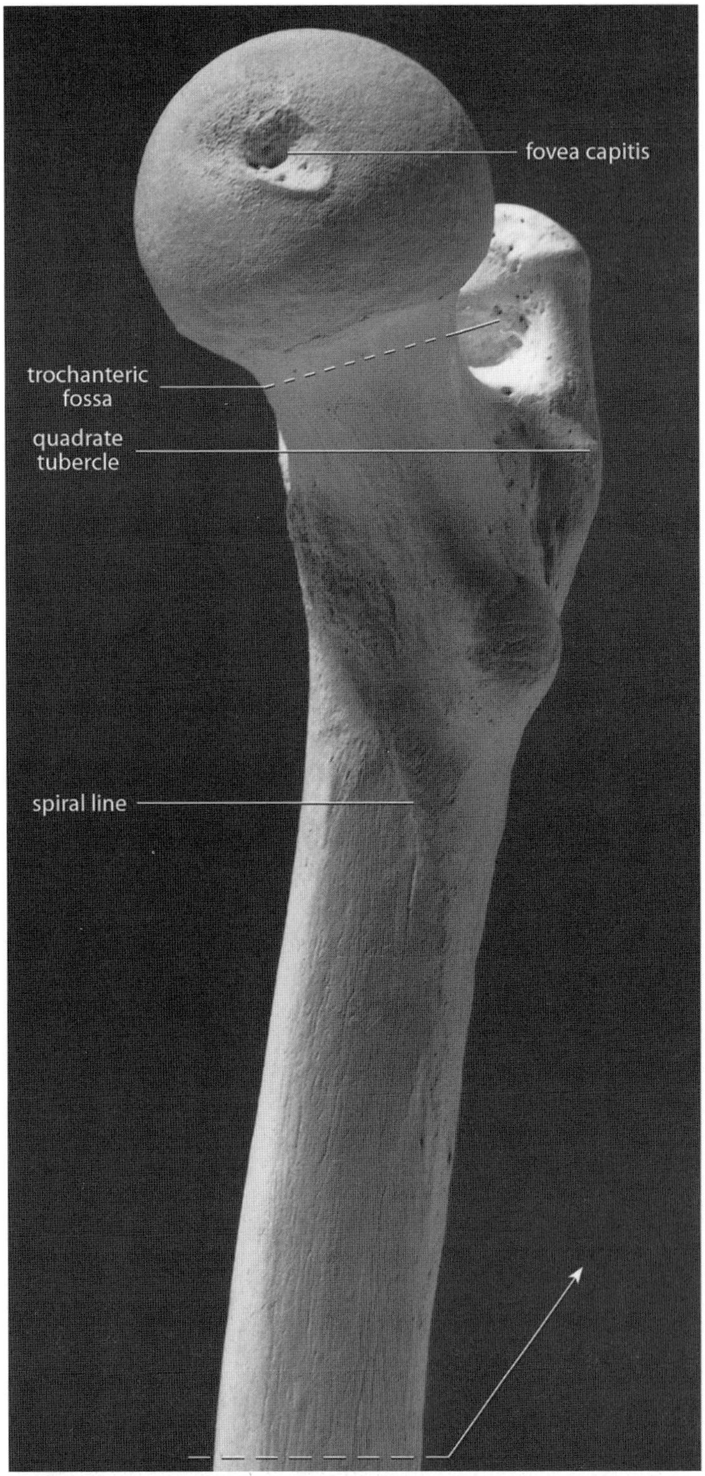

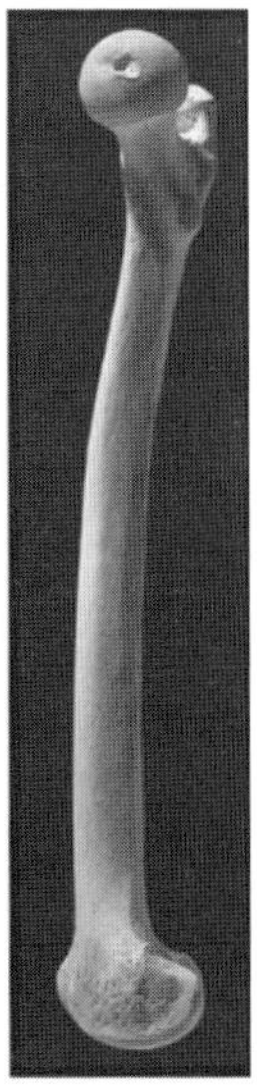

▶ 그림 15.3a **오른쪽 넙다리뼈, 안쪽모습.**
위, 몸쪽끝; 다음쪽, 먼쪽끝; 가운데, 몸통의 중간부분. 실제 크기.

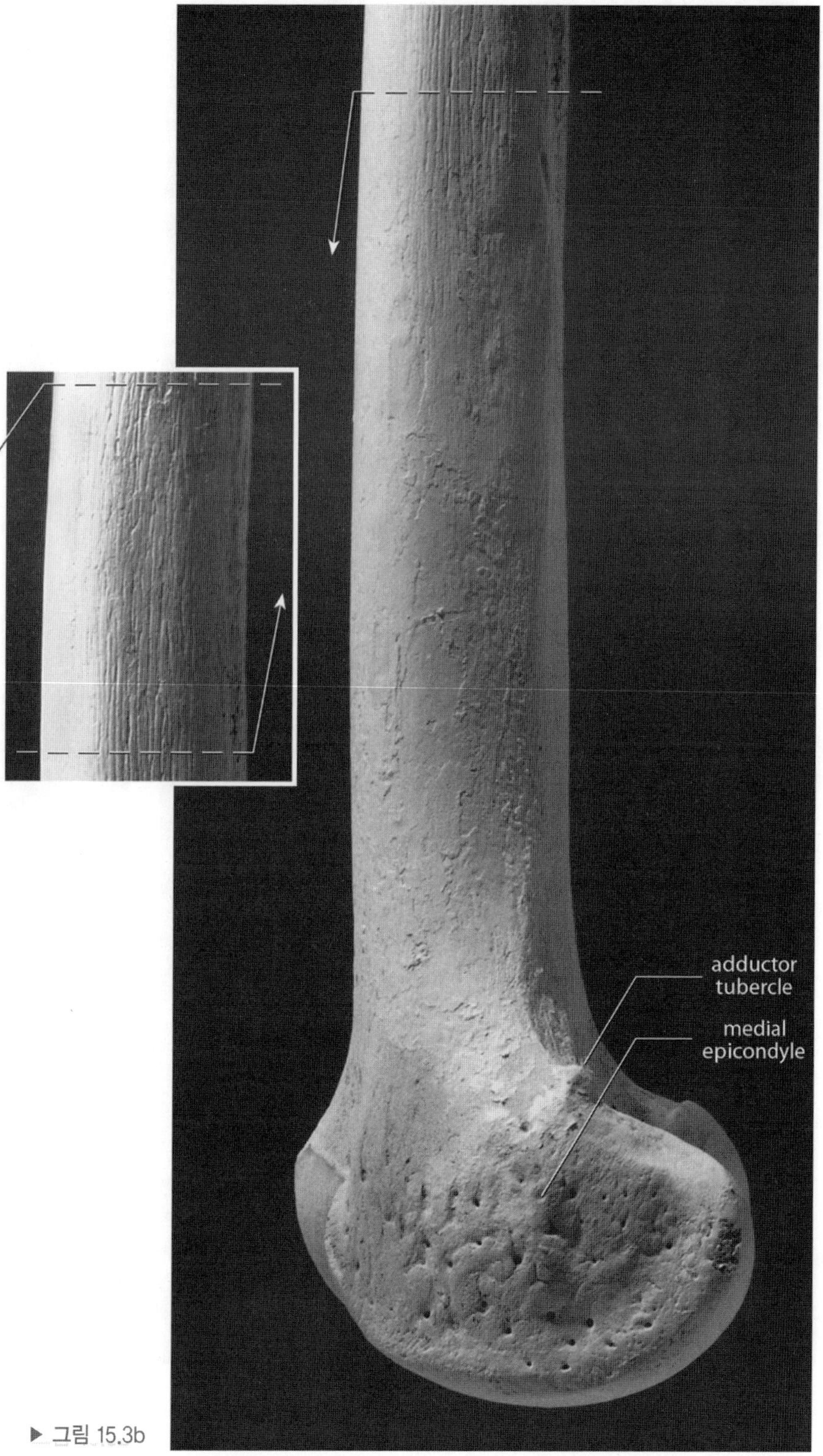

▶ 그림 15.3b

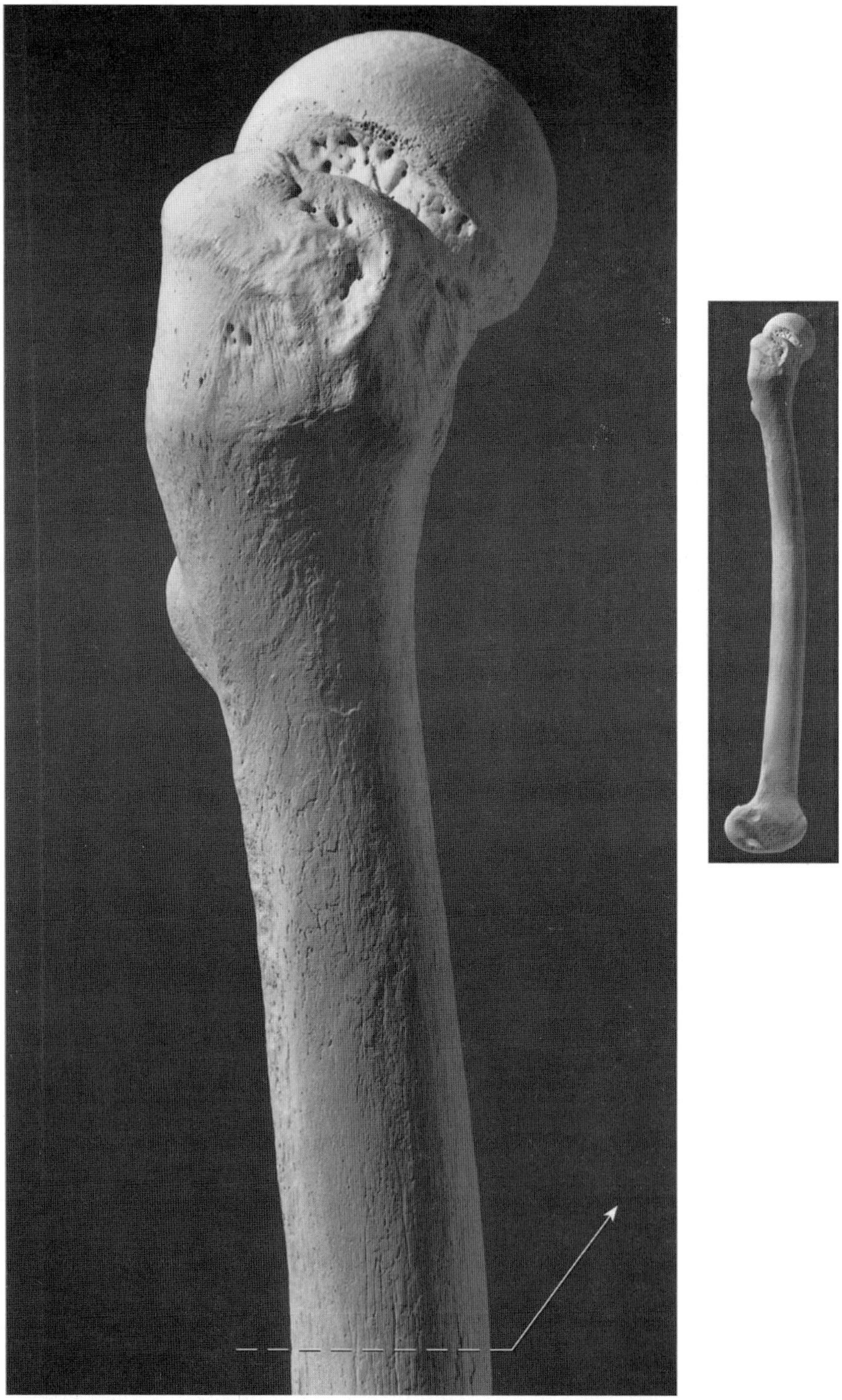

▶ 그림 15.4a **오른쪽 넙다리뼈, 가쪽모습.**
위, 몸쪽끝; 다음쪽, 먼쪽끝; 가운데, 몸통의 중간부분. 실제 크기.

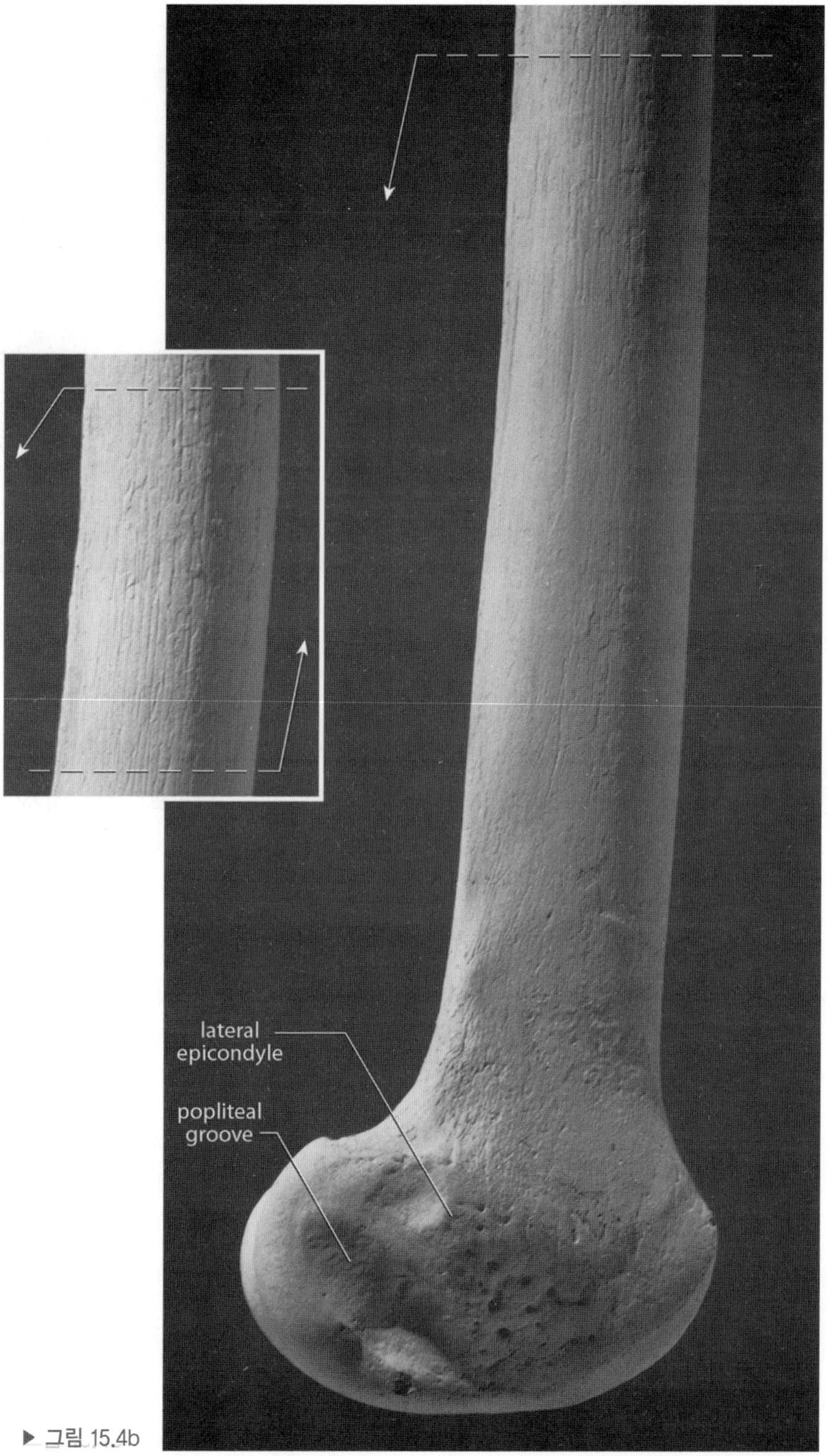

▶ 그림 15.4b

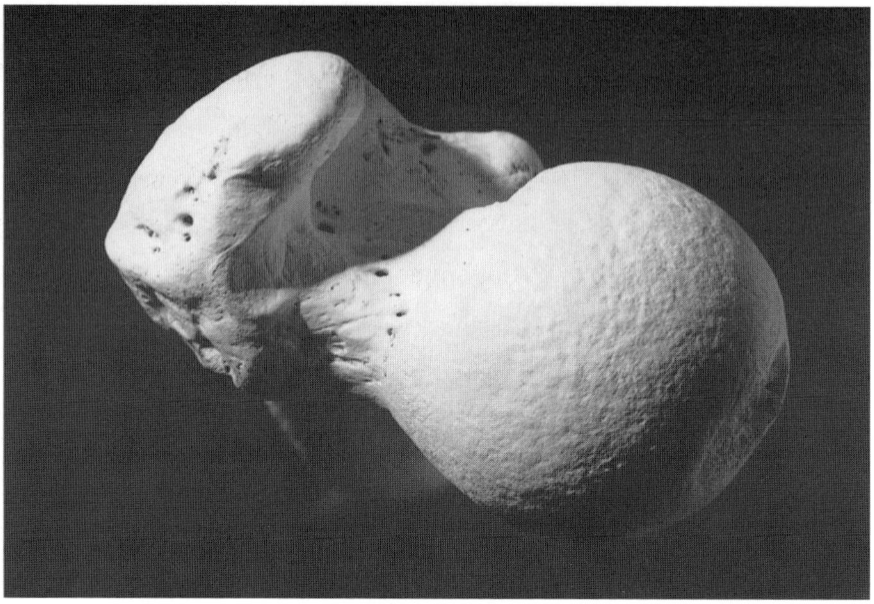

▶ 그림 15.5 **오른쪽 넙다리뼈, 몸쪽모습.**
뒤쪽이 책의 위쪽을 향함. 가쪽이 책의 왼쪽을 향해 있음. 실제 크기.

p. **안쪽관절융기위선(medial supracondylar line)**은 거친선의 아래쪽, 안쪽으로 확장된 선으로 몸통의 안쪽모서리를 형성하며, 가쪽관절융기위선보다 뚜렷하지 않다.

q. **가쪽관절융기위선(lateral supracondylar line)**은 거친선의 아래쪽, 가쪽으로 확장된 선으로 안쪽관절융기위선보다 더 뚜렷하게 보인다.

r. **오금면(popliteal surface)**은 넙다리뼈 뒷면의 먼쪽에 있는 넓고 편평한 삼각형 모양의 영역으로, 아래쪽으로는 관절융기, 안쪽과 가쪽으로는 관절융기위선가 경계가 된다.

s. **가쪽관절융기(lateral condyle)**는 넙다리뼈 먼쪽의 가쪽면에 크게 돌출된 융기이다.

t. **가쪽위관절융기(lateral epicondyle)**는 가쪽관절융기의 가쪽면에 볼록 튀어나온 구조물로, 무릎관절의 *가쪽곁인대(lateral collateral ligament)*의 부착점이다. 가쪽위관절융기의 위쪽면에는 무릎관절을 굽히고 발의 발바닥굽힘을 시키는 근육인 *장딴지근(gastrocnemius)*의 부착점이 있다.

u. **오금근고랑(popliteal groove)**은 가쪽관절융기의 뒤가쪽면에 있는 부드러운 고랑으로 *오금근의 힘줄(tendon of the popliteus)*이 지나간다. 오금근은 정강뼈의 뒷면에 닿고 무릎관절에서 정강뼈를 안쪽회전시킨다.

v. **안쪽관절융기(medial condyle)**는 넙다리뼈 먼쪽의 안쪽면에 크게 돌출된 융기로, 안쪽면이 넙다리뼈몸통의 축에서 벗어난 돌출구조물이며, 안쪽관절융기가 가쪽관절융기

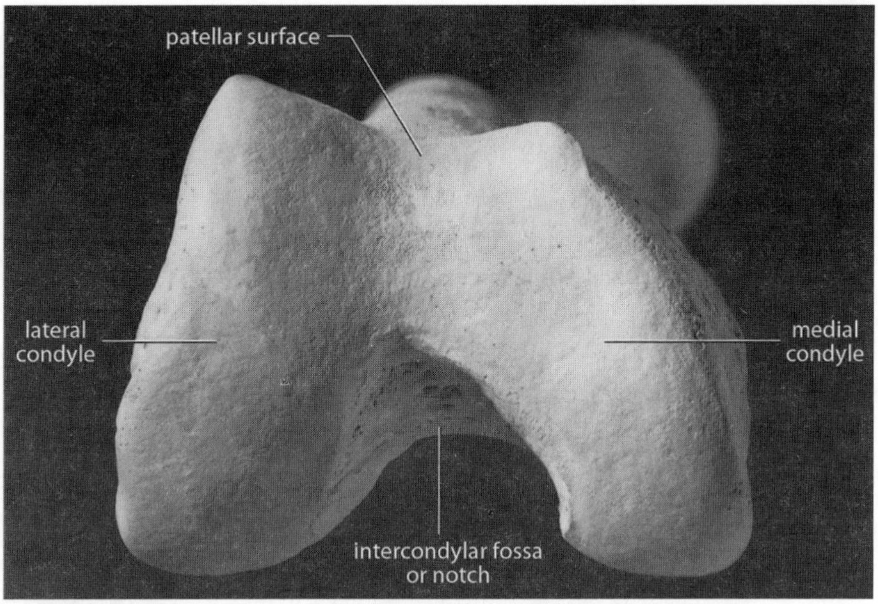

▶ 그림 15.6 **오른쪽 넙다리뼈, 먼쪽모습.**
앞쪽이 책의 위쪽을 향함, 가쪽이 책의 왼쪽을 향해 있음. 실제 크기.

보다 더 먼쪽으로 확장된다.

w. **안쪽위관절융기**(medial epicondyle)는 안쪽관절융기의 안쪽면에 볼록 튀어나온 구조물로 무릎관절의 *안쪽곁인대(medial collateral ligament)*의 부착점이다.

x. **모음근결절**(adductor tubercle)은 안쪽위관절융기의 바로 위쪽에 있는 다양한 형태로 돌출한 결절이다. 이 곳에 궁둥뼈결절과 궁둥두덩가지의 아래모서리에서 일어난 근육인 *큰모음근(adductor magnus)*이 닿고, 근육의 작용은 엉덩관절에서 넓적다리를 모으는 것이다.

y. **융기사이오목**(intercondylar fossa)은 관절융기의 먼쪽관절면과 뒤쪽관절면 사이에 움푹 파여 관절을 이루지 않는 오목이다. 이 오목 속에는 넙다리뼈와 정강뼈를 연결시키면서 교차하는 인대인 *앞십자인대(anterior cruciate ligament)*와 *뒤십자인대(posterior cruciate ligament)*의 부착점이 있다. 이들 인대는 무릎관절을 보강하는 역할을 한다.

z. **무릎면**(patellar surface)은 넙다리뼈 먼쪽의 앞면에 위치한 패인 관절면으로 그 위를 무릎뼈가 미끄러지듯 움직인다. 패임의 가쪽면은 패임의 안쪽면보다 앞쪽으로 더 돌출되었다. 그래서 무릎관절이 완전히 펴졌을 때 무릎뼈가 가쪽으로 탈골되는 것을 방지할 수 있다.

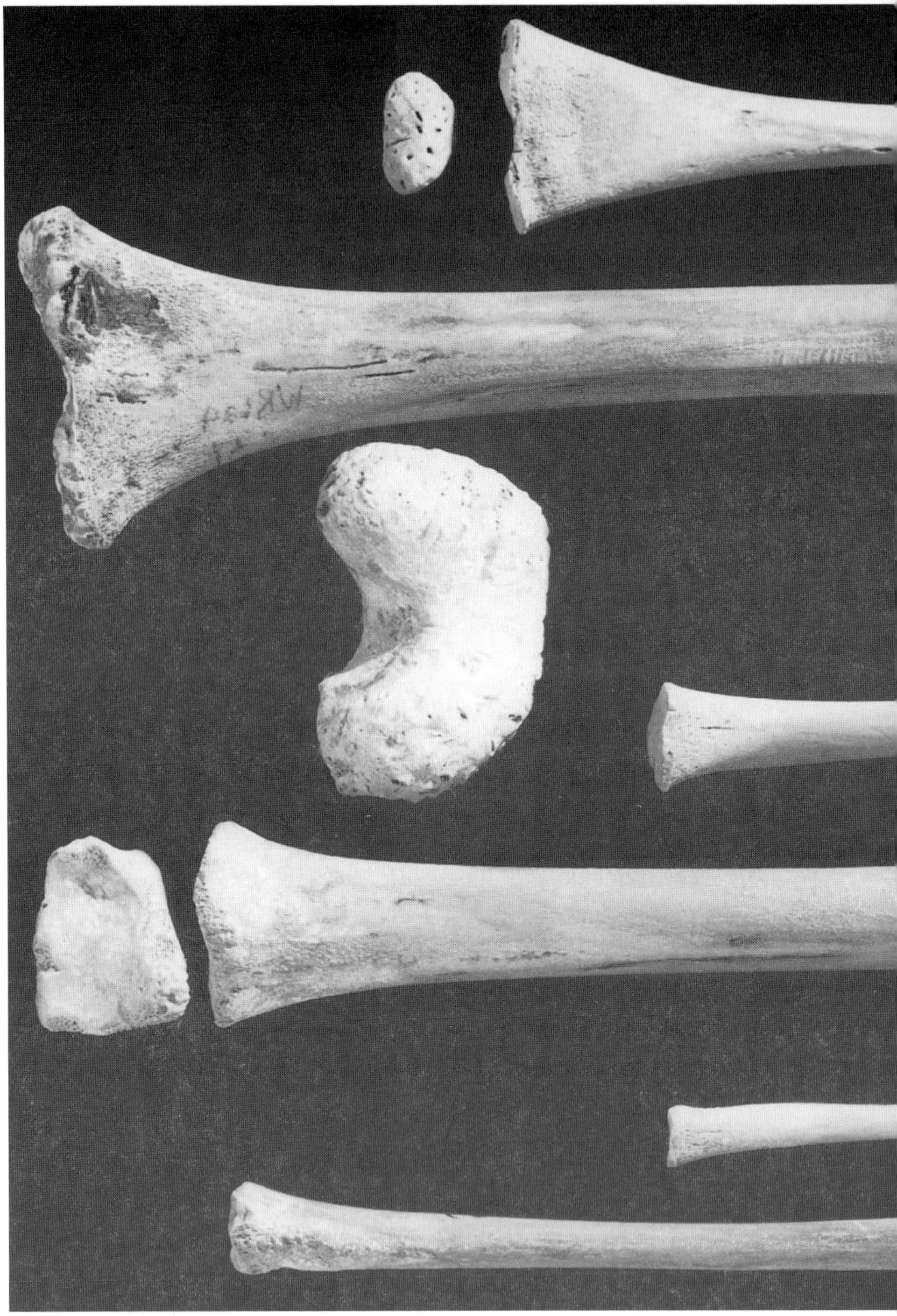

▶ 그림 15.7 **넙다리뼈, 정강뼈, 종아리뼈의 성장.**
1세 및 6세의 미성숙한 넙다리뼈(맨위쪽의 7개 뼈조각), 정강뼈(중간의 5개 뼈조각) 및 종아리뼈(맨아래쪽의 2개)를 뒤에서 본 모습. 실제 크기.

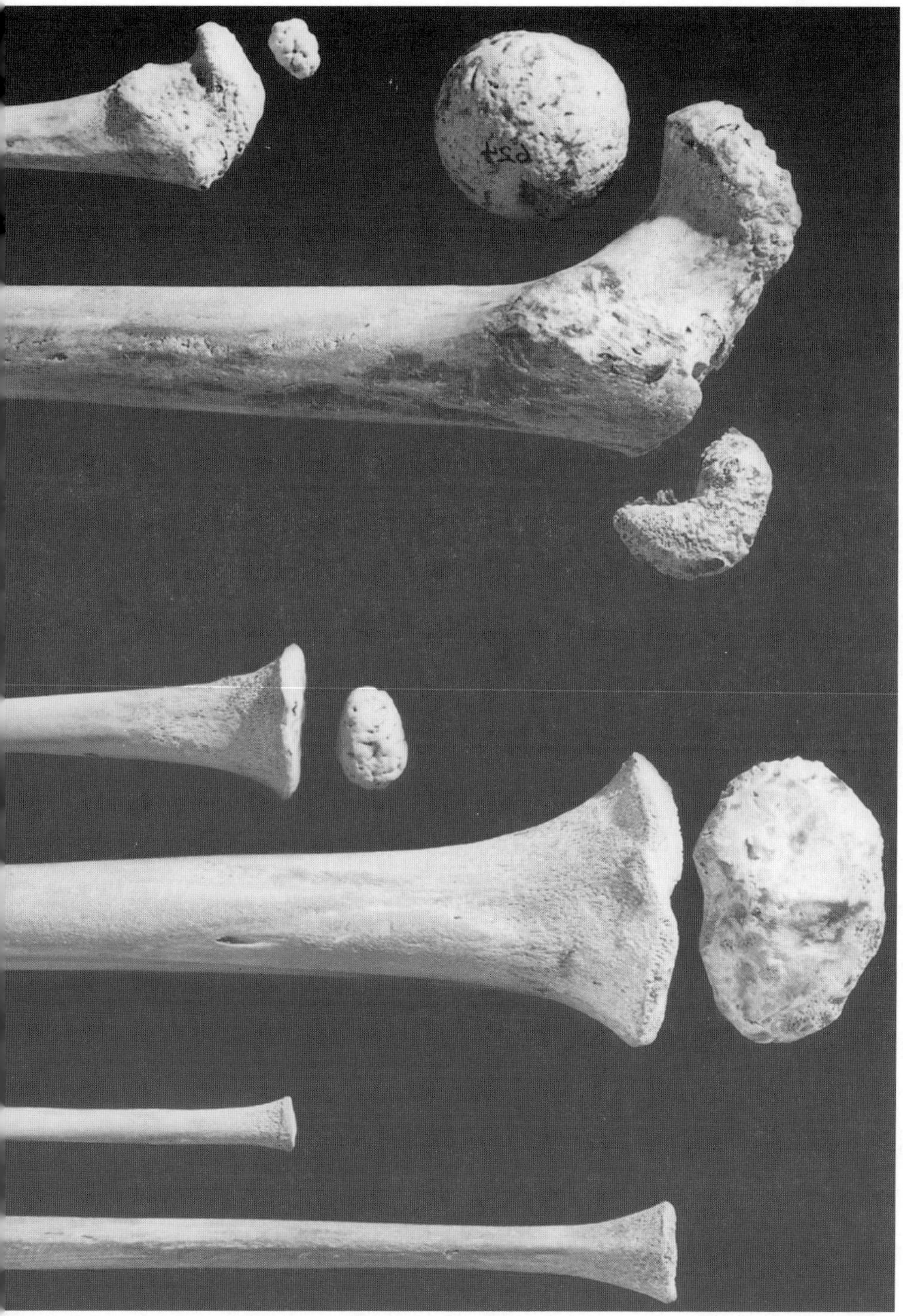

2) 성장 (그림 15.7)

넙다리뼈는 다섯 개의 뼈되기중심이 있다: 몸통에 한 개, 머리에 한 개, 먼쪽끝에 한 개 그리고 두 개의 돌기에 한 개씩 있다.

3) 감별사항

손상되지 않은 넙다리뼈나 조각난 넙다리뼈는 다른 뼈와 혼동하기 쉽다.

- 넙다리뼈머리는 오목이 있고 위팔뼈머리보다 더 완전한 형태의 공 모양으로 생겼다.
- 넙다리뼈몸통은 크기가 크고 두꺼운 겉질로 구성되고 절단면이 더 둥글게 생겼다. 넙다리뼈몸통에서 날카로운 부분은 거친면뿐이다.

4) 쪽가늠

- 손상되지 않은 넙다리뼈와 몸쪽끝부분에서, 넙다리뼈머리는 몸쪽이고 안쪽을 향하고 작은돌기와 거친선은 뒤쪽을 향한다.
- 분리된 넙다리뼈머리에서, 오목은 안쪽에 위치하여 뒤쪽과 아래쪽으로 치우쳐 있다. 넙다리뼈머리와 넙다리뼈목의 뒤아래쪽 결합부분은 앞위쪽부분보다 더 깊게 파여 있다.
- 넙다리뼈몸통의 몸쪽에서, 영양구멍은 먼쪽으로 열려있고, 거친선은 뒤쪽에 위치하며 아래로 갈수록 얇아진다. 볼기근거친면은 위쪽에 위치하고 위가쪽을 향한다.
- 넙다리뼈몸통의 중간부분에서, 영양구멍은 먼쪽으로 열려있고, 아래로 갈수록 넙다리뼈몸통이 넓어지며, 뒷면의 가쪽은 뒷면의 안쪽보다 더 볼록하다.
- 넙다리뼈몸통의 먼쪽에서, 아래로 갈수록 넙다리뼈몸통이 넓어지고 가쪽관절융기위선이 안쪽관절융기위선보다 더 확실하게 보인다. 안쪽관절융기가 가쪽관절융기보다 더 확장되기 때문에 관절융기가 더 확장된 곳이 안쪽이 된다.
- 넙다리뼈의 먼쪽끝부분에서, 융기사이오목은 뒤쪽과 먼쪽에 위치하고, 무릎면의 가쪽이 안쪽보다 더 돌출된다. 가쪽관절융기에는 오금근고랑이 있고, 안쪽관절융기는 몸통의 축에서 벗어나 돌출된다. 몸통 축과 관련하여, 가쪽관절융기는 안쪽관절융기보다 더 위쪽으로 확장한다. 해부학자세에서 넙다리뼈는 몸통의 아래로 갈수록 약간 굽어지기 때문에 안쪽관절융기는 가쪽관절융기보다 더 먼쪽으로 확장한다.

2 무릎뼈 (그림 15.8~15.9)

1) 형태

우리 몸에서 가장 큰 종자뼈인 무릎뼈는 넙다리뼈 먼쪽의 무릎면과 관절을 이룬다. 무 릎뼈는 넓적다리에서 가장 크고, 무릎을 펴는 주요한 근육인 *넙다리네갈래근의 힘줄 (tendon of the quadriceps femoris)*에서 생긴다. 무릎뼈의 기능은 무릎관절을 보호하고, 넙다리네갈래근 작용에 있어서 지렛대 역할을 하며, 무릎인대와 넙다리뼈 사이의 접촉면을 증가시킨다.

a. **무릎뼈끝**(apex of patella)은 관절을 이루지 않는 점으로 먼쪽을 향한다.
b. 넙다리뼈 먼쪽과 관절을 이루는 **가쪽관절면**(lateral articular facet)은 무릎뼈의 관절면에서 크기가 가장 큰 부분으로 뒤쪽을 향한다.
c. 넙다리뼈 먼쪽과 관절을 이루는 **안쪽관절면**(medial articular facet)은 뒤쪽을 향하고 가쪽관절면보다 크기가 작다.

2) 성장

무릎뼈는 한 개의 뼈되기중심에서 뼈로 변한다.

3) 감별사항

무릎뼈는 심하게 조각났을 때 볼기뼈 조각으로 잘못 인식될 수 있다. 볼기뼈절구는 굴

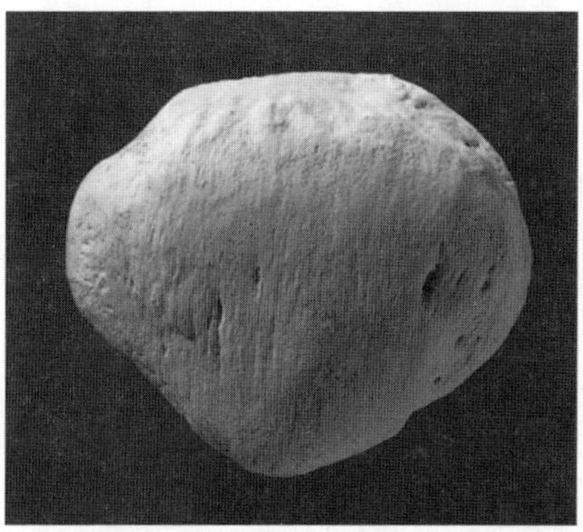

▶ 그림 15.8 **오른쪽 무릎뼈, 앞모습.**
위쪽이 책의 위쪽을 향함; 가쪽이 책의 왼쪽을 향해 있음. 실제 크기.

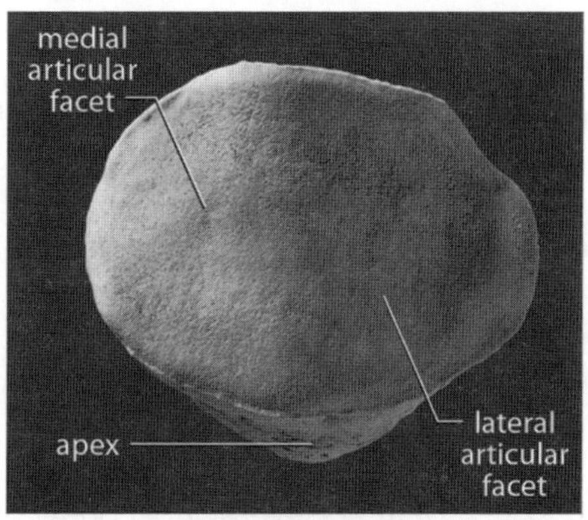

▶ 그림 15.9 **오른쪽 무릎뼈, 뒤모습.**
위쪽이 책의 위쪽을 향함; 가쪽이 책의 오른쪽을 향해 있음. 실제 크기.

곡이 심한 반면 무릎뼈의 관절면은 더 편평하다.

4) 쪽가늠

- **해부학적 쪽가늠**. 무릎뼈는 삼각형 모양이다. 얇고 뾰족한 무릎뼈끝은 가쪽을 향하고, 무릎뼈바닥은 무릎뼈끝보다 더 두껍고 무디게 생겼다. 넙다리뼈의 가쪽관절융기와 관절을 이루는 가쪽관절면은 두 개의 관절면 중에서 크기가 더 크다.
- **위치적인 쪽가늠**. 무릎뼈끝을 먼쪽으로 향하고 관절면을 탁자 위에 놓는다. 무릎뼈가 왼쪽으로 쓰러지면 왼쪽의 무릎뼈이고 오른쪽으로 쓰러지면 오른쪽 무릎뼈이다.

3 정강뼈 (그림 15.10~15.15)

1) 형태

정강뼈는 종아리에서 체중을 지탱하는 중요한 뼈이다. 몸쪽으로는 넙다리뼈의 먼쪽과 관절은 이루고, 가쪽에서는 종아리뼈와 두 번 관절을 이루며(한 번은 몸쪽, 한 번은 먼쪽), 먼쪽에서 목말뼈(talus)와 관절을 이룬다.

a. **정강뼈관절면(tibial plateau)**은 정강뼈의 몸쪽면위에 넙다리뼈가 놓이는 관절면으로 각각의 넙다리뼈 관절융기와 관절하기 위해 정강뼈관절면은 둘로 나뉜다. 이 관절면의 주변부는 *안쪽반달(medial meniscus)*과 *가쪽반달(lateral meniscus)*이라는 섬유성연골 고리에 의해 둘러싸여 보호되고 있다.

b. **안쪽관절융기(medial condyle)**는 정강뼈관절면의 안쪽부분으로 가쪽모서리는 일직선이다. 이와 관절을 이루는 넙다리뼈부분은 타원형으로, 긴 축은 앞뒤쪽을 향한다.

c. **가쪽관절융기(lateral condyle)**는 정강뼈관절면의 가쪽부분이다. 이와 관절은 이루는 넙다리뼈부분은 안쪽부분보다 더 작고 둥글게 생겼다.

d. **융기사이융기(intercondylar eminence)**는 정강뼈관절면의 두 관절면 사이에 솟아있는 융기이다.

e. **안쪽융기사이결절(medial intercondylar tubercle)**은 융기사이융기의 안쪽부분을 형성한다.

f. **가쪽융기사이결절(lateral intercondylar tubercle)**은 융기사이융기의 가쪽부분을 형성한다. 앞십자인대와 뒤십자인대는 안쪽융기사이결절과 가쪽융기사이결절의 앞쪽과 뒤쪽의 빈공간에 부착한다. 또한 가쪽반달은 가쪽융기사이결절의 앞쪽과 뒤쪽에 부착

하고, 안쪽반달은 안쪽융기사이결절의 뒤쪽과 관절융기의 빈공간에 부착한다*(십자인대, cruciate ligaments; 반달, menisci)*.

g. **위관절면**(superior articular facet)은 가쪽관절융기의 뒤아래쪽 모서리에 위치하고 종아리뼈와 관절을 이룬다.

h. **정강뼈거친면**(tibial tuberosity)은 정강뼈 몸쪽의 앞면에 위치한 거친면으로 윗부분은 매우 부드럽고 넓다. 무릎관절에서 종아리를 펴는 중요한 근육인 *넙다리네갈래근(quadriceps femoris)*의 무릎인대가 이곳에 닿는다.

i. **정강뼈몸통**(tibial shaft)은 정강뼈의 몸쪽끝과 먼쪽끝 사이에 확장된 일직선 모양의 뼈 대부분이다.

j. **가자미근선**(soleal line)은 정강뼈 뒷면의 위가쪽에서 아래안쪽을 가로지르는 선이다. *오금근(popliteus)*은 넙다리뼈 가쪽관절융기에 있는 오금근고랑에서 일어나서 이 선의 바로 위쪽부분에 닿으며, 근육의 기능은 정강뼈를 굽히거나 안쪽회전시키는 것이다. 가자미근선 자체에는 *오금근근막(popliteus fascia)*과 발목에서 발의 발바닥 굽힘 작용을 하는 *가자미근(soleus)*이 부착한다.

k. **영양구멍**(nutrient foramen)은 가가미근선의 바로 아래가쪽에 위치하여 몸쪽까지 연결되는 큰 구멍이다.

l. **정강뼈몸통의 앞모서리**(anterior border)는 "정강이"의 앞쪽 모서리를 형성한다.

m. **정강뼈몸통의 안쪽면**(medial surface)은 종아리 부분에서 "정강이"의 안쪽 모서리를 형성한다. 피부밑에 있는 이 면은 정강뼈몸통의 면 중에서 가장 넓다.

n. **정강뼈몸통의 뼈사이면**(interosseus surface)은 종아리뼈와 마주하고 있는 가쪽 부분으로 세 개의 정강뼈몸통의 면 중에서 가장 볼록하다.

o. **뼈사이모서리**(interosseus border)는 정강뼈몸통의 가쪽에 위치하여 종아리뼈를 향한다. 이곳에 *뼈사이막(interosseus membrane)*이라는 판 모양의 섬유조직이 부착하여 정강뼈와 종아리뼈를 연결하고 종아리에 있는 근육 무리를 앞쪽 무리와 뒤쪽 무리로 구획화한다. 이는 아래팔에 존재하는 뼈사이막과 연속상동이다.

p. **안쪽복사**(medial malleolus)는 정강뼈 먼쪽의 안쪽면에 튀어나와 발목관절을 형성하는 피부밑 돌출구조물이다. 안쪽복사의 가쪽면은 목말뼈몸통과 관절을 이룬다.

q. **종아리패임**(fibular notch)은 정강뼈의 먼가쪽 구석에 위치한다. 관절을 이루지 않는 삼각형 모양의 영역은 두껍고 짧은 *정강종아리인대(tibiofibular ligament)*가 부착한다. 이 인대는 정강뼈의 먼쪽과 종아리뼈의 먼쪽을 연결하여 정강종아리인대 결합(syndesmosis)을 형성한다. **발목관절(talocrural joint)**의 몸쪽부분은 정강뼈의 먼쪽과

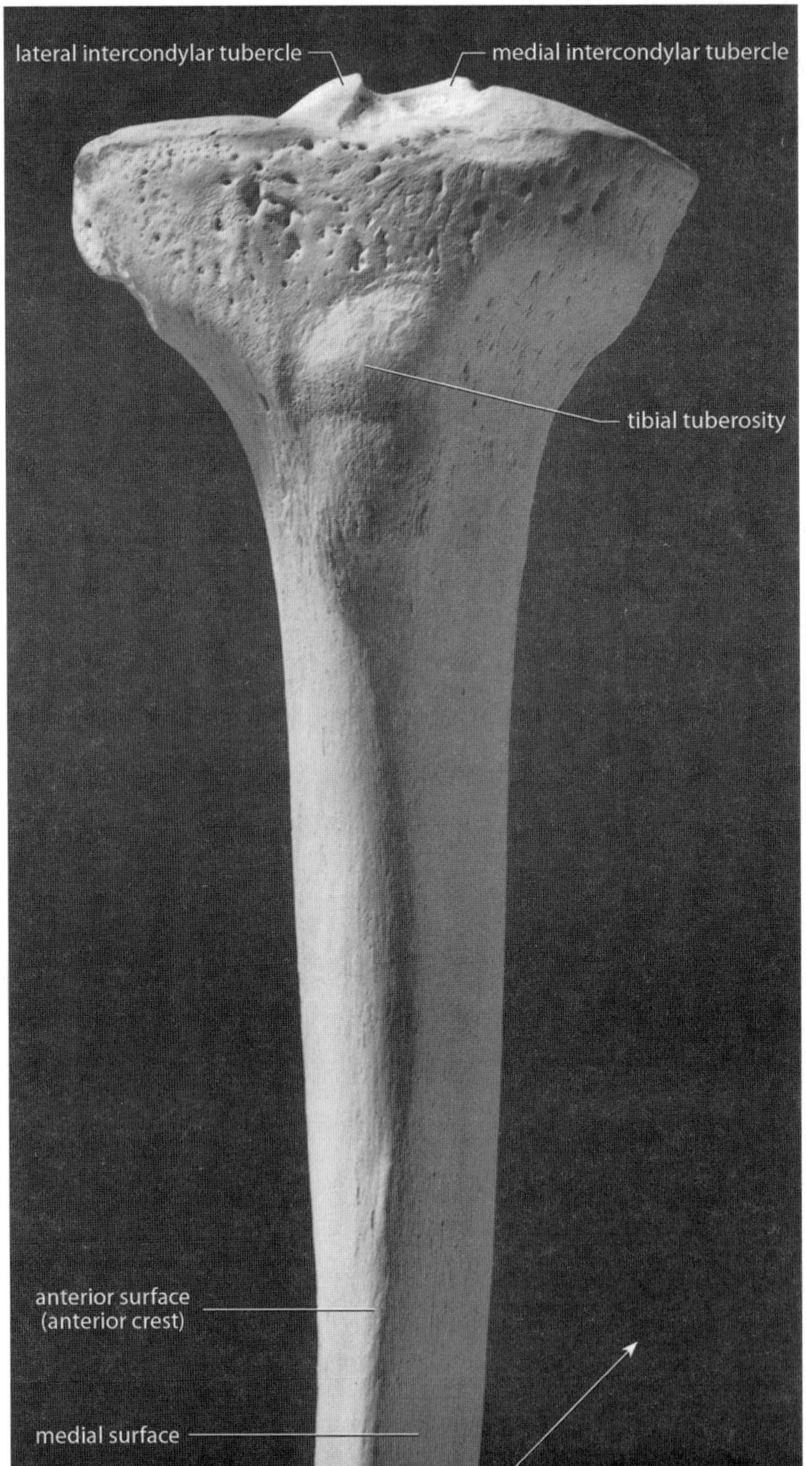

▶ 그림 15.10a **오른쪽 정강뼈, 앞모습: 위, 몸쪽끝; 다음쪽, 먼쪽끝.** 실제 크기.

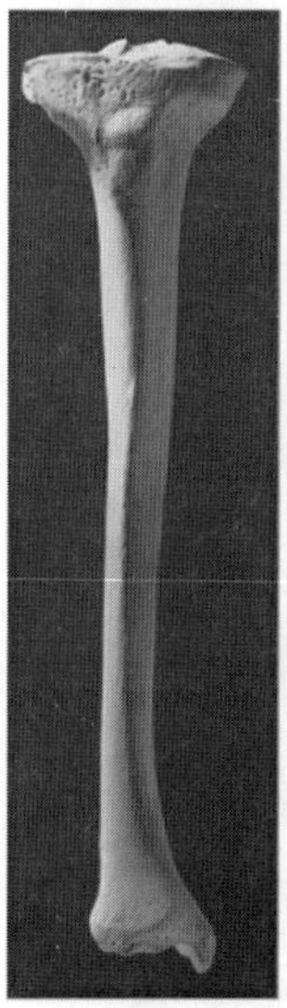

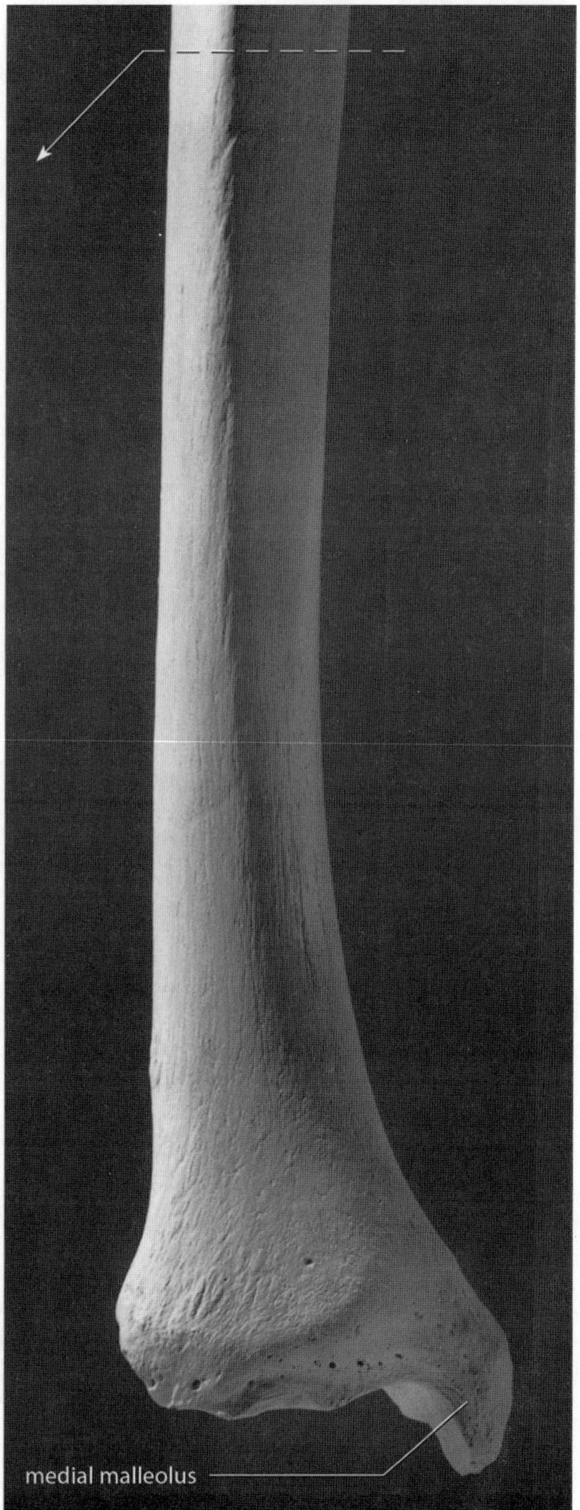

▶ 그림 15.10b

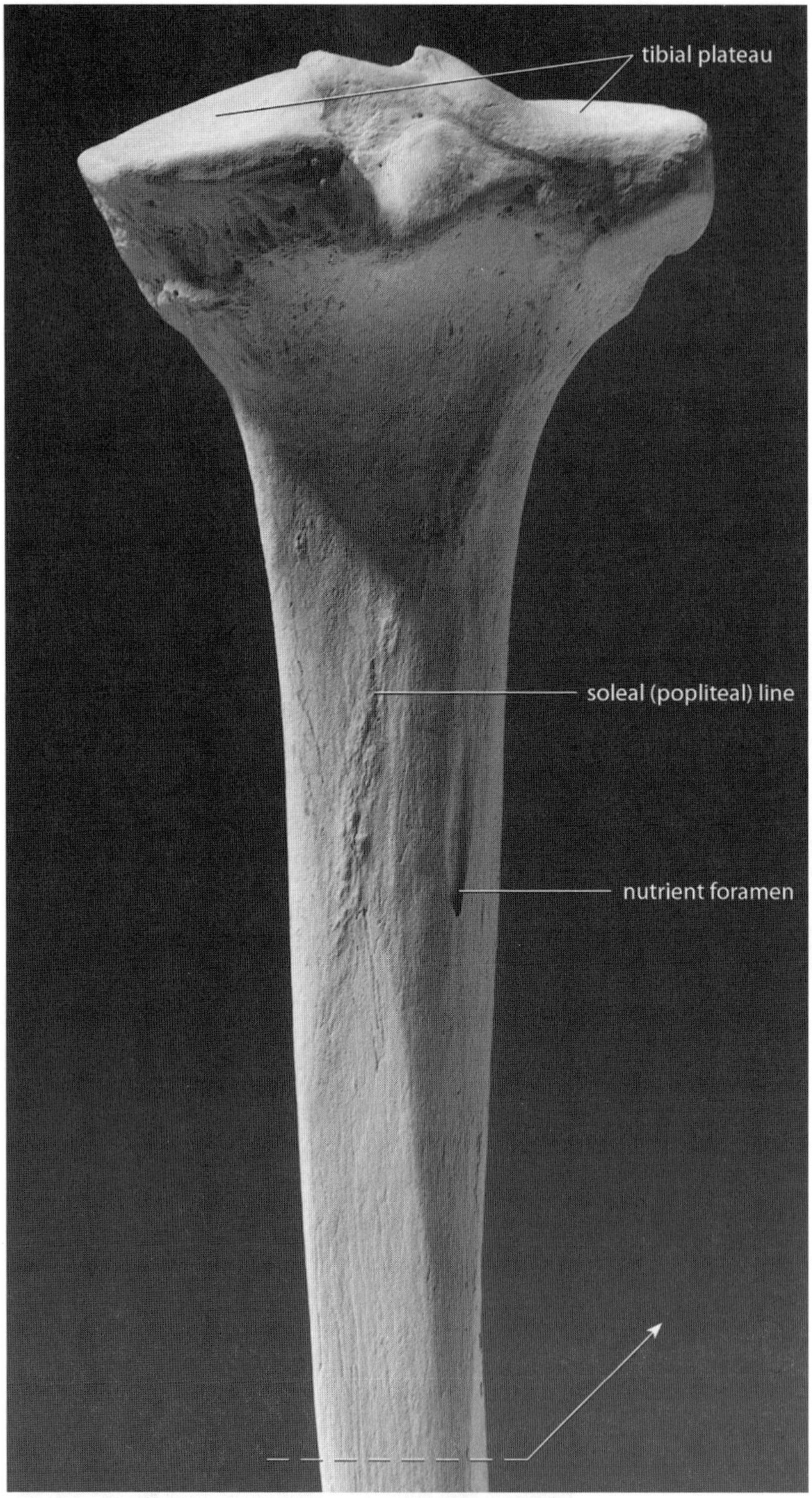

▶ 그림 15.11a **오른쪽 정강뼈, 뒤모습. 위, 몸쪽끝; 다음쪽, 먼쪽끝.** 실제 크기.

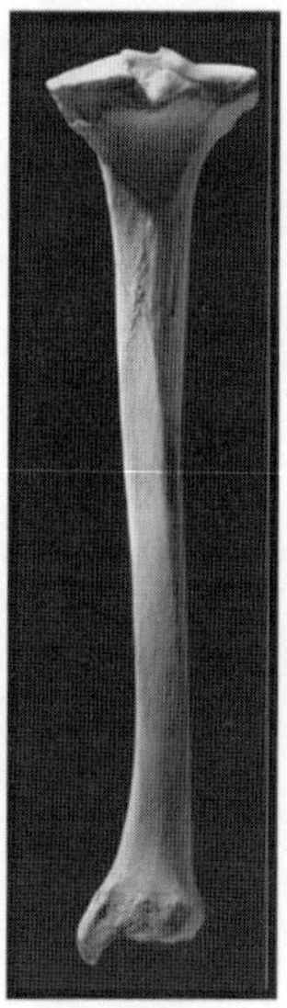

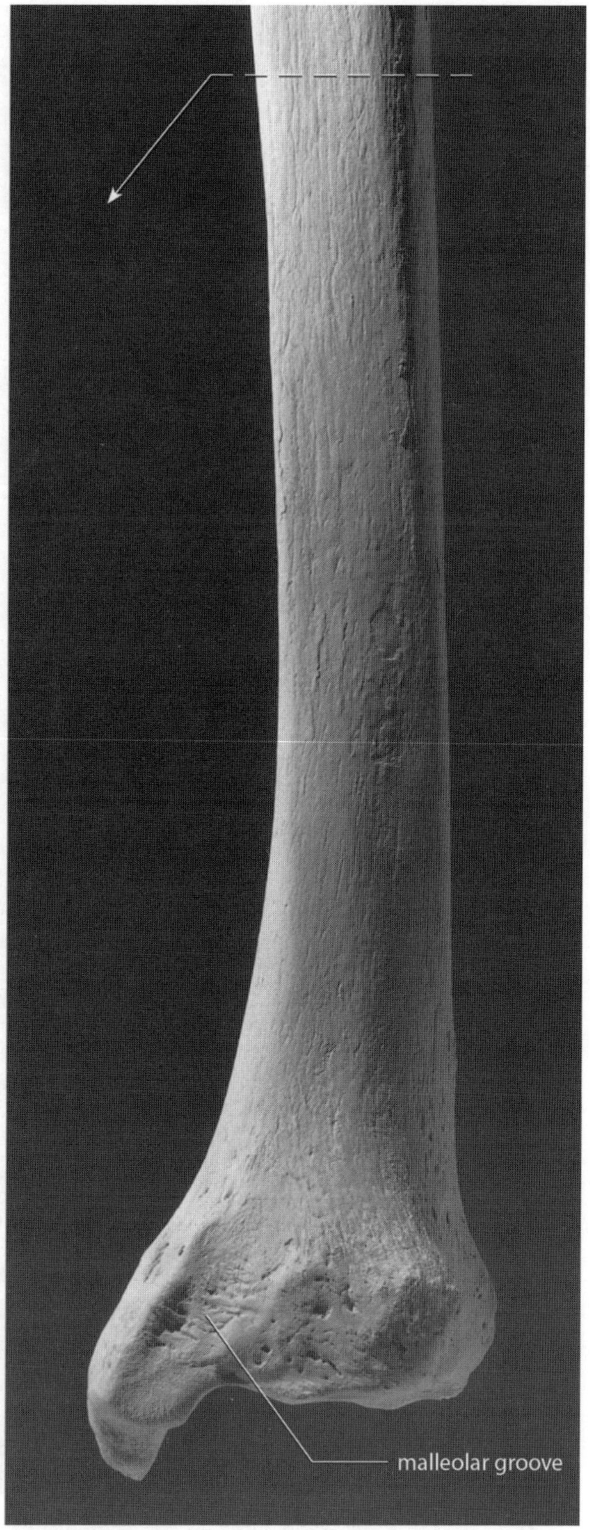

▶ 그림 15.11b

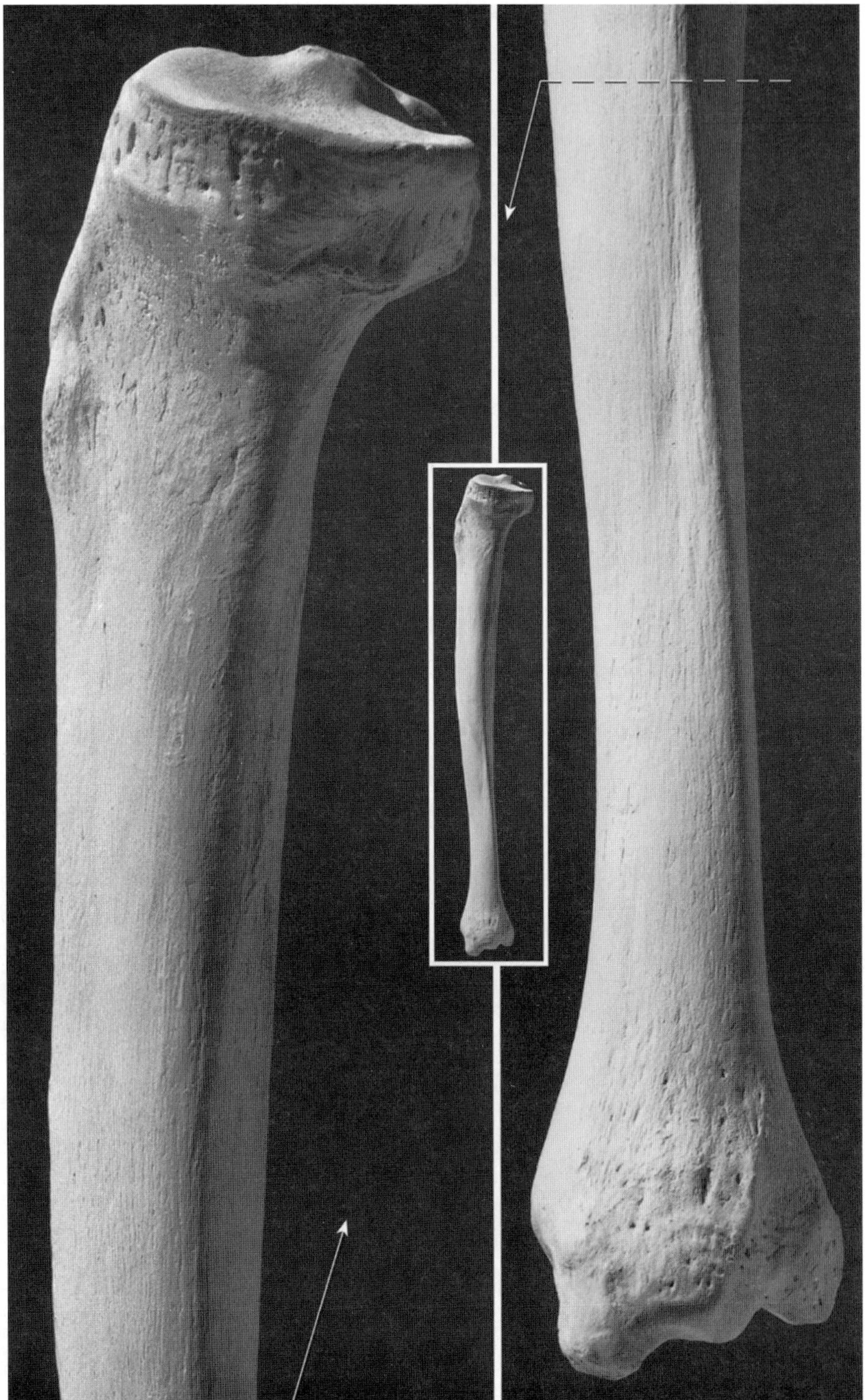

▶ 그림 15.12 **오른쪽 정강뼈, 안쪽모습. 왼쪽, 몸쪽끝; 오른쪽, 먼쪽끝.** 실제 크기.

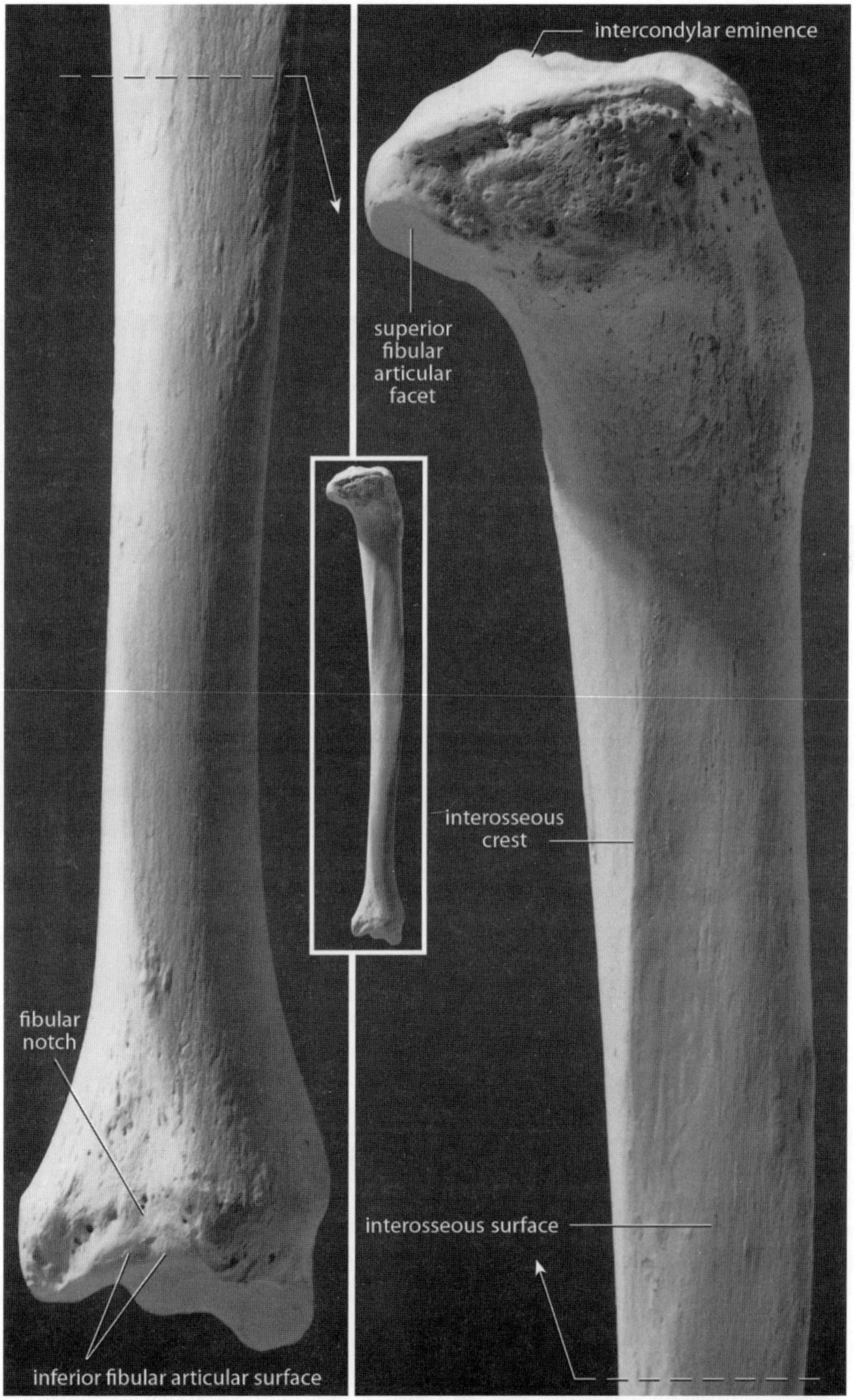

▶ 그림 15.13 **오른쪽 정강뼈, 가쪽모습. 왼쪽, 먼쪽끝; 오른쪽, 몸쪽끝.** 실제 크기.

종아리뼈의 먼쪽의 단단한 결합에 의해 형성되어 목말뼈의 윗면, 안쪽면 및 가쪽면과 관절을 이룬다.

r. **아래관절면(inferior articular surface)**은 종아리패임의 바닥에서 가쪽을 향하는 부분으로 종아리뼈와 관절을 이루는 관절면이다.

s. **안쪽복사고랑(malleolar groove)**은 안쪽복사의 뒷면에 위치한 고랑으로 발바닥 굽힘

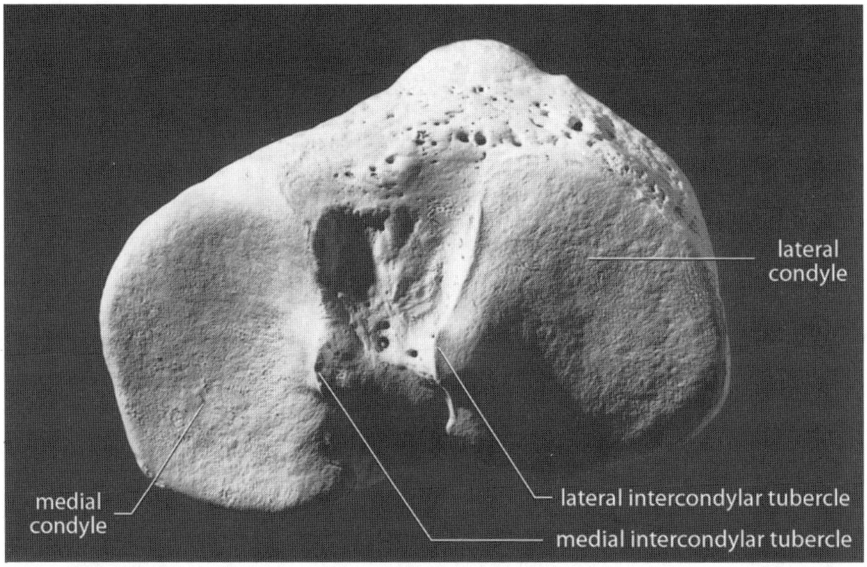

▶ 그림 15.14 **오른쪽 정강뼈, 몸쪽모습. 앞쪽이 책의 위쪽을 향함; 가쪽이 책의 오른쪽을 향해 있음.** 실제 크기.

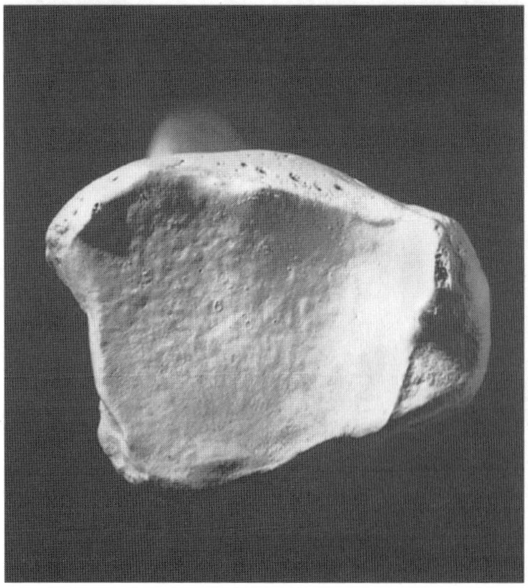

▶ 그림 15.15 **오른쪽 정강뼈, 먼쪽모습. 앞쪽이 책의 위쪽을 향함, 가쪽이 책의 왼쪽을 향해 있음.** 실제 크기.

작용을 하는 *뒤정강근(tibialis posterior)*과 *긴발가락굽힘근(flexor digitorum longus)*의 *힘줄(tendon)*이 지나간다.

2) 성장 (그림 15.7)

정강뼈는 몸통에 한 개와 각 끝부분에 한 개씩 세 개의 뼈되기중심이 있다. 정강뼈거친면을 위한 독립된 뼈되기중심이 발견되기도 한다.

3) 감별사항

- 정강뼈의 단면은 삼각형이어서 넙다리뼈 또는 더 작은 위팔뼈와 구별된다. 정강뼈몸통은 노뼈몸통과 자뼈몸통보다 크기가 훨씬 더 크다.
- 정강뼈의 몸쪽끝과 먼쪽끝은 매우 독특하게 생겨 혼동을 일으키지 않지만, 단지 정강뼈의 몸쪽끝부분은 척추뼈의 몸통과 혼동될 수도 있다. 정강뼈의 관절면은 척추뼈 몸통의 관절면모다 더 단단하고 부드럽다.

4) 쪽가늠

- 손상되지 않은 정강뼈에서, 정강뼈거친면은 몸쪽이고 앞쪽이다. 안쪽복사는 먼끝쪽이고 안쪽이다.
- 정강뼈의 몸쪽에서, 정강뼈거친면은 앞가쪽이고, 종아리뼈와 관절을 이루는 관절면은 뒤가쪽에 치우쳐 있으며 정강뼈관절면에서 가쪽관절면이 더 작고 둥글기 때문에 가쪽을 구별할 수 있다. 융기사이융기는 뒤쪽에 위치하고 관절을 이루지 않는 띠 모양 부분은 앞가쪽에서부터 뒤안쪽 방향으로 축을 이루며, 이 띠 모양 부분은 앞쪽이 뒤쪽보다 더 넓다. 융기사이융기의 안쪽모서리는 가쪽모서리보다 더 볼록하고 더 경사진 모양이다.
- 정강뼈몸통에서, 몸통은 먼쪽으로 갈수록 얇아지고, 뼈사이모서리는 가쪽과 뒤쪽에 위치한다. 안쪽면은 가장 넓고 앞쪽을 향하며 영양구멍은 뒤쪽에 위치하여 몸쪽으로 연결된다. 정강뼈몸통의 중간부분의 겉질이 가장 두껍다.
- 정강뼈의 먼쪽끝에서, 안쪽복사는 안쪽에 위치하고 가장 먼쪽으로 돌출된 부분은 앞쪽에 위치한다. 발바닥 굽힘 작용을 하는 근육들의 힘줄이 지나가는 고랑은 뒤쪽이다. 종아리패임은 가쪽에 위치하고 뼈사이모서리는 앞면을 향한다. 목말뼈 윗면과 관절을 이루는 관절면의 가장자리의 앞면에는 고랑이 있지만 뒷면에는 고랑이 없다.

4 종아리뼈 (그림 15.16~15.21)

1) 형태

종아리뼈는 정강뼈의 가쪽에 위치하여 정강뼈와 두 번 관절을 이루고 목말뼈와 한 번 관절을 이루는 길고 얇은 뼈이다. 비록 종아리뼈가 무릎관절의 운동에 직접 관여하지는 않지만 인대의 부착점을 제공하고 발목관절의 가쪽모서리를 형성하는 중요한 역할을 담당한다. 종아리뼈는 위쪽끝부분이 넙다리뼈와 닿지 않기 때문에 체중을 거의 지탱하지 않는다.

a. **종아리뼈머리**(head of fibula)는 종아리뼈 몸쪽끝 부분이 약간 커진 부분으로 먼쪽끝보다 부피가 크고 두껍다. 이곳에 무릎을 굽히고 종아리를 가쪽회전시키는 *넙다리두갈래근(biceps femoris)*과 무릎관절의 *가쪽곁인대(lateral collateral ligament)*가 부착한다.

b. **붓돌기**(styloid process)는 종아리뼈머리의 뒤부분을 구성하고 있는 종아리뼈의 가장 몸쪽으로 돌출한 구조물이다.

c. **종아리뼈머리관절면**(articular facet)은 정강뼈 몸쪽의 가쪽에 있는 위관절면과 관절을 이루는 둥글고 편평하면서 안쪽을 향하는 관절면이다.

d. **종아리뼈몸통**(fibular shaft)은 종아리뼈에서 몸쪽끝과 먼쪽끝 사이에 확장된 일직선 모양의 길고 얇은 뼈대부분이다.

e. **뼈사이모서리**(interosseus border)는 종아리뼈의 안쪽면에서 앞쪽에 있는 앞모서리를 향하는 능선이다. *뼈사이막(interosseus membrane)*이 부착하여 정강뼈와 종아리뼈를 연결하고 종아리에 있는 근육 무리를 앞쪽 무리와 뒤쪽 무리로 구획화한다.

f. **영양구멍**(nutrient foramen)은 종아리뼈몸통의 중간부분의 뒤안쪽면 위에서 몸쪽으로 열린다. 영양구멍이 있는 부분에서 종아리뼈몸통의 절단면은 매우 다양하게 나타날 수 있다.

g. **가쪽복사**(lateral malleolus)는 종아리뼈의 가장 아래(가장 먼쪽)에 위치한 돌출구 조물이다. 가쪽복사의 가쪽은 관절을 이루지 않고 피부밑에 존재하며 발목관절의 가쪽을 담당한다.

h. **가쪽복사관절면**(malleolar articular facet)은 꼭지점이 아래로 향하는 편평한 삼각형 면으로 안쪽을 향하며, 목말뼈의 가쪽관절면과 관절을 이룬다.

i. **가쪽복사오목**(malleolar fossa)은 가쪽복사관절면 바로 뒤에 위치한 오목이다. 발목관절을 강화시키는 *가로정강종아리인대(transverse tibiofibular ligament)*와 *뒤목말종아*

*리인대(posterior talofibular ligament)*가 부착한다.

j. **가쪽복사고랑(malleolar groove, fibular groove)**은 *긴종아리근(peroneus longus)*과 *짧은 종아리근(peroneus brevis)*의 *힘줄(tendon)*이 지나면서 종아리뼈 먼쪽의 뒷면, 즉 가쪽 복사 뒤쪽에 생긴 고랑이다. 이들은 발목관절에서 발의 발바닥 굽힘과 가쪽 번짐 시키는 근육으로, 이는곳은 종아리이다. *긴종아리근*은 첫째발허리뼈의 바닥에, *짧은종아리근*은 다섯째발허리뼈의 바닥에 닿는다.

2) 성장 (그림 15.7)

정강뼈와 마찬가지로 종아리뼈도 몸통에 한 개와 각 끝부 분에 한 개씩 세 개의 뼈되기 중심이 있다.

4) 감별사항

종아리뼈의 몸쪽끝과 먼쪽끝은 매우 독특하게 생겼기 때문에 잘 구별할 수 있다.

- 종아리뼈의 먼쪽끝은 관절면에서 연장된 면을 따라서 납작하게 생겼다. 그러나 종아리뼈 먼쪽끝 부분으로 혼동될 가능성이 있는 다섯째발허리뼈의 몸쪽끝 부분에는 두 개의 관절면이 있고, 이 관절면에서 연장된 면들은 직각을 이룬다.
- 종아리뼈몸통은 얇고 곧으며 날카로운 능선과 모서리로 구별되는 사변형(가끔은 삼각형) 모양으로 생겼다. 따라서 종아리뼈몸통은 가로절단면이 삼각형 모양인 노뼈몸통과 자뼈몸통보다 더 불규칙한 형태의 가로절단면을 나타낸다.

4) 쪽가늠

- 손상되지 않은 종아리뼈에서, 정강뼈와 관절을 이루는 관절면은 안쪽에 위치하고, 종아리뼈머리가 몸쪽이고, 납작한 끝부분은 먼쪽이며 가쪽복사오목은 뒤쪽에 위치한다.
- 종아리뼈의 몸쪽끝에서, 붓돌기는 가쪽, 몸쪽과 뒤쪽으로 치우쳐 위치한다. 종아리뼈머리관절면은 안쪽을 향하고 붓돌기와 마찬가지로 뒤쪽으로 치우쳐 위치한다. 종아리뼈목은 가쪽이 가장 거칠다.
- 종아리뼈몸통에서, 쪽가늠을 하기 위해 손상되지 않은 종아리뼈를 잘 관찰해야 한다. 영양구멍은 몸쪽으로 열린다. 가로절단면이 삼각형 모양인 몸쪽끝 부분에서 가장 날카로운 모서리는 뼈사이모서리이다. 뼈사이모서리는 거칠고 납작한 면에서 시작하여 몸통의 1/3부분까지 진행하다 둘로 나뉘게 되고, 앞쪽을 향해 연속되는 모서리는 뼈사이모서리의 연장이고 뒤쪽을 향하는 모서리는 안쪽능선(medial crest)이다.

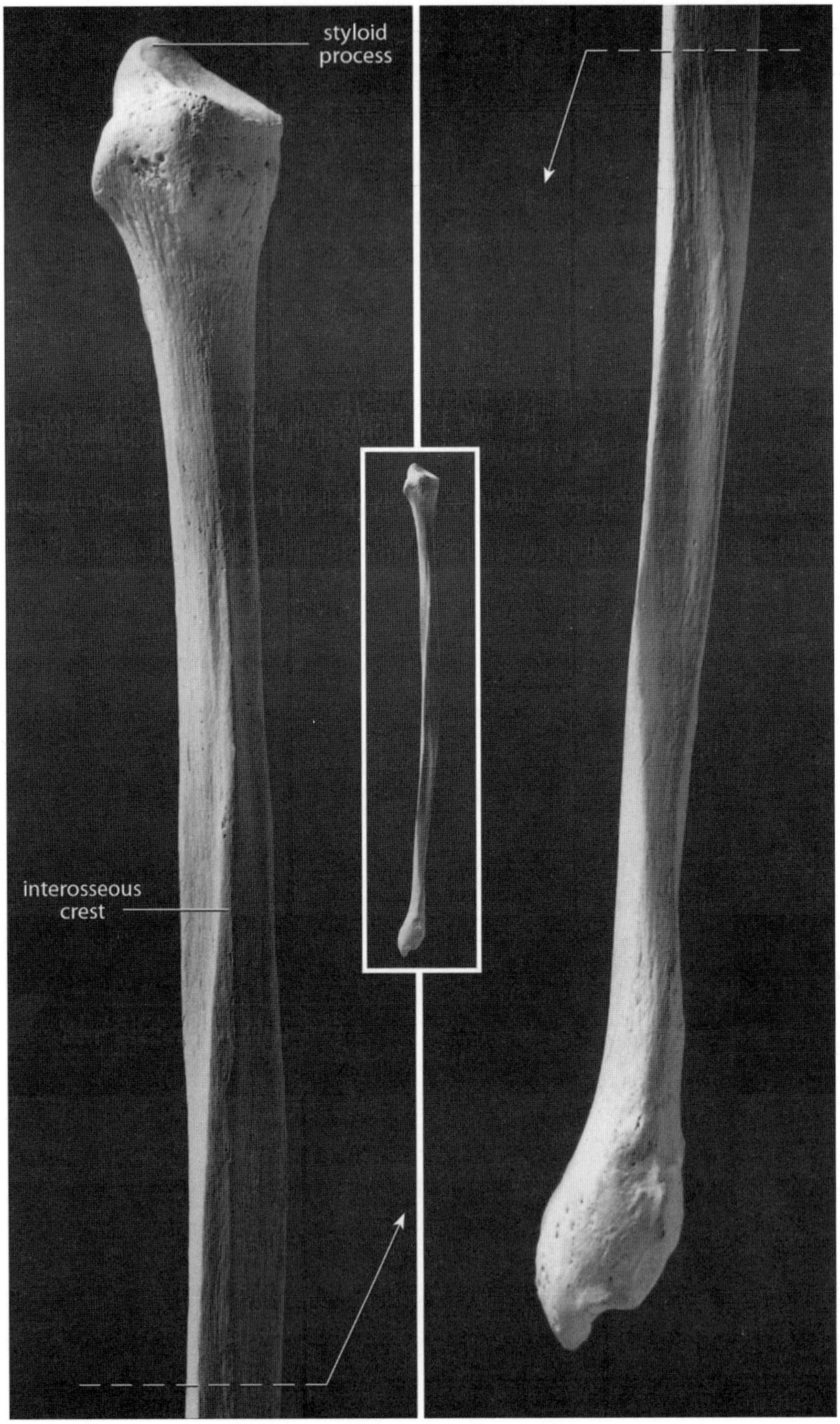

▶ 그림 15.16 **오른쪽 종아리뼈, 앞모습.** 왼쪽, 몸쪽끝; 오른쪽, 먼쪽끝. 실제 크기.

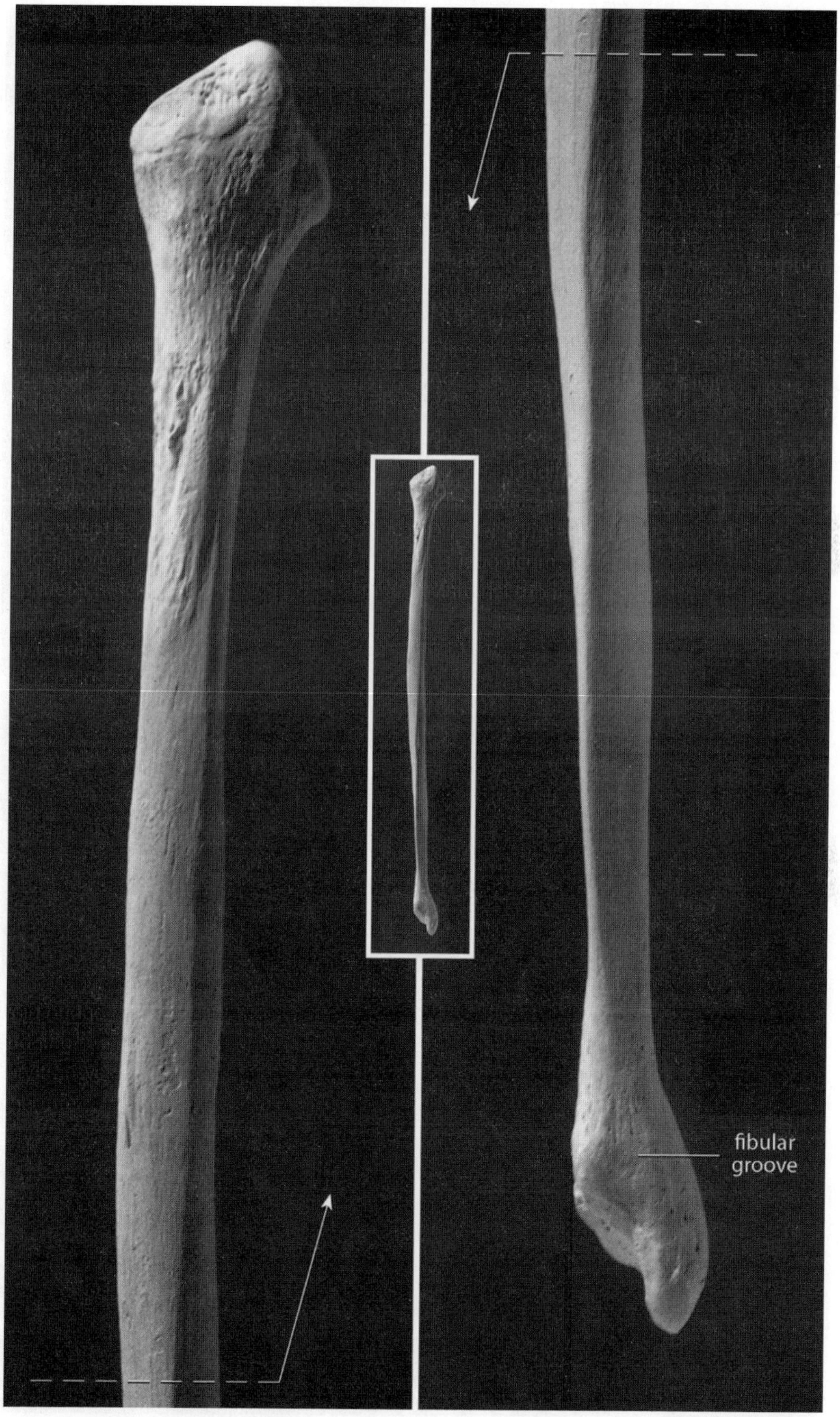

▶ 그림 15.17 **오른쪽 종아리뼈, 뒤모습.** 왼쪽, 몸쪽끝; 오른쪽, 먼쪽끝. 실제 크기.

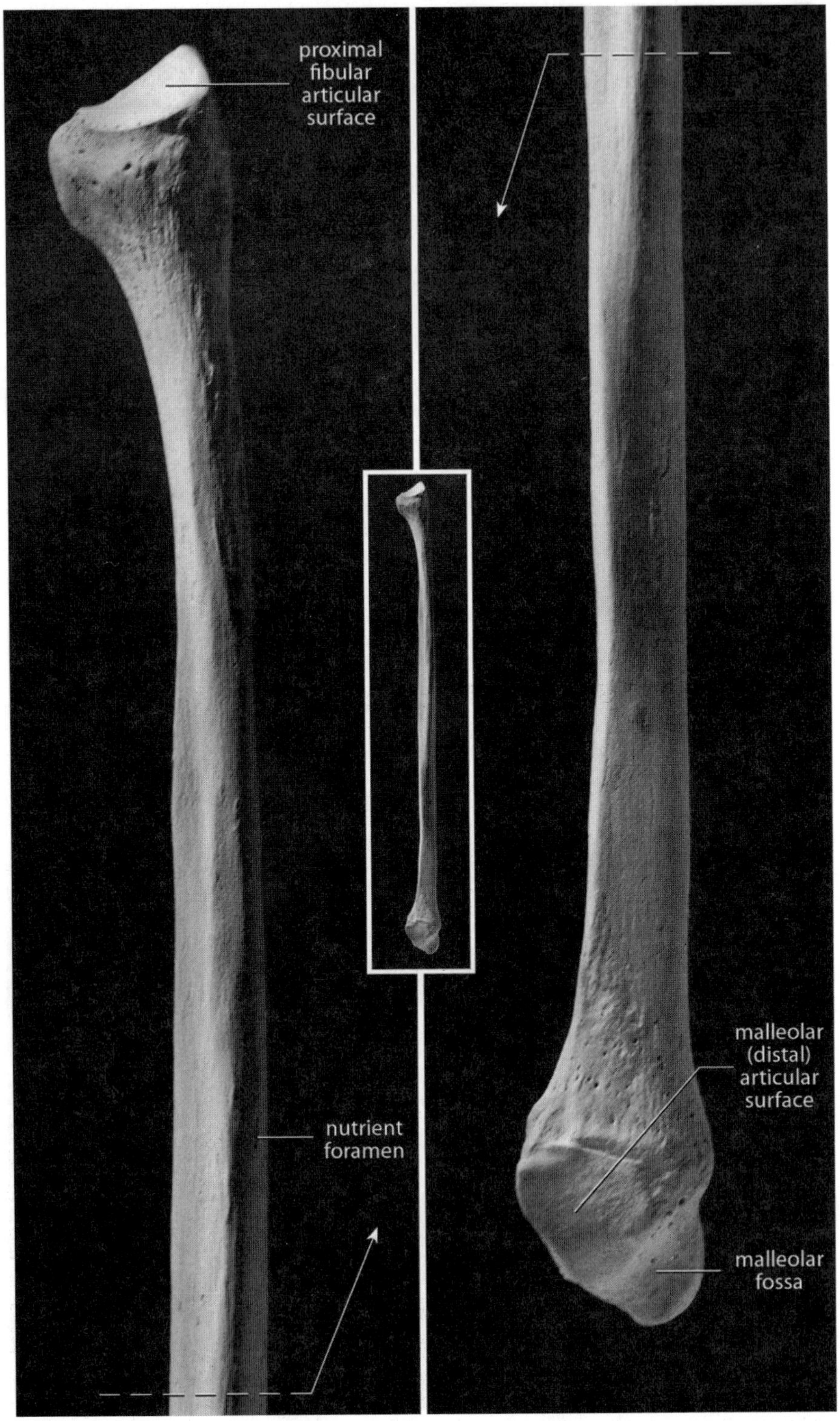

▶ 그림 15.18 **오른쪽 종아리뼈, 안쪽모습.** 왼쪽, 몸쪽끝; 오른쪽, 먼쪽끝. 실제 크기.

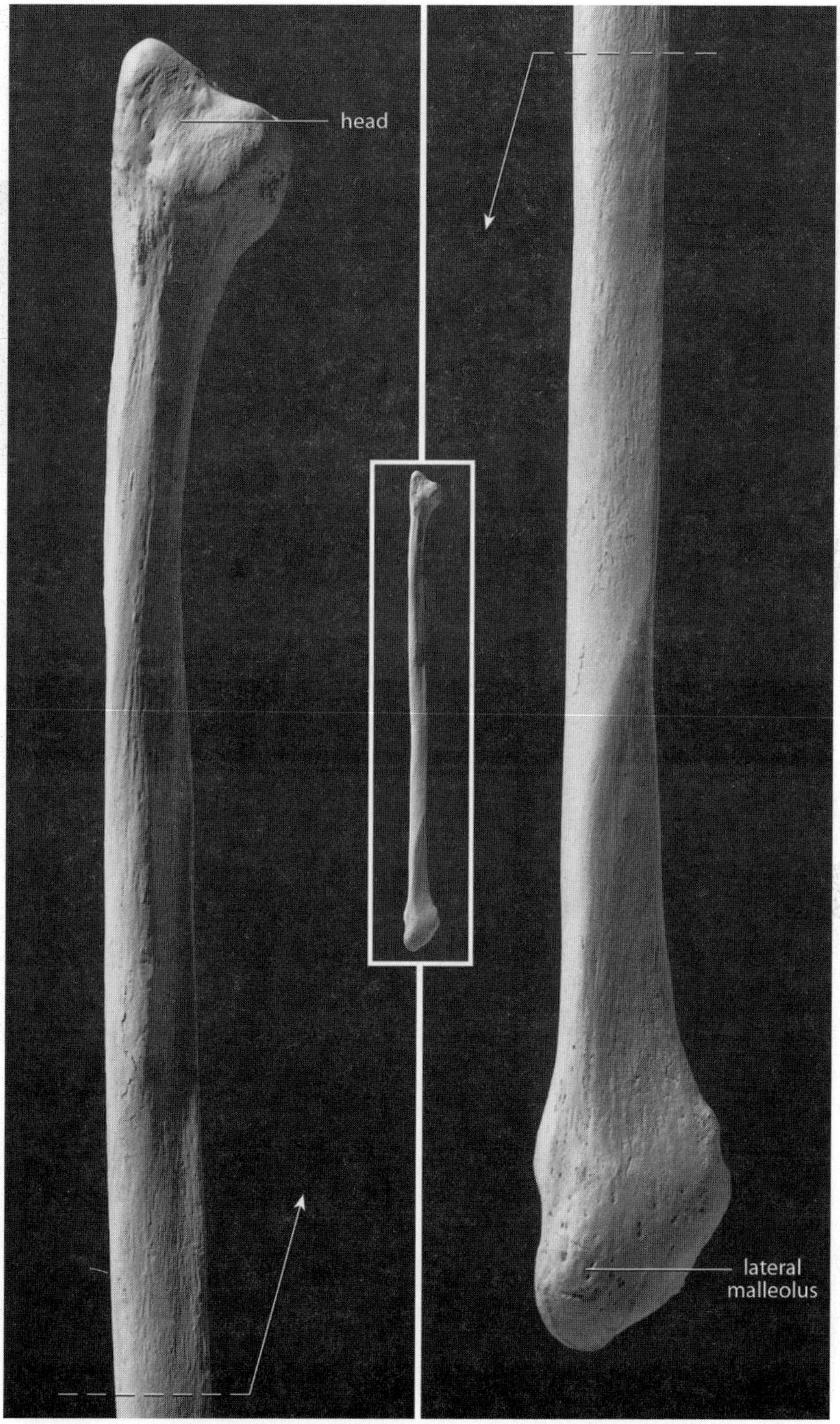

▶ 그림 15.19 **오른쪽 종아리뼈, 가쪽모습.** 왼쪽, 몸쪽끝; 오른쪽, 먼쪽끝. 실제 크기.

- 종아리뼈의 먼쪽끝에서, 가쪽복사오목은 항상 뒤쪽에 위치하고, 가쪽복사관절면은 항상 안쪽에 위치하며, 가쪽복사의 꼭지점은 아래쪽을 향한다.

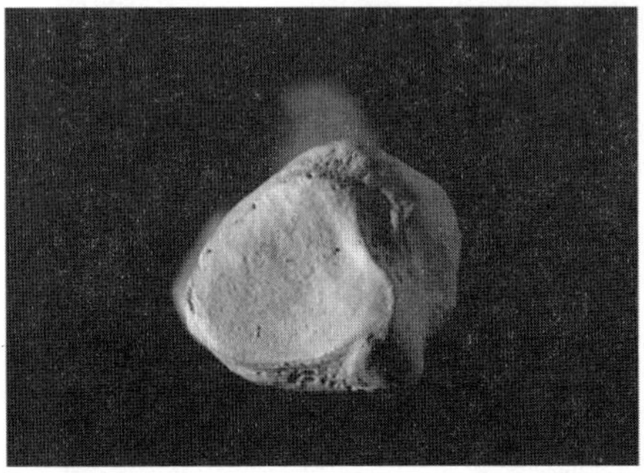

▶ 그림 15.20 **오른쪽 종아리뼈, 몸쪽모습.** 앞쪽이 책의 위쪽을 향함; 가쪽이 책의 오른쪽을 향해 있음. 실제 크기.

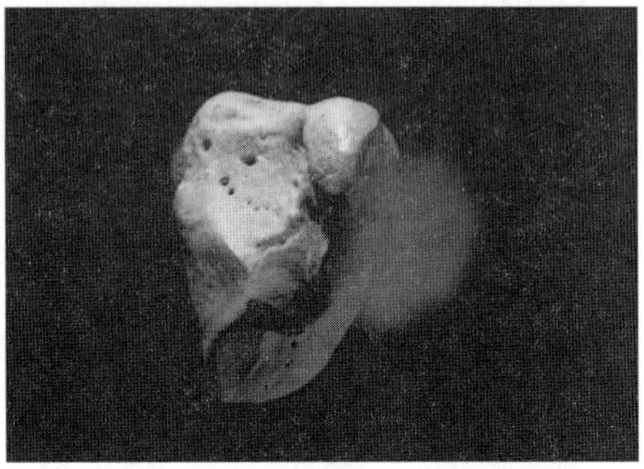

▶ 그림 15.21 **오른쪽 종아리뼈, 먼쪽모습.** 뒤쪽이 책의 위쪽을 향함; 가쪽이 책의 오른쪽을 향해 있음. 실제 크기.

Chapter

16

발: 발목뼈, 발허리뼈, 발가락뼈

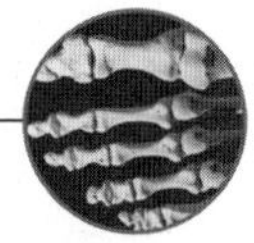

발뼈는 손뼈와 상동한다. 발의 진화는 13장에서 설명한 손의 진화와 비슷하다. 사람의 각 발은 총 26개의 뼈로 이루어지며, 손과 비교할 때 한 개의 뼈가 부족하다. 일곱 개의 발목뼈 중에서 두 개의 뼈가 몸쪽 줄에 있고 먼쪽 줄에는 네 개의 뼈가 있으며, 이 두 줄 사이에 한 개의 뼈가 있다. 발목뼈 다음에는 먼쪽 방향으로 다섯 개의 줄을 이루는 발허리뼈가 연결되고, 이 발허리뼈의 줄마다 다섯 개의 첫마디뼈와 끝마디뼈 그리고 네 개의 중간마디뼈들이 연속적으로 연결되어 발가락뼈를 구성한다.

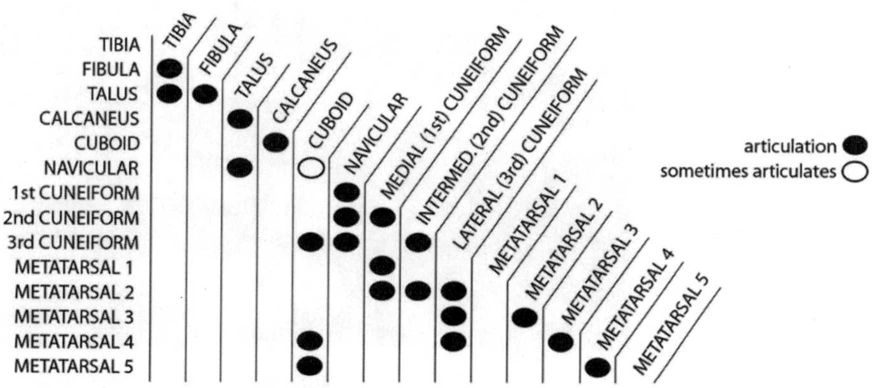

▶ 그림 16.1 **성인의 발목과 발에서 관절을 이루는 뼈.**

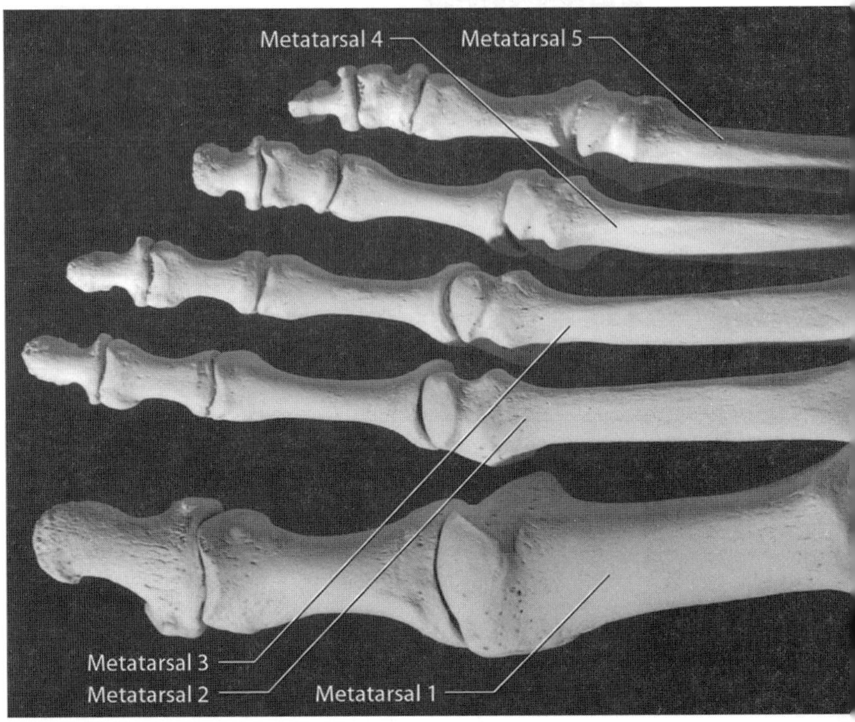

▶ 그림 16.2 **오른쪽 발뼈, 발등쪽(위쪽). 종자뼈는 포함하지 않음.** 실제 크기.

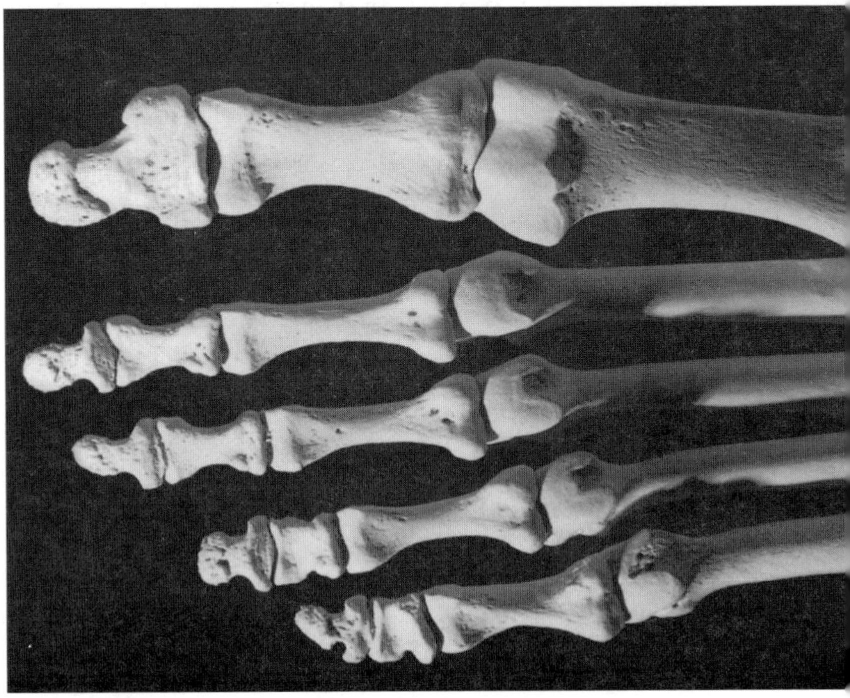

▶ 그림 16.3 **오른쪽 발뼈, 발바닥쪽(아래쪽). 종자뼈는 포함하지 않음.** 실제 크기.

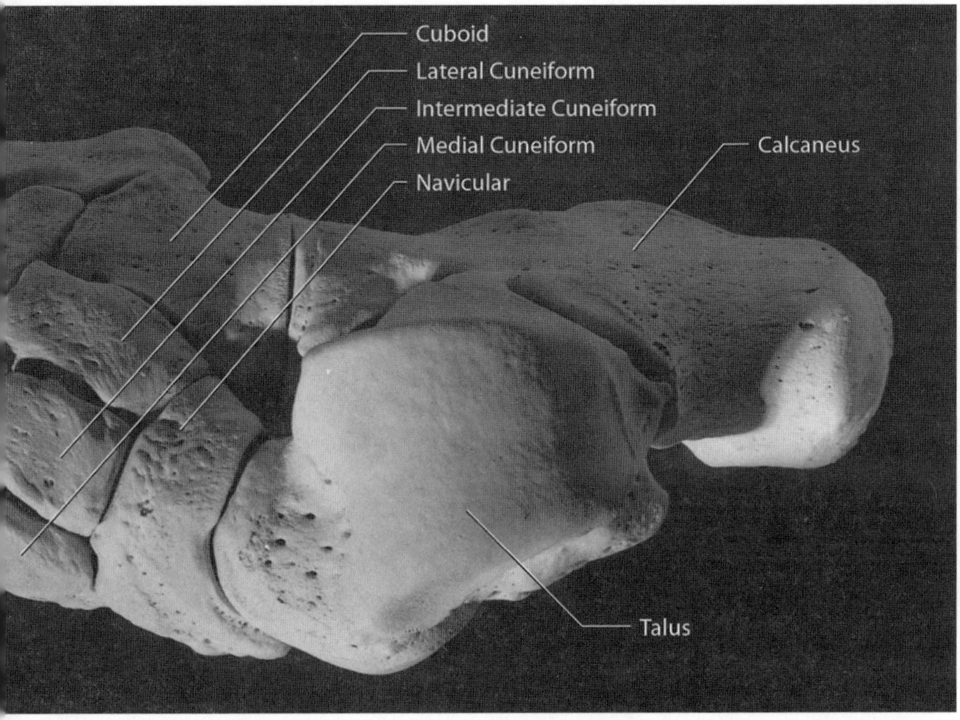
Cuboid
Lateral Cuneiform
Intermediate Cuneiform
Medial Cuneiform
Navicular
Calcaneus
Talus

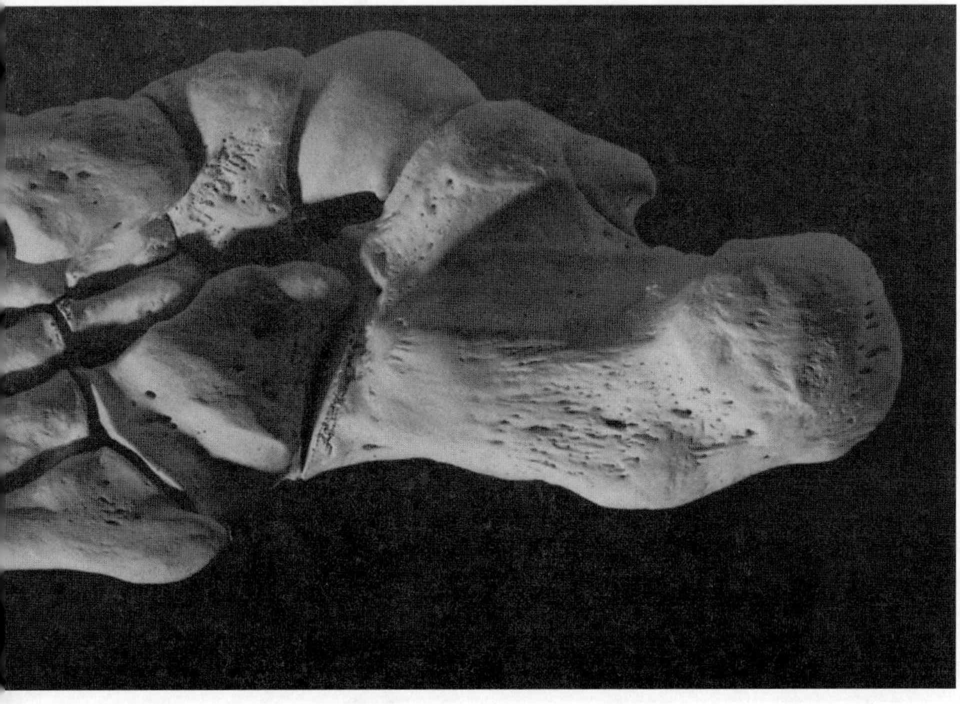

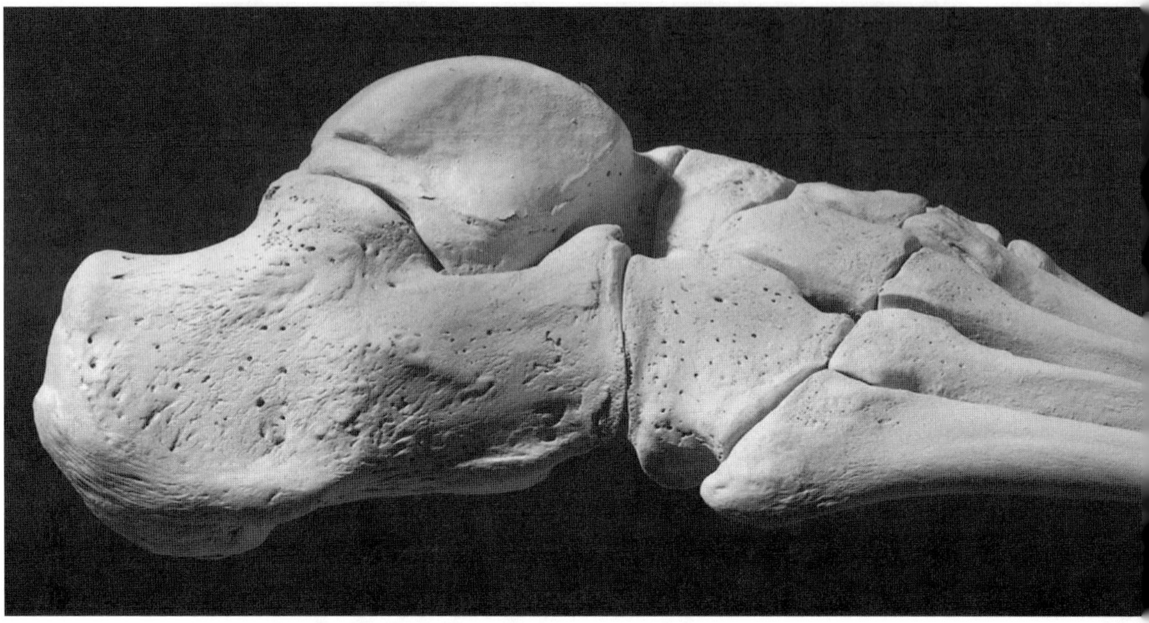

▶ 그림 16.4a **오른쪽 발뼈, 가쪽. 종자뼈는 포함하지 않음.** 실제 크기.

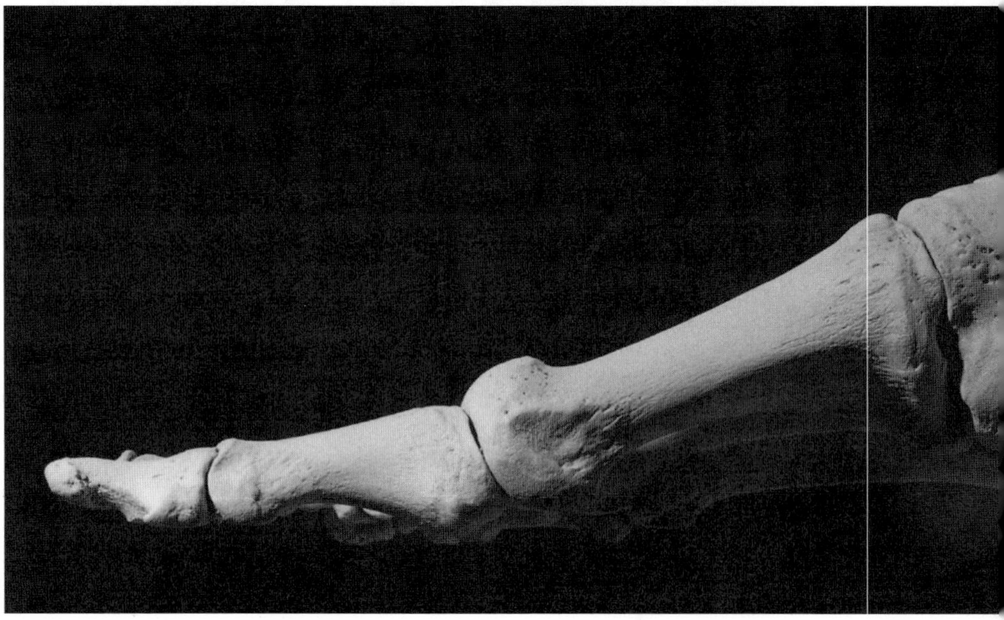

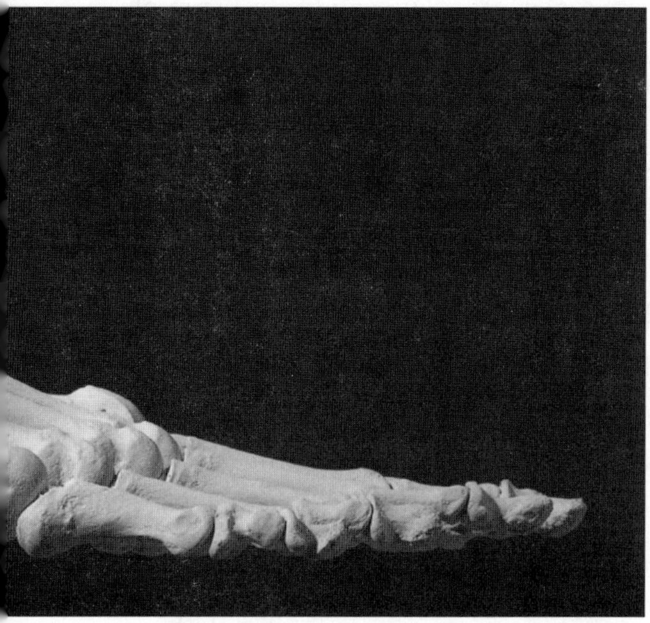

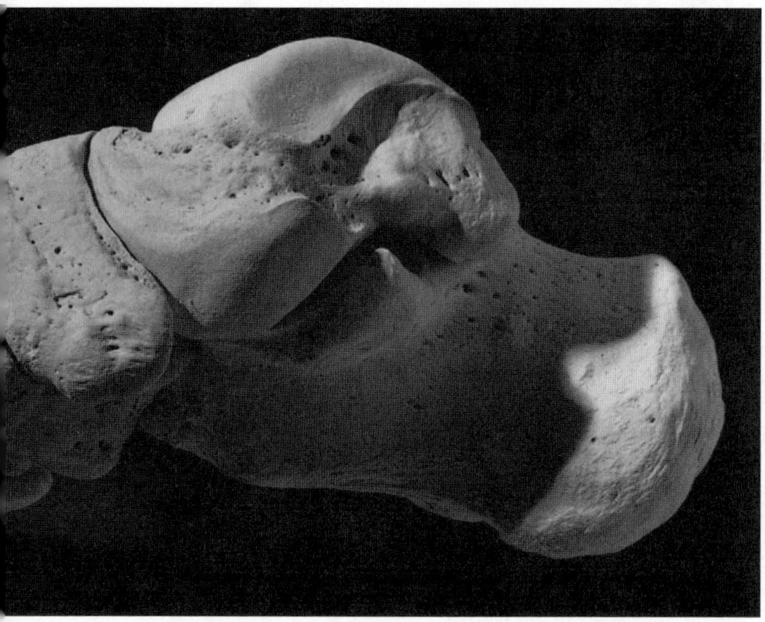

▶ 그림 16.4b **오른쪽 발뼈, 안쪽. 종자뼈는 포함하지 않음.** 실제 크기.

손뼈에서처럼 이 26개의 발뼈 외에도 발의 힘줄 안에 있는 작은 **종자뼈(sesamoid)**도 있다. 발에서는 일반적으로 한 쌍의 종자뼈가 첫째발허리뼈머리 아래에서 발견된다. 그림 16.1~16.4는 손에서 관절하는 부분과 그 위치를 확인할 수 있다. 발뼈를 구성하는 요소는 **발목뼈(tarsal bone)**, **발허리뼈(metatarsal bone)**, **발가락뼈(phalanx of foot)**로 나누어볼 수 있다.

발에서 사용하는 방향과 관련된 용어를 알아두면 편리하다. **발바닥쪽(plantar)**은 발의 바닥 방향을 가리키며 해부학자세에서 아래쪽을 의미한다. **발등쪽(dorsal)**은 발바닥쪽의 반대 방향이며 위쪽을 의미한다. **몸쪽(proximal)**은 정강뼈쪽을 말하며 뒤쪽을 의미하고, **먼쪽(distal)**은 발가락 끝쪽을 가리키며 앞쪽을 의미한다. 덧붙혀 첫째발가락은 **엄지발가락(hallux)**이라고 불리기도 하며, 발가락열1(ray1)에 해당한다. 다른 발가락열의 번호는 손에서와 같다.

사람의 발은 물건을 잡는 구조에서 두발보행에 적합한 구조로 진화해왔다. 충격을 흡수하고 보행을 하는 발로 변화하면서 발의 유연성, 운동성, 물건을 잡는 능력은 소실되었다.

1 발목뼈

일곱 개의 발목뼈는 다섯 개의 발허리뼈와 함께 발의 세로활과 가로활을 이룬다. **목말뼈(talus)**는 위쪽으로 정강뼈와 종아리뼈의 먼쪽 부분과 관절하면서 발목관절을 이룬다. **발꿈치뼈(calcaneus)**는 발목뼈 중 가장 큰 뼈로 발꿈치를 이루며 목말뼈를 지지해주고, 앞쪽으로 **입방뼈(cuboid)**와 관절한다. 발허리뼈는 몸쪽으로 입방뼈와 세 개의 **쐐기뼈(cuneiform)**와 관절한다. 일곱째발목뼈인 **발배뼈(navicular)**는 목말뼈의 머리와 세 개의 쐐기뼈 사이에 위치한다.

1) 목말뼈 (그림 16.5~16.6)

다른 동물에서는 목말뼈를 **복사뼈(astragalus)**라고 부른다. 발목뼈 중에서 두 번째로 큰 뼈이고, 위쪽으로 정강뼈와 종아리뼈 그리고 아래쪽으로 발꿈치뼈가 있으며 그 사이에 위치한다. 이 뼈에는 어떠한 근육도 부착하지 않는다. 발꿈치뼈의 위쪽면에 놓이며 먼쪽으로 발배뼈와 관절한다. 발목관절의 아래 부분을 형성한다. 목말뼈의 변이는 그림 4.1을 참조한다.

a. 목말뼈머리(head of talus)는 둥글고 볼록하며 목말뼈의 먼쪽 관절면을 이룬다. 이 관

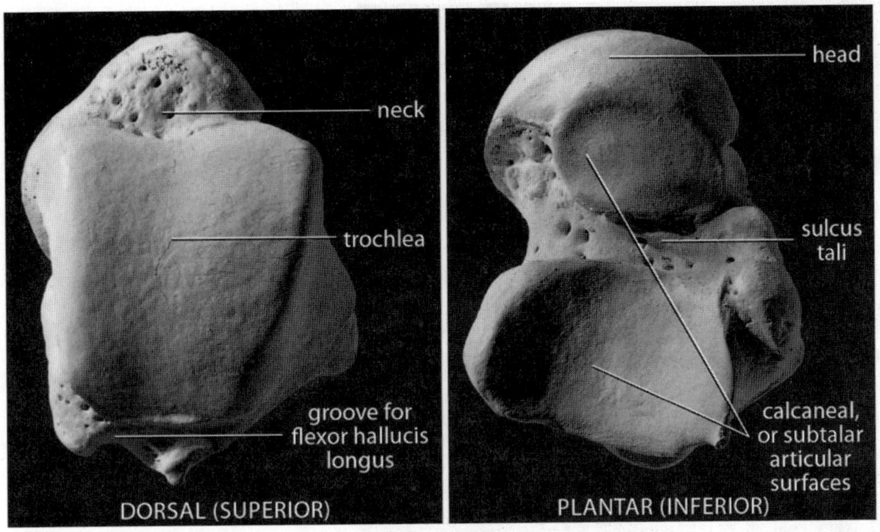

▶ 그림 16.5 **오른쪽 목말뼈.** 먼쪽이 위를 향함. 실제 크기.

절면은 발배뼈의 오목한 부위와 일치한다.

b. **목말뼈몸통**(body of talus)은 목말뼈머리의 뒤에 위치하며 그 모양이 네모이다.

c. **목말뼈도르래**(trochlea of talus)는 목말뼈몸통에 있는 말안장 모양의 관절면이다. 도르래의 양옆으로 **가쪽복사면(lateral malleolar facet)**과 **안쪽복사면(medial malleolar facet)**이 있으며, 각각 종아리뼈와 정강뼈와 관절한다.

d. **목말뼈목**(neck of talus)는 목말뼈의 머리와 몸통을 연결한다. 종종 작은 관절면이 목말뼈목에 있을 수 있으며, 발의 강한 발등굽힘 동안 정강뼈의 먼쪽 부분의 앞쪽면과 접촉하여 생길 수 있다. 이 관절면을 **굴위면(squatting facet)**이라고 한다.

e. **긴엄지굽힘근힘줄고랑**(groove for tendon of flexor hallucis longus)은 몸통의 뒤쪽면에 있는 짧고 거의 수직으로 파인 고랑이다. 이 고랑으로 엄지발가락의 발바닥굽힘을 담당하는 근육의 힘줄이 지나간다.

f. **발꿈치관절면**(facet for calcaneus)은 목말뼈의 아래쪽에 위치하며, 보통 앞, 중간, 뒤의 세 개의 관절면을 형성하나 그 개수와 생김새의 변이는 다양하다.

g. **목말뼈고랑**(sulcus tali)은 중간발꿈치관절면과 뒤발꿈치관절면 사이에 놓인 깊게 패인 고랑이다.

- **해부학적 쪽가늠.** 정강뼈의 몸쪽부분과 만나는 안장 모양의 관절면은 위쪽을 향하고 목말뼈머리는 앞을 향하며, 복사면 중 큰 복사면이 종아리뼈와 관절하며 가쪽에 위치한다.

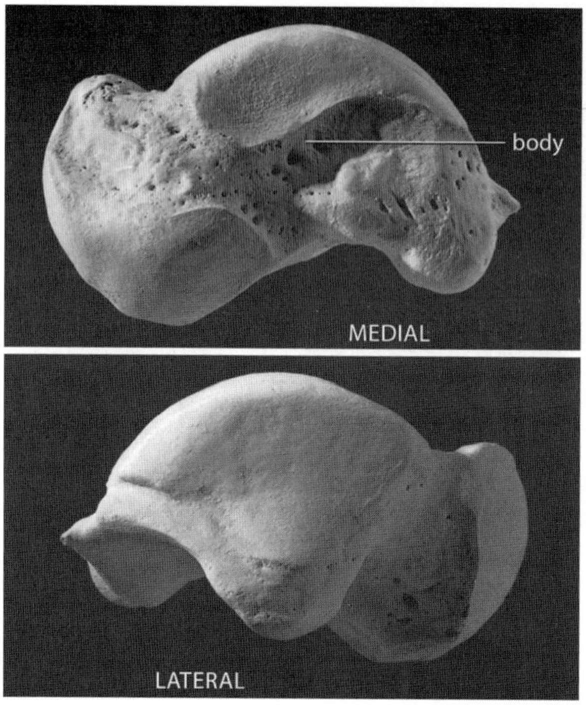

▶ 그림 16.6 **오른쪽 목말뼈.** 발등쪽이 위를 향함. 실제 크기.

- **위치적 쪽가늠.** 목말뼈를 위에서 볼 때 목말뼈머리는 안쪽에 위치한다.

2) 발꿈치뼈 (그림 16.7~16.9)

발꿈치뼈는 발목뼈 중에서 그리고 발뼈 전체에서 가장 큰 뼈이다. 목말뼈의 아래에 위치하며 앞쪽으로 입방뼈와 관절한다.

a. **발꿈치뼈융기**(calcaneal tuberosity)는 크고 뭉툭하고 관절을 하지 않는 발꿈치의 뒤쪽 부분으로 *장딴지근(gastrocnemius)*과 *가자미근(soleus)*으로 이루어진 *발꿈치힘줄(calcaneal tendon, Achilles tendon)*의 닿는곳이다. 이 근육이 수축하면 발꿈치뼈융기는 지레의 팔로 목말뼈몸통은 지레의 받침점으로 작용한다.

b. **발꿈치뼈융기가쪽돌기**(lateral process of calcaneal tuberosity), **발꿈치뼈융기안쪽돌기**(medial process of calcaneal tuberosity)는 발의 여러 *내재근(intrinsic muscle)*이 부착하는 곳이다. 가쪽돌기가 안쪽돌기에 비해 작다.

c. **목말받침돌기**(sustentaculum tali)는 발꿈치뼈의 안쪽에 위치하는 선반 모양의 구조물로 목말뼈머리를 지지한다.

d. **긴엄지굽힘근힘줄고랑**(groove for tendon of flexor hallucis longus)은 받침고랑(sustentacular sulcus(groove))이라고도 하며, 목말받침돌기 밑에 있는 고랑으로 엄지

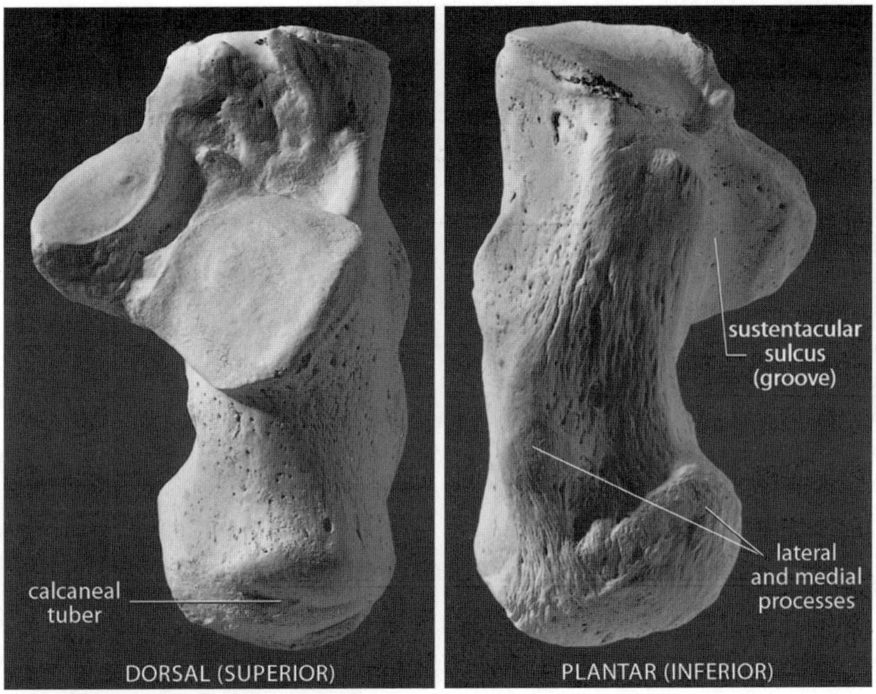

▶ 그림 16.7 **오른쪽 발꿈치뼈.** 먼쪽이 위를 향함. 실제 크기.

발가락의 발바닥굽힘에 관여하는 *긴엄지굽힘근(flexor hallucis longus muscle)*의 힘줄이 지나간다. 이 고랑은 뒤위쪽으로 목말뼈의 긴엄지굽힘힘줄고랑과 연결된다.

e. **종아리근도르래**(fibular trochlea, peroneal trochlea, peroneal tubercle)는 발꿈치뼈몸통의 가쪽면에 위치한 둥근 돌출 구조물로 *긴종아리근(peroneus longus muscle)*과 *짧은종아리근(peroneus brevis muscle)*의 힘줄이 이 구조물 밑으로 돌아서 각각 첫째발허리뼈바닥과 다섯째발허리뼈바닥에 닿는다. 이 근육들은 발의 발바닥굽힘과 가쪽번짐에 관여한다.

- **감별사항.** 손상이 없는 발꿈치뼈는 특징적인 생김새 때문에 다른뼈와 혼동하는 것은 불가능하다. 부서진 발꿈치뼈는 가끔 넙다리뼈의 큰돌기를 포함한 부분과 혼동될 수 있으나 넙다리뼈의 몸쪽에 있는 관절면은 둥근 머리 모양이므로 구분이 가능하다.
- **해부학적 쪽가늠.** 발꿈치뼈융기는 뒤쪽과 아래쪽 면을 이루고 관절을 하지 않는다. 목말받침돌기는 목말뼈머리 아래에 놓이며 안쪽으로 돌출되어 있다.
- **위치적 쪽가늠.** 발꿈치 부분을 관찰자로부터 먼쪽에 놓이게 하고 관절면을 위를 향하게 하면 목말받침돌기가 가리키는 방향이 그 뼈의 쪽이 된다.

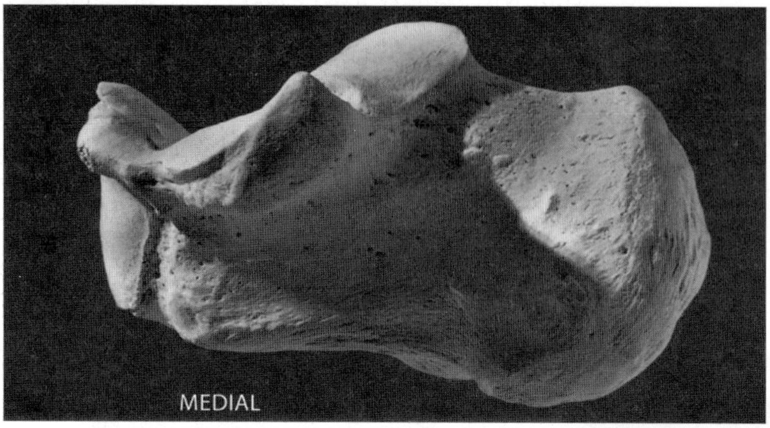

▶ 그림 16.8 **오른쪽 발꿈치뼈.** 발등쪽이 위를 향함. 실제 크기.

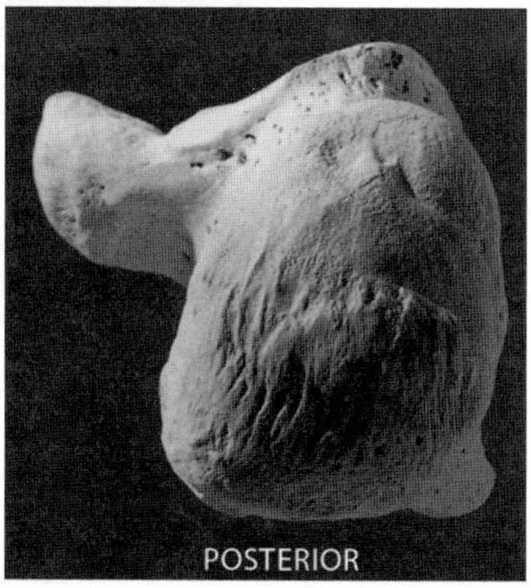

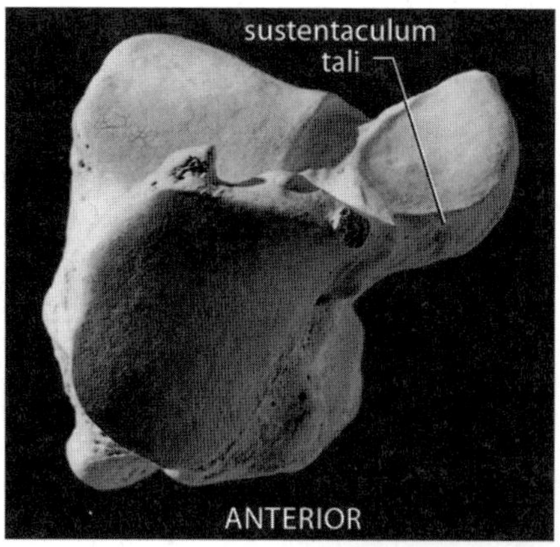

▶ 그림 16.9 **오른쪽 발꿈치뼈.** 발등쪽이 위를 향함. 실제 크기.

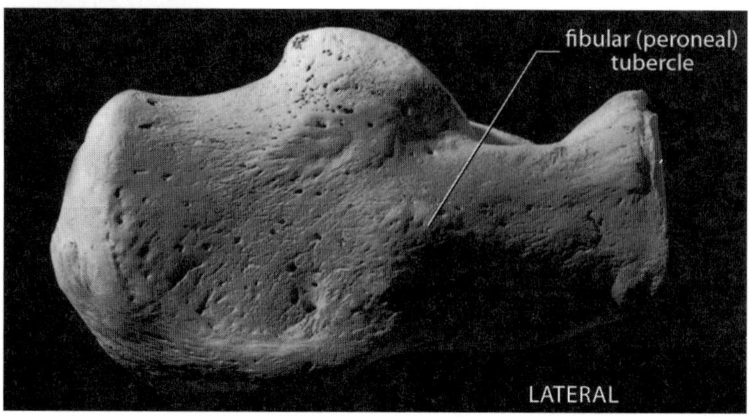

3) 입방뼈 (그림 16.10~16.11)

입방뼈는 발의 가쪽에서 발꿈치뼈와 넷째, 다섯째 발허리뼈 사이에 위치하며 발배뼈와 가쪽쐐기뼈와 관절한다. 이 뼈는 발뼈 중에서 생김새가 가장 입방체에 가까우며 비교적 그 크기가 크고 몸쪽으로 일부분이 뾰족하게 튀어나온 특이한 관절면이 있어 다른 발뼈들과 구별할 수 있다. 그림 16.10에 표시한 **입방뼈거친면(cuboid tuberosity)**은 이 뼈의 아랫면에 위치한다. 이 거친면에 있는 고랑을 통해 *긴종아리근(peroneus longus muscle)*의 힘줄이 지나간다.

- **해부학적 쪽가늠.** 넓고 편평하고 관절을 하지 않는 면이 위가쪽에 있고 발꿈치뼈와의 관절면은 몸쪽을 향하며 관절면의 일부가 튀어나와 있다. 입방뼈거친면은 아래가쪽에 위치하고 안쪽면에는 관절면이 있으나 가쪽에는 없다.
- **위치적 쪽가늠.** 편평하고 관절을 하지 않는 면을 바라본 다음 발꿈치와의 관절면을 관찰자 쪽으로 향하게 하면 입방뼈거친면이 위치하는 쪽이 그 뼈의 쪽이 된다.

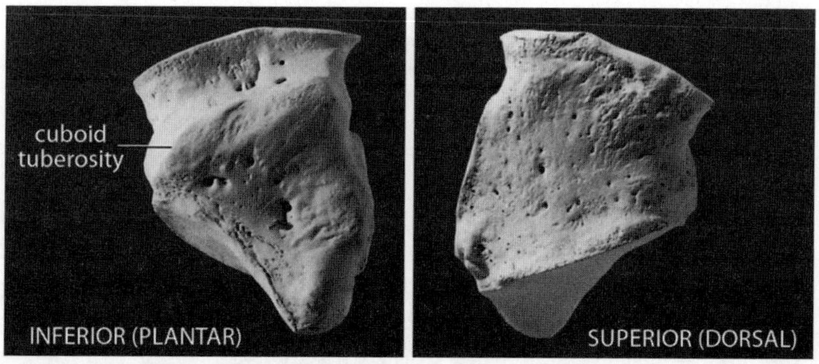

▶ 그림 16.10 **오른쪽 입방뼈.** 먼쪽이 위를 향함. 실제 크기.

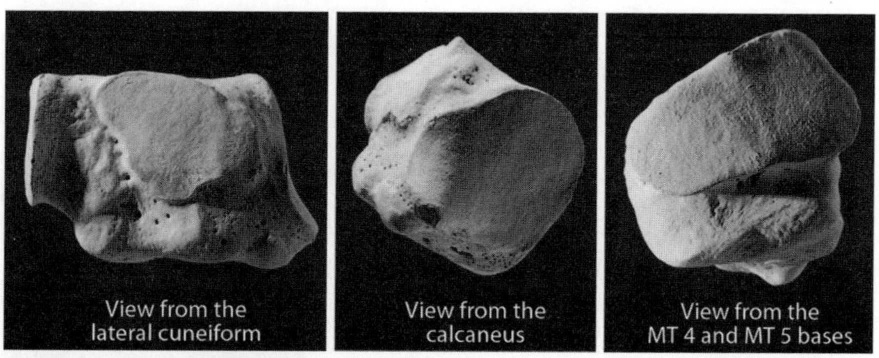

▶ 그림 16.11 **오른쪽 입방뼈.** 발등쪽이 위를 향함. 실제 크기.

4) 발배뼈 (그림 16.12~16.13)

발배뼈는 깊게 패인 몸쪽면에서 목말뼈머리와 관절한다. 먼쪽면은 두 개의 능선에 의해 관절면이 나뉘며, 각 관절면은 세 개의 쐐기뼈와 관절한다. 또한 발배뼈는 종종 입방뼈의 일부분과 관절하기도 한다. 그림 16.12에 표시한 **발배뼈거친면(navicular tuberosity)**은 크고 뭉툭한 돌출 구조물로 안쪽을 향한다. 이 거친면에 발과 발가락의 발바닥굽힘에 관여하는 **뒤정강근(tibialis posterior muscle)**이 닿는다.

- **감별사항.** 형태적으로 손배뼈와 비슷하지만 손배뼈에 비해 매우 크며 능선에 의해 나뉜 세 개의 관절면이 있어 구별이 가능하다.
- **해부학적 쪽가늠.** 목말뼈와 관절하는 오목한 관절면은 몸쪽을 향하고, 넓고 편평하며 관절을 하지 않는 면은 발등쪽을 향하며, 발배뼈거친면은 안쪽에 위치한다.
- **위치적 쪽가늠.** 발배뼈거친면을 잡은 상태에서 오목한 관절면을 관찰자 쪽으로 향하게 하고 관절을 하지 않는 편평한 면을 위로 향하게 하면 거친면의 반대쪽이 그 뼈의 쪽이 된다.

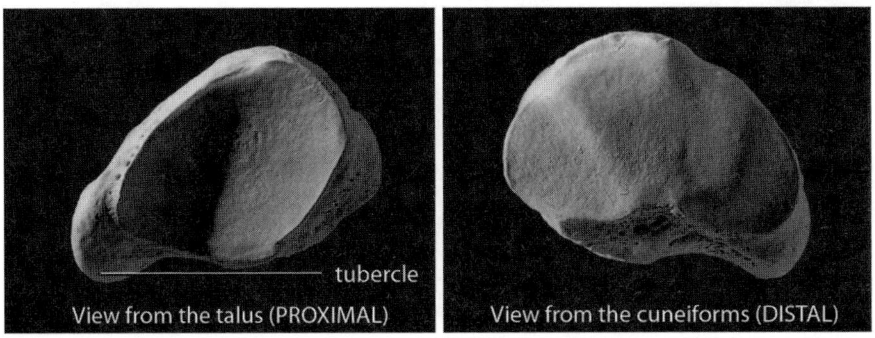

▶ 그림 16.12 **오른쪽 발배뼈.** 발등쪽이 위를 향함. 실제 크기.

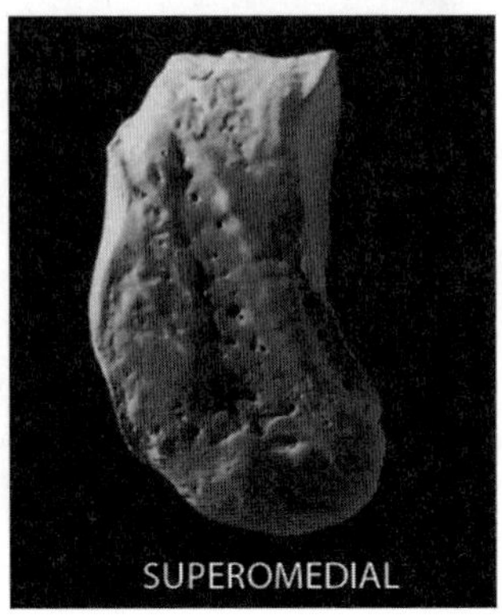

▶ 그림 16.13 **오른쪽 발배뼈.** 먼쪽이 왼쪽을 향함. 실제 크기.

5) 안쪽쐐기뼈 (그림 16.14)

안쪽쐐기뼈는 세 개의 쐐기뼈 중 가장 크다. 발배뼈와 첫째발허리뼈 사이에 위치하며 중간쐐기뼈와 둘째발허리뼈바닥과도 관절을 한다. 다른 쐐기뼈와 달리 가장 덜 쐐기 모양에 가까우며, 첫째발허리뼈바닥과의 관절면에서 볼 때 콩팥 모양처럼 보인다.

- **해부학적 쪽가늠.** 길고 콩팥 모양의 관절면은 먼쪽을 향하고 관절면의 긴축은 수직 방향으로 놓인다. 관절하지 않는 넓고 거친 면은 안쪽을 향하고 중간쐐기뼈와의 관절면은 가쪽면에서 위쪽에 위치하며 몸쪽에 있는 발배뼈와의 관절면은 오목하다.
- **위치적 쪽가늠.** 콩팥 모양의 관절면을 관찰자로부터 먼쪽에 놓고 그 면의 긴축을 수직 방향이 되도록 하며 발배뼈와 관절하는 오목한 면을 관찰자 쪽으로 향하게 하면 남은 관절면이 향하는 쪽이 그 뼈의 쪽이 된다.

6) 중간쐐기뼈 (그림 16.15)

중간쐐기뼈는 가장 작은 쐐기뼈로 앞뒤로 발배뼈와 둘째발허리뼈 사이에 놓이고 양옆으로 안쪽쐐기뼈와 가쪽쐐기뼈와 관절한다.

- **해부학적 쪽가늠.** 관절하지 않는 발등쪽 면이 가장 넓으며 아래쪽으로 갈수록 뾰족해지는 쐐기 모양으로 발의 가로활을 구성한다. 발배뼈와 관절하는 몸쪽 관절면은 오목하게 파여 있으며, 이 관절면을 바라볼 때 가쪽 모서리 또한 오목하다. 가쪽 관절면은 두 개로 이루어진다.
- **위치적 쪽가늠.** 관절하지 않는 편평한 면이 위를 향하고 오목한 관절면을 관찰자 쪽으로 향하게 하면 위쪽, 즉 발등쪽 면의 일부분이 돌출되어 있는 것을 볼 수 있으면 돌출된 부분이 지시하는 방향의 반대쪽이 그 뼈의 쪽이 된다.

7) 가쪽쐐기뼈 (그림 16.16)

가쪽쐐기뼈는 중간 크기의 쐐기뼈로 발의 정중앙에 위치한다. 먼쪽으로 둘째, 셋째, 넷째 발허리뼈와 관절하고 안쪽으로 중간쐐기뼈, 가쪽으로 입방뼈, 몸쪽으로 발배뼈와 만난다.

- **해부학적 쪽가늠.** 발등쪽 면은 직사각형 모양으로 관절을 하지 않으며 아래쪽으로 뾰족해지는 쐐기 모양이다. 발배뼈와 관절하는 몸쪽 관절면은 폭은 넓으나 셋째발허리뼈와 관절하고 위아래로 긴 먼쪽 관절면보다는 작다. 발배뼈와 입방뼈와의 관절면이 이루는 모서리는 두 뼈 사이에 가쪽쐐기뼈가 쐐기로 박힌 것처럼 V자 형태를 이룬다.
- **위치적 쪽가늠.** 관절하지 않는 편평한 면이 위를 향하게 하고 관절면으로만 이루어진

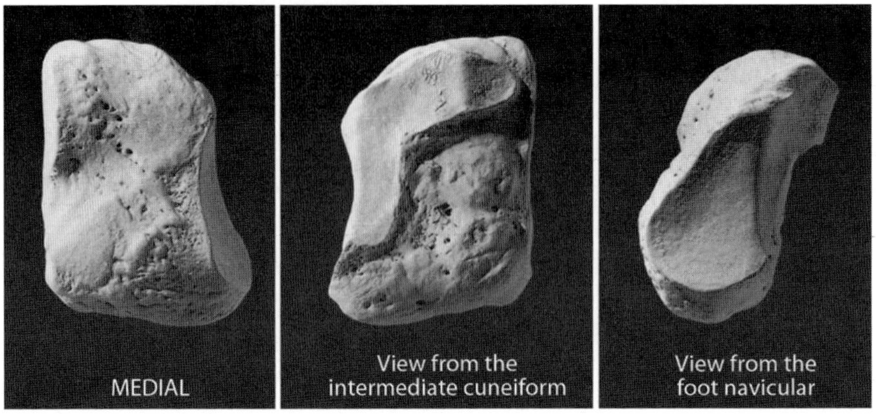

▶ 그림 16.14 **오른쪽 안쪽쐐기뼈.** 발등쪽이 위를 향함. 실제 크기.

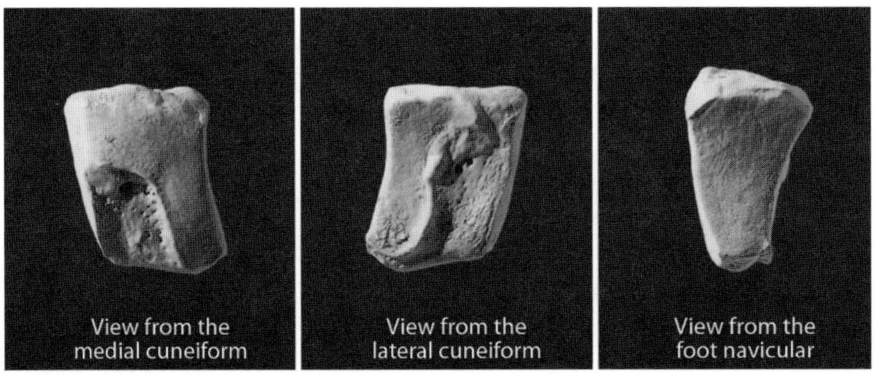

▶ 그림 16.15 **오른쪽 중간쐐기뼈.** 발등쪽이 위를 향함. 실제 크기.

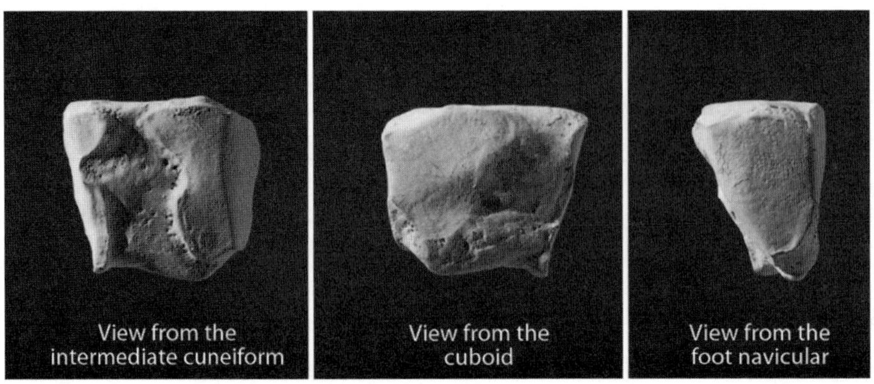

▶ 그림 16.16 **오른쪽 가쪽쐐기뼈.** 발등쪽이 위를 향함. 실제 크기.

면 중 작은 면을 관찰자 쪽으로 향하게 하면 아프리카 모양의 관절면을 보게 되며 윗면의 모서리 중 가장 긴 모서리가 있는 쪽이 그 뼈의 쪽이 된다.

8) 성장

발목뼈는 중앙에 하나의 뼈되기중심이 있으며 발꿈치뼈의 경우 뒤쪽 끝에 뼈끝(epiphysis)을 갖는다.

9) 감별사항

손목뼈처럼 대부분의 발목뼈는 단단해서 조각난 발목뼈를 확인하는 과정은 흔하지 않다. 그러나 발꿈치뼈의 경우 관절하지 않는 부분이 덜 단단하여 종종 부서진 상태로 발견되기도 한다. 대부분의 발목뼈는 손목뼈보다 크므로 발굴을 할 때 손목뼈에 비해 잘 발견된다. 발목뼈의 쪽은 손목뼈에서처럼 위치적 쪽가늠을 통해 구분할 수 있다. 이 책에서는 Bass(1995)가 채택한 방법을 소개하였다.

2 발허리뼈 (그림 16.17~16.21)

발허리뼈는 손허리뼈처럼 첫째(엄지발가락)부터 다섯째(새끼발가락)까지를 발허리뼈 의 영문명인 metatarsal의 약자인 MT와 숫자의 조합인 MT1부터 MT5까지로 표현한다. 발허리뼈는 모두 대롱 모양의 뼈이다. 먼쪽에 둥근 관절면으로 이루어진 **발허리뼈머리(head of metatarsals)**가 있으며, 몸쪽에는 네모난 모양의 **발허리뼈바닥(base of metatarsals)**이 있다. 손허리뼈에서처럼 발허리뼈바닥의 생김새를 통하여 발허리뼈를 확인하고 쪽을 구분하는 것이 효과적이다.

측면에서 볼 때 **발허리뼈몸통(shaft of metatarsals)**의 발바닥쪽 면은 발등쪽면에 비해 오목하다. 둘째발허리뼈부터 다섯째발허리뼈까지의 발허리뼈바닥은 인접한 발허리뼈바닥과 관절한다. 먼쪽 줄에 있는 모든 발목뼈는 적어도 한 개 이상의 발허리뼈바닥과 관절한다.

1) 첫째발허리뼈

첫째발허리뼈는 가장 짧고 부피가 큰 발허리뼈이다. 이 뼈의 바닥은 안쪽쐐기뼈와 관절한다. 머리의 아랫면에는 *짧은엄지발가락근힘줄(tendon of flexor hallucis brevis)* 속의 종자뼈가 놓이는 **종자뼈고랑(sesamoid groove)**이 있다(그림 16.23).

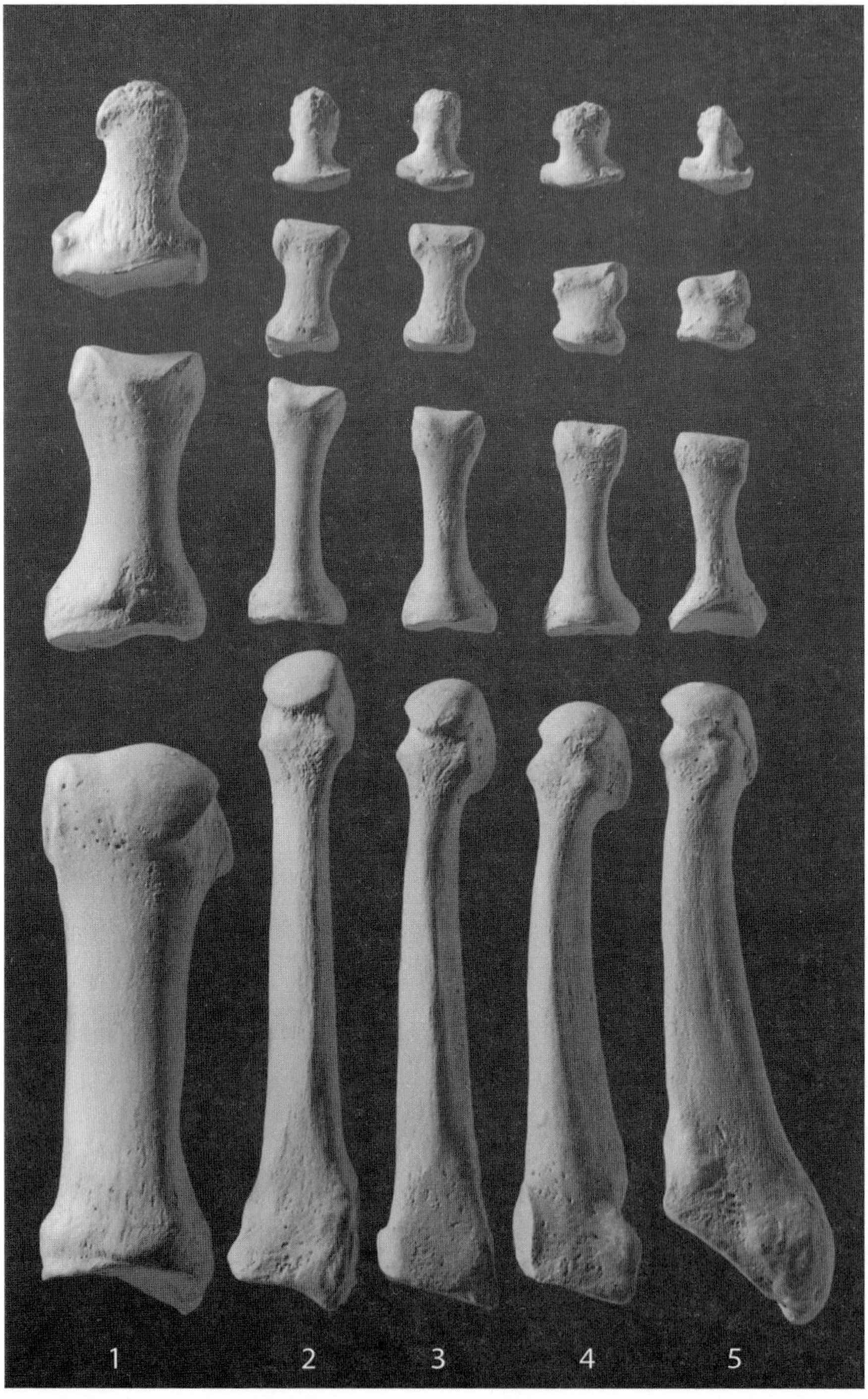

▶ 그림 16.17 **오른쪽 발, 발등쪽***(위쪽)*.
다섯 개의 발가락열은 발허리뼈, 첫마디뼈, 중간마디뼈, 끝마디뼈를 보여줌.
먼쪽은 위를 향하고 가쪽은 오른쪽을 향함. 실제 크기.

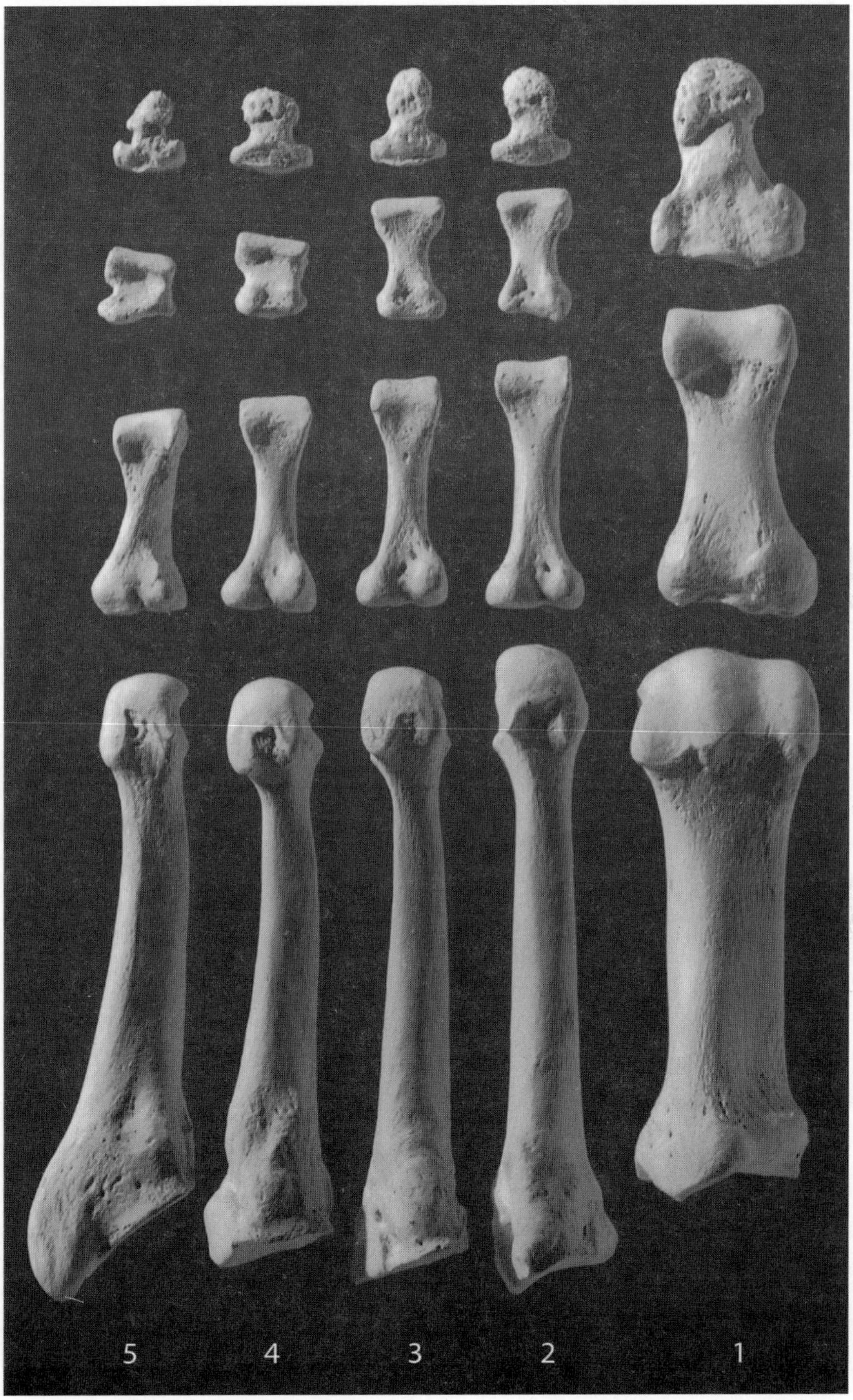

▶ 그림 16.18 **오른쪽 발, 발바닥쪽***(아래쪽)***.**
다섯 개의 발가락열은 발허리뼈, 첫마디뼈, 중간마디뼈, 끝마디뼈를 보여줌.
먼쪽은 위를 향하고 가쪽은 왼쪽을 향함. 실제 크기.

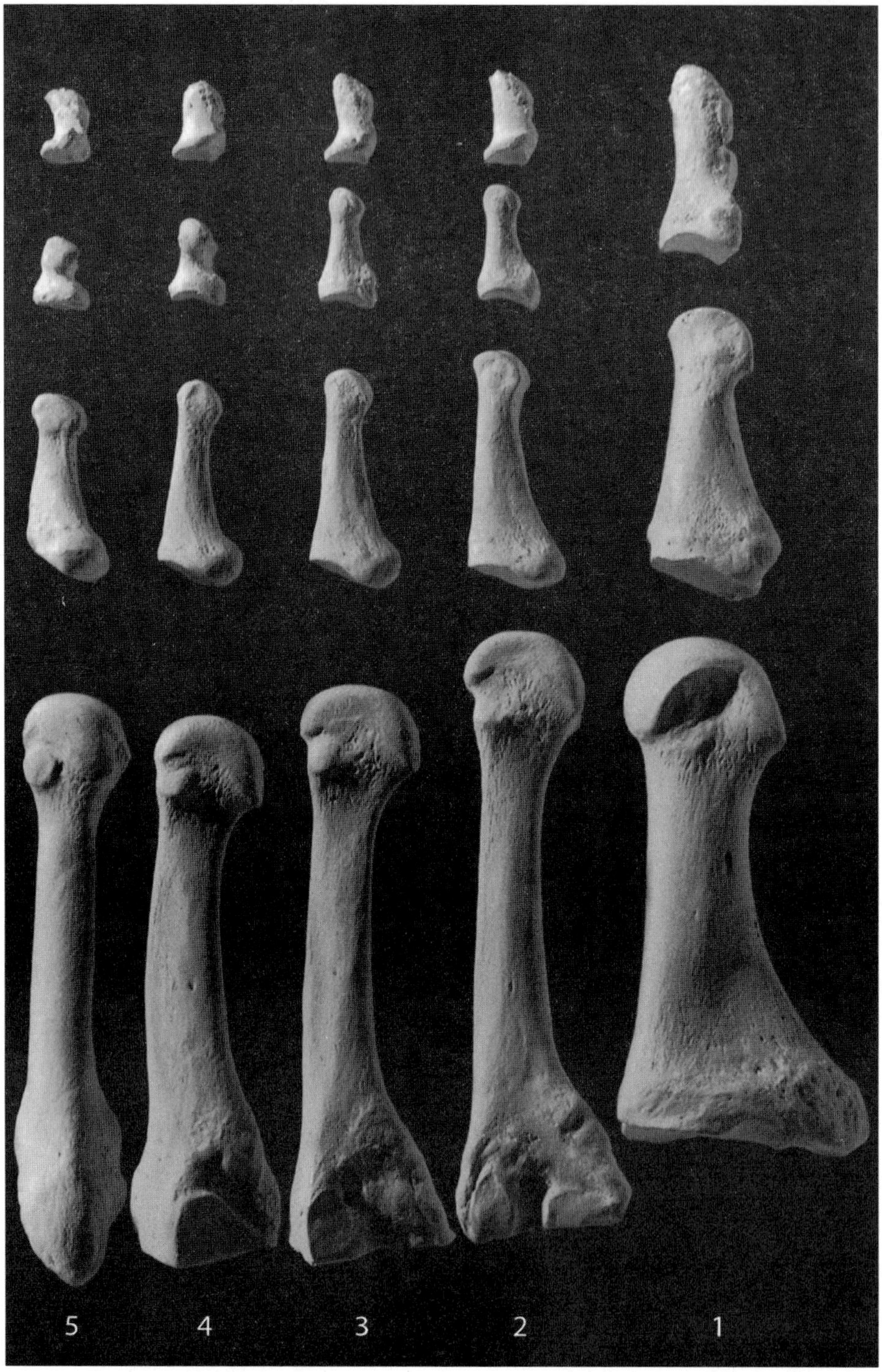

▶ 그림 16.19 **오른쪽 발, 가쪽.**

다섯 개의 발가락열은 발허리뼈, 첫마디뼈, 중간마디뼈, 끝마디뼈를 보여줌. 실제 크기.

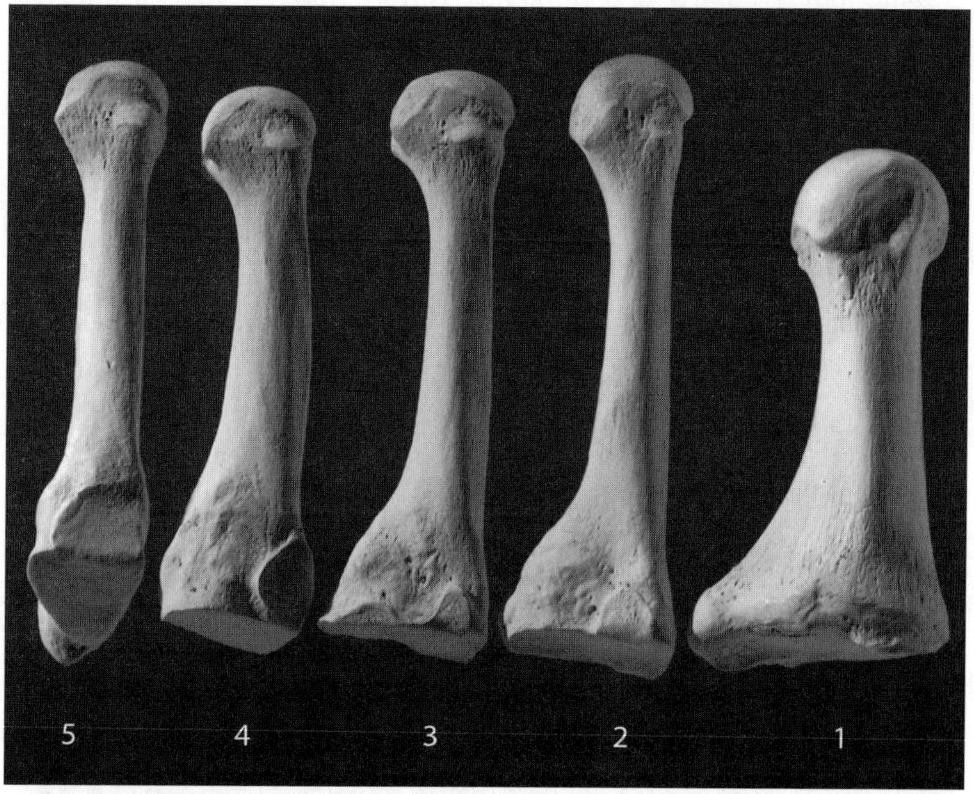

▶ 그림 16.20 **오른쪽 발허리뼈, 안쪽.** 실제 크기.

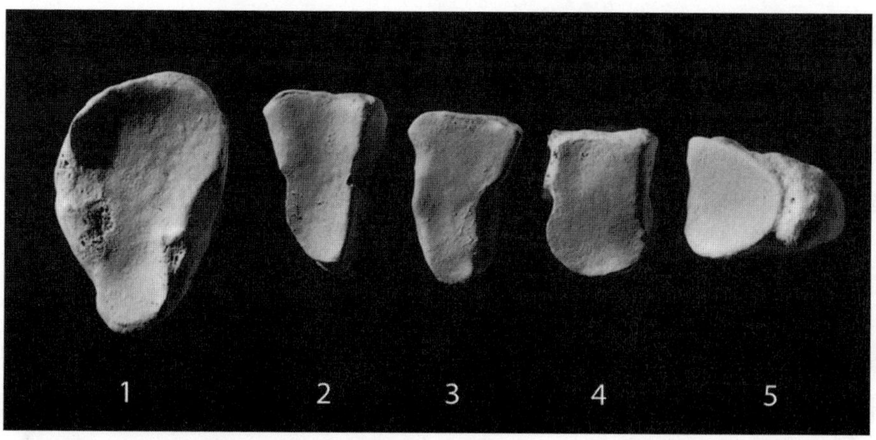

▶ 그림 16.21 **오른쪽 발허리뼈바닥, 몸쪽.** 발등쪽이 위를 향함. 실제 크기.

- **쪽가늠.** 몸쪽에서 바라볼 때 관절면의 안쪽 모서리는 볼록하고 가쪽 모서리는 직선의 형태를 보인다.

2) 둘째발허리뼈

둘째발허리뼈는 가장 길고 얇은 발허리뼈이다. 바닥의 가쪽은 가쪽쐐기뼈와 셋째발허리뼈와 관절하는 두 개의 관절면이 있으며, 안쪽은 안쪽쐐기뼈와 관절한다. 몸쪽 관절면은 중간쐐기뼈와 관절한다. 이 뼈의 바닥은 셋째발허리뼈바닥에 비해 "붓돌기"에 가까운 모양을 보인다.

- **쪽가늠.** 둘째발허리뼈바닥에서 가장 몸쪽으로 튀어나온 부분은 이 뼈 중심축의 가쪽에 위치한다.

3) 셋째발허리뼈

셋째발허리뼈는 둘째발허리뼈와 매우 유사하나 둘째발허리뼈바닥 가쪽에 있는 두 개의 관절면보다 작은 두 개의 관절면이 바닥의 안쪽에 위치한다. 바닥의 가쪽에는 하나의 큰 면으로 이루어진 관절면이 있다. 바닥의 몸쪽 관절면은 둘째발허리뼈바닥의 관절면보다 더 네모나다. 가쪽 관절면의 먼쪽으로 도드라져 나온 결절이 있다. 이 뼈의 바닥은 둘째발허리뼈, 넷째발허리뼈 그리고 가쪽쐐기뼈와 관절한다.

- **쪽가늠.** 가장 몸쪽으로 튀어나온 부분은 이 뼈 중심축의 가쪽에 위치한다.

4) 넷째발허리뼈

넷째발허리뼈는 둘째발허리뼈와 셋째발허리뼈보다 짧다. 하나의 면으로 이루어진 관절면이 바닥의 안쪽과 가쪽에 있으며, 각각 셋째발허리뼈와 다섯째발허리뼈와 관절한다. 입방뼈와 관절하는 몸쪽 관절면은 타원형에 가깝다.

- **쪽가늠.** 가장 몸쪽으로 튀어나온 부분은 이 뼈 중심축의 가쪽에 위치한다.

5) 다섯째발허리뼈

다섯째발허리뼈는 뭉툭하고 관절하지 않는 돌출 구조물인 붓돌기를 지니고 있으며, 넷째발허리뼈와 관절하는 면의 반대편에 있고 몸쪽으로 돌출되어 있다. 발목에서 발의 발바닥굽힘과 가쪽번짐에 관여하는 *짧은종아리근(peroneus brevis muscle)*의 힘줄이 이곳에 닿는다. 몸쪽 관절면은 입방뼈와 관절한다.

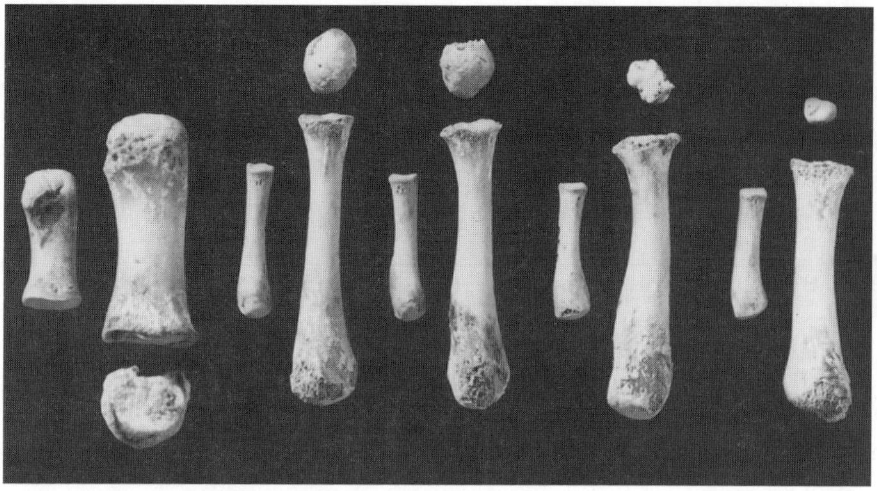

▶ 그림 16.22 **발허리뼈의 성장.**
한 쌍의 미성숙한 발허리뼈는 발바닥쪽면을 보여주며 왼쪽에서 오른쪽으로 첫째발허리뼈몸통부터 다섯째 발허리뼈몸통임. 한 쌍의 뼈 중 왼쪽의 것은 1세의 개체로부터 오른쪽의 것은 6세의 개체로부터 얻음. 실제 크기.

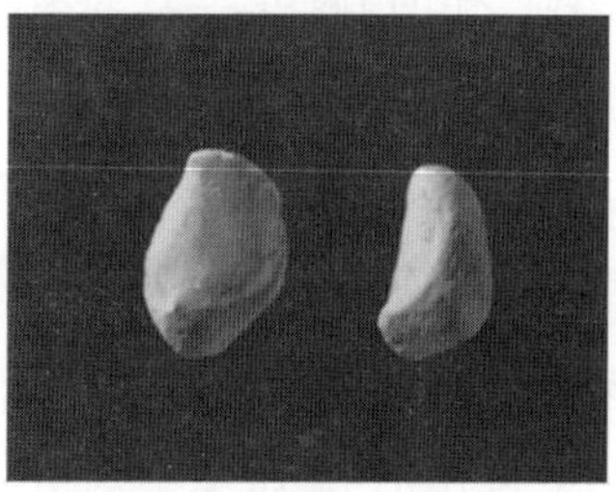

▶ 그림 16.23 **오른쪽 발의 종자뼈.**
발등쪽에서 바라봄*(왼쪽)*. 가쪽에서 바라봄*(오른쪽)*.

- **쪽가늠.** 붓돌기는 가쪽에 위치한다.

6) 성장 (그림 16.22)

발허리뼈에는 두 개의 뼈되기중심이 있다. 둘째, 셋째, 넷째, 다섯째 발허리뼈는 바닥과 몸통을 위한 일차뼈되기중심이 있고, 먼쪽 끝에 이차뼈되기중심이 있다. 첫째발허리뼈는 몸통을 위한 뼈되기중심과 몸쪽 끝을 위한 뼈되기중심이 별도로 존재한다.

7) 감별사항

발허리뼈와 손허리뼈는 크기와 모양이 비슷하나 쉽게 구별된다. 둘째부터 다섯째까지의 발허리뼈는 손허리뼈에 비해 길고 곧고 가늘어 보인다. 손허리뼈에 비해 발허리뼈 머리는 양옆에서 눌린 모양이고, 바닥에 대한 머리의 상대적 크기가 더 작다.

8) 쪽가늠

둘째부터 다섯째 발허리뼈까지의 경우에 바닥은 항상 몸쪽을 향하며, 바닥에서 가장 몸쪽으로 튀어나온 부분은 각 발허리뼈 중심축의 가쪽에 위치한다.

3 발가락뼈 (그림 16.17~16.19)

발가락뼈는 마디뼈머리, 마디뼈몸통, 마디뼈바닥의 기본적인 생김새와 특징이 손가락뼈와 비슷하다(13.3절 참조).

1) 발가락의 첫마디뼈

발가락의 첫마디뼈는 몸쪽으로 발허리뼈와 관절하는 오목한 하나의 관절면이 있고 먼쪽으로는 실패 또는 도르래 모양의 관절면이 있다. 엄지발가락 첫마디뼈의 몸쪽 관절면은 다른 첫마디뼈에 비해 크다.

2) 발가락의 중간마디뼈

발가락의 중간마디뼈는 몸쪽으로 첫마디뼈머리와 관절하는 두 개의 관절면이 있고 먼쪽으로는 도르래 모양의 관절면이 있다. 이 뼈들은 손가락의 중간마디뼈와 비슷하지만 짧고 굵다.

3) 발가락의 끝마디뼈

발가락의 끝마디뼈는 몸쪽으로 중간마디뼈머리와 관절하는 두 개의 관절면이 있다. 먼쪽 끝은 관절을 하지 않는 편평한 모양을 이룬다. 이 부분을 **끝마디뼈거친면(tuberosity of distal phalanx)**이라고 한다. 발가락의 끝마디뼈는 손가락의 뼈에 비해 작고 통통하다.

4) 성장

발가락뼈에는 두 개의 뼈되기중심이 있다. 하나는 몸통과 먼쪽 끝을 위한 뼈되기중심이고, 다른 하나는 마디뼈바닥을 위한 뼈되기중심이다.

5) 감별사항

발가락뼈는 동일한 위치의 손가락뼈에 비해 그 크기가 훨씬 작으므로 손가락뼈와 발가락뼈는 쉽게 구분할 수 있다.

- 발가락의 첫마디뼈는 손가락뼈로 착각할 수 있다.
- 손가락의 마디뼈몸통은 알파벳 'D'자 모양의 단면을 보이나 발가락의 마디뼈몸통은 원형의 단면을 보인다.
- 발가락뼈는 손가락뼈에 비해 몸통의 중간 부분이 압축된 모양을 보인다.
- 엄지발가락의 발가락뼈는 하나의 첫마디뼈와 끝마디뼈로 이루어지며, 그 크기가 크고 특징적이어서 쉽게 구분할 수 있다.

6) 쪽가늠

손 또는 발을 구성하는 모든 뼈가 다 존재하고 방사선사진과 같은 비교 대상이 있다면 최상의 조건에서 손가락뼈와 발가락뼈의 쪽가늠을 할 수 있다. 머리는 먼쪽을 향하고 바닥은 몸쪽을 향한다. 몸쪽의 등쪽면은 매끈하고 곧으며 바닥쪽면은 불규칙하고 휘어있다.

Chapter

17

뼈 및 치아의 병리학

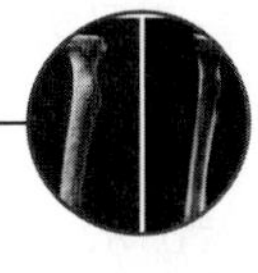

제4장의 뼈생물학(bone biology)에서 사람뼈를 이해하는 데 매우 중요한 개념인 변이(variation)에 대하여 소개하였다. 즉, 변이는 나이(age), 성별(sex), 인구집단(ancestry), 개체특이(idiosyncrasy)에 따라 매우 다양하게 나타나는 것이다. 7장에서 16장까지는 각 뼈의 해부학적 설명 및 그 변이에 대하여 기술하였고, 19장에서는 나이, 성별, 인구집단, 키(stature)의 관점에서 본 뼈의 변이를 기술하였다. 이 장은 변이의 연속 개념으로써 병리학(pathology)의 관점에서 본 뼈 모양의 변화에 대하여 기술하였다. 한편 비병리학적(nonpathological) 변이에 해당하는 비계측특징(nonmetric trait)은 인구집단의 생물학적 규모를 이해하는 데 매우 필수적이며, 이에 대한 자세한 내용은 19장에 기술하였다.

이 장에서는 **사망이전(antemortem)**의 뼈에 변형을 초래하는 다양한 생물학적 기전에 대하여 소개하였고, 죽기 전후, 즉 **사망무렵(perimortem)**에 가해지는 다양한 문화적 관습에 대한 내용도 다루었다. 이 모든 내용은 병리학적으로 변형된 경우만을 대상으로 한 것이다. 한편 **사망이후(postmortem)**에 일어난 뼈의 변형에 대한 내용은 주로 5장에 기술하였다. 이 장의 비정상적인 뼈를 통해서 건강한 성인의 것과 구별하고 정상적인 미성숙뼈(immature bone)와 감별할 줄 알아야 한다.

고역학(paleoepidemiology)은 사회공동체의 관점에서 전염병 등의 과거 질병을 연구하는 학문이고, **고병리학(paleopathology)**은 인구집단의 관점에서 고대인의 뼈나 물렁조직(soft tissue)에 나타난 질병을 연구하는 학문이다. 뼈와 치아에는 외상이나 질병 등과 같은 개인의 삶에 대한 정보가 기록되어 있다. 이와 관련된 개인이나 인구집단의 건강에 대한 통찰력은 뼈병리학(osteological pathology)이라는 학문을 통해서 얻을 수 있다. Miller 등(1996)에 의하면 고병리학의 목적은 개별적인 뼈에서 특정 질병을 진단하여 이 질병과 인간 사이의 상호작용을 분석하고, 그 결과를 통해 인구집단에 미치는 효과 및 진화론적 영향을 탐구하는 것이라고 정의하고 있다.

뼈에서 관찰할 수 있는 병리학적 변화는 뼈의 흡수(resorption)와 형성(formation) 사이의 불균형, 즉 성장과 관련된 질환이다. 이러한 불균형은 기계적 자극, 혈액공급의 변화, 물렁조직의 염증, 감염질환, 호르몬 변화, 영양이나 대사의 이상, 종양 등 여러 요인의 결과로 인하여 발생한다(Mensforth 등, 1978). 하지만 뼈에 나타난 병리학적 소견의 정확한 원인을 알아내는 것이 항상 가능하지만은 않다. 예를 들어 개인의 성장을 저해하는 원인으로 감염질환부터 기아(starvation)나 외상까지 매우 다양한 인자가 관여될 수 있기 때문이다. 긴뼈(long bone)에서 성장이 멈추었던 흔적인 **해리스선(Harris lines)**이 나타나는 경우도 있는데, 이는 자극을 받은 시기에 갑자기 뼈밀도가 증가한 선의 형태가 성장판(growth plate)에 남아있는 것이다. 방사선사진이나 가로단면을 통해서 그 존재를 확인할 수 있으며, 자극이 가해진 나이를 추정하는 데 도움을 준다.

방사선촬영은 뼈의 질병을 파악하고 진단하는 데 매우 필수적인 평가방법이다. 개별적인 뼈대의 관찰을 종합하면 인구집단에 가해진 자극의 정도를 추정할 수도 있다. 그러나 해리스선 자체만으로는 몇 가지 자극요인에 대한 통상적인 설명 외에는 한계가 있다(Maat, 1984; Hummert과 Van Gerven, 1985). 더욱이 해리스선은 뼈의 재형성(remodeling)을 통해서 사라질 수도 있다. 해리스선에 대한 또 다른 문제점이 고병리학 분야의 비교 연구를 통하여 여전히 제기되고 있다. Macchiarelli 등(1994)은 방사선사진을 분석할 때 해리스선에 대한 **관찰자간오류(interobserver error)**가 높게 나타나며, 심지어 동일한 방사선사진에 대하여 같은 관찰자의 평가가 매번 달라지는 **관찰자내오류(intraobserver error)**가 발생할 수 있다고 보고하였다. Waldron과 Rogers(1991)도 뼈관절염(osteoarthritis)의 평가에 대한 관찰자사이의 차이라는 연구에서 이러한 견해에 공감한 바 있다.

법의학자(forensic pathology)나 임상의학자(clinician)와 견주어보았을 때 고병리학을 다루는 뼈전문가(osteologist)는 매우 불리한 입장에 놓여있다. 임상의학자는 질병의 진행을 추적하여 관찰할 수 있지만 고병리학자는 사망 당시에 이미 진행이 멈춘 소견을 대상으로

하기 때문이다. 더군다나 대부분의 경우는 맨눈 소견과 방사선사진만을 가지고 진단이 이루어져야 한다는 점이다. 이에 반해 임상의학자는 살아있는 환자로부터 얻은 과거력, 물렁조직, 화학분석, 병원체, 통증 등의 정보를 이용하여 질병을 진단한다. 그렇다고 해서 통상적인 임상의학적 방법을 이용하여 고병리학적 진단을 얻을 수 있는 것도 아니다. 한편 분자생물학의 발전은 고병리학자에게 새로운 시각을 제공해주고 있다.

자연계의 많은 질병은 유전성이며, 이론적으로 이러한 질병들은 DNA 분석을 통해 그 진단이 가능하다. 바이러스나 박테리아에 의한 만성 감염질환도 병원체의 DNA를 검출하여 진단할 수 있다. 그러나 아직까지도 극히 일부의 고병리학 연구에서만 DNA를 활용하고 있다. 최초의 DNA 연구는 페루의 미라에서 검출한 결핵균(Mycobacterium tuberculosis)의 DNA를 증폭하여 콜럼버스 이전의 아메리카 대륙에 발생한 결핵을 증명하고자 한 연구였다(Salo 등, 1994).

불행하게도 사람뼈에서 관찰할 수 있는 질병의 종류가 그리 많지 않으며, 각 질병으로 인한 뼈의 변화도 서로 매우 비슷하다. 한 가지 위안이 되는 점은 물렁조직을 제외하고 뼈와 관련된 병리학에만 집중하면 된다는 것이다. 이러한 관점에서 Steinbock(1976)은 사람뼈에 대한 논리적인 감별진단 전략으로서 가능한 질병들을 대상으로 목록을 작성한 다음 이 중에서 가장 비슷한 질병을 우선순위로 선택할 것을 제안하였다.

Miller 등(1996)에 의하면 고병리학적 감정에는 두 가지의 치명적인 한계가 존재한다. 첫째는 법의학적, 고고학적, 고생물학적으로 발굴한 유골의 감정기준으로 삼을 만한 질병의 임상적 기록이나 뼈 표본이 부족하다는 것이다. 둘째는 뼈의 비정상 소견을 포함시킬 질병의 범주가 체계적으로 분류되어 있지 않다는 것이다. Miller 등(1996)은 고병리학적 소견을 7개의 범주로 분류하여 진단할 것을 제안하였는데, (1) 기형(anomaly), (2) 외상치유(trauma repair), (3) 염증(inflammatory)/면역(immune), (4) 순환(circulatory), (5) 대사(metabolic), (6) 신경역학(neuromechanical), (7) 종양(neoplastic)이다. 이 광범위한 분류방법을 맹검사(blind test)로 검증한 결과, 잘 훈련된 전문가라 할지라도 정확도는 약 43%밖에 이르지 못하였으며, 좀 더 구체적인 진단명의 정확도는 약 30%에 불과하였다. Buikstra와 Ubelaker(1994)의 Standard volume에는 고병리학적 소견에 대한 9개의 범주가 제시되어 있으며, (1) 비정상형태(abnormalities of shape), (2) 비정상크기(abnormalities of size), (3) 뼈손실(bone loss), (4) 비정상뼈형성(abnormal bone formation), (5) 골절(fractures)과 탈구(dislocations), (6) 다공성뼈과다증(porotic hyperostosis)/눈확체판(cribra orbitalia), (7) 척추질병(vertebral pathology), (8) 관절염(arthritis), (9) 기타소견(miscellaneous conditions)이다.

고병리학 분석에서 가장 중요한 사항은 건강한 뼈대를 대상으로 정상적인 모양과 크기 및 국소해부학에 대한 통찰력을 확립하는 것이다. 뼈가 정상 기준에 들어맞지 않는다면 병리학으로밖에 설명할 수 없다. 고병리학적 감정에는 두 가지 기본적인 요소가 존재한다. 첫째는 기술(description)이고, 둘째는 진단(diagnosis)이다. 임상의학에서 뼈 질병에 대한 진단이 이루어지는 경우는 거의 드문데, 자극이 가해졌을 때 뼈가 흡수되거나 침착하여 어떤 질병에도 비슷한 방법으로 반응을 일으키기 때문이다. 기술은 고병리학 감정에서 가장 중요한 작업에 해당하는데, 설사 감정한 진단이 틀렸을지라도 다른 연구자가 이 기술을 참고하여 수정하는 것이 가능하기 때문이다.

기술을 할 때에는 뼈대의 전체를 훑어서 비정상의 성상과 범위를 파악해야 하며, 나아가 이러한 비정상이 그 인구집단에 어떤 양상으로 분포되어 있는지를 관찰해야 한다. 비정상 소견은 병터(lesion)의 형태로 나타나거나 모양 또는 크기가 변화된 형태로 나타난다. 병터의 분포가 단독인지, 다수인지, 확산인지, 집중인지를 기록해야 한다. 뼈가 용해(lytic)되었는지 아니면 침착(blastic)하였는지를 기록해야 한다. 모든 증거를 찾아 뼈대를 샅샅이 훑어야 한다. 고병리학적 진단을 위하여 맨눈해부학, 방사선촬영, 조직학, 미세방사선 촬영, 주사전자현미경, 화학분석, 혈청학, DNA 분석 등을 이용할 수도 있다.

Roberts와 Manchester(1995), Steinbock(1976), Ortner와 Putschar(1981), Ortner(2003) 등의 책과 Aufderheide와 Rodriguez-Martin(1998)의 백과사전에서 뼈병리학에 대한 판단 기준을 얻을 수 있으며, Lewis(2000)의 문헌에서 소아를 대상으로 한 고병리학 지식

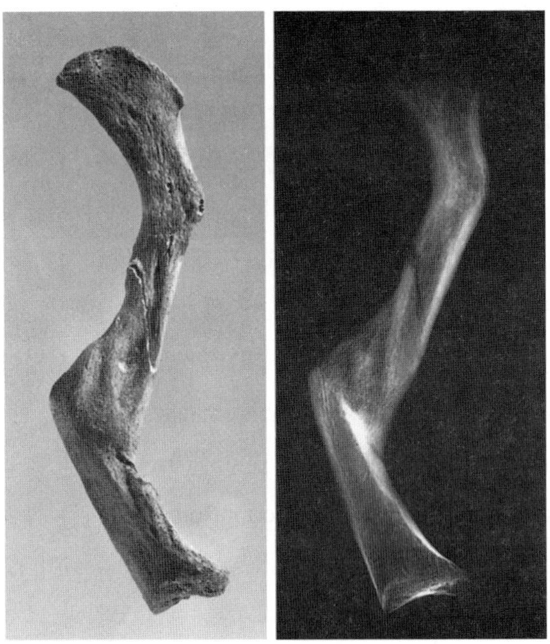

▶ 그림 17.1 **골절치유. 왼쪽 빗장뼈의 아래 모습.** 하얗게 금이 간 사망이후골절(postmortem fracture)을 볼 수 있으며, 그 안쪽부분에서 치유된 사망이전 골절(antemortem fracture)을 볼 수 있음. 골절 부분을 덮고 있는 애벌뼈(callus)를 맨눈으로 확인할 수 있음. 방사선사진에서 복장끝(sternal end)이 봉우리끝(acromial end)보다 시계반대방향으로 더 돌아간 것을 확인할 수 있으며, 골절 당시 및 치유된 후에도 정열이 불량한 상태였음을 알 수 있음. 선사시대, 캘리포니아. 실제 크기의 반.

을 얻을 수 있다. 좀 더 자세한 그림 및 기법에 대한 설명은 Buikstra와 Ubelaker(1994) 및 Lovell(2000)의 문헌을 참고하기 바란다. 사람뼈에서 병리학적 소견이 의심될 때 이러한 참고자료를 이용하면 많은 도움이 된다. 이 장에서도 앞서 언급한 참고문헌들의 보충자료로 쓰일 수 있도록 기술하였으며, 선사시대의 뼈에서 흔히 볼 수 있는 여러 가지 뼈병리학 및 치아병리학에 대한 내용을 소개하였다. 뼈병리학의 표본으로 제시된 모든 그림은 Berkeley Primate Skeletal Collection에서 제공받았으며, 이 표본의 대부분은 고고학적 발굴을 통해 얻은 것이다. 이들 표본에 대하여 간단히 설명하자면 Richards와 Anton(1987)이 캘리포니아 선사시대의 뼈대 5,000명을 감정한 결과, 이 중 1/5에서 뼈의 비정상 발달이나 병리학적 소견을 확인하게 되었으며, 뼈관절염(degenerative joint disease), 치주질환(periodontal disease), 골절(fracture), 골수염(osteomyelitis) 등이 대부분을 차지하던 것이었다.

1 외상

뼈에 나타나는 가장 흔한 병리학적 소견은 퇴행성 변화이다. 외상(trauma)은 두 번째로 많이 나타나는 소견이며, 다음 몇 가지의 방법으로 뼈에 영향을 미친다. 뼈가 골절(fracture) 또는 탈구(dislocation)되거나, 뼈로 가는 혈관 또는 신경이 손상되거나, 뼈가 부자연스러운 형태로 변형된다. Martin과 Frayer(1997)의 문헌을 참고하면 과거에 행해진 전쟁이나 폭력을 통해 뼈의 외상에 대한 연구가 어떻게 이루어졌는지 그 배경을 알 수 있다.

1) 골절

뼈에 장력(tension), 압박(compression), 비틀림(torsion), 굽힘(bending), 엇갈림(shear) 등이 가해지면 골절(fracture)이 일어난다. 이러한 비정 몇 가지 골절의 종류를 그림으로 확인할 수 있다(그림 17.1, 17.2). **완전골절(complete fracture)**은 부러진 뼈의 두 부위가 서로 분리되어 있는 형태의 골절이다. **불완전골절(incomplete fracture)** 또는 “생나무골절(greenstick)”은 끊어진 부위와 구부러진 부위가 동반되어 있는 형태의 골절이다. **분쇄골절(comminuted fracture)**은 뼈가 여러 조각으로 나누어진 형태의 골절이며, **복합골절(compound fracture)**은 부러진 뼈가 피부를 뚫고 나온 형태의 골절이다. 병적 원인에 기인하여 뼈가 부러지는 경우도 있는데, 이를 **병적골절(pathological fracture)**이라고 하며, 뼈다공증(osteoporosis)과 같은 병적 질환 또는 대사장애로 인하여 뼈가 이미 약해진 상태에서 골절이 발생한 것을 말한다.

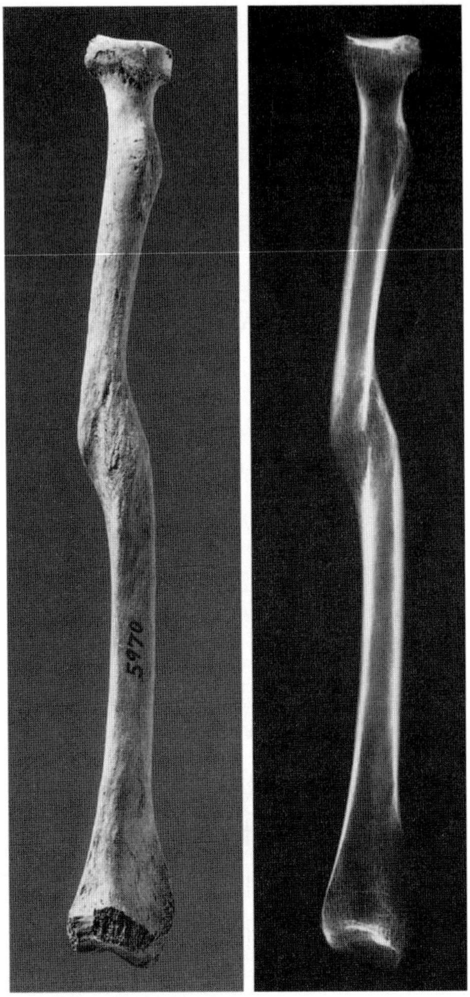

▶ 그림 17.2 **골절치유.**
가운데 몸통이 골절된 왼쪽 노뼈. 방사선사진에서 골절된 부위가 뼈의 너비와 같아지도록 보충된 소견을 볼 수 있음. 선사시대, 캘리포니아. 실제 크기의 반.

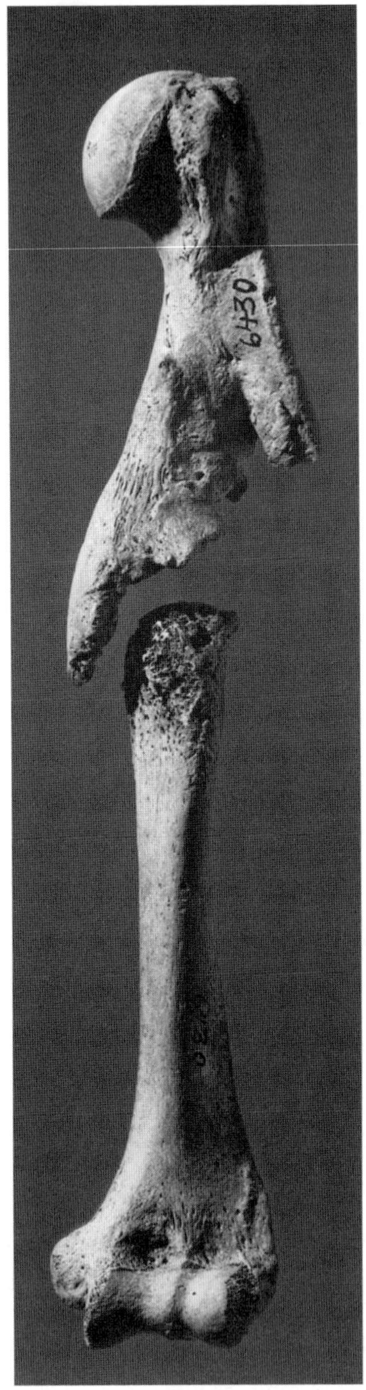

▶ 그림 17.3 **거짓관절증.**
가운데 몸통의 약간 위쪽이 골절된 왼쪽 위팔뼈. 치유되지 않아 불유합 상태가 되었으며, 계속된 운동으로 인해 거짓관절을 형성하게 되었음. 선사시대, 캘리포니아. 실제 크기의 반.

골절을 표현할 때 골절된 상태 자체로 기술하는 경우도 많다. 분쇄(comminuted)는 작은 조각으로 파괴되었을 때, 압박(compressed)은 뼈가 압착되었을 때, 함몰(depressed)은 조각난 뼈가 주변과 함께 무너져 내렸을 때를 의미한다.

골절치유(fracture healing)에 대하여 4장에 기술하였다. 애벌뼈(callus)의 존재 여부에 따라 사망이전골절(antemortem fracture)과 사망이후골절(postmortem fracture)을 구별할 수 있는데, 애벌뼈는 치유과정에서 생기는 골절 부위의 단단한 조직이다. 죽기 전후나 바로 직전에 발생한 골절은 사망무렵(perimortem)으로 진단해야 한다. 골절치유가 완전히 이루어졌을 경우에는 맨눈이나 방사선사진으로 골절의 흔적을 찾아내지 못할 수도 있다. 골절이 치유되는 비율은 골절의 정열 상태, 골절된 부위의 부동 정도 및 개인의 건강, 나이, 식이, 혈액공급 등에 따라 달라진다. 골절된 부위가 계속 움직여질 경우에는 평생 동안 치유되지 않을 수 있으며, 팔다리뼈대에서 이러한 불유합(nonunion)이 가장 많이 나타난다. 골절된 부위에 새로운 관절이 형성되는 **거짓관절증(pseudoarthrosis)**이 발생할 수도 있다(그림 17.3).

칼에 잘리거나 화살을 맞아 뼈가 뚫리는 경우 등의 외력이 가해졌을 때에는 특수한 형태의 골절이 나타난다. 이러한 경우에도 4장에서 설명한 치유과정이 똑같이 일어난다. 어떤 골절이든지 골절된 곳 주변의 뼈에는 외상으로 인한 감염, 괴사, 변형, 관절염 등의 병리학적 합병증이 동반된다.

인구집단의 수준에서 골절을 분석하면 선사시대의 생활상에 대한 많은 정보를 얻을 수 있다. 예를 들면, Lovejoy와 Heiple(1981)이 미국 원주민인 Libben 인구집단을 대상으로 분석한 결과 골절 빈도가 매우 높은 것으로 나타났다. 소아의 골절 빈도가 낮게 나타난 것은 외상성 소아 환자에 대한 치료가 거의 이루어지지 않았음을 의심해볼 수 있다. 골절 위험이 가장 높은 연령층은 10~25세 및 45세 이상이었으며, 치료에 대한 교육이 있었고 치료기술이 뛰어났음을 알 수 있었다.

2) 탈구

골절 외에도 뼈에 외력이 가해지면 관절주머니(joint capsule)가 파열되면서 뼈가 관절을 이탈하게 된다. 뼈가 탈구(dislocation)된 채 오랫동안 유지된 경우에는 뼈에서 그 흔적을 확인할 수도 있다(그림 17.4). 탈구가 생기면 관절연골(articular cartilage)은 더 이상 윤활액(synovial fluid)으로부터 영양공급을 받지 못하게 되며, 이로 인해 연골이 괴사되고 관절염이 발생한다. 탈구는 주로 성인에서 발생하며, 소아나 청소년에서는 탈구보다 넙다리머리끝분리증(slipped femoral epiphysis)과 같이 뼈끝(epiphysis)이 분리되는 경우가 더 많다. 노인의 경우에는 뼈가 약해 쉽게 부서지므로 탈구보다 골절이 더 흔하다. 일반적으로 탈구가 가장 많이 일어나는 관절은 어깨관절(shoulder joint)과 엉덩관절(hip joint)이다.

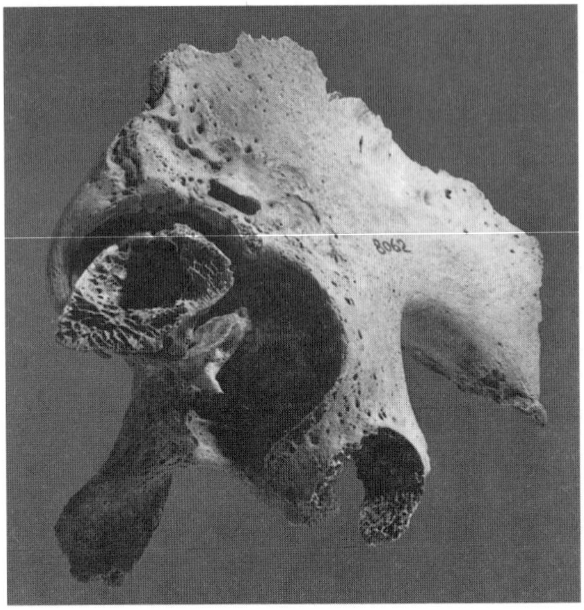

▶ 그림 17.4 **탈구.**
넙다리뼈머리가 절구(acetabulum) 안에서 앞위쪽으로 탈구된 모습의 왼쪽 엉덩관절. 발굴과정의 손상으로 인해 가로절단된 넙다리뼈목이 정면에 보임. 외상 후에 발생한 뼈관절염을 확인할 수 있음. 선사시대, 캘리포니아. 실제 크기의 반.

3) 인위적 변형

골절이나 탈구는 강한 외력이 갑자기 가해졌을 때 발생하는 것이지만 지속적인 힘이 가해지는 경우에는 뼈의 모양이 변하게 된다. 이러한 변형(deformity)은 유아의 머리를 주무르거나 묶어두는 경우 또는 지게식 요람인 크레이들보드(cradleboard)를 써서 업는 경우와 같이 주로 문화적 관습의 결과로 나타난다. 또 다른 예로 중국의 상류층 여성에게 행해졌던 전족(foot-binding)을 들 수 있다. 인위적 변형을 가장 많이 시도한 부위는 머리뼈(cranium)이다. 미용을 위하여 발달 중인 머리뼈에 비정상적인 힘을 가해 머리의 형태를 변형시키는 문화가 세계 곳곳에 존재하였다. Ortner와 Putschar(1981)는 호주를 제외한 모든 대륙에서 이러한 행위가 이루어졌다고 보고한 반면, Brown(1981)은 대륙의 도처에 존재하는 문화라고 기술하였다. 전 세계의 변형된 머리뼈에 대한 분석을 시행하면 문화적 생물학적 정보를 동시에 얻을 수 있다. 예를 들면, Antón(1989)은 머리얼굴의 복합적인 발달과정에서 머리덮개뼈(cranial vault)와 머리뼈바닥(cranial base) 사이의 관계를 살펴보고자 페루 사람을 대상으로 머리둥근천장의 앞뒤길이와 둘레를 계측하고는 하였다. O'Loughlin(2004)은 머리뼈를 변형시키면 봉합뼈(wormian bone)의 수가 늘어난다고 보고하였다. 몇 가지 머리뼈의 인위적 변형에 대한 예를 그림 17.5와 17.6에 나타냈다.

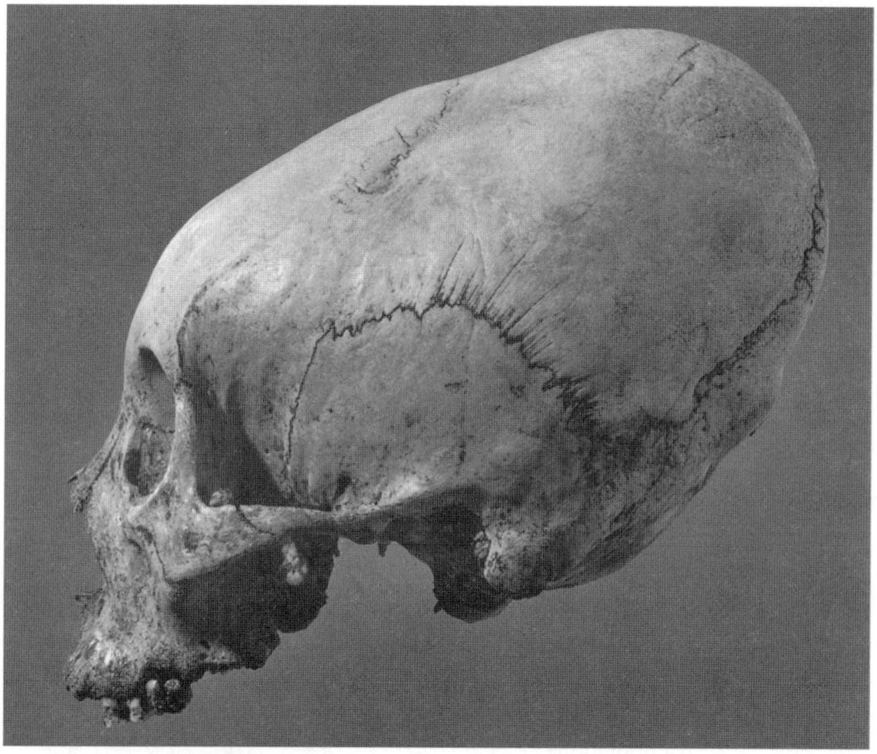

▶ 그림 17.5 **머리뼈의 인위적 변형.**
머리덮개뼈(cranial vault)의 후방을 동여맨 결과로 생긴 둘레변형. 선사시대, 페루. 실제 크기의 반.

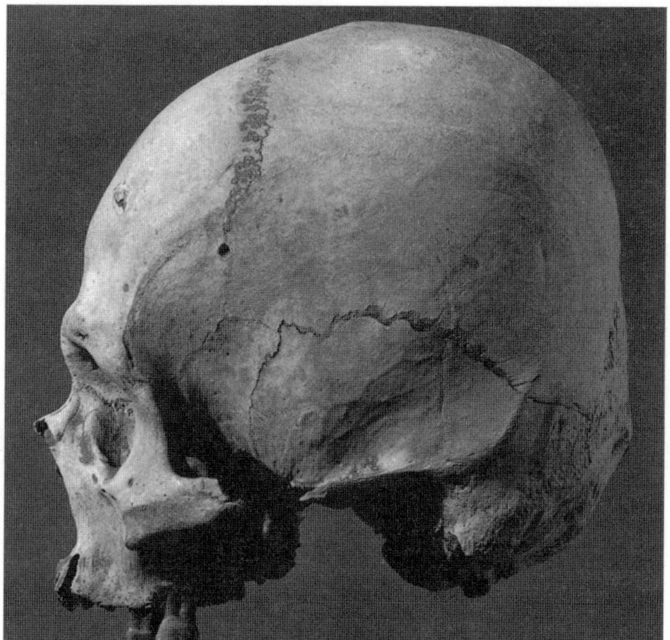

▶ 그림 17.6 **머리뼈의 인위적 변형.**
머리의 뒤통수에 압력을 가한 결과로 생긴 앞뒤변형. 선사시대, 페루. 실제 크기의 반.

4) 원형절제술과 절단

Ortner와 Putschar(1981)는 **원형절제술(trephination or trepanning)**이야말로 고병리학 분야에서 가장 놀라운 외상 중 하나라고 기술하였다(그림 17.7). 원형절제술의 역사를 추적해보면 고대 그리스에서 그 기록이 끝나지만 고고학적 발굴에 의하면 이보다 더 먼 과거에서부터 시작된 것으로 알려져 있다. 원형절제술은 유럽, 태평양, 아메리카, 아프리카, 아시아 등의 각지에서 행해졌다. 머리덮개뼈(cranial vault)에 인공구멍을 내기 위해서 몇 가지 기술이 사용되었는데, 뼈를 긁어 판의 모양으로 깎아내는 방법, 뼈에 홈줄을 내어 조각으로 떼어내는 방법, 사방에 작은 구멍을 뚫어 마개의 모양으로 들어내는 방법 등이 있다. 이러한 행위는 머리뼈의 압박골절로 인하여 높아진 머리뼈안압력을 낮추기 위해서, 두통이나 정신질환을 없애기 위해서, 또는 악령을 빼내기 위해서 시행되었다. 선사시대에 행해진 이러한 외과적 시술은 구멍 주변의 뼈에서 치유된 흔적을 볼 때 그 성공률이 놀라울 정도로 높았음을 알 수 있다. 몇몇 원형절제술은 생존자들의 장식용 부적을 얻기 위한 목적으로 사망이후에 시행되기도 하였다. Arnott 등(2003)의 문헌을 통해 원형절제술의 자세한 개요를 알 수 있다.

팔다리뼈대에 행해진 절단(amputation) 소견을 관찰하는 경우도 있다. 사망무렵 또는 사망이전의 절단인지에 대한 여부는 외상이 가해진 곳의 뼈조직에서 치유나 감염의 증거가 존재하는지를 확인해야만 그 구별이 가능하다.

2 감염질환

오랜 세월 동안 인구집단의 주요 사망원인은 다름 아닌 감염질환(infectious disease)이다. 하지만 불행하게도 극히 일부의 감염질환만이 뼈에 변형을 일으킬 뿐 뼈를 대상으로 감염질환의 증거를 찾아내는 것은 매우 어려운 작업이다. 또한 만성감염질환의 대부분은 뼈에 비슷한 형태의 변형을 나타내기 때문에 감별진단이 거의 불가능하다.

뼈염(osteitis)은 감염이나 손상으로 인해 발생한 뼈조직의 염증을 가리키는 일반적인 용어로서 그 자체가 특정한 원인이 될 수는 없다. **골수염(osteomyelitis)**이나 **뼈막염(periostitis)**도 광범위한 용어에 해당하는데, 특정한 질병을 가리킬 수도 있지만 대부분의 경우는 뼈에 나타난 소견을 기술한 것에 불과하기 때문이다. 예를 들어 뼈막염은 매독(syphilis)과 같은 질환뿐만 아니라 다른 여러 질병에서도 흔히 동반되어 나타나는 일반적인

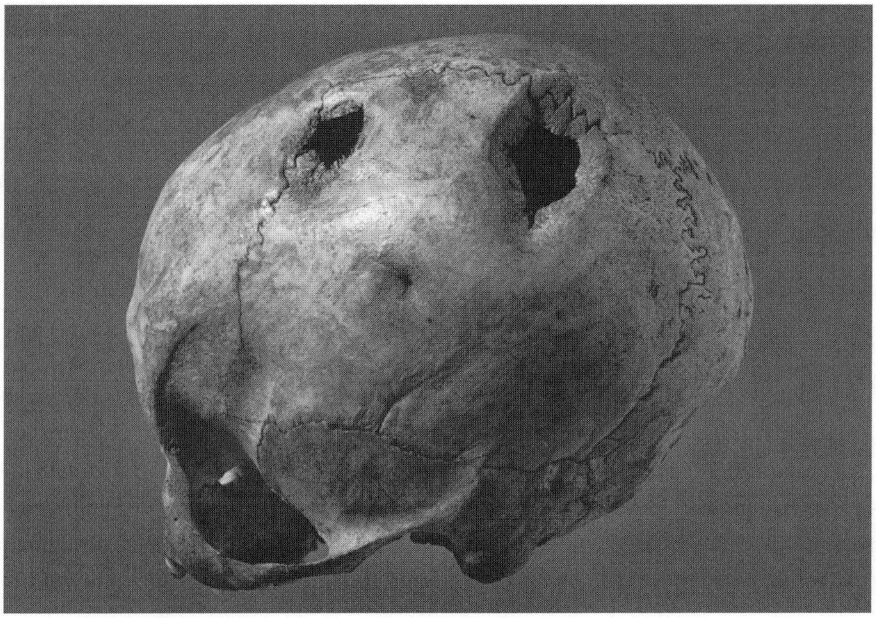

▶ 그림 17.7 **원형절제술.**
인위적으로 시술한 세 개의 구멍을 볼 수 있음. 마루뼈융기에 있는 구멍은 치유되어 완전히 막힌 소견을 봄. 다른 두 개의 구멍에서도 상당하게 치유된 흔적을 볼 수 있으며, 이러한 소견은 시술을 받은 후에도 살아남았음을 알려주는 증거에 해당함. 선사시대, 페루. 실제 크기의 반.

소견이다(Ortner와 Putschar, 1981).

1) 골수염

골수염(osteomyelitis)은 손상으로 인해 뼛속으로 침투한 세균이 일으킨 뼈의 염증이다. 골수공간(medullary cavity)에 침범한 감염으로 정의하며, 대개 긴뼈(long bone)에 잘 발생한다(그림 17.8). 그러나 고병리학 분야의 문헌에서는 불명확하게 쓰이는 경우가 많다. 골수염은 거의 대부분 고름을 형성하는 미생물인 황색포도알균(*Staphylococcus aureus*)에 의해 발생하며, 따라서 **화농성골수염(suppurative, pyogenic osteomyelitis)**이라고도 한다. 모든 연령층에서 손상으로 인해 세균이 직접 뼈로 들어갈 수 있으며, 특히 소아의 많은 경우에서는 세균이 혈관을 통해 뼈로 들어가는 혈행성골수염(hematogenous osteomyelitis)이 발생한다. 골수염의 특징적인 소견은 **피막(involucrum)**과 **샛길(cloaca, fistula)**인데, 피막은 뼈겉질(cortex)을 둘러싼 엉성한 무층뼈(woven bone)를 일컬으며, 샛길은 고름이 빠져나간 흔적인 많은 수의 구멍을 일컫는다. 샛길은 피막도 관통하기 때문에 피막의 표면에 보이는 구멍을 가리키는 소견이다.

2) 뼈막염

뼈막염(periostitis)은 외상이나 감염으로 인해 발생한 뼈막(periosteum)의 염증이다. 질병을 가리키는 용어가 아니며, Mensforth 등(1978)의 문헌을 통해 뼈막염을 일으키는 다양한 병인을 확인할 수 있다. 이 문헌에는 선사시대 Libben 인구집단의 영아와 소아를 대상으로 특정 나이에 발병하는 감염에 의한 뼈막염 소견도 기술되어 있다. 뼈막염은 겉질뼈(cortical bone)의 바깥층에만 염증이 침범한 소견이며, 골수염(osteomyelitis)처럼 골수공간(medullary cavity)이 침범된 것은 아니다. 급성 또는 만성으로 나타나고, 모든 연령층에서 발생할 수 있으며, 뼈막의 안쪽면이 자극에 반응한 결과로서 겉질뼈에 덧댄 형태의 무층뼈(woven bone)가 형성된다(그림 17.9).

3) 결핵

결핵(tuberculosis)은 *결핵균(Mycobacterium tuberculosis)*에 의한 만성감염질환이다. 호흡계통(respiratory system)을 통해 감염되는 질환이지만 뼈와 관절에 파괴성병터(destructive lesion)를 유발시킨다. Buikstra(1981b) 및 Roberts와 Buikstra(2003)는 콜럼버스 이전의 아메리카 대륙에 발생한 결핵을 처음 보고하였으며, Salo 등(1994)은 분자생물학 기법을 이용하여 이들 뼈에서 결핵을 증명하였다. 다양한 부위의 뼈에서 결핵을 찾아볼 수 있지만 척주(vertebral column)가 주요한 원병터(primary focus)이다. 가장 흔한 소견은 하나 이상의 척추뼈몸통(vertebral body)이 무너져내린 **척주뒤굽음증(kyphosis)**이다. 결핵은 골수염(osteomyelitis)이나 패혈성관절염(septic arthritis)과 쉽게 구별되는데, 결핵의 경우 반응뼈(reactive bone) 소견이 없는 해면뼈(cancellous bone)의 파괴와 공동화(cavitation)가 특징적이기 때문이다. 척추뼈와 볼기뼈(hip bone)에서 이러한 결핵의 소견을 볼 수 있다. 또한 분리증(sequestration)이나 피막(involucrum), 관절의 융합(fusion) 등이 존재하지 않는다. 더 자세한 내용은 Ortner와 Putschar(1981)의 문헌을 참고하기 바란다.

4) 매독

풍토병인 매독(syphilis)은 스피로헤타(spirochaete)라고 알려진 *매독균(Treponema)*에 의한 감염성 성병질환이며, 뼈에 심각한 병터를 남기는데 이를 요스(yaws)라고 한다. 매독은 오늘날 전 세계 곳곳에서 발견되는 질병이지만 그 기원과 분포에 대한 논쟁은 수백 년 전부터 제기되어 왔다. 주요 쟁점은 콜럼버스 이전의 구세계에서 신세계로 넘어가는 사이에 나병(leprosy)으로 오해하기도 하였던 매독이 과연 어디에 존재해 있었는가에 대한 논쟁이다. 이에 대한 자세한 내용은 Steinbock(1976), Ortner와 Putschar(1981) 및 Baker와

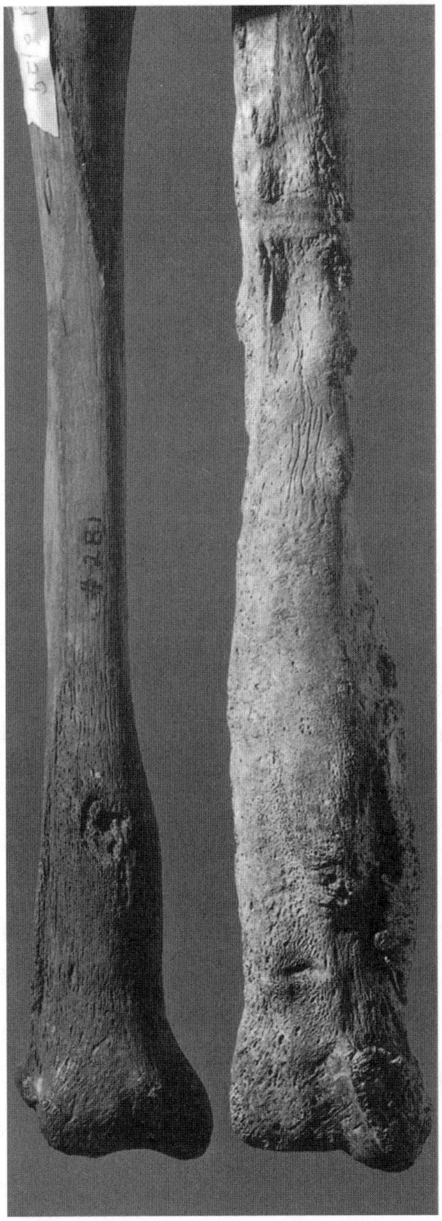

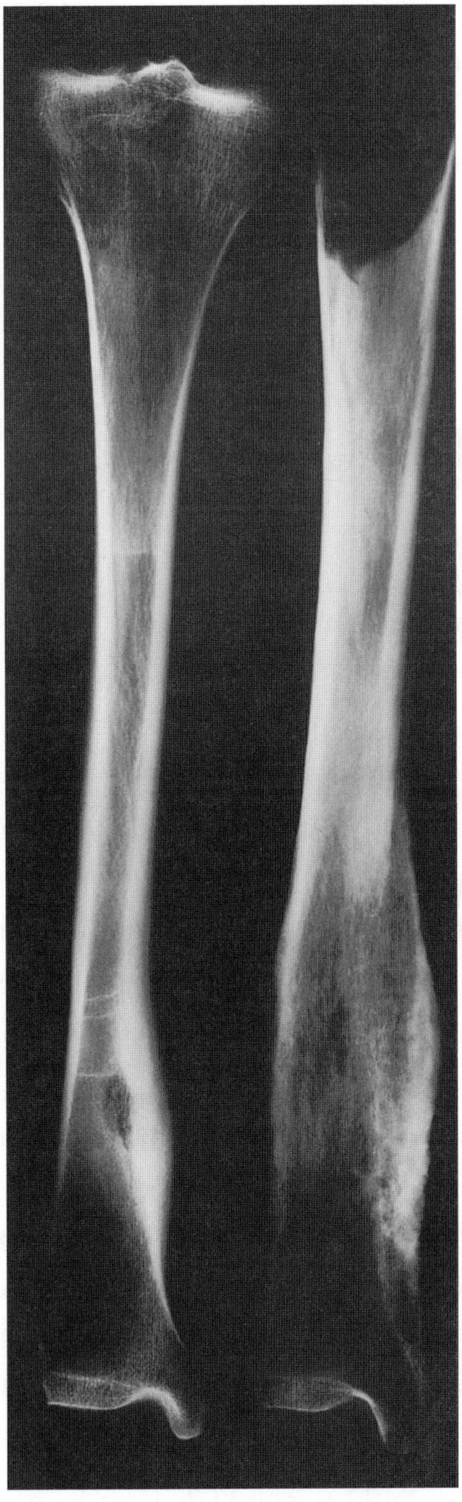

▶ 그림 17.8 **골수염.**
왼쪽에서 정강뼈에 나타난 반응뼈와 샛길을 살펴볼 수 있으며, 오른쪽은 이보다 더 염증이 심한 경우를 보여주는 그림임. 방사선사진을 통해 각 두 뼈의 골수공간이 모두 침범된 것을 확인할 수 있음. 선사시대, 캘리포니아. 실제 크기의 반.

Armelagos(1988)의 문헌을 참고하기 바란다.

매독은 피부나 점막을 통해 매독균이 몸 안으로 침투하여 발병한다. 삼기매독(tertiary syphilis) 때 생기는 뼈의 병터는 감염되고 2~10년이 지난 후에 시작되어 점진적으로 진행된다. 복잡한 경과를 취하지만 대개 이마뼈(frontal bone)나 마루뼈(parietal bone), 얼굴머리뼈(facial skeleton), 정강뼈(tibia)에 염증을 일으킨다. 뼈에 생긴 병터는 종양이나 결핵(tuberculosis), 기타 감염질환 등과 구별되지 않을 수도 있다. 더 자세한 내용은 Steinbock(1976), Ortner와 Putschar(1981), Buckley와 Dias(2002)의 문헌을 참고하기 바란다.

3 순환장애 및 조혈장애

뼈로 가는 혈액공급이 외상이나 질병으로 인해 원활하지 못하면 뼈조직의 괴사를 포함한 여러 소견이 뼈에 나타난다. 빈혈(anemia)이 있을 경우에도 뼈의 형태에 영향을 미친다. 철결핍빈혈(iron deficiency anemia), 낫적혈구빈혈(sickle cell anemia), 지중해빈혈(thalassemia) 등이 있을 경우에는 조혈(hematopoiesis)과 관련된 골수공간(medullary cavity)의 확장 소견을 볼 수 있다. 이러한 골수공간의 확장은 머리뼈에서도 흔히 관찰되며, 판사이층(diploë)의 확장으로 인한 머리덮개뼈(cranial vault)의 두께 증가로 나타난다. Zimmerman와 Kelley(1982)는 빈혈의 종류에 따른 감별진단에 대하여 보고하였다.

다공성뼈과다증(porotic hyperostosis)은 주로 머리덮개뼈(cranial vault)에 국한되어 나타나는 특징적인 소견이다. 머리덮개뼈의 바깥판이 얇아지거나 완전히 파괴된 것으로서, 체판 또는 산호와 같은 형태를 나타낸다. 빈혈과 관련되어 바깥판과 속판 사이에 있는 판사이층이 비대해진 것으로 추정하고 있다. 다공성뼈과다증은 신체적으로 미성숙한 사람에서 흔히 나타나며, 머리덮개뼈의 다공성(porosity)을 통해 쉽게 진단할 수 있다. 대개 마루뼈(parietal bone) 또는 눈확천장(orbital roof)의 앞가쪽부분에서 볼 수 있고, 양쪽 대칭성으로 나타난다. 눈확천장의 다공성뼈과다증을 **눈확체판(cribra orbitalia)**이라고 하며, 머리덮개뼈의 속면에 생긴 것을 **머리뼈체판(cribra cranii)**이라고 한다(그림 17.10).

이러한 반응성 뼈의 소견에 대한 원인으로 여러 가지가 거론되어 왔다. 북아메리카의 서남부에서 많이 발견되었을 때에는 옥수수 위주의 철결핍성 식이가 그 원인으로 제기되었다. 그러나 Walker(1986)가 농업을 하지 않고 어류를 주식으로 삼았던 캘리포니아 뼈대를 대상으로 연구한 결과, 식이 자체보다는 설사병(diarrheal disease)으로 인한 영양결핍 때문에 다공성뼈과다증이 발생한다고 보고하였는데, Kent(1987)가 이를 뒷받침하였다. 선사시

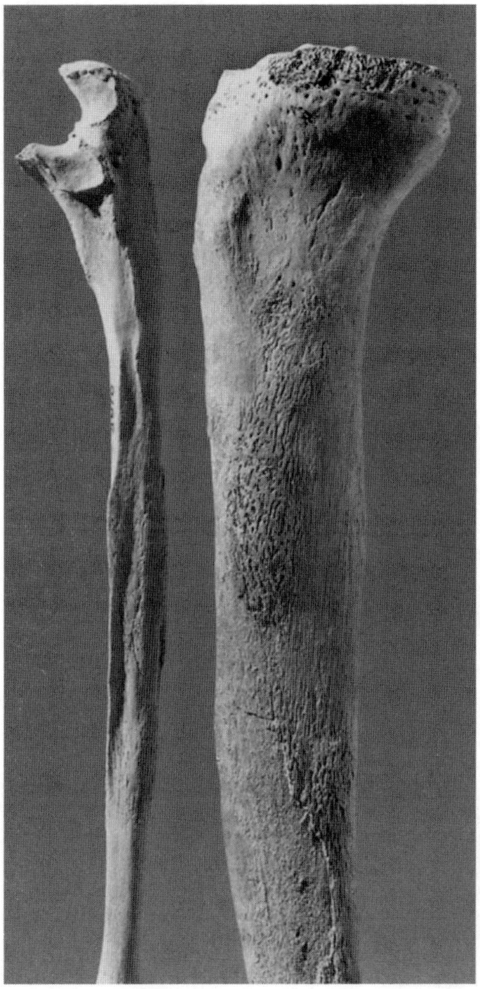

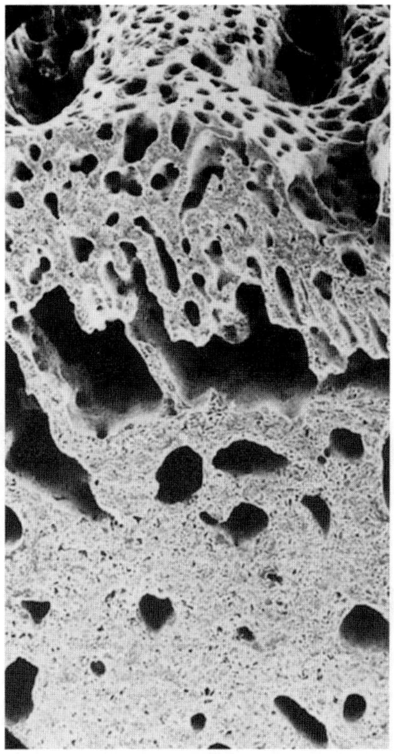

▶ 그림 17.9 **뼈막염.**
왼쪽: 동일한 사람의 오른쪽 정강뼈와 왼쪽 자뼈로서 겉질의 표면에 형성된 반응뼈를 관찰할 수 있음. 자뼈의 뒤모서리는 사망이후에 반응뼈가 떨어져나가 속에 있던 겉질이 노출된 소견임. 선사시대, 캘리포니아. 실제 크기의 반. 오른쪽: 뼈막염이 있는 뼈를 가로절단하여 촬영한 주사전자현미경사진. 약 20배.

대 서남부의 뼈대를 대상으로 연구한 Palkovich(1987)는 불충분한 무기질 식사와 감염이 병합되었을 때 철결핍빈혈이 유발되어 다공성뼈과다증이 발생한다고 보고하였다. Stuart-Macadam(1987a, b)은 뼈와 빈혈 사이의 관련성을 강조하였고, Wapler 등(2004)이 이에 대한 추가 연구를 수행하였다. 선사시대 Libben 인구집단을 대상으로 연구한 Mensforth 등(1978)은 다공성뼈과다증이 감염의 일반적인 합병증이라고 기술하였으며, 앞에서도 언급했듯이 이들은 소아나 청소년의 뼈막염(peiositis)과 다공성뼈과다증 사이에 직접적인 관련이 있음을 보고하였다. 이러한 보고들은 감염에 대항하기 위하여 몸 속의 철을 소모하는 기전의 임상 자료와 잘 들어맞는다. 결과적으로 선사시대 뼈대에서 보는 다공성뼈과다증은 식이에 의한 것이기보다는 감염의 합병증으로 인한 소견이다. 실제로 Stuart-Macadam(1991)은 다공성뼈과 다증이 풍습, 식이, 위생, 기생충, 감염질환 등에 의한 상호작용의 결과라고 단정하였다. 뼈에서 만성질환의 증거를 찾았을 때 그 뼈대의 주인이 환경에 적응하지 못한 결과라고 해석하기보다는 오히려 병원체와 맞서 투쟁한 증거로서 인식해야 할 것이다.

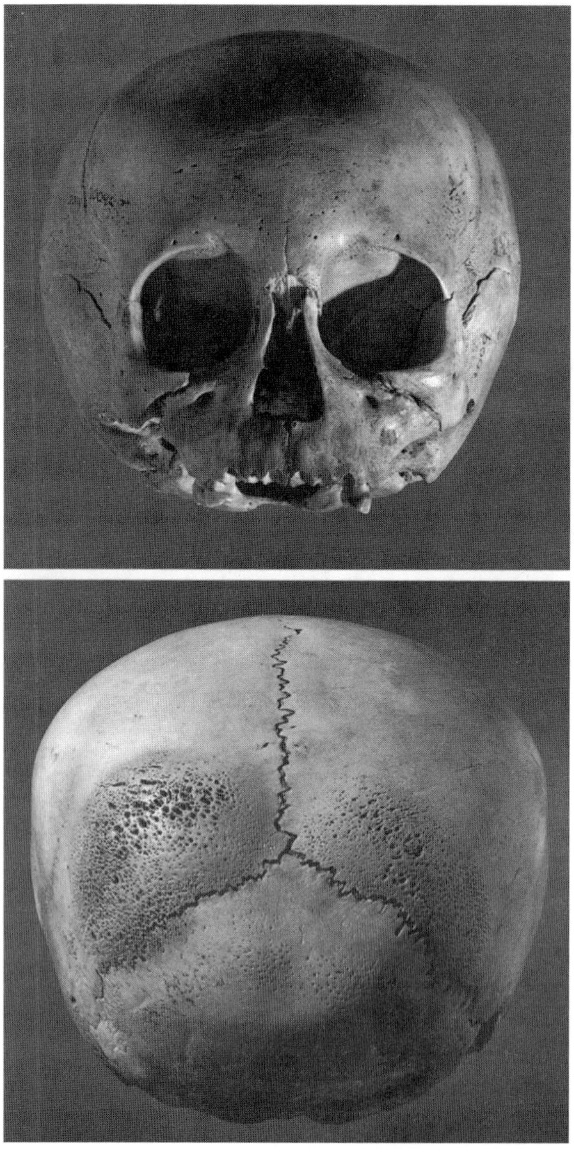

▶ 그림 17.10 **눈확체판, 다공성뼈과다증.** 5세 소아의 머리뼈를 앞아래 및 뒤에서 본 모습. 이마뼈의 눈확천장에서 눈확체판을 확인할 수 있으며, 마루뼈와 뒤통수뼈에서 다공성뼈과다증을 확인할 수 있음. 선사시대, 페루. 실제 크기의 반.

4 대사 및 호르몬 불균형

간략하게 정의하면 뼈의 대사장애(metabolic disorder)란 뼈형성이나 무기질침착이 부족하거나 광범위한 뼈흡수로 인하여 뼈질량이 감소된 질환을 일컫는다. 영양결핍은 대개 대사장애의 범주로 분류하며, 호르몬장애(hormone disturbance)가 있을 경우에도 뼈대의 정상적인 형태가 변하게 된다.

1) 괴혈병

괴혈병(scurvy)은 장기간에 걸친 비타민 C의 섭취부족으로 인하여 발생하는 대사질환이다. 비타민 C는 아교질(collagen)의 생산에 필수적인 영양소이며, 이는 풋뼈(osteoid)의 형성과 밀접한 관련이 있다. 뼈에서 볼 수 있는 괴혈병의 소견은 뼈의 겉질이 얇아지는 현상과 빠른 성장이 진행되는 뼈에서 병적골절(pathological fracture)이 발생하는 것이며, 이러한 소견들은 영아(infant)에서 가장 뚜렷하게 나타난다. 더 자세한 내용은 Matt(2004)의 문헌을 참고하기 바란다.

2) 구루병

구루병(rickets)은 비타민 D가 부족한 식이를 하여 뼈조직의 무기질침착이 저해되는 가장 흔한 영양병(nutritional disease)이다. 석회화되지 않은 풋뼈(osteoid)가 과도하게 축적된 결과 뼈는 연약해지고 쉽게 구부러지게 된다. 이 질병은 1600년대에 처음 소개되었으나 그 원인 영양소는 1920년대에 와서야 밝혀졌다. 구루병은 모든 뼈대에 영향을 미치지만 쉽게 구부러질 수 있고 비틀릴 수 있는 팔다리뼈대에서 그 소견이 가장 뚜렷하게 나타난다. 양쪽 다리가 바깥쪽 또는 안쪽으로 휘어있는 것이 특징적인 소견이다. 성인의 비타민 D 결핍을 뼈연화증(osteomalacia)이라고 하는데, 대부분 단백질, 지방, 칼슘, 인 등이 함께 결핍되는 영양실조(malnutrition)가 있을 때 발생한다. 뼈연화증이 뼈에 미치는 가장 큰 영향은 갈비뼈, 복장뼈, 척추뼈, 골반뼈의 재형성(remodeling)을 증가시켜 병적골절(pathological fracture)이 유발되는 것이다.

3) 뼈다공증

뼈다공증(osteoporosis)은 가장 흔한 노화현상 중 하나로서 뼈질량의 감소로 인하여 뼈에 다수의 구멍이 생긴 질환을 말하며, 비임상적인 경우에는 **뼈감소증(osteopenia)**이라고 일컫는다. 뼈흡수(bone resorption)와 뼈형성(bone formation) 사이의 균형이 무너진 결과로 발생한다. 폐경후(postmenopausal) 여성에서 그 발생빈도가 매우 높은데, 이는 에스트로겐(estrogen)의 생산이 중단되었기 때문이다. 남성은 성장 초기부터 여성보다 더 많은 뼈질량을 유지한 상태로 나이가 들기 때문에 70대나 80대가 되어도 뼈다공증이 발생하지 않는다. 미국에서 뼈다공증에 들어가는 의료비용은 연간 약 70억 달러에 달하며, 뼈다공증으로 인해 골절이 발생한 노인은 연간 약 120만 명에 이른다. 이러한 통계적 수치로 인하여 뼈생물학(bone biology)에 대한 연구, 특히 뼈파괴세포(osteoclast)를 활성화시키거나 비활성화시키는 인자에 대한 연구가 활발히 진행되고 있다. Agarwal과 Stout(2003)의 문헌에는 뼈다공증에 대한 법의인류학적 견해가 제시되어 있다.

4) 내분비장애와 형성이상

뼈의 성장은 대개 뇌하수체(pituitary gland)와 갑상샘(thyroid gland)에서 분비하는 호르몬의 조절을 받는다. 뇌하수체나 갑상샘에 병이 생기면 뼈의 형태도 변하게 된다. **거인증(gigantism)**은 성장호르몬(somatotrophic hormone)의 과도한 분비로 인하여 성장판(growth plate)에 있는 연골이 지나치게 자극된 결과 뼈대의 크기가 비정상적으로 증가하는 질환이다. **말단비대증(acromegaly)**은 거인증과 마찬가지로 성장호르몬의 분비가 증가되어 나타나는 질환이지만 뼈끝(epiphysis)이 닫힌 후에 발생한 것이라는 점이 다르다. 말단비대증의 가장 큰 형태적 특징은 아래턱뼈의 관절돌기(condylar process)가 급성장하면서 아래턱이 길어지고 앞으로 돌출하는 것이다. **난쟁이증(dwarfism)**의 원인은 매우 다양하다. **연골무형성증(achondroplasia)**은 난쟁이증의 유전형태로서 몸통과 머리둥근천장(cranial vault)의 발달은 정상이나 팔다리가 짧고 얼굴이 작은 것이 특징적이다(그림 17.11). 연골무형성증은 선천적으로 뼈끝의 연골형성에 장애가 생기는 유전질환이며, 내분비장애(endocrine disturbance)라기보다는 뼈대의 형성이상(dysplasia)에 해당한다.

5 종양

뼈는 전이(metastasis)에 의한 암(cancer)보다 **육종(sarcoma)**이 더 흔하다. 뼈종양(skeletal tumor)은 대개 다른 조직으로 분화할 세포로 이루어져 있기 때문에 그 양상이 매우 다양하게 나타난다. 현대의학의 분류에 의하면 뼈와 연골 및 섬유결합조직에 생기는 뼈종양의 종류는 40가지 이상이다. 뼈종양을 분류하기 위해서는 조직학적 표본과 생화학적 자료가 필수적이다. 뼈종양은 제멋대로 양성(benign) 또는 악성(malignant)으로 분화할 수 있기 때문에 어디에서 기원한 조직으로 이루어져 있는지에 따라 그 종류을 분류한다. 예를 들어 **다발골수종(multiple myeloma)**은 조혈조직(hematopoietic tissue)에서 발생하는 희귀한 일차악성종양으로서 여러 부위의 다양한 뼈조직에 용해병터(lytic lesion)를 남긴다.

뼈에서 보는 가장 흔한 종양은 **뼈연골종(osteochondroma)**이다. 양성종양으로서 대개 증상이 없다. 항상 뼈끝선(epiphyseal line)에 발생하며 긴축에 수직으로 튀어나와 있다. 흔히 석회화된 힘줄과 비슷하게 생겼다. **뼈종(osteoma)**은 치밀뼈(compact bone)에 생긴 종양으로서 주로 머리덮개뼈의 바깥면에 존재하며, 단추처럼 생겼다 하여 흔히 "button" osteomata 라고도 한다(Eshed 등, 2002). 딱딱하고 치밀한 상아질 모양으로서 전체 인구의 약 1%에서 발견된다. **귀뼈돌출증(ear exostosis)**은 바깥귀길(external auditory meatus)의 안쪽으로 튀어나온 뼈종이다.

뼈에 생기는 육종의 대부분은 성장하는 시기에 주로 발생한다. 여기에는 **뼈육종(osteosarcomata)**, **연골육종(chondrosarcomata)**, **유잉육종(Ewing's sarcoma)** 등이 있다. 이러한 드문 악성종양에 대한 자세한 내용은 Steinbock(1976) 및 Ortner와 Putschar(1981)의 문헌을 참고하기 바란다.

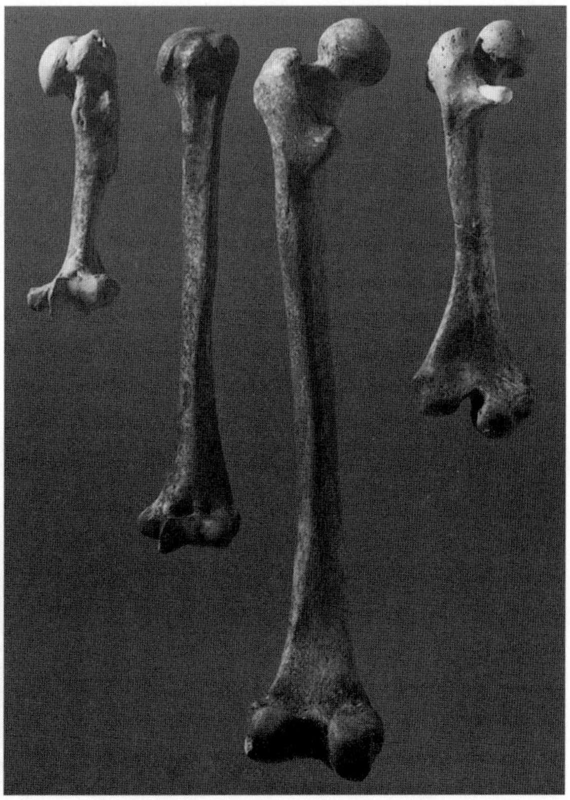

▶ 그림 17.11 **연골무형성증.**
비교를 위하여 정상 성인의 위팔뼈와 넙다리뼈를 가운데에 두었으며, 그 양쪽 끝에 있는 연골무형성 난쟁이의 왼쪽 위팔뼈와 왼쪽 넙다리뼈를 확인할 수 있음. 모두 성인의 뼈이며, 정상인과의 크기 차이를 비교해보기 바람. 선사시대, 캘리포니아. 실제 크기의 1/4.

6 관절염

관절염(arthritis)은 관절 및 주변의 물렁조직(soft tissue)에 생긴 일반적인 염증이다. 뼈와 관절의 감염뿐만 아니라 외상에 의해서도 관절염이 발생할 수 있다(Rogers 등, 1987).

1) 뼈관절염

뼈관절염(osteoarthritis)은 관절염의 가장 흔한 형태로서 관절연골(articular cartilage)의 파괴 및 관절 테두리의 입술모양변형(lipping)과 **뼈곁돌기(osteophyte)**가 특징적인 질환이다. 뼈관절염보다 더 좋은 표현은 **퇴행성관절질환(degenerative joint disease)**이다(그림 17.12~17.14). 뼈관절염의 원인은 대부분 기계적인 요인에 의하여 발생한다. 주로 체중이 실리는 관절, 특히 척추(spine), 엉덩관절(hip joint), 무릎관절(knee joint)에 잘 생긴다. 뼈관절염은 노화현상의 하나이기도 하다. 뼈관절염의 최신 지견은 Epstein(1989)의 문헌을 참고하기 바라며, 미국 선사시대의 관절염에 대한 내용은 Bridges(1992)의 문헌을 참고하기 바란다.

뼈관절염은 주로 나이, 성별, 호르몬, 기계적 자극, 유전적 소인 등의 조합에 의한 일차질환으로 분류되지만 외상이 있거나 다른 세균에 의한 침범과 같은 기타 원인이 있을 경우에는 이차질환으로 분류된다. 이차질환 중에서 세균에 의한 뼈관절염을 **패혈성관절염(septic arthritis, pyogenic arthritis)**이라고 하는데, 흔히 골수염(osteomyelitis)의 합병증으로 나타난다. 개인이나 인구집단을 대상으로 뼈관절염에 대한 양상을 분석하면 선사시대의 생활상에 대한 정보를 얻을 수 있다. 예를 들어 허드슨만의 이누이에스키모족 뼈대를 대상으로 연구한 Merbs(1983)의 문헌에 따르면 역사 기록 및 고고학적 발굴을 종합해볼 때 여성에서 관찰되는 뼈관절염은 동물의 가죽을 벗기고 자르거나 바느질에 의해 생긴 것이지만

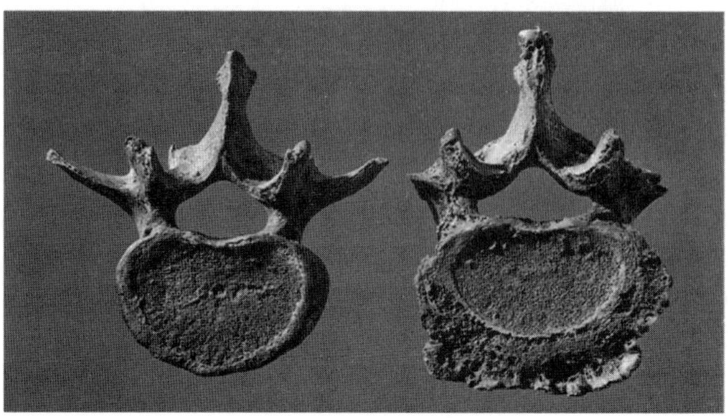

▶ 그림 17.12 **뼈관절염.**
왼쪽의 정상 허리뼈와 오른쪽의 뼈관절염 허리뼈. 척추뼈몸통의 앞쪽 및 가쪽모서리에 생긴 뼈 곁돌기를 관찰할 수 있음. 선사시대, 캘리포니아. 실제 크기의 반.

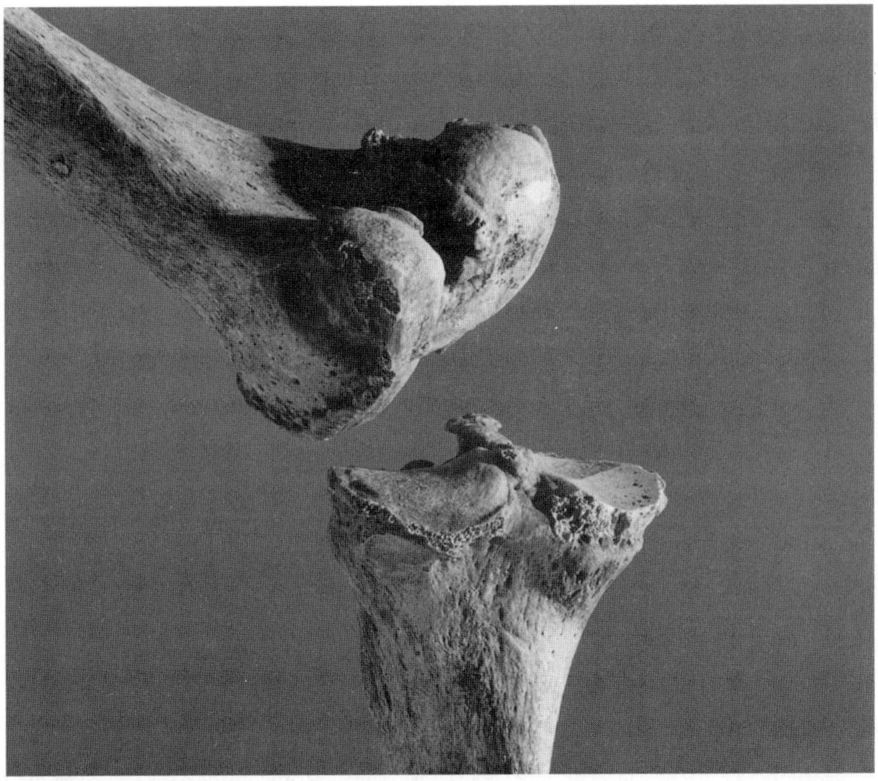

▶ 그림 17.13 **뼈관절염.**
왼쪽 무릎관절을 뒤가쪽에서 본 모습. 넙다리뼈 및 정강뼈의 안쪽관 절융기에서 상아 빛깔의 윤이 나는 상아질화를 볼 수 있으며, 정강뼈의 가쪽관절융기에서 입술모양변형을 관찰할 수 있음. 선사시대, 캘리포니아, 실제 크기의 반.

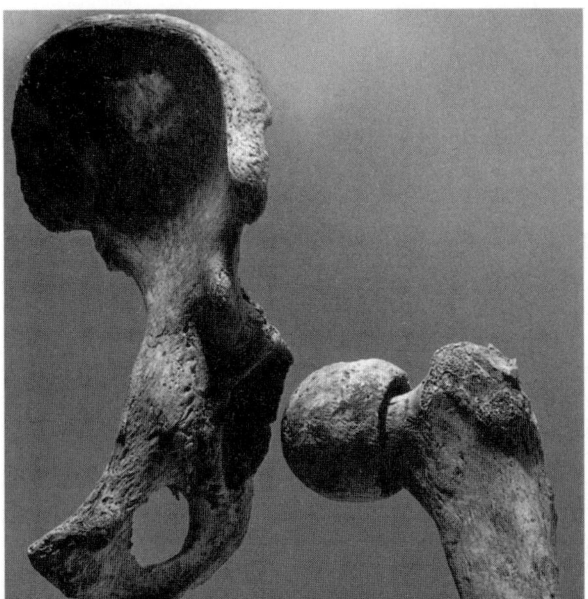

▶ 그림 17.14 **뼈관절염.**
왼쪽 넙다리뼈의 외상으로 인해 발생한 이차뼈관절염. 넙다리뼈머리의 확장 및 변형을 볼 수 있으며, 절구의 주변을 따라 형성된 뼈곁돌기를 확인할 수 있음. 선사시대, 캘리포니아. 실제 크기의 1/3.

남성의 뼈관절염은 작살을 던지거나 카약의 노를 저어 생긴 것이라고 한다.

뼈관절염이 있을 때 흔히 볼 수 있는 소견은 연골의 파괴와 함께 연골밑뼈(subchondral bone)가 노출되어 발생한 **상아질화(eburnation)**이다. 즉 연골밑뼈가 닳게 되면서 상아 빛깔의 윤이 나는 뼈로 변하는 것이다(그림 17.13). 또한 뼈관절염이 있을 때 뼈에서 삐죽 튀어나온 돌기들을 보게 되는데, 이를 뼈곁돌기(osteophyte)라고 한다. 거의 대부분의 60세 이상 노인 뼈대에서 이러한 뼈곁돌기를 관찰할 수 있는데, 특히 하부 등뼈(thoracic vertebra)와 허리뼈(lumbar vertebra)에서 흔히 볼 수 있다. Rogers 등(1987, 1989)은 뼈관절염에 대한 분류체계를 제시하였고, Bridges(1993)는 비교연구 결과를 토대로 뼈관절염의 정도에 대한 분석기준을 제시하였다.

2) 류마티스관절염

류마티스관절염(rheumatoid arthritis)은 중년여성에서 잘 발생한다. 관절염의 정확한 원인은 아직까지 밝혀지지 않았지만 거의 대부분 유전성으로 추정하고 있다. 류마티스관절염은 몸 안의 면역체계가 자신의 연골을 공격하는 자가면역질환이다. 뼈는 융합되고 위축되며, 특히 손과 발에서 이러한 소견이 잘 나타난다. 병터는 좌우에 대칭적으로 존재한다. 고고학 분야에서 류마티스관절염을 보기란 쉽지 않다. Woods와 Rothschild(1988)는 신세계의 뼈대를 대상으로 류마티스관절염에 대한 소견을 보고하였고, Rothschild 등(1990)은 뼈대의 류마티스관절염에 대한 진단 기준을 제시하였다.

3) 강직척추염

관절굳음증(ankylosis)이란 관절의 병적 변화로 인하여 비정상적으로 고정되거나 굳은 형태를 말한다. **강직척추염(ankylosing spondylitis)**은 척주(vertebral column)에 발생하는 만성 진행성 관절굳음증이다. 척추의 주변에 있는 인대는 석회화되며, 척추사이결합(intervertebral joint)은 융합되어 고정된다.

7 치아병리학

치아는 뼈대의 다른 부분과 달리 외부 환경에 직접 노출되어 있어, 외부로부터 가해지는 생리학적, 생물학적 자극에 쉽게 손상을 받는다. 치아병리학(dental pathology)에 대한 연구로 개체 및 인구집단의 건강과 식이에 대한 조사가 더 수월해졌다. 수백만 년 전의 인류

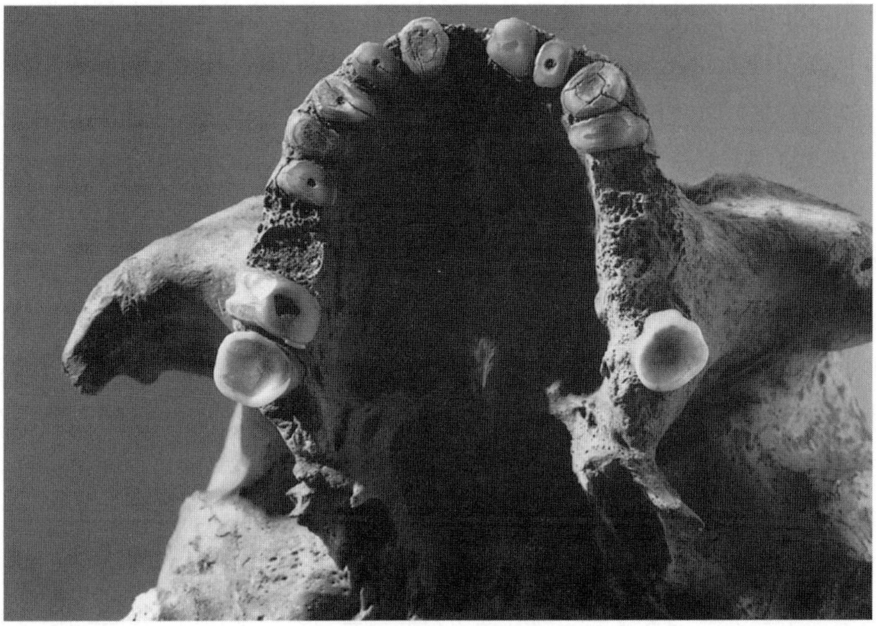

▶ 그림 17.15 **치아마모.**
성인 남성의 치아에 나타난 심각한 교모로서 사랑니를 제외한 모든 치아의 치아머리가 상실되었음. 치아머리가 없어진 이후에는 앞니, 송곳니, 작은어금니, 둘째큰어금니를 이용하여 계속 씹기를 수행한 것으로 판단됨. 이러한 심한 마모는 모래가 포함된 식이를 주로 섭취한 원시인구집단의 노인에게서는 흔히 관찰됨. 선사시대, 캘리포니아. 실제 크기.

나 그 선조들에서는 현대인보다 치아마모가 더 심하게 나타난다. 치아의 마모나 인공적 치아변형은 엄밀히 말해서 치아의 병리학적인 소견으로 볼 수 없지만 편의상 이 장에서 같이 기술하였다. Lukacs(1989)는 치아에 나타나는 질환으로 크게 감염질환, 퇴행질환, 발생학질환, 유전질환 등의 4가지 범주로 분류하였다. 이러한 질환들은 개체의 치아 건강과 강한 상호연관성을 지닌다. 치아마모의 경우 이틀뼈에는 이상 소견이 없으나 마모만 고도로 진행된 경우에 한해서 병적 소견으로 간주된다. Hillson(2002)은 치아우식증(caries)과 치주질환(periodontal disease)을 평가하고 점수화하는 기준을 포함하여 치아병리학에 대한 유용한 고찰을 발표한 바 있다. 19장에서는 치아마모를 통한 유골의 나이추정 방법과 선사시대 사람의 식이에 대한 평가방법 등을 기술하였다. 선사시대 유골의 치열에서는 치아머리가 소실될 정도의 극단적 치아마모가 발생하는 경우를 흔히 찾아 볼 수 있다(그림 17.15).

1) 치아우식증

치아우식증(dental caries)은 사기질(enamel)이나 상아질(dentine)에서 점진적인 탈회(decalcification)가 일어나는 질환이다. 맨눈으로 보았을 때 치아우식증은 사기질 표면의 불투명하게 나타나는 점에서부터 빈 공간으로 상실된 형태까지 매우 다양한 양상으로 관찰된다. **치면세균막(dental plaque)**과 발효성 탄수화물이 포함된 식이는 치아우식증의 발생에 필수적인 요소이다. 치면세균막은 기질과 그 안에 상주하는 세균 군집으로 이루어져 있으며, 치아우식증 병변은 치면세균막이 형성되는 그 어느 곳에서도 발생 가능한데, 특히 치아머리의 씹는면틈(occlusal fissure)이나 치아사이면에 자주 발생한다. 그림 17.16에 거대한 치아우식증 병소가 잘 나타나 있다.

Larsen(1983)은 조지아주 연안 지방 사람들의 치아우식증 발생에 대해 연구한 결과 선사시대에서 농경시대로 올수록 특히 여성에서 치아우식증 이환 빈도가 높아지는 경향을 관찰하였다. 이러한 경향은 남녀 간에 생존식이(subsistence diet)에 대한 차이가 있었음을 알려주며 고고학 자료와 골학 자료를 종합하면 여러 사항에 대한 유추가 가능함을 알려주는 좋은 예이다. Walker와 Erlandson(1986)은 캘리포니아주 연안 지방 사람들에 대한 연구에서 전술한 연구와는 반대의 성향이 나타남을 관찰하였다. 이 지역 사람들은 어장의 개발로 인해 우식증을 유발하는 식물성 음식에서 물고기로 생존식이가 변하여 치아우식증의 유발이 감소되는 경향을 나타냈다.

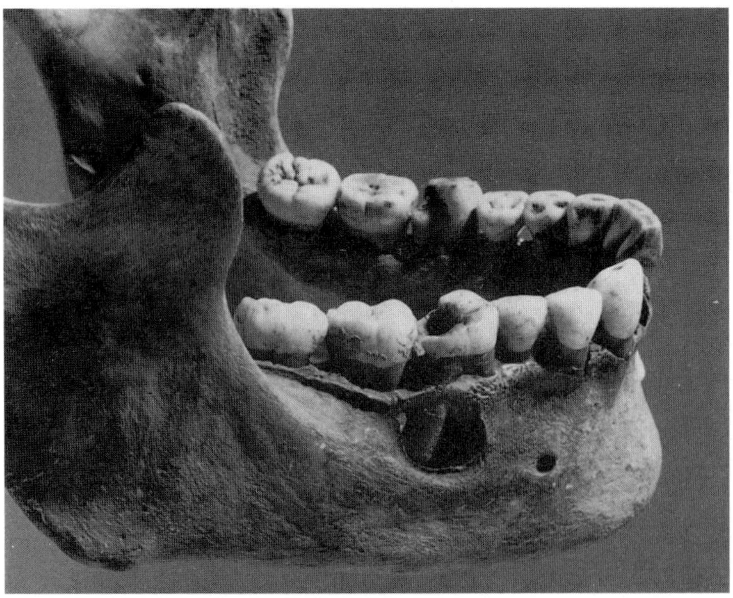

▶ 그림 17.16 **치아우식증.**
양쪽 첫째큰어금니에 생긴 치아우식증 병변이 관찰됨. 치아우식증과 연관되어 나타난 고름집이 오른쪽 턱끝구멍의 뒤위쪽에 위치한 첫째큰어금니의 먼쪽치아뿌리 근처에서 관찰됨. 선사시대, 캘리포니아. 실제 크기.

2) 치아형성저하증

치아형성저하증(dental hypoplasia)은 사기질 형성의 이상이 생겨 주로 치아머리 표면에 선, 오목, 고랑과 같은 결손이 나타나는 현상을 말한다. 사기질조직형성(amelogenesis)은 각 치아머리 씹는면의 정점에서 뿌리 방향으로 진행되며, 치아머리와 치아뿌리가 만나는 치아목의 시멘트사기질경계(cervical enamel line)에서 종료된다. 사기질이 만들어지는 이 시기에 신체에 스트레스가 가해지면 사기질모세포의 활성도가 일시적으로 저하되어 치아 발달이 중지되고 결과적으로 사기질에 결손이 나타난다. 사기질결손은 다양한 형태로 출현하는데, 한 개의 오목에서부터 크게는 고랑의 형태로 나타나기도 한다. 이러한 현상에 대한 점수화는 관찰자 사이에서도 다양하게 평가되기 때문에 Danforth 등(1993)은 여러 다른 연구를 비교함에 있어서 관찰자간편견(interobserver bias)과 관찰자내편견(intraobserver bias)을 고려해야 한다고 주장하였다.

치아형성저하증을 일으키는 요소는 다양한데, 이러한 요소들은 모두 신체의 대사에 손상을 일으키는 것들이다(자세한 사항은 Goodman과 Armelagos(1985), Skinner와 Goodman(1992)의 문헌을 참고하기 바란다). 뼈에 나타나는 해리스선(Harris line)과 같이 치아에서도 개체의 저형성띠(hypoblastic band)를 이용하여 손상이 발생한 나이를 유추할 수 있다. 인구집단에 대한 발생학적 결손에 관한 연구는 선사시대 인구집단의 식이와 질병 유형을 통찰하는 데 많은 도움이 될 수 있다. Goodman과 Rose(1991)는 사기질형성저하증이 선사시대 사람의 식이 추정에 단서가 될 수 있음을 주장하였고, Goodman과 Song(1999)은 형성저하로 발생하는 결손을 이용해 나이를 추정하는 상세한 기준을 제시하였다. 그림 17.17에서 어린이의 송곳니에 나타난 두꺼운 저형성띠와 오목을 관찰할 수 있다.

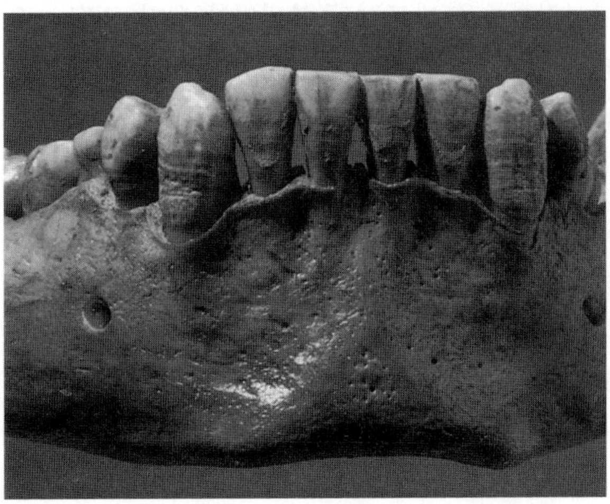

▶ 그림 17.17 **치아형성저하증.**
이 12세 어린이는 송곳니가 발생하는 도중에 대사이상을 겪었음(송곳니의 발생시기에 대해서는 그림 19.1 참조). 대사이상은 양쪽 송곳니 치아머리의 입술면에 나타난 저형성띠로 확인할 수 있음. 앞니의 입술면에는 치석이 존재함. 선사시대, 캘리포니아. 실제 크기.

3) 치아주위조직질환

치주염(periodontitis)은 치아주위조직의 염증 상태이다. 치주염의 경우 치아 주위 물렁조직에 생긴 염증이 질환이 진행됨에 따라 뼈에까지 이환될 수 있다. 사람뼈대에서는 염증으로 인한 이틀뼈(alveolar bone)의 소실로 그 확인이 가능하다. 대개 이틀돌기(alveolar process)에서 수평적 뼈소실의 모양으로 나타나지만 때때로 불규칙하게 파괴되는 경우도 있으며, 심할 경우 해면뼈(cancellous bone)에까지 이환되어 주머니 모양으로 소실되기도 한다. 미생물이 염증의 원인이며 여러 종의 세균이 염증에 관여한다. **고름집(abscess)**은 조직이 파괴되어 생긴 빈 공간에 고름이 국소적으로 차 있는 것이다. 고름집은 종종 치아뿌리끝 주위의 이틀뼈 안에 빈 공간으로 발견되기도 하며, 이를 그림 17.16에서 확인할 수 있다. Clarke와 Hirsch(1991)는 이틀뼈에 영향을 주는 요인에 대하여 기술한 바 있다.

4) 치석

치석(dental calculus)은 치면세균막이 석회화되어 치아 표면에 침착된 것이다. 치석에 음식물 찌꺼기가 달라 붙는 현상을 이용하여 Dobney와 Brothwell(1986)이 선사시대 사람의 식이를 확인한 결과를 발표한 바 있다. 그림 17.17에서 침착된 치석을 관찰할 수 있다.

5) 인공적 치아 변형

치아에 영향을 미치는 다양한 문화 풍습이 존재한다. 어떤 문화에서는 인공적으로 치아를 훼손하기도 하고 또한 반복된 습관으로 인한 외상이 치아에 남기도 한다. 치아에 홈을 파던지 또는 색을 입히기도 하며 심지어는 미용적인 이유로 치아를 **뽑기(evulse)**도 한다. Brothwell(1981)은 치아, 특히 앞니에 나타난 여러 가지 모양의 장식을 도식화한 바 있다. 이러한 인공적인 변형과 치아형성저하증은 반드시 구분되어야 한다. Milner와 Larsen(1991)은 치아에 나타나는 줄질(filing), 치아를 조각낸 것(chipping), 속넣기(inlay)와 같은 치아 변형을 **치아훼손(dental mutilation)**으로 칭하였으며, 고의로 앞니를 뽑은 것을 **절제(ablation)**라고 표현하였다.

Frayer(1991)와 다른 연구자들은 치아사이면에 나타난 고랑이 때때로 이쑤시개 등으로 인해 인공적으로 나타나는 점을 지적하였다. 이러한 현상은 비단 현대인뿐이 아니라 심지어 이백만 년 전의 영장류의 치아 화석에서도 관찰된다. Hlusko(2003)는 이러한 고랑이 이쑤시개의 용도로 사용된 식물 줄기로 인해 형성된다고 보았다. Fox(1992)는 사람 치열(dentition)에 나타난 문화적인 줄무늬에 대한 문헌을 고찰하면서 특히 구석기시대 사람들에서 위턱 앞니의 입술면(labial surface)에 나타난 빗선 자국의 방향성을 이용하여 주로 사용하는 손이 어느 쪽인지 추정하는 연구가 여럿 있음을 주목하였다. 이 자국은 치아를 이용하여 음식물을 고정한 상태에서 음식물을 돌 도구로 자를 때 생긴 것으로 여겨진다.

8 직업

법의인류학이나 고고학 분야에서 뼈대를 통해 그 사람의 직업과 사회적 지위를 알아내는 것이 매우 중요하다. Steele(2000)는 뼈를 분석하여 손잡이(handedness)에 대한 판단기준을 제시하였으나, 손잡이는 직업과도 매우 밀접한 관련이 있다. Kennedy(1989)는 인류학 및 임상 분야에서 수행한 직업에 대한 연구기록을 정리하였다. Waldron(1994)은 고대인의 삶에 대한 많은 것을 알아내려는 열정이 뼈전문가로 하여금 환경적 자극, 출산력, 사회적 지위, 직업 등에 대한 지나친 요구를 갖게 만든다고 꼬집었다. 이 말처럼 뼈에 생긴 병터를 보고 그 원인이 무엇인지 샅샅이 알아내려고 한다거나, 휘어진 다리뼈, 척추변형, 뼈관절염 등을 보고 그 사람이 말 타는 사람, 투석하는 사람, 베 짜는 사람, 옥수수 빻는 사람 등이었을 것이라고 추정하는 몇몇 뼈전문가도 있다.

특히 고고학 분야에서는 직업이나 사회적 지위에 대한 정보가 보다 중요하기 때문에 뼈대의 신원확인 등과 같은 작업을 등한시하는 경우도 많다. Waldron(1994)의 문헌에서처럼 뼈관절염이 어느 부위에 분포하는지를 파악한 다음 직업을 추론하는 것이 좋은 출발점일 것이다. 그는 뼈관절염과 직업에 대한 현대 임상자료가 많이 있기 때문에 아는 것에서부터 시작하여 모르는 것을 추정해나가는 것이 좋다고 보고하였다. 또한 특정한 직업에 들어맞는 특정한 관절염은 존재하지 않는다고도 보고하였다. 실제로 성별, 인종, 몸무게, 운동, 유전적 소인 등의 주어진 소견들이 질병의 발생에 영향을 미치는 중요한 인자들이며 이 사실이 그렇게 놀랄 만한 것도 아니다. Waldron(1994)은 직업이 뼈관절염의 유일한 원인은 아니기 때문에 주어진 소견만으로는 그 사람의 직업을 단정할 수 없다고 결론지었다. 더욱이 관절염이 발생하는 데 중요한 직업적 행동이 의심되는 경우에서도 그것이 관절염의 발현에 기여한 유일한 요인은 아니다. 노동자가 손가락에 관절염이 잘 생긴다고 해서 손가락관절염이 있는 사람이 모두 노동자는 아니기 때문이다. 하나의 뼈대만으로는 예견된 것을 단정할 수 없다.

그러나 인구집단의 수준으로 분석을 넓히면 예견의 전망이 밝아진다. 뼈관절염의 양상을 단독 및 인구집단 수준에서 총괄하여 분석하면 그 집단의 생활상을 밝히는 것이 가능하다. 캐나다 이누이족의 카약 노젓기, 작살 던지기, 바느질 등과 같은 생활상에 대한 파악은 인구집단 전체의 뼈대 분석을 통해 이루어진 것이다(Merbs, 1983). 헨리 8세의 전함인 서기 1545년 메리로즈호의 선원들에 대한 Stirland(1992)의 연구는 좀 더 작은 제한된 인구집단을 대상으로 이루어진 분석이었으며, 따라서 직업과 고병리학과의 연계가 가능할 수 있었다. 그러나 해당 사례가 좋은 경우일지라도 인구집단 중에서 단 하나의 뼈대에서만 발견된 관절염만으로는 어떤 추론도 불가능하다. Waldron(1994, p.98)은 "뼈대에 있는 사소한 소견을 극대화시켜서 완벽한 논리로 전개할 경우 학문적 역량에 치명적인 악영향을 미칠 것이다"라고 경고하였다. 뼈전문가는 단독 뼈대나 인구집단의 뼈대를 대상으로 식이, 질환, 인구학, 직업 등에 대한 추론을 전개함에 있어 반드시 신중한 입장을 취해야 한다.

Chapter

18

실험실에서의 분석과정 및 보고

분석의 과정은 현장에서 시작하여 실험실까지 연결된다. 유골의 발굴에서부터 이동, 전처리 그리고 실험실까지 옮기는 과정까지를 2장에서 설명하였다. 이 장에서는 사람의 뼈에 대해 실험실에서 일반적으로 적용시킬 수 있는 분석방법들을 소개하고자 하며 분석 결과의 해석 및 보고에 있어 필요한 사항들을 설명하고자 한다. 사건 및 유골을 담당하는 기관의 표준운영절차(Standard Operating Procedures, SOPs)를 반드시 지켜야 하며, 특히 법적인 사안인 경우 더욱 준수하여야 한다(2장 참조). 항상 제시된 증거관리 연속과정(chain of custody)에 따라 분석을 시행해야 하며 기록을 해야 하고 유골에 대한 보안을 철저히 지켜야 한다.

1 실험실 환경

뼈 분석에 있어서 정확한 결과를 얻고 유골의 손실을 최소화하기 위해서는 올바른 실험과정, 실험에 적합한 환경, 적절한 장비의 활용이 필수적으로 뒷받침되어야 한다. 모든 작업은 뼈에 가해지는 충격을 줄여주는 깔개 위에서 진행되는 것이 무엇보다 중요하다. 뼈 표

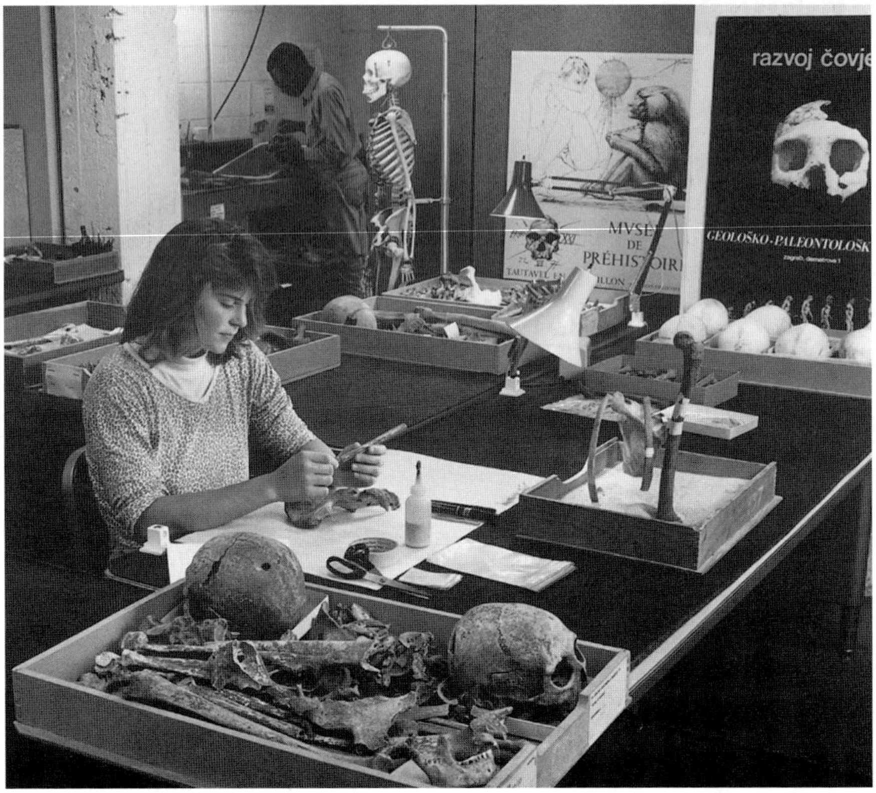

이 사진에서 뼈전문가는 조각난 뼈들의 연결관계를 확인하고 있음. 연결관계를 확인하면 접착제를 사용하여 붙인 다음 접착제가 마르는 동안 형태가 변형되지 않도록 모래상자를 이용하여 연결된 뼈를 지지해줌. 이러한 조립과정 동안 연결관계를 참고할 수 있는 표본들이 실험실 안에 준비되어야 함. 뒤에서는 뼈전문가가 세척과 건조 작업을 하고 있음.

본들이 딱딱한 표면 위에 놓이거나 구르지 않도록 항상 신경을 써야 한다. 잘 보존되고 튼튼해 보이는 뼈조차 측정에 사용하는 도구보다는 약하기 때문에 뼈전문가들은 도구를 사용할 때 표본이 부서지거나, 뚫리거나, 긁히는 손상뿐만 아니라 그 밖에 예상되는 모든 손상에 대해 조심해야 한다. 손가락으로 뼈 표본을 건드리거나 찌르다 보면 손상이 쉽게 발생할 수 있으며, 특히 머리뼈처럼 약한 부분들은 더욱 그러하다.

뼈에 대한 실험과정은 조명시설을 잘 갖춘 실험실에서 진행되어야 한다(그림 18.1). 형광등은 빛을 방 전체로 퍼뜨리므로 뼈 관련 작업에 적합하지 않다. 뼈의 자세한 생김새를 관찰하기 위해서는 뼈를 직접 비춰주는 조명이 필요하므로 위치 조정을 할 수 있는 팔이 달린 밝은 단일 조명을 사용할 것을 권장한다. 한 방향에서 나오는 광원을 사용하고 뼈 표면을 자세하게 비추도록 광원의 위치를 조정하다 보면 뼈의 미묘한 형태와 변형을 부각시켜 관찰할 수 있다.

유골에 대한 발굴과 분석을 하다 보면 여러 종류의 생물학적 그리고 화학적 위험에 노출될 수 있다는 것을 유념해야 한다(Galloway와 Snodgrass, 1998).

2 보존

뼈의 형태를 보존하기 위해 발굴과 그 이후 과정에서 여러 방법을 활용할 수 있다. 여러 종류의 보존처리제 또는 경화제가 있으며, 대부분 물에 녹거나 아세톤에 녹을 수 있는 물질들이다. 아세톤에 녹고 Vinac이라는 제품명으로 알려진 폴리비닐아크릴레이트(polyvinylacrylate, PVA), 유기용매에 녹는 폴라로이드 B72(Poraloid B72)와 베다크릴(Bedacryl), 부티바(Butvar) 등이 대표적으로 사용된다. 순간접착제로 많이 알려진 시아노아크릴레이트(cyanoacrylate) 다양한 점도가 다양하며, 접착을 한 뒤에 접착물질을 제거할 수 없지만 법의학적 정황에서 심하게 타버리거나 재가 되어 버린 치아머리는 반드시 필요한 증거이므로 이 접착제를 사용하여 형태 보존을 시도할 수도 있다(Mincer 등, 1990). Johnson(2001)은 현재 뼈 작업에서 사용되고 있는 경화제에 대해 고찰한 바 있고 Rossi 등(2004)은 얇게 조각나거나 화장된 유골에 대한 이 물질들의 사용을 보고한 바 있다. 뼈 표본들을 보관할 연구소의 보존처리전문가로부터 선호하는 보존제에 대하여 자문을 얻는 것이 도움될 것이다.

보존제에 따라 올바른 희석과정을 거치는 것이 중요하다. 보존처리에 있어서 대부분의 실패는 용액을 충분하게 희석시키지 않아서 발생한다. 이렇게 되면 물질이 뼛속으로 깊이 침투하지 못하게 되고 이로 인해 뼈의 겉은 단단해도 속은 약한 상태가 된다. 따라서 보존처리제 용액의 농도를 5~10% 정도가 되게 하여 물과 비슷한 상태의 용액을 뼈에 침투시킬 것을 권장한다. 뼈 표본을 용액에 담근 다음 철망 위에서 건조시키는 것이 좋다. 용액에 담글 때 손상이 예상되는 약한 뼈들은 용액을 발라주도록 한다. 유기용매제는 인화성 물질이고 흡입을 할 경우 건강에 좋지 않으므로 이러한 물질을 사용할 때는 매우 조심하여야 한다.

3 준비

뼈의 상태와 발굴현장의 상황에 따라 뼈에 대한 실험 전 준비, 즉 세척에 매우 다양한 방법을 적용시할 수 있다. 법의학적 정황에서는 특별한 처리가 필요하며, 이 절의 마지막 문단에서 따로 설명하였다. 뼈의 형태가 잘 보존되었다면 세척제나 다른 첨가제를 사용하지 않고 붓, 나무로 만든 소식자, 에어스프레이를 이용하여 미지근한 물로 수세한다. 한 번에 한 개의 뼈 표본에 대하여 수세하도록 한다. 발굴현장이든 실험실에서든 수세 시 망을 깔고 작업을 하여 작은 뼈들이 소실되지 않도록 한다. 수세하는 물이 흙탕물이 되면 작은 조각이 떨어져나가 수세용기 바닥의 침전물 속으로 묻힐 수 있으며, 하수도로 소실될 수도 있다. 수세용기와 망을 자주 세척해주고 작업할 개체가 바뀌면 반드시 용기와 망을 세척하고 조각을 확인한다. 습도에 따라 달라지겠지만 수세를 마친 뼈는 그늘에서 망으로 만든 선반 위에 놓고 24시간에서 48시간 정도 건조시킨다. 팬에 의해 공기가 순환하는 건조장을 제작하여 이용하면 건조과정을 단축시킬수 있다. 뼈 표면이 박리될 수 있으므로 열을 이용한 건조를 하지 않도록 한다.

화석의 경우 좀 더 섬세한 준비방법이 필요하다. 화석은 종종 뼈보다 더 단단한 물질에 싸여있을 수 있다. 아세톤, 페인트 시너, 또는 물을 이용하면 이러한 물질을 부드럽게 만들 수 있다. 매우 중요한 화석 표본은 실험 준비 전 상태를 기록해야 하므로 수세 전에 반드시 주형을 만들어야 한다(18장 8절 참조). 수세 전에 뼈를 둘러싼 물질은 이후의 조사를 위해 일부를 떼어내 표본으로 보관하도록 한다. 이러한 표본은 뼈가 놓인 지층에 대한 정보를 제공하여 지리적 및 공간적 **기원(provenience)**을 알 수 있게 해준다.

실험 전 준비를 위한 도구 및 방법으로는 다음과 같은 것이 있다.

- 망치와 끌. 이 도구는 오랜 세월 동안 사용되었으며 많은 화석이 증명해주듯이 도구를 사용한 흔적을 지니고 있다. 작업을 빨리 끝낼 수 있는 이점이 있는 반면 표본에 대해 충격을 가하고 정교하게 사용하기 힘든 단점이 있다.
- 치과용 드릴. 작업속도가 매우 빠르나 위험한 도구이다. 좋은 절단력을 지니면서도 망치와 끝보다는 정교한 작업이 가능하고 표본에 가해지는 충격도 적은 이점이 있다. 그러나 갈리는 면이 표본의 표면에 닿지 않도록 극도의 주의가 필요하다.
- 양안현미경과 치과용 쑤시개(pick). 화석에 대한 실험 전 처리에 사용하는 도구 중 가장 효과적인 도구이다. 작업자는 아주 정교하게 도구를 사용할 수 있고 표본에 대한 손상도 거의 없다. 반면 상당한 작업시간과 작업자의 인내심이 필요하다.
- 산 처리. 희석된 아세트산, 개미산, 염산은 화석을 둘러싸고 있는 물질을 녹이는 데 사용될 수 있다. 이 방법은 표본의 자세한 형태를 드러낼 수 있게 해주지만 표본 자체에 손상을 주고 표면을 부식시킬 수 있으며 표본의 구조적 성질을 약화시킬 수 있으므로 주의를 게을리하면 안 된다. 산을 사용할 때 실험실은 사고에 대한 예방조치와 시

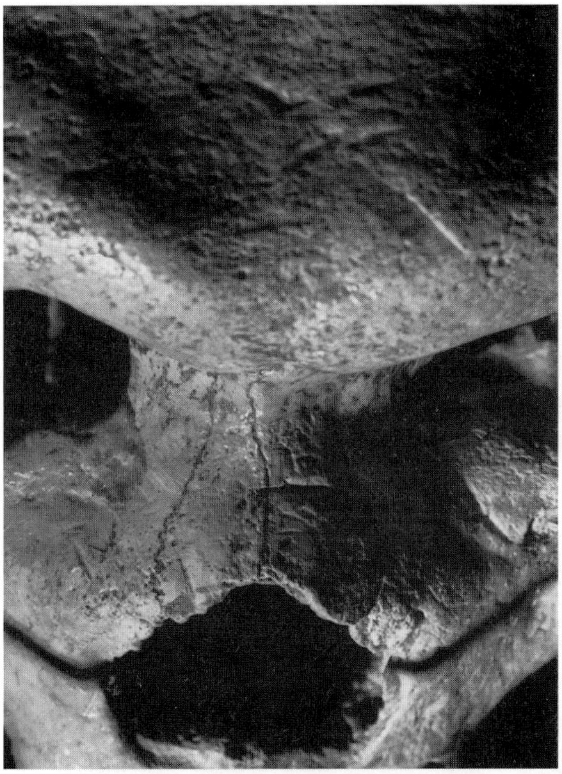

▶ 그림 18.2 **그리스의 페트라로나(Petralona)에서 발견한 홍적세 시기의 사람 머리뼈.** 실험실에서 생긴 손상이 보임. 계측도구를 움직이면서 왼쪽 코뼈의 표면을 긁은 흔적이 있고 왼쪽 눈확 위에 줄질을 한 흔적이 있음. 실제 크기.

설을 갖추어야 한다.

- 공기를 이용한 침식(air abrasion). 분사기(sandblaster)처럼 표본 주위의 물질을 향해 입자를 쏘아줌으로써 세척한다. 충격 없이 빠르게 작업할 수 있다. 그러나 침식시키는 입자들이 오히려 자세한 형태를 애매하게 만들거나 뼈와 치아의 표면의 윤을 없앨 수 있다. 덧붙여 표본의 표면에 균열이 있으면 입자가 균열 속으로 들어갈 수 있으므로 입자의 조절이 어려워진다.

화석에 대한 실험 전 준비과정에서 가장 중요한 것은 인내심과 경험이므로 숙련된 사람으로부터 도움을 받거나 조언을 얻는 것이 좋다. 위에서 언급한 것처럼 모든 기술마다 위험요소를 안고 있다. 중요한 화석을 처리하는 데 있어서 과감하게 처리한 뒤 사과하는 것보다 안전하게 보존하는 것이 더 낫다. 실험 전 처리 이후 관찰되는 손상들은 이전 작업자들이 얼마나 부주의했는가를 보여준다(그림 18.2~18.3).

법의학적 정황에서는 살이 붙어 있는 경우가 있으므로 특별한 처리기술이 추가된다. 대부분의 살은 절단도구를 이용하여 조심스럽게 제거한 다음 효소 기반의 세제와 같은 화학물질을 첨가하거나 하지 않은 상태에서 검체를 끓일 수 있다. 살을 제거하는 다양한 기술에

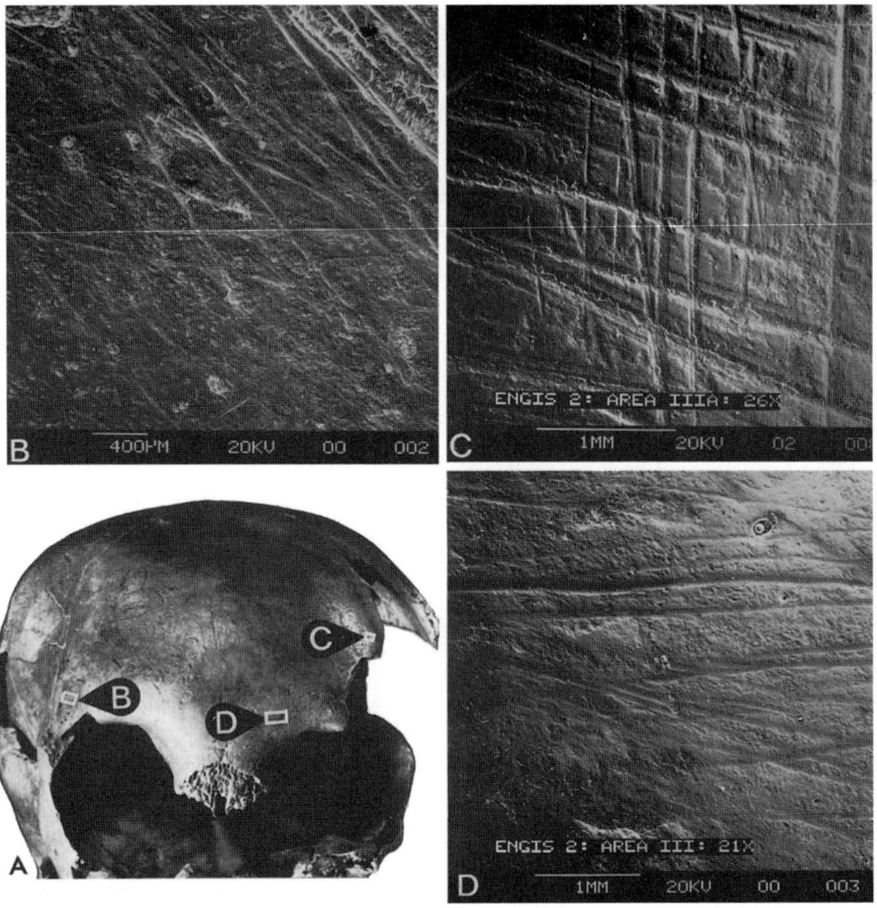

▶ 그림 18.3 **벨기에의 앙지(Engis)에서 발굴된 소아 네안데르탈인의 머리뼈를 정면에서 본 사진.**
(A). 도면확대기의 바늘에 의해 정중선을 따라 생긴 긁힌 흔적과 회반죽을 이용하여 재건된 부분을 사포로 연마하면서 생긴 왼쪽 이마뼈의 모서리를 따라 생긴 손상 흔적. 이 흔적은 처음에 네안데르탈인의 매장 의식의 증거로 해석되었으나(Russell과 LeMort, 1986) White와 Toth(1989)에 의해 잘못된 해석으로 밝혀짐. 주사전자현미경사진이 사포질의 흔적임을 보여줌(B~D). 왕복으로 사포질을 1회 실시하면서 생기는 두 줄의 긁힌 흔적이 특징적임. 이 그림은 고배율의 주사전자현미경이 뼈의 변형을 조사하는 데 적합한 장비임을 시사함.

대해 Hilderbrand(1968)와 Mori(1970), Fenton 등(2003)의 문헌을 참고하기 바란다. 살과 같은 물렁조직을 제거하기 전에 이 부위에서 증거를 찾는 법의병리학자와 상의해야 한다. 경우에 따라 물렁조직 안에 있는 곤충의 애벌레도 사건의 중요한 단서가 될 수도 있다.

4 복원

복원은 부서진 뼈의 조각들을 다시 조립하는 것을 말하며, 뼈에 대한 자세한 지식을 요구한다. 뼈 조각의 쪽과 위치를 식별할 수 있는 능력은 조립이 가능한 뼈들을 쉽게 확인할 수 있게 해준다. 조각난 뼈의 복원은 조각그림맞추기보다 더 어렵다고 하지만 이러한 표현을 과장된 것으로 조각난 뼈는 퍼즐의 조각보다 더 많은 위치정보를 보여준다. 숙달된 뼈전문가라면 복원과정은 쉽고 빠르게 이루어진다(그림 18.1, 뼈전문가가 복원작업을 하고 있음). 의도하지 않은 실수나 잘못된 복원을 바로 잡기 위해서는 조립 이후 용해시킬 수 있는 접착제를 사용해야 한다. 다음은 복원을 위한 지침사항이다.

- 나중에 녹일 수 있는 접착제를 사용할 것. 향후에 연구할 사람들이 복원과정에서 생긴 의도성이 없는 실수를 바로 잡을 수 있게 해줘야 한다.
- 서두르지 말 것. 실험 전 처리에서처럼 인내심과 경험은 복원에 있어 매우 중요하다.
- 얼굴머리뼈와 머리덮개뼈는 따로 복원한 뒤 합칠 것. 정확한 머리폭에 맞추어 복원하려면 아래턱뼈의 관절돌기 사이의 폭을 참고한다.
- 물에 녹지 않는 접착제를 사용한다면 접착될 뼈들이 완전히 건조되었는지 확인할 것.
- 서로 연결된다는 확신이 들 때까지 접착제를 사용하지 말 것. 필요하다면 현미경을 사용하여 확인한다.
- 연결될 면에 부스러기가 없는지 확인할 것. 뼈의 얇은 조각, 실험 전 처리에 사용된 모래와 같은 입자, 보존제 등은 연결면이 맞아도 뼈 조각들의 정렬을 어그러트릴 수 있다.
- 조각을 맞추기 위해 색깔과 질감을 비교하고 무엇보다 해부학적 관계가 맞는지를 살필 것.
- 치아가 그 치아확과 확실하게 대응한다는 확신이 있기 전에는 치아를 접착시키지 말 것. 치아의 이웃면이 정확한 치아의 위치를 알려주는 데 더 도움이 된다.
- 뼈 사이에 채워지지 않는 틈이 있다고 해서 너무 그 부분을 무리하게 조립하지 말 것. 차라리 마스킹테이프를 이용하며 임시적으로 연결만 시켜놓는다. 그러나 두세 달 이상 동안 마스킹테이프를 붙힌 상태로 놓아두지 말아야 하며, 테이프를 제거할 때 뼈의 표면이 박리되지 않도록 주의한다. 연결이 정확하다고 확신할 때 테이프를 제거하고 접착제를 사용하여 부서진 표면을 조립한다.
- 필요할 경우에만 없는 부분을 새로 재건(reconstruction)할 것. 석고를 사용하거나 온열판 위에서 파라핀 왁스와 석고를 1:1로 섞은 혼합물을 사용한다. 파라핀을 고온으로 가열시키지 말아야 한다. 방금 언급한 재건 재료는 작업하기 편하고 쉽게 제거할 수 있다. 이와 반대로 플라스티신(plasticine)으로 알려진 세공용 점토는 기름기가 많아서 임시적으로 빈 부분을 메워야 할 때만 사용한다. 재건이 완료된 후에는 진짜 뼈

의 표면과 새로 복원한 부분 사이의 경계를 확실하게 구분해야 한다. 재건된 부분은 주관적이고 단면에 대한 정보가 유용하지 않으므로 원형으로 인정되지 않는다.

- 조립하는 동안 조각들의 위치를 잡기 위해 모래상자와 중력을 이용할 것. 조립된 부분의 한쪽은 모래에 박히도록 하고 다른 쪽은 균형을 맞추어 위를 향하게 한다. 일시적으로 마스킹테이프가 접착부분을 지지하게 해준다(그림 18.1).
- 나무나 유리로 만든 막대를 사용하여 연결된 부분을 보강하고 그 부분의 움직임을 제한시킬 것.
- 나중에 뼈 표본에 사용될지도 모르는 주형 제작용 고무와 친화적이지 않은 접착제, 보존처리제, 재건용 재료를 사용하지 말 것. 뼈 표본에 이것들을 사용하기 전에 주형 제작용 고무와의 화학적 친화성을 검토해야 한다.
- 일부 표본에 있어서 완벽한 복원이 불가능하다는 것을 잊지 말 것. 골절이 아닌 뒤틀림에 의한 뼈의 변형이 있다면 정확한 복원을 불가능하게 한다.

5 개체구분

뼈전문가는 종종 하나 이상의 개체를 포함하는 뼈들을 구분해야 하는 상황에 직면하게 된다. 양측성으로 나타나는 비계측 특징뿐만 아니라 나이, 크기, 성별은 개체구분에 있어 가장 중요한 항목이다. 관절면 또는 인접면의 일치는 뼈끼리의 연관을 시사하는 단서로 제공되며 또한 뼈의 색깔, 풍화된 정도, 손상받지 않은 정도와 같은 보존 상태도 개체구분 시 사용되는 항목이다.

유골들이 몰려있는 현장에서 **최소개체수(minimum number of individuals, MNI)**는 발견된 모든 뼈대구성 요소를 고려하여 구분할 수 있는 최소 숫자의 개체수를 말한다. 예들 들어, 현장에 왼쪽 위팔뼈머리의 조각과 왼쪽 위팔뼈 먼쪽의 조각이 있다면 몸통이 없다고 할지라도 두 조각에서 나타난 나이 특징이 뚜렷하게 다르지 않는 한 이 두 조각은 하나의 개체일 가능성이 높다. 따라서 이 현장의 뼈를 두 개체로 구분할 수 도 있지만 최소개체수(MNI)는 한 명이 된다.

유골이 있는 현장에서 최소개체수를 산정하기 위해 다음과 같은 과정에 따르다.

- 먼저, 사람이 아닌 요소를 모두 제거할 것.
- 뼈대의 위치와 쪽에 따라 뼈를 구별할 것.
- 오른쪽으로 구분된 뼈를 이용하여 최소개체수를 산정할 것. 조각들 사이의 모든 연

결 가능성을 고려하고 각 조각으로부터 나이를 추정해야 한다.

- 왼쪽으로 구분된 뼈를 이용하여 같은 방식으로 최소개체수를 산정할 것. 그 다음으로 왼쪽 뼈와 오른쪽 뼈가 서로 한 개체로서 일치하는지를 확인한다. 일치한다면 최소개체수가 더 증가하지는 않는다.
- 오른쪽 뼈에 대해 나이 특징 또는 형태적으로 일치하지 않는 왼쪽의 뼈가 있으면 일치하지 않는 왼쪽 뼈의 수를 최소개체수에 더한다.

위와 같은 방식을 짝을 이루는 뼈와 짝을 이루지 않는 뼈에 대해 모두 시행한 다음 가장 큰 수의 최소개체수가 그 현장의 최소개체수로 결정된다.

만약 성인이고 소실된 치아가 없는 두 개의 오른쪽 위턱뼈, 세 개의 성인 왼쪽 넙다리뼈, 한 개의 소아 오른쪽 넙다리뼈, 두 개의 엉치뼈, 네 개의 성인 오른쪽 발꿈치뼈, 간니의 특징을 가진 세 개의 오른쪽 위턱 안쪽 앞니가 현장에서 발견되었다면 오른쪽 위턱뼈에 있는 두 개의 안쪽 앞니와 분리된 세 개의 오른쪽 위턱 안쪽 앞니를 통하여 다섯 명의 성인을 추정하고, 한 개의 소아 오른쪽 넙다리뼈를 통해 한 명의 소아가 추정되므로 이 현장의 최소개체수는 여섯 명이 된다. 최대개체수는 연결되지 않고 일치하지 않는 모든 뼈의 수를 합하여 결정한다. 앞에서 말한 현장의 경우에는 15명이 된다. 또 다른 예시는 그림 18.4를 보기 바란다.

6 계측 및 분석

골학은 과학적 연구에 바탕을 두므로 정확하고 명백한 방법으로 다른 연구자에게 결과를 전달해야 한다. 골학 연구를 통해 관찰한 사실을 전달하기 위한 가장 편리하고 효과적인 방법은 관찰한 사실을 정량화시키는 것, 즉 숫자로 표현하는 것이다. 따라서 누군가 다른 연구자에게 특정 치아에 대한 정보를 주고자 한다면 그 치아를 계측하고 특징을 산출하는 것이 가장 간단한 방법이다.

컴퓨터단층촬영과 레이저표면스캔기술과 같은 기술의 발전에 힘입어 계측값을 디지털적으로 얻는 것이 가능해졌고, 컴퓨터 화면에 연구 중인 표본의 형태를 표시하여 다루는 것이 가능해졌다. 이러한 기술적 능력은 쉽고 빠르고 정확하게 자료를 획득하고 전달하는 것을 가능하게 해주었다. 희귀하고 가치 있는 표본들은 컴퓨터단층촬영 또는 레이저표면스캔을 통해 디지털화시켜 영구적인 자료로 보관될 수 있다(Ousley와 McKoewn, 2001;

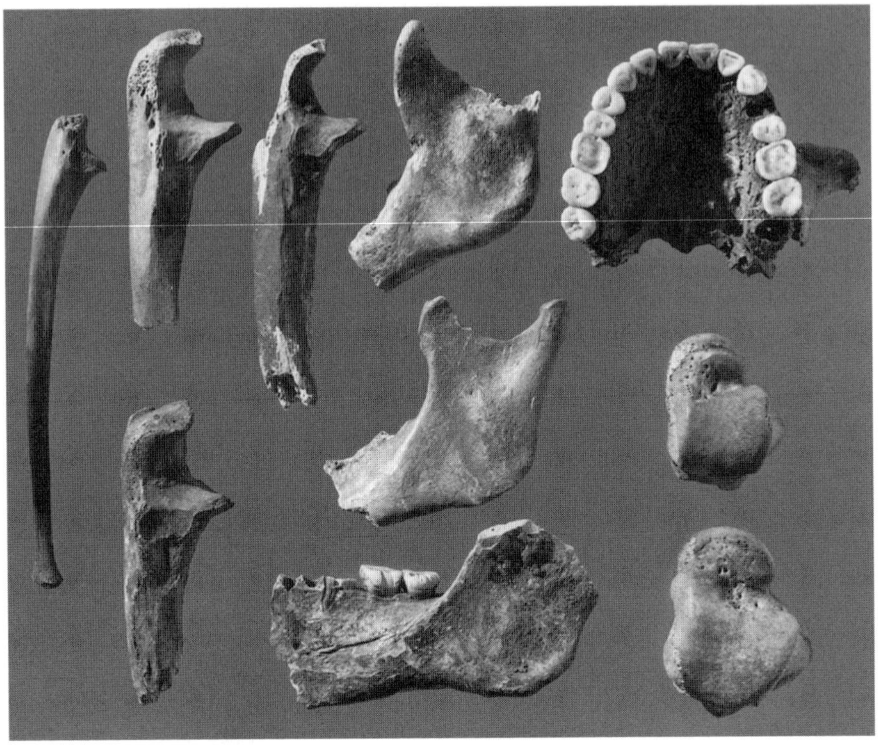

▶ 그림 18.4 **최소개체수(MNI) 산출을 위한 예시(실제의 절반 크기).**
열 개의 표본 중에서 최소개체수를 산출하기 위해 먼저 사람이 아닌 뼈를 제외해야 함. 뼈의 종류와 쪽에 따라 구분함. 두 개의 오른쪽 목말뼈, 세 개의 왼쪽 아래턱뼈, 하나의 위턱뼈 그리고 네 개의 오른쪽 자뼈로 구분됨. 자뼈 중 하나는 미성숙한 뼈임. 최소개체수는 적어도 네 명임. 어떠한 뼈들도 서로 연결되지 않고 한 개체의 반대쪽 뼈가 될 수 없으므로 각각의 뼈는 하나의 개체를 대표하는 것으로 볼 수 있음. 최대개체수는 모든 표본의 수만큼이므로 열 명임.

Zollikofer 등, 1998; Mafart와 Delingette, 2002). 이러한 기술은 매우 매력적이어서 원래의 표본을 직접적으로 다룰 필요가 없다고 제안하는 사람도 있다(3장 참조). 그러나 골학에 있어서 이러한 제안은 매우 잘못되고 위험한 생각이다.

골학 연구의 역사는 다음과 같은 교훈을 일깨워주었다. 실리콘이나 섬세한 플라스틱을 이용하여 화석표본의 형태를 기록하는 것이 가능해지면서 화석표본의 복제품이 전 세계로 보급되었다. 이 복제품은 교육과 연구 실습도구로 매우 가치가 있는 것을 알게 되었고, 또한 원본을 대체할 수 없다는 것도 알게 되었다. 뒤틀린 정도, 질감과 내부의 형태에 대한 정보는 주형을 만들면서 모두 없어진다. 원본에 익숙하지 않는 연구자는 복제품의 특징을 원본의 특징인 것으로 착각할 수 있으며, 사진과 복제품에 대한 관찰과 계측이라는 부정확한 방법을 통한 잘못된 해석은 학계에 혼란을 가중시키기도 한다. Clarke와 Howell(1972)은 사진과 복제품을 관찰하고 계측하는 방법이 지닌 문제점에 대하여 분석하였다.

원래의 표본으로부터 스캔한 2차원 영상이든 또는 3차원 영상이든 조사자가 원본에 대해 다른 방식으로 접근할 때마다 위에서 말한 문제들은 더욱 복잡해진다. 현대의 기술력으로는 색깔, 질감, 내부의 구조, 화석을 둘러싼 물질, 실험 전 처리 시 생긴 손상, 모든 종류의 부식과 뒤틀림 등은 충실하게 기록될지도 모르나 지구 반대편에 앉은 뼈전문가가 컴퓨터 모니터상으로 본다면 이러한 특징들의 구별은 원본을 관찰하면서 하던 것처럼 쉽지 않다. 인류는 보통 실수를 하기 마련이고 이러한 기술 또한 사람골학에서 많은 시행착오를 일으킬 것으로 보인다. 뼈전문가는 디지털 자료로부터 수치 자료를 획득할지라도 항상 원본을 참고해야 한다는 것을 명심해야 한다.

흰 실험실 가운을 입고 손에는 계측도구를 들고서 뼈를 다루고 있는, 특히 머리뼈를 다루고 있는 모습이 연구 중인 뼈전문가의 가장 일반적 모습이다. 뼈전문가의 역할은 계측에 국한되지 않고 더 넓다. 뼈전문가는 뼈의 형태를 정량화시키는 데 초점을 맞추어 일을 한다. 심사숙고하여 계측점을 정하거나 정의하고 많은 양의 표본으로부터 계측값을 수집한다. 어떠한 계측방법이 보고되었다고 해서 그 방법을 사용하고 재현해야 하는 것은 아니다(Stirland, 1994). 반대로 형태를 정량화시키 위한 새로운 계측방법은 끊임없이 개발된다. 계측수치만을 원해 계측을 하던 전통적인 시대를 끝났다. 현대에는 계측수치를 통한 분석이 가장 중요한 뼈전문가의 역할이다. Howells(1969a)는 계측점 선택을 위한 기본적인 배경지식을 제공하였다.

모든 과학적 계측은 미터법을 따른다. 골학에서의 계측도 마찬가지여서 밀리미터, 센티미터, 미터로 길이를 표현한다. 수로 기록하기 어렵거나 부적절한 관측 결과일지라도 정량화시켜 표현해야 한다. 예를 들면 위턱 어금니의 카라벨리 도드리(Carabelli's cusp)와 같은 경향은 **없다(absent)**와 **있다(present)**로 기록한다. 이런 식으로 기록되는 변수를 **불연속변수(discrete variable)**라 하고, 길이의 계측값과 같은 변수를 **연속변수(continuous variable)**라 한다.

여러 종류의 계측도구가 골학 연구를 위해 개발되었다. 그림 18.5는 계측도구 중 일부를 보여준다. 가장 많이 사용하는 것은 **밀림자(sliding caliper)**로 한 쌍의 측정용 턱이 있고 이 턱 사이에 대상을 물리게 하여 몸통에 있는 눈금을 통해 계측값을 확인한다. **벌림자(spreading caliper)**는 주로 머리뼈 계측에 사용한다. **뼈계측판(osteometric board)**은 머리이후뼈대에서 길이와 각도를 측정할 때 유용하다. 머리뼈를 고정시켜주기 위해 금속으로 만든 정육면체 틀을 사용할 수 있으며, 머리뼈의 특징을 기록하기 위해 이 틀에 고정된 머리뼈에 대해 **도면확대기(diagraph)**를 이용할 수 있다. 대부분의 도구는 금속으로 제작되고 가격이 비싸다. 도구의 측정 부분은 날카롭기 때문에 사용 시 도구가 손상되지 않도록 주의해야 한다. 또한 뼈보다 이 도구들이 더 단단하므로 도구들이 뼈의 표면을 긁을 수 있기에 계측 중에 이러한 손상이 발생하지 않도록 주의하는 것이 더욱 중요하다. 최근에는 계측 도구들이 컴퓨터와 연결되어 뼈의 측정과 전산자료로의 입력이 동시에 이루어지게 되었고, 대량의 뼈 표본에 대한 자료를 전산적으로 처리하는 것이 가능해졌다.

계측 결과에 대한 분석은 뼈를 단순히 계측하는 것보다 더 많은 것을 요구한다. 각 계측

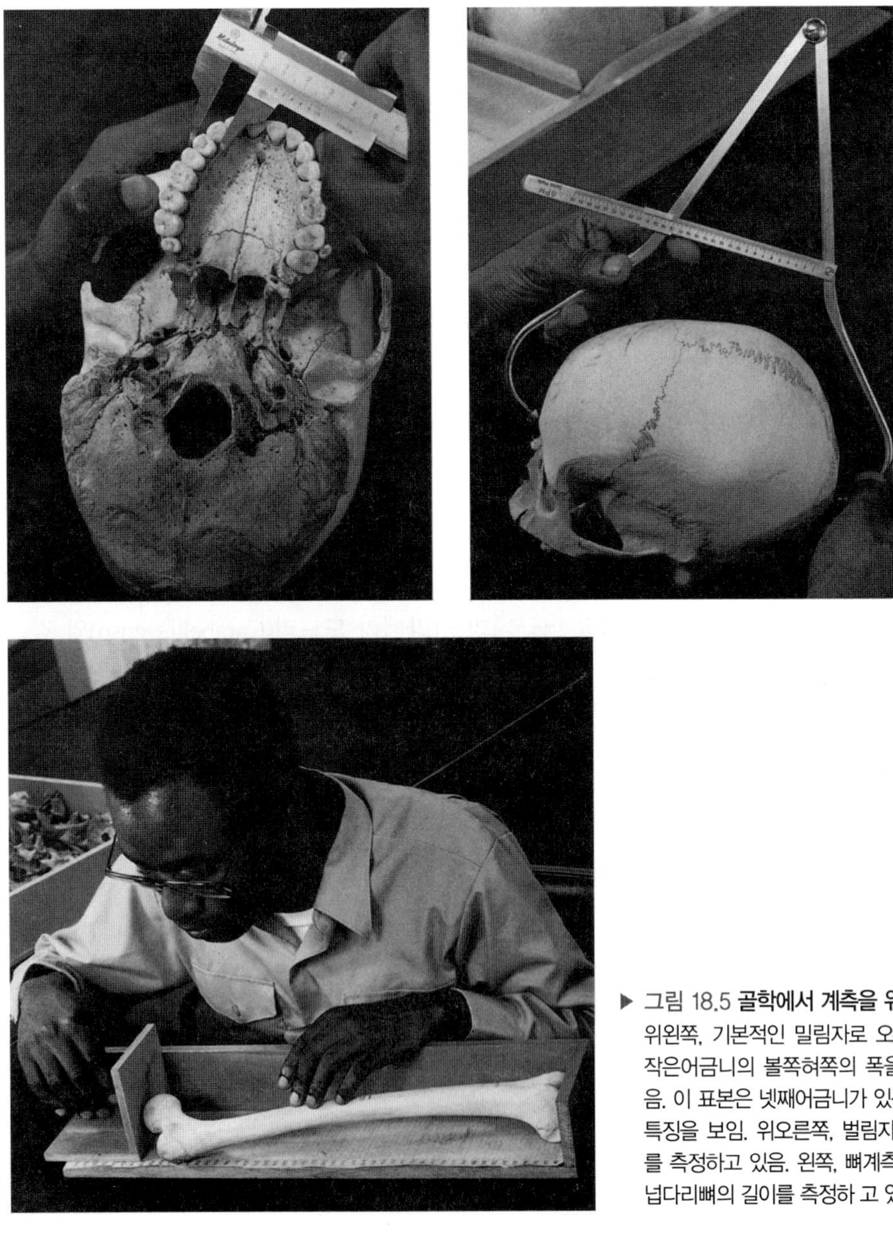

▶ 그림 18.5 **골학에서 계측을 위한 도구.** 위왼쪽, 기본적인 밀림자로 오른쪽 위턱뼈의 작은어금니의 볼쪽혀쪽의 폭을 측정하고 있음. 이 표본은 넷째어금니가 있는 드문 비계측 특징을 보임. 위오른쪽, 벌림자로 머리뼈길이를 측정하고 있음. 왼쪽, 뼈계측판을 이용하여 넙다리뼈의 길이를 측정하 고 있음.

항목의 정확한 정의가 중요하고 그 항목에 대한 반복 계측이 얼마의 정확도로 재현 가능한지가 중요하다. 표 18.1은 계측오차(관찰자내오차)를 어떻게 계산하고 보고하는지에 대한 예시이다. Heathcote(1981), Buikstra와 Ubelaker(1994)는 계측오차에 대한 내용을 자세하게 다룬 적이 있다.

계측자료는 보통 **각도(arc)**, **길이(chord)**, **부피(volume)**에 대한 측정 결과이고 **지수(index)**는 이 값들을 통해 계산된다. 예를 들어 머리뼈지수는 양쪽 *머리가쪽점(euryon)* 사이의 길이인 최대머리뼈너비를 *미간(glabella)*과 *뒤통수점(opisthocranion)*의 길이인 최대머리뼈길이로 나누고 100을 곱한 값이다. 지수는 하나의 값으로 모양을 표현할 수 있으므로 편리하다. 예를 들어 짧거나 넓은 머리뼈는 길고 좁은 머리뼈보다 더 높은 지수값을 보인다. Bass(1995)는 골학에서 널리 사용되는 계측항목과 지수에 대한 지침을 제공하였고 Folkens과 White(2000)는 머리뼈지수에 대해 요약하였으며, Buikstra와 Ubelaker(1994)는 34개의 머리뼈 계측항목과 44개의 머리이후뼈대에 대한 계측항목을 온전한 뼈대에 대한 표준 계측항목으로 사용할 것을 권장하고 있다.

▶ 표 18.1 측정한 계측값의 오류를 교정하는 방법

A. An osteologist measures a tooth for the first time and gets a reading of 10.8mm. Measurement A = 10.8mm
B. Time is allowed to pass (best if a few days) so that knowledge of the original measurement does not influence the remeasurement. The same investigator then remeasures the same tooth at 11.0mm. Measurement B = 11.0mm
C. After another hiatus, the same investigator measures the tooth at 11.5mm. Measurement C = 11.5mm
D. There are now three measurements. To calculate the mean (average) of these, add the three measurements (measurements A+B+C = 33.3 mm) and divide the total by the number of measurements (3). The result is the mean, or average, 33.3÷3 = 11.1 mm.
E. To determine the degree to which the original measures deviate from this average, figure the difference between the mean and each measurement. Add these differences (A: 11.1− 10.8 = 0.3 B: 11.1−11.0 = 0.1 C: 11.5−11.1 = 0.4 Σ = 0.8) and then divide the summed differences by the number of measurements (3) taken (0.8÷3 = 0.267).

The result reflects the degree to which the actual measurements differ from the mean. Convert this to a percentage of the average value (0.267/11.1 = 0.024 = 2.4%).
The average measurement error from the 11.1 mm mean is about 2% in this example. By reporting this value, the osteologist informs the audience about how repeatable any given measurement is.

단일변수(univariate)의 평균 또는 지수로 나타내는 **이변수(bivariate)**의 평균에 의해 뼈의 생긴 모양, 즉 형태를 수치적으로 표현할 수 있다. 만약 뼈의 생김새를 나타내기 위해 여러 개의 계측항목을 사용한다면 이를 **다변량형태계측(multivariate morphometrics)**이라고 한다. Lovejoy(1978), Howells(1973), Frayer(1985), Reyment 등(1984) 그리고 Corruccini(1978, 1987)에 의해 골학과 고고학에 있어서 다변량에 대한 분석이 시행된 적이 있다. Richtsmeier 등(1992, 2002)은 인류학에 있어서 형태계측에 대한 고찰을 발표한 바 있다. Robb(2000)은 자료를 얻는 것보다 더 중요한 도구에 대한 정보를 소개한 바 있다. 결과에 대한 사려 깊고 적절한 분석은 굉장한 노력을 필요로 한다.

7 분자골학

Howells(1995)는 다음과 같은 질문을 한 바 있다. "신원불상의 머리뼈를 감정할 때 머리뼈의 형태학적 특징(19장 참조)으로 남성으로 판단되어도 이 머리뼈가 실제로 남성인지 혹은 남성의 특징을 나타내는 여성인지 구분할 방법이 있는가? 이는 심사숙고해야 할 문제다." 이러한 화두는 현재에는 철지난 기우가 되어 버렸다.

뼈를 계측하고 형태적 특징을 살펴보는 것은 유골의 분석에 있어 전통적인 방법이다. 다양한 학문 분야의 발달로 인해 새로운 방법이 출현하였고 이러한 발달은 뼈전문가에게 뼈를 이루는 구조에 대한 분자적 수준의 분석을 가능하게 하였다. 어떤 경우에는 유골 안에 분석이 가능할 정도로 충분한 디옥시리보핵산(이하 DNA), 아미노산 혹은 다양한 동위원소가 존재하기도 한다. Schmidt-Schultz와 Schultz(2004)는 선사시대 뼈에서 단백질을 보존할 때 고려하여야 할 사항을 기술하였다. 이러한 기술들은 때때로 매우 복잡하며 특수한 실험실에서만 이루어질 수 있다. 게다가 이런 모든 과정 중에는 항상 오염이 생길 수 있음을 염두에 두어야 한다(Nicholson 등, 2002). 그러나 문제의 본질에 따라서는 얻은 결과의 정확성과 정밀도가 전통적인 분석방법 이상일 경우도 있다. 그중에서도 DNA 분석은 고고생물학자나 법의인류학자에게 형태학적인 분석 이상의 정보를 제공해준다.

분자생물학자들이 현대인의 DNA에 함축된 정보를 추출하는 더 좋은 방법을 개발할수록, 고대인의 DNA에서 얻을 수 있는 정보는 급속하게 늘어난다. Kaestle과 Horsburgh(2002)와 Pääbo(2004) 등이 이러한 정보에 대한 고찰한 바 있다. 요즈음에는 유골에 대한 DNA 분석을 통해 성별, 질병의 유무, 조상, 개인적인 특징 및 식이 등 5가지 주요 정보를 얻을 수 있다. 이렇듯 분자생물학적인 기법은 여러 골학 분석에서 우선적으로 시행하여야 할 방법으로 대두하고 있다. 하지만 이러한 분석을 단독으로 시행하는 것보다는 전체적인 골학적 분석의 부분으로 활용할 때 더 좋은 결과를 얻을 수 있다.

1) 표본채취

고도의 분자생물학적 기법을 사용하더라도 유골에 대한 수습, 준비, 기록 등의 기본적인 절차를 무시하여서는 곤란하다. 확실히 분자생물학적 분석을 위한 시료채취 전 혹은 도중에 발생하는 사소한 실수가 결과에 심각하게 영향을 미친다. 유골의 수습과 기록에 대한 일련의 권장사항(2장 참조)에 더하여, 분자생물학적 분석을 하기 위한 좋은 표본을 얻기 원하는 연구자는 다음과 같은 사항을 명심하여야 할 것이다. 만약 새로 발굴된 유골에 대해 분석을 시행하는 경우에는 주변의 물질 및 발굴을 시행하는 현대인에 의한 오염을 최소화하는 방향으로 수습과정을 변형하여야 한다. 이러한 특수과정은 유골이 놓여있던 장소, 수습에 할당된 시간, 계획된 분석의 유형에 따라 많은 영향을 받는다. DNA 분석을 염두에 둔다면 일회용 라텍스 장갑 및 소독된 발굴도구를 사용하여야 한다. 만약 유골 전체에 대해 이러한 원칙을 지키는 것이 곤란하다면 DNA 분석을 위한 부분만큼이라도 이러한 사항들을 따라야 한다. 모든 표본은 마치 감염물을 다루듯이 처리하여 오염과 이에 따르는 분해를 방지하여야 한다.

유골을 노출시키는 행위는 실제로 유골 주위의 환경을 변화시키고 이렇게 변화된 환경에 의해 유골의 분자적인 구성물질의 추가적인 파괴가 나타날 수 있다. 현재까지는 방부제의 사용, 기온 변화, 습도 변화 및 환기의 유무 등이 여러 생체분자의 보존에 어떠한 영향을 미치는지에 대해 명확하게 밝혀지지 않았다. 이러한 파괴에 영향을 미치는 인자에 대해 밝혀지면 생체분자의 변형을 최소화하면서 가장 실용적인 최적의 지침을 확립할 수 있을 것이다. 분자생물학적 분석을 담당하는 전문가에게 자문을 구하는 과정도 필요하다.

유골의 출처에 대한 정확한 기록이 이루어지면 분자생물학적 분석의 정확도가 더 높아진다. 새로 수습된 유골에 대해 분자생물학적 분석이 적용된다면, 유골이 놓여있던 정황과 적용된 발굴방법이 정확하게 기록되었는지에 대해 주의를 기울여야 한다. 계획된 분석 유형에 따라 다르겠지만, 유골 주변의 토양을 채취하여 분석하는 것이 많은 도움이 된다. 재삼 강조하여 말하지만 전문가와 적절한 상담을 하는 것이 매우 중요하다.

분자생물학적 분석이 새로 발견된 유골에 적용되던지 혹은 박물관에 보관된 유골에 적용되든지 간에 어느 부위에서 표본을 추출할 것인지에 대한 판단은 신중하여야 한다. 분자생물학적 분석은 파괴적 분석법이므로 형태학적 정보의 상실을 최소화하면서 분자생물학적 분석을 통한 정보의 취득은 최대한으로 진행시키는 방향으로 표본 채취가 이루어져야 한다(DeGusta와 White, 1996). 어떤 상황에서는 상충되는 이러한 두 가지 목적을 동시에 달성하기 위해서는, 유골 병변의 유무, 뼈의 변성, 기타 형태학적인 변이에 대해 반드시 먼저 조사를 시행하여야 한다. 이러한 조사가 수행되어야 유골의 "형태학적인 가치"의 정확한 평가가 내려질 수 있다. 이러한 조사를 통해 사람의 유골이 아닌 표본이나 사람의 유골로 판단하기 미심쩍은 물체에 대해 판단을 할 수 있으며, 더 가치 있는 표본이 파괴되기 전에 분자생물학적 분석에 대한 실행 여부를 확립할 수 있다.

분자생물학적 분석을 위해 뼈 조직을 제거한다면 뼈의 형태에 대한 정보 역시 잃게 된다. 하지만 표본 채취 이전에 표본에 대해 충실하게 기록함으로써 정보의 상실 정도를 많이 감소시킬 수 있다. 형태에 대해 얼마나 세밀하게 기록할 것인지는 표본 파괴의 정도와 표본의 중요성에 따라 결정된다. 표본 채취 전에 고해상도 사진을 자와 함께 촬영하고 방사선사진을 촬영하여 현상해보아야 한다. 형태의 3차원적인 형태를 남기기 위해 석고모형을 제조할 수도 있다. 모형과 사진을 통해 형태의 소실을 어느 정도 보충할 수 있다. 올바른 기록을 통해서만이 후일에도 쉽게 찾아볼 수 있는 형태학적인 자료를 영구히 남길 수 있다. 이러한 이유로 분자생물학 분석을 위해 파괴 된 유골의 모형 및 사진은 적절한 보관소에서 주의 깊게 관리되어야 한다.

2) DNA와 PCR

디옥시리보핵산(deoxyribonucleic acid, DNA)은 유전정보를 포함하는 물질이다. DNA의 유전적 신호는 뉴클레오티드(nucleotide)라는 4개의 기본 물질에 의해 저장된다. 이러한 4개의 뉴클레오티드는 아데닌(adenine), 시토신(cytosine), 티민(thymine) 및 구아닌(guanine)이다. 이러한 뉴클레오티드의 조합을 통하여 유기체를 구성하는 모든 단백질의 정보를 저장하고 형성을 유도하게 된다. 신체의 거의 모든 세포 안에는 복제된 DNA가 존재하며 각각의 DNA는 본질적으로 서로 동일하다. 많은 질환이 유전적인 문제와 연관되어 있을 것으로 여겨지기 때문에 DNA로부터 다양한 유형의 정보를 추출하기 위한 수많은 연구가 진행 중이다. 헌팅톤병(Huntington's disease)이나 낫적혈구빈혈(sickle cell anemia) 같은 특수한 질환은 DNA의 이상 여부만으로 진단되기도 한다. 신원불명의 시체에서도 DNA를 통해 성별, 조상 등을 결정할 수 있다. DNA 표본의 비교를 통해 신원이나 가족관계에 대한 확인 역시 가능하다. Brown(2000)은 사람골학에 있어 DNA 적용에 대한 고찰을 한 바 있다.

DNA로부터 성별, 조상, 질환, 신원에 대한 정보를 얻을 수 있는 이유로 골학, 법의학, 고고학 심지어 고생물학에서도 DNA에 대한 조사가 이루어지고 있다. 그러나 DNA 검사를 위해서는 다양한 종류의 유기체에서 먼저 적당한 양의 DNA를 추출하여야 한다. 일단 유기체가 사망하면 DNA의 파괴는 급속도로 진행된다. 고대 DNA에 대한 연구는 이러한 분해에도 불구하고 파괴된 DNA의 조각이 남아있을 수 있다는 인식전환에서 시작되었다. 현대 DNA 추출방법에 약간의 변형만 가하면 충분히 고대 DNA를 추출할 수 있다(Higuchi 등, 1984; Pääbo, 1985). 이러한 기법은 보존된 DNA의 양이 충분히 많아야 하기 때문에 미라나 얼음 속에 보존된 일부 동물에게만 적용이 가능하였다.

중합효소연쇄반응(polymerase chain reaction, PCR)의 개발을 통해 극소량의 DNA에서 정보를 얻는 것이 용이해졌다(Mullis와 Faloona, 1987). DNA의 분석을 위해서는 충분한 양의 DNA가 있어야 한다. 전통적인 방법을 사용할 때는 상당히 많은 양의 DNA도 검출하기가 쉽지 않다. PCR을 통해 마치 사진을 복사하듯이 특정 단편의 수백만 개의 복제 DNA를 만들어낼 수 있다. 이러한 과정을 증폭(amplification)이라 하며, PCR의 증폭과정을 거쳐 극소수의 DNA에서 수많은 양의 특정 DNA 단편을 만들어낼 수 있다. 이 기법을 통해 얻은 많은 양의 DNA를 이용하여 다양한 기존 방법을 이용하여도 분석이 쉽게 이루어지게 되었다. PCR 기법을 이용하여 고대 유골에서도 DNA 정보를 얻을 수 있게 되었다(Hagelberg 등, 1989). 이러한 발전으로 골학에서 연구할 만한 많은 과제에 고대 DNA를 이용할 수 있게 되었다.

뼈나 치아에서 DNA를 얻고 분석하는 일반적인 방법은 다음과 같은 세 개의 단계를 거친다. 첫째 단계는 DNA를 추출하는 것이다. DNA의 추출을 위해서는 뼈나 치아 몇 그램을 가루로 만들어야 한다. 그 후 가루를 화학적으로 처리하여 단백질과 기타 화합물을 제거하고 DNA를 농축시킨다. 둘째 단계는 미리 결정된 DNA의 일부 단편을 PCR을 통해 증폭시킨다. 마지막으로 최종 DNA 표본을 염기서열결정(sequencing)을 통해 분석한다. Steadman(2003)은 미토콘드리아(mitochondria, 사립체)의 DNA 분석 및 조직형태학에 대해 고찰한 바 있다. 그는 DNA 분석을 통해 유전학적 개인식별항목(genetic profile)을 얻을 수 있고, 이 정보를 추후 신원확인에 참고할 수는 있지만 DNA로 모든 생물학적 개인식별항목(biologic profile)을 재구성할 수는 없으므로 법의학적 정황에서 DNA 분석만으로 개인식별이 제한적일 수 있음을 지적하였다.

3) 오염

고대 유골에서 추출된 DNA를 통해 여러 흥미로운 연구를 실행할 수는 있으나 여러 방법론적인 어려움으로 인해 실질적인 적용은 아직도 제한적이다(Handt 등, 1994; Kelman과 Kelman, 1999). 가장 큰 문제는, 실험 목표 개체의 DNA가 아닌 외부 DNA로 인한 오염이다. 살아있는 유기체는 피부 세포, 털, 침 기타 여러 분비물 등을 끊임없이 흘리며 이러한 생체조직에는 그 유기체의 DNA가 존재한다. 예를 들어 고고학적인 유골은 토양에 존재하는 유기체 DNA에 의해 오염되기도 하며, 유골 자체에 서식하는 세균에 의해 오염되기도 하고 발굴자, 심지어는 분석자 자신의 DNA에 의해 오염되기도 한다. PCR 분석기법의 성질상 이러한 오염은 좀 더 좋지 못한 결과를 초래하게 된다. PCR 증폭과정에서 좀 더 보존이 잘된 DNA의 선택적인 증폭이 나타나게 되고, 이러한 결과로 인해 원래 목표로 삼았던 고대 유골의 DNA보다 현재 오염원의 DNA에 대한 증폭이 더 활발하게 나타난다. PCR 과정이 종료되면 거기서 얻어지는 DNA는 고도로 농축된 상태이기 때문에 오염된 DNA 산물이 고대 DNA로 오인되어 분석이 진행이 될 수 있으며, 이는 잘못된 결과를 도출시킨다. 그래서 고대 사람 유골에 대해 DNA를 얻을 때는 오염을 방지하기 위해 매우 신중하게 전 과정을 처리하여야 한다. 사람은 오염을 일으키는 외부 DNA의 주요 근원이며, 사람에 의한 오염은 더욱 발견하기 어렵다. 아주 오래된 유골에서 분석된 DNA에 대한 여러 결과는 진짜가 아니라는 의심을 받고 있다(Lindahl, 1997). DNA 추출에 사용된 물체는 종종 유일하고 분석에는 시간이 걸리기 때문에 실험 결과가 항상 독립적으로 동일하게 도출되지는 않는다. 오염의 가능성을 줄이기 위한 여러 방법이 개발되어 있으며, 오염된 시료에 대한 발견의 가능성을 증가시킬 방법 역시 개발되어 있다. 고대 DNA에 대한 독립적인 검증 역시 일반적으로 시행되는 추세이다. 오염에 대해 주의를 기울일수록 고대 DNA를 통한 연구의 신뢰도는 점차 늘어나게 될 것이다.

4) DNA의 사후변성학

사망, 매장, **속성작용(diagenesis)**에 이르는 일련의 과정을 거치며 어떤 경우에는 DNA가 보존되기도 하나 어떤 경우에서는 소실된다. 어떠한 경우에 DNA가 보존되는지에 대해서는 아직도 명확하지 않다. 적어도 만년 이하의 유골에 있어서 DNA의 보존에 일차적으로 영향을 미치는 인자는 시간의 경과보다는 외부 환경이라고 알려져 있다(Parsons와 Weedn, 1997). 뼈나 치아는 육안 조직이나 현미경적 조직 모두 대체로 잘 보존되는 편이어서 DNA를 얻기가 쉬운 조직이다. 추운 장소에서 발견된 유골이 따뜻한 장소에서 발견된 것보다 DNA를 얻기 더 쉽다는 경험적인 보고도 있다(Poinar 등, 1996). 모계로만 유전되는 미토콘드리아 DNA는 그 수가 핵 DNA에 비해 월등히 많으며, 상대적으로 작고 원형의 구조로 되어 있어 핵 DNA보다 더 DNA를 얻기 더 쉽다(Parsons와 Weedn, 1997).

모든 유기체에 있어 아미노산은 단백질을 이루는 화학적 구성물질이다. 각각의 아미노산은 L형과 D형, 두 개의 거울상으로 존재한다. 단백질을 구성할 때 모든 아미노산은 L형이나 시간이 지날수록 D형으로 점차 변하게 되며, 이러한 과정을 라세미화반응(racemization)이라고 한다. D형과 L형의 존재 비율을 이용한 유골의 절대적인 나이 추정은 이러한 비율이 속성작용에 의해 영향을 받기 때문에 일반적으로 실패해왔으나 요즈음에 현대 골학에서 적용 가능한 두 가지 기법이 소개되었다.

Poinar 등(1996)은 유골 안 아스파트산(aspartic acid)의 라세미화반응 정도가 DNA의 보존도와 연관이 있음을 밝혔다. 라세미화반응에 영향을 주는 외부 요인은 DNA 분해에 영향을 미치는 요인과 동일하기 때문에 라세미화반응의 정도가 일정 수준 이상으로 넘어갈 경우 어떠한 DNA도 증폭이 되지 않았다. 고대 DNA 연구에 있어 아미노산의 라세미화반 응에 대한 연구는 DNA 수득률을 예측할 수 있게 하며, 얻어진 DNA의 진위를 확인하는 데 도움을 줄 것이다.

8 주형과 주물

골학과 고고학에서는 몇몇 목적을 위해 뼈 표본의 주물(casting)을 사용한다. 연구 중인 대상에 대한 3차원 기록물로 적합하고(Mann과 Monge, 1987; Smith와 Latimer, 1989), 동료 연구자와 발견한 사실을 토의할 때 유용하며, 비교목적으로 단면을 잘라볼 때 이용할 수 있다. Hillson(1992, 1996)은 치아의 주형(modeling)과 주물의 제작에 사용되는 기법과 재료에 대해 설명하였다. White와 Folkens(2000)는 조사자의 필요에 따라 사용할 수 있는 주형 제작방법들을 소개하였다. 컴퓨터단층촬영과 레이저표면스캔기술을 통해 입체물을 만드는 기술은 내부구조를 포함한 디지털주형의 제작을 가능하게 해주었다(Mafart과 Delingette, 2002).

9 사진

뼈전문가는 뼈와 발굴 정황을 기록할 뿐만 아니라 출판물과 발표회에서 정보를 전달하기 위해 사진을 사용한다. 따라서 사진촬영기술을 잘 알아두는 것이 유용하다.

디지털사진 기술의 발달함에 따라 과학영상의 양상도 많이 변모하였다. 디지털사진의 이점으로 인해 필름사진보다 디지털사진을 많이 사용하게 되었다. 그러나 그 이점과 함께 고려해야 할 사항도 많아졌다. 디지털사진과 필름사진의 기술적 차이를 아는 것이 중요하지만 이에 대한 논의를 이 책에서 자세히 다루는 것은 적절치 않다고 생각한다. 디지털사진에 대한 기술적 특징을 자세히 알아보려면 Andrew Mutz의 홈페이지(http://www.codesta.com/knowledge/technical/digital_photography)를 참고하기 바란다. 이 책에서는 골학에서의 사진과 관련된 일반적인 사항만을 설명하고자 한다.

1) 장비

렌즈교환방식의 일안반사식사진기(single-lens reflex camera, SLR camera)가 뼈전문가의 작업환경에 가장 적합하다. 필름이든 디지털이든 마찬가지이다. 다른 사진 포맷인 즉석사진기 또는 폴라로이드 사진기는 현장 작업에서 유용하다. 그러나 디지털사진도 사진을 바로 볼 수 있기에 즉석사진기를 대체할 수 있다.

필름사진에서 디지털사진으로 바뀌었더라도 SLR사진기의 기계적 특성과 렌즈의 광학적 특성은 변하지 않았다. 뼈 표본을 찍기 위한 가장 이상적인 렌즈는 초점거리가 표준렌즈보다 약 두 배인 렌즈로, 35mm 포맷의 사진기에서는 초점거리가 70~120mm인 렌즈가 이에 해당한다. 이 렌즈는 광각렌즈처럼 상이 뒤틀려 보이거나 망원렌즈처럼 거리가 단축되어 보이는 상의 왜곡 없이 촬영할 수 있다. 흔히 "똑딱이"라고 불리는 센서의 면적이 작은 휴대용 디지털카메라는 35mm 포맷에서 사용하는 초점거리로 환산하면 촬영에 적합한 초점거리를 알 수 있다. 많은 디지털SLR카메라의 센서는 필름SLR의 렌즈가 보내는 빛을 받아들이기에 적합하나 초점거리가 갖는 의미는 다르다. 35mm 포맷의 필름 크기와 거의 동일한 24×36mm 면적의 풀사이즈 센서를 갖는 카메라는 초점거리를 환산할 필요가 없다. 그러나 흔히 "크롭 사이즈"라고 말하는 센서 면적이 15.7×23.7mm 또는 풀사이즈보다 작은 센서가 있는 카메라는 초점거리의 의미가 달라진다. 예를 들어 이러한 카메라에 초점거리가 85mm인 렌즈를 달면 35mm 포맷 사진기에서 초점거리가 135mm인 렌즈로 찍은 것과 같은 크기의 영상을 얻는다. 즉 크롭 사이즈 센서가 있는 카메라는 초점거리가 더 긴 렌즈를 쓴 것과 같은 크기의 사진을 찍는다. 그러나 렌즈의 초점거리에 따른 상의 왜곡과 같은 효과는 동일하다.

접사기능을 갖는 렌즈는 작은 표본을 기록할 때 유용하다. 이 렌즈는 초점범위가 매우 넓어 작은 물체를 확대시켜 촬영하는 것이 가능하다. 1:1접사기능이 있는 렌즈의 경우 치아를 실물 크기로 촬영하는 것도 가능하다. 따라서 105mm 접사렌즈가 뼈 표본을 찍기 위한 가장 일반적이고 이상적인 렌즈이다.

디지털비디오의 사용도 날로 증가하고 있다. 캠코더는 휴대성이 뛰어나고 좋은 동영상을 확보할 수 있다. Mini-DV 포맷이 가장 일반적이고 컴팩트 HD(high definition)도 점점 보편화되고 있다. 이 포맷들 모두 방송용 보도자료를 만드는 데 적합하다. 캠코더 중 일부는 비월주사(interlaced scanning)와 순차주사(progressive 또는 non-interlaced scanning)에 의한 촬영을 옵션으로 제공한다. 비월주사는 프레임별로 번갈아 내보내는 주사선을 조합하여 동영상을 만들어내는 옛날 방식의 영상 생성법이고 순차조사는 프레임마다 연속적으로 주사선을 보내 움직임에 의한 잔상 없이 고해상도로 선예도가 좋은 동영상을 만들어낸다. 순차조사가 가능한 캠코더는 정지화상을 사진처럼 활용하는 것이 가능하여 응급상황에서 사진기의 역할을 할 수도 있다. 비월주사의 캠코더로 촬영한 동영상에서 정지화상의 질을 좋게 하려면 어도비(Adobe)에서 나온 포토샵(Photoshop) 프로그램의 특정 필터를 사용하면 된다.

사진기의 상태 유지는 매우 중요하다. 환경을 고려하지 않아 종종 문제가 발생할 수 있다. 고열, 모래, 극한, 고습과 같은 조건은 사진장비에 손상을 일으킨다. 습도가 높으면 렌즈 내부에 곰팡이가 쉽게 발생한다. 건조하고 바람이 부는 환경이면 모래바람으로부터 장비를 보호해야 하고 온도가 높으면 장비와 기록매체에 손상을 입힌다. 온도가 매우 낮은 환경에서는 전자장비의 전지에 문제가 발생한다. 도시로부터 벗어나면 리튬전지를 구하기 쉽지 않다. 디지털사진은 이 모든 사항에 대해 한 층 더 심각한 주의를 요구한다. 디지털사진에 대해서는 어떠한 기계적인 백업 방법이 없다. 극지에서 작업하는 경우라면 사진에 대한 백업을 위해 전기적 특성이 적고 기계적으로 작동하는 필름카메라가 여전히 필요하다.

2) 노출 및 필름과 저장매체

필름과 디지털 센서의 빛에 대한 민감도는 ISO값으로 등급을 매긴다. ISO값이 높을수록 빛에 대한 민감도가 증가한다. 필름사진의 경우 예상되는 촬영조건에 따라 특정 ISO의 필름을 선택해야 하고 필름 한 통을 다 찍을 때까지는 다른 ISO의 필름으로 교환할 수 없다는 제한이 있다. 디지털사진에서는 원하는 ISO값을 쉽게 선택할 수 있어 언제든지 원하는 ISO값을 맞추어 놓고 촬영할 수 있다.

ISO값, 렌즈의 조리개 그리고 셔터속도의 상호영향을 고려해야 적정한 노출을 준 사진을 찍을 수 있고, 사진기 안에 노출계가 달려있을지라도 좋은 사진을 찍으려면 이 세 항목을 적절하게 조절할 줄 알아야 한다. "주광에서는 16"이라는 원칙은 노출의 원리를 쉽게 익힐 수 있게 해준다. 이 원칙은 햇빛이 밝게 비치는 낮 시간에는 조리개의 개방값을 16에 놓고 셔터속도를 필름의 ISO 값과 동일하게 맞추어 찍는 것을 말한다.

- **렌즈의 조리개(lens aperture)**는 필름에 도달하는 빛의 양을 조절할 뿐만 아니라 얼마나 많은 대상에 대해 초점을 맞추어줄 것인지, 즉 심도(depth of field)를 조절한다. 최소

로 열린 조리개는 심도가 가장 깊어 초점이 맞는 범위가 넓으나 받아들이는 빛의 양은 적어진다. 조리개를 조절하면 심도가 조절되어 전경과 배경을 흐릿하게 만들 수 있다. 조리개의 개방값은 f/숫자로 표기하며, 이 값은 렌즈의 초점거리에 대해 조리개의 크기로 나누어 표시한다. 따라서 f/22은 f/4에 비해 조리개가 작게 개방된 (조여진) 상태이고 더 적은 양의 빛을 받아들인다.

- **셔터속도(shutter speed)**는 필름이 빛에 노출되는 시간을 조절하고 대상의 움직임을 어떤 식으로 사진에 담을 것인지를 조절한다. 모래 속에 묻힌 뼈는 심도를 깊게 표현하기 위해 조리개를 조이므로 셔터속도를 길게 하여 촬영한다. 그러나 저속의 셔터속도에서 사진기를 손에 들고 촬영하면 손떨림에 의해 흔들린 사진을 촬영하게 된다. 만약에 사진기를 손에 들고 찍는다면 셔터속도는 렌즈의 초점거리보다 짧은 셔터속도로 촬영해야 한다. 105mm 렌즈로 촬영한다면 셔터속도는 1/125초보다 짧아야 한다. 저속의 셔터속도가 요구되면 삼각대를 사용해야 선예도가 좋은 사진을 얻을 수 있다.
- 사진에서 ISO는 기록매체가 지닌 빛에 대한 민감도를 뜻한다. 흐린 날씨 또는 그늘진 곳에서 촬영을 할 때는 빛에 대함 감도가 높아야 한다. 저감도의 ISO필름은 빛에 반응하는 입자가 고와 선예도가 높고 대비가 뛰어난 사진을 만들지만 빛의 양을 늘리기 위해 저속의 셔터속도 또는 개방된 조리개 또는 두 조건 모두가 필요하다. 고감도의 ISO필름은 고속의 셔터속도에서도 촬영이 가능하나 입자가 거칠어 대비와 대상의 세부묘사가 떨어진다. 디지털사진에서는 저감도의 ISO로 설정하여 찍는 것이 좋다. 고감도로 찍게 되면 센서가 받아들인 빛 신호를 증폭시키는 과정에서 무작위적으로 뿌려놓은 듯한 "노이즈"가 사진에 생긴다.
- 조리개의 개방값, 셔터속도, ISO를 조절하면 노출을 두 배로 늘리거나 또는 반으로 줄일 수 있다. 조리개의 개방값을 f/16에서 f/11로 조절하면 빛의 양을 두 배로 받아들이게 된다. 셔터속도를 1/125초에서 1/250초로 바꾸어도 빛의 양은 두 배가 된다. 또한 ISO를 200에서 400으로 바꾸면 빛에 대해 두 배 더 민감한 조건에서 촬영하게 된다.
- 대부분의 촬영 환경에서 적정 노출을 맞추기 위해 18% 회색으로 칠해진 **"그레이카드 (gray card)"**를 사용할 것을 권장한다. 노출계와 이 카드를 이용하여 적정노출을 잡는다. 사진기의 뷰파인더에 꽉 차도록 그레이카드를 배치한 다음 사진기에 내장된 노출계를 이용하여 노출을 측정하거나 휴대용 노출계를 골고루 조명된 그레이카드로 향하게 하여 측정할 수 있다. 이때 그레이카드 위에 그림자가 드리워지지 않도록 한다. 그레이카드는 사진용품전문점에서 구입할 수 있으며, 주머니에 들어갈 정도의 크기로 잘라서 가지고 다니면 이동 시 편리하게 사용할 수 있다.

ISO값에 상관 없이 촬영 전 필름과 촬영이 완료된 필름을 X-선에 절대 노출시켜서는 안 된다. 공항의 검색대에서 X-선에 노출될 수 있으며 노출될수록 그 손상은 축적되며 고감도의 필름일수록 손상이 심하다. 이를 방지하기 위해서는 필름을 수하물로 보내지 말고 반드시 기내로 들고 타야 한다. 디지털사진 또는 그 저장매체는 X-선에 영향을 받지 않는다. 다만 강한 자기장에서는 손상을 받을 수 있다.

저급의 디지털카메라는 고화질, 중간화질, 저화질의 세 개의 압축비율을 옵션으로 제공하고 JPEG 포맷으로만 사진을 저장할 수 있다. JPEG 그림 포맷은 영상을 압축하면서 정보의 일부를 손실시키는 알고리즘으로, 사진 파일의 압축을 풀거나 다시 압축을 할 때 사진 속에 원치 않은 정보가 섞일 수 있다. 스냅사진의 경우에는 이러한 문제가 중요하지 않겠지만 과학사진에서는 이 포맷을 쓰는 것을 지양해야 한다. 많은 사진기는 손실이 없는 사진 파일로 많이 쓰이지만 용량이 매우 큰 TIFF 포맷을 지원한다. 전문가급의 사진기는 12비트의 색정보로 이루어지고 용량이 거대한 RAW 포맷 파일로 사진을 저장할 수 있다. 이 비압축 사진 포맷은 센서를 통해 담은 모든 영상정보를 사진기의 영상처리과정을 거치지 않고 고스란히 가지고 있다. 촬영시간, 날짜, 촬영수, 렌즈의 종류 그리고 노출정보들을 포함하며 대상까지의 거리, GPS로부터 받아들인 위치정보와 같은 부가적인 정보도 포함한다. RAW 포맷은 원시 영상정보를 담고 있어 사진 보정에 용이하나 보정과정을 거쳐야 하는 번거로움이 있으며, 적절한 사진을 얻기 위한 보정연습이 필요하다. 니콘(Nikon), 캐논(Canon) 또는 다른 전문가급의 사진기 제조회사는 자기 회사 사진기의 RAW 포맷을 쉽게 영상처리해주는 프로그램을 제공한다. 좋은 사진기는 영상을 RAW와 JPEG 포맷으로 동시에 기록할 수 있으며, 이렇게 기록하면 영상의 정보를 모두 획득할 수 있으면서 바로 볼 수 있는 영상도 제공되므로 이와 같은 기록방식으로 촬영할 것을 권장한다.

메모리스틱, 마이크로드라이브, 무선 수신이 가능한 컴퓨터 하드디스크 등을 포함하여 사진을 기록하는 저장매체는 매우 다양하다. 컴팩트플래시카드(CompactFlash card 또는 CF card)는 매우 견고하여 사용을 권장한다. 개발된 지 얼마 되지 않은 고용량의 저장매체들은 안정성에 문제가 있을 수 있으므로 안정성이 검증된 후에 사용해야 한다. 큰 저장용량의 하나의 카드보다는 적은 용량의 여러 개의 카드를 가지고 다니는 것이 좋다. 메모리 장치에 저장된 사진은 컴퓨터의 하드디스크로 쉽게 옮길 수 있다. 만일의 문제를 대비해 하드디스크의 저장된 사진은 CD 또는 DVD로 백업해두는 것도 잊지 말아야 한다.

슬라이드나 음화필름은 폴리프로필렌으로 만들어진 필름 보관지에 보관한다. 슬라이드 필름의 경우에는 철제상자를 사용할 수 있으며 음화필름은 글라신지(glassine)에 넣어 보관할 수도 있다. 비닐로 만들어진 보관지는 비닐로부터 나오는 기체에 의해 필름을 손상시킬 수 있으므로 사용하지 말아야 한다. 슬라이드나 필름이 자주 노출되고 인화되면 시간이 지날수록 그 질은 자연히 떨어지게 되므로 희귀하고 중요한 사진은 복사본을 만들어 놓거나 스캔을 하여 파일로 만든 뒤 기록보관을 위한 장소에 따로 두어야 한다.

3) 조명 및 설치

적절한 빛과 촬영방법을 통해 전문가가 촬영한 것 같은 사진을 얻을 수 있다. 삼각대와 플래시는 좋은 사진을 위한 필수장비이다. 현장에서의 사진촬영은 주로 자연광을 이용하지만 날씨와 일중 변화에 따라 빛 조건이 달라진다. 해가 뜬 직후나 늦은 오후에 찍은 사진은 암부가 강하게 나타나고 이러한 암부는 플래시로 완화시킬 수 있다. 필플래시(fill flash) 기법은 정오에 짙게 그늘진 부분을 드러나게 하여 강한 빛과 암부의 대조를 줄여준다. 흰색의 카드, 티셔츠, 알루미늄 호일 등을 이용하면 짙게 깔린 암부로 부드러운 빛을 반사시킬 수 있다. 대상의 옆에서 조명할 수 있으면 자세한 구조와 질감을 표현할 수 있고, 이를 위해 사진기와 플래시를 동조시키는 플래시싱크코드가 있으면 좋다. 대상을 향해 바로 빛을 조명하면 대부분의 그림자가 제거되어 입체감이 없는 사진이 된다. 링플래시(ring flash)는 대상을 향해 빛을 골고루 뿌려줌으로써 입체감이 덜한 사진을 찍을 수 있고 법의학이나 의학용 사진촬영에 많이 활용된다.

촬영환경에 대해 조금만 고려해도 좋은 사진을 얻을 수 있다. 배경은 대상과 대비가 뚜렷해야 한다. 화석의 경우 뼈를 둘러싼 부분에 물을 가볍게 뿌려줌으로써 대비를 줄 수 있다. 실험실에서는 검정이나 회색의 벨벳 또는 펠트천을 배경으로 사용하면 색 재현성을 향상시킬 수 있다. 기준면에 맞추어 표본을 촬영할 수 있도록 표본을 안정화하려면 고무로 된 와셔 같은 간단한 소도구를 사용한다. 유토는 표본을 더럽힐 수 있으므로 사용하지 말아야 한다. 항상 사진에 축적이 표시된 자를 포함시켜 촬영한다. 망치, 동전, 렌즈캡을 사용할 수 있으나 적절하지는 않다. 축적은 표본의 중요한 부분과 같은 초점면에 놓여야 한다. 먹물을 사용하면 빈 공간에 간단한 메모를 남길 수 있고 쉽게 닦인다. 유성펜은 영구적인 표시를 남길 때 사용하며 유성펜용 지우개로 제거할 수도 있다.

4) 법적 고려사항

뼈전문가가 전문가증인으로 자료요청을 받을 때 사진은 매우 강력한 도구로 사용될 수 있다(3.1절 참조). 법정을 위한 모든 사진 증거는 획득하고 기록되고 인화되는 모든 과정에 대해 엄격한 조건을 충족해야 한다. 증거로 채택될 수 있는 조건, 즉 증거능력(admissibility)은 증거의 중요도와 무관하다. 일반적으로 디지털사진이든 필름사진이 든 모든 사진은 증거로 중요한 의미를 갖는다고 쉽게 생각하나 어떤 법정에서는 쉽게 조작할 수 있는 디지털사진에 대한 증거능력을 의심하며 필름사진을 증거로 채택하기를 선호하기도 한다.

법정 정황에서 사진이 어떠한 의견을 지지해주기를 원한다면 디지털사진 촬영과 함께 기본적인 기록으로 필름사진을 찍기를 바란다. 일회용 사진기를 사용하는 것만으로 충분할 때도 있다. 변호사와 법정은 법의학적 영상분석이 조작된 사진을 확인할 수 있다는 것을 알고 있기 때문에 사진이 RAW 포맷으로 찍히고 필름사진으로도 기록되었다면 디지털사진 증거에 대해 문제점을 삼지 않을 것이다.

학계에서는 디지털사진과 사진조작 그리고 사진자료가 얼마나 정직한지에 대한 우려가 증가하고 있다. RAW 포맷 사진의 보정은 기본적인 영상처리과정이다. 그러나 어도비 포토샵의 도장기능, 잘라내기와 붙여넣기가 적용된 사진들에 대해 학술지편집자들은 의구심을 갖게 되었고 과학 윤리학자들은 이러한 과정은 아주 잘못된 것이라고 공표하기도 하였다. 일부 학술지는 사진조작의 지침을 만들었고 다른 학술지는 수정된 사진과 함께 원본사진을 같이 제출할 것을 요구하고 있다. RAW 파일로 기록하고 몇 장의 필름사진을 촬영해 둔다면 결과물을 발표할 때 자료의 정직성을 확보할 수 있을 것이다. 만약 어떤 사람이 자신의 견지를 강조하기 위해 사진을 변형시키려 한다면 위의 방식을 엄격하게 따라야 할 것이다. Giberts와 Richards(2000)는 뼈에 대한 디지털사진의 변형과 윤리적 문제에 대해 고찰한 바 있다.

10 방사선사진

X-선을 이용한 사진은 살아있는 사람의 뼈 분석을 가능하게 한다. 뼈조직은 X-선을 차단하여 필름에 음화의 영상을 만들어내고, 이를 **방사선사진(radiograph)**이라고 한다. 방사선을 차단하는 뼈의 특성 덕분에 의학에서는 뼈에 대한 진단을 위해 방사선사진을 이용한다.

방사선사진은 뼈전문가에게도 유용하다. 뼈 표본에 대해 방사선은 아무런 손상을 주지 않으므로 다양한 피폭량과 촬영조건을 통해 뼈의 내부구조 또는 맹출되지 않는 치아의 발달상태 등을 보여줄 수 있다. 뼈전문가는 외부에 조절장치가 달리고 내부적으로는 완전히 차폐된 X-선 발생기를 사용한다. X-선이 연구의 대상이 되는 부분을 수직 방향으로 관통하도록 표본을 필름면과 평행하게 놓는다. 표본과 필름은 가능한 서로에게 가까이 있게 놓고 X-선 발생기로부터 가능한 멀리 둔다. 컴퓨터를 이용한 방사선사진이 도움된다(Odwak과 Schulting, 1996). 컴퓨터단층촬영상(computed tomography, CT)은 비침습적으로 뼈의 단면을 볼 수 있게 해준다. CT 기기는 일반적으로 병원의 영상의학과에 있으므로 이 과의 사람들과 개인적 친분을 쌓아두면 좋다. Spoor 등(1993)은 CT로부터 얻은 계측값의 적용과 문제점에 대해 보고한 바 있다. CT 기술의 발전과 더불어 십 분의 일 밀리미터 단위까지 계측할 수 있게 되었다. 그러나 레이저스캔 또는 CT 스캔의 결과물을 이용한 계측은 표면의 질감, 뒤틀림, 부식 등을 간과하고 넘어가 부정확한 계측이 될 수 있으므로 가능하다면 실제 표본으로부터 계측하는 것이 좋다. 뼈에 대하여 이러한 기술들을 적용시킬 경우에는 방사선촬영 전문가의 자문을 얻도록 한다. 방사선사진을 이용한 뼈와 치아 분석에 대한 논의를 알아보기 위해 Ortner와 Putschar(1981), Hillson(1996), Bruwelheide(2001)의 문헌을 참조하기 바란다. 고인류학과 역사이전 고고학에서 3차원 재구성의 활용에 대해서는 Mafart과 Delingette(2002)의 문헌을 참조하기 바란다.

11 현미경

뼈와 치아 표면의 구조를 자세히 보기 위해서는 양안해부현미경을 이용하는 것이 가장 좋다. 일안의 광학현민경 또한 미세구조를 확대하여 보기 위해 사용된다. 뼈 표면의 다양한 변형(식물뿌리의 흔적, 절단흔적, 병리소견)을 구분하기 위해서는 양안현미경을 이용한다. 뼈 표면의 미세구조 또는 외상을 보기 위해 주사전자현미경(scanning electron microscope, SEM)을 사용할 수도 있다. 표본의 크기가 너무 커서 주사전자현미경의 진공 용기에 맞지 않거나 주사전자현미경을 갖추지 못한 경우에는 치과용 고무를 이용하여 주형을 뜨고 에폭시로 포매할 필요도 있다. 주사전자현미경을 이용하는 것이 고배율로 뼈의 표본을 관찰하기 위한 가장 전통적인 방법이나 가격이 비싼 것이 단점이다. 이를 위해 최근에는 새로운 디지털영상기술이 도입되었다(Gilbert와 Richards, 2000). 조직학적 단면 표본을 제작하여 광학현미경을 관찰하는 방법은 뼈 표면 속의 미세구조나 치아의 내부구조를 보기 위해 이용된다(Hillson, 1996). 골학 연구에 있어 현미경을 어떠한 방식으로 사용할 수 있는지에 대해 Schultz(1997)의 문헌을 참조하기 바란다.

12 컴퓨터

컴퓨터의 등장은 골학을 포함한 모든 과학 영역에 커다란 영향을 끼쳤다. 위성을 이용한 전지구위치확인시스템(Global Positioning System, GPS)과 휴대용 단말기를 통해 위도와 경도에 대한 정보를 얻을 수 있으며, 거리 측정도구와 연결된 컴퓨터를 이용하여 표본이 널린 현장의 도면을 정확하게 그릴 수 있게 되었다. 사무실의 컴퓨터는 연구자의 생각, 자료 그리고 영상 등을 받아서 처리하고 결과물을 만들어낸다. 레이저스캐너와 연결된 컴퓨터는 대상의 표면정보를 읽어 3차원 모델을 만들고 이 모델을 컴퓨터로 가져와 다양한 방식으로 이용한다(그림 18.2). 컴퓨터단층촬영기와 같은 의료용 컴퓨터는 미라의 내부 구조까지 보여줌으로써 과거에는 몰랐던 고대인류의 병적 소견에 대한 연구를 가능하게 하였다. 컴퓨터 간의 네트워크는 좁게는 실험실 내의 의견교환에서부터 넓게는 국제적 교류에 이르기까지 전 세계 사람들의 정보전달 속도를 가속화시켰다. 이러한 컴퓨터의 발전으로 인해 컴퓨터 기술의 도움 없이 사람의 뼈대에 대해 연구하는 일은 상상도 할 수 없게 되었다.

문서작성과 같은 학문적 의사소통을 위한 프로그램을 사용하는 것뿐만 아니라 뼈전문가는 대량의 뼈 계측자료를 쉽고 빠르게 다룰 수 있는 데이터베이스와 스프레드시트 프로그램을 사용할 줄 알아야 한다. 컴퓨터는 생각한 바를 구체화시키는 데 도움이 되지만 생각하는 것을 대신할 수는 없다. 불행하게도 뼈전문가는 컴퓨터와 이와 관련된 기술이 원본 표본과 전문가의 기술을 대체할 수 있다는 잘못된 희망에 사로잡혀 왔다. 하이테크에 대해 열광하는 최근의 풍토는 재미있는 연구과정을 만들어냈다. 뼈에 대하여 레이저스캔 또는 컴퓨터단층촬영을 하고 그 자료를 컴퓨터에 보내어 3차원 모델을 만든 뒤 색깔을 입히고 조작을 하여 합성수지로 복제품을 만든다. 이러한 과정은 환자에 적합한 보조기구 제작이나 부서지기 쉬운 유골을 다루는 경우에 유용하다(Lynnerup 등, 1997). 그러나 고고학 또는 고인류 표본에 대해 위의 기술을 적용시킨 결과물을 보면 관찰자는 다음과 같이 결론낼 것이다. “정말 진짜하고 똑같네. 그러면 달라진 것은 없잖아.” 컴퓨터는 굉장한 일을 할 수 있으나 어디까지나 연구자로 하여금 조사하고 기록하며 결과를 체계화시키는 데 사용하는 도구에 지나지 않는다. 유골을 평가하는 데 있어 연구자가 가진 생각과 기본적인 기술을 컴퓨터가 대신할 수는 없다.

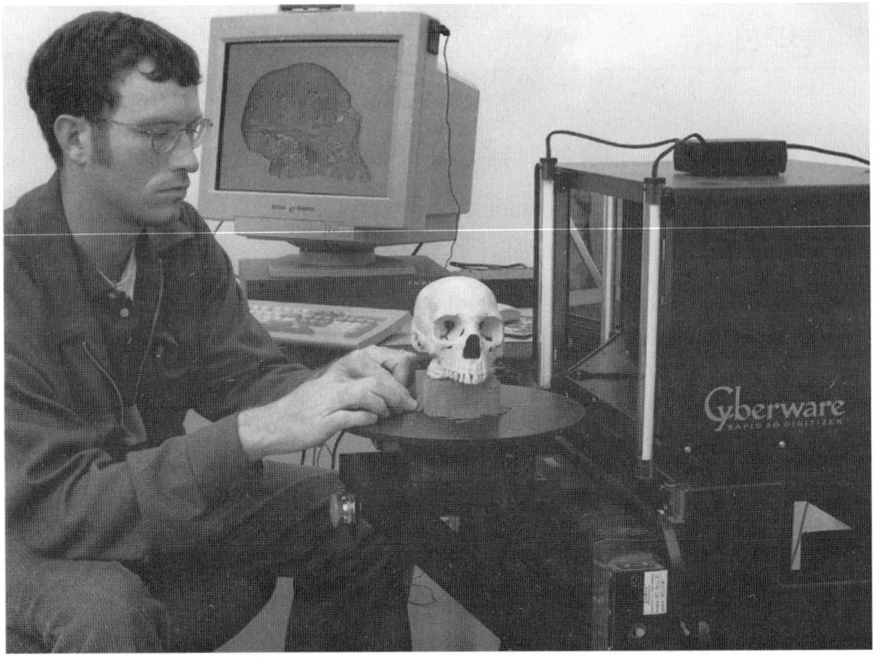

▶ 그림 18.6 **캘리포니아대학에 있는 3차원 레이저스캔 장비.**
이 기기를 이용하여 3차원 표면에 대한 정보를 획득할 수 있고 이 자료를 컴퓨터에 전달하여 측정, 복원, 그 외 가능한 여러 작업을 할 수 있음.

13 보고

고인류학적 발굴 정황의 경우, 발굴을 담당하는 기관 또는 여러 유관기관에게 현장에 대한 비공식적인 보고가 있은 후에 다음과 같은 세 단계를 거쳐 공식적인 보고가 발표된다. *사이언스(Science)* 또는 *네이처(Nature)*와 같은 국제적으로 유명한 학술지에 발굴 사실을 알리고 *미국체질인류학회지(American Journal of Physical Anthropology)*와 같은 전문학술지에 해부학적 사실에 대해 기고하며, 마지막으로 몇 년 후에 총괄적인 보고서를 출판한다. 세 단계의 모든 출판물은 기본적인 계측값, 뼈에서 관찰한 자료와 정황적 자료를 해석과 함께 보고해야 한다.

법의학적 정황의 경우, 보고과정이 다르다. 법집행기관과 법의검시관에 의해 확립된 보고절차가 있으므로(DiMaio와 DiMaio, 1989), 뼈전문가는 바로 분석내용을 출판하는 것이 아니라 법적인 절차에 따라 보고를 해야 한다. 미국 내에서 보고하는 법의 인류학적 감정양식은 테네시대학의 국립법의인류학자료은행(National Forensic Anthropology Data Bank)

에서 제시한 양식을 따른다(Moore-Jansen과 Jantz, 1989). 전체 뼈대구성에 대해 기술하고 소실된 뼈를 표기하며 병리 소견을 포함한 뼈들의 상태를 서술한다. 법의학적 정황에서 뼈전문가의 역할과 지침에 대하여 Sundick(1984)의 문헌을 참조하기 바란다.

법과 관련된 감정을 할 때 정확하고 즉각적인 보고를 강하게 요구하는 경우가 종종 있다. 시체안치소의 실험실, 대량재해 현장에서의 냉동고나 창고처럼 감정에 적합하지 않은 여건에서 감정할 것을 강요받을 때도 있다. 사건의 민감도, 유족의 조속한 장례 집행 요구, 용의자의 구속이나 조사의 신속한 전개를 위한 법집행기관의 요구 등이 감정 보고를 재촉하기도 한다. 적합하지 않는 감정 여건과 무리한 감정 재촉은 뼈전문가가 실수할 가능성을 높이지만 법의학적 정황에서의 감정은 주변 환경이 어떠한지를 배려해주지 않는다. 따라서 법의인류학자는 항상 법정에서 방어할 수 있는 사실만을 말해야 하고 추측을 자제하며 다른 조사자와 긴밀하게 협조해야 한다.

고고학적 정황에서는 고고학자와 뼈전문가가 함께 발굴하고 보고서에 유용한 정보를 협의해가면서 작업한다. *사람 유골 자료 수집의 원칙(Standards for Data Collection from Human Skeletal Remains)*이라는 책은 고고학적 정황에서 뼈에 관한 자료를 어떻게 획득하는지에 대한 기준을 제시하고 있다. 연방법에 의해 뼈 수집물을 반환할 수밖에 없는 상황(3장 참조)하에서 제작된 이 책은 뼈를 관찰하고 기록하는 틀을 각 장의 설명과 부록을 통해 제공하고 있고 고고학적 정황에서 작업하는 뼈전문가에게 귀중한 참고자료로 활용되고 있다.

사람의 뼈에 관해 보고서를 작성할 때 일반적인 지침은 다음과 같다. 법의학적 정황을 포함한 대부분의 뼈감정 관련 보고서는 여기서 언급한 내용들을 담아야 한다.

- **서론**(introduction). 뼈전문가는 사건을 맡게 된 경위를 설명해야 한다. 전달받았거나 관찰한 표본들의 양상에 대해 기술하고 그 표본들을 보존하거나 변형시킨 모든 과정을 서술해야 한다.
- **뼈대구성**(bones present). 분석된 뼈의 목록을 열거하고 산출된 최소개체수(MNI)와 산출과정을 설명한다.
- **발굴정황과 유골의 상태**(context and conditions of the remains). 이 부분은 법의학적 그리고 고고학적 발굴에서 매우 중요한 내용이다. 뼈를 발견하게 된 정황을 설명한다. 분석을 위한 모든 뼈는 증거로 활용되며 결정적 단서일 수도 있고 다른 것으로 대체할 수 없다는 것을 명심해야 한다. 특히 뼈와 연관되어 놓인 문화적 또는 생물학적 유물에 대해 기술해야 한다. 뼈에 붙어 있는 물렁조직에 대해 기술한다. 물렁조직을 제거하기 전에는 물렁조직 채취에 대해 법의병리학자와 함께 확인해야 한다. 또한 물렁조

직을 제거하기 전에 방사선사진을 촬영하여 조직 내에 있을지도 모르는 것(총알, 옷 등)에 대해 확인해야 한다. 조사에 관계하는 사람들과 아무런 상의 없이 표본이나 검체를 처분하지 말아야 한다.

- **병리소견(pathology).** 경조직, 즉 뼈에 대한 검사만을 기술한다. 뼈에서 보이는 병리소견을 기술하고 물렁조직에 대해서는 다른 전문가에게 맡긴다. 골절 이후 치유된 흔적 또는 질병과 관련된 뼈의 상태에 대해서 기술한다.
- **뼈의 이상(anomalies).** 육손 또는 정상과 다른 비계측 경향처럼 유골에서 흔히 보이지 않는 소견을 관찰하면 보고한다. 이러한 관찰 소견은 개인식별에 도움이 된다. 유골에 대한 방사선사진은 사망이전 방사선사진과의 연관성을 분석할 수 있어 신원확인의 자료로 활용될 수 있다.
- **외상(trauma).** 골절 이후 치유된 흔적부터 발굴 시 생긴 골절에 이르기까지 뼈에서 관찰한 모든 외상에 대해 보고한다. 치유흔적의 유무, 색깔 차이, 식물뿌리의 부식 흔적을 관찰하여 골절이 언제 생긴 것인지를 알려고 노력해야 한다. 뼈의 외상을 보고 사망무렵에 생긴 골절인지 사망이후 생명반응과 관계없이 건조에 의한 상태인지에 대해 의견을 서술한다. 가능하다면 부패 이전과 이후에 생긴 외상을 구별하도록 한다(Maples, 1986).
- **나이, 성, 인구집단, 키 그리고 무게.** 이 항목들은 가능한 개체에 맞도록 기술하나 보증되지 않는 추정치는 제외하도록 한다. 추정한 결과의 확실성에 대해 적절한 제한점을 둔다. 추정을 위해 사용한 방법과 근거를 설명해야 한다.
- **사망시간과 사인(cause of death).** 뼈전문가는 이 항목에 대해서는 단정지어 말할 수 없다. 숙련된 조사자는 냄새, 기름진 정도, 조직과 뼈가 풍화된 정도를 보고 사망시간을 추정할 수 있을지도 모르지만 이러한 상태들은 온도, 습도, 노출된 정도에 따라 다양한 양상을 보일 수 있어 사망시간을 쉽게 단정지을 수 없다. 머리를 관통한 총상을 조사하는 뼈전문가가 총상 이전에 중독으로 피해자가 사망했다는 것을 알아내기는 힘들다. 따라서 뼈전문가는 법의병리학자와 함께 분석해야 하고 뼈에서만 보이는 증거만을 통해 사인을 추론하는 것을 지양해야 한다. 뼈의 치유흔적이 있는 경우에는 뼈의 외상 이후에 살아있었다고 말할 수 있지만 치유가 되지 않았다면 외상 자체가 사인일 수도 아닐 수도 있다. 뼈전문가의 법적 기여는 주로 개인식별을 포함한 신원확인에 국한된다. 뼈 자체로는 사망시간과 사인에 대한 정보를 거의 주지 않는다.
- **개인식별(individuation).** 개인식별은 영어로 “personal identification”이라는 말로 쓰이기도 한다(Rogers, 1986). 이 과정은 유골로부터 개인이 가지는 특징을 찾아 신원을

확인하는 것을 말한다. 지문과 같은 물렁조직의 증거가 없는 경우에는 치아기록이 가장 뛰어난 개인식별의 증거로 활용된다. 치아가 거의 없는 유골의 경우에는 뼈의 병리 소견, 사망이전 사진들, 사망이후에 촬영한 뼈의 방사선사진들을 비교하여 개인식별을 할 수 있다. 오래된 골절흔 또는 해면뼈와 뼈굴의 뚜렷한 모양을 개인식별에 활용할 수 있다는 보고가 있다(Webster 등, 1986). 온머리뼈로부터 얼굴을 복원하는 기술에 대하여 Caldwell(1986)의 문헌을 참조하기 바란다. 개인식별은 법적으로 중요한 사안이며 보험과 관련해서도 중요하다.

- **계측 및 비계측 특징**. 머리뼈, 머리이후뼈대, 치아에 대한 계측 결과를 기술하고 관찰된 비계측 특징을 설명한다.
- **요약**(summary). 위에서 기술한 사실들을 바탕으로 도출된 중요한 결론들을 요약한다.

뼈에서 관찰한 흥미로운 사실들은 영구적인 자료로 활용할 수 있도록 학술단체에서 발행하는 간행물에 보고한다. 분석에 대한 결과를 기술할 때는 명료하게 작성한다. 어떤 재료들을 대상으로 분석하였는지, 어떠한 과정을 통해 분석하였는지, 결과가 어떠했는지를 정확하고 분명하게 기술해야 한다. 대부분의 논문은 서론, 재료 및 방법, 결과, 결론, 참고문헌 순으로 작성한다. 사람골학에 관한 과학적 논문들은 *미국체질인류학회지(American Journal of Physical Anthropology)*와 *인류진화학술지(Journal of Human Evolution)*와 같은 학술지, 논문집, 책으로 접할 수 있다.

14 관리

뼈 표본을 초기에 처리하는 과정 동안 발견된 장소와 개별 뼈들을 구분해주도록 고안된 약자와 숫자로 조합한 이름표를 각각의 표본에게 부여하여 표시하는 것이 좋다. 예를 들면 BOD−VP−1/1은 1981년에 이디오피아, 보도(Bodo)지역의 첫 발굴 지점에서 수습한 첫 번째 표본으로, 척추뼈(vertebrate)의 고인류학(paleontology) 표본임을 의미한다. 이러한 이름표는 읽기 쉽고 누구나 알 수 있는 숫자로 되어있어야 한다. 9와 2 또는 1과 7의 표기가 혼동되지 않도록 한다. 표본의 이름표는 영구적이고 방수가 되는 잉크를 사용하고 매니큐어와 같은 액을 발라 보호한다. 단단하지 못한 뼈는 보존처리제를 발라 이름표를 표시할 부분을 단단하게 한 다음 표기한다. 이러한 처리는 잉크가 확산되어 번지는 것을 막는다. 표본의 이름표는 뼈와 발굴정황의 정보를 서로 연결시켜주므로 매우 중요하다. 이름표가 부여된 표본이 섞이는 것도 좋은 상황이 아니지만 이름표가 없는 뼈가 섞이면 원래대로 되돌릴 수 없으므로 좋지 않은 상황만으로 끝나는 것이 아니라 결코 용서받을 수 없는 상황이 된다. 따라서 뼈 위에 이름표를 표기하는 작업은 표본의 관리과정 초기에 이루어져야 한다.

뼈 표본의 관리에는 두 가지 목적이 있다. 첫째는 정보의 소실을 막는 것이다. 정보의 소실은 뼈나 치아의 물리적 파괴, 이름표가 없는 뼈들이 섞이는 일, 컴퓨터의 고장을 포함하여 뼈에 대한 기록물의 파괴나 유실로 인해 발생할 수 있다. 뼈의 파손은 접착제로 쉽게 복구할 수 있다. 그러나 관리의 목적은 뼈 표본이 적절하게 다루어지고 보관되게 함으로써 미연에 파손을 방지하는 데 있다. 뼈를 다루어본 경험이 적은 초보자는 반드시 감독하에 뼈 표본을 다루게 해야 한다. 계측 또는 사진 작업이 뼈에 손상을 일으키지 않도록 해야 한다. 일반적인 보관 조건에서 뼈는 비교적 좋은 상태를 유지하지만 뼈를 담는 용기(상자, 선반, 가방 등)는 산 성분이 없는 좋은 품질의 재료로 제작된 것이어야 한다. 뼈는 낮은 습도와 실온이 유지되고 빛이 들어오지 않는 곳에 보관하는 것이 좋다. 홍수, 화재, 도난 등의 불의의 사고로부터 뼈에 관한 기록을 보호하기 위해서는 기록에 대한 사본을 만들고 이를 다른 장소에 보관해야 한다.

관리의 둘째 목적은 뼈 표본에 대한 연구환경의 제공이다. 이를 위해서는 뼈 수집품에 대한 관리체계를 정하고 준수해야 한다. 연구자는 뼈 표본과 그 기록에 대해 쉽고 효율적으로 접근할 수 있어야 한다. 컴퓨터를 이용한 데이터베이스가 관리를 위해서뿐만 아니라 연구 활용을 위해서도 중요하다. Caffell 등(2001)은 뼈 표본에 대한 관리의 과정과 문제점에 대해 개괄적으로 보고한 바 있다.

Chapter

19

개인 및 인구집단의 뼈대생물학

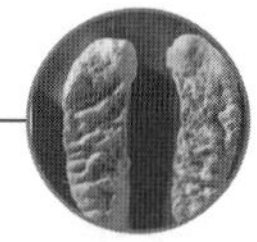

법의인류학이나 고고학 분야에서 뼈가 발견되면 뼈전문가는 해부학적 분류 이상의 정보에 대한 요구를 접하게 된다. 종종 나이, 성별, 키, 인종 등에 대한 그 어떤 서류도 없이 뼈전문가에게 뼈만 인도되기도 한다. 사람뼈를 다룬 수많은 책과 논문에서 보듯이 뼈대의 정확한 신원확인을 위한 여러 방법이 계속 발전되어 왔지만 수세기가 지난 지금까지도 이 분야는 계속 연구 중에 있다. 이렇게 많은 논문과 출판물이 쏟아져 나오는 것은 대부분의 법의인류학 및 고고학 분야에서 뼈대에 대한 기본적인 생물학적 정보가 필요하기 때문이다. 고고학 분야에서 개인 뼈대를 통해 얻은 정보는 매장문화, 고병리학, 고인구학 등에 대한 기초 자료로 활용된다. 법의인류학 분야에서는 개인 뼈대의 생물학적 정보를 이용하여 조사 대상자의 범위를 좁힐 수 있고 신원을 확인하는 데 직접적인 도움을 얻을 수 있다. 이 장은 사람뼈에 대한 나이, 성별, 키, 인종(또는 인구집단), 개인식별 등을 평가하는 과정에 대하여 소개하였다.

해부학적 분류 및 사람뼈의 판정에 대한 내용은 7장부터 16장에 걸쳐 기술되어 있다. 크기와 모양에 대한 차이를 알면 아무리 조각난 뼈라 할지라도 어렵지 않게 사람뼈와 동물뼈를 구별할 수 있다. 뼈의 성별을 결정하는 것도 이와 비슷할 것 같지만 실제로는 뼈의 몇 가지 특징만이 그 구분을 가능케 할 수 있을 뿐이다. 더욱이 이 장에서 다룰 나이, 키,

인종 등에 대한 특징은 사람과 동물을 구분하는 것이나 남녀를 구분하는 것처럼 쉽고 간단하게 결정되지는 않는다. 오히려 태아에서부터 노인, 작은 키에서부터 큰 키, 한 지역에서 다른 지역 등의 개념으로 연속적인 등급이 존재한다. 이러한 이유로 뼈대의 생물학적 정보를 평가할 때에는 판정(determination)보다 추정(estimation)의 자세로 접근하는 것이 더 의미가 있다.

사람뼈와 동물뼈를 구별하고, 해부학적 분류와 쪽가늠 및 나이와 성별을 판별하는 것은 고고학 연구에 있어서 매우 중요한 자료에 해당한다. 이러한 뼈대의 확인은 사소한 것이 아니라 오히려 고고학적 의문에 답할 수 있는 필수적인 요소이다. 또한 인구집단의 수준에서 뼈대를 분석하면 과거를 폭넓게 이해할 수 있는 결정적인 추가 정보를 얻을 수 있다. 한편 뼈를 통해 인구집단의 생물학적 정황을 재구성하는 것이 뼈전문가에게는 가치 있는 일로 여겨질 수도 있으나 한편으로는 잠재적인 함정에 빠질 수 있으므로 이에 대한 주의가 요구된다.

고대사회의 질환을 연구하는 고역학(paleoepidemiology)과 고대사회의 인구통계를 연구하는 고인구학(paleodemography)의 목적은 일부 발굴된 뼈대들을 대상으로 과거 인구집단의 전반에 관하여 설명하는 것이다. Waldron(1994)이 언급한 것처럼 사망한 인구집단에는 네 가지의 외적 요인이 작용하며, 모든 요인이 연구대상의 표본 크기를 작게 만든다고 보고하였다. 이 요인들은 연구대상의 생물학적 특성과 관련이 없기 때문에 모두 외적 요인에 해당한다. 첫째, 죽은 사람들의 일부만 매장된다. 둘째, 매장된 사람들의 일부만 온전한 뼈대로 남는다. 셋째, 온전한 뼈대들의 일부만 발굴된다. 넷째, 발굴된 뼈대들의 일부만 뼈전문가가 분석하도록 의뢰된다. 이 중 어느 하나의 요인이라도 해당 연구대상에 적용된다면 그 뼈대들은 실제로 사망한 인구집단 표본과 비교했을 때 연구결과에 편견(bias)이 들어간 것으로 볼 수 있다. 고대 인구집단의 정확한 생활상을 재구성하기 위해서는 이러한 잠재적인 편견에 대한 신중한 평가가 반드시 필요하다.

이 장은 뼈대의 신원을 개인 수준에서 확인하는 데 초점을 맞추고 있다. 뼈대의 개인 식별, 나이, 성별, 키, 병리소견, 개체특이변이 등은 법의학, 고고학, 고생물학의 모든 관점에서 매우 중요한 사항이다. 한편 고고학 분야에서는 이 외에도 인류학적 분석이 더 필요한데, 인류학적 분석의 목적은 과거 인구집단의 혈연관계, 식이, 질환, 인구학 등의 생물학적 변수를 밝혀내기 위함이다. 이와 같은 인류학적 분석도 사람골학의 한 분야이며 그 연구가 빠르게 발전하고 있다. *The American Journal of Physical Anthropology, The Journal of Forensic Sciences, Forensic Science International, The International Journal of Osteoarchaeology* 등의 학술지를 통해서 이와 관련된 최신 지견을 얻을 수 있다.

1 추정의 정확도 및 정밀도

정확도(accuracy)란 추정(estimation)과 실제가 얼마나 정확하게 들어맞는가를 나타내며, 정밀도(precision)란 추정한 결과가 얼마나 정밀하게 일치하는가를 나타낸다. 예를 들면 어떤 아래턱뼈의 나이를 소아청소년으로 추정했을 때, 그 추정이 정확할지는 모르나 애매한 나이로 추정했기 때문에 정밀한 것은 아니다. 나이, 성별, 키, 인구집단을 얼마나 정확하고 정밀하게 추정할 수 있는가에 대한 간단명료한 답은 존재하지 않는다. 나이, 성별, 키, 인종 등과 같은 모든 생물학적 변수를 확인하는 것 그 자체가 가능한 현실적인 답변일 것이다. 분석방법을 적용하기 전에 의미 있는 기타 다양한 정보가 존재한다면 이를 토대로 추정하는 것도 비교적 정확할 수 있다.

- 신원확인(identification)의 정확도와 정밀도는 대상의 연령층에 따라 다르다. 성장시기의 뼈와 치아는 점진적인 발달과정을 나타내기 때문에 일반적으로 성장이 끝난 성인보다 어린 연령층에서 좀 더 정밀하게 나이를 추정할 수 있다. 예를 들어 팔다리뼈의 뼈끝은 특정 나이에 융합한다. 어느 정도 변이가 존재하기는 하지만 치아의 형성 및 이돋이(tooth eruption)가 나이와 관련이 깊다는 것은 잘 알려진 사실이다. 성장이 끝나 성숙 시기에 도달하면 뼈의 변화는 매우 미미해진다. 그 다음 성인이 되면 퇴행성 변화에 의하거나 직업 또는 건강과 관련된 변화가 주로 나타나게 되며, 이러한 변화는 나이와의 직접적인 연관성이 결여되어 있다는 특징이 있다. 성인의 뼈에서 나이를 추정하는 것은 힘든 일이지만 성별을 구별하는 것은 오히려 더 쉬워진다. 성적 성숙이 끝나야 뼈에 그 특징이 남을 수 있기 때문이다. 인종을 구별하는 것도 성인의 뼈대를 비교해 보았을 때에만 가능하다. 이와 관련된 자세한 내용은 Krogman과 İşcan(1986)의 문헌을 참고하기 바란다.
- 신원확인의 정확도와 정밀도는 뼈대의 부위에 따라 다르다. 뼈들의 발달 단계가 서로 동일하지 않기 때문인데, 예를 들어 이돋이는 머리봉합닫힘(cranial suture closure)보다 더 나이와 관련이 깊다. 그 어떤 부위보다도 볼기뼈(hip bone)의 두덩뼈(pubis)가 성별과 관련이 깊고, 넙다리뼈(femur)는 키와 관련이 깊으며, 머리뼈(cranium)는 현대인의 인구집단을 구별하는 데 매우 유용하다.
- 신원확인의 정확도와 정밀도는 표본의 구성에 따라 다르다. 다른 인구집단의 나이와 성별 자료를 이용하여 추정하면 신원확인의 정확도가 떨어진다. 비교해볼 수 있는 단일 인구집단의 일련의 수많은 뼈 표본이 있는 경우에만 가장 정확하고 정밀하게 성별

과 나이를 추정할 수 있다. 하나의 독립된 뼈대만 발견되었을 때보다는 여러 뼈대가 함께 발견되었을 때 성별, 나이, 인구집단을 추정하기가 수월해진다. 고고학에서는 이러한 경우가 흔하지만 법의학적 상황에서 신원불상의 여러 뼈대가 함께 발견되는 경우는 드물다.

- 신원확인의 정확도와 정밀도는 분석방법에 따라 다르다. 서로 다른 분석방법을 이용하면 성별과 나이추정에 대한 결과도 달라진다. 예를 들면, 성별을 추정할 때 두덩뼈(pubis)를 이용한 Phenice 방법(19.4.2절 참조)이 궁둥패임(sciatic notch)을 이용한 방법보다 더 정확하다.
- 신원확인의 정확도와 정밀도는 분석방법의 적용 가능성 여부에 따라 다르다. 성별과 나이를 추정하는 대부분의 분석방법은 유럽인이나 미국인 뼈대를 대상으로 얻은 자료이다. 이러한 분석방법을 세계의 다른 나라 혹은 선사시대의 뼈대에 똑같이 적용할 수 없다는 보고가 제시되었으며(Mensforth와 Lovejoy, 1985; Ubelaker, 1987; King 등, 1998), 인구집단에 따른 차이로 인해 분석방법의 한계가 존재한다는 연구도 보고되었다(Schmitt, 2004). 뼈의 성숙 정도에 따른 인구집단 내 변이뿐만 아니라 인구집단 사이에도 중대한 변이가 존재하기 때문이다(Lampl과 Johnson, 1996). 이러한 사실은 현재 사용되는 분석방법들(19.2절 참조)이 몇몇의 인구집단만을 대상으로 이루어진 자료라는 점에서 주목할 만하다.
- 신원확인의 정확도와 정밀도는 연구의 주제에 따라 다르다. 의문을 해결하기 위한 문제의 성격에 따라 분석결과의 정확도가 달라진다. 예를 들어 소아청소년의 아래턱뼈와 성인의 아래턱뼈는 거의 100%의 확률로 정확하게 구별할 수 있다. 하지만 35세의 아래턱뼈와 36세의 아래턱뼈를 구별하는 것은 어떤 방법으로도 정확한 결과를 얻기 힘들다.

2 아는 것에서부터 모르는 것까지

뼈대의 나이와 성별을 추정하고 키와 인구집단을 결정하려는 것은 이러한 생물학적 정보가 분석을 시행하기 전에는 알 수 없는 사실에 해당하기 때문이다. 이러한 사실을 알아내기 위해서는 나이와 성별이 알려진 뼈대모음과 신원불상의 뼈를 비교해보아야 한다. 하지만 비교할 뼈대모음이 갖춰진 경우는 그리 많지 않으며, 신원정보에 대한 기록이 없는 고고학적 매장지의 뼈대들은 더더욱 해당되지 않는다. 이러한 경우에 신원불상 뼈대에 대한 나이, 성별, 키, 인구집단은 알 수 없는 것으로 간주해야 한다. 한편 살아있는 사람에 대한 정보는 알려져 있는 것들이 대부분이다. 따라서 현대인을 대상으로 방사선사진을 얻은 다음 나이추정에 대한 표준을 확립하는 것이 가능한 해결책이긴 하지만, 불행하게도 살아있는 사람의 방사선사진에서 뼈의 표면 구조를 볼 수는 없다.

뼈대의 생물학적 정보를 얻기 위하여 뼈전문가가 비교해볼 수 있는 뼈대모음은 미국 내에 5가지 정도가 있으며, 모두 어느 정도 나이, 성별, 키, 인구집단이 알려진 것들이다. 첫째는 Hamann-Todd collection으로서 1912년부터 1938년까지 케이스웨스턴리저스대학교(Case Western Reserve University)의 해부학교실에서 모은 뼈대모음이다. 여기에는 사회경제적으로 낮은 계층의 3,592명 환자로부터 얻은 뼈대가 모여있다. 기록 및 연구보고에 의하면 나이추정에 적합한 기록을 갖고 있는 뼈대는 겨우 16%에 불과한 것으로 알려져 있다(Lovejoy 등, 1985). 둘째는 한국전쟁에서 사망한 미군의 뼈대모음으로서 뼈의 나이를 추정하는 데 널리 사용되고 있다(McKern과 Stewart, 1957). 하지만 불행하게도 제한된 연령층의 남성 뼈대로만 이루어져 있다는 단점이 있다. 셋째는 Terry collection으로서 1920년부터 1965년까지 워싱턴대학교(Washington University)의 해부학교실에서 모은 1,600명의 미국 백인과 흑인의 성인 뼈대모음이다. 현재는 워싱턴 DC(Washington DC)에 있는 스미스소니언국립자연사박물관(Smithsonian National Museum of Natural History)에 보관되어 있다. 넷째는 로스앤젤레스 카운티(Los Angeles County)에서 시행한 부검시신으로부터 얻은 부분 뼈대를 모아놓은 것으로서 이제 막 의미있는 자료를 제공하기 시작한 뼈대모음이다(Suchey 등, 1986). 부검시신으로부터 얻은 표본을 통해 분석방법을 검증하고 발전시키는 연구가 많이 이루어지고 있다(Pfau와 Sciulli, 1994). 다섯째는 하워드대학교(Howard University)에 있는 Cobb collection으로서 워싱턴 DC 지역의 흑인 600명에 대한 뼈대가 모여있다.

이들 뼈대모음으로부터 개발한 분석방법이나 자료는 모두 어느 정도 한계를 가지고 있다. 일부 영아의 뼈대를 제외하고 대부분이 25세 이상의 성인 뼈대로만 구성되어 있고, 인종적인 측면에서 대부분 생물학적 혈연관계보다는 지역적 관습에 따라 흑인이나 백인으로만 구분되어 있으며, 혼혈에 대한 정보는 제공되어 있지 않다. 또한 대부분이 사회경제적으로 낮은 계층의 사람들을 해부하여 얻은 뼈대라는 특징이 있다. 법의관이 시신을 보고 추정한 나이가 기록된 경우도 있다.

결론적으로 뼈전문가에 의해 추정된 나이, 성별, 키 등의 정확도와 정밀도는 이러한 생물학적 정보를 모두 알고 있는 뼈대모음으로부터 도출된 비교자료에 따라 달라진다. 고고학적으로 발굴된 뼈대를 대상으로 현대인의 뼈모음과 비교하여 생물학적 정보를 추정하는 것은 매우 위험하다. 가장 중요한 사실은 서구적인 생활방식으로 원시시대에 살았던 사람들의 뼈대모음이 존재하지 않는다는 것이다. 삶의 방식이 다르면 뼈대의 형태도 달라지는데, 예를 들어 원시 인구집단의 치아 마모에 대한 빈도 및 정도가 높은 것은 씹기근육에 가해진 자극을 통해 뼈가 영향을 받았기 때문이다.

3 나이추정

뼈의 나이를 추정한다는 것은 사망 후 발견되기까지의 시간을 추정하는 것이 아니라 사망 당시의 나이(age–at–death)를 추정하는 것이다. Ubelaker(1989, p. 63)는 뼈의 나이추정(estimation of age)에 대한 절차 및 문제점을 다음과 같이 간결하게 요약하였다.

> "뼈의 나이를 추정하기 위해서는, 첫째로 뼈에 나타난 형태학적 특징을 관찰하고, 둘째로 나이를 알고 있는 현대 인구집단의 뼈대와 그 형태를 비교하며, 셋째로 기록이 제시된 과거 인구집단과 현대 인구집단 사이의 여러 변이적 요소를 함께 추정하여 결정한다. 골학에서 보통 셋째 단계를 등한시하는 경향이 있으나, 나이추정을 위해서는 반드시 필요하다."

나이추정과 관련된 많은 여러 인자가 상황에 맞게 가변적으로 쓰일 수는 없다. 즉 현대인의 뼈대모음에서 얻은 나이추정 자료를 과거 인구집단에 적용하는 것은 여전히 논란의 여지가 많다(Hoppa, 2000). 하지만 몇몇 신뢰할 만한 연구들에 의하면 개별적 변이가 인구집단 사이의 차이를 약화시킨다는 보고도 제기되어 있다.

일생 동안 뼈대의 각 부위는 나이의 증가에 따른 형태적인 변화를 나타낸다. 이러한 나이에 따른 변화는 영아 때부터 나타나기 시작하며, 소아 및 청소년기에는 뼈끝(epiphysis)이 형성되고 융합되는 등 뼈에 대한 변화뿐만 아니라 치아에도 나이에 따른 변화가 일어난다. 20세가 넘어가면 뼈가 거의 융합되고 변형되면서 퇴행 변화를 일으킨다. 이러한 과정을 이용하여 뼈의 나이를 추정할 수 있는 것이다. 그러나 영아의 경우 정상적인 발달이라 할지라도 그 발달 정도는 비연속적이고 비약적인 특징이 있으며(Lampl 등, 1992), 발달 시기 및 정도와 관련된 개인차가 매우 심한 점을 주의해야 한다. 때로는 질병이 이러한 개인차를 심화시키는 요인으로 작용할 수도 있다(Sherwood 등, 2000).

뼈의 성별추정은 남녀 중 하나를 결정하는 것이지만 사망 당시의 나이추정은 연속 개념의 성장을 임의적인 단계로 나누어 결정하는 것이기 때문에 좀 더 복잡하다. 같은 나이의 뼈일지라도 그 발달 상태가 다를 수 있다. 이러한 사실은 행동적 특성뿐만 아니라 뼈의 해부학에도 그대로 적용된다. 따라서 알려진 표본을 대상으로 완벽한 표준 자료를 마련했을지라도 부정확한 나이추정 결과를 도출할 가능성은 항상 존재한다. 부정확의 정도가 얼마인지는 아무도 모른다.

앞서 언급한 것처럼 머리뼈나 치아 또는 머리이후뼈대(postcranial skeleton) 등을 이용하여 나이를 추정할 때에는 이미 나이를 알고 있는 인구집단의 뼈대를 바탕으로 수립된 체계적인 자료를 이용해야 한다. 예를 들어 간니(permanent teeth)의 어금니가 각각 6세, 12세, 18세에 돋는 것을 확립한 살아있는 사람의 방사선 자료가 좋은 보기에 해당한다. 이돋이(dental eruption)이 일정한 시기에 일어난다는 가정하에 이러한 표준 자료를 적용시키면 신원불상 뼈대의 나이를 추정할 수 있게 되는 것이다.

이와 같은 방식으로 접근할 때 발생할 수 있는 한 가지 문제점은 그 인구집단에 속한 다른 불상 뼈대와의 관계를 비교하지 못한 채 개별적인 수준에서 나이추정이 이루어진다는 점이다. 이러한 경우 추정나이는 12~18세 등과 같이 범주로 표현할 수밖에 없기 때문에 15세 등과 같이 절대적인 나이를 표현하는 경우보다 정확하지 못하다. 다른 말로 연속 개념을 단계로 나누면 부정확한 결과가 초래되는 것이다. Lovejoy 등(1997)에 의하면 나이 추정에 있어서 오차를 일으킬 수 있는 중요한 두 가지 요소가 있는데, 하나는 표본이 가지고 있는 노화과정 자체의 타고난 변이이고, 다른 하나는 생물학적 나이추정에 대한 관찰자의 역량이다.

법의인류학자는 추정하려는 뼈대를 항상 다수의 신원불상 뼈대와 순차적으로 서로 비교해야만 하는데, 이와 같은 접근방식을 **연속배열(seriation)**이라 하며, 이를 통해 앞서 언급한 부정확한 결과를 극복하는 데 많은 도움을 얻을 수 있다. 개별적인 뼈대의 나이를 각각 추정하기에 앞서 모든 신원불상의 뼈대를 형태학적으로 분석하여 나이의 증가 순으로 배열해놓는 것이다. 이러한 방식은 많은 장점을 가지고 있는데(Lovejoy 등, 1985), 빠르고 신속하게 작업할 수 있고, 분석 중간에 멈추는 등의 일시적인 중단으로 인한 관찰자 오류가 발생하지 않으며, 도출된 결과를 일정하게 검증하여 오류를 교정할 수 있고, 표본을 나이 범주에 따라 모아놓기 때문에 정확성을 잃지 않는다. 일단 추정하려는 뼈가 뼈대표본의 연속배열 속에 위치하게 되면 최소한 상대적인 나이 순서를 추정할 수 있는 뼈대로 이용될 수 있다.

일반적으로 사람뼈를 다음과 같이 일곱 가지의 나이 범주로 분류하는데, 출생 전의 **태아(fetus)**, 0~3세의 **영아(infant)**, 3~12세의 **소아(child)**, 12~20세의 **청소년(adolescent)**,

20~35세의 **청년(young adult)**, 35~50세의 **장년(middle adult)**, 50세 이상의 **노년(old adult)**이다(Buikstra와 Ubelaker, 1994). 미성숙한 사람뼈의 나이추정에 대한 자세한 내용은 Scheuer와 Black(2000, 2004)의 문헌을 참고하기 바란다.

1) 치아를 이용한 소아, 청소년의 나이추정

치아의 이돋이 과정과 마모 정도는 사람뼈대의 나이를 추정하는 데 주로 이용된다. 치아의 발달 정도는 뼈대의 다른 부분에 비해 생활나이와의 연관성이 높으며, 따라서 치아 발달은 유전자의 조절을 더 강하게 받는 것으로 추측할 수 있다. 치아의 이돋이와 발생은 일정한 편이고 치아가 법의학적, 고고학적, 고생물학적 정황에서 흔하게 발견되기 때문에 소아, 청소년의 나이추정에 치아 발생을 이용한 방법이 가장 많이 쓰인다. Smith(1991)는 이용 가능한 여러 가지 방법을 총괄하여 제시하였다. 여기서 중요한 것은 "일반적"인 방법이 "불변"의 방법이 되지는 않는 점이다. 예를 들어, 어떤 영아는 이가 더 빨리 나기도 하며, 치아가 이돋이하는 순서 역시 개인차가 존재한다(Smith와 Garn, 1987). 미국의 백인과 흑인 사이에도 치아 석회화의 속도나 남녀차이가 존재한다는 연구보고도 있다(Harris와 McKee, 1990).

배아에서 치아 발생은 임신 후 14~16주 지난 다음 시작된다(Hillson, 1996). 사람 치열의 출현에는 네 개의 명확한 시기가 존재한다. 먼저, 거의 대부분의 젖니는 두 살 즈음에 입안에 출현한다. 안쪽앞니, 가쪽앞니, 첫째큰어금니는 6~8세 사이에 출현한다. 대부분의 송곳니, 작은어금니, 둘째큰어금니는 10~12세 사이에 출현한다. 마지막으로 셋째큰어금니는 18세 전후에 출현한다. 물론 치아의 발달과 이돋이는 개인차가 있다.

치아 발생을 통하여 나이를 결정하는 방법은 여러 가지가 있다. 첫째는 전체 치열의 평균적인 발달 정도를 나타내는 표나 그림으로 신원이 밝혀지지 않은 개인의 나이추정을 수행하는 방법이다(그림 19.1, 19.2). 다른 방법은 개별적인 치아의 발생 단계를 각 치아마다 비교하는 방법이다(표 19.1). Liversidge(1994)는 이 방법들에 대한 찬반양론을 논의하며 정확성이나 사용에 편리한 면을 고려하여 보았을 때 전체 치아 그림을 이용하여 수행하는 나이추정을 추천하였다. Hillson(1996)은 치아 발달을 이용하여 뼈대의 나이를 추정하는 많은 방법에 대한 좋은 고찰을 발표하였다. 셋째큰어금니는 치아 발생과 이돋이에 있어 제일 변이가 심한 치아이다. Mincer 등(1993)은 셋째큰어금니의 발생에 관한 자료와 사랑니가 나이추정에 상당히 유용함을 제시하였다.

Ubelaker(1989)는 북미 인디언의 치아 발생에 대한 총괄 그림을 제시하였으며, 이 책에서 그림 19.1에 재구성되어 실려 있다. 각 단계에서 가능한 나이 범위가 얼마인지 확인해

보도록 한다. 그림 19.2에서는 오차구간에 대해 나타내었다. 송곳니는 치아의 발생과 이돋이에 있어 성에 따른 변이가 제일 현저하기 때문에 이돋이 중인 치열의 나이추정에서 송곳니를 그리 크게 고려할 필요는 없다. 소아, 청소년의 나이를 치아를 통해 추정할 때 발생의 모든 단계를 고려하여야 한다. 발생의 단계는 치아머리와 치아뿌리가 완성되는 **형성(formation)** 단계와 치아확 모서리를 넘어서 치아가 나타나는 **이돋이(eruption)** 단계로 크게 나뉜다. 발표된 기준을 이용할 때 그 기준에서 이돋이의 정의가 치아확 모서리(뼈)를 넘어설 때를 의미하는 것인지 잇몸(물렁조직)을 넘어설 때인지 명확하게 파악하는 것이 중요하다. 또한 고려하여야 할 점은 치아 발생은 성별과 인구집단에 따라 그 차이가 많이 나타난다는 점이다(İşcan, 1988). 치아 발생과 이돋이에 대한 더 많은 점을 학습하고자 한다면 Trodden(1982)과 Smith(1991)의 문헌을 참고하기 바란다.

2) 치아를 이용한 어른의 나이추정

간니가 이돋이하고 나면 점차 마모되기 시작한다. 마모의 정도와 양상은 치아 발생 순서, 치아 형태, 치아 크기, 치아머리 내부 구조, 치아의 경사진 정도, 식이 이외에 사용되는 치아의 용도, 씹기의 생역학(biomechanics) 등 많은 인자의 영향을 받는다(McKee와 Molnar, 1988; Walker 등, 1991). 만약 같은 인구집단 안에서 마모의 정도가 균등하다면 마모의 정도는 나이와 밀접한 상관관계를 가지므로 성인의 나이추정에 마모를 이용할 수 있다. 현대인 인구집단에 시험 적용해보면 나이와 치아 마모 간의 상관성이 꽤 높음을 알 수 있다(Lovejoy 등, 1985; Richards와 Miller, 1991). 하지만 평가함에 있어 병적인 이유나 특정 공구를 치아를 이용하여 반복사용함으로 치아 마모가 가속화될 수 있는 점을 염두에 두어야 할 것이다(Milner와 Larsen, 1991).

치아를 통해 나이추정을 함에 있어 첫 번째 과정은 전체 치아 발생과 마모를 통합하는 연속적인 기준을 만드는 것이다. Miles(1963)는 발생에 기초한 교모의 기준을 처음으로 확립하였다. 이 방법을 통한 나이추정의 예는 다음과 같다.

같은 사람에서 첫째큰어금니와 둘째큰어금니가 각각 6세와 12세에 이돋이한다는 가정하에 첫째큰어금니는 둘째큰어금니보다 6년 동안 마모가 더 진행된다. 비슷한 정도의 마모가 다른 사람의 셋째큰어금니에서 발견이 된다면 셋째큰어금니가 18세에 난다고 가정할 때 이 사람의 나이는 24세로 추정된다. Miles는 연속적인 어금니 이돋이 사이에 차이인 6.0, 6.5, 7.0년을 나이추정에 이용하였다. 하지만 이 방법은 50세 이상의 나이추정에서는 나이보다 추정나이가 더 적어지는 모순이 발생한다(Miles, 2001). 치아 마모의 정도를 정량하여 나이를 추정하는 여러 방법이 발표되어 왔다(Molnar, 1971; Scott, 1979; Brothwell, 1989;

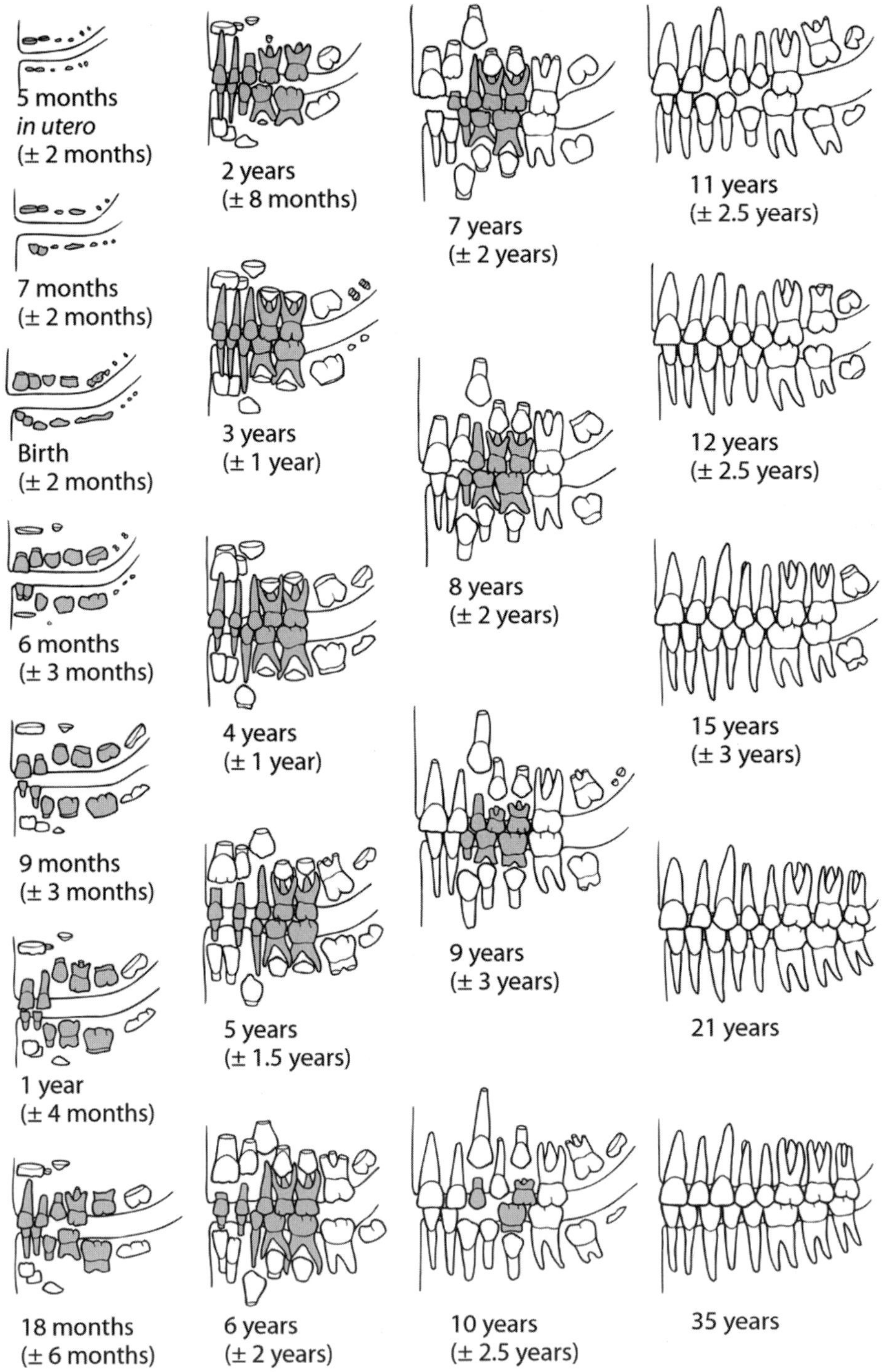

▶ 그림 19.1 **북미 인디언의 치아 발생 양상.**
Ubelaker(1989)의 원래 그림에서 각색한 것임. 젖니에 대한 자료는 북미 인디언의 자료가 아님.

Walker 등, 1991; Dreier, 1994; Mayhall와 Kageyamu, 1997).

Lovejoy(1985)는 Libben지역의 뼈대로 이루어진 선사시대 인구집단 연구를 통해 치아 마모를 이용한 나이추정은 사망 당시 나이를 추정하는 데 중요하고 신뢰할 수 있다고 결론을 내렸다. 그는 적어도 같은 인구집단에서는 치아 마모의 형태나 정도가 매우 규칙적임을 발견하였다. Lovejoy는 법의학적 정황에서 개인의 나이추정을 마모로 시행하는 것은 단지 나이를 큰 범위로 추정하는 것일 뿐이지만 만약 전체 인구집단을 연속적으로 배열하면 치아 마모를 통한 나이추정이 훨씬 정확해질 수 있는 점을 주지시켰다. 사실, Lovejoy 등(1985)은 치아 마모가 사망 당시 나이를 추정하는 데 있어 훌륭한 단일 척도라고 결론 내린 바 있으며, 선입견이 배제된 정확하고 일관된 나이 기준이라는 점을 발견하였다. Lovejoy 등이 사용한 마모 기준이 그림 19.3에 나타나 있다. Mays(2002)는 독일의 여러 다른 곳에서 발굴된 뼈대의 나이추정에 있어 치아 마모가 신뢰할 만한 기준이 될 수 있음

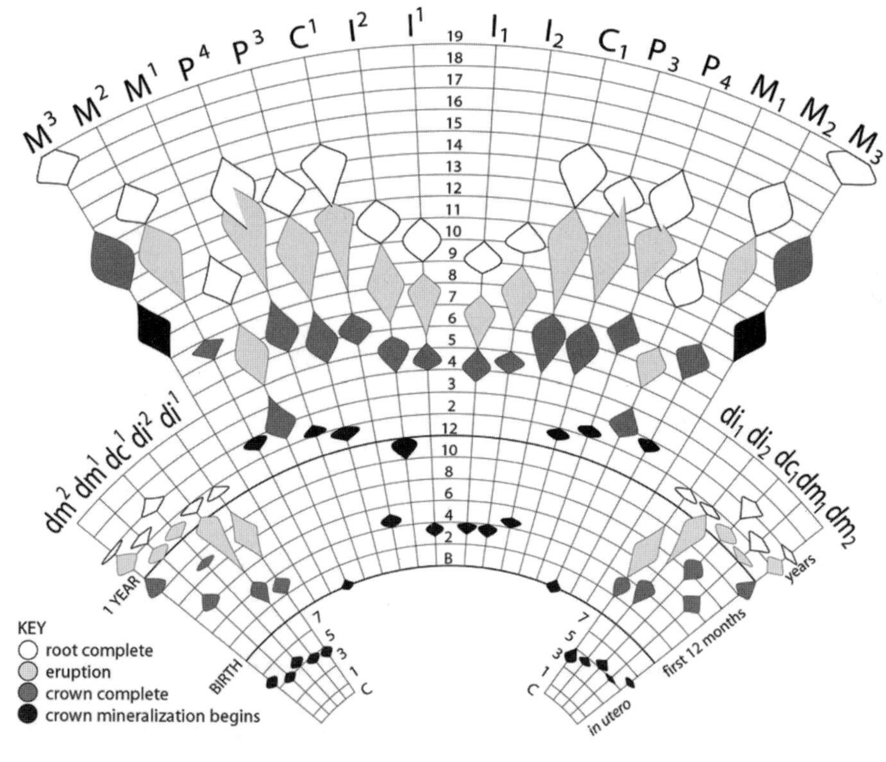

▶ 그림 19.2 **치아 발생의 시기에 있어 여러 변이사항.**
Gustafson과 Koch(1974)의 연구에 기초한 그림이며 셋째큰어금니에 대한 자료는 Anderson 등(1976)의 연구에서 인용한 것임. 셋째큰어금니의 범위 값은 표준편차값을 가감하여 나타내었음. 무늬 설명: 검은색은 치아머리 석회화 시작시기. 짙은 회색은 치아머리 발생 완료시기. 옅은 회색은 이돋이 시기. 하얀색은 치아뿌리 발생 완료시기.

▶ 표 19.1 각 치아의 발생 단계 평가 기준 및 그 단계에 해당하는 평균 나이[a]

		di1	di2	dc	dm1	dm2	I1	I2	C	P3	P4	M1	M2	M3
A. MALES														
Ci	Cusp initiation	—	—	—	—	—	—	—	0.6	2.1	3.2	0.1	3.8	9.5
Cco	Cusp coalescence	—	—	—	—	—	—	—	1.0	2.6	3.9	0.4	4.3	10.0
Coc	Crown outline complete	—	—	—	—	—	—	—	1.7	3.3	4.5	0.8	4.9	10.6
$Cr_{1/4}$	Crown one half	—	—	—	—	—	—	—	2.5	4.1	5.0	1.3	5.4	11.3
$Cr_{3/4}$	Crown three-quarters	—	—	—	—	—	—	—	3.4	4.9	5.8	1.9	6.1	11.8
Crc	Crown complete	0.15	0.2	0.7	0.4	0.7	—	—	4.4	5.6	6.6	2.5	6.8	12.4
Ri	Root initiated	—	—	—	—	—	—	—	5.2	6.4	7.3	3.2	7.6	13.2
Rcl	Root cleft present	—	—	—	—	—	—	—	—	—	—	4.1	8.7	14.1
$R_{1/4}$	Root one-quarter	—	—	—	—	—	—	5.8	6.9	7.8	8.6	4.9	9.8	14.8
$R_{1/2}$	Root one-half	—	—	—	—	—	5.6	6.6	8.8	9.3	10.1	5.5	10.6	15.6
$R_{2/3}$	Root two-thirds	—	—	—	—	—	6.2	7.2	—	—	—	—	—	—
$R_{3/4}$	Root three-quarters	—	—	—	—	—	6.7	7.7	9.9	10.2	11.2	6.1	11.4	16.4
Rc	Root complete	1.5	1.75	3.1	2.0	3.1	7.3	8.3	11.0	11.2	12.2	7.0	12.3	17.5
$A_{1/2}$	Root apex half closed	—	—	—	—	—	7.9	8.9	12.4	12.7	13.5	8.5	13.9	19.1
		di1	di2	dc	dm1	dm2	I1	I2	C	P3	P4	M1	M2	M3
B. FEMALES														
Ci	Cusp initiation	—	—	—	—	—	—	—	0.6	2.0	3.3	0.2	3.6	9.9
Cco	Cusp coalescence	—	—	—	—	—	—	—	1.0	2.5	3.9	0.5	4.0	10.4
Coc	Crown outline complete	—	—	—	—	—	—	—	1.6	3.2	4.5	0.9	4.5	11.0
$Cr_{1/2}$	Crown one half	—	—	—	—	—	—	—	2.5	4.0	5.1	1.3	5.1	11.5
$Cr_{3/4}$	Crown three-quarters	—	—	—	—	—	—	—	3.5	4.7	5.8	1.8	5.8	12.0
Crc	Crown complete	0.15	0.2	0.7	0.3	0.7	—	—	4.3	5.4	6.5	2.4	6.6	12.6
Ri	Root initiated	—	—	—	—	—	—	—	5.0	6.1	7.2	3.1	7.3	13.2
Rcl	Root cleft present	—	—	—	—	—	—	—	—	—	—	4.0	8.4	14.1
$R_{1/4}$	Root one-quarter	—	—	—	—	—	4.8	5.0	6.2	7.4	8.2	4.8	9.5	15.2
$R_{1/2}$	Root one-half	—	—	—	—	—	5.4	5.6	7.7	8.7	9.4	5.4	10.3	16.2
$R_{2/3}$	Root two-thirds	—	—	—	—	—	5.9	6.2	—	—	—	—	—	—
$R_{4/4}$	Root three-quarters	—	—	—	—	—	6.4	7.0	8.6	9.6	10.3	5.8	11.0	16.9
Rc	Root complete	1.5	1.75	3.1	1.8	2.8	7.0	7.9	9.4	10.5	11.3	6.5	11.8	17.7
$A_{1/2}$	Root apex half closed	—	—	—	—	—	7.5	8.3	10.6	11.6	12.8	7.9	13.5	19.5

a 자료들은 여러 연구를 Smith(1991)가 정리한 편집물에서 인용함.

을 주장하였다.

Hillson(1986)과 Whittaker(2000)는 간니의 조직을 현미경으로 분석하여 개인의 나이를 추정하는 방법에 대해 논한 바 있다. 치아는 증령(aging)에 따라 이차상아질이 형성되고 이와 비례하여 치아속질공간의 크기는 적어진다. Drusini 등(1997)은 어른의 방사선사진을 이용하여 간접적으로 이차상아질의 형성 정도를 측정하여 나이를 추정하는 방법을 고안하였고, 평가한 치아 중 78%에서 평균 오차가 ±5세 이하로 나타나는 결과를 얻었다. 치아뿌리에서 증령에 따라 나타나는 투명상아질의 정도를 이용하여 나이를 추정하는 방

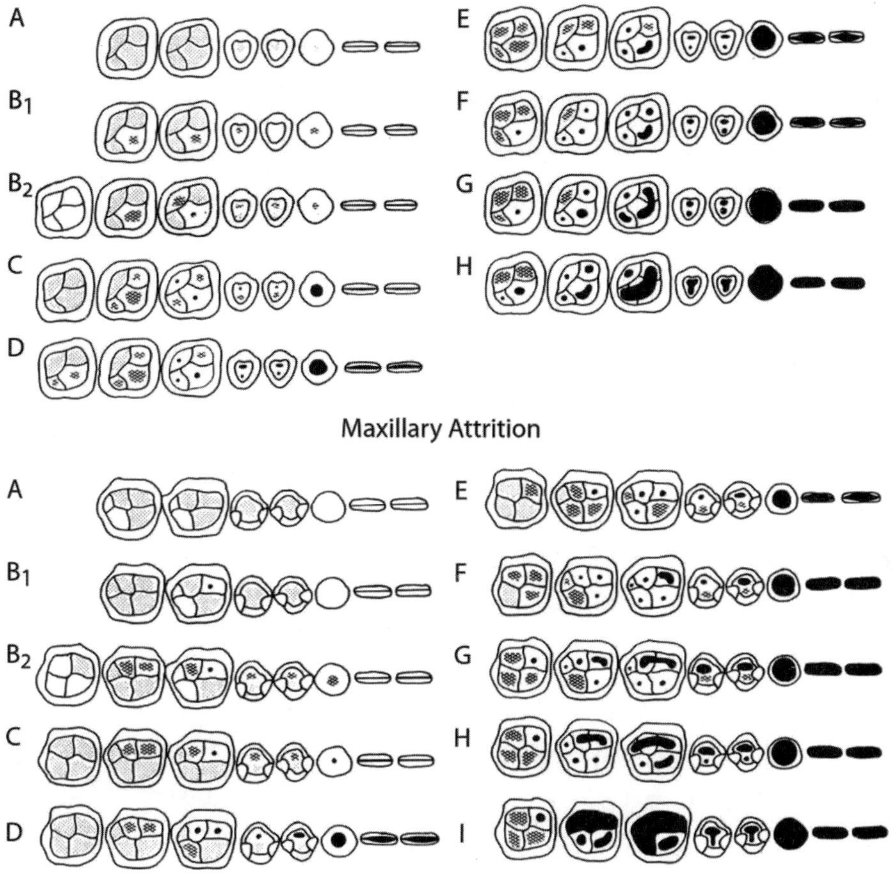

▶ 그림 19.3 **오하이오, Libben 지역에 거주하던 미국 선사시대 사람들의 치아 마모 유형에 대한 그림.**
오른쪽위턱(*위*)과 왼쪽아래턱(*아래*) 치열의 마모 양상을 나타내었음. 마모되어 노출된 상아질은 검게 표시하였음. 각 마모 단계에 해당하는 나이 범위는 다음과 같음. A, 12–18; B1, 16–20; B2, 16–20; C, 18–22; D, 20–24; E, 24–30; F, 30–35; G, 35–40; H (위턱), 40–50; H (아래턱), 40–45; I, 45–55. 자세한 내용은 Lovejoy(1985)의 문헌을 참조할 것.

법도 있으나 다른 방법보다 뚜렷한 정확성을 보이지는 않았다(Kvaal 등, 1994). Lamendin 등(1992)은 잇몸의 퇴축 정도와 투명상아질의 파급 정도를 이용한 나이추정 방법을 제시하였으며, 40~80세 사이의 어른에게 시험해본 결과 추정의 평균오차는 ±10세 정도였다. Soomer 등(2003)은 실제 법치의학 감정에 이용되는 여러 종류의 방법에 대한 비교 고찰을 제시하였다.

3) 머리봉합닫힘을 이용한 성인의 나이추정

나이가 증가함에 따라 머리뼈에 있는 봉합(suture)이 점차 융합한다는 것을 1500년대 이후부터 이미 알려져 있었다. 1900년대 초기에는 봉합닫힘(suture closure)을 이용하여 뼈의 나이를 추정하는 것이 일반적인 경향이었으나, 1950년대에 이르러 더 정확한 방법인 두덩결합(pubic symphysis)의 변형 등을 이용하게 되면서 봉합닫힘에 대한 회의적인 반응이 일어나게 되었다. 그러나 Meindl과 Lovejoy(1985)에 의하여 머리봉합닫힘(cranial suture closure)에 대한 재조명이 이루어지게 되었는데, 이 연구는 10개의 머리봉합을 선택한 다음 각 봉합의 길이 1cm를 평가하되 완전히 열린 경우인 0점에서 완전히 융합된 경우인 3점까지 그 정도를 점수로 환산하는 것이었다. 그 결과 봉합닫힘의 주관적 평가에 대한 일부 편견을 없앨 수 있었고, 이와 관련된 더 많은 연구를 촉진할 수 있었다. Galera 등(1998)은 머리봉합의 나이추정에 대한 새로운 비교분석을 제시하였다. 즉 머리봉합 중의 하나인 나비뒤통수결합(sphenooccipital synchondrosis)이 독립적으로 나이를 추정하는 데 특징적인 봉합이라는 것으로서, 이 봉합은 95%의 확률로 20~25세에 융합되며 그 평균나이는 23세이다(Krogman과 İşcan, 1986).

다른 머리봉합들은 그 닫힘의 정도가 매우 변이적이다. Ley 등(1994)은 영국의 Spitalfields 인구집단을 대상으로 연구한 결과 봉합닫힘의 정도가 성별 및 인구집단에 따라 다르게 나타난다고 보고하였다. 그러나 아쉽게도 봉합닫힘의 평가에 대한

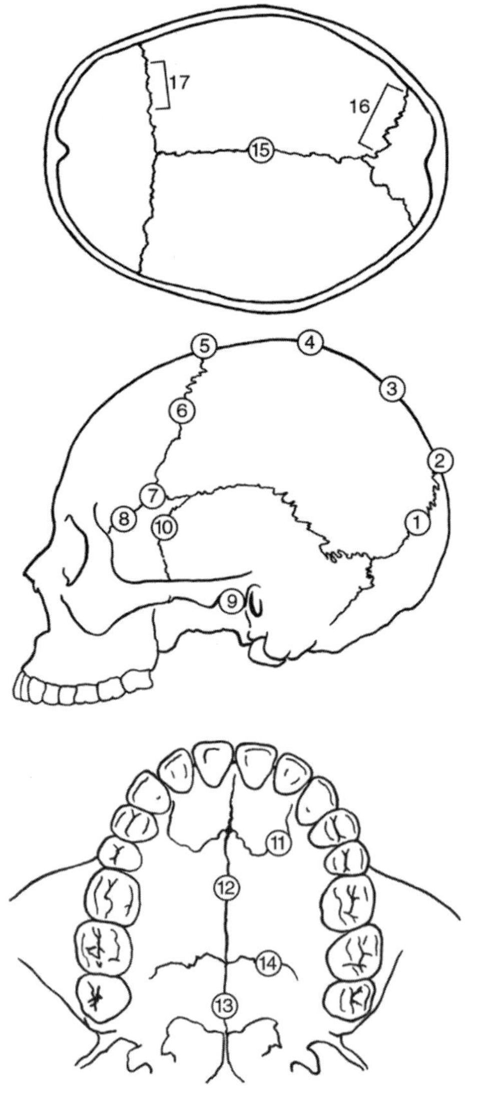

▶ 그림 19.4 **머리봉합닫힘의 평가 부위**
(after P. Walker, in Buikstra and Ubelaker, 1994). 오른쪽에 그림을, 다음 쪽에 이와 관련된 설명 및 평가 점수를 제시하였음. 각 평가 부위는 완전히 열려있는 경우인 0점에서 완전히 닫힌 경우인 3점까지 그 점수를 매기게 되는데, 그림에서처럼 봉합의 머리뼈 바깥판 1cm 길이에 대하여 평가하는 것임. 머리뼈 속판은 조금 더 길게 평가함. Meindl과 Lovejoy(1985)의 방법은 머리덮개뼈에 있는 것(1–7번)과 앞가쪽에 있는 것(6–10번)을 각각 따로 합한 총점을 사용하여 나이를 추정함. 위턱봉합(maxillary suture, Mann 등, 1991)과 같은 다른 봉합들은 넓은 범주의 나이로 추정할 때 사용하기도 하나, 법의인류학 분야에서는 그 쓸모에 대한 논란의 여지가 많음(Gruspier와 Mullen, 1991).

새로운 기준을 제시하지는 못하였다. Buikstra와 Ubelaker(1994)는 17개의 머리봉합을 대상으로 모두 평가할 것을 제안하였다. 0점은 **완전히 열려있는 것(open)**으로서 봉합의 머리뼈 바깥판(ectocranial surface)이 하나도 닫히지 않은 경우이다. 1점은 **최소로 닫힌 것(minimal closure)**이고, 2점은 **심하게 닫힌 것(significant closure)**이며, 3점은 완전히 닫힌 것(complete obliteration)이다. 그림 19.4에 평가할 봉합 및 1cm 길이의 위치를 함께 나타냈다.

Meindl과 Lovejoy(1985)의 머리덮개뼈에 있는 봉합(1–7번)을 이용한 나이추정			Meindl과 Lovejoy(1985)의 앞가쪽에 있는 봉합(6–10번)을 이용한 나이추정		
총점	평균나이	표준편차	총점	평균나이	표준편차
0	—	—	0	—	—
1 - 2	30.5	9.6	1	32.0	8.3
3 - 6	34.7	7.8	2	36.2	6.2
7 - 11	39.4	9.1	3 - 5	41.1	10.0
12 - 15	45.2	12.6	6	43.4	10.7
16 - 18	48.8	10.5	7 - 8	45.5	8.9
19 - 20	51.5	12.6	9 - 10	51.9	12.5
21	—	—	11 - 14	56.2	8.5
			15	—	—

부위	설명
1. 중간시옷봉합(Midlambdoid)	왼쪽 시옷봉합의 중간 지점
2. 시옷점(Lambda)	시상봉합과 시옷봉합이 만나는 곳
3. 마루점(Obelion)	시상봉합 중에서 마루뼈구멍에 인접한 지점
4. 앞시상봉합(Anterior Sagittal)	정수리점과 시옷점을 잇는 시상봉합의 앞쪽 1/3
5. 정수리점(Bregma)	시상봉합과 관상봉합이 만나는 곳
6. 중간관상봉합(Midcoronal)	왼쪽 관상봉합의 중간 지점
7. 관자놀이점(Pterion)	이마뼈와 나비마루봉합(sphenoparietal suture)이 만나는 곳
8. 나비이마봉합(Sphenofrontal)	왼쪽 나비이마봉합의 중간 지점
9. 아래나비관자봉합(Inferior Sphenotemporal)	왼쪽 나비관자봉합 중에서 턱관절의 관절결절(articular tubercle)에 인접한 지점
10. 위나비관자봉합(Superior Sphenotemporal)	왼쪽 나비관자봉합 중에서 마루뼈와 만나는 곳으로부터 2cm 아래의 지점
11. 앞니봉합(Incisive Suture)	위턱뼈와 앞니뼈(premaxilla)를 나누는 왼쪽 앞니봉합
12. 앞정중입천장봉합(Anterior Median Palatine)	앞니구멍(incisive foramen)에서 입천장뼈에 이르는 봉합의 전체 길이를 평가함
13. 앞정중입천장봉합(Posterior Median Palatine)	봉합의 전체 길이를 평가함
14. 가로입천장봉합(Transverse Palatine)	봉합의 전체 길이를 평가함
15. 시상봉합(Sagittal)	머리뼈속판에서 시상봉합의 전체 길이를 평가함
16. 왼쪽 시옷봉합(Lambdoidal)	머리뼈속판에서 그림에 표시한 범위를 평가함
17. 왼쪽 관상봉합(Coronal)	머리뼈속판에서 그림에 표시한 범위를 평가함

▶ 그림 19.4 **(계속)**

4) 긴뼈길이를 이용한 소아청소년의 나이추정

치아 및 여러 뼈끝이 없는 경우에는 긴뼈길이(long-bone length)를 이용하여 소아청소년(subadult)의 나이를 추정할 수 있다. 이 방법은 다른 것에 비하여 그리 정확한 방법은 아

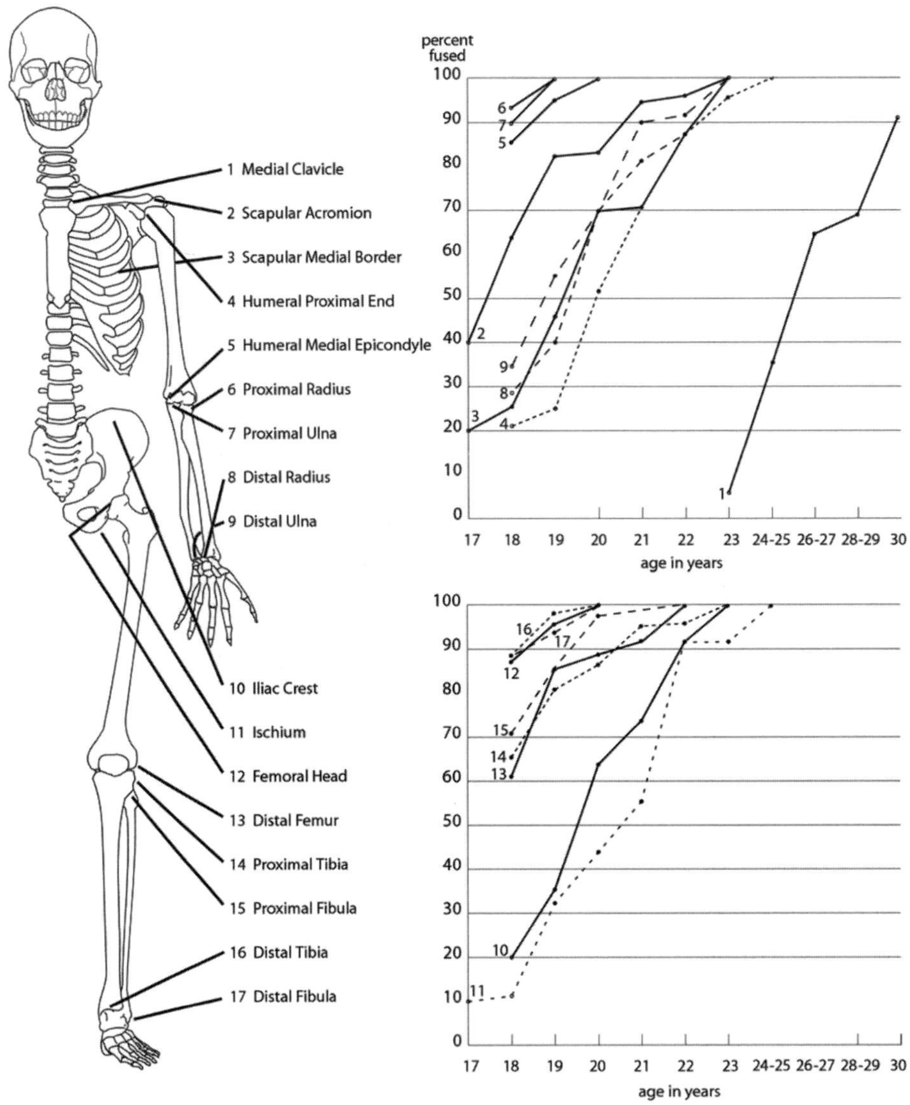

▶ 그림 19.5 **남성 뼈대의 융합 나이. McKern과 Stewart(1957)의 자료임.**
한국전쟁에서 사망한 미군의 뼈대모음에서 얻은 자료이며, 융합 나이에 대한 변이가 상당부분 존재함. 예를 들어 이 연구에서 17세 10명을 조사한 결과, 안쪽빗장뼈(medial clavicle)가 융합된 경우는 하나도 발견되지 않았음. 일반적으로 빗장뼈는 18세부터 뼈끝이 융합된다고 알려져 있으나 18~25세의 어느 시기에도 융합이 일어날 수 있음. 뼈대가 모두 융합되는 가장 이른 나이는 23세이었으며, 모든 뼈대가 융합되지 않은 채 사망한 31세의 군인도 있었다고 함. 왼쪽 그림에서 해당 뼈의 번호를 찾은 다음 오른쪽 도표를 통해 각 나이 때의 융합 확률을 살펴보면 됨.

니며 항상 비교할 수 있는 뼈대모음을 갖춘 채 시행해야 한다. 나이를 알고 있는 뼈대모음을 일련의 성장에 따라 배열해놓은 다음 여기에 해당 소아청소년의 긴뼈를 견주어 나이를 추정하는 것이다. 뼈대모음이 없다면 Ubelaker(1989)의 자료를 이용해도 많은 도움을 얻을 수 있다. 태아 및 신생아에 대한 나이추정과 성별추정은 Weaver(1986)나 Fazekas와 Kosa(1978)의 문헌을 참고하기 바란다.

5) 뼈끝닫힘을 이용한 소아청소년의 나이추정

머리이후뼈대(postcranial skeleton)에 있는 뼈끝(epiphysis)의 융합은 일정한 순서가 있으며 정해진 나이에 융합하는 것으로 알려져 있다. 그러나 그 나이는 개인과 성별 및 인구집단에 따라 다르게 나타난다. Stevenson(1924)은 뼈끝의 활동이 15~23세 사이에 왕성하게 증가한다고 보고하였다. 뼈끝의 융합은 점진적인 양상을 취하며, 대개 불유합(nonunion), 유합(union), 완전유합(complete union)으로 평가한다. 몇몇 뼈끝닫힘(epiphyseal closure)은 이돋이(tooth eruption)이 끝난 다음에 시작하며, 나이추정을 할 때 이러한 사항을 보완적으

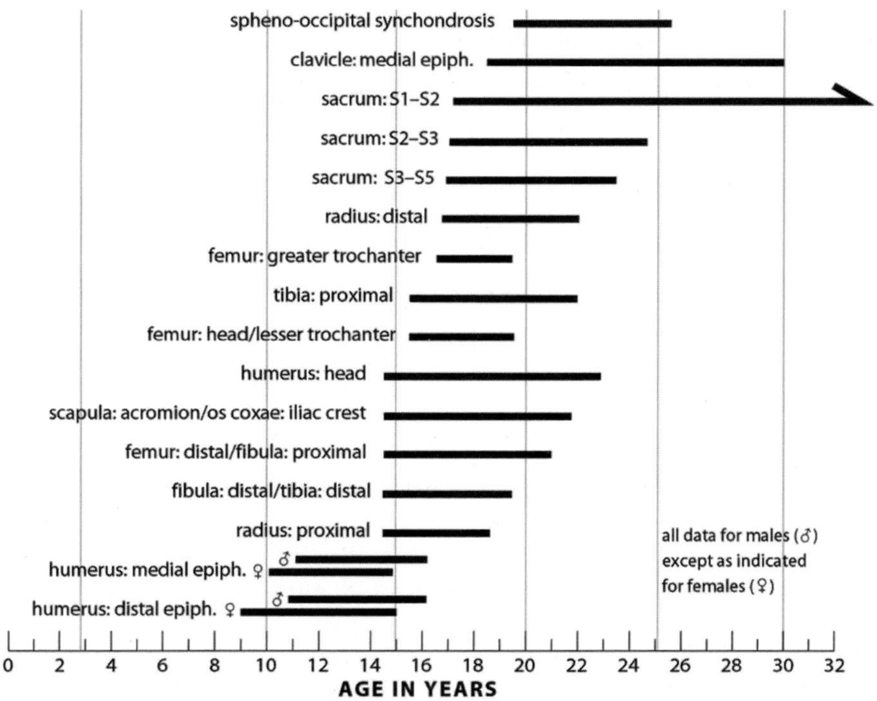

▶ 그림 19.6 **사람뼈대의 각 부위에 대한 뼈끝의 융합시기.**
가로막대는 융합이 일어나는 나이의 범위를 나타냄. Buikstra와 Ubelaker(1994)의 Standards volume에서 얻은 남성과 여성의 자료임.

로 사용할 수 있다. 그림 19.5와 19.6은 한국전쟁 사망자를 대상으로 연구한 뼈끝닫힘의 연대순 배열을 나타낸 것이다(McKern과 Stewart, 1957). 긴뼈에 나타난 뼈끝닫힘을 조사한 연구가 대부분이나, 최근에는 10대 및 청년(young adult)의 나이를 추정하기에 적합한 척추뼈의 뼈끝닫힘에 대한 연구도 시도되고 있다(Albert와 Maples, 1995).

뼈끝닫힘은 남성보다 여성에서 빨리 나타나며, 같은 성별을 가지고 있어도 닫히는 시기가 매우 다르게 나타난다. 가장 늦게 닫히는 뼈끝은 안쪽빗장뼈(medial clavicle)이며, 약 21세에 닫힌다. 그러나 빗장뼈처럼 늦게 닫히는 뼈들은 그 융합 나이가 매우 광범위한 경향이 있다. 예를 들어 어떤 사람은 안쪽빗장뼈가 21세 때 닫히는 반면, 어떤 사람은 30세 때 닫히는 경우도 있다. 이에 대한 자세한 내용은 Stevenson(1924), Mensforth와 Lovejoy(1985), Webb과 Suchey(1985), Krogman과 İşcan(1986) 등의 문헌을 참고하기 바란다. 모든 뼈끝이 닫혀서 성장이 끝나는 나이는 대부분 28세 이하이며, 따라서 뼈끝닫힘을 이용하여 성인의 나이를 추정하는 것은 거의 의미가 없다.

6) 두덩결합면을 이용한 성인의 나이추정

나이를 추정할 때 가장 많이 이용하는 방법은 볼기뼈(os coxae)에 있는 두덩결합면(pubic symphyseal surface)의 변형(metamorphosis)을 평가하는 것이다. 두덩결합면의 나이에 따른 변형은 팔다리뼈의 뼈끝이 모두 닫히고 성인으로 다 자란 다음에도 계속 진행된다. 기타 영장류의 두덩결합은 사람보다 더 일찍 변형되어 결국 완전히 융합되어버리지만 사람에서는 융합되지 않기 때문에 나이에 따라 변화된 관절면의 형태를 관찰할 수 있는 것이다. 청년(young adult)의 두덩결합면은 수평능선(horizontal ridge) 및 그 사이의 깊은 고랑으로 인해 울퉁불퉁한 주름이 형성되어 있다. 35세가 되면 이러한 두드러짐이 줄어들면서 관절면의 가장자리에 테두리(rim)가 형성된다. 이후 관절면의 침식(erosion) 및 퇴행 변화가 나이에 따라 점진적으로 나타난다. 그림 19.7에서 이러한 변화를 살펴볼 수 있다.

나이에 따른 두덩결합면의 변화는 이미 예전부터 알려져 왔던 내용이며, 공식적으로 처음 보고된 것은 사망 당시의 나이를 알고 있는 306명의 남성 뼈대를 대상으로 연구한 Todd(1920)의 문헌이다. 이 연구에서는 불규칙한 표면의 타원형 두덩결합면을 네 부분으로 나누어 평가하였는데, 각각 앞벽(ventral border), 뒤벽(dorsal border), 위끝(superior extremity), 아래끝(inferior extremity)이다. 각 부분의 주름(billowing), 능선(ridging), 뼈결절(ossific nodule), 질감(texture) 등을 분석하여 평가하였다. 이러한 방식으로 두덩결합면의 나이추정을 위한 10가지 유형을 마련하였으며, 이 유형의 나이 범위는 18~19세부터 +50세까지이다. Todd에 의하면 이 방법은 40세 이상의 경우보다 20세에서 40세 사이의 나이를 추정할 때 가장 신뢰도가 높다고 보고하였다. 또한 그는 두덩결합면에 3단계의 변형이 존재한다고 보고하였는데, I−III 유형은 "청소년이후(postadolescent)" 단계이고, IV−VI 유형은 발전(buildup) 단계이며, VII−X 유형은 퇴행(degenerative) 단계이다. 그림 19.7에 Todd의 10가지 유형을 제시하였으며, 두덩결 합면을 이용하여 나이를 추정하는 데 많은 도움이 될 것이다.

두덩결합면의 나이추정 방법이 많이 사용되고는 있지만 이 방법에 대한 검증 연구는 별로 많지 않다. Brooks(1955)는 Todd 방법에 의한 추정나이가 높게 도출되는 경향이 있으며, 특히 30대와 40대에서 이러한 경향이 뚜렷하게 나타난다고 보고하였다.

McKern과 Stewart(1957)는 한국전쟁 사망자 349명의 남성 뼈대를 대상으로 Todd 방법을 개선시키기 위한 연구를 진행하였다. 이 연구에서는 두덩결합면을 세로방향으로 나누어 "앞반관절면(ventral demi−face)"과 "뒤반관절면(dorsal demi−face)"의 두 성분으로 구분하고, 여기에 셋째 성분인 "두덩결합테두리(symphyseal rim)"를 추가하여 평가하였다. 각 성분마다 5가지 정도의 발달항목을 분석하여 점수를 매긴 다음 각 성분의 점수를 모두 합하여 나이를 추정하는 것이다. 이 방법은 Todd의 방법과 마찬가지로 제한된 연령의 남성 뼈대로부터 얻은 자료라는 한계가 있다.

Gilbert와 McKern(1973)은 나이를 알고 있는 103명의 여성 뼈대를 이용하여 두덩뼈의 나이추정 자료를 마련하였다. 일반적으로 여성의 두덩결합은 임신 및 출산 과정에서 쉽게 손상되기 때문에 관절면의 변형이 일찍 시작되며, 따라서 여성 뼈대의 두덩결합면을 평가하면 나이가 높게 추정되는 경향이 있다. 1979년에 Suchey가 23명의 골학 전문가를 대상으로 Gilbert와 McKern 방법을 검증한 결과, 신뢰도가 매우 낮으며 부정확한 나이를 추정하기 쉬운 것으로 보고하였다.

Meindl 등(1985a)이 Hamann−Todd collection을 이용하여 이상의 모든 방법을 검증하는 연구를 수행하였다. 그 결과, 전통적인 Todd 방법이 최근에 개발한 방법보다 신뢰도가 더 높은 것으로 나타났으며, 모든 방법이 나이를 낮게 추정하는 경향이 있다고 보고하였다. 이 연구에서는 두덩결합을 5가지 생물학적 유형으로 분류하였으며, 이에 대한 결과를 그림과 함께 제시하였다. 또한 두덩결합의 변형에 대한 다양한 생물학적 이해를 도모하였고, 비교 진화론적 관점에서 두덩결합의 해부학을 고찰하였다(Lovejoy 등, 1995, 1997 참조).

Suchey 등(1986) 및 Katz와 Suchey(1986)의 연구는 로스앤젤레스 카운티에서 시행한 부검시신으로부터 얻은 남성 뼈대를 조사한 것으로서, 그 연구대상은 14~92세 사이의 다양한 인종으로 구성된 739명이었다. 이 연구대상은 사망 당시의 나이가 Todd나 McKern−

Stewart, Meindl 등의 뼈대 자료보다 더 정확하고 더 정밀한 표본이라고 보고하였다. 로스앤젤레스 표본을 대상으로 Todd 방법과 McKern-Stewart 방법을 검증하고 관찰자간오류(interobserver error)를 평가한 결과, 이들 방법에 대한 수정이 반드시 필요한 것으로 나타났다. Katz와 Suchey(1986)의 연구에서는 Todd 방법이 방법론적으로는 우수하지만 Todd가 사용한 뼈대 모음이 부적절한 표본이라고 보고하면서 두덩결합면의 변형을 6가지 유형으

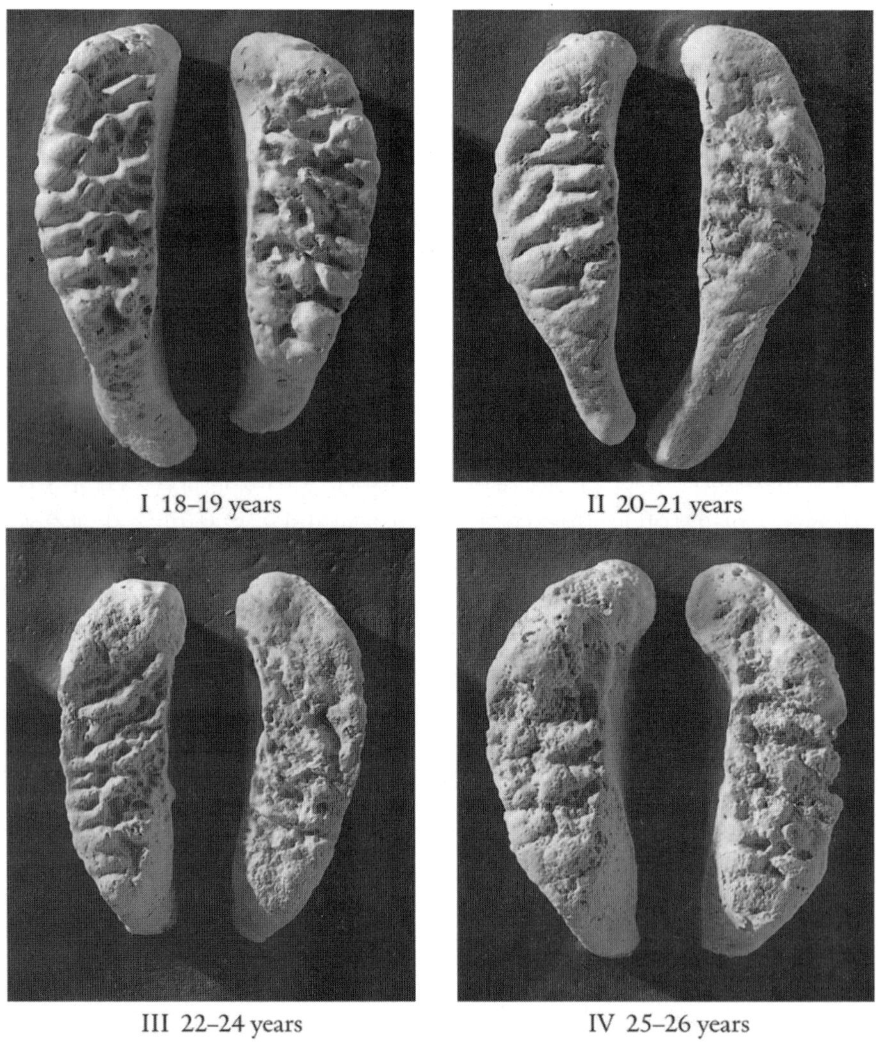

▶ 그림 19.7 **백인 성인의 두덩결합에 대한 Todd(1920)의 10유형(phase).**
Todd가 사용한 표본을 실제 크기로 나타냈음. 두덩결합의 앞위쪽 끝부분이 책의 위쪽으로 향해 있으며, 좌우 한 쌍의 앞모서리가 서로의 반대쪽으로 향해 있음. 두덩결합면의 국소해부학적 형태와 그 가장자리의 모양에 따라 유형을 나눈 것임. 유형이 높을수록 해당하는 나이 범위가 증가함. 더 자세한 내용은 Todd(1920)의 문헌을 참고하기 바람. 두덩결합의 나이추정을 처음 시도한 Todd 방법을 응용하여 새로운 나이추정 방법이 계속 만들어지고 있으며, 모두 나이의 증가에 따라 뼈의 형태가 변화한다는 사실에 기초한 것임.

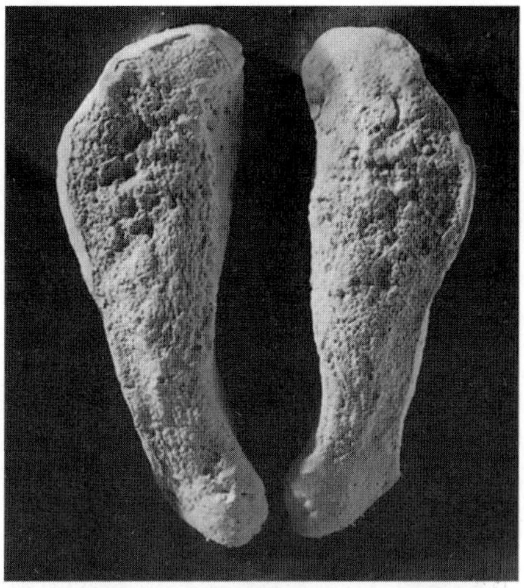

V 27–30 years

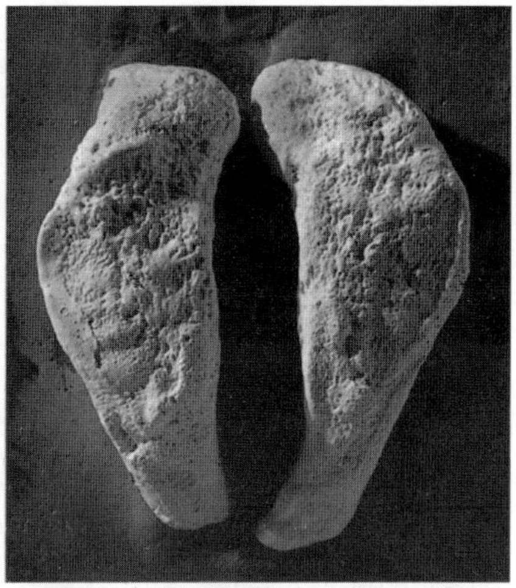

VI 30–35 years

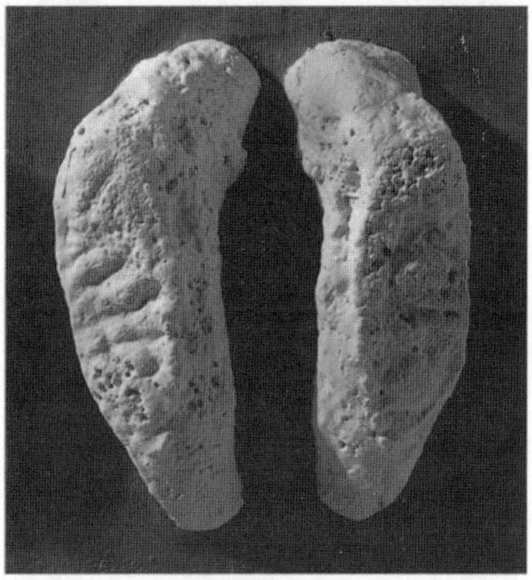

VII 35–39 years

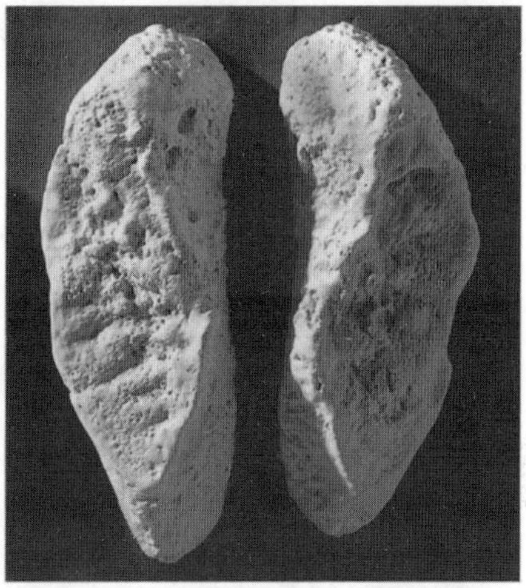

VIII 39–44 years

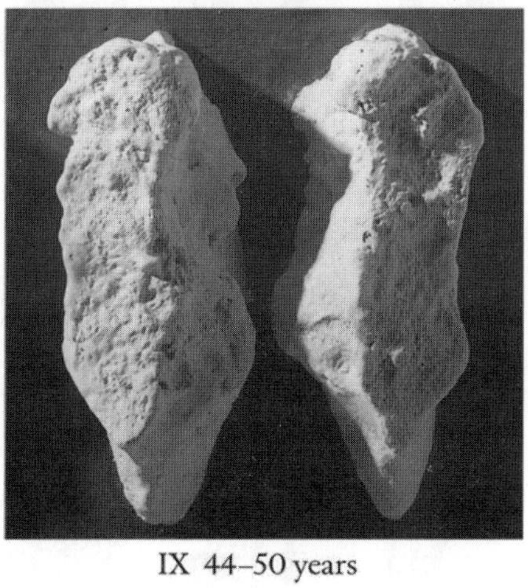

IX 44–50 years

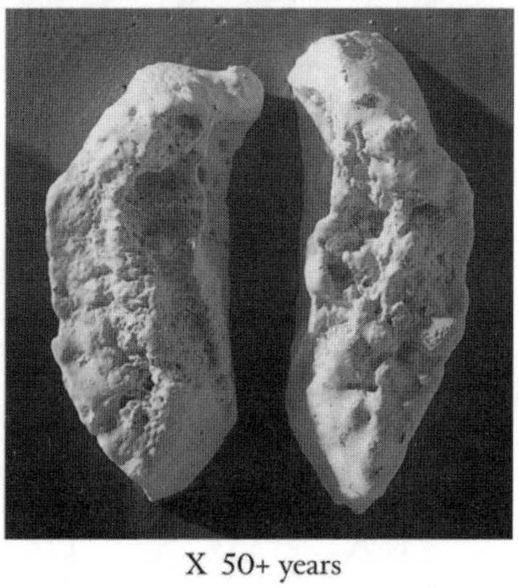

X 50+ years

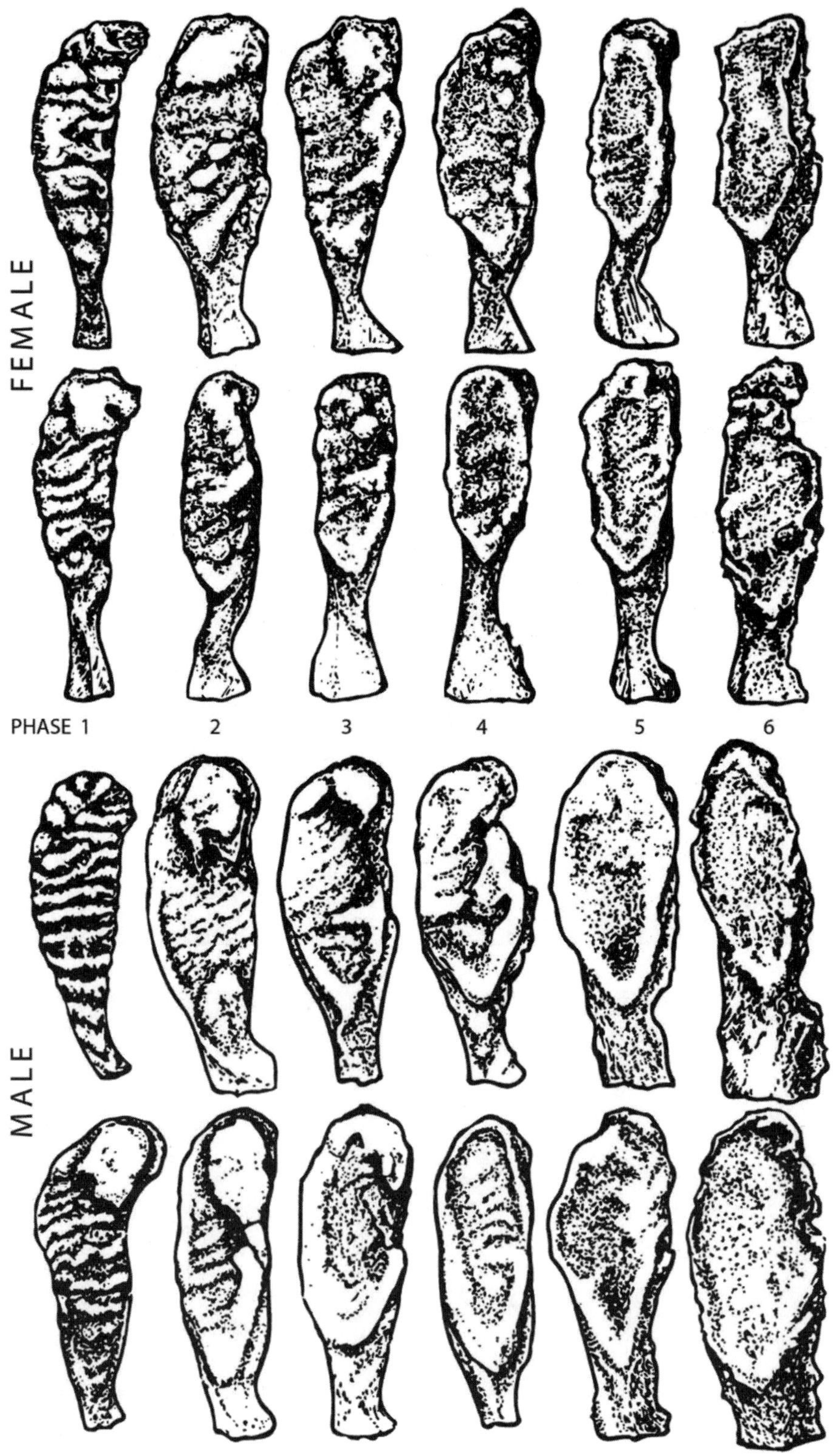
FEMALE
PHASE 1
2
3
4
5
6
MALE

▶ 그림 19.8 **두덩결합의 나이추정을 위한 Suchey-Brooks 방법.**
아래에 기술한 유형(phsase) 설명은 남성과 여성 모두에 적용하여 쓸 수 있으나, 여성의 경우에는 위쪽 두 줄의 그림과 함께 비교하여 평가해야 함. 유형에 대한 설명은 Brooks와 Suchey(1990)의 문헌에서 인용하였으며, 유형 설명의 아래에 남성과 여성에 대한 통계자료를 제시하였음(drawings by P. Walker in Buikstra and Ubelaker's Standards volume, 1994). 이 그림을 석고로 만든 보조자료도 있으니 참고하기 바람.

제1유형: 두덩결합면에 능선과 고랑으로 이루어진 울퉁불퉁한 주름(billowing)이 존재하며, 이 주름은 두덩뼈결절(pubic tubercle)까지 뻗어있음. 수평능선(horizontal ridge)이 뚜렷하게 관찰되며 앞모서리가 비스듬하게 경사지기 시작함. 위끝(upper extremity)에 뼈결절(ossific nodule)이 나타날 수도 있으나, 이 시기의 무엇보다 가장 중요한 특징은 위끝이나 아래끝(lower extremity)의 경계선이 보이지 않는다는 것임.

제2유형: 두덩결합면에 아직 능선이 남아있으며, 뼈결절의 유무와 상관없이 위끝 또는 아래끝에 경계선이 나타나기 시작함. 뼈의 퇴행 변화로 인하여 나타나는 앞벽(ventral rampart)이 위끝이나 아래끝과 연결되어 관찰되기 시작함.

제3유형: 두덩결합면의 아래끝과 앞벽이 뚜렷하게 관찰됨. 위끝과 앞모서리에 서로 융합된 형태의 뼈결절이 나타날 수 있음. 두덩결합면은 부드러워지거나 여전히 뚜렷한 형태의 능선이 남아있을 수도 있음. 뒤벽(dorsal rampart)이 형성되기 시작하며, 그 가장자리에서 입술모양변형(lipping)이나 뼈곁돌기(osteophyte) 등의 소견은 보지 못함.

제4유형: 두덩결합면에 능선과 고랑의 희미한 형태가 남아있을 수 있으나 대개는 결이 고운 상태의 질감을 나타냄. 이 시기에 완전한 타원형의 윤곽을 형성하지만 위쪽 앞테두리(ventral rim)에 틈새가 형성될 수도 있음. 위끝의 완성으로 인해 두덩뼈결절이 두덩결합면으로부터 멀리 떨어진 위치에 놓이게 됨. 두덩결합면의 전체 테두리가 뚜렷하게 관찰됨. 두덩결합면에 인접한 두덩뼈의 아래부분에서 뼈곁돌기가 앞쪽으로 튀어나와 있을 수 있으며, 뒤벽에 입술모양변형이 나타날 수도 있음.

제5유형: 두덩결합면의 테두리가 완전하게 형성되었으며, 관절면의 바닥이 약간 주저앉아 있을 수도 있음. 뒤벽에서 중등도의 입술모양변형을 관찰할 수 있으며, 앞벽에서는 뼈곁돌기를 뚜렷하게 관찰할 수 있음. 테두리의 침식(erosion)은 거의 없으나, 위앞모서리에서 일부의 침식을 볼 수도 있음.

제6유형: 두덩결합면이 더 함몰되어 있으며, 테두리의 침식이 진행되어 있음. 앞벽의 뼈곁돌기가 뚜렷하게 관찰됨. 두덩뼈결절은 독립된 혹처럼 보임. 관절면에는 다수의 구멍이 형성되어 있으며 괴상한 형태의 불규칙한 모양을 나타냄. 테두리에 톱날 모양의 돌기가 형성되어 있을 수도 있음.

Descriptive Statistics:

	Female (n = 273)			Male (n = 739)		
Phase	Mean	Standard Dev.	95% range	Mean	Standard Dev.	95% range
1	19.4	2.6	15-24	18.5	2.1	15-23
2	25.0	4.9	19-40	23.4	3.6	19-34
3	30.7	8.1	21-53	28.7	6.5	21-46
4	38.2	10.9	26-70	35.2	9.4	23-57
5	48.1	14.6	25-83	45.6	10.4	27-66
6	60.0	12.4	42-87	61.2	12.2	34-86

로 나눈 modified Todd 방법을 제안하였다. 그런데 이 연구는 특히 노년층에서 어느 한 유형에 해당하는 연령대가 너무 광범위하다는 문제가 있었는데, 예를 들어 V 유형의 평균 나이는 51세로 보고하였지만 241명의 95%에 해당하는 남성의 두덩결합이 이 유형에 해당하였으며 그 나이 범위는 28세부터 78세까지였다.

Katz와 Suchey(1989)는 남성 704명의 두덩뼈를 대상으로 인종에 따른 차이를 분석하기도 하였다. 남성 뼈대로부터 마련한 6가지 유형의 Suchey–Brooks 방법을 여성 273명의 두덩뼈에 적용한 결과, 그 차이가 크지 않다는 연구도 보고되었다. Brooks와 Suchey(1990)의 문헌 및 그림 19.8에서 Suchey–Brooks 방법을 정리하여 기술한 내용을 살펴볼 수 있다. Klepinger 등(1992)은 여러 나이추정 방법을 검증한 결과, "두덩뼈를 이용한 모든 나이추정 방법은 정확도와 정밀도 측면에서 실망스러운 결과를 안겨준다."라고 결론을 내렸다. 이들은 인종적인 요소를 제거한 Suchey–Brooks 방법을 이용할 것과 외상이나 허약 등의 과거력이 있는지를 고려해야 한다고 제안하였으며, 모든 추정나이는 ±2세의 표준 편차와 함께 제공해야 한다고 보고하였다.

7) 분만으로 인한 두덩결합의 변화

분만(parturition)은 여성의 볼기뼈(os coxae)에 있는 두덩결합(pubic symphysis), 귓바퀴면(auricular surface), 귓바퀴면앞부분(preauricular area)의 형태적 변화에 큰 영향을 미친다. 특히 두덩결합에서는 인접한 두덩뼈의 뒤모서리에 오목(pitting)을 형성하게 된다.

Kelley(1979) 및 Suchey 등(1979)은 이러한 볼기뼈의 형태적 변화를 이용하여 분만의 여부와 횟수를 추정하기 위한 연구를 수행하였다. 그 결과, 형태적 변화가 존재하지만 전혀 분만을 하지 않은 여성의 볼기뼈였던 경우가 무려 20%에 달하였다. 임신이나 분만으로 인해 형성되었던 형태적 변화는 나이가 들면서 사라지기도 하였다. 중간 크기 이상의 오목은 148명 중의 17명 꼴로 분만과 상관없이 나타나기도 하였고(Suchey 등, 1979), 분만이 있었지만 오목이 생기지 않은 경우도 존재하였다. 오히려 남성 700명 중의 4명에서 중간 크기 이상의 오목이 나타나기도 하였다. 다시 말해 두덩뼈에 형성된 오목은 임신이나 분만과 그 관련이 높지만 모두 완벽하게 들어맞는 것은 아니다. 또한 두덩뼈의 뒤모서리 형태만을 가지고 임신 횟수를 추정할 수도 없다. 한편 사람과 포유류 동물을 비교한 Tague(1988)의 연구에서는 두덩뼈의 뼈흡수 정도가 사망 당시의 나이를 추정하는 데 매우 중요하지만 이것과 귓바퀴면 앞부분의 형태 변화와는 서로 큰 연관성이 없다고 결론지었다. Cox와 Scott(1992)는 두덩뼈결절(pubic tubercle)의 확장이 분만과 깊은 관련이 있지만 귓바퀴면앞고랑(preauricular sulcus)과 두덩뼈의 뒤오목(dorsal pitting)은 그렇지 않다고 보고하였다. Tague(1988)는 에스트로겐(estrogen)과 뼈파괴세포(osteoclast) 사이의 상호작용이 볼기뼈에 미치는 영향에 대한 추가 연구가 필요하다고 보고하였고, Cox(2000b)는 분만과 관련된 골학에 대한 개요를 제시하였으며, Snodgrass와 Galloway(2003)는 두덩뼈 오목의 법의학적 응용에 대한 검증을 보고하였다.

8) 엉덩뼈의 귓바퀴면을 이용한 성인의 나이추정

Lovejoy 등(1985b)은 Hamann-Todd collection을 이용하여 볼기뼈에 있는 귓바퀴면(auricular surface)이 나이에 따라 그 형태가 일정하게 변화하는지를 연구하였다. 귓바퀴면을 이용한 나이추정은 몇 가지 장점이 있는데, 법의학이나 고고학 현장에서 손실되지 않고 잘 보존되어 있는 뼈부위 중의 하나이며, 귓바퀴면은 두덩결합과 달리 50세 이상에서도 그 형태 변화가 지속되어 나타난다는 점이다. Lovejoy 등은 두덩결합면의 평가와 비슷한 방식으로 표면과립상태(surface granulation), 미세다공성(microporosity), 거대다공성(macroporosity), 주름(billowing)과 줄무늬(striation)로 이루어진 가로구조(transverse organization) 등을 평가하여 나이에 따른 귓바퀴면의 변화를 기술하였다. 두덩결합을 이 용한 Todd 방법에 비하여 귓바퀴면의 분석이 더 어렵지만 두덩결합에 못지 않은 정확도를 가진 독립적인 방법이기 때문에 그 잠재적 가치는 매우 크다고 보고하였다.

Lovejoy 등(1985b)이 기술한 귓바퀴면의 변화는 다음과 같다. 어린 귓바퀴면은 결이 고운 질감을 나타내고 일정한 가로방향의 주름이 형성되어 있으며(그림 19.9), 이러한 변화는 머리이후뼈대(postcranial skeleton)의 뼈끝(epiphysis)이 모두 닫히고 몇 년 지나지 않아서 나타나기 시작한다. 그렇게 울퉁불퉁하지는 않지만 그 표면이 마치 불유합된 뼈끝의 연골밑뼈(subchondral bone)처럼 부드러운 양상이다. 성인이 되면 이러한 엉치엉덩관절(sacroiliac joint)의 형태가 나이의 증가에 따라 일정하게 점진적으로 변화한다. 표면의 과립상태는 거칠어지고, 주름과 줄무늬는 얕아지며, 어린 형태의 가로구조가 없어지고, 연골밑뼈로 이루어진 표면에 구멍이 생기면서 미세다공성이 나타난다. 노년기에는 표면의 과립이 점점 밀집되면서 무질서한 모양을 나타낸다. 50대 이후에는 연골밑뼈의 구멍이 커지면서 거대다공성이 점차 증가한다. 60대와 70대에는 표면과립이 더욱 밀집되고, 미세다공성과 거대다공성이 모두 나타나며, 가로구조의 모든 형태가 사라진다. Lovejoy 등은 이러한 귓바퀴면의 나이에 따른 변형을 8가지 유형으로 분류하여 기술하였다(그림 19.9 및 Buikstra와 Ubelaker, 1994의 그림 10). 나이추정 방법으로 엉치엉덩관절을 이용할 수도 있다는 것은 뼈전문가에게 매우 중요한 사실일 것이다. 그러나 원래의 연구 및 뒤이어 나온 검증 연구(Murray와 Murray, 1991)에 의하면 두덩결합 방법과 마찬가지로 귓바퀴면 방법도 추정나이에 대한 상당한 오류가 존재하기 때문에 이 방법을 단독으로 사용하는 것은 피해야 한다고 보고되어 있다. 아직도 귓바퀴면에 대한 연구가 계속 수행되고 있으며(Osborne 등, 2004; Mulhern과 Jones, 2004), 한편 볼기뼈의 절구(acetabulum)를 이용한 나이추정 연구도 각광받고 있다(Rouge-Maillart, 2004).

9) 갈비뼈의 복장끝을 이용한 성인의 나이추정

İşcan과 Loth(1986)가 넷째갈비뼈의 복장끝(sternal end)에서 일어나는 형태 변화에 대하여 연구한 결과, 나이에 따른 형태 변화가 존재하였으며, 이는 남녀에 따라 다르게 나타난다고 보고하였다. 복장끝의 외형(form), 모양(shape), 질감(texture), 특성(quality) 등을 평가하여 일련의 유형으로 분류하였다. 처음에는 일정하고 둥근 윤곽을 가진 편평하고 주름진 표면의 복장끝이 나이가 들수록 그 테두리가 얇아지고 불규칙한 모양으로 형태가 변한다는 것이다. 표면의 다공성(porosity)도 증가하여 결국 복장끝이 너덜너덜해진다. 앞서 기술한 여러 새로운 방법과 마찬가지로 이 방법도 아직 충분히 검증되지는 않았다. 게다가 발굴된 뼈대에서 넷째갈비뼈를 항상 구별해낼 수 있는 것은 아니다. 한편 Dudar(1993)는 넷째갈비뼈가 아닌 다른 갈비뼈에도 이 방법을 조심스럽게 적용할 수 있다고 보고하였으며, Russell 등(1993)은 100명의 남성 뼈대를 대상으로 이 방법을 검증한 연구를 수행하기도 하였다. Kunos 등(1999)은 첫째갈비뼈를 이용한 방법을 제시하였으며, Yoder 등(2001)은 기타 부위의 갈비뼈를 이용한 나이추정 연구를 수행하였다.

10) 방사선사진을 이용한 성인의 나이추정

맨눈 또는 현미경 수준에서 평생 동안 일어나는 치밀뼈와 해면뼈의 변화를 관찰할 수 있다. Walker와 Lovejoy(1985)는 Hamann–Todd collection 및 선사시대 Libben 인구집단을 대상으로 방사선사진(radiograph)을 이용하여 이러한 현상을 분석하는 연구를 수행하였다. 그 결과, 빗장뼈(clavicle)와 넙다리뼈(femur)에서 나이와 관련된 점진적인 변화를 관찰할 수 있었다고 보고하였다. 맨눈으로 방사선사진을 관찰하여 나이가 증가할수록 뼈밀도(bone density)가 유의하게 감소하는 것을 확인하였다. Macchiarelli와 Bondioli(1994)는 넙다리뼈의 몸쪽부분(proximal part)이 밀도의 변이가 심하여 나이와의 연관성이 매우 떨어진다고 보고하였으며, Jackes(1992)는 고고학적 유골에 방사선사진 방법을 적용하였을 때 발생할 수 있는 문제점에 대하여 고찰하였다.

11) 뼈의 미세구조를 이용한 성인의 나이추정

성인 때 일어나는 뼈의 정상적인 재형성(remodeling)을 이용하여 나이를 추정하려는 시도가 많이 이루어지고 있다. 현미경 분석은 뼈단위(osteon)와 뼈단위조각(osteon fragments)의 개수 및 층판뼈(lamellar bone)와 일차뼈단위(primary osteon)의 비율 등을 평가하는 것이다. Simmons(1985), Frost(1987), Robling과 Stout(2000)의 문헌에 이러한 현미경 분석방법이 잘 정리되어 있다. 현미경 분석을 시행하려면 뼈를 파괴해야 하며, 대부분 머리이후뼈대의 긴뼈(long bone)를 가지고 조직형태계측(histomorphometry)을 시도한다(Stout, 1992 참조). Cool 등(1995)은 뒤통수뼈를 이용한 조직형태계측 방법이 긴뼈를 이용하였을 때보다 나이추정에 대한 신뢰도가 떨어진다고 보고하였다.

조직형태계측은 정량적인 방법이며, 뼈단위의 재형성 및 축적 정도에 따라 달라진다. 성별, 호르몬, 기계적 자극, 영양 등의 여러 인자가 이러한 과정 및 그 산물에 영향을 미칠 수 있다. 재형성이란 살아있는 동안 오래된 층판뼈가 제거되거나 새로운 층판뼈로 대치되는 일련의 과정을 일컫는다. 갈비뼈나 빗장뼈 등의 해당 뼈부위에 대한 가로절단면을 현미경으로 분석하면 단위면적당 뼈단위의 수가 사망 당시의 나이와 관련이 있는 것을 확인할 수 있다(Stout와 Paine, 1992; Stout 등, 1994, 1996). 최소 두 장의 뼈슬라이드에 대하여 단위면적당 뼈단위와 뼈단위조각의 수를 센 다음 이를 회귀방정식(regression equation)에 대입하여 추정나이를 계산해내는 방식이다. Stout(1992)는 서로 다른 관찰자가 분석하였을 때 그 결과가 달라지는 문제점을 지적하며 법의학 분야에 적합할 수 있도록 더 많은 연구가 필요하다고 보고하였다. Pfeiffer 등(1995)을 포함한 다른 연구자들은 표본을 채취하는 뼈의 부위에 따라 조직형태계측의 결과가 다른 것을 확인하였으며, 이를 위해 일정한 부위를 선택하도록 방법을 통일할 필요가 있다고 보고하였다. Ericksen(1991)은 고고학 표본을 대상으로 조직형태를 계측하려 할 때 재형성되지 않은 뼈막밑층판(subperiosteal lamellae)이 이미 박리되었을 가능성에 대하여 주의할 것을 지시하였다. Jackes(1992)는 고고학적 유골에 이 방법을 사용하는 것에 대한 여러 문제점을 지적하였다. 한편 Aiello와 Molleson(1993)은 두덩결합 방법과 조직형태계측 방법을 비교하였을 때 어느 하나 정확한 결과를 얻지 못하였다고 보고하였으며, Wallin 등(1994, p. 353)은 자신의 연구에서 조직형태계측 방법의 표준편 차가 12세 이상으로 나타난 결과를 제시하면서 기존의 문헌에 언급된 사실보다는 정확도가 매우 낮은 방법이라고 보고하였다.

12) 다인자성 나이추정

뼈의 나이를 추정하기 위하여 어떤 방법을 이용해야 하는가에 대한 정해진 답변은 없다(Cox, 2000). 1920년에 Todd가 두덩결합을 이용한 나이추정 방법을 수립하였을 때도 그는 가장 정확하게 나이를 추정하기 위해서는 온몸의 뼈대를 모두 검사해야 한다고 힘겹게 주장하였다. 그러나 조각난 뼈가 발견되는 경우가 많고 다양한 나이추정 방법이 개발되면서 후세의 뼈전문가들은 그의 말을 종종 잊어버리곤 하였다. 미성숙한 뼈의 나이를 추정할 때에는 뼈전문가들이 모두 치아의 발달이나 이돋이 및 뼈끝닫힘을 이용하지만 성인뼈의 나이를 추정할 때에는 그 방법에 따라 서로 극명한 입장을 취하며 갈라선다. 이러한 의견대립은

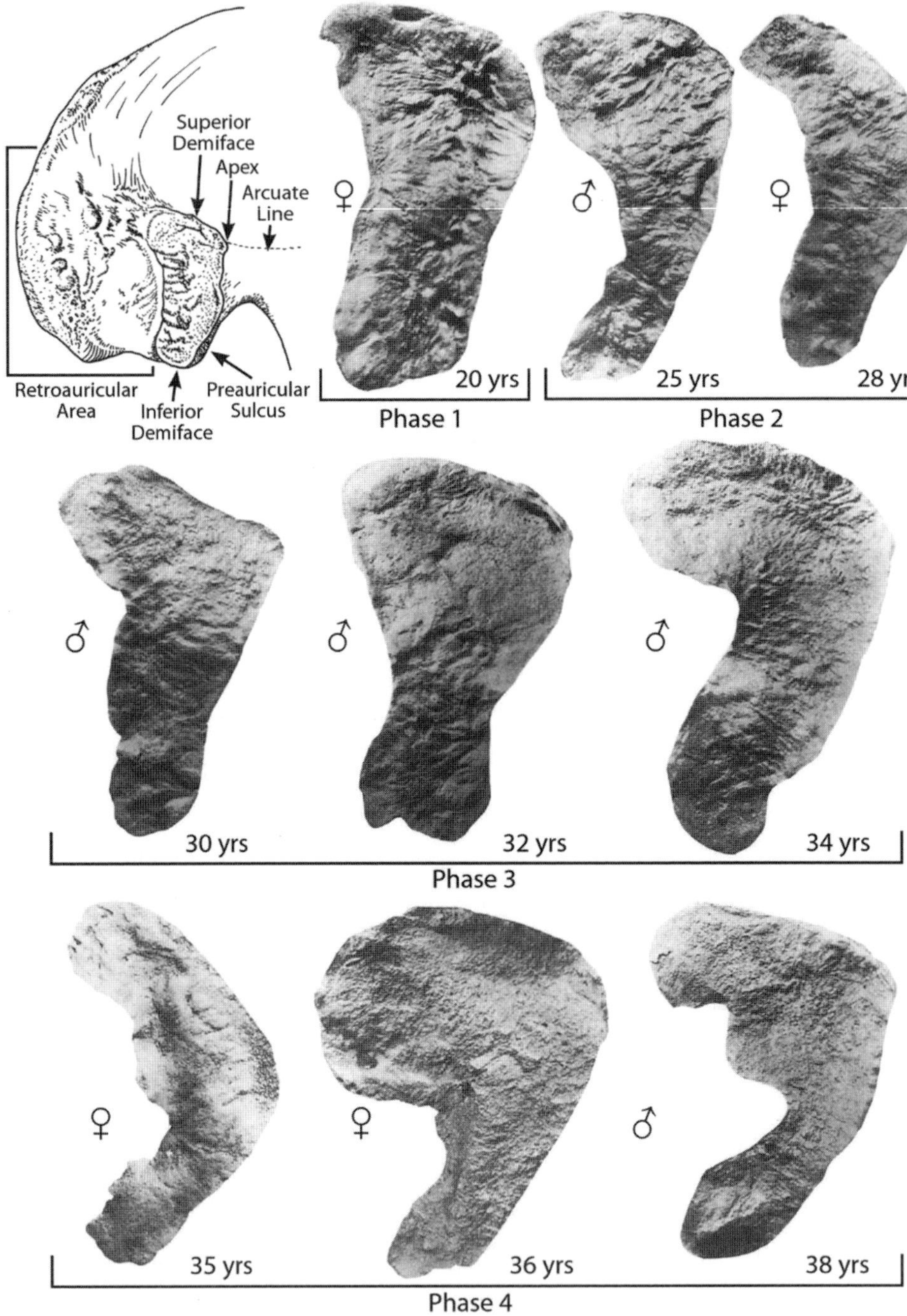

▶ 그림 19.9 **나이에 따른 귓바퀴면(auricular surface)의 형태 변화.**
다음은 Lovejoy 등(1985b)이 기술 한 유형에 대한 설명임.
제1유형: 나이 20~24세; 주름(billowing)이 뚜렷하며, 결이 고운 과립상태(granularity)를 나타냄
제2유형: 나이 25~29세; 주름의 정도가 감소되었으나 어린 형태의 가로구조(transverse organization) 는 유지됨
제3유형: 나이 30~34세; 전체적으로 주름이 소실되면서 줄무늬(striae)로 대치되었으며, 표면의 결이 거칠어지기 시작함

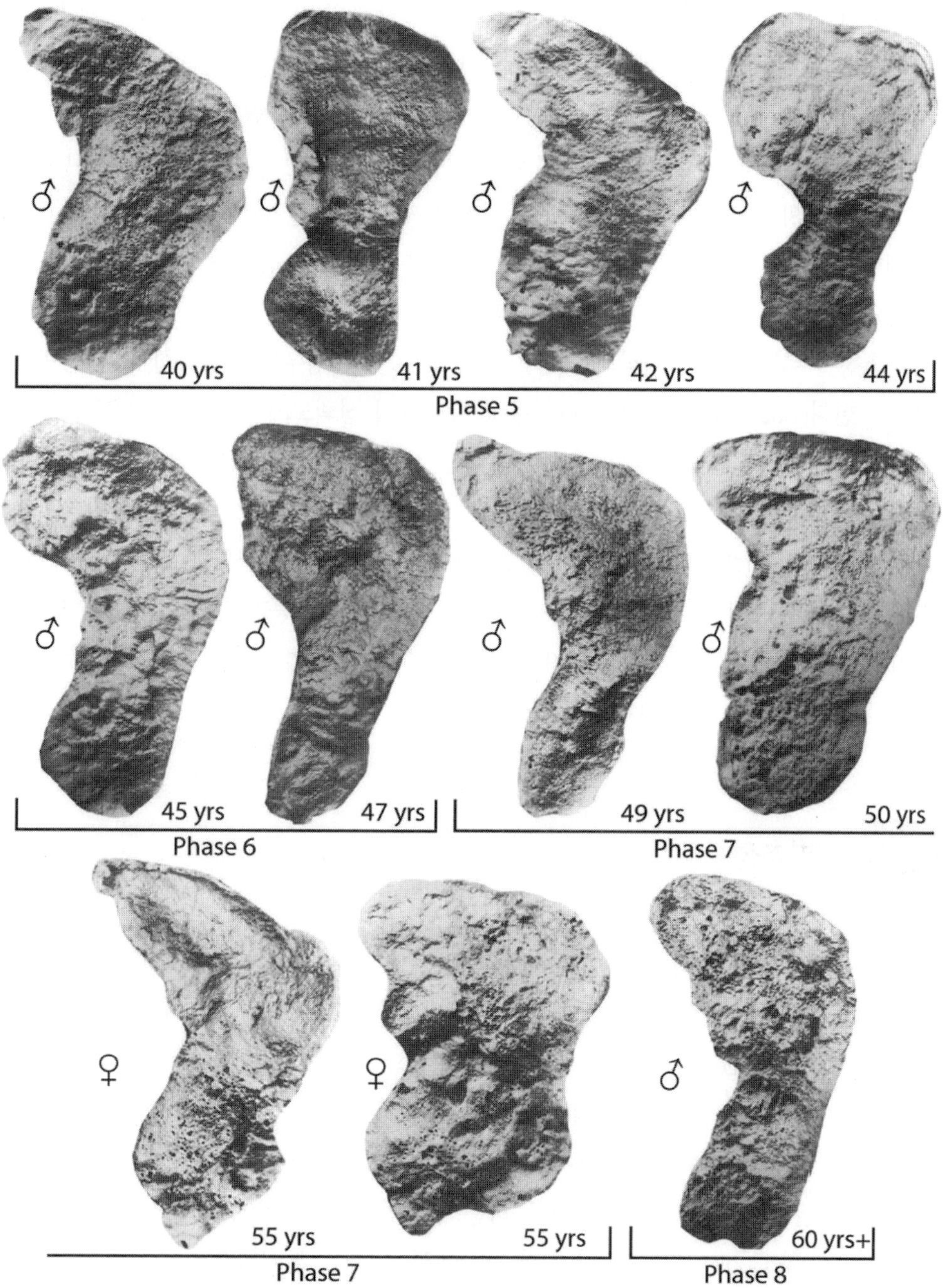

제4유형: 나이 35~39세; 전체적으로 결이 거친 과립상태를 나타냄

제5유형: 나이 40~44세; 거친 과립상태가 밀집된 형태로 바뀌기 시작하며, 서로 뭉쳐서 섬을 이루기도 함

제6유형: 나이 45~49세; 과립 형태가 완전히 없어지고 모두 밀집된 형태로 바뀜

제7유형: 나이 50~59세; 치밀하고 불규칙한 모양의 울퉁불퉁한 표면으로 바뀌며, 귓바퀴면앞부분(preauricular area)에 형태 변화가 나타나기 시작함

제8유형: 나이 60세 이상; 입술모양변형(lipping), 미세다공성(microporosity), 불규칙한 표면의 증가, 귓바퀴면앞부분의 형태 변화 등으로 인하여 귓바퀴면이 붕괴됨

앞서 언급한 여러 방법들의 검증과 재조정을 위한 중요한 동기로서 작용되기도 한다.

특히 법의학 분야의 몇몇 뼈전문가는 뼈의 나이추정을 위하여 두덩결합 방법을 주로 쓰며 다른 부위를 이용한 방법은 거의 사용하지 않는다. Lovejoy 등(1985a)에 의하면 이러한 법의학적 사고를 계속 고집할 경우 서로 다른 관찰자에 의해 큰 인구집단의 여러 뼈대를 평가해야 하는 상황이 초래하면 예기치 못한 많은 문제가 발생할 수 있다고 지적하였다. 더욱이 이러한 나이추정 방법들은 과대추정 또는 과소추정에 대한 경향을 반영하지 못한 채 실제 나이와 얼마나 차이가 있는지에 대한 정확도로만 그 가치로 인정되기 때문이다.

나이추정을 위하여 하나 이상의 방법을 적용할 수 있는 경우라면 가능한 모든 방법을 이용해야만 한다(Baccino 등, 1999). 나이추정 방법들의 신뢰도가 서로 많이 다르기 때문이다. 예를 들어 두덩결합 방법을 이용하여 추정한 나이를 머리봉합닫힘의 자료에 근거하여 수정하는 것을 매우 꺼리게 되는데, 이는 머리봉합닫힘의 신뢰도가 많이 떨어진다고 생각하기 때문이다(Meindl과 Lovejoy, 1985). 한 사람의 뼈대만을 평가하는 법의학 분야에서는 이러한 우려가 상황에 따라 도움이 될 수도 있다. 그러나 머리봉합닫힘은 분명히 나이와 연관성이 있으며 인구집단을 평가할 때에는 여러 나이추정 방법을 함께 이용하는 것이 추정 나이의 정확도를 향상시키는 데 큰 도움을 준다.

4 성별추정

"sex"와 "gender"를 우리말로 해석할 때, 일반적으로 두 단어를 모두 "성"으로 해석하고 있지만 인류학문헌이나 의학문헌에서 이 두 단어의 정확한 정의가 필요하다는 주장이 대두하고 있다. "sex"와 "gender"는 같은 것을 의미하지 않고, 서로 동의어도 아니며, 서로 혼동되게 사용되어서도 안 된다. 획득성(gender)은 남녀의 구별이 개인의 정신적 및 사회적 상황에 의해 결정된 것이며, 성(sex)은 남녀의 구별이 생물학적 상황에 의해 결정된 것이다. 이와 같은 구별은 특히 사람 뼈대를 연구하는 생물인류학자들이 보존해야 할 일반적인 개념이다(Walker와 Cook, 1998). 고고학적 정황에서, 뼈대를 분석함으로써 성별을 추정하는 것이 가능하고, 사회적 성역할(gender role)은 유물과 정황에 대한 연구를 통해 추정할 수 있다.

저지대에 살았던 수컷과 암컷 고릴라 표본 50개씩을 비전문가들에게 보여주었을 때 이들은 뼈의 크기와 모양만으로도 쉽게 뼈대의 성별을 구별할 수 있고, 거의 100%에 가까운 정확도를 나타낸다. 오랑우탄에게도 똑같은 결과를 얻을 수 있다. 침팬지의 경우 차이가 두드러지지 않지만, 송곳니를 조사하면 머리뼈의 전체 크기를 조사하지 않더라도 성별을 쉽게 구별할 수 있다. 그러나 현대인 남성과 여성 표본 50개씩에 대한 것으로 적용시켜보면, 몸통과 송곳니의 크기가 뚜렷한 성별의 차이를 나타내지 않기 때문에 성별을 구별하는 정확도는 감소하게 된다. 사람의 성별 차이는 행동적 측면, 생리학적 측면과 해부학적 측면 때문에 복잡하다. 어떤 물렁조직의 해부학적 차이는 극심하지만 뼈의 해부학적 차이는 한계가 있다. 그렇지만 뼈전문가들이 유용하게 사용할 수 있는 뼈대의 성별 차이가 존재한다. Buikstra와 Mielke(1985)은 뼈대를 이용한 다양한 방법의 정확도를 표로 정리한 적이 있었고, Mays와 Cox(2000)는 더 최근의 방법들을 검토하였다. 어떤 뼈대의 성별을 추정함에 있어서 뼈전문가들은 무작위로 추정해도 가능할 만한 정확도인 약 50%의 정확도로 접근을 시작한다. 머리뼈는 훈련과 경험에 의해 80~90% 정확도로 구별할 수 있다. 기억해야 할 가장 중요한 것은 뼈대의 성별을 가장 정확하게 구별할 수 있는 것은 성인이 된 이후의 뼈라는 것이다. 성인이 되어야만 뼈대가 성별을 구별할 수 있을 정도로 충분히 분화된 것이다.

일반적으로 사람 뼈대의 대부분에서 여성의 뼈는 크기가 작거나 구조가 더 가볍다는 특징이 있다. 이러한 이유로 규모가 크고 성별이 혼재된 뼈 수집표본에서 가장 크고 가장 강건한 뼈대는 남성으로 판단한다. 어떤 뼈대에서 남성 뼈는 평균 20% 이상 크기가 클 수도 있고 어떤 뼈에서는 전혀 성별 차이가 나타나지 않을 수 있다. 크기가 가장 작고 가장 연약한 뼈는 여성으로 판단한다. 그런데 정상적인 변이에서 작고 연약한 남성 뼈대나 크고 강건한 여성 뼈대가 발견되고 이들은 성별분포의 중심부분에 그 수치가 위치한다. 따라서 성별의 구별이 매우 어렵다. 다시 말해 각 성별의 수치분포의 중심부분에서 남성과 여성이 겹치는 영역이 존재한다. 이런 이유 때문에 뼈전문가는 수치분포의 중심부분이 극도로 멀리 떨어져 있는 온머리뼈(skull)와 골반(pelvis)을 성별 구별에 집중적으로 이용하게 되었다.

인구집단 속에서 개별적 변이의 복잡성과 더불어, 인구집단 사이의 변이 때문에 성 식별이 가끔 정확하지 못한 경우가 있다. 어떤 인구집단의 구성원들은 성별에 상관없이 평균적으로 몸집이 크고 무겁고 강건하지만 어떤 인구집단의 구성원들은 정반대의 특징을 나타낼 수 있다. 크기와 강건성의 인구집단 사이의 차이 때문에, 어떤 인구집단의 남성은 여성으로 추정되기도 하고 어떤 인구집단의 여성은 남성으로 추정될 수 있다. 뼈전문가는 다양한 인구집단의 성별 차이에 익숙해지려는 시도를 해야 한다. 나이추정과 마찬가지로 어떤 인구집단에서 발견된 뼈대의 연속배열은 성별을 추정하려는 접근을 할 때 매우 유용할 수 있다.

뼈대의 성별을 추정하는 데 이용되는 모든 형태학적 기법은 성별 차이를 나타내는 뼈 요소의 보존 여부에 따라 정확도가 달라진다. 어른 뼈를 다루더라도 모든 기법은 간과해서는 안 될 실패율이 있다. 그런데 뼈조직에서 유전자정보를 획득할 수 있다면 성별의 추정은 매우 정확해질 수 있고, 매우 조각난 뼈로도 추정이 가능해진다. 따라서 법의학 정황에서 뼈 표본의 성별 추정은 분자기법이 사람골학에 소개되면서부터 근본적으로 변화되고 있다(Stone 등, 1996; Stone, 2000).

1) 온머리뼈와 치아를 이용한 성별판별

남성의 머리뼈가 여성의 머리뼈보다 더 크고 더 강건한 형태를 갖는 경향을 나타낸다는 것을 관찰한 이후 온머리뼈를 이용한 성별추정이 가능해졌다. 크기와 더불어 조각난 머리뼈 중에서 성별추정에 유용한 머리뼈 부분의 경향에 대해 설명할 것이다. 이 특징적인 부분들은 뼈전문가들이 전통적으로 이용하는 부분으로 그림 19.10에서 볼 수 있다.

여성 머리뼈와 비교하여 남성 머리뼈는 훨씬 더 강건한 것이 특징이다. 남성의 머리뼈는 전형적으로 눈확위모서리(supraorbital ridges)가 더 두드러지고 미간(glabella)이 더 돌출했으며 관자선(temporal line)과 목덜미선(nuchal line)이 더 굵고 뚜렷하다. 남성 이마뼈(frontal bone)와 마루뼈(parietal bone)는 여성의 것보다 덜 돌출하는 경향이 있다. 남성의 입천장뼈(palate)는 비교적 더 크고 넓으며, 눈확(orbit)은 네모에 가깝고, 꼭지돌기(mastoid process)가 더 크며, 머리뼈 속의 코곁굴(sinus)도 더 크고, 뒤통수뼈 관절융기(occipital condyle)도 더 큰 경향이 있다. 아래턱뼈(mandible)의 경우, 남성은 전체적으로 네모에 가까운 형태를 나타내고, 턱모서리점(gonion)이 더 바깥쪽으로 돌출하며, 턱뼈가지(mandibular ramus)의 패임이 더 깊고, 근육들의 부착부위가 훨씬 더 거칠게 생긴 특징이 있다(Gülekon과 Turgut, 2003 참조).

머리뼈가 나타내는 성별차이 경향은 다음과 같이 정리될 수 있다: 만약 머리뼈와 연관된 머리이후뼈대(postcranial skeleton)가 있다면 반드시 골반을 이루는 뼈대를 이용하여 머리뼈에 의한 성별추정을 다시 검토해야 한다. 또한 성별추정을 위해 온머리뼈를 연구할 때 연구에 사용할 모든 머리뼈를 서로 비교해봐야 한다. 성별추정에 사용할 기준에 따라 머리뼈들을 연속적으로 배열한 다음 성별차이의 경향을 파악한다. 만약 한 개의 머리뼈 또는 몇 개의 머리뼈에 대한 성별을 추정할 때, 성별을 추정하려는 머리뼈는 유전학적으로 가깝고 같은 시대의 머리뼈 표본들과 서로 비교하려고 노력해야 한다.

Buikstra와 Ubelaker의 책(1994)에서 Walker는 머리뼈에서 성별추정에 유용한 비계측적인 다섯 부분을 제시하였다. 이들 다섯 부분은 그림 19.11에서 볼 수 있다. 모든 부분에서, 5점 척도가 사용되고, 점수가 낮을수록 뼈부분이 더 부드럽고 여성의 특징을 나타낸다고 판단할 수 있다. Graw 등(1999)은 이들 다섯 부분 중에서 눈확위모서리에 대한 점수체계를 변형시켜 얻은 연구결과를 발표하였고, Walrath 등(2004)은 다섯 부분을 이용한 방법의 신뢰도에 대한 통찰을 제공하였다.

Loth와 Henneberg(1996, 1998)는 턱뼈가지의 뒤모서리부분을 이용하여 약 92%의 정확도로 성별을 추정할 수 있다고 하였다. 저자들은 남성 성인의 경우, 어금니의 씹는면 높이에서 턱뼈가지 뒤모서리의 경사가 확실한 반면 여성에서는 이런 굴곡이 없기 때문에 성별의 차이가 생긴다고 주장하였다. Donnelly 등(1998)은 이들의 방법을 검증하였을 때 더 낮은 정확도(62~68%)가 나타난다고 하였고, Haun(2000)과 Hill(2000)의 연구결과에서도 더 낮은 정확도가 나타난다고 보고하였다.

이미 설명되었던 전통적인 방법에서 벗어나려는 시도도 있었다. Giles와 Elliot(1963)는 비계측적 방법에 나타날 수 있는 주관성을 줄이기 위해 9개의 머리뼈 계측항목을 제시하였다. 그런데 Meindl 등(1985b)은 Giles와 Elliot가 제기한 판별함수의 정확도보다 다소 주관적일 수 있는 비계측적 평가에 의한 정확도가 더 높다고 하였다.

Hamann–Todd 뼈 표본의 머리뼈를 대상으로 한 연구에서, Meindl 등(1985b)은 나이가 들어감에 따라 머리뼈가 점점 남성화된다는 것을 발견하였다. 그렇지만 Hamann–Todd 뼈 표본의 남성 머리뼈 100개당 10.2%가 여성으로 판별되었고, 여성 머리뼈의 경우 단지 4.9%가 남성으로 판별되었다고 보고하였다. 이런 사실을 바탕으로 Meindl 등(1985b)은 선사시대 공동묘지에서 발견된 뼈대의 성별추정은 머리뼈뿐만 아니라 온전하게 보전된 골반이 함께 발견된 성인의 뼈대를 이용하여야 한다고 제안하였다.

치아는 다른 뼈대들보다 보존이 잘 되기 때문에 치아를 이용하여 성별을 추정하려는 노력이 계속되고 있다. 성별의 차이에 의해 치아머리(crown) 크기의 차이가 나는 정도는 인구집단에 따라 다양하다. 사람에서 성별의 차이가 가장 잘 나타나는 치아는 송곳니(canine)이지만 고릴라 같은 유인원처럼 확실하지는 않다. 사람의 아래턱의 송곳니가 가장 성별의 차이가 심하고, 위턱의 송곳니가 두 번째로 성별의 차이가 심하다. 젖니(deciduous teeth)의 경우 어금니와 송곳니가 성별의 차이를 나타낸다. 치아의 계측값을 이용한 성별추정의 정확도는 60~90%로 다양하지만 보통 75~80% 정도이다. 성별의 차이에 의해 치아머리(crown) 크기가 차이 나는 정도는 평균 0.5mm에 불과하기 때문에 관찰자간오류(interobserver error)와 관찰자내오류(intraobserver error)가 성별판별에 매우 중요하다. De Vito와 Saunders(1990), Bermudez de Castro 등(1993), Beyer–Olsen과 Alexandersen(1995), 그리고 Hillson(1996)은 사람 치아를 이용하여 성별을 추정했던 치아의 형태학적 연구결과를 검토하였다.

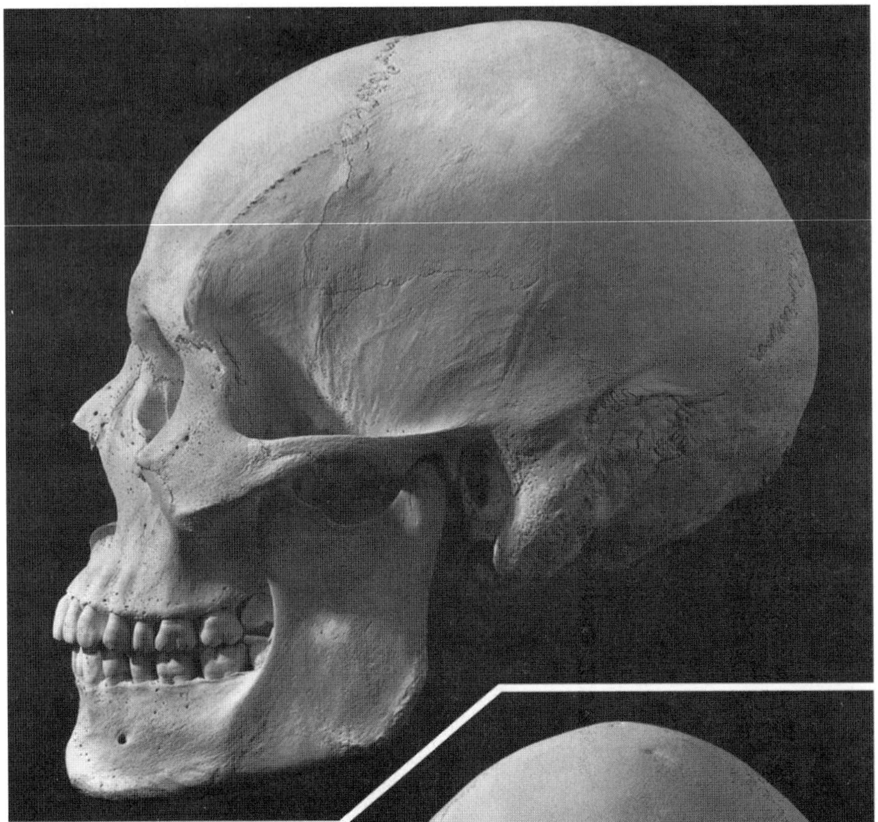

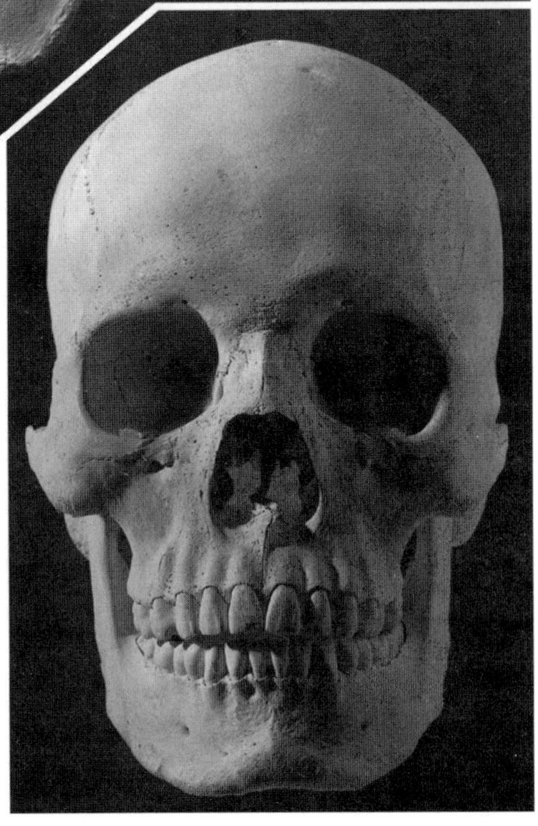

▶ 그림 19.10 **남성***(이번 쪽)***과 여성***(다음 쪽)* **성인 온머리뼈의 정면과 가쪽모습.**

사진의 여성 온머리뼈는 여성의 범주에서도 가장 여성다운 온머리뼈에서 선택한 것임. 남성 온머리뼈는 4장에서 머리뼈를 소개할 때 사용된 표본임. 남성과 여성의 온머리뼈의 차이에 대한 비교 설명은 책 내용을 참조하기 바람. 이 사진은 평균적인 남성과 여성 온머리뼈의 차이를 대표한다기보다 사람 머리뼈에 어느 정도 성별의 차이가 나타나는지를 보여주는 사진임.

실제 크기의 반.

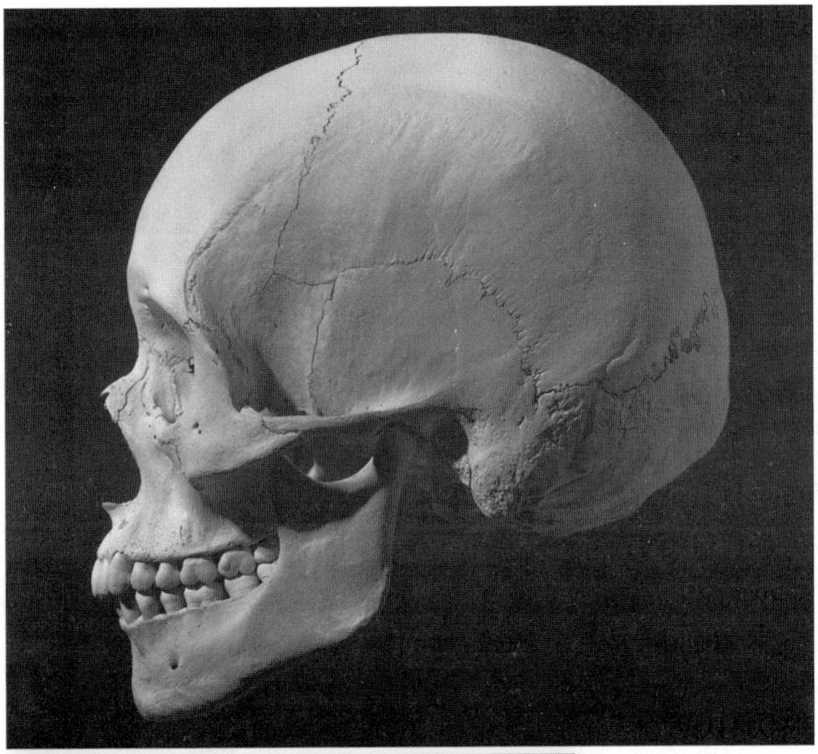

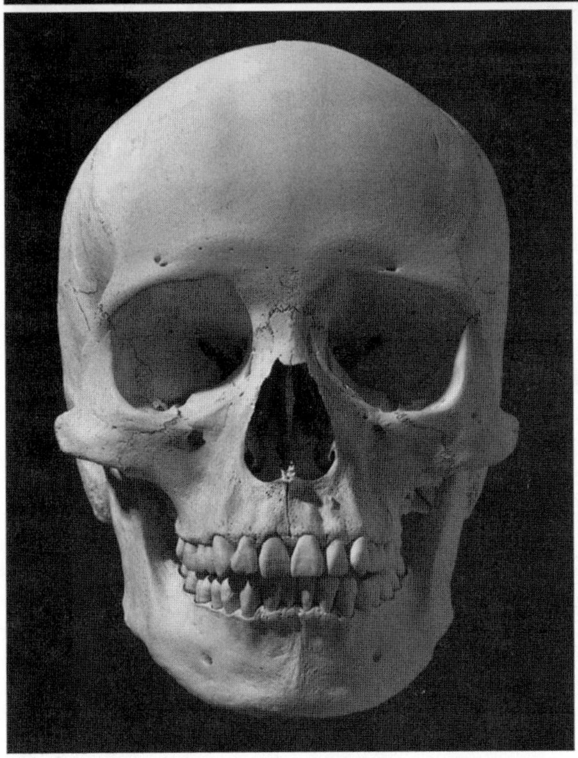

▶ 그림 19.10 (계속)

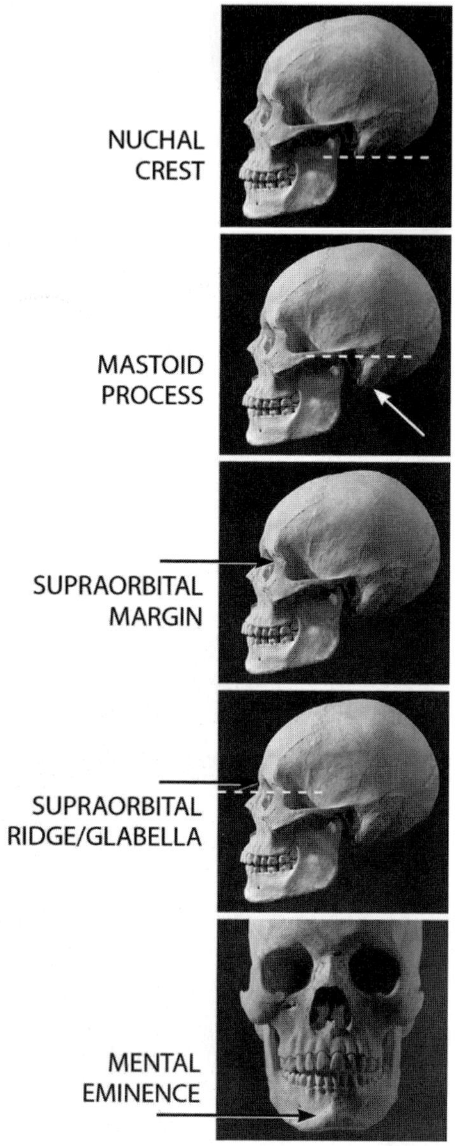

▶ 그림 19.11 *(오른쪽과 다음 쪽)* **Buikstra와 Ubelaker의 책(1994)에서 Walker가 제안한 성별 추정에 유용한 비계측적인 머리뼈부분에 대한 점수체계.**
점수를 부여할 때, 머리뼈와 아래턱뼈를 팔을 쭉 뻗은 상태로 잡은 다음, 머리뼈부분의 그림과 직접 비교하는 것을 권함. 뼈를 옮겨가면서 어떤 그림과 가장 근접한지를 확인함. 각각의 머리뼈부분은 독립적으로 점수를 부여함. 각각의 특징을 검사하는 구체적인 과정은 다음에 서술할 것이며, 가장 확실한 특징을 서술하였고 중간 정도의 특징들은 사진에서 볼 수 있음.

목덜미능선(nuchal crest): 뒤통수뼈를 가쪽에서 보면서 그림과 비교함. 뒤통수뼈의 표면을 직접 만지면서 거친 정도를 확인함. 목덜미근육들의 부착부분의 거친 정도에 집중함. 목덜미능선을 발달이 매우 미약한 경우(점수=1), 가쪽에서 보았을 때 뒤통수뼈의 뒤쪽바깥면은 뼈대가 눈에 띌 정도로 돌출하지 않고 표면도 부드러움. 목덜미능선이 매우 발달한 경우(점수=5)는 부피가 큰 목덜미능선이 뼈에서 많이 돌출하고 뒤통수뼈의 뒤쪽바깥면에는 확실한 뼈구조물이 "갈고리처럼" 발달함.

꼭지돌기(mastoid process): 이 부분의 평가는 꼭지돌기의 크기뿐만 아니라 주변의 구조물 중에서 바깥귀길(external auditory meatus)과 관자뼈의 광대돌기의 크기도 고려함. 꼭지돌기는 머리뼈에서 차지하는 비율에 비해 매우 다양하게 생겼음. 꼭지돌기의 길이가 아니라 부피가 가장 중요한 변수임. 최소점수(점수=1)는 꼭지돌기가 작고 바깥귀길과 두힘살근고랑(digastric groove)의 아래모서리 아래로 작게 돌출함. 부피가 큰 꼭지돌기는 바깥귀길의 길이와 너비보다 7~9배 정도인 것으로 5점을 부여함.

눈확위모서리(supraorbital margin): 눈확위구멍(supraorbital foramen)의 가쪽면에서 눈확모서리를 잡는 것으로 평가를 시작함. 그 다음 눈확의 가장자리를 잡고 손가락 사이에 있는 눈확위모서리의 두께를 측정함. 각각의 그림을 보면서 가장 일치하는 것을 결정함. 최소점수(점수=1)는 모서리는 약간 무딘 칼날처럼 매우 날카롭게 느껴져야 함. 두껍고 연필을 만지는 듯한 둥근 모서리는 5점을 부여함. 미간(glabella)의 융기(prominence): 머리뼈를 가쪽에서 보면서, 눈썹활과 미간을 그림들과 비교함. 눈썹활과 미간이 미약한 경우(점수=1), 이마뼈의 윤곽은 부드럽고, 중간선 부분은 거의 돌출하지 않음. 최고점수는 눈썹활 사이의 부피가 크고, 둥글면서 덩어리 모양으로 돌출하며 이와 연관된 눈썹활도 매우 발달함.

턱끝융기(mental eminence): 엄지손가락을 턱끝융기의 양 옆쪽에 댄 상태에서 엄지와 검지로 아래턱뼈를 고정시킴. 엄지를 안쪽으로 움직이면서 턱끝융기를 촉진함. 최소점수(점수=1)에서, 턱끝융기 주변뼈의 위쪽으로 거의 돌출되지 않음. 반대로, 부피가 큰 턱끝융기는 아래턱의 앞부분의 대부분을 차지하며 5점을 부여함.

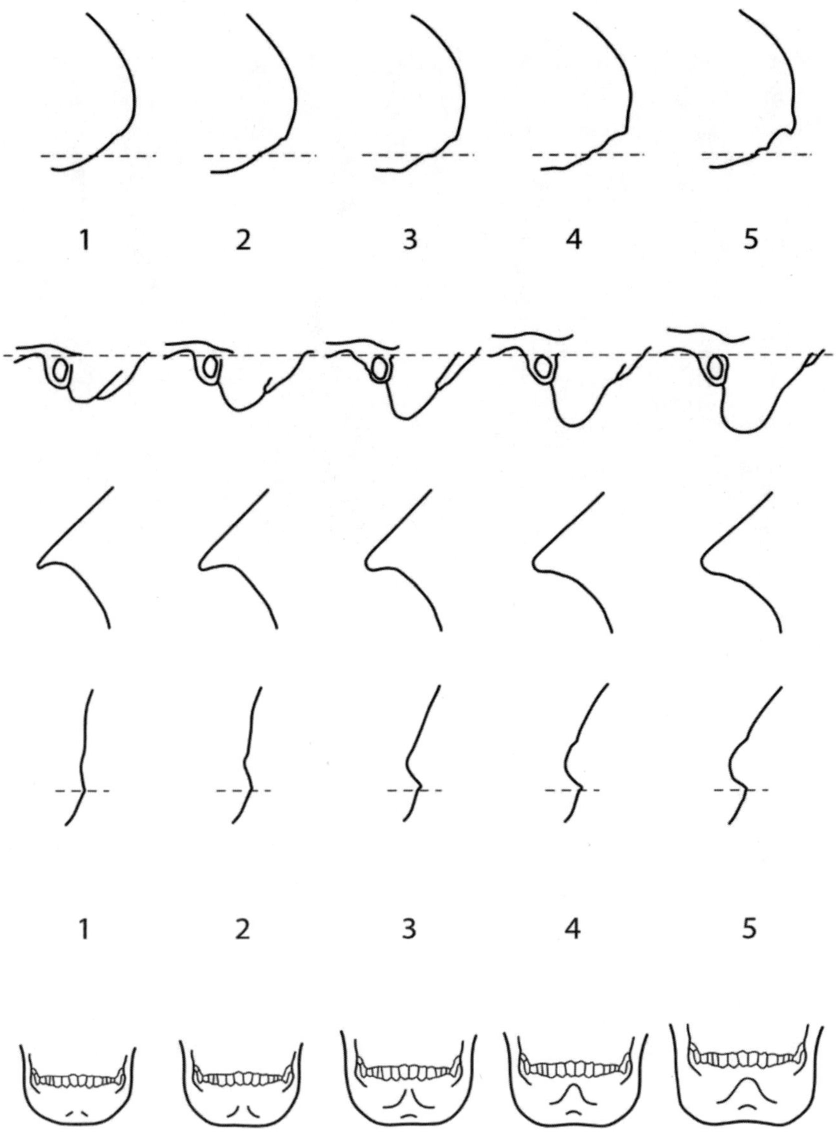

▶ 그림 19.11 **(계속)**

2) 머리이후뼈대를 이용한 성별추정

사춘기 이전에는 머리뼈뿐만 아니라 머리이후뼈대에서 성별의 차이가 나타나는 특징을 인식하거나 평가하기가 매우 어렵다. 다양한 성인 뼈대를 대상으로 머리이후뼈대의 크기가 성별의 차이에 따라 달라지는지를 확인하기 위한 계측학적 연구가 많이 진행되었다. 그중에서도 Bass(1995)는 여러 연구들을 검토하여 매우 훌륭한 종설(review)을 제공하였다. 가

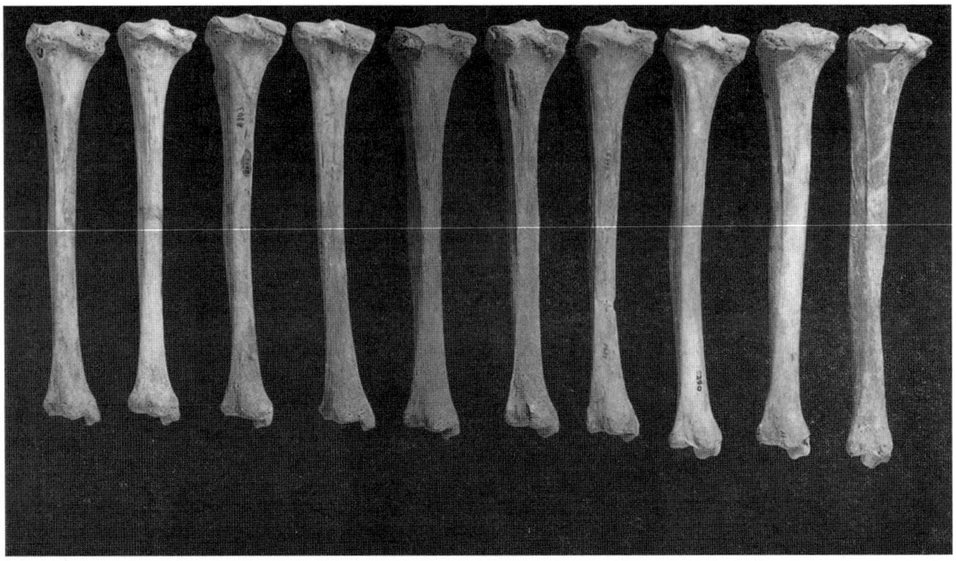

▶ 그림 19.12 **열 명의 여성 표본**(*위*)**과 열 명의 남성 표본**(*다음 쪽*)**에서 나타난 정강뼈의 크기와 형태의 변이모습.** 표본들은 선사시대 캘리포니아 뼈대 중에서 한 곳에서 발견되고 성비가 비슷한 표본에서 무작위로 선택하였음. 모든 표본 중에서 20%인 이 시료는 현대인 뼈대에서 나타나는 성별의 차이와 비슷한 결과를 나타냄. 실제 크기의 1/6.

장 성별의 차이를 잘 나타내는 팔다리뼈대의 경우 한 개의 계측항목 또는 두세 개 계측항목의 조합으로 80~90% 정도의 정확도로 성별을 추정할 수 있었다. 모든 인구집단에서 성별 추정의 오류가 발생하였는데, 이는 남성뼈 계측값의 분포와 여성뼈 계측값의 분포가 완전히 독립적으로 분포하지 않고, 일부에서 계측값의 분포가 겹치는 부분이 존재하기 때문이었다(그림 19.12). 생전의 기록이 있는 뼈 표본을 이용하여 성별판별함수를 구하기 위한 연구가 많이 진행되었고, 손목뼈(Falsetti, 1995; Stojanowski, 1999; Burrows, 2003), 발목뼈(Robling와 Ubelaker, 1997), 위팔뼈(Rogers, 1999), 자뼈(Purkait, 2001)와 발꿈치뼈(Introna 등, 1997)를 이용한 연구들에서 85% 이상의 정확도를 나타내는 성별판별함수를 얻었다. 그런데 이들 함수들을 뼈 표본에 제한적으로 적용되어 이론적으로 높은 정확도를 나타내지만, 실제 현장에서 활용했을 때도 높은 정확도를 나타낼 수 있는지에 대한 의문이 남아있다. Rogers(1999)는 위팔뼈 먼쪽부분의 네 가지 특징을 이용하면 92%의 정확도로 성별추정이 가능하다고 했지만 적은 수의 뼈를 연구한 결과기 때문에 더 많은 수의 뼈를 다시 조사해야 할 것이다.

성별을 추정하는 데 온머리뼈가 전통적으로 이용되었지만, 골반을 이루는 뼈대를 이용하여 성별을 추정하려는 연구도 많이 보고되었다. 남성의 골반과 여성의 골반은 기능학적

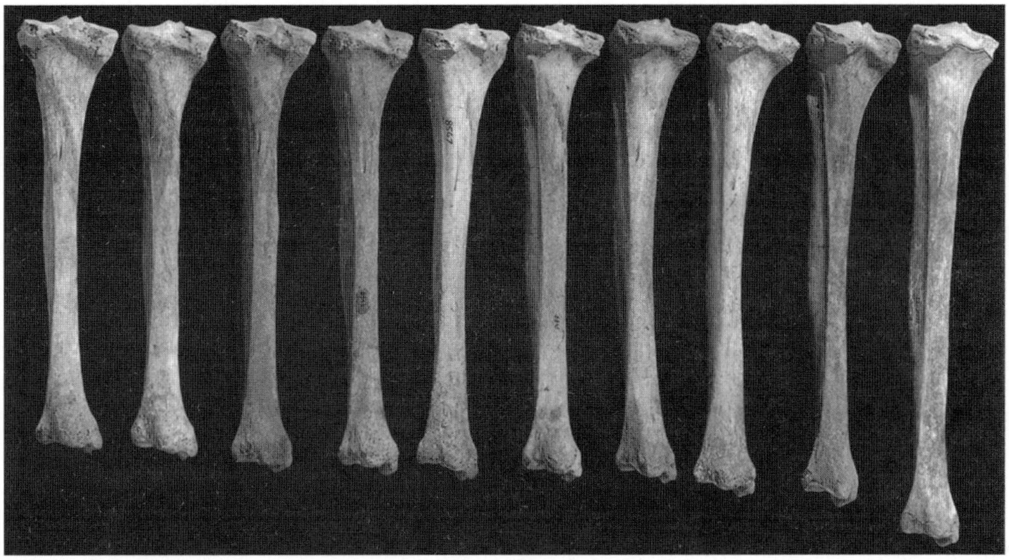

▶ 그림 19.12 (계속)

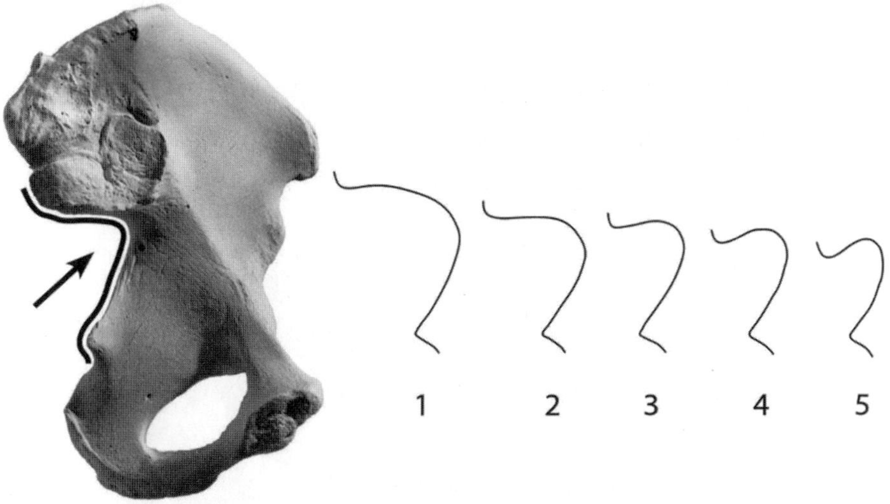

▶ 그림 19.13 **Buikstra와 Ubelaker의 책(1994)에서 Walker가 제안한 큰궁둥패임을 이용한 성별판별.**
여성의 큰궁둥패임은 넓은 경향을 나타내지만 남성의 경우 좁은 경향이 있음. 볼기뼈에서 성별 차이에 따라 두덩밑각의 차이가 가장 확실하기 때문에 큰궁둥패임의 모양은 두 번째 성별판별부위로 사용해야 함. 큰궁둥패임 부분에 점수를 부여할 때 가장 좋은 볼기뼈 위치는 해부학자세이며, 위 그림에 보이는 대로 큰궁둥패임에서 직선 모양인 앞쪽부분이 궁둥뼈가시에서 끝날 수 있도록 맞춘 다음, 큰궁둥패임의 모양을 그림과 대조해보면서 가장 가깝게 일치되는 것으로 점수를 부여함. 이때 귓바퀴앞고랑이나 아래뒤엉덩뼈가시 근처에 생긴 뼈돌출 부분은 무시함. 패임의 모양이 1보다 더 크거나 5보다 더 작더라도 각각 1과 5점을 부여함. 그림에서 점수 1은 전형적인 여성 큰궁둥패임의 형태이고 점수가 높을수록 남성의 입체 형태임.

측면에서 볼 때 매우 큰 차이를 나타낸다. 모든 현대인류에 있어서 이 기능학적 차이는 뼈의 형태학적 차이를 유발하여 그 대표적인 차이점들이 골반을 이루는 뼈대에 남아있다. 골반은 직립보행과 출산에서 매우 중요하다. 사람의 진화과정 동안, 직립보행과 출산에 유리한 경우만 살아남는 선택력(selective pressure) 때문에 현대인의 골반에서 성별의 차이가 잘 나타나게 되었다.

골반이나 골반을 이루는 뼈대를 이용한 전통적인 성별추정방법은 다음과 같은 경향에 기반을 두고 있다: 여성의 엉치뼈(sacrum)와 볼기뼈(hip bone)는 남성의 엉치뼈와 볼기뼈보다 크기가 작고 부드럽게 생겼다. 그러나 여성의 위골반문(pelvic inlet)은 남성보다 더 넓고, 여성의 큰궁둥패임(greater sciatic notch)은 남성보다 더 넓다(그림 19.13). 여성 볼기뼈에서 위두덩가지(superior pubic ramus)를 포함한 두덩뼈부분이 남성보다 더 길다. 좌우 아래두덩가지(inferior pubic ramus)가 만나는 곳의 아래쪽에 있는 두덩밑각(subpubic angle)은 여성이 남성보다 더 큰 값을 나타낸다. 귓바퀴면앞고랑(preauricular sulcus)은 남성보다 여성에

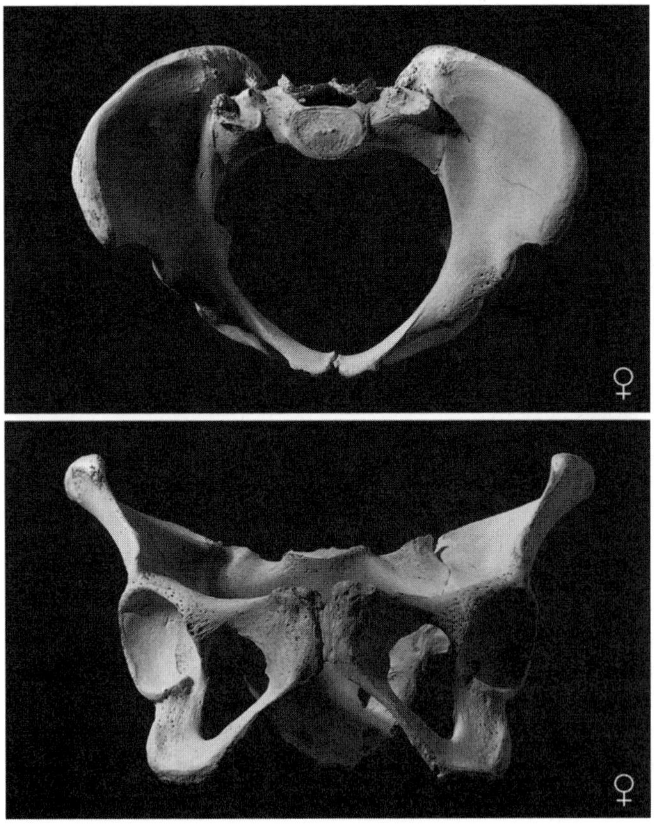

▶ 그림 19.14 **골반을 이루는 뼈부분의 크기와 모양이 성별의 차이에 따라 다른 모습을 나타냄.** 여성(*위*); 남성(*다음 쪽*). 실제 크기의 1/4.

서 더 흔하게 관찰할 수 있고, 이는 여성의 귓바퀴면이 남성보다 엉덩뼈에서 더 많이 튀어나와 있다는 사실에서 당연히 발생할 수 있는 현상이다. 그러나 귓바퀴면 자체는 성별의 차이를 나타내지 않는다(Ali와 MacLaughlin, 1991). 한편, 볼기뼈절구(acetabulum)는 남성이 여성보다 크기가 큰 경향을 나타낸다(그림 19.15).

앞서 기술된 형태학적 특징에 대한 연관관계를 규명하기 위해 다양한 계측학적 연구가 시도되었다. 그중에서 볼기뼈에서 두덩뼈가 차지하는 비율을 구하는 Washburn의 시도가 가장 유명하고 정확하다. Washburn(1948)은 두덩뼈의 길이를 계측한 값과 궁둥뼈의 길이를 계측한 값을 이용하여 지수화한 값으로 남성과 여성을 구별하였다. Rogers와 Saunders(1994)는 골반의 계측학적 특징과 형태학적 특징을 이용한 성별추정에 대한 종설을 제시하였고, Bruzek(2002)은 보다 최신의 평가방법을 제시하였다. Walker(2005)는 큰궁둥패임의 형태학적 특징이 나이와 인구집단에 따라 어떤 차이가 있는지에 대한 종설을 보고하였다.

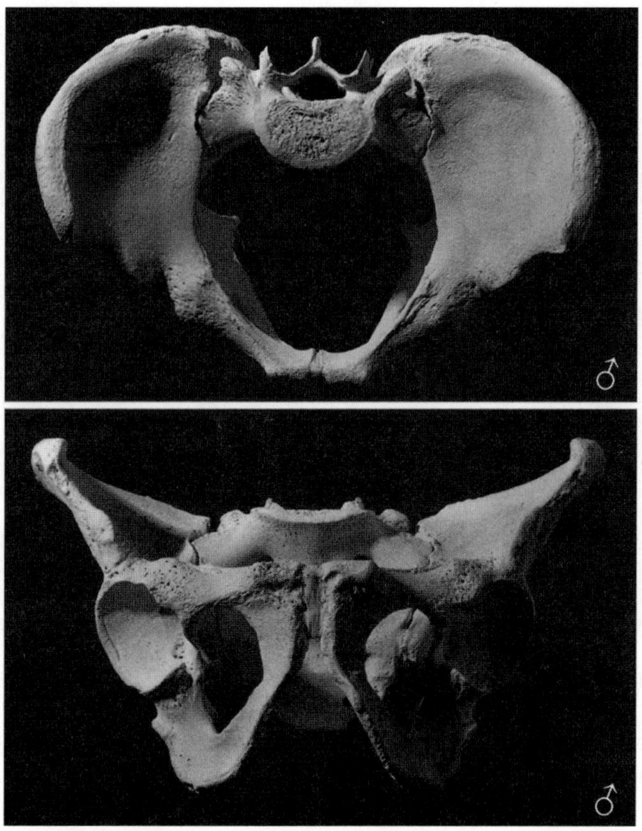

▶ 그림 19.14 (계속)

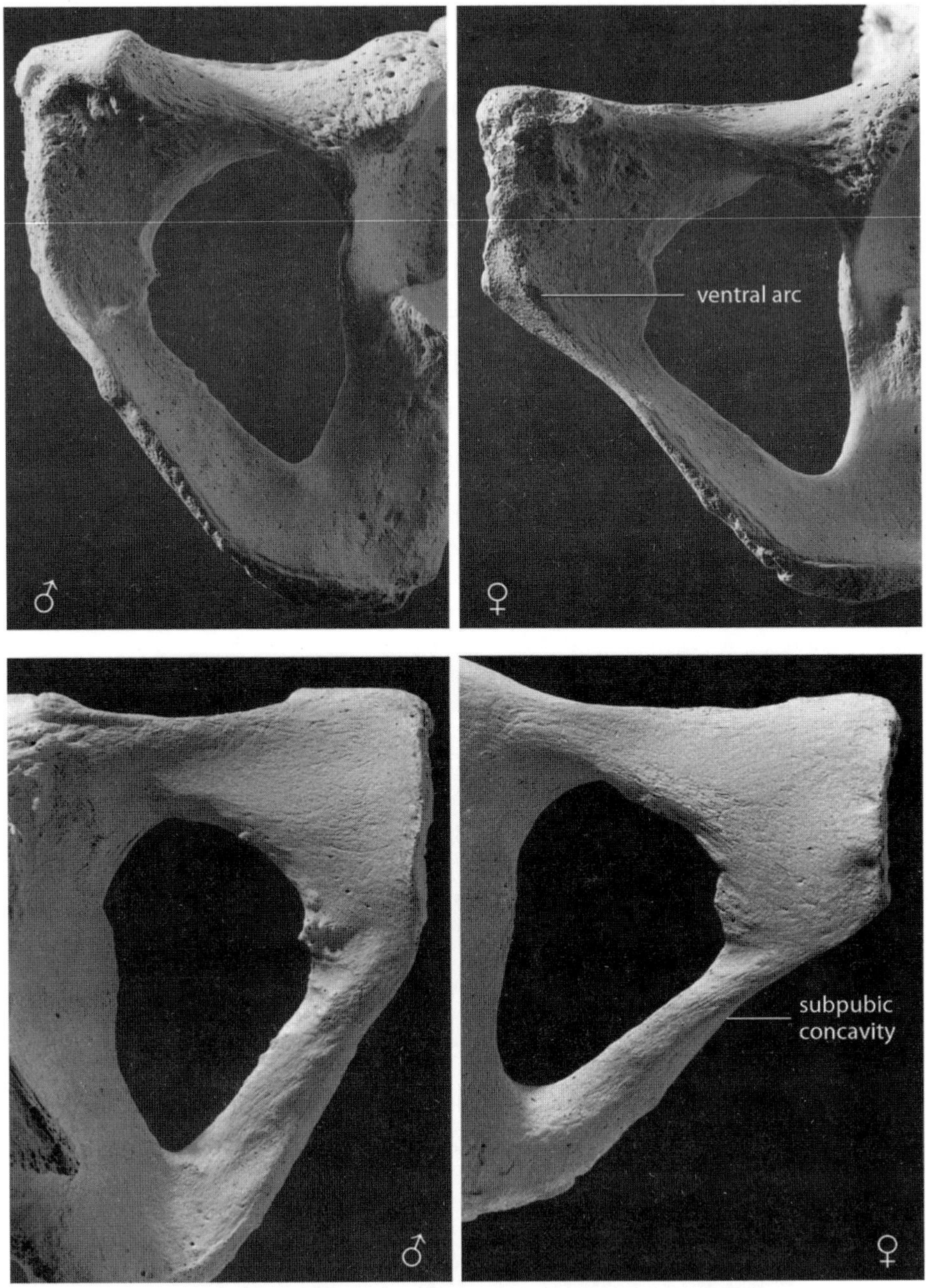

▶ 그림 19.15 *(위와 다음 쪽)* **볼기뼈를 이용하여 성별을 추정할 수 있는 Phenice 방법(1969).** 각각의 비교 사진에서 남성의 특징은 왼쪽, 여성의 특징은 오른쪽에 위치함. 이 볼기뼈들은 그림 19.14에도 있었던 뼈임. 실제 크기.

배쪽활(ventral arc). 두덩뼈의 배쪽에 있는 거친면이 관찰자쪽을 향하게 한 다음, 두덩결합면의 평면을 따라 내려가면서 관찰함. 배쪽활은 두덩뼈 배쪽면을 아래쪽과 가쪽으로 가로지르는 약간 돌출한 능선으로 궁둥두덩가지(ischiopubic ramus)의 안쪽모서리와 합쳐짐. 따라서 만약 배쪽활이 존재한다면, 배쪽활은 앞쪽에서 보았을 때 두덩뼈의 아래안쪽구석에서 시작함. 배쪽활은 단지 여성에서만 관찰됨. 남성 볼기뼈에서도 두덩뼈의 배쪽부분에 돌출된 능선이 있을 수 있지만 여성의 배쪽활처럼 넓고 고르게 활처럼 생긴 모양을 나타내지 않으며, 또한 두덩뼈의 아래 안쪽구석에서 시작하지도 않음.

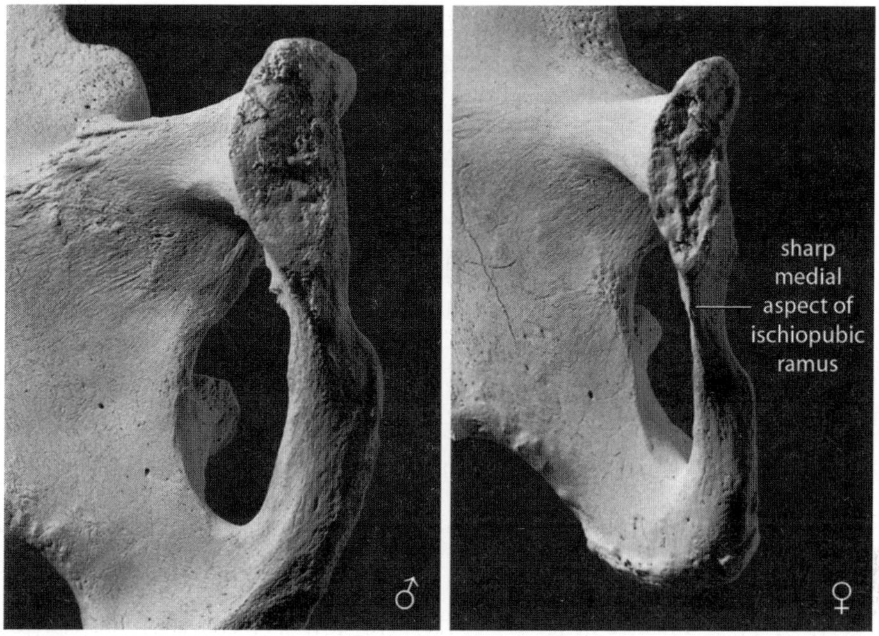

▶ 그림 19.15 **(계속)**

두덩밑함몰(subpubic concavity). 두덩뼈의 뒤쪽부분으로 뼈를 돌려서, 부드럽고 볼록한 두덩뼈의 등쪽면이 관찰자를 향하게 한 다음, 중간선을 따라서 아래쪽으로 관찰을 시작함. 뒤에서 볼 때에도 궁둥두덩가지의 안쪽 모서리를 관찰할 수 있음. 여성 볼기뼈는 이 모서리 부분에서 두덩밑함몰이 관찰됨; 뒤에서 볼 때 궁둥두덩가지의 모서리에 오목한 함몰이 있음. 반면 남성의 볼기뼈는 이 모서리 부분에 확실한 함몰이 나타나지 않음. 단지 남성에서 이 모서리 부분은 똑바르거나 아주 약간 오목할 수 있음.

궁둥두덩가지의 안쪽면(medial aspect of the ischiopubic ramus). 두덩뼈를 90°회전시켜서, 관찰자가 두덩결합면을 직접 볼 수 있도록 위치시킴. 두덩결합 바로 아래에 있는 궁둥두덩가지를 관찰함. 궁둥두덩가지의 안쪽면이 날카로운 모서리 형태를 나타내면 여성으 로 추정함. 남성에서 궁둥두덩가지의 안쪽면은 편평하고, 넓으며 무디게 생김.

1969년 Phenice는 골반을 이루는 뼈대를 이용하여 성별을 추정하는 데 있어서 매우 새롭고 중요한 논문을 발표하였다. 그 논문의 제목은 "A Newly Developed Visual Method of Sexing the Os Pubis"이며, 현재까지 뼈대를 이용하여 성별을 추정하는 여러 방법 중에서 가장 정확한 방법이다. Phenice의 논문이 발표되기 전까지, 뼈전문가들이 골반을 이용하여 성별추정을 할 때 다소 주관적일 수 있는 경험에 의존한 전통적인 방법을 사용하였다. 심하게 부서진 볼기뼈에는 계측적 기준을 적용하여 계측할 수 있는 부위가 존재하지 않는 경우가 많고, 심지어 가장 간단한 계측적 방법일지라도 많은 시간이 소요되었다. Phenice 방법(그림 19.15에서 설명함)은 두덩뼈부분이 온전한 상태인 모든 볼기뼈에서 보다 정확하고 빠르게 성별을 추정할 수 있도록 해주었다.

Phenice 방법을 적용하여 볼기뼈의 성별을 추정할 때에도 모든 표본이 "완전히" 남성 또는 여성이 아니라는 점을 주지해야 한다. 표본의 성별을 추정할 때 기준부위의 차이가 명백하지 않다면 이 기준부위를 과감히 성별을 추정하는 데에서 제외시켜야 한다. 한 개 또는 두 개의 기준부위 차이가 조금 모호하다면(흔히 궁둥두덩가지(ischiopubic ramus)의 안쪽면 및 배쪽활(ventral arc)의 차이가 조금 모호함), 보통 나머지 한 개의 기준이 확실하게 성별의 차이를 나타낸다. Phenice 방법을 적용한 이후에, 이전에 기술했던 전통적인 특징을 살펴보고, 이 특징들이 Phenice 방법에 의한 결과와 일치하는지 확인해본다. 혹시 결과가 일치하지 않을 경우 실험과정을 다시 점검해본다. Phenice의 특징을 나타낼 때 여성의 경우 흔히 중간 정도의 발달 정도를 나타낸다는 것을 기억해야 한다.

또한 Phenice 방법은 완전히 성인인 경우에만 사용해야 한다. Phenice 방법으로 성별을 추정하였을 때 가장 높은 정확도는 96~100%이지만, Lovell(1989)은 노인의 표본에서 정확도가 감소하는 것을 발견하였다. MacLaughlin과 Bruce(1990)는 London, Leiden 및 Scotland에서 보관 중인 뼈 표본을 대상으로 Phenice 방법을 이용한 성별추정의 정확도를 측정하였다. 저자들은 Phenice 방법으로 측정한 성별추정의 정확도는 영국인에서 83%, 독일인에서 68%, 스코트랜드인에서 59%였다. 또한, 두덩밑함몰(subpubic concavity)이 가장 신뢰할 수 있는 성별판별부위라고 하였다. Sutherland와 Suchey(1991)는 1,284개의 두덩뼈(Los Angeles County coroner collection에 보관 중인 뼈 표본)를 연구 대상으로 Phenice 방법을 적용했을 때, 정확도는 96%였으며 배쪽활이 가장 신뢰할 수 있는 성별판별 부위라고 하였다. 저자들은 배쪽활이 14세에 처음 나타나지만 20세 이후에야 배쪽활을 확실하게 관찰할 수 있다고 하였다. Phenice 방법에 대한 두 개의 주요한 연구결과 사이의 모순점은 설명되지 않았으나 Ubelaker와 Volk(2002)는 Phenice 방법을 이용하여 뼈를 관찰한 경험의 차이에 의해 이런 모순점이 발생하였을 가능성을 제시하였다. 결론적으로 볼기뼈를 이용하여 성별을 추정하는 제일 좋은 방법은 사용할 수 있는 모든 방법을 이용하는 것이다.

5 키추정

뼈의 길이를 바탕으로 개인의 키를 추정하는 것은 체질인류학에서 오랫동안 연구되어온 분야이다. 모든 연령에 걸쳐 사람의 키는 팔 또는 다리의 뼈길이와 관련이 있다는 사실을 통해 뼈전문가는 다른 뼈들로부터 사람의 키를 알아보고자 하였다. 불행하게도 살아있는 하나의 인구집단(population) 내에서 그 연관성은 완벽하지 않고 인구집단마다의 연관성은 다르게 표현된다. 키 정보를 알고 있는 뼈 연구를 통하여 몇몇 연구자는 각각의 인구집단에서 키를 추정하는 데 유용한 회귀공식을 산출하였다.

예를 들어 중앙아메리카의 고고학 발굴 현장에서 발견한 남자 넙다리뼈의 최대길이를 이용하여 키를 추정하고자 한다면 1967년에 Genoves가 멕시코인을 대상으로 도출하여 발표한 공식을 사용해야 한다.

키(cm) ± 3.417 = (2.26)(*넙다리뼈 길이*) + 66.379

이 공식을 통해 산출된 키의 추정값으로부터 3.417cm 크거나 작은 범위 안에 실제 키가 있을 확률이 68%라고 해석한다. 이 공식은 멕시코 인구집단에 대해서만 적용시켜야 유효하다. Bass(1995)와 Bennett(1993)이 쓴 책들은 여러 인구집단에서 적용시킬 수 있는 공식을 표로 정리하였다. 이 공식들은 하나 또는 그 이상의 뼈들의 길이를 이용하여 키를 추정한다.

Trotter와 Gleser(1958)는 2차 세계대전에서 이 두 연구자가 사용한 뼈 자료와 한국 전쟁에서 전사한 사람들을 대상으로 키추정 공식을 개발하였고 "인종(race)"별로 공식을 따로 도출하였다. Trotter와 Gleser(1958), Genoves(1967), Trotter(1970)가 제공한 키추정 공식은 북아메리카에서 가장 널리 쓰이는 키추정 방법이다. 표 19.2는 Trotter가 1970년에 발표한 그녀의 책에 실은 것이다. Feldesman와 Fountain(1996)도 말했듯이 추정하고자 하는 뼈의 인구집단 또는 인종을 알 수 없으면 키추정에 관한 일반적인 공식을 쓰는 것이 가장 좋다. Formicola(1993)는 일곱 개의 유럽 국가에서 발견된 66개의 고고학적 뼈대에 대해 다양한 키추정 공식을 검증하였고 Trotter와 Gleser가 흑인을 위해 개발한 키추정 공식이 백인을 위한 공식보다 더 잘 맞는 것으로 보고 하였다.

예전의 자료가 현대의 법의학 상황에 얼마나 잘 적용될지에 대한 논쟁이 커지고 있다(Jantz, 1992, 1993; Giles, 1993). Jantz(1992)가 지적했듯이, 여자의 키추정 공식에 사용한 대부분의 표본은 1900년대 초에 사망한 사람들의 뼈대로 이루어진 Terry collection에서 취하였다. 지난 한 세기 동안 인구집단 내에서 진행된 뼈길이와 키의 변화를 반영시키려면 1900년대 초의 표본을 바탕으로 만들어진 공식들을 어느 범위까지 변형시켜야 할까? Giles(1991)는 나이가 들어감에 따라 키가 감소하는 것에 대해 지적하였다. Jantz와 그 동료들(1995)은 Trotter와 Gleser의 공식 중 정강뼈를 이용한 키추정 공식이 평균적으로 2~3cm 정도 더 크게 키를 추정한다고 하였고, 이는 정강뼈와 관련된 원래의 공식이 정강뼈의 길이에서 복사 부분은 제외하여 계측한 잘못된 정강뼈 길이를 이용하였기 때문이라고 보고하였다. 마지막으로 Owsley(1995)는 키라는 것은 미국의 운전면허증에 기재된 것 같은 법적으

▶ 표 19.2 여러 인구집단을 대상으로 18~30세 사이의 긴뼈 길이(단위 cm)를 이용하여 표준오차(standard error)와 함께 제시한 키추정 방정식[a]

White Males							Black Males						
3.08	×	Hum	+	70.45	±	4.05	3.26	×	Hum	+	62.10	±	4.43
3.78	×	Rad	+	79.01	±	4.32	3.42	×	Rad	+	81.56	±	4.30
3.70	×	Uln	+	74.05	±	432	3.26	×	Uln	+	79.29	±	4.42
2.38	×	Fem	+	61.41	±	3.27	2.11	×	Fem	+	70.35	±	3.94
2.68	×	Fib	+	71.78	±	3.29	2.19	×	Fib	+	85.65	±	4.08
White Females							**Black Females**						
3.36	×	Hum	+	57.97	±	4.45	3.08	×	Hum	+	64.67	±	4.25
4.74	×	Rad	+	54.93	±	4.24	2.75	×	Rad	+	94.51	±	5.05
4.27	×	Uln	+	57.76	±	4.30	3.31	×	Uln	+	75.38	±	4.83
2.47	×	Fem	+	54.10	±	3.72	2.28	×	Fem	+	59.76	±	3.41
2.93	×	Fib	+	59.61	±	3.57	2.49	×	Fib	+	70.90	±	3.80
East Asian Males							**Mexican Males**						
2.68	×	Hum	+	83.19	±	4.25	2.92	×	Hum	+	73.94	±	4.24
3.54	×	Rad	+	82.0	±	4.60	3.55	×	Rad	+	80.71	±	4.04
3.48	×	Uln	+	77.45	±	4.66	3.56	×	Uln	+	74.56	±	4.05
2.15	×	Fem	+	72.57	±	3.80	2.44	×	Fem	+	58.67	±	2.99
2.40	×	Fib	+	80.56	±	3.24	2.50	×	Fib	+	75.44	±	3.52

a 30세 이상의 성인에 대한 키를 추정할 때에는 추정값에서 0.06을 빼고, 시신의 키를 추정할 때에는 2.5cm를 더하기 바람. Trotter(1970)의 문헌에서 발췌함. 정강뼈(tibia)의 길이를 이용한 방정식은 제외하였으며, 자세한 사항은 문헌을 참고하기 바람.

긴뼈의 길이는 모두 최대길이(maximum length)를 계측한 값임.

로 알려진 키에서부터 시신이나 살아있는 사람으로부터 직접 측정한 생물학적 키에 이르기까지 다양하게 정의될 수 있다고 하였으며, 긴뼈의 길이로부터 추정된 생물학적 키는 생각보다 덜 정확하다고 하였다. 표 19.3은 Owsley(1995)가 제공한 키추정 공식이다.

6 인구집단추정

400명의 흑인, 300명의 중국인 그리고 300명의 노르웨이인으로 구성된 1,000명의 사람이 있고 강의실에 임의대로 자리에 앉게 한다면 강연자는 그들의 얼굴을 파악함으로써 그들의 조상이 아시아인, 아프리카인, 또는 유럽인인지를 말할 수 있을 것이다. 물렁조직에 나타난 얼굴의 특징을 통해 구분하면 조상의 지리적 기원을 알 수 있다.

▶ 표 19.3 **법의학적 키추정을 위한 회귀방정식(regression equation)**[a]

	Factor	Bone measurement in mm	Constant	90% PI	N
White Males	0.05566	Femur Max L + Tibia L	21.64	±2.5"	62
	0.05552	Femur Max L + Fibula L	22.00	2.6"	54
	0.10560	Femur Max L	19.39	2.8"	69
	0.10140	Tibia L	30.38	2.8"	67
	0.15890	Ulna L	26.91	3.1"	62
	0.12740	Humerus L	26.79	3.3"	66
	0.16398	Radius L	28.35	3.3"	59
White Females	0.06524	Femur Max L + Tibia L	12.94	2.3"	38
	0.06163	Femur Max L + Fibula L	15.43	2.4"	42
	0.11869	Femur Max L	12.43	2.4"	48
	0.11168	Tibia L	24.65	3.0"	43
	0.11827	Humerus L	28.30	3.1"	45
	0.13353	Ulna L	31.99	3.1"	40
	0.18467	Radius L	22.42	3.4"	38
Black Females	0.11640	Femur Max L	11.98	2.4"	18
Black Males	0.16997	Ulna L	21.20	3.3"	14
	0.10521	Tibia L	26.26	3.8"	19
	0.08388	Femur Max L	28.57	4.0"	17
	0.07824	Humerus L	43.19	4.4"	20

a 뼈의 계측값은 mm로 측정하나, 추정한 키와 추정 간격은 미국 법의학계의 관용에 따라 inch 단위로 표현됨. 예를 들어 백인 남성의 넙다리뼈 최대길이가 454mm로 측정되었을 경우, 법의학적으로 추정한 키는 0.10560(454)+19.39=67.33±2.8 inches임. 이 경우 추정한 키가 64.5 – 70.1 inches(5 feet 4.5 inches – 5 feet 10 inches)에 들어갈 확률이 약 90%에 해당함.

호모사피엔스(Homo sapiens), 즉 인류에 대한 이러한 구분을 인종구분이라고 한다. 그러나 순수한 인종은 존재하지 않는다(A.A.P.A., 1996). 종(species)의 정의상, 하나의 종을 이루는 모든 구성원은 서로 생식을 할 수 있으므로 인종과 같은 하위분류는 임의적일 수밖에 없다. "인종(race)"은 생물학적 · 사회적 범주에 속하는 요소와 인종학적 표현형을 기초로 한 개념이므로 이를 정의하는 것은 매우 어려운 일이다. 이러한 어려움은 혼란을 가중시켜 일부 인류학자들은 "인종(race)"이라는 용어 사용이 비생산적이라고 결론을 내리기도 하였다. 법의학적 정황과 관련된 뼈분석에 있어서 인종 또는 지리학적 기원을 결정하는 것이 중요한 일이 되기도 한다.

Kenneth Kennedy(1995)라는 체질인류학자는 "교수님, 인종이 존재하지 않는다면 왜 인종을 구분하는 법에 대해 가르쳐야 하나요?"라는 논문의 제목을 통해 인종 구분의 필요성에 대해 질문하였다. 체질인류학에서 인종이라는 개념은 오래전에 사라졌다. 하지만 정부의 관리제도, 대중매체, 법의학에서는 인구집단을 통상적으로 몇 개의 인종(흑인, 백인, 아메리카 원주민, 히스패닉)으로 구분한다. St. Hoyme와. İşcan(1989)이 말했듯이 사람의 뼈를 다루는 뼈전문가는 법집행인, 학생 그리고 일반 대중과 의사소통을 해야 한다. 인구집단을 어떠한 방식으로 구분할지는 법과 대화의 대상이 되는 사람들의 구분에 따르도록 한다. 인종에 대한 미합중국의 관료적 접근은 아주 독특해서 아메리카 원주민과 알래스카 원주민, 아시아인과 태평양 원주민, 흑인, 히스패닉, 백인, 그 밖의 인종으로 나누는 정부의 구분을 과학적 또는 인류학적 관점에서 해석하지 말아야 한다고 명시하고 있다.

대분분의 법의학적 정황에서 법의인류학자는 법의관, 법집행인 그리고 그 밖에 정부 관료를 접촉하면서 정부가 정한 관료적 인종으로 구분해줄 것을 요구받는다. 이러한 정부의 인종 구분은 생물학적 특징과 더불어 역사적 · 사회적 현상이 뒤섞여있다. 이러한 예로써 Gill(1995)은 미국에서 할아버지 또는 할머니가 아프리카인인 유럽인의 후손 중 75%가 백인이 아닌 흑인으로 분류된다는 사실을 언급하였다. 오늘날에는 지리적 기원이 전혀 다른 부모 사이에서 아이가 태어나는 경우가 흔하고, 이로 인해 해부학적 특징만으로 조상(ancestry)을 추정하기가 어려워졌다. 이러한 사회적 · 생물학적 변화에 대해 뼈전문가는 어떻게 대처해야 할까?

뼈전문가의 역할은 신원을 알 수 없는 유골로부터 나이, 성별, 키 그리고 인구집단을 추정해주는 것이며, 법의학적 정황에서는 특히 더욱 그러하다. 신원을 알 수 없는 뼈의 지리적 인구집단을 결정하는 능력은 경우의 수를 줄여주고 신원확인의 가능성을 올려준다. 그러나 과학자로서 뼈전문가는 모든 변이는 연속적이고 딱 잘라서 구분되지 않는다는 사실 또한 잊어서는 안 된다. Kennedy(1995, p. 798)가 말했듯이 "인종"이라는 개념을 과학적으로 배제하자는 주장과 법의학적으로 활용하자는 주장 사이에는 괴리가 존재한다. "법의관, 판사, 변호사 또는 형사 등 어떤 사람들도 법의인류학자가 서양에서 생각하는 인종의 개념이 어떻게 변화해왔는지에 대해 설명해준다고 해서 감사해하지 않는다는 사실을 명심해야 한다. 법집행과 관련된 전문인력들은 법의인류학자가 분석 중인 뼈가 흑인, 백인, 아시아인 또는 아메리카 원주민인지에 대해 말해주길 원한다." 인구집단에 대해 분석하기 위해 뼈전문가는 전 세계에 있는 여러 인구집단의 뼈에서 나타나는 변이의 경향을 사용해야 할 것이다.

Brace(1995, p. 172)가 설명했듯이 뼈의 분석은 피부색처럼 확연하게 구분 가능한 증거를 제공하지 않지만 어느 인구집단에서 기원한지에 대한 정확한 추정을 가능하게 한다. 인구집단이 아프라카인, 동아시아인 그리고 유럽인인지에 대해서는 높은 정확도로 추정할 수 있다. 아프리카인으로 추정되면 흑인이라고 할 수 있지만 흑인이라고 해서 아프리카인인 것은 아니다. Marks(1996)는 미국인을 세 개의 인종으로 나누려는 경향은 역사적으로 발생한 구분이라고 하였다. 북아메리카로 온 이민자의 대부분은 20세기 초에 그들은 배로 옮길 수 있는 항구가 있는 지역에서 왔으므로 인종적으로 정확하게 구분하면 미국의 흑인은 서아프리카인이고 미국의 아시아인은 동아시아인이다. 피부가 짙고 얼굴은 유럽인에 가까운 인도인 또는 파키스탄인과 같은 서아시아인의 경우 매우 적은 수의 집단이 미국으로 이주하여 관료적으로 구분할 필요가 적었다.

"인종" 구분에 있어서 법의인류학자가 궁지에 빠진 예가 있다. Katz와 Suchey(1989)는 로스앤젤레스의 검시소에서 남자의 두덩결합에 대한 조사를 통해 두덩결합에 대한 Suchey–Brooks의 나이추정법(19.3.6절 참조)을 개발하였고, "나이에 따른 남자의 두덩결합 변화에 있어서 인종 간의 차이"라는 논문을 발표하였다. 이 연구자들은 두덩결합을 인종으로 분류하여 조사하였으나 검시조사관에 의해 작성된 사망진단서에 명시된 인종구분을 따르지 않았다. 연구자들은 이에 대해 검시조사관들이 인종을 구분을 하는 데 있어 생물학적 · 문화적 · 언어적 특징을 일관되지 않게 혼용하여 사용했기 때문이라고 하였다. Suchey는 부검한 시신을 486명의 백인, 140명의 흑인 그리고 78명의 멕시코인으로 분류하였고 멕시코인은 조상이 아메리카 인디언과 강하게 연결된 경우로 한정하였다. 이 연구를 통해 흑인과 멕시코인에 있어서 나이에 따른 두덩결합의 변화가 빨리 진행된다는 것을 확인할 수 있었으나 원인 작용에 대해서는 밝힐 수 없었다.

사람의 유골로부터 DNA를 추출할 수 있으면 기원이 되는 인구집단뿐만 아니라 혈연관계를 정확하게 결정할 수 있어 유골에서 추출한 DNA는 인구집단의 관계에 대해 유용한 정보를 제공한다. 미토콘드리아 DNA(mtDNA)는 모계로부터만 전달받는 사람 유전자의 작은 부분이다. 현대인에 있어서 mtDNA 몇몇 부분의 배열은 매우 다양하여 이 부분의 배열을 통해 모계 쪽의 인구집단을 추정하는 것이 가능하다(Connor 와 Stoneking, 1994). 고고학적으로 이 기술은 선사시대 이전 신대륙의 인구집단과 현재 살고 있는 아메리카 원주민과의 관계를 알아보는 데 사용하고 있다(Stone과 Stoneking, 1993; Hauswirth 등, 1994; Kaestle, 1995). 법의학적으로는 베트남에서 발견된 미군의 유골에 대한 신원확인에 mtDNA를 분석한 자료가 활용되고 있다 (Holland 등, 1993).

분자적 특징과 피부색, 머리카락의 형태, 얼굴의 생김새와 같은 물렁조직의 특징은 살아 있는 인구집단에 대한 인구집단을 명백하게 알 수 있게 해주는 반면, 뼈와 같은 경조직의 경우에는 그 인구집단을 아는 데 있어 신뢰성이 떨어진다. 실제로 사람의 뼈대에 나타난 어떠한 특징도 완벽하게 인구집단에 대응하지 않는다. 인구집단을 추정하기 위해 모든 뼈전문가가 동의하는 특징이 무엇인지를 알아보면 인구집단을 추정하는 데 있어서 어떠한 문제점이 있는지 잘 알 수 있다. 예를 들면 삽 모양으로 생긴 송곳니는 현대 아시아 인구집단에서 높은 빈도로 발현되는 특징이 있고, Mizoguchi(1985)는 송곳니가 삽 모양으로 생긴 것에 대한 조사하여 인구집단별로 다른 발현율이 있음을 보고하여 이러한 특징을 뒷받침하였다. 이를 통해 아시아 인구집단에서의 송곳니는 높은 빈도로 삽 모양을 갖는다라고 할 수는 있지만 삽 모양의 송곳니를 발견하였다고 해서 그 치아의 인구집단을 아시아인으로 단정 짓기는 어렵다.

머리뼈는 인구집단을 추정하는 데 가장 널리 사용하는 대표적인 뼈이다. 인구집단을 추정하기 위해 İşcan과 Cotton(1985)은 골반뼈의 활용을 제안하였고, Baker 등(1990), Trudell(1999), Gill(2001)은 넙다리뼈를 이용하였고, Holliday 등(1999)은 다양한 뼈의 계측을 통한 판별함수를 제공하였다. 이러한 여러 방법에도 불구하고 모든 뼈전문가는 인구집단의 추정이 나이, 성, 키의 추정에 비해 훨씬 어렵고, 덜 정확하고 신뢰도가 떨어지는 것에 동의한다. 오랫동안 인구집단의 추정에 관하여 연구가 이루어졌지만 앞으로도 인류의 인구집단 간의 차이점에 대해 더 많은 연구가 시급히 이루어져야 한다. 인구집단이 알려진 현대인 머리뼈에 대한 연구는 집단 간의 경향 차이를 보여줄 것이다.

Howells(1995)은 사람의 뼈 표본은 잘 정의된 특징이 부족하지만 지역적 차이를 보이는 변이의 경향들은 분명히 존재한다고 하였다. 인구집단별로 보이는 머리뼈의 특징은 너무 연속적이어서 머리뼈의 생김새와 계측을 통해 하나 또는 다른 인구집단에 속하게 하는 것은 불가능하다. Howells는 전 세계에 있는 2,504개의 머리뼈를 모아 오랜 기간 동안 철저히 연구하였다. 그는 57개의 항목을 조사하고 컴퓨터와 다변량분석 기법을 이용하여 머리뼈 모양의 변이가 인구집단별로 일정한 양상을 보이는 것을 밝혔다. 이러한 연구를 통해 인구집단을 모르는 머리뼈가 현재의 어느 인구집단에 속하는지를 명확하게 알 수 있게 되었다.

기원이 아프리카 또는 유럽인 인구집단과 비교하여 아시아의 인구집단의 머리뼈는 좁고 오목한 코뼈, 두드러진 볼 부분, 둥근 눈확 그리고 삽 모양의 송곳니의 특징을 보인다. 기원이 아시아 또는 유럽인 인구집단과 비교하여 아프리카의 인구집단의 머리뼈는 넓은 눈확 사이 거리, 직사각형의 눈확, 아래쪽의 경계가 불분명한 넓은 콧구멍, 미끈한 머리덮개뼈, 위턱뼈와 아래턱뼈의 턱나옴증(prognathism)의 특징을 보인다. 유럽의 인구집단의 머리뼈는 아래쪽의 모서리가 날카로운 좁은 콧구멍, 두드러진 코가시, 두꺼운 미간와 눈확위부분, 들어간 볼 부분, 크고 발달한 코뼈의 특징을 보인다. 위에 언급한 방법은 주관적인(비계측) 기준을 사용하는 제한점이 있어 일부 연구자는 인구집단을 추정하기 위해 머리뼈에 계측연구를 도입하고 있다(Giles과 Elliot, 1962; Howells, 1969b). 이러한 방법을 이용하여 Gill(1984, 1986)은 아메리카 원주민의 머리뼈로부터 유럽인의 것을 구분한 적이 있다.

Gill(1995)은 미국의 상황에 맞추어 인구집단을 추정하는 데 유용한 경향을 정리하여 발

▶ 표 19.4 머리뼈에서 인구집단을 판별하는 데 도움을 주는 비계측특징(nonmetric trait)

	"American Indians"	"Whites"	"Blacks"
Incisors	shovel–shaped	blade–form	blade–form
Zygomatics	robust, flaring	small, retreating	
Prognathism	moderate	very limited	marked alveolar & facial
Palate	elliptic	parabolic	hyperbolic
Cranial sutures	complex	simple	simple
Nasal spine	medium, "tilted"	long, large	small
Chin	blunt, median	square, bilateral, projecting	blunt, median, retreating
Ascending ramus	wide, vertical		narrow, oblique
Palatine suture	straight	jagged	arched
Zygomatic tubercle	present		
Incisor rotation	present		
Nasal profile	concavo–convex	straight	
Sagittal arch	low, sloping		
Wormian bones	present		
Nasals	low, tented	highly arched, steeplelike	low, flat
Nasal aperture	medium		wide
Zygomaticomaxillary suture	angled	curved	curved
Dentition		small, crowded	large molars
Nasal sill		very sharp	very dull or absent
Nasion		depressed	
Cranial		vault high	low
Mandible		cupping below incisors	
Inion hook		present	
Postbregmatic depression			present

From Rhine(1990) and Gill(1995).

표하였다. 그는 Giles–Elliot 판별함수가 자신이 담당하는 노스웨스턴(Northwestern) 평야 지역의 머리뼈를 인구집단별로 분류하는 데 매우 유용하였다고 하였고, 인종을 변이의 복합적인 경향을 통계적으로 표현하여 구분지었다. 표 19.4는 그의 논문에서 인용한 것으로 인구집단을 추정하기 위해 유용한 머리뼈와 치아에서 보이는 비계측 경향의 목록이다. 비계측조사를 이용한 추정에 대해 좀 더 알아보려면 Tyrrell(2000)의 문헌을 참조하기 바란다.

홍적세 후반에 있던 현생 인류의 기원에 대한 관심이 모아지고 있으며, 지리적으로 분리된 당시의 뼈 표본들도 인구집단별로 구별이 가능한지에 대해 더 많은 연구가 진행되어야 한다. 여기서 언급한 모든 추정기법은 성인 유골에 대해 적용해야 한다. 인구집단의 추정에 대한 논의를 좀 더 알아보려면 Gill(1986), Krogman과 İşcan(1986), İşcan(1988)의 문헌을 참조하기 바란다.

7 개인식별

고생물학과 선사이전의 고고학 정황에서는 화석에 종종 "Dear Boy", "Lucy"와 같은 애칭을 붙이고는 하지만 실제로 그 화석의 주인이 어떠한 개인으로 식별되었는지는 절대로 알 수 없다. 역사시대와 관련된 고고학 정황에서는 이집트 파라오 또는 역사적 공동묘지에 묘석 아래에 묻힌 사람의 경우에서처럼 유골에 대한 신원을 확인할 수 있는 경우가 있다. 법의학 정황에서는 뼈전문가에게 신원이 확인되지 않는 유골에 대한 분석이 의뢰된다. 뼈대 및 치아가 특정 이름의 개인과 일치하여야 유골에 대한 신원확인이 이루어지며, 분석에 있어서 가장 중요한 단계이다. 나이, 성별, 키, 인구집단에 대한 추정을 통해 개인식별을 위한 경우의 수를 좁혀준 다음에 유골에서만 보이는 독특한 특징과 알려진 실종자의 특징을 비교하여 신원확인을 한다.

DNA 분석은 유골의 신원에 대한 추정을 확인시켜주는 가장 좋은 방법이다. 일반적으로 유골에서 얻은 DNA를 추정되는 실종자 가족들의 DNA와 비교한다. 서로 혈연관계가 아닌 경우에는 DNA의 가변부위(variable region)가 일치할 가능성이 매우 낮다. 살아있는 사람으로부터 채취한 혈액을 사용한 경우에 대해 논란의 소지가 있지만(Devlin 등, 1994) 뼈를 통한 분석에서는 거의 문제가 되지 않는다. 텍사스(Taxas), 웨이코(Waco)에서 일어난 다윗파 진압 사건과 같은 집단사망(Houck 등, 1996), 과테말라나 유고슬라비아에서 발생한 집단 매장지(Boles 등, 1995; Primorac 등, 1996), 베트남에서 발견한 실종 군인의 유골(Holland 등, 1993), Josef Mengele와 같은 전범의 유골(Jeffreys 등, 1992), 살인 피해자와 관련된 여러 법의학 사건(Hagelberg 등, 1991; Sweet과 Sweet, 1995)에서 DNA 분석은 백골화된 시신의 신원을 확인하는 데 사용된다. 혈연관계의 파악은 대부분의 고고학 또는 법의학 정황에 적용되지만 피장자의 일반적인 관계를 파악하면 매장의식과 풍습에 대한 고고학적 분석을 더 진척시킬 수 있다(Stone과 Stoneking, 1993). 선사시대 이전 인구집단에서 개인 사이의 혈연관계를 알아보기 위해서는 통상적으로 시행하는 분석보다 자세한 분석이 요구된다.

유골이 조각나 있는 경우에도 조각난 뼈끼리의 DNA 분석을 통해 같은 뼈인지를 확인할 수 있다. 그러나 조각난 뼈가 사람의 것인지 아닌지를 결정하는 것은 생김새를 관찰함으로써 빠르고 싸고 정확하게 할 수 있으며 DNA 분석은 불필요하다. 고생물학적 정황에서는 생김새 관찰을 통해 인류 화석에 대한 인수 감별을 하면 부정확한 결과를 초래할 수 있다. 고생물학자는 네안데르탈인과 현생초기인류 사이에 유전적 연결이 존재하는지에 대해 부정적 의견을 갖는다. 따라서 네안데르탈인의 DNA와 현생초기인류의 DNA를 비교하는 것은 이들의 관계를 알아보는 매우 중요한 실험이다. Krings 등(1997)은 네안데르탈인의 넙다리뼈에서 mtDNA를 얻어 이 실험의 첫 단계를 성공시켰다. 이후 다른 실험실에서 복제된 이 유전자는 현생인류의 것과 아주 다른 유전자 배열을 보이는 것으로 판명되었다. 화석화 과정과 DNA의 분해는 대부분의 화석에 대해 DNA 분석을 불가능하게 하지만 지난 몇십만 년 동안의 진화 관계에 대한 의문은 이 분석에 의해 해결될지도 모른다.

과학수사전문가들은 통상적으로 범인과 그들의 범죄가 일치하는지를 알아보기 위해 지문분석을 시행한다. 물렁조직의 특징이 부패되거나 지워져버리면 지문, 머리카락 또는 개인을 확인할 수 있는 특징을 신원확인에 이용할 수 없게 된다. 웬만한 충격에도 강한 뼈 구조물인 치아는 대량재해에서 개인식별을 하는 데 이용된다. 개인식별을 할 수 있도록 훈련받은 치과의사인 법치의학자(forensic odontologist)는 치아를 이용하여 개인식별을 해낸다. 치과의사에 의해 보관된 방사선사진과 치과기록을 실종자 치아와 비교하고 일치 여부를 확인하여 신원확인을 할 수 있다(Kogon과 MacLean, 1996).

유골에 대한 신원확인을 할 수 있는 또 다른 방법은 유골의 방사선사진을 사망이전에 촬영한 의료방사선사진과 비교하는 것이다. 사망이전의 방사선사진에서 보이는 골절은 당연히 치유되었겠지만 일치 여부를 확인할 수 있는 해면뼈와 치밀뼈 부분이 존재한다. 머리이후뼈대의 특징(Owsley와 Mann, 1992; Kahana 등, 1998), 방사선사진에서 이마굴의 생김새(Ubelaker, 1984; Kirk 등, 2002; Smith 등, 2002)는 개인마다 다른 양상을 보여 개인식별에 도움이 된다. 방사선사진 비교를 통한 개인식별의 성공은 사람골학에서 사용하는 다른 방법들처럼 해석자의 경험에 따른다. Hogge 등(1994)은 머리뼈, 목뼈, 가슴 부위의 방사선사진 비교에서 가장 높은 개인식별력을 보였고 다리뼈의 방사선사진 비교가 가장 떨어지는 개인식별력을 보인다고 발표하였다.

최근에는 신원을 모르는 머리뼈를 실종자의 옛날 사진, 영화 필름 또는 비디오테이프의 정지화상에 중첩시키는 방법(superimposition)도 개발되었다(İşcan과 Helmer, 1993). Austin-Smith와 Maples(1994)는 중첩방법에 대한 신뢰도를 조사하여 이 기술의 장점과 제한점에 대해 좋은 고찰을 제공하였다. 머리뼈와 함께 앞쪽 치열이 있는 것을 확인하고 치아가 드러난 웃는 얼굴사진이 있다면 치아의 생김새와 배열 양상을 통해 신원확인을 할 수 있다. 하나의 사진을 사용하면 개인식별이 잘못될 경우가 9%였으나 얼굴에 대해 90° 각도 차이를 보이는 시점에서 촬영한 두 개의 사진을 이용하면 개인식별이 잘못될 경우가 1% 미만으로 감소하였다.

유골을 이용한 개인식별의 마지막 방법은 법의학적 3차원 얼굴복원이다. 이 기술은 머리뼈로부터 물렁조직의 덮개를 복원시키는 방법을 따른다(İşcan과 Helmer, 1993; Neave,

2000). Tyrrell과 그의 동료들(1997)은 얼굴복원에 대한 역사와 현재의 발전 상황에 대해 설명하면서 이러한 복원작업은 예술과 과학의 경계에 위치한다고 하였다. 이 저자들은 현재의 복원방법이 유용하긴 하지만 법정에서 신원확인의 증거로 제공되기에는 신뢰도가 부족하다고 하였다. Clement와 Ranson(1998)은 법의학 정황에서 머리뼈를 이용한 신원확인에 대해 총괄적으로 설명하였다.

8 비계측특징

골학을 공부하는 모든 학생이 머리뼈를 관찰할 때 처음 발견하는 가장 중요한 사실은 모든 머리뼈가 서로 다르게 생겼다는 것이다. 머리뼈는 크기, 모양, 다양한 돌출구조물, 고랑, 구멍과 표면 구조물에 의해 인식되어 구별될 수 있다. 이들 변이의 많은 부분은 나이, 성별과 병리적 상황에 해당하는 요소에 의해 분할될 수 있다. 그런데 뼈대에 나타나는 변이의 대부분은 개인별로 독특하게 생기며, 이런 변이의 일부가 다음 세대로 유전을 반복하여 인구집단 또는 조상(ancestry)의 특징을 나타내는 데 기여하기도 한다.

비특이적 변이(minor variants)에 대한 연구는 그리스 학자인 Hippocrates가 머리뼈봉합에 존재하는 봉합뼈(wormian bone)에 대한 기술을 했다는 기록에서 보듯이 매우 오래전부터 시작되었다. **비계측변이** 또는 **불연속형태특징**이라고 표현하는 **discontinuous morphological trait**, **epigenetic variant** 또는 **discrete trait**는 뼈나 치아에서 관찰할 수 있는 모든 형태적 변이를 의미한다. 여기에는 형태의 차이, 크기의 차이, 결절, 돌기, 능선, 구멍, 관절면 등 뼈에서 관찰되는 여러 특징이 포함된다. El-Najjar와 McWilliams(1978) 및 Saunders(1989)는 사람골학에서 관찰되는 여러 종류의 특징에 대한 연구들을 검토하였다. 일단 이들 특징이 유전적으로 전달되는지에 대해 아직까지는 모른다. Rosing(1984)은 머리뼈의 비계측특징을 이용하여 개인식별항목을 추정하는 것이 부적절하다는 연구결과를 발표하였다.

그럼에도 불구하고 비계측변이라고 정의된 모든 변이가 불연속적이라는 것을 의미하지 않고 경우에 따라 달라질 수 있다. Mizoguchi(1985)는 비계측 "변이"가 진짜로 불연속적이 되는 것은 매우 드물다고 주장하면서, 비록 비계측변이일지라도 뼈전문가에 의해 비계측 방식(변이가 있음과 없음으로 판단하거나 발달 정도에 따라 점수를 부여하는 방식)으로 평가되어야 한다고 지적하였다. 실제로 비계측변이를 양적으로 표현할 수 있어서 뼈대와 치아의 비계측변이에 대한 연구를 통해 멸종된 인구집단과의 유전학적 친밀도(affinity)를 측

표 19.5 뼈대의 비계측특징*

주요 특징	부가 특징, 머리뼈
Metopic suture	Frontal grooves
Supraorbital notch	Ethmoidal foramina
Supraorbital foramen	Supratrochlear notch or foramen
Infraorbital suture	Trochlear spine
Infraorbital foramen	Double occipital condylar facet
Zygomatico–facial foramina	Paracondylar process
Parietal foramen	Jugular foramen bridging
Sutural bones	Pharyngeal tubercle
epipteric bone	Clinoid bridges or spurs
coronal ossicle	Accessory lesser palatine foramina
bregmatic bone	Palatine torus
sagittal ossicle	Maxillary torus
apical bone	Rocker mandible
lambdoid ossicle	Suprameatal pit or spine
asterionic bone	Divided parietal bone
occipitomastoid ossicle	Os Japonicum
parietal notch bone	Marginal tubercle
Inca bone	**부가 특징, 머리 이후 뼈대**
Condylar canal	Retroarticular bridge
Divided hypoglossal canal	Accessory transverse foramen (C3–6)
Flexure of superior sagittal sulcus	Vertebral number shift
Foramen ovale incomplete	Accessory sacroiliac articulation
Foramen spinosum incomplete	Suprascapular foramen or notch
Pterygo–spinous bridge	Accessory acromial articular facet
Pterygo–alar bridge	Unfused acromial epiphysis
Tympanic dehiscence	Glenoid fossa extension
Auditory exostosis	Circumflex sulcus
Mastoid foramen	Sternal foramen
Mental foramen	Supratrochlear spur
Mandibular torus	Trochlear notch form
Mylohyoid bridge	Allen's fossa
Atlas bridging	Poirier's facet or extension
Accessory transverse foramina	Third trochanter
Sepal aperture	Vastus notch
	Squatting facets, distal tibia
	Squatting facets, talus
	Talar articular surface (calcaneus)

* Buikstra와 Ubelaker의 책(1994)에 의하면 비계측특징은 "주요" 특징(점수를 매길 수 있는 기준이 마련되어 있음)과 "부가" 특징으로 나뉜다. 이 책에는 뼈대의 주요 특징에 대한 자세한 설명과 함께 각 변이에 대한 예가 기술되어 있고, 뼈대의 "주요" 특징에 대한 자료를 체계적으로 편집할 수 있는 표준화된 보고서 양식도 제시되어 있음.

정하는데 유용하게 사용될 수 있다. 사람골학에서 자주 사용되고 인구집단 사이의 유전학적 친밀도 평가에서도 자주 사용되는 비계측변이 항목들은 El-Najjar와 McWilliams(1978) 및 Saunders(1989)가 제시한 종설에 설명되어 있다. 특히 Saunders(1989)는 비계측변이를 다음과 같은 8개 범주로 나누었다: 1) 뼈과다(hyperostotic) 변이; 2) 뼈부족(hypostatic) 변이; 3) 구멍/관/고랑; 4) 과잉머리뼈 봉합; 5) 머리뼈바닥구조; 6) 척추뼈구조; 7) 두드러진 뼈돌기; 8) 관절면 변이. Buikstra와 Ubelaker의 책(1994)에서는 비계측변이를 크게 둘로 구별하였으며, 이를 표 19.5에 정리하였다. 가운데귀에 있는 안뜰창(oval window)과 같은 비계측변이는 법의인류학자가 신원불명인 머리뼈의 "인구집단"을 추정할 수 있는 중요한 항목이다(Napoli and Birkby, 1990).

1) 치아에 나타나는 비계측변이

고고학적 정황에서 발견되는 뼈대에서 많은 수의 치아가 발견되고 뼈대의 다른 부분보다 치아의 크기나 형태가 유전학적 영향을 많이 받기 때문에 치아에 대한 조사는 자세히 이루어지는 편이며 골학적 분석에서도 광범위하게 이용된다. 치아인류학자(dental anthropologist)는 생물학적 연관성을 평가함에 있어 치아머리의 비계측변이를 이용한다. 과잉치아의 존재 여부나 고랑(fissure)의 유형, 도드리의 개수, 치아머리에 부가적으로 나타나는 해부학적 구조, 치아뿌리의 수, 크기, 모양 등을 종합하여 치아의 비계측변이의 특징을 검사하게 된다. 치아의 비계측특징이 잘 나타난 Dahlberg의 모형은 많은 사람골학 연구실에서 쉽게 찾아볼 수 있으며, 분석에 도움이 되는 기준을 제시한다. 애리조나 주립대학의 치아 인류학 체계는 많은 곳에서 치아인류학의 표준으로 적용받고 있다(Turner 등, 1991; Scott 과 Turner, 1997). 그림 19.16에서는 두 개의 비계측변이를 관찰할 수 있다. 치아가 이돋이할때 공간이 충분하지 않으면 그 결과로 치아가 집단으로 뭉쳐 있는 **군집(crowding)** 현상이나 턱뼈에서 잔존하는 **매복(impaction)** 현상이 나타난다. 이러한 현상은 연관된 경조직과 물렁조직의 병적 증상을 유발하기도 한다.

2) 머리뼈에 나타나는 비계측변이

머리뼈에 나타난 비계측변이는 한 개의 머리뼈를 대상으로 조사하거나 여러 개의 머리뼈를 대상으로 조사하여 서로 다른 머리뼈를 구별하거나 비슷한 머리뼈를 한데 무리짓는데 활용되었다. 머리뼈의 비계측변이에 대한 설명에서, El-Najjar와 McWilliams (1978)는 44개 특징을 설명한 반면 Hauser와 De Stefano(1989)는 84개 특징을 설명하였다. 몇몇 예를 통해 이들 특징의 속성을 살펴보기로 한다: 이마봉합(metopic suture)이 있음 또는 없음(그

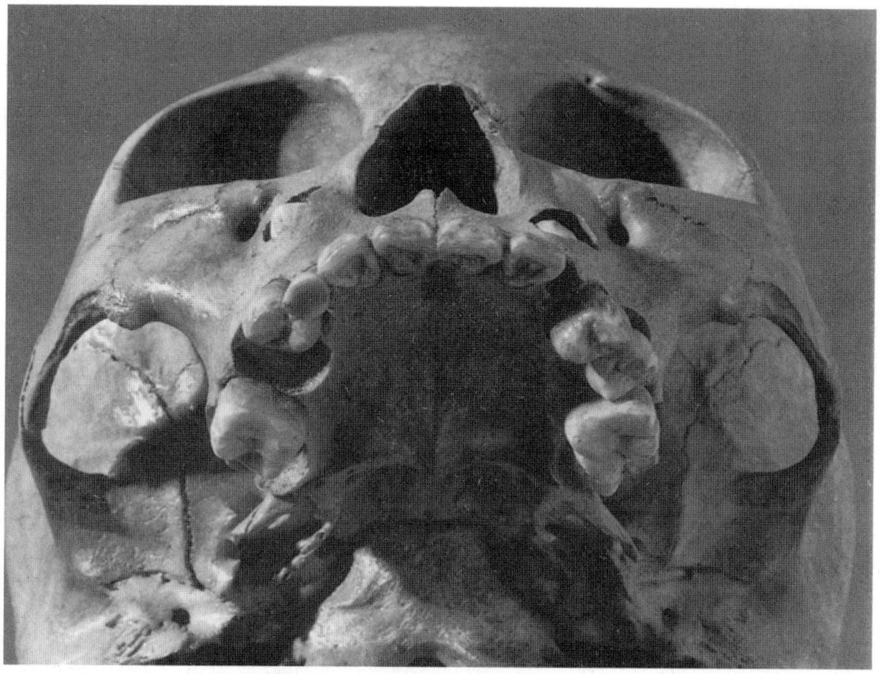

▶ 그림 19.16 **치아에 나타나는 비계측변이: 삽 모양 앞니(shoveled incisor).**
위턱 송곳니의 방향이 잘못되어 이돋이(tooth eruption)되지 못하고 턱뼈에 매복(impaction)되었으며 원래 송곳니가 있어야 할 곳에는 탈락송곳니가 잔류하고 있음. 송곳니의 이상 증상은 양쪽에 모두 나타나며 이돋이하지 못한 송곳니는 위턱뼈 앞면의 구멍을 통해서 관찰 가능함. 선사시대, 캘리포니아, 실제 크기.

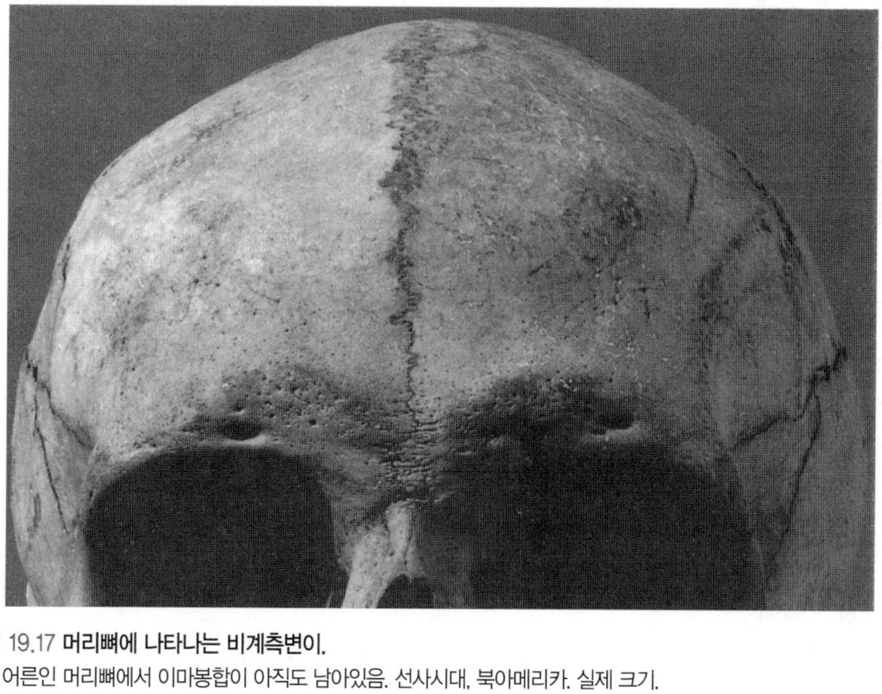

▶ 그림 19.17 **머리뼈에 나타나는 비계측변이.**
남성 어른인 머리뼈에서 이마봉합이 아직도 남아있음. 선사시대, 북아메리카. 실제 크기.

림 19.17), 마루뼈구멍(parietal foramen)이 있음 또는 없음, 관자놀이점(pterion)에 여분의 뼈가 있음 또는 없음, 봉합뼈(wormian bone)가 있음 또는 없음, 턱끝구멍(mental foramen)이 여러 개 있음 또는 한 개임, 그리고 턱목뿔근고랑연결(mylohyoid bridge)이 있음 또는 없음 등이 비계측변이를 분석하는 데 사용된 항목이다. 배머리증(scaphocephaly, 시상봉합이 너무 일찍 닫혀서 발생한 길고 좁은 머리뼈)과 같은 머리뼈의 발생학적 이상은 몇몇 연구자에 의해 비계측특징으로 여겨져 왔다. 다른 연구자들은 배머리증을 단지 발생학적 이상으로 취급하기도 한다. 뼈이상(skeletal anomaly)이 개인에게 불이익을 줄 정도로 심하다면 이는 보통 병리적인 것으로 분류한다.

3) 머리이후뼈대에 나타나는 비계측변이

Finnegan(1978)은 머리이후뼈대에서 관찰되는 30개 항목의 비계측변이를 정의하였다. 저자가 머리이후뼈대의 비계측변이를 강조하는 이유는 머리이후뼈대의 비계측변이가 양쪽으로 나타나며, 고고학적 정황에서 비계측변이를 평가할 수 있을 만큼 알맞은 머리이후뼈대 성분이 발견되기 때문이다. Finnegan 항목(1978)은 목말뼈관절면, 넙다리뼈의 셋째돌기와 목뼈 가로구멍의 양분(bipartite) 등을 포함한다. 항목의 대부분은 특징적 구조물이 존재하는지 여부, 모양, 크기와 관절면이 향하는 방향에 대한 것이다. Finnegan(1978)이 확인한 비계측특징의 대부분은 유전적 영향을 받는 치아의 비계측 특징과 비교하였을 때 환경적 영향을 매우 쉽게 받을 수 있는 부분이다. 그렇기 때문에 치아의 비계측특징들이 인구집단 사이의 유전학적 친밀도를 측정하는 데 가장 널리 사용되고 가장 유용한 측정항목이다.

9 인구집단 간의 거리추정

뼈로부터 생물학적 관계를 평가하는 일은 체질인류학에서 오랫동안 연구해온 분야이다(Armelagos 등, 1982). Larsen(1997)은 이러한 연구들에 대한 좋은 논평을 발표하였다. 해부학적으로 현대 사람의 유골을 연구하는 뼈전문가는 미세한 진화에 관심을 갖는다. 유사한 특징을 많이 보이는 인구집단이 유전학적 관련성이 가장 높다는 가정하에 뼈전문가는 인구집단 간 유전학적 관련성의 정도를 추정한다. 이러한 가정을 충족시키려면 적합한 방식으로 표본을 선택해야 하고 비교를 위한 뼈에 나타난 특징 항목을 잘 선정해야 한다(Ubelaker, 1989).

뼈전문가는 생물학적 인구집단의 뼈 표본만을 관찰하며 실제 그 인구집단은 사라진 경우도 있다. 따라서 뼈 표본이 정말로 존재했던 인구집단의 특징을 정확하게 반영하고 있는지에 따라 유전학적 관련성에 대한 신뢰성이 달라진다. 표본이 너무 적거나 변형이 온 뼈대를 사용한다면 유전학적 관련성에 대한 신뢰성은 떨어지게 된다. Ubelaker(1989)는 인구집단간 거리에 대해 연구를 하려면 각 인구집단에서 100명의 표본을 편견 없이 선택하여 비교할 것을 권고한다.

뼈를 이용하여 과거의 인구집단 간의 생물학적 관계를 평가하는 것은 해부학적 특징을 바탕으로 이루어져야 한다. 유전자에 의해 직접적으로 그리고 배타적으로 조절되는 특징일수록 평가에 이상적인 항목이다. 뼈에 나타나 특징이 환경이나 문화에 더 민감하게 영향받는 것일수록 생물학적 관계를 평가하기에 적합하지 않다. 예를 들어 아기 때부터 모자를 씌우는 풍습에 의해 뒤통수뼈가 편평해진 두 개의 인구집단을 관찰하였다고 해서 이 두 집단이 생물학적으로 가깝다고 결론을 내리면 안 된다. 불행하게도 뼈에 나타난 어떠한 특징도 환경의 영향을 피해갈 수는 없다.

인구집단 간의 생물학적 거리를 알아보기 위해 전통적으로 뼈전문가는 뼈에 나타난 계측특징과 비계측특징을 조사한다(Pietrusewsky, 2000). 주로 머리뼈를 대상으로 계측 조사를 하고 다변량분석을 사용하여 관련 정도를 파악한다. 비계측특징만을 조사하기도 하며 계측 조사와 병행하여 조사하기도 한다.

몇 가지 이유에서 치열은 현대와 과거의 인구집단 사이의 관계를 평가하는 데 효과적으로 사용된다. 치아는 시간이 경과하여도 해부학적 특징을 그대로 지니고 있고 치아의 배열은 유전적 특성을 많이 반영하며 현재 살고 있는 입구집단과 쉽게 구별시켜준다. 치아는 뼈보다 보존상태가 더 양호하고 환경, 성별, 나이에 따른 영향을 뼈보다 덜 받는다. 이러한 이유로 다양한 인구집단 간의 생물학적 역사를 재구성하는 데 있어서 치아는 매우 유용하다. 치아의 생김새에 대한 기준을 잡고 생김새에 대한 점수를 매기는 방법을 개발하여 치아의 비계측 조사를 용이하게 하고 정확도를 높여왔다(Turner 등, 1991; Scott과 Turner, 1997).

분자생물학적 분석을 통해 사람 유골에 대한 생물학적 거리를 확정적으로 결정해주는 경우가 늘어나고 있다. 그러나 새로운 천 년이 시작되었어도 DNA 분석은 여전히 극도로 느리고 세심한 작업이다(Kolman과 Tuross, 2000). 알프스의 아이스맨(Iceman)의 기원 및 이동에 대한 연구(Müller 등, 2003)와 베트남에서 교란된 유골에서의 작업(Beard과 Johnson, 2000)을 보면 인구집단의 기원과 이동에 대한 생화학적 분석과 유전물질의 분석 또한 문제점을 안고 있음을 알 수 있다.

10 식이

고고학 연구의 주요 목표 중의 하나는 과거 인구집단의 섭생을 재구성하는 것이다. 여러 전문 분야가 함께 협조하여 거주지에서 발견된 동식물 및 배설물을 분석하고 또 다른 음식 자원을 개척하기 위해 쓰였던 당시의 기술력을 분석하는 것 등이 모두 이 때문이다. 이처럼 여러 전문 분야의 정보를 취합하였을 때 비로소 과거를 설명할 수 있는 것이다. 뼈전문가는 뼈의 질병을 검사하고, 치아 마모를 평가하며, 최근에 개발된 방법인 뼈의 추출물을 분석함으로 인해 선사시대 사람들의 식이(diet)를 이해하는 데 많은 도움을 줄 수 있다.

영양과 뼈의 질병 사이의 상호작용은 복잡하고 어려우며 최근의 연구주제로 각광받는 분야이다. 더 자세한 내용은 Martin 등(1985)과 Larsen(1997)의 문헌을 참고하기 바란다. 해리스선(Harris line), 치아형성저하증(dental hypoplasia), 치아비대칭(dental asymmetry) 등을 이용하여 인구집단의 수준에서 선사시대의 영양상태를 추정할 수 있다. 그러나 불행하게도 뼈에 나타나는 스트레스표지자(stress marker)는 비특이적인 소견이며, 단지 인구집단의 수준에서 영양적 자극에 대한 일시적 경향을 확인할 수 있을 뿐이다. 식이 재구성의 최종 목표는 그 초점이 개인에 맞춰져 있으며, 장내용물에 음식이 들어있을 경우에는 매우 특징적인 결과를 도출할 수 있다(Shafer 등, 1989).

선사시대 식이의 특징을 연구할 때 치아 마모나 치아우식증의 정도가 많이 이용되고 있다. 치아는 음식물과 직접 접촉하기 때문에 식이의 물리적 · 화학적 성분이 마모나 우식증의 발생에 직접적인 영향을 미친다. 치아 마모를 이용하여 식이를 평가하는 것은 한계점이 존재한다. 동일한 식이를 섭취하는 가상의 두 선사시대 인구집단을 비교하면 쉽게 이해가 될 것이다. 선사시대 사람들이 음식물을 준비하면서 돌 사이에 끼워 갈게 되면 음식물에 모래가 많이 섞이게 되는데, 이러한 식이를 주로 섭취한 결과 치아 마모가 두드러지게 나타나게 된다. 따라서 어떤 집단에서는 사암(sandstone)으로 갈아서 음식물을 준비하고 다른 집단에서는 나무로 만든 절구를 이용한다면 동일한 식이를 섭취함에도 불구하고 치아 마모의 정도나 양상은 매우 다르게 나타나게 된다.

마모된 치아를 현미경을 이용해 관찰하면 사기질과 상아질에 오목(pit)이나 선(striation)을 관찰할 수 있다. 주사전자현미경(scanning electron microscope)을 이용하면 치아의 미세마모에 대한 세심한 관찰이 가능하다(Walker, 1981; Teaford, 1991, 1994). 인구집단의 신뢰할만한 식이 재조합을 수행할 때 치아 마모에 대한 연구는 고병리학(paleopathology) 연구와 더불어 반드시 병행되어야 한다. 개체에 나타난 현미경적 특징들은 마지막 식이에 의해 나타난 것으로서, 이를 통한 평균적인 식이의 양상의 유추는 불가능하기 때문에 미세마모 분석과 특별한 다른 연구들이 병행되어야 할 것이다. 하지만 치아의 미세마모 연구가 맨눈을 통한 마모연구나 골화학(bone chemistry), 식이 분석에 대한 병리학적 평가에 중요한 정보를 제공하는 점은 명확하다.

치아 마모와는 달리 치아우식증은 병적인 현상으로 우식증의 발생률은 식이를 포함한 여러 인자에 의해 영향을 받는다. 예를 들면 치아우식증의 발생빈도는 수렵시대보다 농경시대에 들어서며 더 증가하는 경향을 보였다. Smith(1984)와 Schmucker(1985)는 치아마모 분석을 통해 선사시대 식이를 규명하는 연구들을 정리하며 공통적인 특징을 찾아내었는데, 수렵이나 채집을 주로 하던 사람과 경작을 하던 사람의 마모 양상이 특징적으로 구분된다는 점이었다. Powell(1985)은 선사시대 식이의 재구성에 있어 치아 마모와 치아우식증의 이용에 대한 문헌을 고찰하였다.

치아우식증은 식이 안의 탄수화물을 세균이 발효시켜 형성되는 유기산(organic acid)에 의해 치아 경조직이 탈회되어 나타나는 질병이다. 우식증 병소는 치아에 즉시 현저하게 나타나기 때문에 이에 대한 많은 문헌이 존재하며 그중에는 선사시대 사람에 관한 문헌도 있다. 1800년대부터 뼈전문가들은 우식증의 시간적 경향을 연구하여왔다. 식이와 이를 가공하는 방법의 변화는 과거 인구집단의 치아 및 입안 건강에 중요한 영향을 미쳤다. 우식증을 유발하는 음식의 섭취는 인구집단 안의 우식증 발생빈도를 증가시켰다. 같은 인구집단 안에서도 성별이나 사회적 신분에 따라 우식유발 음식의 섭취빈도가 달랐으며 ,이러한 차이는 치아우식증의 빈도를 결정하는 데 중요한 부분을 담당하였다(Walker와 Hewlett, 1990). Larsen(1997)은 현대 사람과 고고학적 사람의 뼈대수집물을 통해 치아우식증 빈도를 연구한 많은 문헌을 고찰하였다.

뼈에 대한 화학적 분석방법의 발달로 과거를 이해할 수 있는 새로운 방법들이 보고되었다. 사람뼈의 미량원소(trace element)와 동위원소(isotope)를 분석하여 식이를 재구성하려는 연구가 지난 20년간 활발히 수행되어 왔으며, 괄목할 만한 결과가 다수 보고되었다(Price, 1989; Sandford, 1993; Schoeninger, 1995; Larsen, 1997; Katzenberg, 2000; Sandford와 Weaver 2000).

전통적으로 뼈의 형태학적 분석을 이용하여 식이 및 혈연관계를 밝히려는 연구가 많이 시도되어왔다. 최근에는 고고학적 유물에서 유골에까지 화학적 분석방법을 적용하기 시작하였다. Larsen(1997)은 과거 식이에 대한 기록을 이용하여 성장, 스트레스, 질병, 섭생활동에 대한 연구를 수행할 수 있다고 보고하였다. 즉 식이에 대한 전통적인 연구방법은 고고학적으로 발굴된 동식물을 이용하는 것이었다. 그러나 고고학적으로 보존된 음식물은 보존

여부에 따라 대부분 편중된 것들로서 식물의 경우에는 거의 남아있지 않다. 과거에 먹었던 음식물의 소비성향을 알아낼 수 있는 객관적이고 독립적인 방법을 개발하기 위한 많은 노력이 집중되었다.

유기체는 주로 수소(H), 탄소(C), 산소(O), 질소(N), 칼슘(Ca) 등의 원소로 이루어져 있으며, 많은 양은 아니지만 스트론튬(Sr)과 같은 미량원소도 함유되어 있다. 많은 원소가 또 다른 형태의 동위원소로 발현된다. 이러한 동위원소들은 얼마나 많은 중성자(neutron)를 가지고 있는지에 따라 그 특성이 달라진다. 어떤 동위원소는 불안정한 방사성으로 존재하며, 지질연대학자들(geochronologists)은 이러한 방사성 동위원소의 붕괴(decay)를 측정하여 물질의 연대를 추정할 수 있다. 중동위원소(heavier isotope)는 핵 안에 중성자가 많이 들어있다. 경동위원소(lighter isotope, 예를 들어 ^{13}C 와 비교했을 때의 ^{12}C는 중동위원소보다 더 빨리 분열되어 쉽게 화합물을 형성한다. 이러한 사실은 안정성동위원소(stable isotope)의 비율(ratio)을 측정하여 고생태학(paleoecology) 및 식이를 포함한 인간의 생활상을 추론하는 데 응용할 수 있다. 사람 뼈의 화학적 분석에 많이 이용하는 원소는 탄소와 질소이다.

탄소의 안정성동위원소는 ^{12}C와 ^{13}C의 두 가지이다. 포유류의 뼈에서 이들 동위원소의 비율을 측정하면 일생 동안 섭취한 식물의 종류를 알아낼 수 있다. 식물은 두 가지 방법으로 광합성을 하는데, 이와 관련하여 소위 C3 식물의 조직에는 ^{12}C가 많이 들어있어 중동위원소의 탄소와 엄격히 구별된다. C3 식물을 많이 섭취한 유기체의 뼈에서는 $^{12}C/^{13}C$ 비율이 매우 높게 나타난다. 옥수수(maize) 등의 다른 식물은 C4 식물이며 중동위원소가 많이 들어있기 때문에 이를 섭취한 유기체의 뼈에서는 그 비율이 매우 낮게 나타난다. 이와 유사하게 ^{15}N도 먹이사슬에 따라 축적되는 중동위원소이다. 해양식물은 육지식물보다 ^{15}N 동위원소의 농도가 높으며, 따라서 해양식물을 섭취하는 동물의 뼈에서는 $^{15}N/^{14}N$ 비율이 높게 나타난다. 당연히 해양 포유류를 주식으로 섭취하는 사람은 육지에서 수확된 음식만을 먹는 사람보다 그 비율이 높게 나타날 것이다. 따라서 뼈조직을 구성하는 동위원소는 식이를 알아내는 지표에 해당한다. 극미량의 뼈조직만 있어도 연소시켜 기체를 얻을 수 있으며, 이를 질량분광계(mass spectrometer)에 넣어 동위원소를 측정하는 것이다. 뼈의 부위에 따라 동위원소의 비율이 달라질 수 있는데, 이러한 사실을 이용하여 뼈의 화학적 구성에 대한 변화를 알아낸 다음 살아있는 동안에 일어난 섭생의 변화를 추정하는 것도 이론적으로는 가능하다.

1970년대에 처음으로 뼈의 화학적 분석에 대한 연구가 이루어졌으며, 식이를 재구성할 수 있는 정량적 방법으로 소개되어 매우 큰 관심이 집중되었다(Sandford, 1993). 1980년대에 이르러 미량원소와 안정성동위원소 연구가 새롭게 대두하면서 모든 연구자가 이 주제에 매달리게 되었다. 그러나 Sandford(1993)는 원소의 농도에 영향을 미치는 복잡하고 빈틈이 많은 실험과정을 질타한 연구들에 의해 이러한 낙관적 전망이 곧 발목을 잡힐 것이라고 지적하였다. 1980년대의 연구자들은 "고고학적 식이 연구를 위해 뼈 분석을 남용한다"라고 비난을 받았으며(Hancock 등, 1989), 이에 대해 그들은 "더 이상 쉬운 방법은 없다"라고 자신의 주장을 일관하였다(Sillen 등, 1989).

일생 동안 뼈에 축적되는 원소는 거의 음식에 들어있는 원소 및 그 양에 따라 결정된다. 죽어서 묻히면 뼈는 바로 속성작용(diagenesis)의 대상이 되는데, 이러한 속성작용이 뼈 속의 화합물에 어떤 영향을 미치는지에 대한 연구가 많이 시도되었다. Radosevich의 "The Six Deadly Sins of Trace Element Analysis: A Case of Wishful Thinking in Science(1993, p. 318)"에 의하면, 미량원소의 분석 분야가 계속 발전하고는 있지만 반드시 뼈에 대한 기본적인 지구화학(geochemistry) 및 사후변성학(taphonomy)에 대한 연구가 먼저 이루어져야 한다고 언급하였다. Ambrose(1993)는 안정성동위원소 연구가 인류학보다는 지구화학 및 식물생리학 분야에서 먼저 시작되어 발전된 것이라고 지적하였다. 옥수수와 같은 C4 식물의 분석, 상위계층과 하위계층의 식이 차이, 해양과 육지에 대한 먹이사슬의 평가 등의 분야가 완성되었을 때 비로소 선사시대 식이 및 토양에 대한 가장 본질적인 통찰력을 가질 수 있다. Larsen(1997)은 이러한 응용 분야에 대한 소개를 제시하였고, Ambrose와 Katzenberg(2000)는 고대식이(paleodiet)의 생화학적 분석에 대한 개요를 보고하였다. 사람뼈의 생체분자를 분석할 수 있게 되면서 안정성동위원소 및 미량원소의 분석 결과를 해석하기 위해서는 화학, 생화학, 생리학, 물리학 등의 여러 과학 분야에 대한 기초지식을 쌓을 필요가 있다.

11 질병과 인구학

평균기대수명, 사망률, 출생률과 같은 인구에 대한 기초통계를 이용하여 인구의 성장, 크기 그리고 운명에 대해 연구하는 학문을 **인구학(demography)**이라고 한다. 현대인에 관심을 갖는 인구학자는 살아 있는 사람들에 대한 인구조사(census)를 통해 자료를 수집한다. **고인구학(paleodemography)**은 선사시대 이전의 인구에 대해 연구하는 학문이다. 이 시기의 인구에 대한 기초통계는 뼈를 이용하여 재구성할 수 있고 뼈전문가가 이러한 작업을 수행한다. 현대인에 의해 확립된 성장과 노화의 비율을 과거의 살았던 사람에게도 적절하게

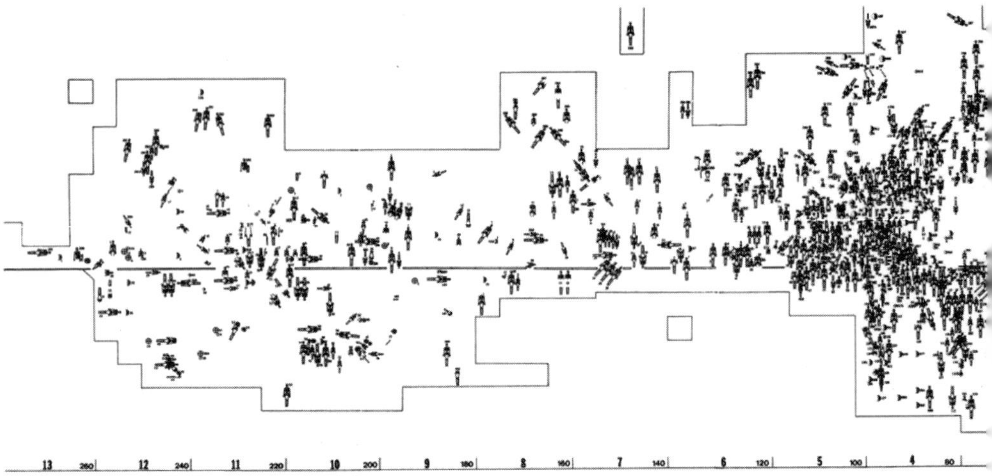

▶ 그림 19.18 **오하이오(Ohio), 오타와(Ottawa)에서 발견한 선사시대 유적지인 리벤(Libben)의 도면.**
이와 같은 뼈들에 대한 연구를 통해 과거의 인구집단에 대한 인구학적 식견을 도출할 수 있음. 굵은 윤곽으로 표시된 지역은 도면의 일부분을 확대한 것임. Lovejoy 등(1977)의 문헌 참조.

적용시킬 수 있다는 가정하에 뼈전문가는 인구를 재구성한다. 연구하는 인구가 더 오래될수록 가정의 타당성을 떨어질 것이다.

뼈로부터 재구성한 인구학적 자료의 신빙성은 뼈에서 추정한 나이와 성별이 얼마나 정확한지에 따라 달라지고 또한 조사한 뼈가 얼마나 정확하게 당시의 인구를 대표할 수 있는지에 따라 달라진다. Van Gerven과 Armelagos(1983), Greene 등(1986), Boddington(1987), Bocquet-Appel과 Masset(1982), Wood 등(1992), Jackes(1992, 2000), Konigsberg와 Frankenberg(1994, 2002), Chamberlain(2000), Milner 등(2000), Hoppa와 Vaupel(2002)은 인구 재구성 시 가정과 고고학 자료 사용의 제한점에 대한 좋은 정보를 제공하고 있으며 Wright와 Yoder(2003)는 이 주제와 관련 문헌에 대한 최신 정보를 제공하고 있다. 그림 19.18은 1960년대 동안 미국 중서부지역에서 발굴한 대형 공동묘지의 도면이다. 이곳에서 1,327개의 관절을 이루는 뼈대를 발견하였고 자궁 속의 태아에서부터 매우 늙은 노인에 이르기까지 다양한 연령대의 뼈들이 있었다. 발굴자는 이 지역을 300년 전의 토지로 추정하였다(Lovejoy 등, 1985a).

뼈로부터 재구성한 인구학 자료의 제한점을 잘 이해하기 위해 100년 동안 죽은 사람 모두를 하나의 단일 공동묘지에 매장한 고대 인구집단이 있다고 가정해보자. 어떠한 사람도 고향을 떠나 죽지 않았고 화장을 하지도 않았으며 육식동물에 잡아먹히지 않았다고 하자. 또한 어떠한 뼈대도 매장 이후 생물 또는 물리적 작용에 의해 손상된 적이 없다고 하고 전

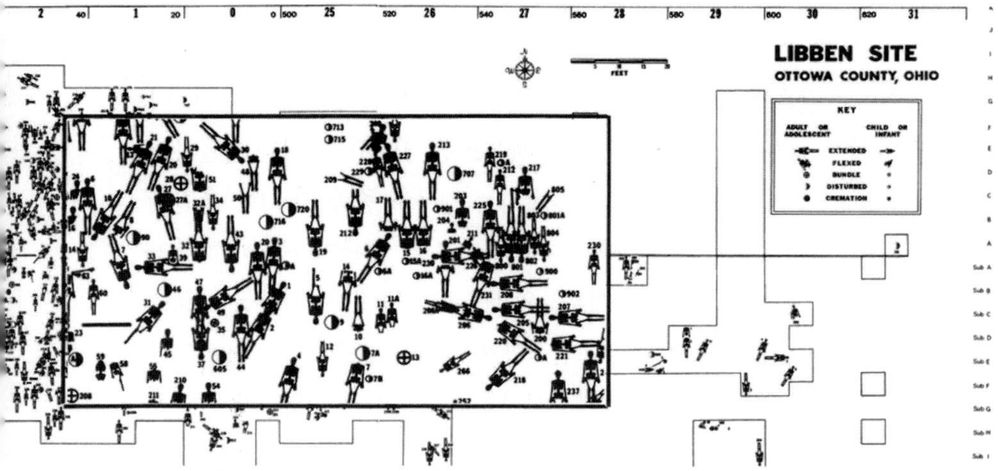

체 공동묘지는 수 세기 동안 잘 보존되었다고 하자. 마지막으로 모든 뼈대가 발굴되었고 매우 어린 아이를 포함한 모든 개체를 구분하였다고 하자. 발굴이 종료되고 모든 기록은 완벽히 이루어졌으며 연구 진행과정에서 어떠한 뼈 표본도 소실되지 않았고 뼈전문가는 모든 개체의 나이와 성별을 정확하게 추정하였다고 한다면 이 집단의 인구학적 자료를 곧바로 재구성시킬 수 있다.

인구의 재구성은 수학적으로 어렵지 않다(Ubelaker, 1989). 생존출생(live birth)이 시작한 시점부터 생존한 시간을 고려해야 한다. 출산 시점에서 생존률은 100%이다. 다섯 살에 이르면 높은 영아사망률을 감안하여 전체 인구의 60% 정도만 살아 남는다. 이러한 사실은 공동묘지의 개체 중 40%는 0세에서 5세 사이의 소아로 구성된다는 것을 짐작하게 해준다. 5년 간격으로 매장된 사람들의 나이추정치에 따른 개체수 또는 빈도를 도면에 표시하면 그 집단의 생존곡선(survivorship curve)을 구할 수 있다(그림 19.9). 성별에 따른 생존곡선을 그릴 수도 있으며, 평균기대수명을 추론해낼 수도 있다. 요컨대 연구 대상이 되는 집단에 대해 고인구학적 분석을 가능하게 해준다.

과거의 사람에 대한 인구학적 사실은 중요하지만 정확하고 신빙성이 있는 인구학적 재구성은 위에서 언급한 가상의 상황과 같은 조건에서만 할 수 있었다. 고고학적 정황에서 발굴되는 대부분의 유골은 위의 상황과 일치하지 않고 이러한 상황에서 나온 생존곡선은 계통오차(systematic error)가 존재할 수밖에 없다. 인구집단마다 죽은 사람을 처리하는 방식이 다르므로 매장 풍습으로 인해 편차가 발생할 수 있으며, 이러한 경우 그 인구집단의 인구학적 자료를 정확하게 도출할 수 없다. 어린이나 고령자에 비해 젊은 성인의 뼈는 강하고 환경에 의한 손상이 적으므로 같은 묘지일지라고 뼈마다의 보존상태를 다를 수 있으며, 이러한 보존상태에 의한 편차는 분석 중에 발견되곤 한다(Walker 등, 1988). 묘지를 발굴하다 보면 무작위적으로 발굴하지 않거나 완벽하지 않게 발굴하는 경우도 종종 있으며, 온전한 표본만을 수거하여 보관 처리하기도 한다. 많은 뼈에 대해 제대로 된 보관처리를 하지 않아 소실되기도 한다. 즉 고고학적 정황에서 발굴된 대부분의 뼈는 고인구학적 재구성 자료를 제공하기에 부적절하다. 과거의 인구집단에 대한 고인구학적 이해가 연구사업의 목적이라면 뼈 표본 추출과정에서 편차가 발생하지 않도록 뼈전문가는 고고학자와 긴밀하게 작업하는 것이 필수적이다.

Waldron(1991)은 뼈 표본으로부터 인구학과 질병에 대해 연구할 때 발생할 수 있는 쟁점과 함정에 대해 다음과 같이 설명하였다.

> "죽은 사람의 자료를 이용하여 살아있을 때의 상황을 예측하려는 시도는 죽은 사람이 현재 살고 있는 인구집단을 대표한다는 기본적인 가정하에서 이루어져야 한다. 보존상태와 발굴과정을 포함한 죽은 사람과 매장지를 둘러싼 모든 상황에 대한 자료가 주어진다면 최상의 예측 결과를 얻을 수 있지만 살아있는 집단과 죽은 사람의 집단 사이에 아무런 연관 관계가 없다면 앞서 말한 자료들이 주어진다고 해도 최악의 예측 결과를 초래한다. 하지만 연구를 통해 어떤 인구집단의 자료를 얻어 생존표를 구성하거나 질병과 식이습관이 어떻게 변화했는지 추론하거나 그 밖의 인구학적 결론을 내릴 수 있다면 그 인구집단이 어떤 집단에 속하는 지를 파악할 수 있다."

농경생활의 정착 및 강화가 인구의 크기 및 건강에 어떠한 영향을 미쳤는지에 대한 연구는 수십 년 동안 인류학적 탐구의 대상이었다. 고인구학과 고병리학을 통해 이 주제에 대한 많은 자료가 제공되었으며, 농경생활이 삶의 질을 떨어트리고 사망률을 올렸다는 의견이 1990년대 초에 발표되어 널리 받아들여지게 되었다. Wood와 그의 동료들(1992)은 선사시대 이전의 인구집단과 그들의 건강에 대한 연구가 매우 복잡한 작업임을 인류학자들에게 상기시켰다. 그들은 질병에 의해 죽었다면 뼈에 병변이 남지 않을 것이며 병변이 남아있다는 것은 질병을 극복하고 오래 생존한 것을 의미하므로 공중보건이 감소하였기보다는 오히려 증진된 소견으로 보아야 한다고 주장했다. 또한 미성숙한 뼈가 많이 발견되는 것은 사망

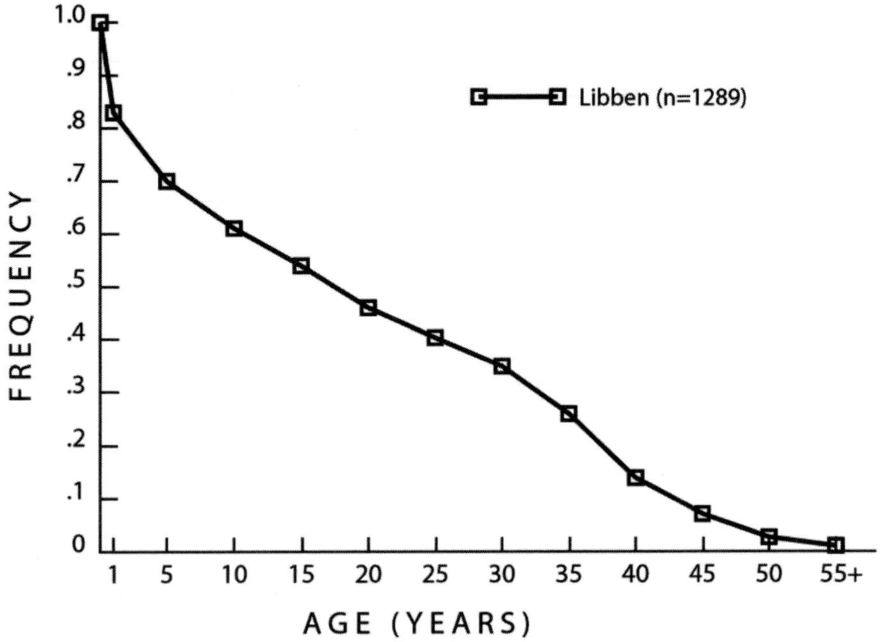

▶ 그림 19.19 **리벤(Libben) 지역의 뼈 자료로부터 작성한 생존곡선. Lovejoy 등(1977)의 문헌 참조.**

률의 증가보다는 생식률의 증가에 의한 것으로 보아야 한다고 하였다. 이러한 주장은 고병리학과 고인구학의 견해와 대치한다. 그렇다면 뼈전문가는 인구집단을 대상으로 고병리학 견해를 어떻게 받아들여야 할까? Wood 등(1992)은 수렵생활에서 농경생활로 넘어가는 시기의 뼈들에서 건강이 증진되거나 악화되는 양상이 동시에 관찰되며 더 많은 결정적인 연구들이 필요하다고 하였다. 더 자세한 논의를 알아보려면 Cohen(1994)의 문헌을 참조하기 바란다.

문화와 생물학의 의문점을 풀기 위해 선사시대 및 역사시대로부터 얻는 뼈 표본을 연구하는 것은 인류학 조사의 중요한 영역 중 하나이다. 이러한 연구를 진행하는 동안 연구의 복잡성은 더욱 증가하였다. 하지만 인류학자는 과거를 더 잘 이해하기 위해 뼈를 대상으로 끊임없이 연구하고 정교한 기술을 개발하며 자료를 기록하면서 생기는 편차를 줄이기 위해 지침을 강화시켜나가는 노력을 게을리하지 않을 것이다.

부록

용어설명

Ablation(절제, 분리) 몸의 일부분을 제거하거나 분리하는 것. 보통 치아를 떼어낼 때 이 용어를 사용한다.

Abscess(고름집, 농양) 조직이 붕괴되어 형성된 공간 안에 고름이 국소적으로 모인 것. 흔히 치아뿌리끝 주위에 있는 이틀뼈에서 공동의 형태로 발견된다.

Achondroplasia(연골무형성증) 몸통과 뇌머리뼈의 발생은 정상이나 팔다리가 짧고 얼굴이 작은 유전성 난쟁이. 선천적으로 뼈끝의 연골형성에 문제가 발생하여 나타나는 질환이다.

Acromegaly(말단거대증) 뼈끝판이 닫힌 후에도 뇌하수체의 성장호르몬이 과도하게 분비되어 나타나는 질환. 주로 아래턱뼈의 관절돌기가 계속 성장하게 되며, 이로 인해 아래턱이 길어지고 그 모양이 왜곡되는 특징이 있다.

Agenesis(무발생) 원래 있어야 할 곳의 치아가 형성되지 않은 것.

Alveolar resorption(이틀뼈흡수, 치조골흡수) 재형성을 통해 이틀뼈가 위축된 것.

Alveolus(치아확, 치조) tooth socket과 동의어.

Ameloblasts(사기질모세포, 법랑질모세포) 사기질조직형성에 관여하여 사기질을 만들어내는 세포.

Ankylosing spondylitis(강직척추염) 척추의 인대가 뼈로 변하면서 인접한 척추뼈들의 운동이 제한되는 질환.

Ankylosis(관절굳음증, 강직증) 병리학적 변화로 인하여 관절이 비정상적으로 굳어졌거나 완전히 고정되어 움직이지 못하는 상태.

Anlage(원기) 배아발생 때 장기를 형성하기 위하여 처음으로 모여든 세포무리.

Annulus fibrosus(섬유테, 섬유륜) 척추사이원반의 가장자리를 둘러싸는 질긴 섬유고리.

Antemortem(사망이전-, 생전-) 죽기 전 살아있는 동안.

Antemortem changes(사망이전변화) 죽기 전에 발생한 뼈의 변화.

Antimere(대칭반몸) 양쪽으로 대칭인 구조의 한쪽 반.

Apophysis(뼈돌기) 뼈에서 파생적으로 튀어나온 작은 돌기.

Appendicular skeleton(팔다리뼈대, 사지골격) 팔이음뼈와 다리이음뼈를 포함해 팔다리에 있는 뼈들. 엉치뼈는 제외한다.

Arthritis(관절염) 관절의 염증.

Arthropathy(관절병증) 관절을 침범하는 모든 질환.

Articulation(관절) 인접한 두 뼈가 만나는 곳.

Atrophy(위축) 성숙한 조직이나 장기에서 크기가 작아지거나 소모되어 없어지는 것.

Attrition(마모, 교모) 특히 치아에서 그 표면이 닳은 현상. wear와 동의어.

Auditory exostosis(귀뼈돌출증, 이외골증) 바깥귀길의 안쪽으로 뼈가 자라나온 것.

Avulsion(찢김, 견열) 구조의 일부분이 강한 힘에 의하여 찢겨져 떨어진 것.

Axial skeleton(몸통뼈대, 구간골격) 척추뼈 및 갈비뼈와 복장뼈를 포함해 몸통에 있는 뼈들.

Ball-and-socket joint(절구관절, 구상관절) sphroidal joint와 동의어. 엉덩뼈의 절구와 반구형의 넙다리뼈머리가 만나는 엉덩관절이 보기에 해당하며, 이러한 형태의 관절은 여러 방향의 운동을 일으킬 수 있다.

Basicranium(머리뼈바닥, 두개저) 머리뼈의 바닥을 형성하는 뼈들.

Buccal(볼-, 협-) 얼굴의 볼과 관련된 것.

Calculus(치석) tartar와 동의어. 치아에 석회화된 치면세균막이 침착된 것.

Callus(애벌뼈) 골절된 뼈의 정상 치유기전으로 인하여 뼈막의 뼈형성층에 발생한 단단한 조직.

Calotte(머리꼭지뼈) 머리뼈바닥을 제외한 머리덮개뼈. calvaria와 유의어.

Calvaria(머리덮개뼈, 두개관) 얼굴머리뼈를 제외한 머리뼈. calotte와 유의어.

Cancellous bone(해면뼈) 힘줄이 닿는 융기의 밑부분이나 긴뼈의 뼈끝 및 척추뼈몸통과 짧은뼈, 그리고 납작뼈의 치밀뼈 사이 등에서 볼 수 있는 구멍이 많고 부서지기 쉬운 뼈. spongy bone 또는 trabecular bone과 동의어.

Caries(충치, 치아우식증) 치아의 사기질이나 상아질에 발생하는 진행성 탈석회화 현상으로서 구멍이 뚫리거나 공동이 생기는 치아 질환.

Cartilage(연골) 연골세포와 바탕질로 이루어진 결합조직의 한 형태.

Cartilaginous joint(연골관절) 첫째갈비뼈와 복장뼈 사이의 연골결합처럼 연골을 통해 두 뼈가 만나는 관절의 한 종류. 관절의 움직임이 매우 제한적이며, synchondrosis와 동의어.

Cementum(시멘트질, 백악질) 치아뿌리의 바깥면을 덮는 단단한 조직. 치아뿌리와 치아목의 상아질을 둘러싼다.

Cervicoenamel line or junction (CEJ)(시멘트사기질경계, 백악법랑경계) 치아머리와 치아뿌리의 경계를 나누는 선. 치아머리의 사기질은 이곳까지만 분포한다.

Collagen(아교질) 뼈를 구성하는 유기질의 90%를 차지하는 섬유성 구조단백질.

Commingled(교란–) 여러 개체의 뼈가 한데 섞인 것. 흔히 뼈들은 불완전하거나 조각나 있다.

Comminuted fracture(분쇄골절) 뼈가 여러 조각으로 나누어진 형태의 골절.

Compact bone(치밀뼈) 뼈의 바깥면과 뼈몸통의 벽을 이루는 단단하고 치밀한 뼈. cortical bone과 동의어.

Complete fracture(완전골절) 부러진 뼈의 두 부위가 서로 분리되어 있는 형태의 골절.

Compound fracture(복합골절) 부러진 뼈가 피부를 뚫고 나온 형태의 골절.

Computed (axial) tomography (CT or CAT)(전산화단층촬영술) 물체의 가로절단면을 스캔하여 컴퓨터로 처리한 방사선 촬영술.

Congenital(선천–) 자궁 속 발생 중에 일어난 것. 유전적인 것과 다르다.

Coronal suture(관상봉합) 이마뼈와 마루뼈 사이에 형성된 봉합.

Cranial sutures(머리봉합) 머리뼈의 섬유관절.

Craniosynostosis(머리뼈붙음증, 두개골유합증) 머리봉합이 조기에 융합되어 머리뼈의 형태가 비정상적으로 변한 것. craniostosis와 동의어.

Cranium(머리뼈) 아래턱뼈를 제외한 온머리뼈.

Cremation(화장) 죽은 사람을 불에 살라 장사를 지내는 것.

Cribra cranii(머리뼈체판) 머리뼈속면에 발생한 병터. 주로 이마뼈에서 발견된다.

Cribra orbitalia(눈확체판) 눈확천장에 발생한 병터. 이마뼈의 눈확부분에 생긴 다수의 구멍으로서 양쪽 대칭성으로 나타난다.

Deciduous teeth(젖니, 유치) 생애 처음으로 돋아서 쓰이는 치아.

Dehiscence(벌어짐, 고막틀구멍) 관자뼈의 고막틀부분에 구멍이 뚫리는 발달이상. foramen of Huschke라고도 한다.

Demography(인구학) 인구집단의 통계를 연구하는 학문.

Dental hypoplasia(치아형성저하증, 치아형성부전증) 치아머리의 표면에 가로선과 구멍 및 고랑이 특징적으로 나타나는 질환. 치아발생의 장애로 인하여 불규칙하게 형성된 것이다.

Dental plaque(치면세균막, 치태) 치아의 표면에 침착된 세균덩어리와 바탕질의 혼합물.

Dentin(상아질) 석회화 상태이지만 어느 정도 탄력이 있는 결합조직의 특수한 형태. 일차상아질은 치아발생 중에 형성되나 이차상아질은 치아뿌리가 완전히 만들어진 다음 형성된다.

Dentinoenamel junction(상아사기질경계, 상아법랑경계) 치아머리에 있는 사기질과 그 밑층에 있는 상아질이 만나는 경계.

Deoxyribonucleic acid (DNA)(데옥시리보핵산, DNA) 유전부호를 함유하고 있는 유전 분자.

Diachronic(통시-) 시간의 흐름과 관련된 변화 또는 사건.

Diagenesis(속성작용) 시간의 흐름과 함께 나타난 뼈의 화학적 · 물리적 · 생물학적 변화.

Diaphysis(뼈몸통, 골간) 긴뼈의 몸통.

Discontinuous morphological traits(불연속형태특징) 뼈 및 치아에서 모양과 크기가 다른 융기, 뿌리, 결절, 돌기, 능선, 구멍, 관절면 등으로 관찰되는 비슷한 형태의 변이. epigenic variants 또는 discrete traits 및 nonmetric traits라고도 한다.

Discrete variables(불연속변수) 유한한 값으로 이루어진 변수. 대개 있음 또는 없음으로 점수를 매기는 nonmetric traits가 여기에 해당한다.

Dysplasia(형성이상) 뼈조직의 발달이상.

Eburnation(상아질화) 관절의 연골밑뼈가 노출되고 닳아서 상아 빛깔의 윤이 나는 뼈로 변한 것.

Edentulous(이없는-, 무치-) 치아가 없는 것.

Enamel(사기질, 법랑질) 치아머리를 덮고 있으며 매우 단단하고 깨지기 쉬운 물질로 이루어진 층.

Endochondral ossification(연골속뼈되기, 연골내골화) 연골모형이 뼈조직으로 대치되면서 뼈를 형성하는 발생의 한 과정.

Endosteum(뼈속막, 골내막) 뼈의 속면을 덮는 불분명하고 넓은 세포막.

Epiphysis(뼈끝, 골단) 이차뼈되기중심이 나타나는 긴뼈의 끝부분.

Evulse(-뽑다) (치아 따위)를 강제로 뽑아내는 행위.

Exostosis(뼈돌출증, 외골증) 뼈의 표면에서 돌기가 자라 나오는 것. 주로 근육이나 인대가 붙는 곳의 뼈가 발달하게 되면서 형성된다.

External auditory meatus(바깥귀길, 외이도) 바깥귓구멍과 연결된 길.

Focal(국소-) 한곳에 국한된 것.

Fontanelles(숫구멍, 천문) 신생아의 머리뼈에서 연골막으로 이루어진 물렁물렁한 부위. 결국 단단해지면서 뼈로 변한다.

Foramen magnum(큰구멍, 대후두공) 머리뼈바닥에 있는 타원형의 큰 구멍. 이곳으로 척수가 통과한다.

Forensic osteology(법의골학) 백골화 시신의 신원확인을 위하여 뼈를 조사하는 학문. 대개 현대인을 대상으로 하며, 법적 문제를 해결하는 데 그 초점이 맞추어져 있다.

Frankfurt Horizontal(눈귀수평면) 좌우 귓구멍위점과 왼쪽 눈확밑점의 세 곳을 잇는 수평면. 머리뼈의 총괄적인 방향성을 제시하기 위해 기준으로 삼는 면이다.

Gigantism(거인증) 성장호르몬이 과도하게 분비되어 나타나는 질환. 연골의 성장을 과도하게 자극한 결과 거대한 뼈대를 형성하게 된다.

Gomphosis(못박이관절) 치아뿌리와 이틀뼈 사이의 관절.

Hallux(엄지발가락) 발가락의 첫째 또는 엄지.

Harris lines(해리스선) 증가된 뼈밀도에 의해 형성된 선. 과거 몸에 스트레스가 가해졌을 때 일시적으로 성장이 멈추었던 흔적이 선의 형태로 긴뼈의 성장판에 남아있는 것이다.

Haversian canals(중심관, 하버스관) 이차뼈단위의 중심에 있는 관. 치밀뼈에 있는 다른 뼈단위와 자유롭게 연결되어 있으며 혈관과 림프관 및 신경과 골수가 드나드는 통로이다.

Hematopoietic(조혈–) 적혈구의 생성 및 생산과 관련된 것.

Hinge joint(경첩관절, 접번관절) 무릎과 팔꿉에 있는 관절처럼 한 개의 축만을 기준으로 삼아 움직이는 관절.

Hyaline cartilage(유리연골, 초자연골) 뼈의 관절면을 덮는 매끄러운 연골.

Hydroxyapatite(수산화인회석) 치밀한 미네랄 성분의 무기질. 뼈를 구성하는 둘째 성분이다.

Hypercementosis(시멘트질과다증, 백악질과형성증) 치아뿌리의 시멘트질이 과도하게 형성된 것.

Hyperostosis(뼈과다증, 골화과잉증) 뼈조직의 비정상적 성장.

Hyperplasia(과다형성, 증식) 뼈조직이나 다른 조직의 과도한 성장.

Hypertrophy(비대) 조직이나 장기의 부피가 증가한 것.

Hypoplasia(형성저하증, 형성부전증) 뼈나 조직의 성장이 부족한 것. 치아에서 볼 수 있는 치아형성저하증은 사기질의 형성에 문제가 발생한 질환으로서 사기질의 표면에 나타난 가로선이나 구멍 또는 고랑 등이 특징적이다.

Idiosyncratic(개체특이–) 개체마다 다른 것.

Inca bone(잉카뼈) 사람 머리뼈의 뒤부분에서 가끔 발견되는 독립된 작은 뼈.

Incomplete fracture or"greenstick"fracture(불완전골절 또는 생나무골절) 뼈에서 끊어진 부위와 구부러진 부위가 동반되어 있는 형태의 골절.

Inhumation(매장) 땅속에 묻은 것. burial 또는 interment와 동의어.

Interment(매장) burial과 동의어.

Interobserver error(관찰자간오류) 서로 다른 관찰자가 같은 것을 분석하였을 때 그 결과가 달라서 발생한 오류.

Interproximal(이웃–) 특히 치아에서 인접한 두 표면의 사이.

Intramembranous ossification(막속뼈되기, 막내골화) 배아결합조직이 밀집된 막을 통해서 바로 뼈를 형성하는 발생의 한 과정.

Intraobserver error(관찰자내오류) 동일한 관찰자가 시간을 두고 같은 것을 다시 분석하였을 때 그 결과가 달라서 발생한 오류.

Joint(관절) 서로 다른 두 뼈의 사이를 연결하는 구조.

Kyphosis(척주뒤굽음증) 하나 이상의 척추뼈몸통이 무너지면서 척주에 예리한 각도가 발생하는 질환.

Labial(입술-, 순-) 입술과 관련된 것.

Lambdoidal suture(시옷봉합, 람다상봉합) 뒤통수뼈와 양쪽 마루뼈 사이에 형성된 봉합.

Lamellar bone(층판뼈) 뼈조직에서 중심관의 주위를 아교섬유가 층 모양으로 둘러싼 형태의 현미경 구조.

Lesion(병터, 병변) 손상이나 상처. 병리학적으로 변화된 조직을 일컫는다.

Lingual(혀-, 설-) 혀와 관련된 것.

Lipping(입술모양변형) 관절면의 모서리가 정상보다 더 튀어나온 뼈. 주로 뼈관절염에서 많이 볼 수 있다.

Malocclusion(맞물림장애, 부정교합) 위턱치아와 아래턱치아가 적절하게 맞물리지 않거나 서로 맞닿지 않는 질환.

Masseter muscle(깨물근, 교근) 광대활의 아래면에서 일어나 턱뼈가지와 턱뼈각의 가쪽면에 닿는 근육.

Medial pterygoid muscle(안쪽날개근, 내측익돌근) 나비뼈에 있는 가쪽날개판의 안쪽면에서 일어나 턱뼈각의 안쪽면에 닿는 근육.

Medullary cavity(골수공간, 골수강) 긴뼈몸통의 속에 있는 공간.

Metaphyses(뼈몸통끝, 골간단) 긴뼈몸통의 넓게 퍼진 끝부분.

Metopic suture(이마봉합, 전두봉합) 융합되지 않은 양쪽 이마뼈 사이에 형성된 봉합. 성인이 되어서도 이 봉합이 남아있는 경우는 매우 드물다.

Minimum number of individuals (MNI)(최소개체수) 뼈무리의 모든 정보를 분석한 결과 추정되는 최소한의 사람수.

Mitochondrial DNA (mtDNA)(미토콘드리아 DNA) 모계로 유전되는 작은 비핵 유전체. 핵 DNA 보다 복원될 가능성이 높기 때문에 고대유전자분석에 흔히 쓰인다.

Morphogen(형태인자) 형태발생에 영향을 미치는 물질.

Morphogenesis(형태발생) 개체발생 동안 형태를 형성하는 것.

Morphology(형태, 형태학) 대상의 모양 및 구조.

Multiple interment(뭇매장) 두 사람 이상이 땅속에 묻힌 것.

Necrosis(괴사) 세포 또는 세포무리의 생리적 죽음.

Nonmetric trait(비계측특징) 이분법적이거나 불연속적인 또는 후천적인 형태의 특징. 계측을 하기 어려운 정상 구조의 변이를 일컫는다.

Occlusal surface(씹는면, 교합면) 치아의 씹는 면.

Odontoblasts(상아질모세포) 치아발생을 통해 상아질을 형성하는 세포.

Ontogeny(개체발생) 한 개체의 발생 또는 발생과정. 성장을 일컫기도 한다.

Ossuary(납골당) 다른 장소에 일차매장되었던 유골들을 모아 다시 묻은 사회 공동체의 무덤.

Osteitis(뼈염, 골염) 감염이나 손상으로 인하여 뼈조직에 발생한 염증.

Osteoarthritis(뼈관절염, 골관절염) degenerative joint disease와 동의어. 가장 흔한 형태의 관절염이며, 관절연골의 파괴 및 관절 주위에 형성된 입술모양뼈와 뼈곁돌기가 특징적이다.

Osteoblasts(뼈모세포) 뼈바탕질을 만들고 축적하여 뼈를 형성하는 세포.

Osteochondroma(뼈연골종) 뼈의 가장 흔한 종양. 대개 증상이 없으며, 항상 뼈끝선에 발생하여 긴축의 직각으로 튀어나오는 양성종양이다.

Osteoclasts(뼈파괴세포, 파골세포) 뼈조직을 흡수하는 세포.

Osteocyte(뼈세포) 뼈모세포에서 분화하여 뼈조직 속에 갇혀있는 세포.

Osteogenesis(뼈되기) 뼈의 형성 및 발생.

Osteoma(뼈종) 대개 머리덮개뼈의 바깥판에 발생하는 치밀뼈의 융기. 흔히 button osteomata 라고 일컫기도 한다.

Osteomalacia(뼈연화증) 뼈가 물러지는 질환. 주로 영양실조 때 단백질과 지방 및 칼슘과 인이 부족하여 발생한다.

Osteometric(뼈계측–) 뼈의 계측과 관련된 것.

Osteomyelitis(골수염) 손상을 통해 뼈에 세균이 침투하여 발생한 뼈의 염증.

Osteon(뼈단위, 골원) 하버스계통(Haversian system)이라고도 하며, 혈관이 드나드는 중심관과 이를 둘러싼 주위층판으로 이루어진 치밀뼈의 구조 단위. 일차뼈단위는 혈관을 포함하고 있으나 결합선이 존재하지 않으며, 반면 이차뼈단위는 중심관과 층판뼈 및 결합선이 모두 존재한다.

Osteophyte(뼈곁돌기, 골극) 비정상적인 작은 뼈가 돌출된 것. 뼈관절염이 있을 때 관절면의 모서리에서 흔히 볼 수 있다.

Osteoporosis(뼈엉성증, 골다공증) 뼈밀도가 감소하여 뼈에 구멍이 많이 생긴 질환.

Osteosarcoma(뼈육종) 뼈세포의 악성종양.

Paleodemography(고인구학) 선사시대의 인구학을 연구하는 학문.

Palepathology(고병리학) 발굴한 뼈나 물렁조직을 통해 고대 인구집단의 질환을 연구하는 학문.

Parasagittal section(시상절단) 정중시상면과 평행하도록 단면을 자르는 것.

Pathological fracture(병적골절) 뼈엉성증과 같은 병적 질환 또는 대사장애로 인하여 뼈가 이미 약해진 상태에서 발생한 골절.

Perikymata(**사기질물결**) 치아 사기질의 표면에 형성된 가로능선 및 고랑.

Perimortem(**사망무렵–, 사전–**) 죽기 전후 또는 바로 직전.

Periodontitis(**치아주위조직염, 치주염**) 치아 주위에 있는 조직의 염증. 물렁조직 및 뼈조직에 모두 발생할 수 있다.

Periosteum(**뼈막, 골막**) 관절부분을 제외한 뼈의 바깥면을 덮는 얇은 조직.

Periostitis(**뼈막염**) 외상이나 감염으로 인하여 뼈막에 발생한 염증. 급성 또는 만성의 경과를 나타낸다.

Periostosis(**뼈막증**) 뼈막에 형성된 비정상적인 뼈.

Piriform aperture or anterior nasal aperture(**뼈콧구멍**) 양쪽 눈확의 아래 및 사이에 있는 콧구멍.

Planar joint(**평면관절**) 미끄러짐 운동이 가능한 두 뼈 사이의 관절.

Pollex(**엄지손가락**) 손가락의 첫째 또는 엄지.

Polymerase chain reaction (PCR)(**중합효소연쇄반응**) 약간의 유전자 가닥을 대량의 복사 유전자로 증폭시키는 분자생물학의 중요한 기술. 이 기술을 통해 일부의 뼈에서 DNA를 채취할 수 있다.

Porosity(**다공성, 구멍**) 표면에 작은 구멍이 많이 생긴 것.

Porotic hyperostosis or spongy hyperostosis(**다공성뼈과다증**) 주로 머리덮개뼈에 발생하는 병터. 머리덮개뼈의 바깥판이 얇아지거나 완전히 파괴된 형태로 나타난다.

Postcranial skeleton(**머리이후뼈대**) 머리뼈와 아래턱뼈를 제외한 모든 뼈.

Postmortem modifications(**사망이후변형**) 죽은 다음에 발생한 뼈의 변화.

Primary bony callus(**일차애벌뼈**) 애벌뼈가 석회화된 무층뼈.

Primary interment(**일차매장**) 뼈들이 해부학적으로 자연스러운 배열을 갖춘 채 묻힌 것 또는 관절을 이룬 뼈대가 살 속에 있는 상태로 묻힌 것.

Primary ossification center(**일차뼈되기중심, 일차골화중심**) 성장하면서 처음으로 뼈되기가 나타나는 곳. 주로 긴뼈를 포함한 뼈들의 몸통에서 일어난다.

Provenience(**기원**) 표본이 나타내는 지리적 및 공간적 정보. provenance와 동의어.

Pseudoarthrosis (**거짓관절증, 가관절증**) 골절된 뼈가 원래대로 치유되지 않은 채 새로운 가짜 관절을 형성한 것.

Radiograph(**방사선사진**) 대상을 통과한 X–선이 필름에 노출되어 나타난 영상.

Reactive bone(**반응뼈**) 병적 자극에 반응하여 형성되거나 없어지는 뼈.

Remodeling(**재형성**) 뼈흡수와 뼈형성이 순환하는 과정.

Resorption(**흡수**) 뼈파괴세포에 의하여 뼈가 파괴되는 과정.

Rheumatoid arthritis(류마티스관절염) 특히 손과 발에 나타나는 관절의 염증 및 변성. 대개 만성적이며 변형을 동반한다.

Rickets(구루병) 비타민 D 결핍으로 인한 뼈연화증의 한 종류.

Saddle-shaped or sellar joint(안장관절) 엄지손가락의 손목손허리관절에서 볼 수 있는 안장 모양의 관절.

Sagittal plane(시상면) 몸을 좌우 대칭으로 나누는 단면.

Sagittal suture(시상봉합) 양쪽 마루뼈 사이에 형성된 봉합.

Sarcoma(육종) 결합조직의 악성종양.

Scanning electron mircoscope (SEM)(주사전자현미경) 금속을 묻힌 표본에 반사된 전자를 이용하여 표면 구조의 영상을 얻을 수 있는 장치.

Secondary center of ossification(이차뼈되기중심) 일차뼈되기중심 다음에 뼈되기가 나타나는 곳. 주로 긴뼈의 뼈끝에서 일어난다.

Secondary interment(이차매장) 관절이 분리된 상태의 뼈대를 묻은 것.

Serial homology(연속일치) 척추처럼 연속된 뼈들의 각 부분이 서로 일치하는 것.

Sesamoid bones(종자뼈) 관절 주위의 힘줄 속에 있는 작은 뼈.

Sexual dimorphism(남녀차이) 남성과 여성 사이의 다른 점.

Shovel-shaped incisors(삽모양앞니) 안쪽혀쪽 및 먼쪽혀쪽의 모서리융선이 강하게 발달한 앞니. 삽 모양의 치아를 일컬을 때 shovel이란 용어를 쓴다.

Sinuses(코곁굴, 부비동) 얼굴의 성장과 함께 커지는 머리뼈에 있는 텅 빈 공간. 대표적으로 위턱굴, 이마굴, 벌집뼈벌집, 나비굴의 네 가지가 있다.

Skull(온머리뼈) 머리뼈와 아래턱뼈를 포함해 머리에 있는 뼈들.

Sphenooccipital or basilar suture(나비뒤통수결합, 접형후두연골결합) 나비뼈와 뒤통수뼈 사이에 있는 유리연골결합.

Splanchnocranium(얼굴머리뼈) facial skeleton과 동의어.

Squamosal suture(비늘봉합, 인상봉합) 비늘 모양의 독특한 빗금으로 이루어진 봉합. 관자뼈와 마루뼈 사이에 있다.

Standard anatomical position(해부학자세) 양발을 모아 발끝이 앞을 향하게 하고, 양손을 아래로 늘어뜨려 손바닥이 앞을 향하게 하며, 눈은 앞을 바라본 채 서 있는 자세.

Subchondral bone(연골밑뼈) 관절에서 연골로 덮힌 치밀뼈.

Supernumerary teeth(과잉치아) 각 종류의 치아가 차지하는 정상 개수보다 더 많은 수의 치아.

Sutures(봉합) 서로 맞물린 톱니 모양의 형태를 나타내는 머리뼈의 관절.

Symphysis(섬유연골결합) 얇은 유리연골로 덮여진 뼈 사이에 섬유연골이 들어있는 형태의 연골관절의 한 종류.

Syndesmosis(인대결합) 치밀한 섬유조직으로 이루어진 막 또는 인대모양의 띠를 통해 두 뼈가 연결되는 단단하고 질긴 섬유관절.

Synostosis(뼈융합, 골유합) 두 뼈가 만나 융합된 것.

Synovial joints(윤활관절) 엉덩관절, 팔꿉관절, 무릎관절, 엄지손가락의 관절처럼 자유롭게 움직일 수 있는 관절. 얇은 유리연골 사이에 윤활액이 채워져 있으며 관절주머니로 둘러싸여 있다.

Talon(id)(뒤도드리삼각, 뒤교두) 영장류의 어금니에서 세 개의 도드리로 이루어진 삼각형태의 뒤부분. 접미사 -id는 아래턱의 어금니를 가리킬 때 사용한다.

Taphonomy(사후변성학) 죽은 다음 발굴되기까지의 뼈에 일어난 변화를 연구하는 학문.

Taurodontism(치아속질거대증, 치수거대증) 치아속질공간이 정상보다 커진 상태.

Temporalis muscle(관자근, 측두근) 위관자선의 아래쪽 머리덮개뼈에서 일어나 아래턱뼈의 근육돌기에 닿는 근육.

TMJ(턱관절, 악관절) temporomandibular joint의 약어. 머리뼈와 아래턱뼈 사이의 관절.

Trephination (trepanation)(원형절제술) 살아 있는 사람의 머리덮개뼈에 인위적으로 구멍을 내는 시술.

Trigon(id)(앞도드리삼각, 앞교두) 영장류의 어금니에서 세 개의 도드리로 이루어진 삼각형태의 앞부분. 접미사 -id는 아래턱의 어금니를 가리킬 때 사용한다.

Typology(유형학) 종을 대표하는 한 개체를 선택하는 학문.

Wormian bone(봉합뼈) 머리봉합을 따라 형성되어 있는 불규칙하고 독립된 작은 뼈.

부록

Electronic Resources for Human Osteology

Use words and phrases such as human osteology, forensic archeology, forensic science, human skeleton, paleopathology, skeletal biology, human bone, paleoanthropology, radiology, etc. in your Internet search engine to explore the myriad electronic resources available to the student and professional.

The following is a set of handy electronic resources involving human osteology and some of the many disciplines associated with it.

GENERAL

http://www.geocities.com/CapeCanaveral/Lab/9893/
Links to Biological Anthropological topics

http://www.tamu.edu/anthropology/news.html
Keep updated on breaking stories in anthropology

SOFT TISSUE

http://ptcentral.com/muscles/
Basics about skeletal musculature

http://www.nlm.nih.gov/research/visible/visible_human.html
The visible human project

FORENSICS

http://www.tncrimlaw.com/forensic/
Links to forensic science resources

CASTING

http://socrates.berkeley.edu/~mtblack/castingmanual/titlepage.html
A casting manual

RADIOLOGY

http://ptcentral.com/radiology/
Introduction to radiology

http://www.lib.siu.edu/hp/divisions/sci/health/mradiogr.htm

Links to radiology and radiography websites

http://www.rad.washington.edu/teachingfiles.html

Radiology site

PALEOPATHOLOGY

http://www.mic.ki.se/Diseases/index.html

Index of diseases

http://www.merck.com/mmhe/index.html

Merck Manual online

PROFESSIONAL ASSOCIATIONS

http://www.aafs.org/

American Academy of Forensic Sciences

http://www.physanth.org/

American Association of Physical Anthropologists

http://www.aaanet.org/

American Anthropological Association

http://monkey.sbs.ohio-state.edu/DAA/index.htm

Dental Anthropology Association

http://www.archaeological.org/webinfo.php?page=10016

The Archaeological Institute of America: Search worldwide for fieldwork opportunities

NATIVE AMERICAN GRAVES PROTECTION AND REPATRIATION

http://www.cr.nps.gov/nagpra/

National Park Service website for national NAGPRA

http://www.cast.uark.edu/other/nps/nagpra/

National NAGPRA online database

COMPARATIVE ANATOMY

http://web.austin.utexas.edu/eskeletons/

Comparative skeletal anatomy

INSTRUMENTS

http://www.paleo-tech.com

Instruments for physical anthropologists

부록

Bibliography

Adams, B. J., and Konigsberg, L. W. (2004). Estimation of the most likely number of individuals from commingled human skeletal remains. *American Journal of Physical Anthropology* 125:138-151.

Agarwal, S. C., and Stout, S. D. (2003). *Bone Loss and Osteoporosis: An Anthropological Perspective*. New York: Kluwer Academic.

Aiello, L. C., and Molleson, T. (1993). Are microscopic ageing techniques more accurate than macroscopic ageing techniques? *Journal of Archaeological Science* 20:689-704.

Ambrose, S. C. (1993). Isotopic analysis of paleodiets: Methodological and interpretive considerations. In: M. K. Sandford (ed.) *Investigations of Ancient Human Tissue: Chemical Analyses in Anthropology*. pp. 59-130. Langhorne, Pennslyvania: Gordon and Breach Science Publishers, SA.

American Association of Physical Anthropologists (1996). Statement on biological aspects of race. *American Journal of Physical Anthropology* 101:569-570.

Albert, A. M., and Maples, W. R. (1995). Stages of epiphyseal union for thoracic and lumbar vertebral centra as a method of age determination for teenage and young adult skeletons. *Journal of Forensic Sciences* 40:623-633.

Ali, R. S., and MacLaughlin, S. M. (1991). Sex identification from the auricular surface of the adult human ilium. *International Journal of Osteoarchaeology* 1:57-61.

Ambrose, S. H., and Katzenberg, M. A. (eds.) (2000). *Biogeochemical Approaches to Paleodietary Analysis*. New York: Kluwer Academic/Plenum Publishers.

Anderson, D. L., Thompson, G. W., and Popovich, F. (1976). Age of attainment of mineralization stages of the permanent dentition. *Journal of Forensic Sciences* 21:191-200.

Antón, S. C. (1989). Intentional cranial vault deformation and induced changes of the cranial base and face. *American Journal of Physical Anthropology* 79:253-267.

Arens, W. (1979). *The Man-Eating Myth*. Oxford: Oxford University Press.

Arismendi, J. L., Baker, L. E., and Matteson, K. J. (2004). Effects of processing techniques on the forensic DNA analysis of human skeletal remains. *Journal of Forensic Sciences* 49:1-5.

Armelagos, G. J., Carlson, D. S., and Van Gerven, D. P. (1982). The theoretical foundations and development of skeletal biology. In: F. Spencer (ed.) *A History of American Physical Anthropology* 1930-1980. pp. 305-328. New York: Academic Press.

Arnott, R., Finger, S., and Smith, C. U. M., (eds.) (2003). *Trepanation: History, Discovery, Theory*. Lisse, Netherlands: Swets and Zeitlinger.

Aufderheide, A. C., and Rodríguez-Martín, C. (1998). *The Cambridge Encyclopedia of Human Paleopathology*. Cambridge, England: Cambridge University Press.

Austin-Smith, D., and Maples, W. R. (1994). The reliability of skull/photograph superimposition in individual identification. *Journal of Forensic Sciences* 39: 446-455.

Baccino E., Ubelaker, D. H., Hayek, L. A. C., and Zerilli, A. (1999). Evaluation of seven methods of estimating age at death from mature human skeletal remains. *Journal of Forensic Sciences* 44:931-936.

Baker, B. J., and Armelagos, G. J. (1988). The origin and antiquity of syphilis. *Current Anthropology* 29:703-737.

Baker, S. J., Gill, G. W., and Kieffer, D. A. (1990). Race and sex determination from the intercondylar notch of the distal femur. Anthropological Papers Number 4:91-95. In: G. W. Gill and S. Rhine (eds.) *Skeletal Attribution of Race: Methods for Forensic Anthropology*. Albuquerque, New Mexico: Maxwell Museum of Anthropology.

Banning, E. B. (2002). *Archaeological Survey*. New York: Kluwer Academic/Plenum.

Bass, W. M. (1995). *Human Osteology: A Laboratory and Field Manual* (3rd Ed.). Columbia, Missouri: Missouri Archaeological Society.

Beard, B. L., and Johnson, C. M. (2000). Strontium isotope composition of skeletal material can determine the birth place and geographic mobility of humans and animals. *Journal of Forensic Sciences* 45:1049-1061.

Behrensmeyer, A. K., and Hill, A. P. (1980). *Fossils in the Making*. Chicago: University of Chicago Press.

Bennett, K. A. (1993). *A Field Identification Guide for Human Skeletal Identification* (2nd Ed.). Springfield, Illinois: C. C. Thomas.

Bermúdez de Castro, J. M., Durand, A. I., and Ipiña, S. L. (1993). Sexual dimorphism in the human dental sample from the SH site (Sierra de Atapuerca, Spain): A statistical approach. *Journal of Human Evolution* 24:43-56.

Berryman, H. E., Bass, W. M., Symes, S. A., and Smith, O. C. (1991). Recognition of cemetery remains in the forensic setting. *Journal of Forensic Sciences* 36:230-237.

Beyer-Olsen, E. M. S., and Alexandersen, V. (1995). Sex assessment of medieval Norwegian skeletons based on permanent tooth crown size. *International Journal of Osteoarchaeology* 5:274-281.

Binford, L. R. (1981). *Bones: Ancient Men and Modern Myths*. New York: Academic Press.

Black, S., and Scheuer, L. (1997). The ontogenetic development of the cervical rib. *International Journal of Osteoarchaeology* 7:2-10.

Blumenschine, R. J., Marean, C. W., and Capaldo, S. D. (1996). Blind tests of inter-analyst correspondence and accuracy in the identification of cut marks, percussion marks, and carnivore tooth marks on bone surfaces. *Journal of Archaeological Science* 23:493-507.

Boddington, A. (1987). From bones to population: The problem of numbers. In: A. Boddington, A. N. Garland, and R. C. Janaway (eds.). *Death, Decay and Reconstruction*. pp. 180-197. Manchester: Manchester University Press.

Bonnichsen, R., and Sorg, M. H. (eds.) (1989). *Bone Modification*. Orono, Maine: Center for the Study of the First Americans.

Bocquet-Appel, J. P., and Masset, C. (1982). Farewell to paleodemography. *Journal of Human Evolution* 11:321-333.

Boles, T. C., Snow, C. C., and Stover, E. (1995). Forensic DNA testing on skeletal remains from mass graves: A pilot project in Guatemala. *Journal of Forensic Sciences* 40:349-355.

Brace, C. L. (1995). Region does not mean"race"—Reality versus convention in forensic anthropology. *Journal of Forensic Sciences* 40:171-175.

Brain, C. K. (1981). *The Hunters or the Hunted? An Introduction to African Cave Taphonomy*. Chicago: University of Chicago Press.

Bridges, P. S. (1992). Prehistoric arthritis in the Americas. *Annual Review of Anthropology* 21:67-91.

Bridges, P. S. (1993). The effect of variation in methodology on the outcome of osteoarthritic studies. *International Journal of Osteoarchaeology* 3:289-295.

Brooks, S., and Suchey, J. M. (1990). Skeletal age determination based on the os pubis: A comparison of the Acsádi-Nemeskéri and Suchey-Brooks methods. *Human Evolution* 5:227-238.

Brooks, S. T. (1955). Skeletal age at death: Reliability of cranial and pubic age indicators. *American Journal of Physical Anthropology* 13:567-597.

Brothwell, D. R. (1981). *Digging Up Bones* (3rd Ed.). Ithaca, New York: Cornell University Press.

.Brothwell, D. R. (1989). The relationship of tooth wear to aging. In: M. Y. Is¸can, (ed.) *Age Markers in the Human Skeleton*. pp. 303-316. Springfield, Illinois: C. C. Thomas.

Brown, K. (2000). Ancient DNA applications in human osteoarchaeology: Achievements, problems and potential. In: M. Cox and S. Mays (eds.) *Human Osteology in Archaeology and Forensic Science*. pp. 455-473. London: Greenwich Medical Media, Ltd.

Brown, P. (1981). Artificial cranial deformation: A component of the variation in Pleistocene Australian aboriginal crania. *Archaeology in Oceania* 16:156-167.

Brown, T. A., and Brown, K. A. (1992). Ancient DNA and the archaeologist. *Antiquity* 66:10-23. Bruwelheide, K. S., Beck, J., and Pelot, S. (2001). Standardized protocol for radiographic and photographic documentation of human skeletons. In: E. Williams (ed.) *Human Remains: Conservation, Retrieval and Analysis*. Oxford, England: Archaeopress (B.A.R. International Series 934). pp. 153-165.

Bru°žek, J. (2002). A method for visual determination of sex, using the human hip bone. *American Journal of Physical Anthropology* 117:157-168.

Buck, S. (2003). Searching for graves using geophysical technology: Field tests with ground penetrating radar, magnetometry, and electrical resistivity. *Journal of Forensic Sciences* 48:1-7.

Buckley, H. R., and Dias, G. J. (2002). The distribution of skeletal lesions in treponemal disease: Is the lymphatic system responsible? *International Journal of Osteoarchaeology* 12:178-188.

Buikstra, J. E. (1981a). A specialist in ancient cemetery studies looks at the reburial issue. *Early Man* 3:26-27.

Buikstra, J. E. (ed.) (1981b). *Prehistoric Tuberculosis in the Americas*. Evanston, Illinois: Northwestern University Archaeological Program.

Buikstra, J. E. (1983). Reburial: How we all lose. *Society for California Archaeology Newsletter* 17:1.

Buikstra, J. E., and Cook, D. C. (1980). Paleopathology: An American account. *Annual Review of Anthropology* 9:433-470.

Buikstra, J. E., and Ubelaker, D. H. (1994). *Standards for Data Collection from Human Skeletal Remains*. Fayetteville, Arkansas: Arkansas Archaeological Survey Report Number 44.

Buikstra, J. E., and Mielke, J. H. (1985). Demography, diet and health. In: R. I. Gilbert and J. H. Mielke (eds.) *The Analysis of Prehistoric Diets*. pp. 359-422. Orlando, Florida. Academic Press.

Burr, D. B. (1980). The relationships among physical, geometrical and mechanical properties of bone, with a note on the properties of nonhuman primate bone. *Yearbook of Physical Anthropology* 23:109-146.

Burrows, A. M., Zanella, V. P., and Brown, T. M. (2003). Testing the validity of metacarpal use in sex assessent of human skeletal remains. *Journal of Forensic Sciences* 48:1-4.

Caffell, A. C., Roberts, C. A., Janaway, R. C., and Wilson, A. S. (2001). Pressures on osteological collections—the importance of damage limitation. In: E. Williams (ed.) *Human Remains: Conservation, Retrieval and Analysis*. pp. 187-197. Oxford, England: Archaeopress (B.A.R. International Series 934).

Caldwell, P. C. (1986). New questions (and some answers) on the facial reproduction techniques. In: K. J. Reichs (ed.) *Forensic Osteology: Advances in the Identification of Human Remains*. pp. 229-255. Springfield, Illinois: C. C. Thomas.

Carolan, V. A., Gardner, M. L. G., Lucy, D., and Pollard, A. M. (1997). Some considerations regarding the use of amino acid racemization in human dentine as an indicator of age at death. *Journal of Forensic Sciences* 42:10-16.

Carter, D. R. (1980). SI: The international system of units. In: V. H. Frankel and M. Nordin (eds.) *Basic Biomechanics of the Skeletal System*. pp. 1-11. Philadelphia: Lea and Febiger.

Chamberlain, A. (2000). Problems and prospects in palaeodemography. In: M. Cox and S. Mays (eds.) *Human Osteology in Archaeology and Forensic Science*. pp. 101-115. London: Greenwich Medical Media, Ltd.

Christensen, A. M. (2004). The impact of Daubert: Implications for testimony and research in forensic anthropology (and the use of frontal sinuses in personal identification). Journal of Forensic Sciences 49:1-4.

Clarke, N. G., and Hirsch, R. S. (1991). Physiological, pulpal, and periodontal factors influencing alveolar bone. In: M. A. Kelley and C. S. Larsen (eds.) *Advances in Dental Anthropology*. pp. 241-266. New York: Wiley-Liss.

Clarke, R. J., and Howell, F. C. (1972). Affinities of the Swartkrans 847 Hominid Cranium. *American Journal of Physical Anthropology* 37:319-335.

Clement, J. G., and Ranson, D. L. (eds.) (1998). *Craniofacial Identification in Forensic Medicine*. London: Arnold.

Cohen, M. N. (1994). The osteological paradox reconsidered. *Current Anthropology* 35:629-637. Cohen, M. N., and Armelagos, G. J. (eds.) (1985). *Paleopathology at the Origins of Agriculture*. Orlando, Florida: Academic Press.

Connor, A., and Stoneking, M. (1994). Assessing ethnicity from human mitochondrial DNA types determined by hybridization with sequence-specific oligonucleotides. *Journal of Forensic Sciences* 39:1360-1371.

Connor, M. and Scott, D. (2001). Paradigms and perpetrators. *Historical Archaeology* 35:1-6.

Cool, S. M., Hendrikz, J. K., and Wood, W. B. (1995). Microscopic age changes in the human occipital bone. *Journal of Forensic Sciences* 40:789-796.

Cox, M. (2000a). Ageing adults from the skeleton. In: M. Cox and S. Mays (eds.) *Human Osteology in Archaeology and Forensic Science*. pp. 61-81. London: Greenwich Medical Media, Ltd.

Cox, M. (2000b). Assessment of Parturition. In: M. Cox and S. Mays (eds.) *Human Osteology in Archaeology and Forensic Science*. pp. 131-142. London: Greenwich Medical Media, Ltd.

Cox, M., and Mays, S. (2000). *Human Osteology in Archaeology and Forensic Science*. London: Greenwich Medical Media, Ltd.

Cox, M., and Scott, A. (1992). Evaluation of the obstetric significance of some pelvic characters in an 18th century British sample of known parity. *American Journal of Physical Anthropology* 89:43-440.

Corruccini, R. S. (1978). Morphometric analysis: Uses and abuses. *Yearbook of Physical Anthropology* 21:134-150.

Corruccini, R. S. (1987). Shape in morphometrics: Comparative analyses. *American Journal of*

Physical Anthropology 73:289-303.

Crist, T. A. J. (2001). Bad to the bone? Historical archaeologists in the practice of forensic science. *Historical Archaeology* 35:39-56.

Currey, J. (1984). *The Mechanical Adaptations of Bones*. Princeton, New Jersey: Princeton University Press.

Currey, J. (2002). *Bones: Structure and Mechanics*. Princeton, New Jersey: Princeton University Press.

Danforth, M. E., Herndon, K. S., and Propst, K. B. (1993). A preliminary study of patterns of replication in scoring linear enamel hypoplasias. *International Journal of Osteoarchaeology* 3:297-302.

Davenport, G. C. (2001). Remote sensing applications in forensic investigations. *Historical Archaeology* 35:87-100.

De Greef, S., and Willems, G. (2005). Three-dimensional cranio-facial reconstruction in forensic identification: Latest progress and new tendencies in the 21st century. *Journal of Forensic Sciences* 50:1-6.

De Gusta, D., and White, T. D. (1996). On the use of skeletal collections for DNA analysis. *Ancient Biomolecules* 1:89-92.

De Vito, C., and Saunders, S. R. (1990). A discriminant function analysis of deciduous teeth to determine sex. *Journal of Forensic Sciences* 35:845-858.

Devlin, B., Risch, N., and Roeder, K. (1994). Comments on the statistical aspects of the NRC's report on DNA typing. *Journal of Forensic Sciences* 39:28-40.

DiMaio, D., and DiMaio, J. M. (1989). *Forensic Pathology*. New York: Elsevier.

Dirkmaat, D. C., and Adovasio, J. M. (1997). The role of archaeology in the recovery and interpretation of human remains from an outdoor forensic setting. In: W. D. Haglund and M. H. Sorg (eds.) *Forensic Taphonomy*. pp. 39-64. Boca Raton, Florida: CRC Press. Dobney, K., and Brothwell, D. (1986). Dental calculus: Its relevance to ancient diet and oral ecology. *British Archaeological Reports: International Series* 291:55-81.

Donnelly, S. M., Hens, S. M., Rogers, N. L., and Schneider, K. L. (1998). Technical note: A blind test of mandibular ramus flexure as a morphologic indicator of sexual dimorphism in the human skeleton. *American Journal of Physical Anthropology* 107:363-366.

Dreier, F. G. (1994). Age at death estimates for the protohistoric Arikara using molar attrition rates: A new quantification method. *International Journal of Osteoarchaeology* 4:13-147.

Drusini, A. G., Toso, O., and Ranzato, C. (1997). The coronal pulp cavity index: A biomarker for age determination in human adults. *American Journal of Physical Anthropology* 103:353-363.

Dudar, J. C. (1993). Identification of rib number and assessment of intercostal variation at the sternal end. *Journal of Forensic Sciences* 38:788-797.

Duday, H. (1978). Archéologie funéraire et anthropologie: Application des relevés et de l'étude ostéologique à quelques sépultures pré- et protohistorique du midi de la France. *Cahiers d'Anthropologie* 1:55-101.

Duday, H., and Masset, C. (eds.) (1987). *Anthropologie Physique et Archéologie*. Paris: C.N.R.S.

Edgar, H. J. H. (2005). Prediction of race using characteristics of dental morphology. *Journal of Forensic Sciences* 50:1-5.

El-Najjar, M. Y., and McWilliams, K. R. (1978). *Forensic Anthropology*. Springfield, Illinois: C. C. Thomas.

Epstein, F. H. (1989). The biology of osteoarthritis. *New England Journal of Medicine* 320:1322-1330.

Ericksen, M. F. (1991). Histologic estimation of age at death using the anterior cortex of the femur. *American Journal of Physical Anthropology* 84:171-179.

Eshed, V., Latimer, B., Greenwald, C. M., Jellema, L. M., Rothschild, B. M., Wish-Baratz, S., and Hershkovitz, I. (2002). Button osteoma: Its etiology and pathophysiology. *American Journal of Physical Anthropology* 118:217-230.

Falsetti, A. B. (1995). Sex assessment from metacarpals of the human hand. *Journal of Forensic Sciences* 40:774-776.

Fazekas, G., and Kósa, F. (1978). *Forensic Fetal Osteology*. Budapest: Akadémiai Kiadó.

Feder, H. A. (1991). *Succeeding as an Expert Witness*. New York: Van Nostrand Reinhold.

Feldesman, M. R., and Fountain, R. L. (1996). "Race" specificity and the femur/stature ratio. *American Journal of Physical Anthropology* 100:207-224.

Feldmann, R. M., Chapman, R. E., and Hannibal, J. T. (eds.) (1989). *Paleotechniques*. Knoxville, Tennessee: Paleontological Society Special Publication Number 4.

Fenton, T. W., Birkby, W. H., and Cornelison, J. (2003). A fast and safe nonbleaching method for forensic skeletal preparation. *Journal of Forensic Sciences* 48:1-3.

Finnegan, M. (1978). Non-metric variation of the infracranial skeleton. *Journal of Anatomy* 125:23-37.

Fitzgerald, C. M., and Rose, J. C. (2000). Reading between the lines: Dental development and subadult age assessment using the microstructural growth markers of teeth. In: M. A. Katzenberg and S. Saunders (eds.) *Biological Anthropology of the Human Skeleton*. pp. 163-186. New York: Wiley-Liss.

Formicola, V. (1993). Stature reconstruction from long bones in ancient population samples: An approach to the problem of its reliability. *American Journal of Physical Anthropology* 90:351-358.

Fox, C. L. (1992). Information obtained from the microscopic examination of cultural striations in human dentition. *International Journal of Osteoarchaeology* 2:155-169.

France, D. L., Griffin, T. J., Swanburg, J. G., Lindemann, J. W., Davenport, G. C., Tramell,

V.,Armbrust, C. T., Kondratieff, B., Nelson, A., Castellano, K., and Hopkins, D. (1992). A multidisciplinary approach to the detection of clandestine graves. *Journal of Forensic Sciences* 37:1445-1458.

Frayer, D. W. (1985). Multivariate morphometrics. *Reviews in Anthropology* 12:289-298.

Frayer, D. W. (1991). On the etiology of interproximal grooves. *American Journal of Physical Anthropology* 85:299-304.

Frost, H. M. (1987). Secondary osteon populations: An algorithm for determining mean bone tissue age. *Yearbook of Physical Anthropology* 30:221-238.

Galera, V., Ubelaker, D. H., and Hayek, L. C. (1998). Comparison of macroscopic cranial methods of age estimation applied to skeletons of the Terry Collection. *Journal of Forensic Sciences* 43:933-939.

Galloway, A., and Simmons, T. L. (1997). Education in forensic anthropology: Appraisal and outlook. *Journal of Forensic Sciences* 42:796-801.

Galloway, A., and Snodgrass, J. J. (1998). Biological and chemical hazards of forensic skeletal analysis. *Journal of Forensic Sciences* 43:1144-1147.

Garn, S. M. (1972). The course of bone gain and the phases of bone loss. *Orthopedic Clinics of North America* 3:503-520.

Garrison, E. G. (2003). *Techniques in Archaeological Geology*. Berlin: Springer Verlag.

Genovés, S. (1967). Proportionality of long bones and their relation to stature among Mesoamericans. *American Journal of Physical Anthropology* 26:67-78.

Getlin, J. (1986). Hearts and bones. *Los Angeles Times Magazine*. October 12, 1986, pp. 11-27.

Gifford, D. P. (1981). Taphonomy and paleoecology: A critical review of archaeology's sister disciplines. *Advances in Archaeological Method and Theory* 4:365-438.

Gilbert, B. M., and McKern, T. W. (1973). A method for aging the female *Os pubis*. *American Journal of Physical Anthropology* 38:31-38.

Gilbert, W. H., and Richards, G. D. (2000). Digital imaging of bone and tooth modification. *Anatomical Record* (*New Anatomist*) 261:237-246.

Giles, E. (1991). Corrections for age in estimating older adult's stature from long bones. *Journal of Forensic Sciences* 36:898-901.

Giles, E. (1993). Modifying stature estimation from the femur and tibia. *Journal of Forensic Sciences* 38:758-760.

Giles, E., and Elliot, O. (1962). Race identification from cranial measurements. *Journal of Forensic Sciences* 7:147-157.

Giles, E., and Elliot, O. (1963). Sex determination by discriminant function analysis of crania. *American Journal of Physical Anthropology* 21:53-68.

Gill, G. W. (1984). A forensic test case for a new method of geographical race determination. In: T. A. Rathburn and J. E. Buikstra (eds.) *Human Identification: Case Studies in Forensic*

Anthropology. pp. 329-339. Springfield, Illinois: C. C. Thomas.

Gill, G. W. (1986). Craniofacial criteria in forensic race identification. In: K. J. Reichs (ed.) *Forensic Osteology: Advances in the Identification of Human Remains*. pp. 143-159. Springfield, Illinois: C. C. Thomas.

Gill, G. W. (1995). Challenge on the frontier: Discerning American Indians from whites osteologically. *Journal of Forensic Sciences* 40:783-788.

Gill, G.W. (2001). Racial variation in the proximal and distal femur: Heritability and forensic utility. *Journal of Forensic Sciences* 46:791-799.

Gill, G. W., Fisher, J. W., and Zeimens, G. M. (1984). A pioneer burial near the historic Bordeaux trading post. *Plains Anthropologist* 29:229-238.

Gill, G. W., and Rhine, S. (eds.) (1990). *Skeletal Attribution of Race: Methods for Forensic Anthropology*. Anthropological Papers Number 4. Albuquerque, New Mexico: Maxwell Museum of Anthropology.

Goldstein, L. (1995). Politics, law, pragmatics, and human burial excavations: An example from northern California. In: A. L. Grauer (ed.) *Bodies of Evidence: Reconstructing History Through Skeletal Analysis*. pp. 3-17. New York: Wiley-Liss.

Goldstein, L., and Kintigh, K. (1990). Ethics and the reburial controversy. *American Antiquity* 55:585-591.

Goodman, A. H., and Armelagos, G. J. (1985). Factors affecting the distribution of enamel hypoplasias within the human permanent dentition. *American Journal of Physical Anthropology* 68:479-493.

Goodman, A. H., and Rose, J. C. (1991). Dental enamel hypoplasias as indicators of nutritional status. In: M. A. Kelley and C. S. Larsen (eds.) *Advances in Dental Anthropology*. pp. 279-293. New York: Wiley-Liss.

Goodman, A. H., and Song, R. (1999). Sources of variation in estimated ages at formation of linear enamel hypoplasias. In: R.D. Hoppa and C.M. FitzGerald (eds.) *Human Growth in the Past: Studies from Bones and Teeth*. pp. 210-240. Cambridge, England: Cambridge University Press.

Gould, R. M. (2004). 1579 Bonnichsen v. United States, Opinion. 9th Circuit Court of Appeals, U.S.Grauer, A. L. (ed.) (1995). *Bodies of Evidence: Reconstructing History Through Skeletal Analysis*. New York: Wiley-Liss.

Graw, M., Czarnetzki, A., and Haffner, H.-T. (1999). The form of the supraorbital margin as a criterion in identification of sex from the skull: Investigations based on modern human skulls. *American Journal of Physical Anthropology* 108:91-96.

Greenberg, J. H., Turner, C. G., and Zegura, S. L. (1986). The settlement of the Americas: A comparison of the linguistic, dental and genetic evidence. *Current Anthropology* 27:477-497.

Greene, D. L., Van Gerven, D. P., and Armelagos, G. J. (1986). Life and death in ancient populations: Bones of contention in paleodemography. *Human Evolution* 1:193-207.

Gregg, J. B., and Gregg, P. S. (1987). *Dry Bones: Dakota Territory Reflected.* Sioux Falls, South Dakota: Sioux Printing.

Gruspier, K. L., and Mullen, G. J. (1991). Maxillary suture obliteration: A test of the Mann method. *Journal of Forensic Sciences* 36:512-519.

Gulekon, I. N., and Turgut, H. B. (2003). The external occipital protuberance: can it be used as a criterion in the determination of sex? *Journal of Forensic Sciences* 48:1-4.

Gustafson, G., and Koch, G. (1974). Age estimation up to 16 years of age based on dental development. *Odontologisk Revy* 25:297-306.

Haack, S. (2003). Trials and tribulations: *Science* in the Courts. *Daedalus* 132:54-63. Hagelberg, E., Sykes, B., and Hedges, R. (1989). Ancient bone DNA amplified. *Nature* 342:485.

Hagelberg, E., Gray, I. C., and Jeffreys, A. J. (1991). Identification of the skeletal remains of a murder victim by DNA analysis. *Nature* 352:427-429.

Haglund, W. D. (1992). Contributions of rodents to postmortem artifacts of bone and soft tissue. *Journal of Forensic Sciences* 37:1459-1465.

Haglund, W. D. (1997). Dogs and coyotes: Postmortem involvement with human remains. In: W. D. Haglund and M. H. Sorg (eds.) *Forensic Taphonomy*. pp. 367-381. Boca Raton, Florida: CRC Press.

Haglund, W. D. (2001). Archaeology and forensic death investigations. *Historical Archaeology* 35:26-34.

Haglund, W. D., Reay, D. T., and Swindler, D. R. (1988). Tooth mark artifacts and survival of bones in animal scavenged human skeletons. *Journal of Forensic Sciences* 33:985-997.

Haglund, W. D., and Sorg, M. H. (eds.) (1997). *Forensic Taphonomy*. Boca Raton, Florida: CRC Press.

Hamilton, M. E. (1982). Sexual dimorphism in skeletal samples. In: R. L. Hall (ed.) *Sexual Dimorphism in Homo sapiens*. pp. 107-163. New York: Praeger.

Hancock, R. G. V., Grynpas, M. D., and Pritzker, K. P. H. (1989). The abuse of bone analyses for archaeological dietary studies. *Archaeometry* 31:169-179.

Handt, O., Höss, M., Krings, M., and Pääbo, S. (1994). Ancient DNA: Methodological challeng-es. *Experientia* 50:524-529.

Hansen, M. (1993). Believe it or Not. *American Bar Association Journal*, June, pp. 64-67.

Haun, S. J. (2000). Brief communication: A study of the predictive accuracy of mandibular ramus flexure as a single morphologic indicator of sex in an archaeological sample. *American Journal of Physical Anthropology* 111:429-432.

Hauser, G., and DeStefano, G. F. (1989). *Epigenetic Variants of the Human Skull*. Stuttgart: E. Schweizerbartšche Verlagsbuchhandlung.

Hauswirth, W. W., Dickel, C. D., Rowold, D. J., and Hauswirth, M. A. (1994). Inter-and intrapopulation studies of ancient humans. *Experientia* 50:585-591.

Heathcote, G. M. (1981). The magnitude and consequences of measurement error in human craniometry. *Canadian Review of Physical Anthropology* 3:18-40.

Henderson, J. (1987). Factors determining the state of preservation of human remains. In: A. Boddington, A. N. Garland, and R. C. Janaway (eds.) *Death, Decay and Reconstruction*. pp. 43.54. Manchester: Manchester University Press.

Herrmann, B., and Hummel, S. (eds.) (1994). *Ancient DNA*. New York: Springer-Verlag. Higuchi, R., Bowman, B., Freiberger, M., Ryder, O. A., and Wilson, A. C. (1984). DNA sequences from the quagga, an extinct member of the horse family. *Nature* 312:282-284.

Hildebrand, M. (1968). *Anatomical Preparations*. Berkeley, California: University of California Press.

Hill, C. A. (2000). Technical note: Evaluating mandibular ramus flexure as a morphological indicator of sex. *American Journal of Physical Anthropology* 111:573-577.

Hillson, S. (1986). *Teeth*. Cambridge, England: Cambridge University Press.

Hillson, S. (1992). Impression and replica methods for studying hypoplasia and perikymata on human tooth crown surfaces from archaeological sites. *International Journal of Osteoarchaeology* 2:65-78.

Hillson, S. (1996). *Dental Anthropology*. Cambridge, England: Cambridge University Press.

Hillson, S. (2001). Recording dental caries in archaeological human remains. *International Journal of Osteoarchaeology* 11:249-289.

Hillson, S. (2002). Dental pathology. In: Katzenberg, M.A., and Saunders, S. (eds.) *Biological Anthropology of the Human Skeleton*. pp. 249-286. New York: Wiley-Liss.

Hlusko, L. J. (2003). The oldest hominid habit? Experimental evidence for toothpicking with grass stalks. *Current Anthropology* 44:738-741.

Hogge, J. P., Messmer, J. M., and Doan, Q. N. (1994). Radiographic identification of unknown human remains and interpreter experience level. *Journal of Forensic Sciences* 39:373-377.

Holland, M. M., Fisher, D. L., Mitchell, L. G., Rodriquez, W. C., Canik, J. J., Merril, C. R., and Weedn, V. W. (1993). Mitochondrial DNA sequence analysis of human skeletal remains: Identification of remains from the Vietnam War. *Journal of Forensic Sciences* 38:542-553.

Holliday, T. W., and Falsetti, A. B. (1999). A new method for discriminating African- American from European-American skeletons using postcranial osteometrics reflective of body shape. *Journal of Forensic Sciences* 44:926-930.

Hollien, H. (1990). The expert witness: Ethics and responsibilities. *Journal of Forensic Sciences* 35:1414-1423.

Hoppa, R. D. (2000). Population variation in osteological aging criteria: An example from the pubic symphysis. *American Journal of Physical Anthropology* 111:185-191.

Hoppa, R. D., and Saunders, S. (1998). Two quantitative methods for rib seriation in human skeletal remains. *Journal of Forensic Sciences* 43:174-177.

Hoppa, R. D., and FitzGerald, C. M. (eds.) (1999). *Human Growth in the Past: Studies from Bones and Teeth*. Cambridge, England: Cambridge University Press.

Hoppa, R. D., and Vaupel, J. W. (eds.) (2002). *Palaeodemography: Age Distributions from Skeletal Samples*. Cambridge, England: Cambridge University Press.

Hoshower, L. M. (1998). Forensic archeology and the need for flexible excavation strategies: A case study. *Journal of Forensic Sciences* 43:53-56.

Houck, M. M., Ubelaker, D., Owsley, D., Craig, E., Grant, W., Fram, R., Woltanski, T., and Sandness, K. (1996). The role of forensic anthropology in the recovery and analysis of Branch Davidian compound victims: Assessing the accuracy of age estimations. *Journal of Forensic Sciences* 41:796-801.

Howells, W. W. (1969a). Criteria for selection of osteometric dimensions. *American Journal of Physical Anthropology* 30:451-458.

Howells, W. W. (1969b). The use of multivariate techniques in the study of skeletal populations. *American Journal of Physical Anthropology* 31:311-314.

Howells, W. W. (1973). *Cranial Variation in Man*. Cambridge, Massachusetts: Peabody Museum of Archaeology and Ethnology Papers.

Howells, W. W. (1983). Origins of Chinese people: Interpretations of the recent evidence. In: D. N. Keightly (ed.) *The Origins of Chinese Civilization*. pp. 297-319. Berkeley, California: University of California Press.

Howells, W. W. (1986). Physical anthropology of the prehistoric Japanese. In: R. J. Pearson (ed.) *Windows on the Japanese Past*. pp. 85-99. Ann Arbor, Michigan: Center for Japanese Studies.

Howells, W. W. (1989). Skull shapes and the map: Craniometric analyses in the dispersion of modern *Homo*. *Papers of the Peabody Museum of Archaeology and Ethnology* 79:1-189.

Howells, W. W. (1995). Who's who in skulls: Ethnic identification of crania from measurements. *Papers of the Peabody Museum of Archaeology and Ethnology, Harvard University* 82:1-108.

Hubert, J. (1989). A proper place for the dead: A critical review of the"reburial"issue. In: R. Layton (ed.) pp. 131-166. London: Unwin Hyman.

Hummert, J. R., and Van Gerven, D. P. (1985). Observations on the formation and persistence of radiopaque transverse lines. *American Journal of Physical Anthropology* 66:297-306.

Huss-Ashmore, R., Goodman, A. H., and Armelagos, G. J. (1982). Nutritional inference from paleopathology. *Advances in Archaeological Method and Theory* 5:395-474.

Introna, F., Jr., Di Vella, G., Campobasso, C. P., and Dragone, M. (1997). Sex determination by discriminant analysis of calcanei measurements. *Journal of Forensic Sciences* 42:725-728.

Is¸can, M. Y. (1988). Rise of forensic anthropology. *Yearbook of Physical Anthropology* 31:203-230.

İşcan, M. Y. (ed.) (1989). *Age Markers in the Human Skeleton*. Springfield, Illinois: C. C. Thomas.

İşcan, M. Y., and Cotton, T. S. (1985). The effect of age on the determination of race from the pelvis. *Journal of Human Evolution* 14:275-282.

İşcan, M. Y., and Kennedy, K. A. R. (eds.) (1989). *Reconstruction of Life from the Skeleton*. New York: Alan R. Liss.

İşcan, M. Y., and Loth, S. R. (1986). Estimation of age and determination of sex from the sternal rib. In: K. J. Reichs (ed.) *Forensic Osteology: Advances in the Identification of Human Remains*. pp. 68-89. Springfield, Illinois: C. C. Thomas.

İşcan, M. Y., and Helmer, R. P. (1993). *Forensic Analysis of the Skull*. New York: Wiley-Liss.

Jackes, M. (1992). Paleodemography: Problems and techniques. In: S. R. Saunders and M. A. Katzenberg (eds.) *Skeletal Biology of Past Peoples: Research Methods*. pp. 189-224. New York: Wiley-Liss.

Jackes, M. (2000). Building the bases for paleodemographic analysis: Adult age determination. In: Katzenberg, M.A., and Saunders, S. (eds.) *Biological Anthropology of the Human Skeleton*. pp. 417-466. New York: Wiley-Liss.

Jantz, R. L. (1992). Modification of the Trotter and Gleser female stature estimation formulae. *Journal of Forensic Sciences* 37:1230-1235.

Jantz, R. L. (1993). Modifying stature estimation from the femur and tibia: Author's response. *Journal of Forensic Sciences* 38:760-763.

Jantz, R. L., Hunt, D. R., and Meadows, L. (1995). The measure and mismeasure of the tibia: Implications for stature estimation. *Journal of Forensic Sciences* 40:758-761.

Jarvik, E. (1980). *Basic Structure and Evolution of Vertebrates*, Vol. 2. New York: Academic Press.

Jeffreys, A. J., Allen, M. J., Hagelberg, E., and Sonnberg, A. (1992). Identification of the skeletal remains of Josef Mengele by DNA analysis. *Forensic Science International* 56:65-76.

Johanson, D. C. (1979). A consideration of the "Dryopithecus pattern." *Ossa* 6:125-138.

Johnson, J. S. (2001). A long-term look at polymers used to preserve bone. In: E. Williams (ed.) *Human Remains: Conservation, Retrieval and Analysis*. pp. 99-102. Oxford, England: Archaeopress (B.A.R. International Series 934).

Jones, D. G., and Harris, R. J. (1998). Archeological human remains. *Current Anthropology* 39:253-264.

Joukowsky, M. (1980). *A Complete Manual of Field Archaeology: Tools and Techniques of Field Work for Archaeologists*. Englewood Cliffs, New Jersey: Prentice Hall.

Kaestle, F. A. (1995). Chapter 5. Mitochondrial DNA evidence for the identity of descendants of the prehistoric Stillwater Marsh population. In: C. S. Larsen and R. L. Kelley (eds.) *Bioarchaeology of the Stillwater Marsh: Prehistoric Human Adaptation in the Western Great*

Basin. American Museum of Natural History Anthropological Papers 77:73-80.

Kaestle, F. A., and Horsburgh, K. A. (2002). Ancient DNA in anthropology: Methods, applications, and ethics. *American Journal of Physical Anthropology* 119 (Yearbook of Physical Anthropology) 92-130.

Katz, D., and Suchey, J. M. (1985). Age determination of the male os pubis. *American Journal of Physical Anthropology* 69:427-435.

Katz, D., and Suchey, J. M. (1989). Race differences in pubic symphyseal aging patterns in the male. *American Journal of Physical Anthropology* 80:167-172.

Katzenberg, M. A. (2000). Stable isotope analysis: A tool for studying past diet, demography, and life history. In: M. A. Katzenberg and S. Saunders (eds.) *Biological Anthropology of the Human Skeleton*. pp. 305-327. New York: Wiley-Liss.

Katzenberg, M. A., and Saunders, S. (eds.) (2000). *Biological Anthropology of the Human Skeleton*. New York: Wiley-Liss.

Kelley, M. A. (1979). Parturition and pelvic changes. *American Journal of Physical Anthropology* 51:541-546.

Kelley, M. A., and Larsen, C. S. (eds.) (1991). *Advances in Dental Anthropology*. New York: Wiley-Liss.

Kelman, L. M., and Kelman, Z. (1999). The use of ancient DNA in paleontological studies. *Journal of Vertebrate Paleontology* 19:8-20.

Kennedy, K. A. R. (1989). Skeletal markers of occupational stress. In: M. Y. Is¸can and K. A. R. Kennedy (eds.) *Reconstruction of Life from the Skeleton*. pp. 129-160. New York: Alan R. Liss.

Kennedy, K. A. R. (1995). But professor, why teach race identification if races dont exist? *Journal of Forensic Sciences* 40:797-800.

Kent, S. (1987). The influence of sedentism and aggregation on porotic hyperostosis and anaemia: A case study. *Man* 21:605-636.

Killam, E. W. (2004). *The Detection of Human Remains*. (2nd Ed.). Springfield, Illinois: C. C. Thomas.

King, C. A., Is¸can, M. Y., and Loth, S. R. (1998). Metric and comparative analysis of sexual dimorphism in the Thai femur. *Journal of Forensic Sciences* 43:954-958.

Kirk, N. J., Wood, R. E., and Goldstein, M. (2002). Skeletal identification using the frontal sinus region: A retrospective study of 39 cases. *Journal of Forensic Sciences* 47:318-323.

Klesert, A. L., and Powell, S. (1993). A perspective on ethics and the reburial controversy. *American Antiquity* 58:348-354.

Kogan, J. D. (1978). On being a good expert witness in a criminal case. *Journal of Forensic Sciences* 23:190-200.

Kogon, S. L., and MacLean, D. F. (1996). Long-term validation study of bitewing dental radiographs for forensic identification. *Journal of Forensic Sciences* 41:230-232.

Kolman, C. J., and Tuross, N. (2000). Ancient DNA analysis of human populations. *American Journal of Physical Anthropology* 111:5-23.

Komar, D. (1999). The use of cadaver dogs in locating scattered, scavenged human remains: Preliminary field test results. *Journal of Forensic Sciences* 44:405-408.

Konigsberg, L. W., and Frankenberg, S. R. (1994). Paleodemography:"Not quite dead." *Evolutionary Anthropology* 2:92-105.

Konigsberg, L.W., and Frankenberg, S. R. (2002). Deconstructing death in paleodemography. *American Journal of Physical Anthropology* 117:297-809.

Krings, M., Stone, A., Schmitz, R. W., Krainitzki, H., Stoneking, M., and Pääbo, S. (1997). Neandertal DNA sequences and the origin of modern humans. *Cell* 90:19-30.

Krogman, W. M., and Is¸can, M. Y. (1986). *The Human Skeleton in Forensic Medicine* (2nd Ed.). Springfield, Illinois: C. C. Thomas.

Kunos, C. A., Simpson, S.W., Russell, K. F., and Hershkovitz, I. (1999). First rib metamorphosis: Its possible utility for human age-at-death estimation. *American Journal of Physical Anthropology* 110:303-323.

Kvaal, S. I., Sellevold, B. J., and Solheim, T. (1994). A comparison of different non-destruc- tive methods of age estimation in skeletal material. *International Journal of Osteoarchaeology* 4:363-370.

Lambert, P. M., and Walker, P. L. (1991). Physical anthropological evidence for the evolution of social complexity in coastal southern California. *Antiquity* 65: 963-973.

Lamendin, H., Baccino, E., Humbert, J. F., Tavernier, J. C., Nossintchouk, R. M., and Zerilli, A. (1992). A simple technique for age estimation in adult corpses: The two criteria dental method. *Journal of Forensic Sciences* 37:1373-1379.

Lampl, M., Veldhuis, J. D., and Johnson, M. L. (1992). Saltation and stasis: A model of human growth. *Science* 258:801-803.

Lampl, M., and Johnston, F. E. (1996). Problems in the aging of skeletal juveniles: Perspectives from maturation assessments of living children. *American Journal of Physical Anthropology* 101:345-355.

Larsen, C. S. (1983). Behavioral implications of temporal change in cariogenesis. *Journal of Archaeological Science* 10:1-8.

Larsen, C. S. (1997). *Bioarchaeology: Interpreting Behavior from the Human Skeleton.* Cambridge, England: Cambridge University Press.

Larsen, C.S. (ed.) (2001). *Bioarchaeology of Spanish Florida: The Impact of Colonialism.* Gainesville, Florida: University Press of Florida.

Larsen, C. S., and Kelly, R. L. (eds.) (1995). Bioarchaeology of the Stillwater Marsh: Prehistoric human adaptation in the western Great Basin. *American Museum of Natural History Anthropological Papers* 77:1-170.

Larsen, C. S., Kelly, R. L., Ruff, C. B., Schoeninger, M. J., and Hutchinson, D. L. (1996). Biobehavioral adaptations in the western Great Basin. In: E. J. Reitz, L. A. Newson, and S. J. Scud-der (eds.) *Case Studies in Environmental Archaeology*. pp. 149-174. New York: Plenum Press.

Layton, R. (ed.) (1989). *Conflict in the Archaeology of Living Traditions*. London: Unwin Hyman.

Leiggi, P., and May, P. J. (eds.) (1994). *Vertebrate Paleontological Techniques*. Cambridge, England: Cambridge University Press.

Lenchik, L., and Sartoris, D. J. (1997). Current concepts in osteoporosis. *American Journal of Roetgenology* 168:905-911.

Lewis, M. (2000). Non-adult palaeopathology: Current status and future potential. In: M. Cox and S. Mays (eds.) *Human Osteology in Archaeology and Forensic Science*. pp. 39-57. London: Greenwich Medical Media, Ltd.

Ley, C. A., Aiello, L. C., and Molleson, T. (1994). Cranial suture closure and its implications for age estimation. *International Journal of Osteoarchaeology* 4:193-207.

Li, W.-H., and Graur, D. (1991). *Fundamentals of Molecular Evolution*. Sunderland, Massachussetts: Sinauer.

Lindahl, T. (1997). Facts and artifacts of ancient DNA. *Cell* 90:1-3.

Liversidge, H. M. (1994). Accuracy of age estimation from developing teeth of a population of known age (0-5.4 years). *International Journal of Osteoarchaeology* 4:37-45.

Loth, S. R., and Henneberg, M. (1996). Mandibular ramus flexure: A new morphologic indicator of sexual dimorphism in the human skeleton. *American Journal of Physical Anthropology* 99:473-485.

Loth, S. R., and Henneberg, M. (1998). Mandibular ramus flexure is a good indicator of sexual dimorphism. *American Journal of Physical Anthropology* 105:91-92.

Lovejoy, C. O. (1978). A biomechanical review of the locomotor diversity of early hominids. In: C. J. Jolly (ed.) *Early Hominids of Africa*. pp. 403-429. London: Duckworth.

Lovejoy, C. O. (1985). Dental wear in the Libben population: Its functional pattern and role in the determination of adult skeletal age at death. *American Journal of Physical Anthropology* 68:47-56.

Lovejoy, C. O. (1988). Evolution of human walking. *Scientific American* 256:118-125.

Lovejoy, C. O., and Burstein, A. H. (1977). Geometrical properties of bone sections determined by laminography and physical section. *Journal of Biomechanics* 10:527-528.

Lovejoy, C. O., Burstein, A. H., and Heiple, K. G. (1976). The biomechanical analysis of bone strength: A method and its application to platycnemia. *American Journal of Physical Anthropology* 44:489-506.

Lovejoy, C. O., and colleagues (1985). Eight papers on Todd and Libben skeletal material.

American Journal of Physical Anthropology 68:1-106.

Lovejoy, C. O., and Heiple, K. G. (1981). The analysis of fractures in skeletal populations with an example from the Libben Site, Ottawa County, Ohio. *American Journal of Physical Anthropology* 55:529-541.

Lovejoy, C. O., Meindl, R. S., Mensforth, R. P., and Barton, T. J. (1985a). Multifactorial determination of skeletal age at death: A method and blind tests of its accuracy. *American Journal of Physical Anthropology* 68:1-14.

Lovejoy, C. O., Meindl, R. S., Pryzbeck, T. R., Barton, T. S., Heiple, K. G., and Kotting, D. (1977). The palaeodemography of the Libben Site, Ottowa County, Ohio. *Science* 198:291-293.

Lovejoy, C. O., Meindl, R. S., Pryzbeck, T. R., and Mensforth, R. P. (1985b). Chronological metamorphosis of the auricular surface of the ilium: A new method for the determination of adult skeletal age at death. *American Journal of Physical Anthropology* 68:15-28.

Lovejoy, C. O., Meindl, R. S., Tague, R. G., and Latimer, B. (1997). The comparative senescent biology of the hominoid pelvis and its implications for the use of age-at-death indicators in the human skeleton. In: R. Paine (ed.), *Integrating Archaeological Demography: Multidisciplinary Approaches to Prehistoric Population*. pp. 43-63. Carbondale, Illinois: Center for Archaeological Investigations, Southern Illinois University,Occasional Paper 24.

Lovejoy, C. O., Meindl, R. S., Tague, R. G., and Latimer, B. (1995). The senescent biology of the hominoid pelvis. *Rivista di Antropologia* (*Roma*) 73:31-49.

Lovell, N. C. (1989). Test of Phenice's technique for determining sex from the os pubis. *American Journal of Physical Anthropology* 79:117-120.

Lovell, N.C. (2000). Paleopathological description and diagnosis. In: M. A. Katzenberg and S. Saunders (eds.) *Biological Anthropology of the Human Skeleton*. pp. 217-248. New York: Wiley-Liss.

Lukacs, J. R. (1989). Dental pathology: Methods for reconstructing dietary patterns. In: M. Y. Is¸can and K. A. R. Kennedy (eds.) *Reconstruction of Life from the Skeleton*. pp. 261-286. New York: Alan R. Liss.

Lyman, R. L. (1994). *Vertebrate Taphonomy*. Cambridge, England: Cambridge University Press.

Lyman, R. L., and Fox, G. L. (1997). A critical evaluation of bone weathering as an indication of bone assemblage formation. In: W. D. Haglund and M. H. Sorg (eds.) *Forensic Taphonomy*. pp. 223-247. Boca Raton, Florida: CRC Press.

Lynnerup, N., Hjalgrim, H., Nielsen, L. R., Gregersen, H., and Thuesen, I. (1997). Non- invasive archaeology of skeletal material by CT scanning and three-dimensional reconstruction. *International Journal of Osteoarchaeology* 7:91-94.

Maat, G. J. R. (1981). Human remains at the Dutch whaling stations on Spitsbergen. In: A. G. F. van Holk, H. K. s'Jacob, and A. A. Temming (eds.) *Early European Exploitation of the Northern Atlantic*, 800-1700. pp. 153-201. Groningen, The Netherlands: Arctic Centre, University of Groningen.

Maat, G. J. R. (1984). Dating and rating of Harris's lines. *American Journal of Physical Anthropology* 63:291-299.

Maat, G. J. R. (1987). Osteology of human remains from Amsterdamøya and Ytre Norskøya. *Norsk Polarinstituut Rapportserie American Journal of Physical Anthropology* 95:77-83.

Maat, G. J. R. (2004). Scurvy in adults and youngsters: The Dutch experience. A review of the history and pathology of a disregarded disease. *International Journal of Osteoarchaeology* 14:77-81.

Macchiarelli, R., Bondioli, L., Censi, L., Hernaez, M. K., Salvadei, L., and Sperduti, A. (1994). Intra- and interobserver concordance in scoring Harris lines: A test on bone sections and radiographs. *American Journal of Physical Anthropology* 85:77-83.

MacLaughlin, S. M., and Bruce, M. F. (1990). The accuracy of sex identification in European skeletal remains using the Phenice characters. *Journal of Forensic Sciences* 35:1384-1392.

Mafart, B., and Delingette, H. (eds.) (2002). *Three-Dimensional Imaging in Paleoanthropology and Prehistoric Archaeology*. Oxford, England: Hadrian Books, Ltd. (Archaeopress, British Archaeological Reports #1049.)

Mann, A., and Monge, J. (1987). Reproducing our ancestors. *Expedition: The University of Pennsylvania University Museum Magazine of Archaeology* 29:2-9.

Mann, R. W. (1993). Technical note: A method for siding and sequencing human ribs. *Journal of Forensic Sciences* 38:151-155.

Mann, R. W., Jantz, R. L., Bass, W. M., and Willey, P. S. (1991). Maxillary suture obliteration:A visual method for estimating skeletal age. *Journal of Forensic Sciences* 36:781-791.

Maples, W. R. (1986). Trauma analysis by the forensic anthropologist. In: K. J. Reichs (ed.) *Forensic Osteology: Advances in the Identification of Human Remains*. pp. 218-228. Springfield, Illinois: C. C. Thomas.

Maples, W. R., and Browning, M. (1994). *Dead Men Do Tell Tales*. New York: Doubleday.

Marks, J. (1996). Science and race. *American Behavioral Scientist* 40:123-133.

Martin, D., and Frayer, D. (eds.) (1997). *Troubled Times: Violence and Warfare in the Past*. New York: Gordon and Breach.

Martin, D. L., Goodman, A. H., and Armelagos, G. J. (1985). Skeletal pathologies as indicators of quality and quantity of diet. In: R. I. Gilbert and J. H. Meikle (eds.) *The Analysis of Prehistoric Diets*. pp. 227-279. Orlando, Florida: Academic Press.

Martin, R., and Saller, K. (1957). *Lehrbuch der Anthropologie*, Vol. 1. Stuttgart: Gustav Fischer.

Mayhall, J. T. (2000). Dental morphology: Techniques and strategies. In: M. A. Katzenberg and S. Saunders (eds.) *Biological Anthropology of the Human Skeleton*. pp. 103-134. New York: Wiley-Liss.

Mayhall, J. T., and Kageyamu, I. (1997). A new, three-dimensional method for determining tooth wear. *American Journal of Physical Anthropology* 103:463-469.

Mays, S. (1998). *The Archaeology of Human Bones*. London: Routledge.

Mays, S. (2002). The relationship between molar wear and age in an early 19th century ad archaeological human skeletal series of documented age at death. *Journal of Archaeological Science* 29:861-871.

Mays, S., and Cox, M. (2000). Sex determination in skeletal remains. In: M. Cox and S. Mays (eds.) *Human Osteology in Archaeology and Forensic Science*. pp. 117-130. London: Greenwich Medical Media, Ltd.

McGuire, R. (1989). The sanctity of the grave: White concepts and American Indian burials. In: R. Layton (ed.) *Conflict in the Archaeology of Living Traditions*. pp. 167-184. London: Unwin Hyman.

McKee, J. K., and Molnar, S. (1988). Measurements of tooth wear among Australian Aborigines. II. Intrapopulational variation in patterns of dental attrition. *American Journal of Physical Anthropology* 76:125-136.

McKern, T. W., and Stewart, T. D. (1957). *Skeletal age changes in young American males*. Natick, Massachusetts: Quartermaster Research and Development Command Technical Report EP-45.

Mead, E. M., and Meeks, S. (1989). Photography of archaeological and paleontological bone specimens. In: R. Bonnichsen and M. H. Sorg (eds.). *Bone Modification*. pp. 267-281. Orono, Maine: Center for the Study of the First Americans.

Meighan, C. W. (1992). Some scholar's views on reburial. *American Antiquity* 57:704-710.

Meindl, R. S., and Lovejoy, C. O. (1985). Ectocranial suture closure: A revised method for the determination of skeletal age at death based on the lateral-anterior sutures. *American Journal of Physical Anthropology* 68:57-66.

Meindl, R. S., Lovejoy, C. O., and Mensforth, R. P. (1985a). A revised method of age determination using the *os pubis*, with a review and tests of accuracy of other current methods of pubic symphyseal aging. *American Journal of Physical Anthropology* 68:29-45.

Meindl, R. S., Lovejoy, C. O., Mensforth, R. P., and Carlos, L. D. (1985b). Accuracy and direction of error in sexing of the skeleton: Implications for paleodemography. *American Journal of Physical Anthropology* 68:79-85.

Melby, J., and Jimenez, S. B. (1997). Chain of custody from the field to the courtroom. In: W. D. Haglund and M. H. Sorg (eds.) *Forensic Taphonomy*. pp. 65-75. Boca Raton, Florida: CRC Press.

Mellars, P., and Stringer, C. (eds.) (1989). *The Human Revolution*. Edinburgh: Edinburgh University Press.

Mensforth, R. P., and Lovejoy, C. O. (1985). Anatomical, physiological, and epidemiological correlates of the aging process: A confirmation of multifactorial age determination in the Libben skeletal population. *American Journal of Physical Anthropology* 68:87-106.

Mensforth, R. P., Lovejoy, C. O., Lallo, J. W., and Armelagos, G. J. (1978). The role of constitutional factors, diet, and infectious disease in the etiology of porotic hyperostosis and periosteal reactions in prehistoric infants and children. *Medical Anthropology* 2:1-59.

Merbs, C. F. (1983). Patterns of activity-induced pathology in a Canadian Inuit population. *Archaeological Survey of Canada, Paper No*. 119. National Museum of Man, Mercury series.

Micozzi, M. S. (1991). *Postmortem Change in Human and Animal Remains*. Springfield, Illinois: C. C. Thomas.

Miles, A. E. W. (1963). Dentition in the estimation of age. *Journal of Dental Research* 42:255-263.

Miles, A. E.W. (2001). The Miles method of assessing age from tooth wear revisited. *Journal of Archaeological Science* 28:973-982.

Miller, E., Ragsdale, B. D., and Ortner, D. J. (1996). Accuracy in dry bone diagnosis: A comment on palaeopathological methods. *International Journal of Osteoarchaeology* 6:221-229.

Milner, G. R., and Larsen, C. S. (1991). Teeth as artifacts of human behavior: Intentional modification and accidental modification. In: M. A. Kelley and C. S. Larsen (eds.) *Advances in Dental Anthropology*. pp. 357-378. New York: Wiley-Liss.

Milner, G. R., Wood, J. W. and Boldsen, J. L. (2000). Paleodemography. In: M. A. Katzenberg and S. Saunders (eds.) *Biological Anthropology of the Human Skeleton*. pp. 467-497. New York: Wiley-Liss.

Mincer, H. H., Berryman, H. E., Murray, G. A., and Dickens, R. L. (1990). Technical note: Methods for physical stabilization of ashed teeth in incinerated remains. *Journal of Forensic Sciences* 35:971-974.

Mincer, H. H., Harris, E. F., and Berryman, H. E. (1993). The A.B.F.O. study of third molar development and its use as an estimator of chronological age. *Journal of Forensic Sciences* 38:379-390.

Mizoguchi, Y. (1985). Shovelling: A statistical analysis of its morphology. *Bulletin, University of Tokyo Museum* 26:1-176.

Molnar, S. (1971). Human tooth wear, tooth function, and cultural variability. *American Journal of Physical Anthropology* 34:175-190.

Moore-Jansen, P. H., and Jantz, R. L. (1989). *Data Collection Procedures for Forensic Skeletal Material*. Report of Investigations No. 48. Knoxville: University of Tennessee.

Mori, J. L. (1970). Procedures for establishing a faunal collection to aid in archaeological analysis. *American Antiquity* 35:387-389.

Morell, V. (1998). Kennewick Man's trials continue. *Science* 280:190-192.

Morton, R. A. (ed.) (1984). Photography for the Scientist (2nd Ed.). London: Academic Press.

Mulhern, D. M., and Jones, E. B. (2004). Test of revised method of age estimation from the auricular surface of the ilium. *American Journal of Physical Anthropology* 126:61-65.

Muller, W., Fricke, H., Halliday, A. N., McCulloch, M. T. and Wartho, J. (2003). Origin and migration of the alpine iceman. *Science* 302:862-866.

Mullis, K. B., and Faloona, F. (1987). Specific synthesis of DNA in vitro via a polymerase-cata-lyzed chain reaction. *Methods in Enzymology* 155:335-350.

Murray, K. A., and Murray, T. (1991). A test of the auricular surface aging technique. *Journal of Forensic Sciences* 36:1162-1169.

Napoli, M. L., and Birkby, W. H. (1990). Racial differences in the visibility of the oval window in the middle ear. In: G. W. Rhine and S. Rhine (eds.) *Skeletal Attribution of Race: Methods for Forensic Anthropology*. pp. 27-32. Albuquerque, New Mexico: Maxwell Museum of Anthropology, Anthropological Papers Number 4.

Nawrocki, S. P. (1995). Taphonomic processes in historic cemeteries. In: A. L. Grauer (ed.) *Bodies of Evidence: Reconstructing History through Skeletal Analysi*s. pp. 49-66. New York: Wiley-Liss.

Neave, R. (2000). Forensic and archaeological reconstruction of the human face upon the skull. In: M. Cox and S. Mays (eds.) *Human Osteology in Archaeology and Forensic Science*. pp. 325-333. London: Greenwich Medical Media, Ltd.

Nicholson, G. J., Tomiuk, J., Czarnetzki, A., Bachmann, L., and Pusch, C. M. (2002). Detection of bone glue treatment as a major source of contamination in ancient DNA analyses. *American Journal of Physical Anthropology* 117:397-309.

Nielsen-Marsh, C., Gernaey, A., Turner-Walker, G., Hedges, R., Pike, A., and Collins, M. (2000). The chemical degradation of bone. In: M. Cox and S. Mays (eds.) *Human Osteology in Archaeology and Forensic Science*. 439-454. London: Greenwich Medical Media, Ltd.

Nordby, J. J. (1992). Can we believe what we see, if we see what we believe? Expert disagreement. *Journal of Forensic Sciences* 37:1115-1124.

Odwak, H., and Schulting, R. J. (1996). A simple technique for aiding the interpretation and enhancement of radiographs. *International Journal of Osteoarchaeology* 6:502-505.

Ohtani, S. (1995). Studies on age estimation using racemization of aspartic acid in cementum. *Journal of Forensic Sciences* 40:805-807.

Ohtani, S., and Yamamoto, K. (1991). Age estimation using the racemization of amino acid in human dentin. *Journal of Forensic Sciences* 36:792-800.

Ohtani, S., and Yamamoto, K. (1992). Estimation of age from a tooth by means of racemization of an amino acid, especially aspartic acid: Comparison of enamel and dentin. *Journal of Forensic Sciences* 37:1061-1067.

OLoughlin, V. D. (2004). Effects of different kinds of cranial deformation on the incidence of wormian bones. *American Journal of Physical Anthropology* 123:146-155.

ORahilly, R. (1989). Anatomical terminology, then and now. *Acta Anatomica* 134:291-300.

Ortner, D. J. (2003). *Identification of Pathological Conditions in Human Skeletal Remains*. (2nd Ed.). Amsterdam: Academic Press.

Ortner, D. J., and Aufderheide, A. C. (1991). *Human Paleopathology: Current Syntheses and Future Options*. Washington, DC: Smithsonian Institution Press.

Ortner, D. J., and Putschar, W. G. (1981). *Identification of Pathological Conditions in Human Skeletal Remains*. Smithsonian Contributions to Anthropology 28:1-479. Washington, DC: Smithsonian Institution Press.

Osborne, D. L., Simmons, T. L. and Nawrocki, S. P. (2004). Reconsidering the auricular surface as an indicator of age of death. *Journal of Forensic Sciences* 49:1-7.

Ousley, S. (1995). Should we estimate biological or forensic stature? *Journal of Forensic Sciences* 40:768-773.

Ousley, S. and McKeown, A. (2001). Three dimensional digitizing of human skulls as an archival procedure. In: E. Williams (ed.) *Human Remains: Conservation, Retrieval and Analysis*. Oxford, England: Archaeopress (B.A.R. International Series 934). pp. 173-184.

Owsley, D. W. (1993). Identification of the fragmentary, burned remains of two U.S. journalists seven years after their disappearance in Guatemala. *Journal of Forensic Sciences* 38:1372-1382.

Owsley, D. W. (2001). Why the forensic anthropologist needs the archaeologist. *Historical Archaeology* 35:35-38.

Owsley, D. W., and Mann, R. W. (1992). Positive personal identity of skeletonized remains using abdominal and pelvic radiographs. *Journal of Forensic Sciences* 37:332-336.

Owsley, D. W., Mann, R.W., Chapman, R. E., Moore, E., and Cox, W.(1993). Positive identification in a case of intentional extreme fragmentation. *Journal of Forensic Sciences* 38:985-996.

Owsley, D. W., Ubelaker, D. H., Houck, M. M., Sandness, K. L., Grant, W. E., Craig, E. A., Woltanski, T. J., and Peerwani, N. (1995). The role of forensic anthropology in the recovery and analysis of Branch Davidian compound victims: Techniques of analysis. *Journal of Forensic Sciences* 40:341-348.

Pääbo, S. (1985). Molecular cloning of ancient Egyptian mummy DNA. *Nature* 314:644-645.

Pääbo, S., Poinar, H., Serre, D., Jaenicke-Després, Hebler, J., Rohland, N., Kurch, M., Krause, J., Vigilant, L., and Hofreiter, M. (2004). Genetic analyses from ancient DNA. *Annual Review of Genetics* 38:645-679.

Paine, R. R., and Godfrey, L. R. (1997). The scaling of skeletal microanatomy in non-human primates. *Journal of Zoology, London* 241:803-821.

Palkovich, A. M. (1987). Endemic disease patterns in paleopathology: Porotic hyperostosis. *American Journal of Physical Anthropology* 74:527-537.

Parsons, T. J., and Weedn, V. W. (1997). Preservation and recovery of DNA in postmortem specimens and trace samples. In: W. D. Haglund and M. H. Sorg (eds.) *Forensic Taphonomy*:

The Postmortem Fate of Human Remains. pp. 109-138. Boca Raton, Florida: CRC Press.

Pearson, M. P. (2001). *The Archaeology of Death and Burial*. College Station, Texas: Texas A&M University Press.

Pfau, R. O., and Sciulli, P. W. (1994). A method for establishing the age of subadults. *Journal of Forensic Sciences* 39:165-176.

Pfeiffer, S., Lazenby, R., and Chang, J. (1995). Brief communication: Cortical remodeling data are affected by sampling location. *American Journal of Physical Anthropology* 96:89-92.

Phenice, T. W. (1969). A newly developed visual method of sexing in the *os pubis*. *American Journal of Physical Anthropology* 30:297-301.

Pietrusewsky, M. (2000). Metric analysis of skeletal remains: Methods and applications. In: M. A. Katzenberg and S. Saunders (eds.) *Biological Anthropology of the Human Skeleton*. pp. 375-415. New York: Wiley-Liss.

Poinar, H. N., Höss, M., Bada, J. L., and Pääbo, S. (1996). Amino acid racemization and the preservation of ancient DNA. *Science* 272:864-866.

Pollanen, M. S., and Ubelaker, D. H. (1997). Forensic significance of the polymorphism of hyoid bone shape. *Journal of Forensic Sciences* 42:890-892.

Powell, M. L. (1985). The analysis of dental wear and caries for dietary reconstruction. In: R. I. Gilbert and J. H. Meikle (eds.) *The Analysis of Prehistoric Diets*. pp. 307-338. Orlando, Florida: Academic Press.

Price, T. D. (1989). *The Chemistry of Human Bone*. Cambridge, England: Cambridge University Press.

Primorac, D., Andelinovic, S., Definis-Gojanovic, M., Drmic, I., Rezic, B., Baden, M. M., Kennedy, M. A., Schanfield, M. S., Skakel, S. B., and Lee, H. C. (1996). Identification of war victims from mass graves in Croatia, Bosnia, and Herzegovina by the use of standard forensic methods and DNA typing. *Journal of Forensic Sciences* 41:891-894.

Purkait, R. (2001). Measurements of ulna: A new method for determination of sex. *Journal of Forensic Sciences* 46:924-927.

Radosevich, S. C. (1993). The six deadly sins of trace element analysis: A case of wishful thinking in science. In: M. K. Sandford (ed.) *Investigations of Ancient Human Tissue: Chemical Analyses in Anthropology*. pp. 269-332. Langhorne, Pennslyvania: Gordon and Breach Science Publishers, SA.

Rathburn, T. A., and Buikstra, J. E. (eds.) (1984). *Human Identification: Case Studies in Forensic Anthropology*. Springfield, Illinois: C. C. Thomas.

Reader, J. (1988). *Missing Links: The Hunt for Earliest Man* (2nd Ed.). Middlesex, England: Penguin Books.

Reichs, K. J. (ed.) (1986). *Forensic Osteology: Advances in the Identification of Human Remains*. Springfield, Illinois: C. C. Thomas.

Reyment, R. A., Blackith, R. E., and Campbell, N. A. (1984). *Multivariate Morphometrics* (2nd Ed.). London: Academic Press.

Rhine, S. (1990). Non-metric skull racing. In: G. W. Gill and S. Rhine (eds.) *Skeletal Attribution of Race: Methods for Forensic Anthropology*. pp. 9-20. Albuquerque, New Mexico: Maxwell Museum of Anthropology, Anthropological Papers Number 4.

Richards, G. D., and Antón, S. C. (1987). The Berkeley Primate Skeletal Collection: A new resource for studies in paleopathology. *Paleopathology Newsletter* 57:8-11.

Richards, L. C., and Miller, S. L. J. (1991). Relationships between age and dental attrition in Australian aboriginals. *American Journal of Physical Anthropology* 84:159-164.

Richtsmeier, J. T., Cheverud, J. M., and Lele, S. (1992). Advances in anthropological morphometrics. *Annual Reviews in Anthropology* 21:283-305.

Richtsmeier, J. T., Deleon, V. B., and Lele, S. R. (2002). The promise of geometric morphometrics. *American Journal of Physical Anthropology* 119 (*Yearbook of Physical Anthropology*):63-91.

Robb, J. (2000). Analysing human skeletal data. In: M. Cox and S. Mays (eds.) *Human Osteology in Archaeology and Forensic Science*. pp. 475-490. London: Greenwich Medical Media, Ltd.

Roberts, C. A., and Buikstra, J. E. (2003). *The Bioarchaeology of Tuberculosis: A Global View on a Reemerging Disease*. Gainesville, Florida: University Press of Florida.

Roberts, C., and Manchester, K. (1995). *The Archaeology of Disease* (2nd Ed.). Ithaca, New York: Cornell University Press.

Robling, A. G., and Stout, S. D. (2000). Histomorphometry of human cortical bone: Applications to age estimation. In: M. A. Katzenberg and S. Saunders (eds.) *Biological Anthropology of the Human Skeleton*. pp. 187-213. New York: Wiley-Liss.

Robling, A. G., and Ubelaker, D. H. (1997). Sex estimation from the metatarsals. *Journal of Forensic Sciences* 42:1062-1069.

Rogers, J., and Waldron, T. (1989). Infections in paleopathology: The basis of classification into most probable cause. *Journal of Archaeological Science* 16:611-625.

Rogers, J., Waldron, T., Dieppe, P., and Watt, I. (1987). Arthropathies in palaeopathology: The basis of classification according to most probable cause. *Journal of Archaeological Science* 14:179-193.

Rogers, S. L. (1986). *The Personal Identification of Living Individuals*. Springfield, Illinois: C. C. Thomas.

Rogers, T. L. (1999). A visual method of determining the sex of skeletal remains using the distal humerus. *Journal of Forensic Sciences* 44:57-60.

Rogers, T. L., and Saunders, S. (1994). Accuracy of sex determination using morphological traits of the human pelvis. *Journal of Forensic Sciences* 39:1047-1056.

Rosing, W. (1984). Discreta of the human skeleton: A critical review. *Journal of Human Evolution* 13:319-323.

Rossi, D., de Gruchy, S., and Lovell, N. C. (2004). A comparative experiment in the consolidation of cremated bone. *International Journal of Osteoarchaeology* 14:104-111.

Rothschild, B. M. (1992). Advances in detecting disease in earlier human populations. In: S. R. Saunders and M. A. Katzenberg (eds.) *Skeletal Biology of Past Peoples: Research Methods*. pp. 131-151. New York, Wiley Liss.

Rothschild, B. M., Woods, R. J., and Ortel, W. (1990). Rheumatoid arthritis"in the buff"! Erosive arthritis in defleshed bones. *American Journal of Physical Anthropology* 82:441-449.

Rougé, D., Telmon, N., Arrue, P., Larrouy, G., and Arbus, L. (1993). Radiographic identification of human remains through deformities and anomalies of post-cranial bones: A report of two cases. *Journal of Forensic Sciences* 38:997-1007.

Rougé-Maillart, C., Telmon, N., Rissech, C., Malgosa, A., and Rougé, D. (2004). The determination of male adult age at death by central and posterior coxal analysis—a preliminary study. *Journal of Forensic Sciences* 49:1-7.

Ruff, C. B., Larsen, C. S., and Hayes, W. C. (1984). Structural changes in the femur with the transition to agriculture on the Georgia coast. *American Journal of Physical Anthropology* 64:125-136.

Russell, K. F., Simpson, S. W., Genovese, J., Kinkel, M. D., Meindl, R. S., and Lovejoy, C. O. (1993). Independent test of the fourth rib aging technique. *American Journal of Physical Anthropology* 92:53-62.

Russell, M. D., and LeMort, F. (1986). Cutmarks on the Engis 2 calvaria? *American Journal of Physical Anthropology* 69:317-323.

Salo, W. L., Aufderheide, A. C., Buikstra, J., and Holcomb, T. A. (1994). Identification of *Mycobacterium tuberculosis* DNA in a pre-Columbian Peruvian mummy. *Proceedings of the National Academy of Sciences of the United States of America* 91:2091-2094.

Sandford, M. K. (ed.) (1993). *Investigations of Ancient Human Tissue: Chemical Analyses in Anthropology*. Langhorne, Pennslyvania: Gordon and Breach Science Publishers, SA.

Sandford, M. K., and Weaver, D. S. (2000). Trace element research in anthropology: New perspectives and challenges. In: M. A. Katzenberg and S. Saunders (eds.) *Biological Anthropology of the Human Skeleton*. pp. 329-350. New York: Wiley-Liss.

Saunders, S. R. (1989). Nonmetric skeletal variation. In: M. Y. Is¸can and K. A. R. Kennedy (eds.) *Reconstruction of Life from the Skeleton*. pp. 95-108. New York: Alan R. Liss.

Saunders, S. R., and Herring, A. (eds.) (1995). *Grave Reflections: Portraying the Past Through Cemetery Studies*. Toronto: Canadian Scholars'Press.

Saunders, S. R., and Katzenberg, M. A. (eds.) (1992). *Skeletal Biology of Past Peoples: Research Methods*. New York: Wiley Liss.

Scheuer, L., and Black, S. (2004). *The Juvenile Skeleton*. San Diego: Academic Press.

Scheuer, L., and Black, S. (2000). *Developmental Juvenile Osteology*. San Diego: Academic Press. Schmidt-Schultz, T. H., and Schultz, M. (2004). Bone protects proteins over thousands ofyears: Extraction, analysis, and interpretation of extracellular proteins in archeological skeletal remains. *American Journal of Physical Anthropology* 123:30-39.

Schmitt, A. (2004). Age-at-death assessment using the os pubis and the auricular surface of the ilium: A test on an identified Asian sample. *International Journal of Osteoarchaeology* 14:1-6.

Schmucker, B. J. (1985). Dental attrition: A correlative study of dietary and subsistence patterns in California and New Mexico Indians. In: C. F. Merbs and R. J. Miller (eds.) *Health and Disease in the Prehistoric Southwest*. Tempe, Arizona: Arizona State University Anthropological Research Papers 34:275-323.

Schoeninger, M. J. (1995). Stable isotope studies in human evolution. *Evolutionary Anthropology* 3:83-98.

Schultz, M. (1997a). Microscopic structure of bone. In: W. D. Haglund and M. H. Sorg (eds.) *Forensic Taphonomy*. pp. 187-199. Boca Raton, Florida: CRC Press.

Schultz, M. (1997b). Microscopic investigation of excavated skeletal remains: A contribution to paleopathology and forensic medicine. In: W. D. Haglund and M. H. Sorg (eds.) *Forensic Taphonomy*. pp. 201-222. Boca Raton, Florida: CRC Press.

Scott, D., Willey, P., and Connor, M. (eds.) (2002). *They Died with Custer: Soldiers'Bones from the Battle of Little Bighorn*. Norman, Oklahoma: Red River Books, University of Oklahoma Press.

Scott, E. C. (1979). Dental wear scoring technique. *American Journal of Physical Anthropology* 51:213-218.

Scott, G. R., and Turner, C. G. (1988). Dental anthropology. *Annual Review of Anthropology* 17:99-126.

Scott, G. R., and Turner, C. G. (1997). *The Anthropology of Modern Human Teeth: Dental Morphology and Its Variation in Recent Human Populations*. New York: Cambridge University Press.

Shafer, H. J., Marek, M., and Reinhard, K. J. (1989). A Mimbres burial with associated colon remains from the NAN Ranch Ruin, New Mexico. *Journal of Field Archaeology* 16:17-30.

Shahack-Gross, R., Bar-Yosef, O., and Weiner, S. (1997). Black-coloured bones in Hayonim Cave, Israel: Differentiating between burning and oxide staining. *Journal of Archaeological Science* 24:439-446.

Sherwood, R. J., Meindl, R. S., Robinson, H. B., and Mayo, R. L. (2000). Fetal age: Methods of estimation and effects of pathology. *American Journal of Physical Anthropology* 113:305-315.

Sillen, A., Sealey, J. C., and van der Merwe, N. J. (1989). Chemistry and paleodietary research: No more easy answers. *American Antiquity* 54:504-512.

Skinner, M., Alempijevic, D., and Djuric-Srejic, J. (2003). Guidelines for international forensic bio-archaeology monitors of mass grave exhumations. *Forensic Science International* 134:81-92.

Skinner, M., and Goodman, A. H. (1992). Anthropological uses of developmental defects of enamel. In: S. R. Saunders and M. A. Katzenberg (eds.). *Skeletal Biology of Past Peoples: Research Methods*. pp. 153-174. New York: Wiley-Liss.

Smith, B. H. (1984). Patterns of molar wear in hunter-gatherers and agriculturalists. *American Journal of Physical Anthropology* 63:39-56.

Smith, B. H. (1991). Standards of human tooth formation and dental age assessment. In: M. A. Kelley and C. S. Larsen (eds.) *Advances in Dental Anthropology*. pp. 143-168. New York: Wiley-Liss.

Smith, B. H., and Garn, S. M. (1987). Polymorphisms in eruption sequence of permanent teeth in American children. *American Journal of Physical Anthropology* 74:289-303.

Smith, D. R., Limbird, K. G., and Hoffman, J. M. (2002). Identification of human skeletal remains by comparison of bony details of the cranium using computerized tomographic (CT) scans. *Journal of Forensic Sciences* 47:1-3.

Smith, J., and Latimer, B. (1989). A method for making three-dimensional reproductions of bones and fossils. *Kirtlandia* (Cleveland Museum of Natural History) 44:3.16.

Snodgrass, J. J., and Galloway, A. (2003). Utility of pits and pubic tubercle height in parity assessment. *Journal of Forensic Sciences* 48:1-5.

Soomer, H., Ranta, R., Lincoln, J. J., Penttila, A., and Leibur, E. (2003). Reliability and validity of eight dental age estimation methods for adults. *Journal of Forensic Sciences* 48:1-4.

Spoor, C. F., Zonneveld, F. W., and Macho, G. A. (1993). Linear measurements of cortical bone and dental enamel by computed tomography: Applications and problems. *American Journal of Physical Anthropology* 91:469-484.

Steadman, D. W. (ed.) (2003). *Hard Evidence: Case Studies in Forensic Anthropology*. Upper Saddle River, New Jersey: Prentice Hall.

Steele, J. (2000). Skeletal indicators of handedness. In: M. Cox and S. Mays (eds.) *Human Osteology in Archaeology and Forensic Science*. pp. 307-323. London: Greenwich Medical Media, Ltd.

Steinbock, R. T. (1976). *Paleopathological Diagnosis and Interpretation*. Springfield, Illinois: C. C. Thomas.

Stevenson, P. H. (1924). Age order of epiphyseal union in man. *American Journal of Physical Anthropology* 7:53-93.

Stewart, T. D. (1979). *Essentials of Forensic Anthropology*. Springfield, Illinois: C. C. Thomas.

Stirland, A. (1992). Diagnosis of occupationally related paleopathology: Can it be done? In: D. J. Ortner and A. C. Aufderheide (eds.) *Human Paleopathology: Current Syntheses and Future*

Options. pp. 40-47. Washington, DC: Smithsonian Institution Press.

Stirland, A. J. (1994). The angle of femoral torsion: An impossible measurement? *International Journal of Osteoarchaeology* 4:31-35.

St. Hoyme, L. E., and Is¸can, M. Y. (1989). Determination of sex and race: Accuracy and assump. tions. In: M. Y. Is¸can and K. A. R. Kennedy (eds.) *Reconstruction of Life from the Skeleton*. pp. 53-93. New York: Alan R. Liss.

Stojanowski, C.M. (1999). Sexing potential of fragmentary and pathological metacarpals. *American Journal of Physical Anthropology* 109:245-252.

Stone, A. C. (2000). Ancient DNA from skeletal remains. In: M. A. Katzenberg and S. Saunders (eds.) *Biological Anthropology of the Human Skeleton*. pp. 351-371. New York: Wiley-Liss.

Stone, A. C., Milner, G. R., Paabo, S., and Stoneking, M. (1996). Sex determination of ancient human skeletons using DNA. *American Journal of Physical Anthropology* 99:231-238.

Stone, A. C., and Stoneking, M. (1993). Ancient DNA from a pre-Columbian Amerindian population. *American Journal of Physical Anthropology* 92:463-471.

Stoneking, M. (1995). Ancient DNA: How do you know when you have it and what can you do with it? *American Journal of Human Genetics* 57:1259-1262.

Stout, S. D. (1992). Methods of determining age at death using bone microstructure. In: S. R. Saunders and M. A. Katzenberg (eds.) Skeletal Biology of Past Peoples: Research Methods. pp. 21-35. New York: Wiley Liss.

Stout, S. D., Dietze, W. H., Is¸can, M. Y., and Loth, S. R. (1994). Estimation of age at death using cortical histomorphometry of the sternal end of the fourth rib. *Journal of Forensic Sciences* 39:778-784.

Stout, S. D., and Paine, R. R. (1992). Histological age estimation using rib and clavicle. *American Journal of Physical Anthropology* 87:111-116.

Stout, S. D., Porro, M. A., and Perotti, B. (1996). Brief communication: A test and correction of the clavicle method for histological age determination of skeletal remains. *American Journal of Physical Anthropology* 100:139-142.

Stuart-Macadam, P. (1987a). A radiographic study of porotic hyperostosis. *American Journal of Physical Anthropology* 74:511-520.

Stuart-Macadam, P. (1987b). Porotic hyperostosis: New evidence to support the anemia theory. *American Journal of Physical Anthropology* 74:521-526.

Stuart-Macadam, P. (1991). Porotic hyperostosis: Changing interpretations. In: D. J. Ortner and A. C. Aufderheide (eds.) *Human Paleopathology: Current Syntheses and Future Options*. pp. 36-39. Washington, DC: Smithsonian Institution Press.

Suchey, J. M., Wiseley, D. V., Green, R. F., and Noguchi, T. T. (1979). Analysis of dorsal pitting in the os pubis in an extensive sample of modern American females. *American Journal of Physical Anthropology* 51:517-540.

Suchey, J. M., Wiseley, D. V., and Katz, D. (1986). Evaluation of the Todd and McKern-Stewart methods for aging the male os pubis. In: K. J. Reichs (ed.) *Forensic Osteology: Advances in the Identification of Human Remains*. pp. 33-67. Springfield, Illinois: C. C. Thomas.

Sundick, R. I. (1984). Ashes to ashes, dust to dust or where did the skeleton go? In: T. A. Rathburn and J. E. Buikstra (eds.) *Human Identification: Case Studies in Forensic Anthropology*. pp. 412-423. Springfield, Illinois: C. C. Thomas.

Sutherland, L. D., and Suchey, J. M. (1991). Use of the ventral arc in pubic sex determination. *Journal of Forensic Sciences* 36:501-511.

Sweet, D. J., and Sweet, H. W. (1995). DNA analysis of dental pulp to link incinerated remains of homicide victim to crime scene. *Journal of Forensic Sciences* 40:310-314.

Tague, R. G. (1988). Bone resorption of the pubis and preauricular area in humans and nonhuman mammals. *American Journal of Physical Anthropology* 76:251-267.

Taylor, R. E., Hare, P. E., and White, T. D. (1995). Geochemical criteria for thermal alteration of bone. *Journal of Archaeological Science* 22:115-119.

Taylor, R. M. S. (1978). *Variation in Morphology of Teeth: Anthropologic and ForensicAspects*. Springfield, Illinois: C. C. Thomas.

Teaford, M. F. (1991). Dental microwear: What can it tell us about diet and dental function? In: M. A. Kelley and C. S. Larsen (eds.) *Advances in Dental Anthropology*. pp. 341-356. New York: Wiley-Liss.

Teaford, M. F. (1994). Dental microwear and dental function. *Evolutionary Anthropology* 3:17-30.

Thomas, D. H. (1986). Refiguring Anthropology: First Principles of Probability and Statistics. Prospect Heights, Illinois: Waveland Press.

Todd, T. W. (1920). Age changes in the pubic bone: I. The white male pubis. *American Journal of Physical Anthropology* 3:467-470.

Trodden, B. J. (1982). A radiographic study of the calcification and eruption of the permanent teeth in Inuit and Indian children. *Archaeological Survey of Canada Papers* 112:1-136.

Trotter, M. (1970). Estimation of stature from intact long bones. In: T. D. Stewart (ed.) *Personal Identification in Mass Disasters*. pp. 71-83. Washington, DC: Smithsonian Institution Press.

Trotter, M., and Gleser, G. C. (1958). A re-evaluation of estimation of stature based on measurements of stature taken during life and of long bones after death. *American Journal of Physical Anthropology* 16:79-123.

Trudell, M. B. (1999). Anterior femoral curvature revisited: Race assessment from the femur. *Journal of Forensic Sciences* 44:700-707.

Turner, C. G. (1986). What is lost with skeletal reburial? I. Adaptation. *Quarterly Review of Archaeology* 7:1-3.

Turner, C. G., and Turner, J. A. (1999). *Man Corn: Cannibalism and Violence in the American Southwest*. Salt Lake City: University of Utah Press.

Turner, C. G., Nichol, C. R., and Scott, G. R. (1991). Scoring procedures for key morphological traits of the permanent dentition. In: M. A. Kelley and C. S. Larsen (eds.) *Advances in Dental Anthropology*. pp. 13-31. New York: Wiley-Liss.

Twelfth International Congress of Anatomists (1989). *International Anatomical Nomenclature Committee*: *Nomina Anatomica* (6th Ed.). New York: Churchill-Livingstone.

Tyrrell, A. (2000). Skeletal non-metric traits and the assessment of inter- and intra-population diversity: Past problems and future potential. In: M. Cox and S. Mays (eds.) *Human Osteology in Archaeology and Forensic Science*. pp. 289-306. London: Greenwich Medical Media, Ltd.

Tyrrell, A. J., Evison, M. P., Chamberlain, A. T., and Green, M. A. (1997). Forensic three-dimensional facial reconstruction: Historical review and contemporary developments. *Journal of Forensic Sciences* 42:653-661.

Tyson, R. A. (ed.) (1997). *Human Paleopathology and Related Subjects*: *An International Bibliography*. San Diego: San Diego Museum of Man.

Tyson, R. A., and Alcanskas, E. S. D. (eds.) (1980). *Catalog of the Hrdlička Paleopathology Collection*. San Diego: San Diego Museum of Man.

Ubelaker, D. H. (1982). The development of American paleopathology. In: F. Spencer (ed.) *A History of American Physical Anthropology 1930-1980*. pp. 337-356. New York: AcademicPress.

Ubelaker, D. H. (1984). Positive identification from the radiographic comparison of frontal sinus patterns. In: T. Rathburn and J. Buikstra (eds.) *Human Identification*. pp. 399-411. Springfield, Illinois: C. C. Thomas.

Ubelaker, D. H. (1987). Estimating age at death from immature human skeletons: An overview. *Journal of Forensic Sciences* 32:1254-1263.

Ubelaker, D. H. (1990). Positive identification of American Indian skeletal remains from radiograph comparison. *Journal of Forensic Sciences* 35:466-472.

Ubelaker, D. H. (1989). *Human Skeletal Remains*: *Excavation*, *Analysis*, *Interpretation* (2nd Ed.). Washington, DC: Taraxacum.

Ubelaker, D. H. (1992b). Hyoid fracture and strangulation. *Journal of Forensic Sciences* 37:1216-1222.

Ubelaker, D. H. (1996). Skeletons testify: Anthropology in forensic science (AAPA Luncheon Address, April 12, 1996). *Yearbook of Physical Anthropology* 39:229-244.

Ubelaker, D. H. (2000). Methodological considerations in the forensic applications of human skeletal biology. In: M. A. Katzenberg and S. Saunders (eds.) *Biological Anthropology of the Human Skeleton*. pp. 41-67. New York: Wiley-Liss.

Ubelaker, D. H., Berryman, H. E., Sutton, T. P., and Ray, C. E. (1991). Differentiation of hydrocephalic calf and human calvariae. *Journal of Forensic Sciences* 36:801-812.

Ubelaker, D. H. and Grant, L. G. (1989). Human skeletal remains: Preservation or reburial.

Yearbook of Physical Anthropology 32:260-287.

Ubelaker, D. H., and Volk, C. G. (2002). A test of the Phenice method for the estimation of sex. *Journal of Forensic Sciences* 47:19-24.

Van Gerven, D. P., and Armelagos, G. J. (1983).'Farewell to Paleodemography? Rumors of its death have been greatly exaggerated. *Journal of Human Evolution* 12:353-360.

Verano, J. W., and Ubelaker, D. H. (eds.) (1992). *Disease and Demography in the Americas*. Washington, D C: Smithsonian Institution Press.

Vitelli, K. D. (ed.) (1996). *Archaeological Ethics*. Walnut Creek, California: Altamira Press.

Von Endt, D. W., and Ortner, D. J. (1984). Experimental effects of bone size and temperature on bone diagenesis. *Journal of Archaeological Science* 11:247-253.

Waldron, T. (1991). Rates for the job: Measures of disease frequency in palaeopathology. *International Journal of Osteoarchaeology* 1:17-25.

Waldron, T. (1994). *Counting the Dead: The Epidemiology of Skeletal Populations*. West Sussex, England: John Wiley.

Waldron, T., and Rogers, J. (1991). Inter-observer variation in coding osteoarthritis in human skeletal remains. *International Journal of Osteoarchaeology* 1:49-56.

Walker, A. C. (1981). Dietary hypotheses and human evolution. *Philosophical Transactions of the Royal Society of London Series B* 292:57-63.

Walker, P. L. (1986). Porotic hyperostosis in a marine-dependent California Indian population. *American Journal of Physical Anthropology* 69:345-354.

Walker, P.L. (2000). Bioarchaeological ethics: A historical perspective on the value of human remains. In: M. A. Katzenberg and S. Saunders (eds.) *Biological Anthropology of the Human Skeleton*. pp. 3-39. New York: Wiley-Liss.

Walker, P. L., and Cook, D. C. (1998). Gender and sex: Vive la difference. *American Journal of Physical Anthropology* 106:255-259.

Walker, P. L., Cook, D. C., and Lambert, P. M. (1997). Skeletal evidence for child abuse: A physical anthropological perspective. *Journal of Forensic Sciences* 42:196-207.

Walker, P. L., Dean, G., and Shapiro, P. (1991). Estimating age from tooth wear in archaeological populations. In: M. A. Kelley and C. S. Larsen (eds.) *Advances in Dental Anthropology*. pp. 169-178. New York: Wiley-Liss.

Walker, P. L., and Erlandson, J. M. (1986). Dental evidence for prehistoric dietary change on the northern Channel Islands, California. *American Antiquity* 51:375-383.

Walker, P. L., and Hewlett, B. S. (1990). Dental health diet and social status among Central African foragers and farmers. *American Anthropologist* 92:383-398.

Walker, P. L., Johnson, J. R., and Lambert, P. M. (1988). Age and sex biases in the preservation of human skeletal remains. *American Journal of Physical Anthropology* 76:183-188.

Walker, P. L. (2005). Greater sciatic notch morphology: Sex, age, and population differences.

American Journal of Physical Anthropology February 3, 2005, published on the Internet.

Walker, R. (1985). *A Guide to Postcranial Bones of East African Mammals*. Palo Alto, California: Hylochoerus Press, Blackwell Scientific.

Walker, R. A., and Lovejoy, C. O. (1985). Radiographic changes in the clavicle and proximal femur and their use in the determination of skeletal age at death. *American Journal of Physical Anthropology* 68:67-78.

Wallin, J. A., Tkocz, I., and Kristensen, G. (1994). Microscopic age determination of human skeletons including an unknown but calculable variable. *International Journal of Osteoarchaeology* 4:353-362.

Walrath, D., Turner, P., and Bru˚ˇzek, J. (2004). Reliability test of the visual assessment of cranialtraits for sex determination. *American Journal of Physical Anthropology* 125:132-137.

Wapler, U., Crubézy, E. and Schultz, M. (2004). Is cribra orbitalia synonymous with anemia? Analysis and interpretation of cranial pathology in Sudan. *American Journal of Physical Anthropology* 124:333-339.

Washburn, S. L. (1948). Sex differences in the pubic bone. *American Journal of Physical Anthropology* 6:199-207.

Weaver, D. S. (1986). Forensic aspects of fetal and neonatal specimens. In: K. J. Reichs (ed.) *Forensic Osteology: Advances in the Identification of Human Remains*. pp. 90-100. Springfield, Illinois: C. C. Thomas.

Webb, P. A., and Suchey, J. M. (1985). Epiphyseal union of the anterior iliac crest and medial clavicle in a modern multiracial sample of American males and females. *American Journal of Physical Anthropology* 68:457-466.

Webb, S. (1987). Reburying Australian skeletons. *Antiquity* 61:292-296.

Webster, W. P., Murray, W. K., Brinkhous, W., and Hudson, P. (1986). Identification of human remains using photographic reconstruction. In: K. J. Reichs (ed.) *Forensic Osteology: Advances in the Identification of Human Remains*. pp. 256-289. Springfield, Illinois: C. C. Thomas.

White, T. D. (1992). *Prehistoric Cannibalism at Mancos 5MTUMR-2346*. Princeton, New Jersey: Princeton University Press.

White, T. D., Asfaw, B., DeGusta, D., Gilbert, H., Richards, G. D., Suwa, G., and Howell, F. C. (2003). Pleistocene *Homo sapiens* from Middle Awash, Ethiopia. *Nature* 423:742-747.

White, T. D., and Folkens, P. A. (1991). *Human Osteology*. San Diego, California: Academic Press.

White, T. D., and Folkens, P. A. (2000). *Human Osteology* (2nd Ed.). San Diego, California: Academic Press.

White, T. D., and Toth, N. (1989). Engis: Preparation damage, not ancient cutmarks. *American Journal of Physical Anthropology* 78:361-367.

Whittaker, D. (2000). Ageing from the dentition. In: M. Cox and S. Mays (eds.) *Human*

Osteology in Archaeology and Forensic Science. pp. 83-99. London: Greenwich Medical Media, Ltd.

Willey, P. (1981). Another view by one of the Crow Creek researchers. *Early Man* 3(3):2.

Willey, P., and Emerson, T. E. (1993). The osteology and archaeology of the Crow Creek massacre. *Plains Anthropologist* 38:227-269.

Williams, E. (ed.) (2001). *Human Remains: Conservation, Retrieval and Analysis*. Oxford, England: Archaeopress (B.A.R. International Series 934).

Woelfel, J. B., and Scheid, R. (2002). *Dental Anatomy*. (6th Ed.). Baltimore, Maryland: Lippincott, Williams, and Wilkins.

Wolf, D. J. (1986). Forensic anthropology scene investigations. In: K. J. Reichs (ed.) *Forensic Osteology: Advances in the Identification of Human Remains*. pp. 3-23. Springfield, Illinois: C. C. Thomas.

Wood, J. W., Milner, G. R., Harpending, H. C., and Weiss, K. M. (1992). The osteological paradox: Problems of inferring prehistoric health from skeletal samples. *Current Anthropology* 33:343-370.

Woods, R. J., and Rothschild, B. M. (1988). Population analysis of symmetrical osive arthritis in Ohio Woodland Indians (1200 years ago). *Journal of Rheumatology* 15:1258-1263.

Wright, L. E., and Yoder, C. J. (2003). Recent progress in bioarchaeology: Approaches to the osteological paradox. *Current Anthropology* 11:43-70.

Yoder, C., Ubelaker, D. H., and Powell, J. F. (2001). Examination of variation in sternal rib end morphology relevant to age assessment. *Journal of Forensic Sciences* 46:223-227.

Zimmerman, L. J. (1981). How the Crow Creek archeologists view the question of reburial. *Early Man* 3(3):25-26.

Zimmerman, L. J. (1987a). Webb on reburial: A North American perspective. *Antiquity* 61:462-463.

Zimmerman, L. J. (1987b). The impact of the concepts of time and past on the concept of archaeology: Some lessons from the reburial issue. *Archaeological Review from Cambridge* 6:42-50.

Zimmerman, L. J. (1989). Made radical by my own: An archaeologist learns to accept reburial. In: R. Layton (ed.) *Conflict in the Archaeology of Living Traditions*. pp. 60-67. London: Unwin Hyman.

Zimmerman, L. J. (1994). Sharing control of the past. *Archaeology* Nov/Dec. 65-68.

Zimmerman, L. J. (1997). Anthropology and responses to the reburial issue. In: T. Biolsi and L. J. Zimmerman (eds.) *Indians and Anthropologists: Vine Deloria Jr., and the Critique of Anthropology*. pp. 92-112. Tucson, Arizona: University of Arizona Press.

Zimmerman, M. R., and Kelley, M. A. (1982). *Atlas of Human Paleopathology*. New York: Praeger.

Zollikofer, C. P. E., Ponce de León, M. S., and Martin, R. D. (1998). Computer-assisted paleoanthropology. *Evolutionary Anthropology* 6:41-54.

부록

찾아보기

/ㄱ/

/ㄴ/

/ㄷ/

/ㄹ/

/ㅁ/

/ㅂ/

/ㅅ/

/ㅇ/

/ㅋ/

/ㅍ/

/ㅎ/

/A/

/B/

/C/

/D/

/E/

/F/

/G/

/H/

/I/

/J/

/K, L/

/M/

/N/

/O/

/P/

/R/

/S/

/T/

/U/

/V/

/W/

/X, Y, Z/